Wolfgang F. Caspary

Manfred Kist

Jürgen Stein

(Hrsg.)

Infektiologie des Gastrointestinaltraktes

Wolfgang F. Caspary
Manfred Kist
Jürgen Stein
(Hrsg.)

Infektiologie des Gastrointestinaltraktes

Mit 108 Abbildungen, davon 41 in Farbe, und 218 Tabellen

Springer

Professor Dr. med. Wolfgang F. Caspary
Medizinische Klinik I des Universitätsklinikums Frankfurt/Main
Zentrum der Inneren Medizin
Theodor-Stern-Kai 7, 60590 Frankfurt/Main

Professor Dr. med. Manfred Kist
Abteilung für Mikrobiologie und Hygiene
Universitätsklinikum Freiburg
Hermann-Herder-Str. 11, 79104 Freiburg

Professor Dr. oec. Dr. med. Jürgen Stein
Medizinische Klinik I des Universitätsklinikums Frankfurt/Main
Zentrum der Inneren Medizin
Theodor-Stern-Kai 7, 60590 Frankfurt/Main

ISBN-13 978-3-540-41359-2 Springer Medizin Verlag Heidelberg

Bibliografische Information der Deutschen Bibliothek
Die Deutsche Bibliothek verzeichnet diese Publikation in der Deutschen Nationalbibliografie; detaillierte bibliografische Daten sind im Internet über http://dnb.ddb.de abrufbar.

Springer Medizin Verlag
springer.com

Planung: Hinrich Küster
Projektmanagement: Gisela Zech
Lektorat: Angela Wirsig-Wolf, Wolfenbüttel
Design: deblik Berlin
SPIN 10769850
Satz: TypoStudio Tobias Schaedla, Heidelberg
Druck: Stürtz GmbH, Würzburg

Gedruckt auf säurefreiem Papier 2126 – 5 4 3 2 1 0

In memoriam Wolfgang Stille † 2004

1973 bis 2002 Leiter des Schwerpunktes für klinische Infektiologie des Universitätsklinikums Frankfurt am Main

Vorwort

Infektiöse Erkrankungen des Gastrointestinaltrakts haben seit der Antike nicht nur im Alltag große Bedeutung, sondern spielten auch in der Militärgeschichte oftmals eine schicksalhafte Rolle. Als Teil der natürlichen Evolution unseres Lebensraumes unterliegen auch sie wie alle Infektionen und Infektionskrankheiten einem ständigen Wandel. Während Cholera, Typhus und Ruhr heute als »Seuchen der 2. und 3. Welt« gelten, führen in den Wohlstandsländern der Welt Durchfallerreger wie Noro- und Rotaviren, Campylobacter und Salmonellen immer noch die Liste der Infektionskrankheiten an. Massentierhaltung von Nutztieren, weltweite Distribution von Lebensmitteln und ein zunehmender Reiseverkehr begünstigen dabei großräumige Krankheitsausbrüche und die internationale Verbreitung auch seltener Erreger. Prionenerkrankungen wie BSE gelten als ein Musterbeispiel einer durch industrielle Weiter-(Fehl-) Entwicklung verursachten Zoonose, die über die Nahrungskette den Menschen bedroht.

Etliche Erreger, so z. B. Helicobacter pylori als Ursache der peptischen Ulkuskrankheit, wurden zudem erst in den letzten Jahren und Jahrzehnten entdeckt.

Der medizinische Fortschritt hat auch Konsequenzen für die Durchfallserkrankungen. So führte die im Transplantationszeitalter weltweit zunehmende Zahl von immunkompromittierten Patienten, v. a. aber die AIDS-Pandemie zum Auftreten neuer bzw. der Verbreitung bis dato seltener opportunistischer Infektionen des Gastrointestinaltrakts.

Die Entwicklung und rasche Verbreitung neuer endoskopischer Techniken hat einerseits neue diagnostische und therapeutische Optionen eröffnet, andererseits aber auch bisher nicht gekannte Hygienerisiken aufgeworfen. Ausführlich wird daher im Teil IX auf Infektions- und Hygieneaspekte diagnostischer und therapeutischer Eingriffe in der Gastroenterologie und Endoskopie eingegangen.

Teil III widmet sich sinnvollen mikrobiologischen, molekularbiologischen wie auch bildgebenden Verfahren. Sie sind, wie auch sämtliche therapeutischen Empfehlungen, wenn möglich evidenzbasiert und/oder – soweit vorhanden – an Leitlinien der entsprechenden Fachgesellschaften orientiert. Wobei den Herausgebern und Autoren klar ist, dass es den »leitliniengerechten« Patienten nicht gibt, sondern dass Diagnose und Therapie auf den Einzelfall abgestimmt werden müssen.

Zahlreiche Kapitel des Buches wurden von jetzigen und früheren Mitarbeitern der Medizinischen Klinik I (Gastroenterologie/Hepatologie) und II (Klinische Infektiologie) und von Kollegen aus den Nachbarinstituten und- Kliniken verfasst. Darüber hinaus konnten Autoren und Koautoren von anderen Universitäten im In- und Ausland gewonnen werden, die auf den entsprechenden Gebieten durch erfolgreiche Forschung und klinische Erfahrung ausgewiesen sind. Die einzelnen Kapitel wurden von den Herausgebern kritisch und stets in Absprache mit den Autoren redigiert mit dem Ziel, Überschneidungen zwischen einzelnen Kapitel zu vermeiden, und entsprechende Textverweise eingefügt. Wir danken allen Kollegen, dass sie auf die Wünsche der Herausgeber so bereitwillig und konstruktiv eingegangen sind und mit wiederholten Überarbeitungen zur Aktualität des Buches beigetragen haben.

Dank gebührt dem Springer Verlag, v. a. dem Lektor Hinrich Küster, für die reibungslose und konstruktive Zusammenarbeit sowie Frau Gabi Lüdemann für die zügige Überarbeitung der Manuskripte und Erstellung des Sachverzeichnisses.

Frankfurt und Freiburg, im April 2006

Wolfgang F. Caspary
Manfred Kist
Jürgen Stein

Sektionsverzeichnis

Inhaltsverzeichnis

Teil VI Bakterielle Infektionen und Mykosen

Teil VIII Virale Infektionen, Prionenerkrankungen

Teil IX Therapie und Prophylaxe

Teil X Seuchenhygienische und sozialmedizinische Aspekte

Anhang

Autorenverzeichnis

Dr. med. Ulkrike von Arnim
Gastroenterologie
Universitätsklinikum Magdeburg
Leipziger Straße 44
39120 Magdeburg

Prof. Dr. med. M. Blaut
Abt. Gastrointestinale Mikrobiologie
Deutsches Institut für Ernährungs-
forschung
Arthur-Scheunert-Allee 114-116
15558 Nuthetal

Dr. med. O. Bachmann
Abt. Gastroenterologie,
Hepatologie und Endokrinologie
Zentrum Innere Medizin
Medizinische Hochschule Hannover
Carl-Neuberg-Str. 1
30625 Hannover

Prof. Dr. med. Barbara Braden
348 The Avenue
Mellow Cottage HP18-9LE, Warming Hall
Aylesbury, Oxford, UK/England

Prof. Dr. med. H. R. Brodt
Medizinische Klinik III
Abt. Infektiologie
Klinikum der Johann Wolfgang
Goethe-Universität
Theodor-Stern-Kai 7
60590 Frankfurt am Main

Prof. Dr. med. W.F. Caspary
Medizinische Klinik I
Klinikum der Johann Wolfgang
Goethe-Universität
Theodor-Stern-Kai 7
60590 Frankfurt am Main

Prof. Dr. med. C.F. Dietrich
Innere Medizin II
Caritas Krankenhaus
Uhlandstraße 7
97980 Bad Mergentheim

Priv.-Doz. Dr. med. A. Dormann
Krankenhaus Holweide
Kliniken der Stadt Köln
51058 Köln

Dr. med. M. Eichel
Medizinische Klinik I
Klinikum der Johann Wolfgang
Goethe-Universität
Theodor-Stern-Kai
760590 Frankfurt am Main

Priv.-Doz. Dr. med. D. Faust
Medizinische Klinik I
Klinikum der Johann Wolfgang
Goethe-Universität
Theodor-Stern-Kai 7
60590 Frankfurt am Main

Dr. med. A. Friedrich
Universitätsklinikum – Institut für Hygiene
Westfälische Wilhelms-Universität Münster
Robert-Koch-Str. 41
48149 Münster

Dr. rer. nat. R. Gerhard
Institut für Toxikologie
Medizinische Hochschule Hannover
Carl-Neuberg-Str. 1
30625 Hannover

Dr. med. R. Gottschalk
Stadtgesundheitsamt Frankfurt
Abt. Infektiologie
Braubachstraße 18-22
60311 Frankfurt am Main

Prof. Dr. Dr. E. Hanisch
Klinik für Allgemein-, Viszeral- und
Endokrine Chirurgie
Asklepios Klinik
Röntgenstraße 20
63225 Langen

Prof. Dr. med. A. von Herbay
G I Histopathology Service
c/o The London Clinic
20 Devonshire Place
London W1G GBW
UK / England

Dr. med. St. Herrmann
Innere Medizin II
Caritas Krankenhaus
Uhlandstraße 7
97980 Bad Mergentheim

Dr. med. N. Hoepffner
Medizinische Klinik I
Klinikum der Johann Wolfgang
Goethe-Universität
Theodor-Stern-Kai 7
60590 Frankfurt am Main

Prof. Dr. med. V. Jacobi
Zentrum der Radiologie
Institut für Diagnostik und Radiologie
Klinikum der Johann Wolfgang
Goethe-Universität
60590 Frankfurt am Main

Prof. Dr. med. W. Jilg
Institut für Med. Mikrobiologie u. Hygiene
Universität Regensburg
Franz-Josef-Strauss-Allee 11
93053 Regensburg

Prof. Dr. med. I. Just
Institut für Toxikologie
Medizinische Hochschule Hannover
Carl-Neuberg-Str. 1
30625 Hannover

Prof. Dr. med. Gudrun Just-Nübling
Medizinische Klinik II
Klinikum der Johann Wolfgang
Goethe-Universität
Theodor-Stern-Kai
760590 Frankfurt am Main

Prof. Dr. rer. nat. H. Karch
Universitätsklinikum – Institut für Hygiene
Westfälische Wilhelms-Universität Münster
Robert-Koch-Str. 41
48149 Münster

Prof. Dr. med. M. Kist
Abt. Mikrobiologie und Hygiene
Universitätsklinikum Freiburg
Hermann-Herder-Str. 11
79104 Freiburg

Prof. Dr. F. R. Ochsendorf
Zentrum der Dermatologie und
Venerologie
Universitätsklinikum der
Johann Wolfgang Goethe-Universität
Theodor-Stern-Kai 7
60590 Frankfurt am Main

Prof. Dr. med. W. Opferkuch
Med. Mikrobiologie und Immunologie
Ruhr-Universität Bochum
Universitätsstraße 150
44801 Bochum

Prof. Dr. med. H. Rabenau
Institut für Medizinische Virologie
Klinikum der Johann Wolfgang
Goethe-Universität
Theodor-Stern-Kai 7
60590 Frankfurt am Main

Prof. Dr. med. M. Sachs
Zentrum für Chirurgie
Klinik für Allgemein- und Gefäßchirurgie
Klinikum der Johann Wolfgang
Goethe-Universität
Theodor-Stern-Kai 7
60590 Frankfurt am Main

Dr. med. Christiane Schieferstein
Medizinische Klinik I
Klinikum der Johann Wolfgang
Goethe-Universität
Theodor-Stern-Kai 7
60590 Frankfurt am Main

Prof. Dr. med. H. Schöfer
Zentrum der Dermatologie und
Venerologie
Klinikum der Johann Wolfgang
Goethe-Universität
Theodor-Stern-Kai 7
60590 Frankfurt am Main

Dr. Oliver Schröder
Medizinische Klinik I
Klinikum der Johann Wolfgang
Goethe-Universität
Theodor-Stern-Kai 7
60590 Frankfurt am Main

Prof. Dr. Ursula Seidler
Zentrum Innere Medizin
Abteilung Gastroenterologie,
Hepatologie und Endokrinologie
Medizinische Hochschule Hannover
Carl-Neuberg-Str. 1
30625 Hannover

Prof. Dr. Dr. J. Stein
Medizinische Klinik I
Klinikum der Johann Wolfgang
Goethe-Universität
Theodor-Stern-Kai 7
60590 Frankfurt am Main

Dr. med. N. Stergiou
Asklepios Klinik Seligenstadt
Dudenhöferstraße 9
63500 Seligenstadt

Dr. med. A, Thalhammer
Zentrum der Radiologie
Institut für Diagnostik und Radiologie
Klinikum der Johann Wolfgang
Goethe-Universität
60590 Frankfurt am Main

Priv.-Doz. Dr. med. J. Trojan
Medizinische Klinik I
Klinikum der Johann Wolfgang
Goethe-Universität
Theodor-Stern-Kai 7
60590 Frankfurt am Main

Prof. Dr. med. T. Wehrmann
Medizinische Klinik I
Klinikum Hannover Siloah
Roesebeckstraße 15
30449 Hannover

Dr. med. E. Zillessen
Klinik Niederrhein
Hochstraße 13-19
53474 Bad Neuenahr-Ahrweiler

I

Teil I Geschichtliche und epidemiologische Aspekte

Geschichtliche und epidemiologische Aspekte

H.R. Brodt

Dysenterie und Durchfallerkrankungen gehören seit Menschengedenken bis in die heutige Zeit zu den Geißeln der Menschheit. Typhus, Cholera und Ruhr sind die bekannten Namen gastointestinaler Erkrankungen, die neben anderen Infektionen wie Pest, Tuberkulose, Malaria, AIDS und Fleckfieber wesentliche Ursache für Erkrankungen und Tod auf dieser Welt waren und zumindest in Entwicklungsländern heute noch sind. Bereits lange vor der Kenntnis und den ersten Hypothesen von Infektionserkrankungen überhaupt haben in unterschiedlichen Kulturen schon frühe epidemiologische Beobachtungen zu besonderen Regeln geführt, die – ohne die Ursachen der Erkrankungen und ihrer exakten Übertragungswege zu kennen – bereits das Wesen der schweren und massenhaften Dysenterie und Durchfallerkrankungen zu beschreiben wussten.

Überall dort wo Menschen dichtgedrängt unter unsauberen Bedingungen zusammen leben müssen, dort wo keine sichere Trennung mehr zwischen Ernährung und Ausscheidung möglich ist, dort ist bis heute regelhaft die Geburtsstätte von schweren, oft zum Tode führenden Durchfallerkrankungen zu finden. Dies trifft v. a. die Ärmsten der Welt, heute wie früher die von Dürre und Trockenheit ebenso wie von Kriegen und Plünderung gepeinigten Menschen auf der Flucht oder in Lagern, die – häufig bereits unterernährt – in Mangel an Nahrung und Wasser die einfachsten Regeln der Hygiene nicht mehr beachten können. Auf der anderen Seite findet sich aber auch eine lange Liste von Dysenterie und Durchfallerkrankungen in der Armeegeschichte, die – zumeist gut dokumentiert – oft mehr als strategisch-taktisches Geschick über Sieg oder Niederlage mitentschieden haben. Wer es nicht vermochte seine Armee – eine ungewöhnliche Ansammlung von vielen Menschen an zumeist unwirtlichen Orten – vor solchen Erkrankungen zu schützen, konnte v. a. in bestimmten Jahreszeiten sehr schnell damit rechnen, dass die Kampfkraft seiner Armee wesentlich geschwächt wurde. Viele Beispiele gibt es hierfür seit dem Altertum bis zur Neuzeit.

So berichtet Herodot von Xerxes, dass nach der Schlacht von Salamis beim Rückzug »unterwegs eine Seuche sein Heer befiel und es von der Dysenterie aufgerieben wurde«.

Neben der Cholera mit ihren besonderen epidemiologischen und historischen Aspekten waren es v. a. die bakterielle Ruhr und der Typhus, die bereits weit zurück im Altertum z. B. von Celsus in seiner Enzyklopädie »De medicina« klinisch unterschieden wurden. Andererseits wurden sie damals wie heute in den epidemiologischen Beschreibungen oft nicht sicher voneinander grtrennt, zumal die Erkrankungen auch häufig gemeinsam auftraten.

Unter den wenigen bis heute ermittelten Angaben aus der Antike über infektiöse Darmerkrankungen befinden sich sowohl im ersten als auch den übrigen Büchern der hippokratischen »Epidemien« immer wieder Hinweise auf wiederholte Krankheitsfälle von Dysenterie, die auf ein häufiges Vorkommen in dieser Zeit schließen lassen. Dort erwähnt der Wanderarzt, ab 434 v. Chr. in Thasos, dass »es dort viele dysenterieartige Leiden gab, mit Afterzwang und häufigen dünnen, rohen und beißenden Ausleerungen«. Im gleichen Buch befindet sich bereits eine Krankengeschichte, die sehr kenntnisreich das Krankheitsbild und den Verlauf des Typhus abdominalis beschreibt. Das Wort »Typhos« (Rauch, Dunst) bedeutete bei den Hippokratikern zunächst jedoch ein Symptom, einen fieberhaften, mit Bewusstseinstrübung und Benommenheit einhergehenden Zustand (»status typhosus«) bei unterschiedlichen Erkrankungen. Die aus dieser Zeit vielfach fehlenden Beschreibungen von Exanthemen sind vermutlich Folge einer humoralpathologischen Sicht der Entstehung von Krankheiten, die in einer fehlerhaften Säftemischung begründet liegt, bei der jedoch Hautausschläge nur oberflächliche Nebenerscheinungen einer Störung der Säftemischung sind.

Unterschiedliche Autoren weisen v. a. am Beispiel von Athen während und nach dem peloponnesischen Krieg auf die unzulängliche Abfallentsorgung, die Fliegenplage, die Grundwasserverseuchung und erstmals die Notwendigkeit einer städtehygienischen Unterscheidung von Trink- und Brauchwasser hin – so z. B. Aristoteles in Band VII, 11 von »De re publica« oder Thukydides in Band II der »Geschichte des Peloponnesischen Krieges«. Die Praxis der Stuhlentleerung auf offener Straße, der Bau von Stallungen mit Dunggruben in den Häusern, das Essen mit den Händen ohne Kenntnis von Seife und Gabel sowie das Verwahren von Goldmünzen im Mund (Backentasche) konnte nur dazu führen, dass die »Krankheit der schmutzigen Hände« eine ständige Bedrohung in der Polis darstellte (Aristophanes, Der Frieden). Dies war im vorchristlichen Rom mit seinen bis zu 12 Stockwerken hoch reichenden Mietskasernen auch nicht anders, wenn auch mit den über 100 öffentlichen Bedürfnisanstalten, dem Bau und der regelmäßigen Reinigung von Kanälen, dem Urinsammeln (zur Wäsche) und Ähnlichem der Versuch unternommen wurde, allein dem Gestank in der Stadt Herr zu werden. Vermutlich spielten auch bei den zahlreichen Kriegszügen der Römer infektiöse Darmerkrankungen eine wesentliche Rolle, jedoch kann aus den bekannten Schilderungen nur selten die Art der Erkrankung ermittelt werden: Diodor beschreibt die Seuche der Karthager vor Agrigent 406 v.Chr. mit »nicht wenige wurden von Bauchkrämpfen und heftigen Schmerzen befallen und viele starben«. Cäsar berichtet in seinem »De bello gallico« sowohl über eine Lagerseuche in Aduatuca als auch über eine Ruhrepidemie unter den bei Durazzo eingeschlossenen Truppen gegen Pompeius, die tausende Tote forderte (De bello civili III, 44 und 47). In der medizinischen Literatur findet sich allerdings ab Celsius (25 v. Chr. bis 50 n.Chr.) mit seiner 8-bändigen Enzyklopädie »De Medicina« eine deutliche Unterscheidung zwischen Durchfällen (diarrhoen), Brechdurchfällen (cholera) und der Ruhr, die im Gegensatz zum griechischen dysenteria nun »tormina« genannt wird. Ähnlich wie später Aretaios von Kappadokien (40–100 n.Chr.) und Archigenes von Apameia (54–117 n. Chr.) definiert er die Dysenterie mit »difficultates intestinorum« als Überwiegen einer der Kardinalsäfte wie folgt: »… die Därme gehen inwendig in Verschwärung über und sie entleeren Blut, welches bald mit flüssigem Kot, bald mit schleimigen Stoffen ausgeschieden wird. Bisweilen gehen sogar einige fleischartige Stücke mit ab. Es ist häufiger Stuhldrang neben Schmerz am After vorhanden und unter eben diesen Schmerzen wird nur ganz wenig Stuhl entleert …« (zitiert nach Winkle 1997).

Mit dem zunehmenden Einfluss des Christentums hat die medizinische und hygienische Entwicklung bis über das Mittelalter hinaus nur noch wenige Fortschritte gemacht, und die »Behandlung« von Krankheiten beschränkte sich im Wesentlichen wieder auf ihre ursprüngliche Bedeutung – das Handauflegen. Beispiel hierfür ist die Errettung des Paulus nach einem Schiffbruch in Malta aus der Apostelgeschichte 28.8: »Der Vater des Pulius lag gerade mit Fieber und Ruhr im Bett. Paulus ging zu im hinein und betete; dann legte er die Hand auf und heilte ihn.«

Das frühe Christentum verband die Körperpflege mit einer Beeinträchtigung des Seelenheils und betrachtete das Händewaschen und Reinigen des Essgeschirrs als suspekte, jüdische Sitte und Facette der Heuchelei der Pharisäer, die nur den äußeren Schein waren wollen. Neben entsprechenden Beschreibungen im Markusevangelium (Mk 7.1-4; 7.15) sei eine Stelle aus dem Lukasevangelium zitiert: »… Als der Pharisäer sah, dass Jesus sich vor dem Essen nicht die Hände wusch, war er verwundert. Da sagte der Herr zu ihm: O ihr Pharisäer! Ihr haltet zwar Becher und Teller außen sauber, innen aber seid ihr voll Raubgier und Bosheit. Ihr Unverständigen! Hat nicht der, der das Äußere schuf, auch das Innere geschaffen?« (Lk 11,37-40). Bis ins 17. Jh. zeigen Heiligenbilder wie das letzte Abendmahl oder die Hochzeit zu Kana demzufolge auch weder Gabel und Löffel, und der Kardinal Pietro Damaiani beschimpft 1060 die vermessene Überheblichkeit der byzantinischen Prinzessin und Gattin des Dogen Domenico Silvio, weil sie das Essen – ein Geschenk Gottes – nicht mit den Fingern sondern mit einer goldenen Gabel zum Munde führte.

Vermutlich nur der geringste Teil des 730.000 Mann starken Heeres, das unter Gottfried von Bouillon nach Palestina zog und nur noch mit 50.000 in Jerusalem ankam, verstarb an den Folgen des damals nahezu ausschließlich möglichen Nahkampfes. Sie starben hingegen an Hunger, Strapazen und Seuchen, die, wie die Ruhr, auch später in Jerusalem weiter wüteten. Dies um so mehr, weil sich die Kreuzritter gezwungen sahen, unsauberes Wasser aus

Zisternen und dem Jordan zu trinken, obwohl sie in jedem Brunnen Gift der Sarazenen witterten (E. Heyck: Die Kreuzzüge, 1900). Aber auch Fürsten blieben von der Dysenterie nicht verschont, die damit auch die Politik wesentlich beeinflusste: Der fränkische König von Jerusalem Amalrich I. verstarb 1174 an den Folgen einer fieberhaften Durchfallerkrankung; der Hohenstaufe Kaiser Heinrich VI. erkrankte 1197 an Malaria und Ruhr und verstarb, sein Sohn Friedrich musste 1227 den 5. Kreuzzug abbrechen, nachdem in seinem Heer eine Ruhrepidemie ausbrach an der er selbst erkrankte (1250 verstarb Friedrich selbst während eines Jagdausflugs an den Folgen blutiger Durchfälle); der französische König Ludwig IX. erkrankte zunächst selbst an einer schweren »dissintère«, wegen seiner Genesung gelobte er, »das Kreuz zu nehmen«. Bereits bei diesem 7. Kreuzzug starben viele Teilnehmer an Seuchen und der Ruhr, er selbst und sein Sohn fielen erst im 8. Kreuzzug in Tunis einer Doppelinfektion mit Pocken und Ruhr zum Opfer.

Obwohl bereits ab dem 13. Jh. in unterschiedlichen Schriften über die Lagerhygiene oder die Trinkwasseraufbereitung (Arnold von Villanova) wichtige Hinweise auf die Vermeidung von Ruhrepidemien gegeben wurde, so waren diese Regeln doch wohl nicht verbreitet oder wurden nicht beachtet, weshalb bis lange in die Neuzeit in den ummauerten mittelalterlichen Städten mit ihrer zunehmenden Enge, der gemeinsamen Tierhaltung mit Misthaufen und fehlender Kanalisation bei gleichzeitigem Festhalten an unhygienischen Sitten (am besten dargestellt im Ulenspiegel oder Rabelais: Gargantua und Pantagruel) Ruhr und Dysenterie eine ständige Bedrohung war. Aus dieser Zeit sind auch erste Hinweise auf eine systematische biologische Kriegführung dokumentiert, wo bei der Belagerung von Schwanau 1333 und Karlstein in Böhmen 1422 zahllose Jauchefässer mit Katapulten – wie später im Übrigen auch Pestleichen – über die Festungsmauern geschleudert wurden.

Abtritterker hin auf die Straße, Vermischung von Brauch- und Trinkwasser, die kotigen Straßenspülungen bei Regen und Fäkalgruben mit Anschluss an das Grundwasser und Brunnen sorgten dafür, dass regelmäßig explosionsartige Epidemien entstanden, die in dieser Zeit nach dem folgenden Galenschen Satz oft fälschlich als Pest bezeichnet wurden: »Wenn eine Krankheit viele Menschen befällt, ist sie epidemisch. Wenn sie auch viele von ihnen tötet, ist es die Pest.«

Über die äthiologische Ursache der Dysenterien waren sich offensichtlich die Juden in ihren besonderen Wohnvierteln bereits klar, da ihre Ärzte im Ghetto bereits früh und zunächst mit großem Erfolg befohlen hatten, nur gekochtes Flusswasser zu trinken und die Ketten und Eimer der Ziehbrunnen zu entfernen. Jedoch war diese Erkenntnis im mittelalterlichen, tief verwurzelten Aberglauben nur von zweifelhaftem Nutzen: Unerklärlich von den Krankheiten verschont, wurden von den anderen die Juden schnell als Brunnenvergifter identifiziert und waren deshalb immer wieder blutigen Pogromen in ihren Ghettos ausgesetzt.

Wurden in den mittelalterlichen Städten die Fäkalien zunächst über offene Gräben, die sog. »Ehgräben« und »Reulen« und in den Burgen über Abtritterker entsorgt, so wurden im Laufe der Zeit zunehmend Senkgruben »Schling- und Schwindgruben« geschaffen und diese auch in die Häuser und Schlösser verlegt – allerdings nur mit geringem hygienischem Fortschritt. Vielfach kam es über diese Gruben, die oft nur alle Jahrzehnte entsorgt wurden, zu einer Verseuchung des Grundwassers und damit der oft in unmittelbarer Nähe befindlichen Ziehbrunnen. Allein in Straßburg starben zwischen 1346 und 1417 in 4 Seuchenausbrüchen jeweils ca. 6.000 Menschen infolge der falschen Brunnenanlage.

Auch im 15. Jh. kam es bei den Schlachten gegen die Türken in Ungarn ebenso wie im Hunderjährigen Krieg zwischen den Engländern und Franzosen regelmäßig zu Ruhrepidemien (1415 bei Azincourt und 1428 bei der Belagerung von Orlèans), was Voltaire dazu veranlasste, von den Engländern zu sprechen, die »mit nacktem Hintern den Sieg erfochten« (zitiert nach Winkle 1997).

Von Frankreich ausgehend entbrannte auch bald ein Streit unter den Gelehrten zunächst um den Gebrauch von Antimon (Tartarus stibiatus, »Brechweinstein«), mit dem es angeblich gelang, das typhöse Fieber von Ludwig XIV. zu heilen. Später erlangte dann Ipecacuanha Berühmtheit, mit dem andere Ärzte spektakuläre Heilungserfolge bei Dysenterie und Ruhr erzielten, so dass dies sowohl in Deutschland als auch in Italien weite Verbreitung fand. Im Gegensatz dazu zogen sich die Mediziner der Universitäten auf die Schriften der Klassiker Hippokrates und Galen zurück, mit der Maßgabe, die gestörte Säftemischung zu beseitigen, indem die »materia peccans« mit Aderlass und Klistier entfernt wurde. Der Streit um die allgemeine Klistierwut – von Moliere geistreich in Szene gesetzt – auf der einen Seite und um das Allheilmittel Antimon auf der anderen Seite, das nach dem Dekan der Pariser Fakultät Patin »mehr Menschen umgebracht hat als der König von Schweden in Deutschland«, zeigt den Tiefpunkt der Heilkunst in der Barockzeit, in der die Wissenschaft sich im scholastischen Streit von den Patienten völlig entfernte und die Empirie zugunsten erstarrter Theorien opferte.

Auch im Dreißigjährigen Krieg und den Türkenkriegen spielten Ruhr- und Dysenterieepidemien sowohl in den jeweiligen Heeren als auch in den vielfach belagerten Städten eine wesentliche Rolle und entschieden mit über Sieg oder Niederlage. Man schätzt, dass bei der Belagerung von Wien 1683 ca. 20.000 Menschen umkamen, mehr durch die Ruhr als direkt durch den Feind. Aber auch im Lager der Osmanen starben viele an der Dysenterie, allerdings auch am Fleckfieber.

Im Gegensatz zu seinen Kollegen war J.F. Struensee (1737–1772) einer der ersten, der als Physikus von Altona nicht mehr an die »gallische Verderbnis« glaubte, sondern infolge guter Beobachtung in den Unterschieden der Trinkwassergewinnung und Abwasserentsorgung zwischen Hamburg und Altona die Ursache der unterschiedlichen Seuchenausbrüche erkannte. In seiner Abhandlung »Vom Ruhrgang und Faulfieber« identifizierte er die Exkremente der Ruhr- und Faulfieberkranken als Ursache der Verbreitung der Krankheiten. Weiterhin diskutierte er aber auch die Möglichkeit der Verschleppung der Krankheiten durch Insekten.

Lange Zeit wurde in der Schifffahrt neben den offenen Aborten über dem Bug auch Exkremente in die Bilge (Schiffsboden) entleert, in der sich das Leckwasser, die sog. »Grundsuppe«, ansammelte. Stank diese nur sehr ordentlich, so war es ein gute Zeichen dafür, dass das Schiff kaum leck war! Es ist kaum vorstellbar, dass dies nicht sehr häufig die Brutstätte von Bordepidemien an Ruhr und Dyenterie war.

Als das preußisch-österreichische Koalitionsheer gegen die französische Revolutionsarmee zog, wurden die Koalitionäre unter Dauerregen von Lagerseuchen und der »verheimlichten Krankheit« befallen und erlitten eine folgenschwere Niederlage. Von 42.000 Mann allein der preußischen Armee hatte man ca. 1.000 im Gefecht verloren, jedoch ca. 19.000 verstarben an der Ruhr. Beispielhaft sei Goethe zitiert, der einen Lazaretttransport benutzte, um »aus dem Schlamm« herauszukommen, um »von einem bösen Traum zu erwachen, der mich zwischen Koth und Noth, Mangel und Sorge, Gefahr und Qual, zwischen Trümmern, Leichen, Äsern und Scheißhaufen gefangen hielt« (Winkle, Hamburger Ärzteblatt 42).

In der Zeit der Kriegszüge Napoleons verbreitet sich neben Ruhr und Fleckfieber auch der Typhus nicht nur in dem französischen Heer, sondern auch immer mehr in nahezu allen europäischen Städten. Gerade das aus Russland zurückziehende Heer verlor in Vilna und bei Leipzig viele tausend Mann an Typhus.

Durch die enorme gesellschaftliche und ökonomische Bedeutung der Cholera ist diese Erkrankung seit Ende des 19. Jh. ein Hauptgegenstand der aufstrebenden Infektionsmedizin und kann als Prototyp einer gastrointestinalen Infektionserkankung gelten, zu deren Verständnis bis in die jüngste Zeit auch mit Hilfe epidemiologischer Forschung immer noch neue Erkenntnisse beitragen.

Etwa ab 1870 ist es einer bis dahin beispiellosen Entwicklung der wissenschaftlich begründeten Medizin ansteckender Erkrankungen in Deutschland zu verdanken, dass innerhalb von etwa 30 Jahren neben vielem anderen die Ursachen der wichtigsten endemisch auftretenden gastointestinalen Erkrankungen aufgedeckt und einschneidende Maßnahmen zur Behandlung und Prävention ergriffen werden konnten.

Bis etwa zum Ende des 19. Jh. waren die Ursachen für Thyphus, Ruhr und Cholera noch weitgehend rätselhaft, und die verschiedenen rurartigen Erkrankungen konnten kaum voneinander differenziert werden. Auch Max Pettenkofer (1818–1910), der 1865 in München den ersten deutschen Lehrstuhl für öffentliche Hygiene erhalten hatte, war 1867 in Weimar auf der Cholerakonferenz in Weimar noch der Meinung, dass v. a. die Bodenbeschaffenheit und deren Ausdünstungen für die Entstehung der Cholera verantwortlich seien. Bereits vorher hatte allerdings schon der Würzburger Arzt Karl Liebermeister die Ansteckung an Abdominalthyphus durch Kleinlebewesen postuliert, die dann 1880 mit der Entdeckung des Thyphusbazillus durch Karl J. Ebert und dessen kulturellen Nachweis durch Georg Gaffky bestätigt werden konnte. Es dauerte bis 1883, als Robert Koch – schon als Leiter des neuen Reichgesundheitsamtes – den Erreger der Cholera entdeckte und zudem noch weitere Jahre, bis diese Erkenntnis und die Verbreitungswege allgemein akzeptiert wurden. Direkte Folge dieser neuen wissenschaftlichen Erkenntnisse und nicht zuletzt der Begründung der Mikrobiologie und Hygiene als Naturwissenschaft zeigen sich dann 1894 z. B. in einem der Beschlüsse der Magdeburger Cholerakonferenz: »Der sicherste Schutz gegen die Cholera ist die in cholerafreien Zeiten ausgeführte Gesundung der Städte und Ortschaften durch Beseitigung der Abfallstoffe und durch reichliche Versorgung mit reinem Trinkwasser.«

Im Sommer 1963 beschrieb der deutsche Kinderarzt Theodor Escherich (1857–1911) erstmals *Campylobacter jejunii* (Kist 1986). Er entdeckte im Darm von 72 an Durchfall erkrankten Kindern, wovon 12 verstarben, spiralförmige Keime, die mit »Cholera infantum« beschrieb (Escherich 1886).

1898 entdeckte dann der Japaner Kiyoshi Shiga als Erreger der bakteriellen Ruhr gramnegative, unbewegliche und geißellose Stäbchen in den glasigen Schleimflocken des dünnflüssigen Ruhrstuhls. Zwei Jahre später gelang es einem Schüler von Rudolf Virchow, Walter Kruse, im Kreis Ruhrort ebenfalls die Dysenteriebazillen zu isolieren und verschiedene Spezies zu identifizieren, die dann zu Ehren von Shiga Shigella dysenteria, S. flexneri, boydii etc. genannt wurden.

Zwar veröffentlichte der aus Russland stammende Forscher Fedor Lesh (auch Friedrich Lösch genannt) bereits 1875 im Virchow-Archiv seine Entdeckung der massenhaften Entwicklung von Amöben im Dickdarm, es dauerte jedoch bis zum Jahre 1903, in dem der Zoologe Fritz Schaudinn als Leiter des Protozoenlabors im kaiserlichen Gesundheitsamt in Berlin die Amöben Entamöba histolytica als pathogene Erreger und Entamöba coli als Saprophyten im menschlichen Darm erkannte.

Wenn auch die Geschichte der »modernen« Virologie schon im 18. Jh. mit der Variolation und Edward Jenners Kuhpockenimpfung begann, so dauerte es doch bis 1898, bis Löffler und Frosch das erste animale Virus (Maul- und Klauenseuche) und 1901 Walter Reed das erste menschenpathogene Virus (Gelbfieber) entdeckte. Die Erforschung des »contagium vivum fluidum« und später Virus (lat. Gift) genannten Erregers, der im Lichtmikroskop nicht sichtbar, aber filtrierbar ist und als obligater intrazellulärer Parasit ohne eigenen Stoffwechsel sich nur in lebenden Zellen vermehren kann, war wesentlich an die Entwicklung neuer Technik und biologischer Methoden gebunden. Dennoch ist es erstaunlich, dass es bis 1975 bedurfte, dass mit der Entdeckung der Norwalk- und Rotaviren virale Erreger als Ursache von Gastroenteritiden gefunden werden konnten.

Literatur

Aristophanes. Der Frieden (Eirene). Reclam, Ditzingen 1989

Escherich T. (1886). Beiträge zur Kenntniss der Darmbakterien (Teil 3). Über das Vorkommen von Vibrionen im Darmkanal und den Stuhlgängen der Säuglinge. Münchner Med. Wschr. Band 333.46

Herodot, Historien. Deutsche Gesamtausgabe. Übersetzt von A. Horneffer. Mit einer Einführung von W.F. Otto, Stuttgart 1979

Heyck, E. Die Kreuzzüge und das heilige Land. Velhagen u. Klasing, Bielefeld Leipzig 1900

Hippokrates. Die Werke des Hippokrates: die hippokratische Schriftensammlung in neuer deutscher Übersetzung, hrsg. von Richard Kapferer unter Mitw. von Georg Sticker. Stuttgart, Hippokrates Marquardt 1933/1940

Jankrift, Kay Peter. Krankheit und Heilkunde im Mittelalter, Wissenschaftliche Buchgesellschaft, Darmstadt

Karlen, Arno. Die fliegenden Leichen von Kaffa – Eine Kulturgeschichte der Plagen und Seuchen, Berlin 1996

Kist M. (1986) Who discovered Campylobacter jejuni/coli? A review of hitherto disregarded literature. Zentralbl Bakteriol Mikrobiol Hyg. 261:177–86Thukydides: Geschichte des Peloponnesischen Krieges, hrsg. von H. Vrestska und W. Rinner (Reclam), Stuttgart 2000

Vasold, Manfred. Pest, Not und schwere Plagen – Seuchen und Epidemien vom Mittelalter bis heute, München 1991

Winkle, Stefan. Die Ruhr als Kriegsseuche während der Campagne in Frankreich 1792 in den Aufzeichnungen von Goethe und Laukhard. Hamburger Ärzteblatt, Heft 42, S 13–20

Winkle, Stefan. Johann Friedrich Struensee. Arzt, Aufklärer und Staatsmann – Beitrag zur Kultur-, Medizin- und Seuchengeschichte der Aufklärungszeit. Gustav Fischer, Stuttgart 1983

Winkle, Stefan. Kulturgeschichte der Seuchen, 2000

Teil II Grundlagen

Molekulare Mechanismen des intestinalen Wasser- und Elektrolyttransportes und der Barrierefunktion

U. Seidler, O. Bachmann

Das Gleichgewicht von Resorption und Sekretion unterliegt einer sorgfältigen Regulation. Täglich wird das intestinale Epithel mit durchschnittlich 9 l Flüssigkeit konfrontiert, von denen ca. 2 l mit der Nahrung aufgenommen und der Rest von der Darmschleimhaut und den assoziierten Organen sezerniert werden. Im Stuhl wird noch ca. 100 ml Flüssigkeit ausgeschieden. Neben dieser enormen Resorptionskapazität hat das intestinale Epithel auch die Fähigkeit zur Sekretion zur Aufrechterhaltung eines wässrigen Milieus im Darm, wichtig für die Durchmischung des Darminhaltes, das Vordringen der Verdauungsenzyme zu ihren Substraten und eine normale Darmpassage. Deshalb können Patienten, deren Flüssigkeitssekretion im Darm gestört ist, intestinale Obstruktionszustände bis hin zum manifesten Ileus entwickeln, wie z. B. im Falle der zystischen Fibrose.

Leitsymptom der meisten Infektionserkrankungen des Gastrointestinaltraktes sind Störungen der Sekretions- und Absorptionsprozesse in den befallenen Organabschnitten. Bakterielle Toxine wie das hitzestabile Enterotoxin von Escherichia coli (STa) oder Choleratoxin modulieren direkt intrazelluläre Signaltransduktionswege und verändern dadurch den Funktionszustand von Ionentransportproteinen. Andere Erreger induzieren Entzündungsreaktionen, in deren Verlauf durch die Wirkung von Zytokinen oder bakteriellen Stoffwechselprodukten eine Beeinflussung der Ionentransporter und eine Veränderung der Durchlässigkeit der Schlussleisten auftritt. Ein Untergang von Enterozyten, bedingt durch Erregerbefall oder durch die darauffolgende Immunreaktion, führt natürlich zum Verlust der Resorptions- bzw. Sekretionsfunktionen. Bakterielle Toxine lösen über eine Interaktion mit enteroendokrinen Zellen zusätzlich die Reflexe innerhalb des enteralen Nervensystems aus.

Eine Störung des intestinalen Ionentransportes durch infektiöse Erreger ist in vielen Fällen die primäre Ursache für die Symptome der Patienten. Eine symptomatische Behandlung dieser Elektrolytstörungen ist oft einzige Therapieoption infektiöser Diarrhöen. Da die meisten Infektionen vom Wirtsorganismus ohne antimikrobielle Therapie überwunden werden, ist sie in der überwiegenden Zahl der Fälle auch ausreichend, aber, v. a. wenn sie stationär erfolgen muss, unbequem, langwierig und teuer. Eine gezielte pharmakologische Beeinflussung der Ionentransportproteine oder der intrazellulären Signaltransduktionswege der im Rahmen der Diarrhö aktivierten Anionensekretion und gehemmten NaCl-Resorption wäre deshalb in vielen Fällen wünschenswert, steht aber noch nicht zur Verfügung.

Bis zu Beginn der 90er-Jahre waren sämtliche intestinale Ionentransportprozesse lediglich auf Grund von funktionellen Untersuchungen in isolierten Zellen, Membranen und Organabschnitten charakterisiert. Im letzten Jahrzehnt wurden eine Vielzahl von Transportproteinen und ihre regulatorischen Proteine molekular identifiziert.

Diese molekulare Analyse hat gezeigt, dass die meisten Transportprozesse durch molekular verschiedene Ionentransportproteine ausgeübt werden können und dass wiederum an jedem transepithelialen Transportvorgang viel mehr Proteine in der apikalen und basolateralen Membran und im Zytoplasma beteiligt sind, als wir uns je vorgestellt haben. Dieses Kapitel befasst sich schwerpunktmäßig mit der molekularen Identität der Transport- und Schlussleistenproteine, die den Elektrolyt- und Wassertransport auf enterozytärer Ebene bewerkstelligen.

2.1 Funktionelle Morphologie des intestinalen Epithels

2.1.1 Die Krypten-Villus-Achse

In der Nähe der Kryptenbasis befinden sich pluripotente Stammzellen, um die eine Proliferationszone entsteht. Die meisten Zellen wandern entlang der Krypten-Villus-Achse aufwärts, was ca. 4–7 Tage in Anspruch nimmt (Podolsky 1993). Im Rahmen dieser Migration proliferieren die Zellen nicht mehr, sondern beginnen sich zu differenzieren und zu reifen. Die meisten Zellen, die entlang der Krypten-Villus-Achse aufwärts migrieren, differenzieren zu resorptiven Enterozyten, einige zu Becherzellen (Lamont et al. 1992) und enteroendokrinen Zellen, die mit ihren Produkten die epitheliale Funktion regulieren und als Sensor für das luminale Milieu fungieren (Cooke 1994). An der Kryptenspitze (bzw. im Kolon an der Oberfläche) gehen die Zellen dann in die Apoptose und werden ins Lumen abgeschilfert. Bei intestinalen Entzündungszuständen kann die Zeit der epithelialen Erneuerung jedoch deutlich kürzer sein, was wegen dann ungenügender Differenzierung Konsequenzen für die spezialisierten Funktionen der Zellen hat. Einige Zellen migrieren zur Kryptenbasis und sind dort möglicherweise chloridsekretorisch aktiv, andere differenzieren zu Paneth-Zellen (Brye et al. 1994), um dort antimikrobielle Substanzen und Wachstumsfaktoren zu sezernieren (Darmoul u. Quellette 1996).

2.1.2 Räumliche und funktionelle Trennung der Transportcharakteristika

Im Rahmen eines normalen Verdauungsprozesses finden in allen Darmabschnitten gleichzeitig resorptive und sekretorische Ionentransportprozesse statt. Frühere Untersuchungen sprachen dafür, dass intestinale Sekretion in den Krypten und Resorption in den Villus- bzw. Oberflächenzellen des Kolons stattfindet (Welsh et al. 1982). So sind beispielsweise Transportmechanismen, die eine wichtige Rolle bei der Chloridsekretion haben, vorwiegend in den Krypten lokalisiert. Im Gegenzug kommt es bei der Aufwärtsmigration der Zellen zu einer Verminderung der Expression dieser Proteine und zu einer Hochregulation der für die resorptive Funktion wichtigen Transportsysteme.

In letzter Zeit mehren sich jedoch die Hinweise, dass auch Villuszellen sezernieren (Guba et al. 1996, Kockerling u. Fromm 1993) und Kryptenzellen absorbieren können (Alper et al. 1999). Die o. g. Unterschiede in den Expressionsniveaus von Transportproteinen für die Resorption und Sekretion von Nährstoffen und Elektrolyten im Verlauf der Krypten-Villus-Achse im Dünndarm und dem Oberflächen- und Kryptenepithel im Kolon sprechen aber dafür, dass eine räumliche Trennung von Transportprozessen entlang der Krypten-Villus-Achse einer der Mechanismen ist, mit denen das Darmepithel seine verschiedenen Funktionen organisiert, aber nicht der einzige.

In einem erheblichen Teil der Enterozyten sind also die Transportproteine für die Elektrolytsekretion und -resorption in derselben Zelle vorhanden. In diesen Enterozyten können nervale, hormonelle oder parakrine Botenstoffe eine Signalkaskade auslösen, die zu einer gleichzeitigen Stimulation der Anionensekretion und einer Hemmung der NaCl-Resorption führt. Erst im Ansatz verstanden, sind einige diese Regulationsmechanismen unten kurz aufgeführt.

Durch die Expression verschiedener Ionentransportsysteme entlang der duodenokolischen Achse ist der Darm in der Lage, in kürzester Zeit sehr große Elektrolyt- und Wassermengen fast vollständig zu resorbieren. Dabei sind die hochkapazitiven Transportsysteme, die aber nur gegen niedrige Konzentrationsgradienten transportieren können, im Dünndarm und proximalen Kolon angeordnet, während im distalen Kolon Elektrolyte gegen hohe Gradienten transportiert werden können. Sehr großvolumiger Durchfall spricht deshalb immer für eine Dünndarmbeteiligung. Durch die Hintereinanderschaltung dieser verschiedenen Systeme gibt es – mit Ausnahme der Cholera – kaum eine intestinale Infektionskrankheit, die tatsächlich die intestinale Elektrolytresorptionsfähigkeit fast vollständig zusammenbrechen lässt.

2.2 Epitheliale Barriere

Der Begriff »Mukosabarriere« beschreibt die Tatsache, dass die Schleimhaut des Magen-Darm-Traktes eine hochselektive Durchlässigkeit besitzt. Während täglich riesige Mengen an Wasser, Ionen und gelösten Substanzen diese Schleimhaut passieren, ist sie so gut wie impermeabel für andere Substanzen wie bestimmte Pharmaka, Proteine, Mikroorganismen und eine große Zahl organischer und anorganischer Verbindungen.

Transport im Darm (wie überall sonst im Organismus) kann auf transzellulärem und parazellulärem Weg geschehen. Der transzelluläre Transport erfolgt mit Hilfe spezifischer Membrantransporter in und aus dem Zytoplasma sowie durch endosomale Transzytose. Die durch transzellulären Transport hergestellten elektroosmotischen Gradienten generieren die Triebkraft für parazelluläre Transportprozesse, die im Wesentlichen durch die Eigenschaften der Schlussleisten bestimmt werden. Somit tragen Dichte und Selektivität des parazellulären Weges wesentlich zu den allgemeinen Transporteigenschaften des Epithels bei.

Weil bereits im Abschnitt über die Schlussleistenmorphologie und -funktion Ionentransportproteine erwähnt werden, folgt an dieser Stelle eine Übersicht über die für den intestinalen Elektrolyt- und Wassertransport wichtigen Transportproteine mit den üblichen Abkürzungen. In diesem Kapitel wird nicht auf Transportsysteme eingegangen, die ausschließlich dem Nährstofftransport dienen, auch wenn es sich um Ionentransporter handeln sollte, weil sie für die Pathophysiologie intestinaler Infektionskrankheiten eine untergeordnete Rolle spielen.

2.2.1 Tight Junctions

Molekularer Aufbau des Schlussleistenkomplexes

Die wichtigste Barriere des parazellulären Weges bilden die Schlussleisten, die Tight Junctions (TJ). In der Elektronenmikroskopie stellen sich die TJ als fokale Kontakte zwischen benachbarten Zellen dar. Die Gefrierbruchelektronenmikroskopie identifiziert diese Kontakte als fortlaufende transmembranäre Fasern, die den apikalen Aspekt der lateralen Oberfläche jeder Zelle umschließen und deren Dichte die Permeabilität der Pore bedingt. Im intestinalen Epithel liegt eine Kationenselektivität vor, d. h. Kationen permeieren gut, Anionen schlecht, was mit den elektrischen Ladungen im Bereich der TJ zusammenhängen muss (Mitic et al. 2000). Für größere Moleküle sind die TJ impermeabel, die Aufnahme intakter Proteine im Darm erfolgt z. B. durch Transzytose.

Bestandteile der TJ sind die eigentlichen Transmembranproteine Occludin und Mitglieder der Claudinfamilie sowie an sie assoziierte Proteine wie die Plaqueproteine ZO1-3, Cingulin, 7H6 und möglicherweise einer Reihe weiterer Proteine, die auf der zytoplasmatischen Seite der TJ einen Multiproteinkomplex bilden. Occludin ist ein 65kd-Phosphoprotein, das die Membran 4-mal durchläuft und 2 extrazelluläre Schleifen bildet. Mutationen, Disruption oder Überexpression von Occludin in kultivierten Zellen beeinflusst die parazelluläre Permeabilität dieser Monolayer (Balda u. Matter 1998). Aus diesen Gründen wurde Occludin lange für das primäre »Sealingprotein« gehalten. Überraschenderweise hatten chenderweise hatten Occludin-Knockout-Mäuse dennoch eine parazelluläre Barriere (Saitou et al. 1998).

Inzwischen wurde eine weitere im Bereich der TJ exprimierte Proteinfamilie entdeckt, die Claudine. Ihre Membrantopologie ähnelt der von Occludin; sie sind mit ca. 22 kd deutlich kleiner. Deletion bzw. Überexpression von Claudinen in Zelllinien beeinflusst deren Fähigkeit, TJ-Strukturen auszubilden, mindestens so stark wie von Occludin (Furuse et al. 1998, Inai et al. 1999). In den TJ verschiedener Epithelien finden sich jeweils unterschiedliche Vertreter aus dieser Genfamilie und es wird vermutet, dass die einzelnen Claudine jeweils charakteristische Permeabilitätseigenschaften haben und Kombinationen der verschiedenen Claudine die parazellulären Eigenschaften unterschiedlicher Epithelien definieren. Vor kurzem wurde z. B. Paracellin-1 gefunden, ein Mitglied der Claudingenfamilie, das in den TJ der Henle-Schleife eine Art Ionenkanal bildet (Weber et al. 2001). Ähnliche Eigenschaften von am Aufbau der intestinalen TJ beteiligten Claudinen könnten deren Kationenselektivität erklären.

An die TJ schließt sich ein dichtes Netz zytoplasmatischer Proteine an. Die COOH-terminalen Enden von Occludin und Claudin binden an eine Familie eng verwandter Proteine, die Zonula-occludens-Proteine ZO1-3 (Fanning et al. 1998, Itoh et al. 1999). ZOs sind ein Teil der membranassoziierte Guanylatkinase(MAGUK)-Superfamilie, deren Mitglieder durch eine oder mehrere PDZ(**p**ostsynaptic protein-95/**d**isks large/**z**onula occludens-1)-Domänen, eine src-homologe (SH-3) Domäne und eine enzymatisch inaktive guanylatkinaselike (GUK) Domäne charakterisiert sind. Alle 3 Domänen stellen proteinbindende Module dar und andere MAGUKs haben eine gut dokumentierte Rolle bei der Organisation von Membranproteinen (Gisler et al. 2001).

Unterhalb des apikalen junktionalen Komplexes befindet sich ein Ring von Aktin-Myosin-Mikrofilamenten, dessen Kontraktion mutmaßlich die parazelluläre Permeabilität reguliert und an den die MAGUKs binden können. Eine Reihe weiterer Proteine an der apikalen Zelloberfläche besitzen PDZ-Domänen und/oder binden an ZOs.

Regulation der Permeabilität der Tight Junctions

Untersuchungen an Epithelzellmonolayern und an isolierten Epithelien haben bereits Ende der 80er-Jahre Hinweise dafür erbracht, dass die Permeabilität der intestinalen TJ durch Singnaltransduktionsvorgänge im Enterozyten reguliert werden kann (Bakker u. Groot 1984, Dharmsathaphorn et al. 1985). Eine Erhöhung der intrazellulären cAMP-Konzentration führte z. B. zu einem Verlust der Kationenselektivität und der Stimulation einer Anionenleitfähigkeit in den TJ, die in ihrer Anionenselektivität der der CFTR-Leitfähigkeit ähnelte, interessanterweise ohne wesentliche Erhöhung der Fluxrate für kleine ungeladene Zucker wie Mannitol (Bijlsma et al. 1997). Stimulation der Proteinkinase C dagegen führte zu einer deutlichen Zunahme der TJ-Permeabilität auch für Mannitol, umgekehrt führt die Inhibition von Tyrosinkinasen zu einer Abnahme. Cholinerge Stimulation, z. B. ausgelöst durch

Stress, erhöhte die Permeabilität für größere Moleküle (Bijlsma et al. 1997, Kiliaan et al. 1996).

Nährstoffe im Lumen beeinflussen ebenfalls die Schlussleistendichtigkeit. Besonders gut untersucht ist die Zunahme der Permeabilität der Dünndarmschleimhaut durch Glukose. Elektronenmikoskopisch sieht man Aufweitungen innerhalb der TJ und eine räumliche Dissoziation zwischen ZO-1 und der eigentlichen TJ-Zone (Atisook u. Madara 1991). Die Aktivierung des Na^+-Glukose-Kotransporters führt, möglicherweise über einer Stimulation der Na^+/H^+-Austauscher Isoform 3, zu einer Phosporylierung der Myosinleichtkettenkinase (Turner et al. 1997) und damit zu einer Kontraktion des perijunktionalen Aktomyosinrings und Öffnung der TJ.

Auf Grund der beobachteten Zunahme der Permeabilität der Darmschleimhaut im Rahmen von Entzündungsprozessen wurde in den letzten Jahren die Beeinflussung der TJ-Funktion durch Entzündungsmediatoren besonders intensiv untersucht. In T84-Monolayerkulturen wurde eine verminderte Expression von ZO-1, eine Umverteilung der TJ-Proteine, eine Disorganisation des apikalen F-Aktin und eine daraus resultierende erhöhte Permeabilität nach Applikation von Interferon χ beobachtet. Tumornekrosefaktor alpha (TNF-α) beobachtet. Tumornekrosefaktor alpha (TNF-α) führt zu einer Zunahme der Permeabilität von epithelialen Zellkulturen (Schmitz et al. 1999) und intaktem Kolongewebe (Grotjohann et al. 2000) und ist mit einer Reihe von Effekten auf TJ-Proteine assoziiert (Nusrat et al. 2000). Wachstumsfaktoren, die bei chronischen Entzündungsvorgängen oft vermehrt freigesetzt werden, beeinflussen ebenfalls die intestinale Permeabilität. »Hepatocyte growth factor« (HGF) setzt die TJ-Permeabilität herab, u. a. über eine Aktivierung von MAP-Kinasen und Rho-Proteinen (Nusrat et al. 1994), während »epidermal growth factor« die TJ-Organisation beschleunigt.

Die TJ werden auch im Rahmen enterischer Infektionen geschädigt. Die Wirkung TJ-zerstörender Virulenzfaktoren kann durch verschiedene Mechanismen erfolgen:

- direkte Spaltung von Schlussleistenproteinen,
- Veränderungen des Zytoskeletts,
- Interaktionen mit Signaltransduktionsmechanismen und
- Stimulation der Neutrophilenmigration ins Lumen, die wiederum die parazelluläre Permeabilität beeinflussen können.

Eine Reihe von Bakterientoxinen greift gezielt in die Integrität der TJ ein (Sears 2000). So bindet z. B. ein Enterotoxin von Clostridium perfringens bestimmte Claudinmoleküle (Fujita et al. 2000), das Hämolysin von Vibrio cholerae degradiert Occludin.Das A- und B-Toxin von Clostridium difficile führt zu einer Monoglukosylierung und damit zum Funktionsausfall von Rho, einem kleinen GTP-bindenen Protein, das u. a. essentiell für die Stabilität des Zytoskeletts ist (Aktories et al. 2000, Genth et al. 1999). Das apikale F-Aktin wird degradiert, die Zellen runden ab und die TJ öffnen sich. Das Zonula-occludens-Toxin von Vibrio cholerae führt wahrscheinlich über eine Aktivierung der Proteinkinase C zu einer erhöhten TJ-Durchlässigkeit. Eine selektive TJ-Schädigung ist allerdings als Ursache für Durchfallentstehung bisher nicht gefunden worden.

2.3 Epithelialer Transport

Wie oben erwähnt, kann transepithelialer Transport im Intestinum entweder transzellulär oder parazellulär erfolgen. Die beim transzellulären Transport beteiligten Proteine lassen sich ihrer Funktion nach in verschiedene Gruppen unterteilen: Zum einen in die unmittelbar Energie verbrauchenden ATPasen, welche die Triebkraft für andere Transportprozesse erzeugen können, in Austauscher und Kotransporter, bei denen in vielen Fällen der elektrochemische Gradient eines Teilchens genutzt wird um ein anderes zu transportieren, und in Proteine mit Kanalfunktion.

2.3.1 Beteiligte Transportproteine

ATPasen

Na^+/K^+-ATPase

Die in Epithelien basolateral lokalisierte Na^+/K^+-ATPase kommt in allen Abschnitten des Gastrointestinaltraktes vor (DiBona et al. 1979) und katalysiert unter dem Verbrauch eines ATP-Moleküls pro Reaktion den Export von 3 Na^+-Ionen und den Import von 2 K^+-Ionen (Kaplan 1983). Sie besteht aus mindestens 2 Untereinheiten (α- und β-Untereinheit (Agarwal et al. 1994). Mehrere Isoformen beider Untereinheiten sind bekannt, und Kombinationen verschiedener Isoformen der α- und β -Untereinheit haben unterschiedliche Affinitäten für ATP und die translozierten Na^+- und K^+-Ionen. Die klassische Hemmsubstanz für die Na^+/K^+-ATPase ist Strophantin (engl. »ouabain«), die allerdings nicht in allen Spezies wirksam ist (Hansen 2001). Die Na^+/K^+-ATPaseaktivität hält die intrazelluläre Na^+-Konzentration niedrig und K^+-Konzentration hoch. Da mehr positive Ladungen die Zelle verlassen als aufgenommen werden, ist die Na^+/K^+-ATPase elektrogen und generiert ein negatives Membranpotenzial. Die niedrige intrazelluläre Na^+ Konzentration und/oder das negative Membranpotenzial ist die Triebkraft für alle sekundär aktiven (also nicht durch ATP-, sondern durch elektrochemische Gradienten getriebene) Transportprozesse im Darm und deshalb der wesentliche Motor für den intestinalen Ionentransport.

Die Mukositis im Rahmen der Colitis ulcerosa führt zu einer Verringerung der basolateralen Na^+-Abgabe, u. a.

durch eine stark verringerte Expression der α1-Isoform der Na^+/K^+-ATPase. Das kann ein Grund für die stark reduzierte Fähigkeit des entzündeten Dickdarms sein, Na^+ und damit Wasser zu resorbieren.

H^+/K^+-ATPase

Aktive K^+-Aufnahme wird im Kolon einiger Spezies durch eine H^+/K^+-ATPase aus der Familie der P-Typ-ATPasen vermittelt. Die kolonische H^+/K^+-ATPase transportiert ein Proton im Austausch gegen ein Kaliumion aus der Zelle (Suzuki und Kaneko 1989), wird im distalen Kolon besonders stark exprimiert und ist im Rahmen der elektrogenen Na^+Cl^--Resorption für die Rezirkulation der sezernierten K^+-Ionen verantwortlich. Sie wird durch Strophantin und SCH28080 gehemmt (Del et al. 1991,Kaunitz u. Sachs 1986). Pharmakologische Untersuchungen legen die Existenz von 2 unterschiedlichen H^+/K^+-ATPasen im Darm mit unterschiedlicher Strophantinhemmbarkeit nahe Binder et al. 1999). Eine α-Untereinheit (HKcalpha1) wurde aus dem Kolon der Ratte kloniert, und die entsprechende mRNA sowie das Protein finden sich selektiv in oberflächlichen Epithelzellen bzw. deren apikaler Membran. Auch eine β-Untereinheit (HKcbeta) wurde aus dem Rattenkolon kloniert; sie könnte die β-Untereinheit der kolonischen H^+/K^+-ATPase repräsentieren. Kombinationen der α-Untereinheit mit verschiedenen β-Untereinheiten könnten, wie bei der Na^+/K^+-ATPase, eine unterschiedliche Empfindlichkeit gegenüber Strophantin verursachen (Binder et al. 1999).

Kotransporter (◘ Tab. 2.1) und Austauscher (◘ Tab. 2.2)

Apikale Na^+-Substrat-Kotransporter

Nach einer Mahlzeit befinden sich im Darmlumen große Menge von Nahrungsbestandteilen, wie Glukose, Peptide, Aminosäuren, Vitamine und anorganische Anionen wie z. B. Phosphat. Sie werden zum großen Teil durch spezifische Kotransportsysteme aufgenommen. Da die Nahrungsbestandteile zum Großteil im Dünndarm aufgenommen werden, sind die meisten dieser Kotransporter dort zu finden. Viele Mechanismen des Na^+-Kotransportes mit den oben genannten Nahrungsmitteln sind beschrieben worden und tragen wesentlich zur postprandialen Na- und Wasserresorption im Intestinaltrakt bei.

Eines der am besten beschriebenen Transportsysteme ist der Na-Glukose-Kotransporter, für den das SGLT-1-Gen kodiert (Ferraris et al. 1997). Er ist im Bürstensaum des Dünndarmes lokalisiert (Hediger et al. 1994) und kann durch elektrogenenTransport von 1 Zucker- und 2 Na^+-Molekülen Glukose und Galaktose entgegen ihrer Konzentrationsgradienten in die Zelle aufnehmen. Die Membrantopologie von SGLT1 ist noch unklar, vorgeschlagen wurden 11–14 transmembranäre Domänen. Mutationen im SGLT-1-Gen können zur Glukose-Galaktose-Malabsorption führen, einer seltenen Erkrankung, bei der Nahrungsaufnahme zu einer osmotischen Diarrhö führt (Turk et al. 1991). Die Na^+-Homöostase dieser Patienten ist jedoch nicht beeinflusst, weil andere Na^+-Resorptionsmechanismen im Darm eine wesentlich wichtigere Rolle spielen (◘ Abb. 2.1a).

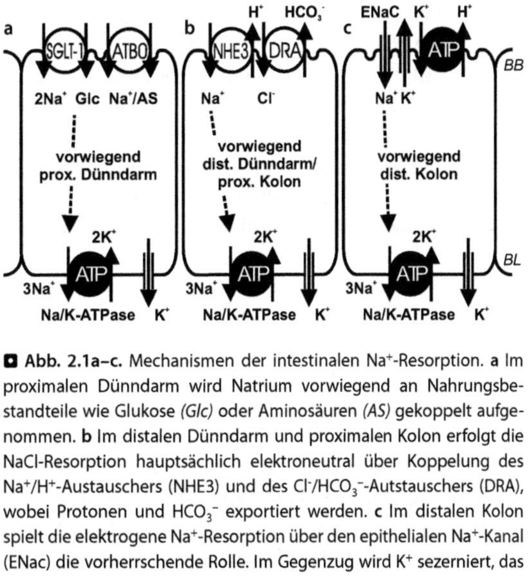

◘ **Abb. 2.1a–c.** Mechanismen der intestinalen Na^+-Resorption. **a** Im proximalen Dünndarm wird Natrium vorwiegend an Nahrungsbestandteile wie Glukose *(Glc)* oder Aminosäuren *(AS)* gekoppelt aufgenommen. **b** Im distalen Dünndarm und proximalen Kolon erfolgt die NaCl-Resorption hauptsächlich elektroneutral über Koppelung des Na^+/H^+-Austauschers (NHE3) und des Cl^-/HCO_3^--Autstauschers (DRA), wobei Protonen und HCO_3^- exportiert werden. **c** Im distalen Kolon spielt die elektrogene Na^+-Resorption über den epithelialen Na^+-Kanal (ENac) die vorherrschende Rolle. Im Gegenzug wird K^+ sezerniert, das über die H^+/K^+-ATPase wieder in die Zelle aufgenommen wird

◘ **Tab. 2.1.** Molekular definierte intestinale Kotransporter, die für die Absorption und Sekretion von Elektrolyten und Wasser eine wesentliche Rolle spielen

Transportmechanismus	Molekulare Form	Lokalisation	Funktion
Na^+-Glukose-Kotransporter	SGLT-1	Apikal	Intestinale Na^+-, Glukose- und Wasserresorption
Na^+-Aminosäuren-Kotransporter	ATB0	Apikal	Na^+-abhängiger Aminosäurentransporter
$Na^+/K^+/2Cl^-$-Kotransporter	NKCC1	Basolateral	Intestinale Cl^--Aufnahme
Na^+/HCO_3^--Kotransporter	NBC1	Basolateral	HCO_3^--Import Alternativer Cl^--Importmechanismus im Kolon

Die Na^+-Substrat-Kotransporter werden im Gegensatz zum gekoppelten Na^+/H^+- und Cl^-/HCO_3^--Austausch und dem elektrogenen Na^+-Kanal durch die typischen diarrhöverursachenden Enterotoxine oder endogene Sekretagoga wie VIP, Prostaglandine, Histamin u. v. a. nicht gehemmt. Das macht man sich bei der oralen Rehydrierungstherapie bei schweren Durchfallerkrankungen zunutze. Diese Lösungen enthalten neben Elektrolyten und Basenäquivalenten auch Glukose und z. T. Aminosäuren, damit Na^+ und im Gefolge Flüssigkeit über die o. g. Kotransportsysteme aufgenommen werden können.

Na^+/H^+-Austauscher

Na^+/H^+-Austauscher sind in allen Eukaryoten hochkonserviert und an verschiedenen zellulären Funktionen beteiligt, wie der intrazelluläre pH- (pH_i) und Volumenregulation, dem Salz- und Wasserhaushalt, aber auch der Proliferation, Migration und Gentranskription (Noel u. Pouyssegur 1996). Im Gastrointestinaltrakt spielen sie eine wichtige Rolle beim vektoriellen Ionentransport. Bis heute sind 6 Mitglieder der Na^+/H^+-Austauscher-Genfamilie gefunden worden (Counillon u. Pouyssegur 2000). Sie vermitteln unter physiologischen Bedingungen einen elektroneutralen Austausch eines extrazellulären Na^+-Ions gegen ein intrazelluläres H^+-Ion. Vier der sechs bisher klonierten Isoformen werden im Gastrointestinaltrakt exprimiert. Na^+/H^+-Austauscher werden, allerdings mit stark unterschiedlicher Wirkstärke, durch Amilorid gehemmt, seine Derivate und eine Reihe von isoformspezifischen Hemmstoffen, die nicht mit dem Amilorid verwandt sind. Wenn auch noch nicht für die klinische Anwendung zugelassen, lässt die Entwicklung dieser extrem nebenwirkungsarmen NHE-isoformspezifischen Hemmstoffe das prinzipielle therapeutische Potenzial solcher Ionentransportproteinhemmstoffe in der modernen Medizin erahnen.

NHE1 wird in allen Zellen exprimiert und durch niedrigen intrazellulären pH und Zellschrumpfung, aber auch Wachstumsfaktoren und Hormone aktiviert. Die hydrophobe Transmembrandomäne mediiert den Ionentransport, während am hydrophilen zytoplasmatischen C-terminalen Ende die Aktivität und pH_i–Empfindlichkeit reguliert wird (Sardet et al. 1990). Die Aktivierung von NHE1 durch Hormone, Integrine und nahezu allen Wachstumsfaktoren wird durch eine Affinitätserhöhung des Transporters für intrazelluläre Protonen, möglicherweise durch Interaktion des zytoplasmatischen C-Terminus mit dem zentralen pH-Sensor bewerkstelligt (Wakabayashi et al. 1997). Im C-terminalen Bereich von NHE1 befinden sich mehrere regulatorische Kassetten, die beispielsweise mit der mitogenaktivierten Proteinkinasekaskade (MAPK) oder Calmodulin interagieren (Wakabayashi et al. 1997).

In Epithelzellen ist NHE1 basolateral lokalisiert (Coupaye-Gerard et al. 1996). Er wird besonders stark im Magen und Duodenum exprimiert und ist dort ein wichtiger pH_i-Regulationsmechanismus, der bei niedrigem luminalen pH die Aufrechterhaltung eines neutralen pH in den Epithelzellen ermöglicht. Außerdem ist er bei der Säuresekretion der wichtigste Volumenregulationsmechanismus der Parietalzellen (Bachmann et al. 1998), und bei der duodenalen Bikarbonatsekretion ein wesentlicher Basenaufnahmemechanismus (Jacob et al. 2000).

Der distale Dünndarm und das proximale Kolon sind der wichtigste Ort der NaCl-Resorption im Gastrointestinaltrakt, und ein großer Teil dieser Funktion wird durch gekoppelten Na^+/H^+- und Cl^-/HCO_3^--Transport mediiert (Rajendran u. Binderv 1993). NHE2 und NHE3 werden beide in diesen Darmabschnitten hoch exprimiert. NHE3 ist apikal lokalisiert (Hoogerwerf et al. 1996), und NHE3-defiziente Mäuse entwickeln eine Diarrhö (Schultheiss et al. 1998a). NHE3 wird durch intrazelluläre cAMP, cGMP und Ca^{2+}-Erhöhung gehemmt, und diese Second-Messenger-vermittelte NHE3-Hemmung ist nach jetzigem Wissensstand einer der wesentlichen Mechanismen der Diarrhöentstehung durch Enterotoxine. Der C-Terminus von NHE3 bindet intrazelluläre Adapterproteine wie NHERF oder E3KARP (Lamprecht et al. 1998). Diese Adapterproteine binden auch an Ankerproteine wie z. B. Ezrin, mit denen Proteinkinasen an zytoskeletale Strukturen in der Nähe der Membrantransporter räumlich fixiert werden, um mit den Transportproteinen interagieren zu können. Eine Phosphorylierung von NHE3 durch die Proteinkinase A bewirkt eine Hemmung der Transportaktivität durch Veränderung der V_{max} und der Affinität für intrazelluläre Protonen. Allerdings ist die Phosphorylierung nur einer der Hemmmechanismen für NHE3, dessen Transportaktivität auch sehr stark durch subzelluläre Umverteilung reguliert wird (Janecki et al. 1998). Interessanterweise haben neuere Experimente mit der NHE3-Isoform gezeigt, dass Epitope innerhalb der C-terminalen Region des Proteins nach extrazellulär reichen (Biemesderfer al. 1998). Die physiologische Bedeutung ist noch unklar, legt aber eine Regulation der Transportaktivität auch durch extrazelluläre Faktoren nahe.

Die Bedeutung von NHE2 für die elektroneutrale NaCl-Rückresorption ist unklar. Zwar gibt es eine Reihe von Hinweisen für eine apikale Lokalisation (Chow et al. 1999, Hoogerwerf et al. 1996) und eine Beteiligung an der Na^+-Resorption in intestinalen Zelllinien, aber NHE2-defiziente Mäuse haben keine intestinalen Auffälligkeiten, keinen Durchfall und keine Störungen im Elektrolytgleichgewicht, sondern entwickeln eine Atrophie ihrer Magenschleimhaut (Ledoussal et al. 2001). Im Kolonepithel der Maus ist NHE2 besonders stark im Kryptenepithel, NHE3 in den Oberflächenzellen exprimiert (Bachmann et al. 2001), und die Regulation beider Isoformen ist unterschiedlich.

NHE4 wird im Gastrointestinaltrakt nur im Magenepithel exprimiert, ist dort basolateral lokalisiert und wird durch Hyperosmolarität und cAMP-abhängige Stimulation der Säuresekretion, nicht aber durch niedrigen pH_i aktiviert (Rossmann et al. 2001). Somit scheint seine Bedeutung in der Volumenregulation der Epithelzellen zu liegen. Besonders stark wird er in den hochdifferenzierten und langlebigen Parietal- und Hauptzellen exprimiert.

Cl^-/HCO_3^--Austauscher (Tab. 2.2)

Anionenaustauscherproteine werden in allen Geweben exprimiert und sind an der Regulation von pH_i und Zellvolumen sowie an Sekretions- und Absorptionsvorgängen beteiligt. Der durch sie vermittelte Cl^-/HCO_3^--Austausch ist elektroneutral, Na^+-unabhängig und durch Stilbenderivate inhibierbar. Es wurden mehrere Isoformen des Anionenaustauschers kloniert (Anion Exchanger AE1, AE2, AE3) (Kopito et al. 1990), wobei AE1 in Erythrozyten und der Niere, AE2 in zahlreichen Organen und AE3 in Muskel- und Nervengewebe gefunden wird (Alper 1991). Eine hohe AE2-Expression findet sich im Magen, wo er basolateral die apikale HCl-Sekretion ausgleicht, aber auch in Dick- und Dünndarm und den Gallenwegen (Kudrycki et al. 1990). Alternative Promotoren bewirken die gewebespezifische Expression von 3 AE2-Subtypen (AE2a, AE2b, AE2c), die sich am N-Terminus unterscheiden. AE2a wird im gesamten Darmtrakt, aber besonders stark im Kolon gefunden. AE2b wird hauptsächlich und AE2c nahezu ausschließlich im Magen gefunden. Hinsichtlich der Lokalisation gibt es unterschiedliche Ergebnisse, wir selbst haben AE2 im Gastrointestinaltrakt nur basolateral gefunden (Alper et al. 1999). Im Kolon ist AE2, zusammen mit einem $Na^+HCO_3^-$-Kotransporter, neben dem $Na^+K^+2Cl^-$-Kotransporter ein weiterer Transportweg für die basolaterale Cl^--Aufnahme während der Anionen- und Flüssigkeitssekretion.

Vor kurzem wurde ein als DRA bezeichnetes Protein näher charakterisiert, das vermutlich zusammen mit Na^+/H^+-Austausch an der apikalen Zellmembran die NaCl-Resorption bewerkstelligt. DRA steht für »down-regulated in adenoma«, eine Bezeichnung, die auf die Expression des Proteins im normalen Kolon, nicht aber in den meisten Adenokarzinomen begründet ist (Abrahamse et al. 1992). Zunächst als Sulfattransporter beschrieben, konnten kürzlich die Fähigkeit von DRA nachgewiesen werden, auch Cl^-/HCO_3^--Austausch zu bewerkstelligen (Melvin et al. 1999). Mutationen im DRA-Gen wurden als Ursache für die kongenitale Chloriddiarrhö identifiziert. DRA ist stark in Kolon und Zökum und im Dünndarm besonders im Duodenum exprimiert. DRA ist in der apikalen Membran der Oberflächenzellen und der Zellen im oberen Kryptenanteil lokalisiert (Jacob et al. 2002) und scheint somit der die apikale Cl^-/HCO_3^--Austauschaktivität vermittelnde Austauscher in Enterozyten zu sein. Über seine Regulation ist bisher wenig bekannt, der zytoplasmatische Teil von DRA bindet aber z. T. dieselben Adapterproteine wie NHE3 und CFTR, was ein funktionelle Interaktion dieser Transportproteine wahrscheinlich macht.

Basolaterale Elektrolytkotransporter

$Na^+/K^+/2Cl^-$-Kotransporter

$Na^+/K^+/2Cl^+$-Kotransporter (NKCC) vermitteln den gekoppelten, elektroneutralen Transport von Na, K, und Cl über die Zellmembran, wobei die Stöchiometrie überwiegend 1Na:1K:2Cl beträgt. Der NKCC wird durch Schleifendiuretika wie Furosemid, Bumetanid und Azosemid gehemmt, wobei die unterschiedliche Wirksamkeit dieser Substanzen in unterschiedlichen Gewebetypen und Zellen (Abrahamse et al. 1992) bereits die Existenz verschiedenener Isoformen vermuten lässt.

Bisher wurden 2 $Na^+/K^+/2Cl^-$-Kotransporterisoformen identifiziert: NKCC1 ist in einer Vielzahl von sekretorischen Epithelien und nichtepithelialen Zelltypen vorhanden; NKCC2 kommt ausschließlich apikal in den Zellen der Henle-Schleife vor (Haas u. Forbush 2000).

Tab. 2.2. Intestinale Kationen- und Anionenaustauscher und ATPasen, die am intestinalen Elektrolyt- und Wassertransport maßgeblich beteiligt sind

Transportmechanismus	Molekulare Form	Lokalisation	Funktion
Na^+/H^+-Austauscher	NHE1	Basolateral	pH- und Volumenregulation Basenaufnahme bei der duodenalen Bikarbonatsekretion
	NHE2	Apikal?	Ähnlich NHE3?
	NHE3	Apikal	Elektroneutrale NaCl-Resorption im Darm
	NHE4	Basolateral (nur Magen)	Volumenregulation
Cl^-/HCO_3^--Austauscher	AE2	Basolateral	Ausgleich bei der HCl-Sekretion im Magen Cl^--Aufnahme im Kolon
	DRA	Apikal	Elektroneutrale NaCl-Resorption mit NHE3 HCO_3^--Sekretion
H^+/K^+-ATPase	H^+/K^+-ATPase	Apikal	K^+-Resorption

Na-K-2Cl-Kotransport wird durch Zellschrumpfung aktiviert und trägt dann zusammen mit anderen Transportsystemen wie der Na^+/H^+-Isoform NHE1 und der Cl^-/HCO_3^--Austauscherisoform AE2 zur Zellvolumenregulation bei. Obwohl die Beobachtung, dass Schleifendiuretika die elektrogene Anionensekretion nur in Abwesenheit von CO_2/HCO_3^- stark hemmen, vor mehr als einem Jahrzehnt gemacht wurde, hielt man bis vor kurzem den NKCC1 für den für die Cl^--Sekretion wesentlichen Cl^--Aufnahmemechanismus in die Enterozyten. Überraschend war deshalb die erhebliche elektrogene Anionenrestsekretion der NKCC1-Knockout-Mäuse (Flagella et al. 1999). Eine Untersuchung der alternativen Möglichkeiten der Cl^--Aufnahme für die Anionensekretion im Dickdarm der Maus zeigte, dass die Oberflächenzellen einen Teil des sezernierten Cl^- über apikalen Cl^-/HCO_3^--Austausch aufnahmen (und dafür also HCO_3^- nach extrazellulär abgeben), die Zellen in den Krypten dagegen durch eine $Na^+HCO_3^-$-kotransportermediierte Aufnahme von HCO_3^-, das dann wahrscheinlich durch den basolateralen Anionenaustauscher AE2 gegen Cl^- ausgetauscht wurde (Seidler et al. 2001).

$Na^+HCO_3^-$-Kotransporter

Eine der Möglichkeiten zur basolateralen HCO_3^--Aufnahme ist der Na-gekoppelte Transport durch den Na^+/HCO_3^--Kotransporter (NBC), dessen molekulare Struktur kürzlich aufgeklärt werden konnte (Burnham et al. 1997). Bislang wurden 3 NBC-Isoformen, NBC1, NBC2 und NBC3, oder auch NBCe (elektrogen), NBCn (elektroneutral) und Cl^--abhängiger NBC genannt, identifiziert (Abuladze et al. 1998, Amlal et al. 1998). Diese Isoformen existieren als verschiedene Subtypen bzw. Splicevarianten. Auf Grund der partiellen Sequenzen, die man zusätzlich gefunden hat, muss davon ausgegangen werden, dass noch gar nicht alle Mitglieder dieser Genfamilie bekannt sind (Romero und Boron 1999).

Im Gastrointestinaltrakt wird der NBC1 oder NBCe besonders hoch in den Schleimzellen des Magenepithels, den Villuszellen des Duodenum, den Kolonkrypten, den Pankreasgangzellen und den Gallenblasenepithelien exprimiert (Jacob et al. 2000, Seidler et al. 2000). Die Kopplung von Na^+ zu HCO_3^- scheint im Gastrointestinaltrakt 1:2 zu sein (Gross et al. 2001); damit kann HCO_3^- unter Ruhemembranpotenzialbedingungen in die Zelle transportiert werden (während man im proximalen Tubulus der Niere eine Kopplung von 1:3 und damit einen Transport von HCO_3^- aus der Zelle vermutet (Boron et al. 1983). Neuere Daten legen nahe, dass sich das Transportverhältnis bei verschiedenen Funktionszuständen ändern kann.

Alle genannten Zelltypen weisen besonders hohe HCO_3^--Sekretionsraten auf, mit Ausnahme der Kolonkrypten. Untersuchungen am Duodenal-, Pankreas und Gallenblasenepithel zeigten, dass der $Na^+HCO_3^-$-Kotransporter ein wesentlicher Mechanismus der HCO_3^--Aufnahme für die epitheliale HCO_3^--Sekretion ist und dass er im Rahmen der Sekretion aktiviert wird (Ishiguro et al. 1996, Jacob et al. 2000). Im Kolon, das wenig HCO_3^- sezerniert, scheint er – gekoppelt mit einem basolateralen Anionenaustauscher – einen alternativen Cl^--Aufnahmemechanismus zum NKCC1 darzustellen (Seidler et al. 2001).

Kanäle (◘ Tab. 2.3)

Cl^--Kanäle

Das 1989 klonierte CFTR-Protein (»cystic fibrosis transmembrane conductance regulator«) stellt den Hauptweg für die apikale Cl^-- und wahrscheinlich auch die elektro-

◘ Tab. 2.3. Molekular definierte intestinale Ionen- und Wasserkanäle, die für die intestinale Anionensekretion sowie die Na+- und Wasserresorption sicher oder wahrscheinlich von großer Bedeutung sind

Transportmechanismus	Molekulare Form	Lokalisation	Funktion
Cl^--Kanal	CFTR	Apikal	Cl^--Sekretion
	ClC-2	Tight-Junction-Komplex?	Cl^--Sekretion?
	ClC-4	Apikal?	Unklar
	HCLCA1, hCLCA4	Unklar	Unklar
Na^+-Kanal	ENac	Apikal	Elektrogene Na^+-Resorption
K^+-Kanal	KCNQ1/KCNE (KvLQT1)	Basolateral	Aufrechterhaltung der Cl^--Sekretion
	SK4	Basolateral	Ähnlich KvLQT1
Aquaporine (Wasserkanäle)	AQP2	Apikal	Transep. Wasserflux?
	AQP3	Unklar	Unklar
	AQP4	Basolateral	Erleichtert Wasserpermeabilität im Kolon
	AQP8	Unklar	Unklar

gene HCO_3^--Sekretion dar. Die intestinale Anionensekretion ist bei Patienten mit zystischer Fibrose defekt, was bei 10% der Neugeborenen mit CF zum Mekoniumileus und zum intestinalen Obstruktionssyndrom (Mekoniumileusäquivalent) in späteren Jahren führt (Grubb u. Boucher 1999, Quinton 1999). Andererseits fallen bakterielle Diarrhöen bei Heterozygotie für CF möglicherweise weniger schwer aus, durch diesen potenziellen Selektionsvorteil könnte die hohe Frequenz des mutierten Gens in der Bevölkerung bedingt sein (Quinton 1999). Heterozygotie für ein mutiertes CFTR-Gen war mit einer geringeren sekretorischen Antwort auf bakterielle Toxine verbunden (Grubb u. Boucher 1999), was aber nicht von allen Arbeitsgruppen bestätigt wurde (Cuthbert et al. 1995).

Das CFTR-Protein besteht aus mehreren funktionellen Domänen und kommt als Dimer in der apikalen Zellmembran vor. Es besitzt 2 transmembranäre Anteile, die jeweils 6-mal die Membran durchlaufen und die Kanalpore bilden, 2 nukleotidbindende Domänen und 1 regulatorische Domäne, die Konsensusstellen für verschiedene Kinasen enthält. Die CFTR-Chloridleitfähigkeit wird zwar durch eine Reihe von Kanalblockern gehemmt, die aber alle nicht spezifisch für den CFTR Kanal sind.

Die Regulation der CFTR-Funktion ist sehr komplex und nicht in allen Einzelheiten verstanden. Wie in einem späteren Abschnitt dargelegt, wird die Offenwahrscheinlichkeit des CFTR-Kanals durch Phosphorylierung durch cAMP-, cGMP- und Ca^{++}-abhängige Kinasen beeinflusst, aber auch durch Dimerisierung mit Hilfe von Adapterproteinen, zusätzlich wird der Einbau von CFTR in die Membran second-messenger-abhängig reguliert. Im intestinalen Epithel ist CFTR vorwiegend in den Krypten und der Basis der Villi exprimiert, wobei jedoch auch in den oberflächennahen Villuszellen des Dünndarms einzelne Zellen mit sehr hohen Expressionsraten zu finden sind, deren funktionelle Bedeutung aber noch unklar ist (Ameen et al. 1995).

Auf Grund der Aktivierung des CFTR-Kanals durch cAMP-, cGMP und Ca^{2+}-abhängige Agonisten ist er an der Entstehung aller sekretorischen Diarrhöen, oder solcher mit einer Sekretionskomponente, wesentlich beteiligt. Dazu gehören auch die meisten infektiösen Diarrhöen. Ein nichtresorbierbarer und damit darmspezifischer CFTR-Kanalhemmstoff wäre somit ein ideales Antidiarrhoikum.

Na^+-Kanäle

Epitheliale Na^+-Kanäle (Alvarez et al. 2000) vermitteln Na^+-Absorption in den meisten Epithelien mit hohem elektrischem Widerstand und können Na^+ gegen einen erheblichen Gradienten transportieren. Sie finden sich in der apikalen Membran von Nierentubuli, distalem Kolon, sekretorischen Drüsen, Luftwegen und Amphibienhaut (Duc et al. 1994). Der epitheliale Na^+-Kanal ENac wird durch Zusammenlagerung der homologen Untereinheiten α, β und γ gebildet (Canessa et al. 1997), über die genaue Zahl der Untereinheiten besteht noch Unklarheit (Firsov et al. 1998, Kosari et al. 1998)]. Jede Untereinheit durchläuft die Plasmamembran wahrscheinlich 2-mal, und die Untereinheiten sind zu 35% homolog. α-Untereinheiten alleine können Komplexe mit Kanaleigenschaften bilden, jedoch sind andere Untereinheiten mutmaßlich für den Einbau in die Plasmamembran notwendig (Fyfe u. Canessa 1998, McNicholas et al. 1997).

ENac wird durch verschiedene Faktoren reguliert, wie z. B. die CAP1-Protease (Abuladze et al. 1998) oder durch die Ligase Nedd4 (Goulet et al. 1998). ENac-Aktivität wird durch CFTR inhibiert, und in CFTR-defizienten Epithelien wurde eine verstärkte elektrogene Na-Resorption gefunden. Als Regulationsmechanismen werden direkte Interaktion der beiden Proteine, der Transport von ATP durch CFTR mit nachfolgender Bindung an purinerge Rezeptoren sowie Interaktionen auf der Ebene von Adapter- und zytoskeletalen Proteinen diskutiert (Schwiebert et al. 1999). Pharmakologisch werden ENacs durch Amilorid und -derivate inhibiert.

Bei entzündlicher Diarrhö wird der ENac gehemmt (Greig u. Sandle (2000), wobei es Hinweise gibt, dass eine Minderexpression einzelner Untereinheiten auf transkriptioneller Ebene erfolgt (Schmitz et al. 2000). Umgekehrt wird durch den Volumenverlust bei Diarrhö (z. B. beim Kurzdarmsyndrom) das Aldosteronsystem aktiviert, was zu einer ENac-Aktivierung und Mehrexpression führt. Darüber hinaus sind noch weitere Na^+-Kanäle im Gastrointestinaltrakt funktionell identifizierbar, die molekular noch nicht identifiziert sind.

K^+-Kanäle

K^+-Kanäle existieren im Gastrointestinaltrakt sowohl in der apikalen als auch in der basolateralen Membran. Die K^+-Kanäle der luminalen Membran sind im Magen für die Säuresekretion und im Darm für die elektrogene Na^+-Resorption essentiell, weil die Ladungsverschiebung (im Magen durch Cl^-, im Darm durch Na^+-Ionen) über die apikale Membran ausgeglichen werden muss. Die apikale K^+-Leitfähigkeit im Kolon ist durch Aldosteron aktivierbar (Lomax et al. 1994).

In der basolateralen Membran von Kolonozyten existieren mindestens 2 Arten von K^+-Kanälen: KCNQ1 (KvLQT1) wird durch cAMP aktiviert und SK4 durch Ca^{2+} (Greger 2000). Ihre Rolle liegt v. a. in der Aufrechterhaltung der elektrogenen Cl-Sekretion. Inhibition von KCNQ1 mit dem spezifischen Inhibitor 293B führt zum kompletten Erliegen der mit dem cAMP-abhängigen Stimulus PGE_2 aktivierten Cl^--Sekretion, nicht aber bei Stimulation mit CCh. Hier kann der Ca^{++}-abhängige SK4 die Cl-Sekretion sichern (Greger 2000). Kürzlich wurde ein neues Protein namens KCNE1 identifiziert, das mit dem KCNQ1 interagiert und dessen pharmakologische und funktionelle Eigenschaften wesentlich bedingt (Schroeder et al. 2000). Der Zusammenschluss beider Proteine könnte den K^+-Kanal bilden, der für die CFTR-mediierte Cl^--Sekretion wichtig ist. Die K^+-Kanäle im Dünndarm sind bisher kaum untersucht.

2.3.2 Sekretions- und Resorptionsmechanismen

Wassertransport

Wasser fließt para- und transzellulär entlang osmotischer Gradienten. Der parazelluläre Weg über die TJ herrscht im Dünndarm vor, im Kolon überwiegt wahrscheinlch der transzelluläre Weg. Für letzteren sind Transporter notwendig, die den Transport von Wasser über die Lipiddoppelschicht erleichtern. Vor kurzem wurden Wasserkanäle, die »Aquaporine« (AQP), entdeckt, von denen bisher 10 kloniert sind; mehrere Isoformen kommen im Gastrointestinaltrakt vor. AQP1 ist im Gastrointestinaltrakt exprimiert, befindet sich möglicherweise jedoch nicht im intestinalen Epithel selbst (Nielsen et al. 1993), sondern im Endothel von Lymphgefäßen und könnte somit eine Rolle bei Flüssigkeitsverschiebungen zwischen Interstitium und Lymphe im Verdauungstrakt spielen (Koyama et al. 1999). AQP4 ist in der basolateralen Membran der Parietalzellen, der tiefen Dünndarmdrüsen (Koyama et al. 1999) und – wie AQP3 (Frigeri et al. 1995) – der Oberflächenzellen im Kolon lokalisiert, und Daten aus AQP4-Knock-out-Mäusen zeigen, dass diese Isoform für die Säuresekretion im Magen notwendig ist und die transepitheliale osmotische Wasserpermeabilität im Kolon erleichtert. AQP8 befindet sich in den Villuszellen, ist aber noch nicht immunolokalisiert (Koyama et al. 1999, Ma et al. 1997). AQP2 wurde in der apikalen Membran des distalen Kolons gefunden (Gallardo et al. 2001).

Auch andere Transportsysteme sind am Wassertransport beteiligt; hier spielen v. a. primär oder sekundär aktive Kotransportprozesse eine Rolle, bei denen Wasser zusammen mit Elektrolyten über die Zellmembran gebracht wird. Insbesondere für den SGLT1, aber auch für andere Kotransporter wurde hier eine Beteiligung gezeigt (Zeuthen 2000).

Na^+ Resorption

Zur Resorption von Natrium existieren im Darm verschiedene Mechanismen. Im proximalen Darmepithel wird der wesentliche Teil durch Na^+-Nährstoffkotransport bewerkstelligt, im distalen Dünndarm und im proximalen Kolon elektroneutral durch parallelen Na^+/H^+-Austausch und Cl^-/HCO_3^--Austausch. Im distalen Kolon, wo Na^+ gegen einen steilen Gradienten resorbiert werden muss, geschieht dies überwiegend durch den elektrogenen Na^+-Kanal. Dadurch kann der Darm fast das gesamte im Lumen vorhandene Na^+ resorbieren.

Elektroneutrale NaCl-Resorption

Man geht heute davon aus, dass elektroneutrale NaCl-Resorption im Intestinum von der Na^+/H^+-Austauscherisoform NHE3 (und möglicherweise weiteren Isoformen aus der Na^+/H^+-Austauscher-Genfamilie) und dem Cl^-/HCO_3^--Austauscher DRA (und möglicherweise weiteren Anionenaustauschern) bewerkstelligt wird.

Die Kopplung von Na^+/H^+-Austausch und Cl^-/HCO_3^--Austausch wird durch Veränderungen im subapikalen pH_i erklärt. Man stellt sich vor, dass es zunächst durch den Na-Gradienten, der von der Na^+/K^+ATPase aufgebaut wird, zur Aktivierung von apikalem Na^+/H^+ Austausch kommt. Der Efflux von Protonen bedingt eine Alkalisierung des subapikalen Zytoplasmas, durch die der Cl^-/HCO_3^--Austauscher aktiviert wird. Der Aufnahme von Na^+ und Cl^- steht somit der Export von Protonen und von HCO_3^-, welches durch die Aktivität der intrazellulären Carboanhydrase entsteht, gegenüber (Binder et al. 1987, Foster et al. 1990). Eine besondere Rolle fällt den kurzkettigen Fettsäuren (»short chain fatty acids«, SCFA), wie Butyrat, Propionat und Azetat, zu. Mit einer Konzentration von 100–150 mM (Morita et al. 1999) stellen sie die Hauptanionen und Osmolyte im Lumen dar (Baugaut 1987). Inzwischen ist gut belegt, dass SCFAs den Na/H-Austauscher und damit die NaCl-Resorption stimulieren können (Montrose et al. 1999).

Die elektroneutrale NaCl-Resorption wird im Rahmen von intestinalen Infektionen gehemmt. Dabei spielt sowohl eine second-messenger-vermittelte Hemmung des NHE3 – z. B. durch PKA-abhängige Phosphorylierung – und möglicherweise anderer involvierter Transporter eine Rolle als auch eine zytokinmediierte verminderte Expression der Transportproteine. Außerdem führt ein Verlust von oberflächennahen Enterozyten – durch erhöhten Untergang und verminderte Ausdifferenzierung – zu einem Fehlen der resorptiven Funktionen des Epithels. Die molekularen Mechanismen, soweit bekannt, sind in den Abschnitten über die Transportproteine selbst und über deren Regulation näher beschrieben. Die gestörten resorptiven Eigenschaften des Darmepithels sind nach heutigem Wissensstand Hauptursache fast aller Durchfallerkrankungen.

Elektrogene NaCl-Resorption

Die im distalen Kolon vorherrschende elektrogene Na-Resorption findet durch epitheliale Na-Kanäle (ENac) statt. Im Gegenzug wird K^+ sezerniert, das durch eine kolonische H^+/K^+-ATPase recycelt wird. Das bei der Aktivität der H^+/K^+-ATPase intrazellulär anfallende HCO_3^- wird zum Cl^--Import mittels eines Cl^-/HCO_3^--Austauschers, vermutlich DRA, eingesetzt (■ Abb. 2.1b,c).

Der stärkste Stimulus für die Na-Aufnahme im distalen Kolon ist Aldosteron (Alvarez et al. 2000). Im Tiermodell kommt es im distalen Kolon durch Aldosteron oder salzfreie Diät zu einer Verschiebung von elektroneutraler

Na^+-Resorption hin zu amiloridsensitivem, elektrogenem Transport (Binder et al. 1989). Werden Ratten für mehr als 24 h mit Aldosteron behandelt oder für mehrere Tage auf eine salzfreie Diät gesetzt, kommt es in der Niere zu einer Induktion von αENac-mRNA, aber zu keiner Veränderung der β- oder γ-Untereinheiten. Im Kolon hingegen, welches αENac konstitutiv exprimiert, kommt es zu einer starken Induktion von β- und γENac, aber zu kaum einer Veränderung von αENac (Asher et al. 1996). Die Arbeitsgruppe von Fromm konnte vor kurzem zeigen, dass eine Induktion der ENac durch Aldosteron ein sehr frühes Ereignis ist und wesentlich die Zunahme der elektrogenen Na^+-Resorption erklären kann (Epple et al. 2000). Umgekehrt wird die elektrogene Na^+-Resorption im Rahmen von Infektionen und Entzündungen gehemmt, dabei spielen wie bei der Hemmung der elektroneutralen NaCl-Resorption sowohl rasche, second-messenger-vermittelte Vorgänge eine Rolle als auch eine verminderte Expression des ENac (Schmitz et al. 2000).

Weitere Mechanismen der Na^+-Resorption

Ein weiterer wesentlicher Mechanismus für die Na- und Wasserresorption ist die Koppelung an Nahrungsbestandteile, wie beispielsweise Glukose. Im Falle des Na-Glukose-Kotransporters wird der Na-Gradient genutzt, den die Na/K-ATPase errichtet, um 2 Na-Ionen mit 1 Glukosemolekül über die apikale Membran zu transportieren. Dieser Mechanismus führt zu einer fast 100fachen Anreicherung des jeweiligen mit Na^+ kotransportierten Moleküls (Kimmich u. Randles 1984). Basolateral können die kotransportierten Solute die Zelle über passive Transporter, wie im Fall von Glukose den GLUT2, verlassen. Solche Kotransportmechanismen werden auch zur Resorption von organischen (z. B. Gallensalze) und anorganischen (z. B. Phosphat) Anionen eingesetzt. Wie bereits erwähnt, führt ein genetischer Defekt in diesen Transportern zu osmotischer Diarrhö, nicht aber zu einer Störung im Na^+-Haushalt.

K^+-Resorption

Der größte Teil des mit der Nahrung aufgenommenen Kaliums wird im Dünndarm entlang des vorherrschenden Gradienten passiv aufgenommen (Agarwal et al. 1994). Während K^+-Transport im Dünndarm hauptsächlich passiv erfolgt, ist im Kolon – v. a. in den distalen Abschnitten – die H^+/K^+-ATPase exprimiert und vermittelt die aktive K^+-Aufnahme (Binder et al. 1987, Foster et al. 1985).

Cl^--Sekretion

Cl^--Sekretion ist Voraussetzung für den Transport von Wasser ins Darmlumen und wird in allen intestinalen Abschnitten gefunden. In den Epithelzellen des Gastrointestinaltraktes wird die Chloridsekretion, wie andere epitheliale Transportmechanismen, durch die Zusammenarbeit von verschiedenen asymmetrisch angeordneten Transportproteinen vermittelt und findet schwerpunktmäßig in den Krypten statt. Der Mechanismus ist inzwischen im intestinalen Epithel gut charakterisiert. Die Aufnahme findet an der basolateralen Membran u. a. durch den $Na^+/K^+/2Cl$-Kotransporter (NKCC1) statt, der elektroneutral arbeitet und über den starken einwärts gerichteten Na^+-Gradienten, der durch die Aktivität der Na^+/K^+-ATPase errichtet wird, angetrieben wird. Dadurch kann Chlorid stärker, als es dem elektrochemischen Equilibrium entspricht, in der Zelle akkumulieren (■ Abb. 2.2). Inzwischen weiß man, dass unter Stimulation maximal 60% des für die Sekretion benötigten Cl^- über den NKCC1 importiert wird, der Rest über basolaterale und apikale Anionenaustauscher (Schultheiss et al. 1998).

Die basolaterale Membran besitzt mindestens 2 Arten von K^+-Kanälen, über die Kalium recycelt werden kann. So wird einerseits der apikale Cl-Ausstrom und andererseits der ständige K-Import über den NKCC und die Na-Pumpe kompensiert, was notwendig ist, um eine Depolarisierung, die dem apikalen Cl-Ausstrom entgegenwirken würde, zu verhindern. Zusammen bewirken der apikale Cl-Ausstrom und der basolaterale K-Ausstrom ein lumennegatives Potenzial, das die Triebkraft für passive Na-Sekretion liefert (Greger 2000).

Ein großer Teil des Chlorids wird durch den cAMP-abhängigen »cystic fibrosis transmembrane conductance regulator« (CFTR) über die apikale Membran transpor-

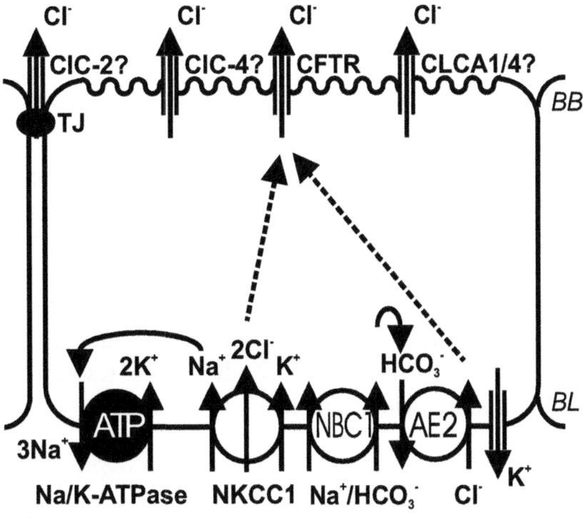

■ Abb. 2.2. Intestinale Cl^--Sekretion: Ein Großteil des Cl^--Transportes über die apikale Membran des Enterozyten erfolgt über den cAMP-abhängigen CFTR-Kanal; zurzeit wird untersucht, ob andere Kanäle z. B. der ClC- oder der CLCA-Familie eine Rolle spielen. Basolateral wird Cl^- hauptsächlich über $Na^+K^+2Cl^-$-Kotransport aufgenommen, einen alternativen Aufnahmemechanismus stellt der Cl^-/HCO_3^--Austauscher in Verbindung mit einem $Na^+HCO_3^-$-Kotransporter dar. Notwendig für die Generierung der Triebkraft sind basolaterale K^+-Kanäle und die Na^+/K^+-ATPase, die das Membranpotenzial regulieren tiert. In jüngerer Zeit wurden weitere potenziell apikale Cl-Kanäle im Darm beschrieben, deren biologische Bedeutung und Beteiligung an der Cl^--Sekretion noch untersucht werden müssen (Agnel et al. 1999, Joo et al. 1999).

Eine second-messenger-abhängige Stimulation der intestinalen Anionesekretion ist wesentlich am Entstehen der meisten akuten infektiösen Diarrhöen beteiligt. Wie bereits erwähnt, wird die Cl^--Sekretion durch cAMP-, cGMP- und Ca^{2+}-abhängige Second-Messenger aktiviert. Die cAMP- und cGMP-abhängige Aktivierung wird in anderen Abschnitten dieses Kapitels beschrieben. Da die resultierende Anionensekretion bei defektem oder fehlendem CFTR-Kanal nicht oder deutlich schwächer ausgeprägt ist (Cuthbert et al. 1994), ist eine wesentliche Ursache der Ca^{2+}-abhängigen intestinalen Anionensekretion eine erhöhte Fluxrate durch bereits offene CFTR-Anionenkanäle. Da der CFTR-Kanal durch Ca^{2+}- oder Ca^{2+}/Calmodulin-abhängige Kinasen nicht direkt aktiviert wird, ist die erhöhte Anionenfluxrate wahrscheinlich bedingt durch die Aktivierung basolateraler K^+-Kanäle. Zusätzlich gibt es eine Modulation der CFTR-Leitfähigkeit durch die durch cholinerge Stimuli ebenfalls aktivierte PKC. Ob darüber hinaus Ca-abhängige Cl-Kanäle, die in anderen Epithelien an der Anionensekretion beteiligt sind (Clarke et al. 1994, Clarke et al. 2000) und im Darm exprimiert werden (Agnel et al. 1999), für die intestinale Anionensekretion von Bedeutung sind, ist umstritten. In HT29-Kolonkarzinomzelllinien konnte im undifferenzierten bzw. nichtkonfluenten Stadium ein Ca-abhängiger Cl^--Kanal nachgewiesen werden, der aber herunterreguliert wird, wenn die Zellen weiter differenzieren und Monolayer bilden (Morris et al. 1992). Jedoch konnte in intestinalen Epithelien von Mäusen, denen der CFTR-Kanal fehlt, durch Ca^{2+}-abhängige Stimuli keine Cl^--Sekretion hervorgerufen werden (Grubbe u. Boucher 1999).

Bei chronischen intestinalen Entzündungsvorgängen findet man zwar ein stärker anionensezernierendes als kationenresorbierendes Epithel und damit eine Verschiebung des Nettowasserfluxes, aber das scheint nicht an einer Stimulation der Anionensekretion durch Entzündungsmediatoren zu liegen, sondern durch eine stärkere entzündungsassoziierte Beeinträchtigung der resorptiven als der sekretorischen Funktionen des Epithels.

HCO_3^--Sekretion

HCO_3^--Sekretion findet in verschiedenen Abschnitten des Intestinums statt. Im Duodenum stellt sie einen wichtigen protektiven Faktor dar, der das Epithel vor peptischen Schädigungen schützt. In Ileum und Kolon wird HCO_3^- zur Cl^--Rückresorption eingesetzt. Der Darm scheint zusätzlich eine wichtige Rolle im Säure-Basen-Haushalt zu spielen und sich in dieser Funktion mit der Niere zu ergänzen.

Der Mechanismus der apikalen HCO_3^--Sekretion ist noch umstritten. HCO_3^- wird sowohl elektroneutral im Austausch gegen Cl^- sezerniert als auch elektrogen durch eine Anionenleitfähigkeit (■ Abb. 2.3). In CFTR-defizienten Mäusen ist die basale HCO_3^--Sekretion in allen Dünndarmabschnitten stark reduziert und kann weder durch cAMP, cGMP noch Ca^{2+}-abhängige Agonisten stimuliert werden. Das zeigt, dass ein funktionstüchtiges CFTR-Protein für die agonistenstimulierte HCO_3^--Sekretion essentiell ist. Ob der CFTR-Kanal selbst die HCO_3^--Ionen durchlässt, eine andere, CFTR-regulierte Anionenleitfähigkeit oder ein CFTR-regulierter Anionenaustauscher, wird noch kontrovers diskutiert, obwohl die Datenlage mehr und mehr für Ersteres spricht. Neuere Daten weisen auf das DRA-Protein als den elektroneutralen Cl^-/HCO_3^--Austauschprozess im Duodenum hin (Jacob et al. 2002).

Der geschwindigkeitsbegrenzende Schritt der HCO_3^--Sekretion ist aber die HCO_3^--Bereitstellung. HCO_3^- wird zum einen intrazellulär aus CO_2 und Wasser mit Hilfe der Carboanhydrase gebildet. Das zusätzlich gebildete Proton wird basolateral über den Na/H-Austauscher, und zwar dessen Isoform NHE1, abgegeben. Die Na/K-ATPase recycelt die aufgenommenen Na-Ionen. Zum anderen wird HCO_3^- auch über einen $Na^+HCO_3^-$-Kotransporter aufgenommen (Jacob et al. 2000).

Bei Enteritiserregern, die den Dünndarm befallen (z. B. enterotoxische Escherichia coli), ist der Basenverlust oft besonders ausgeprägt, vermutlich weil auf Grund der

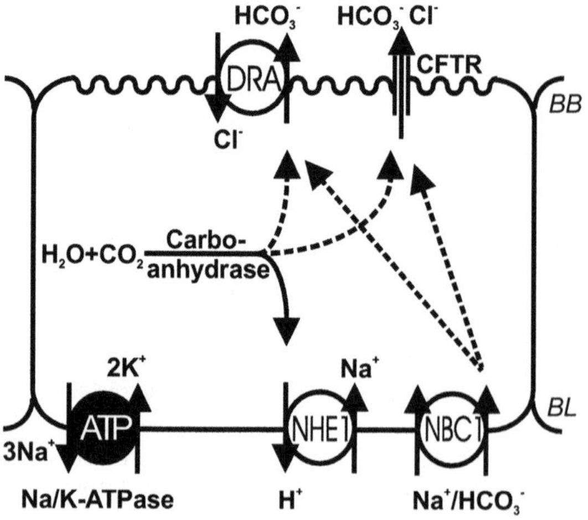

■ **Abb. 2.3.** Intestinale HCO_3^--Sekretion: HCO_3^- wird intrazellulär über die Aktivität der Carboanhydrase gebildet und über Na+/HCO_3^--Kotransport aus dem Interstitium aufgenommen. Apikal werden zurzeit noch verschiedene Möglichkeiten der Bikarbonatsekretion diskutiert: zum einen ein elektroneutraler Weg im Austausch mit Cl^- und andererseits elektrogen über entweder den CFTR selbst oder von ihm regulierte Leitfähigkeiten höheren HCO_3^--Bereitstellung in Dünndarmenterozyten eine CFTR-Aktivierung im Dünndarm zu einer höheren HCO_3^--Sekretion als im Kolon führt. Eine chronische Entzündung – z. B. durch Helicobacter-pylori-assoziierte Duodenitis – führt allerdings zu einer verminderten Stimulierbarkeit der HCO_3^--Sekretion. Dieser auch für die Anionensekretion im Kolon beobachtete Defekt in der Stimulierbarkeit ist wahrscheinlich durch eine Dysfunktion des enterischen Nervensystems verursacht, die noch nicht verstanden ist.

K^+-Sekretion

K^+-Sekretion kommt in allen Abschnitten des Kolons vor und dient indirekt der elektrogenen NaCl-Resorption (s. o.). Apikal verlässt K^+ durch molekular noch nicht identifizierte K^+-Kanäle die Zelle. Für die basolaterale Aufnahme stehen 2 Transportmechanismen zur Verfügung: Für eine Beteiligung des Na/K/2Cl-Kotransporters spricht, dass sich die K^+-Sekretion in verschiedenen Geweben durch Inhibitoren des NKCC hemmen lässt. Allerdings wird der NKCC im Rahmen der Cl^--Sekretion aktiviert, ein Prozess, bei dem die elektrogene Na^+-Resorption gleichzeitig gehemmt wird. Die Na^+/K^+-ATPase ist wahrscheinlich der wesentliche K^+-Aufnahmeweg in die Zelle.

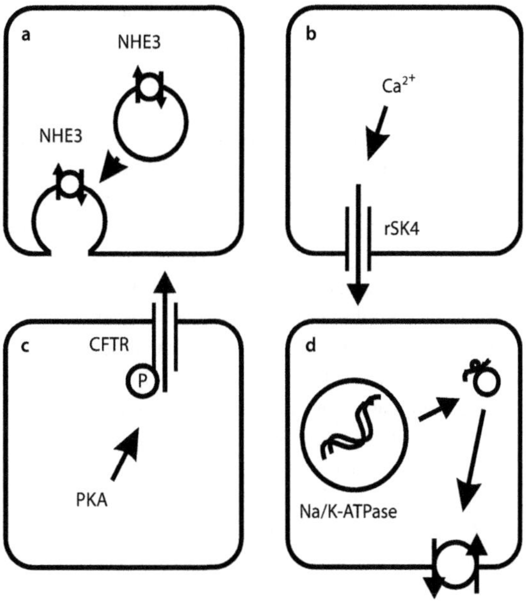

Abb. 2.4a–d. Regulation von Ionentransportmolekülen: schematische Darstellung verschiedener Regulationsmechanismen, die wiederum untereinander mehrfach interagieren können. **a** Ein Beispiel für die direkte Interaktion von Ionentransporter und regulierendem Faktor ist Ca^{2+} als »second-messenger«. **b** Mittels Phosphorylierung wird beispielsweise der CFTR-Cl^--Kanal geöffnet. **c** Eine Erhöhung der Transporterdichte kann durch Rekrutierung zusätzlicher Moleküle durch intrazelluläre Umverteilung erfolgen. **d** Regulation durch Gentranskription

2.4 Regulation der resorptiven und sekretorischen Funktionen

Nach der Bindung von Botenstoffen oder Toxinen (wie beispielsweise STa) an Rezeptoren kommt es intrazellulär zum Ablauf einer Signalkaskade, deren Endpunkt die Regulation von Ionentransportprozessen ist (▶ Kap. 3). Eine intrazelluläre Konzentrationserhöhung der klassischen Second-Messenger Ca^{++}, cAMP und cGMP führt in allen Darmabschnitten zu einer Stimulation der Anionensekretion und einer Hemmung der NaCl-Absorption und damit zur Diarrhö. Inzwischen weiß man, dass selbst die Bakterientoxine, die im Enterozyten einen einzigen Signaltransduktionsweg aktivieren, wie z. B. Choleratoxin, das zu einer cAMP- oder das hitzestabile Enterotoxin von Escherichia coli, das zu einer cGMP-Erhöhung führt, auch eine Aktivierung des enteralen Nervensystems hervorrufen. Dabei spielen wahrscheinlich die enteroendokrinen Zellen eine wichtige Rolle (Peregrin et al. 1999). Eine Aktivierung des enterischen Nervensystems bewirkt dann eine enorme »Signalverstärkung« durch die Aktivierung multipler Signalkaskaden auf der Ebene des Enterozyten. Eine Beschreibung der bisher verstandenen Übertragungswege des enterischen Nervensystems ist nicht Inhalt dieses Kapitels, es gibt mehrere neuere Übersichten zu diesem wichtigen Thema (Farthing 2000, Giaroni et al. 1999).

Bei der Regulation des epithelialen Transports werden im Intestinum und auch in anderen Epithelien im Wesentlichen *4 Mechanismen* unterschieden (■ Abb. 2.4). Zum einen kann eine direkte Regulation über zytoplasmatische Substanzen erfolgen, welche die Aktivität der Transportproteine beeinflussen; so wird beispielsweise die Öffnungswahrscheinlichkeit der basolateralen Kaliumkanäle vom rSK4-Typ durch intrazelluläres Kalzium beeinflusst. Zweitens kann die Transportaktivität verschiedener Proteine durch kovalente Modifikation erfolgen. CFTR z. B. wird durch die Proteinkinase A (PKA) phosphoryliert und so die Offenwahrscheinlichkeit des Kanals erhöht. Drittens kann die Transportaktivität über die Zahl der in der Plasmamembran vorhandenen Transporter reguliert werden, und viertens kann eine Regulation auf der Ebene der Gentranskription/-translation erfolgen.

Direkte Interaktion mit regulierenden Faktoren

Ca^{++}

Die Aktivität verschiedener Transportsysteme kann durch eine Erhöhung der intrazellulären Ca^{++}-Konzentration reguliert werden, wobei im Darm die Ca^{2+}-abhängigen

Signaltransduktionswege zur Regulation des Elektrolyttransportes weniger gut untersucht sind als die cAMP-abhängigen. Wie in anderen Zelltypen führt auch in Darmzelllinien cholinerge Stimulation zur Aktivierung der Phospholipase C, die Phosphatidylinositol aus der Zellmembran in 2 Anteile spaltet: zum einen in Inositol-1,4,5-Trisphosphat (IP_3), das die Freisetzung von Ca^{++} aus intrazellulären Speichern mediieren kann, und zum anderen in Diaclyglycerol, das die Fähigkeit zur Aktivierung der Proteinkinase C (PKC) hat. Ca selbst kann direkt die Ca^{++}-Calmodulin-abhängige Kinase (CaM) aktivieren. Insofern ist anzunehmen, dass ein erheblicher Teil der Ca^{2+}-abhängigen Regulation über Proteinphosphorylierungen stattfindet, die lediglich für die intestinalen Transportproteine noch nicht nachvollzogen sind.

Es gibt aber auch eine direkte Aktivierung von Ionentransportproteinen durch eine zytosolische Ca^{2+}-Erhöhung. Ca^{2+}-Ionen aktivieren z. B. einen basolateralen K^+-Kanal mit einer Leitfähigkeit von 15 pS, der als SK4 K-Kanal identifiziert wurde. Dieser Kanal ist mit Calmodulin durch eine sehr stabile Bindung assoziiert, und über die Bindung der Ca^{2+}-Ionen an Calmodulin erfolgt dann die Veränderung der Offenwahrscheinlichkeit des Kanals.

Direkte Interaktion von Transportproteinen mit zytoplasmatischen und zytoskeletalen Proteinen

Lange vor der molekularen Entdeckung der dafür verantwortlichen Transportproteine war bekannt, dass die elektroneutrale NaCl-Resorption durch eine intrazelluläre cAMP-Erhöhung gehemmt wird. Als man die vermeintlichen Transportproteine kloniert und exprimiert hatte, war überraschend, dass die Na^+/H^+-Austauscherisoform NHE3 in den PS120-Fibroblasten durch cAMP nicht gehemmt wurde. Weinman und Shenolikar haben in den darauffolgenden Jahren einen NHE-regulatorischen Faktor (NHERF) charakterisiert, von dem sie zuerst annahmen, dass er NHE3 durch direkte Bindung negativ reguliert, weil er, in PS120-Fibroblasten mit NHE3 koexprimiert, die cAMP-Hemmung von NHE3 vermitteln konnte. Folgeuntersuchungen haben ergeben, dass es sich bei NHERF um ein sog. Adaptorprotein handelt, das 2 PDZ-Domänen besitzt, mit Hilfe derer es verschiedene Proteine miteinander verbinden kann. Das membranständige Transportprotein NHE3 wird mit Hilfe von NHERF mit Ankerproteinen wie Ezrin in räumliche Nähe gebracht (Lamprecht et al. 1998). Ezrin bindet sowohl ans Zytoskelett als auch an Proteinkinasen wie die Proteinkinase A (PKA) (Yun et al. 1998). Dadurch entsteht eine räumliche Nähe von PKA und NHE3, mit konsekutiver Phosphorylierung von NHE3 durch PKA.

Inzwischen weiß man, dass es verschiedene Isoformen der NHERF-Genfamilie mit z. T. ähnlicher Wirkung gibt, z. B. vermitteln sowohl NHERF als auch NHERF2, auch E3KARP genannt, eine cAMP-abhängige Hemmung von NHE3, aber die Hemmung von NHE3 durch cGMP wird nur durch NHERF2 vermittelt. Auch eine unterschiedliche Organverteilung spricht für eine differente Wirkung dieser Proteine. Sie interagieren auch mit anderen Ionentransportproteinen, u. a. CFTR, H^+-ATPase (Breton et al. 2000), NaPiII Na^+-Phosphat-Kotransporter (Gisler et al. 2001) und dem $Na^+HCO_3^-$-Kotransporter (Bernardo al. 1999), aber auch mit anderen Membranproteinen. Sie regulieren die Aktivität von Ionentransportern nicht nur durch Vermittlung von Phosphorylierungsvorgängen. Zum Beispiel wird die Offenwahrscheinlichkeit des einzelnen CFTR-Kanals erhöht, wenn sein zytoplasmatisches Ende mit einer der beiden PDZ-Domänen interagiert. Die Tatsache, dass beide PDZ-Domänen von NHERF für diese Wirkung notwendig ist, spricht dafür, dass NHERF eine Dimerisierung von CFTR bewirkt (Raghuram et al. 2001). Dass ein »Clustering« von Ionentransportern in der Membran zu einer erhöhten Offenwahrscheinlichkeit führt, ist auch für andere Kanäle beschrieben worden (◘ Abb. 2.5).

Inzwischen sind weitere Proteine mit solchen PDZ-Domänen gefunden worden, die eine direkte Interaktion mit Ionentransportproteinen ausüben. Dabei scheinen diese Proteine verschiedene Funktionen beim Trafficking, Sorting und der Bildung von Multiprotein-Signalling-Komplexen zu haben, die inkomplett verstanden sind (Brown u. Breton 2000). Es ist wahrscheinlich, dass in unmittelbarer Zukunft eine Vielzahl weiterer Proteine entdeckt werden, die an Regulation von Ionentransportprozessen beteiligt sind und die möglicherweise ideale Ansatzpunkte für die Entwicklung innovativer Pharmazeutika sein werden.

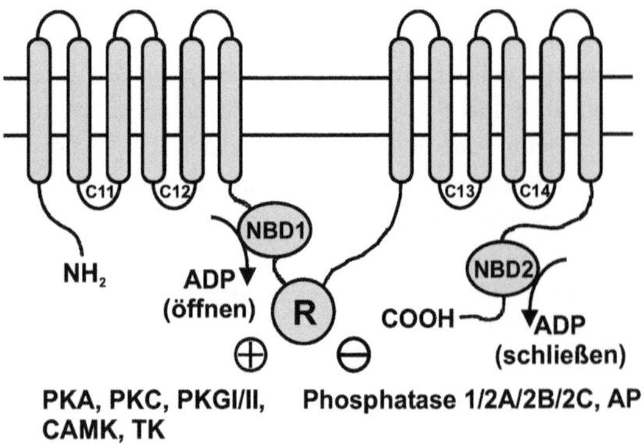

◘ **Abb. 2.5.** Regulation des CFTR: ATP-Hydrolyse an der 1. bzw. 2. nukleotidbindenden Domäne (*NBD1* und *NBD2*) ist für das Öffnen bzw. Schließen des Kanals notwendig. Neben zahlreichen Kinasen (*PKA* Proteinkinase A, *PKC* Proteinkinase C, *PKGI/II* Proteinkinase G Typ I/II, *CAMK* calmodulinabhängige Kinase, *TK* Tyrosinkinase, *AP* alkalische Phosphatase) spielen für die CFTR-Aktivität in der apikalen Membran auch das »Clustering« in der Membran mit Hilfe von Adapterproteinen, der Ein- und Ausbau in die Membran sowie möglicherweise intramolekulare Interaktionen im CFTR-Protein selbst eine Rolle

Kovalente Modifikation der Zielproteine durch Phosphorylierung

Wie oben erwähnt, stimuliert eine intrazelluläre Erhöhung von cAMP und cGMP die Anionensekretion und hemmt die elektroneutrale und elektrogene NaCl-Resorption. Die stimulierende Wirkung von cAMP auf die intestinale Anionensekretion ist bedingt durch Aktivierung des CFTR-Chloridkanals in der luminalen Membran (Gadsby u. Nairn 1999), die zu einer Leitfähigkeitserhöhung dieser Membran für Anionen führt, und durch Aktivierung basolateraler K^+-Kanäle, die zu einer Triebkrafterhöhung für den apikalen Anioneneffux führt. Darüber hinaus werden die basolateralen Anionenaufnahmemechanismen NKCC1 und NBC1 cAMP-abhängig aktiviert (Seidler et al. 2000).

Die einzelnen Schritte der cAMP-abhängigen Regulation der verschiedenen Ionentransportproteine sind noch unvollständig geklärt. Es findet eine PKA-abhängige Phosphorylierung der regulatorischen Domäne des CFTR-Kanals statt, die seine Offenwahrscheinlichkeit erhöht (Gadsby u. Nairn 1999). NHE3 wird durch cAMP an seinen PKA-Konsensussequenzen phosphoryliert und dadurch gehemmt. Bei den meisten anderen cAMP-regulierten Transportproteinen ist eine PKA-abhängige Phosphorylierung noch nicht nachgewiesen, aber wegen des Vorhandenseins von hochkonservierten PKA-Konsensussequenzen wahrscheinlich. Daneben kommt es aber bei Stimulation von Enterozyten mit cAMP zu einer Phosphorylierung anderer, z. T. noch unbekannter Proteine, die wahrscheinlich für die Signaltransduktion, das Trafficking in die Membran, die Vermittlung der Phosphorylierung der Transportproteine und die Regulation der Transkription von Bedeutung sind.

cGMP steigert ebenfalls die intestinale Cl-Sekretion und hemmt die elektroneutrale NaCl-Resorption (Lohmann et al. 1997). Auf Grund von an intestinalen Tumorzelllinien erhobenen Daten vermutete man Mitte der 90er-Jahre, dass cGMP-abhängige Agonisten wie das hitzestabile Eschericha-coli-Enterotoxin die intestinale Anionensekretion über eine Kreuzaktivierung der PKA durch cGMP stimulieren (Chao et al. 1999, Forte et al. 1993). Im gleichen Zeitraum war eine cGMP-abhängige Kinase (cGKII genannt) kloniert worden (Jarchau et al. 1994), die besonders stark in der luminalen Membran der Enterozyten in der Villusregion exprimiert war, also mit der Guanylatzyklase C, dem Rezeptor für dieses Toxin, kolokalisiert ist (Markert et al. 1995). Diese Kolokalisation der Guanylatzyklase C, des Ortes der cGMP-Produktion, mit einer cGMP-abhängigen Kinase ließ vermuten, dass die cGMP-abhängige Proteinkinase II die Anionensekretion aktiviert (Markert et al. 1995). Diese Vermutung wurde durch Untersuchungen an cGKII-defizienten Mäusen bestätigt (Pfeiffer et al. 1996). Zusätzlich spielt aber auch die Inhibition der Phosphodiesterase und nachfolgende cAMP-Erhöhung eine gewisse Rolle. Im Rahmen der cGMP-abhängigen Stimulation wird die cGKII an die Membran rekrutiert und phosphoryliert den CFTR Kanal. Zusätzlich wird über einen NHERF2-abhängigen Weg der NHE3 gehemmt. cGMP aktiviert auch basolaterale K^+-Kanäle, der molekulare Mechanismus ist aber unbekannt.

Wie bereits erwähnt, führt eine intrazelluläre Ca^{2+}-Erhöhung zu einer Aktivierung der calmodulinabhängigen Kinasen sowie der Ca^{2+}-abhängigen Isoformen aus der PKC-Familie. PKC-Aktivierung moduliert die Aktivität von Kanälen wie dem CFTR-Kanal (Gadsby u. Nairn 1999), aber die intrazellulären Angriffspunkte dieser Kinasen sind noch weitgehend unklar. Eine Ca2+-abhängige Hemmung der NaCl-Absorption ist ebenfalls nachgewiesen, wobei möglicherweise die Aktivierung und Translokation einer der Ca-abhängigen PKC-Isoformen eine entscheidende Rolle spielt (Cohen et al. 1991, Donowitz et al. 1989).]

Intrazelluläre Umverteilung

Eine Regulation der Aktivität durch Erhöhung oder Erniedrigung der Anzahl der Transporterproteine in der Membran wurde für viele Ionentransporter beschrieben, wie für CFTR (Howard et al. 1996), NKCC (Matthews et al. 1995), NHE3 (Janecki et al. 1998), SGLT1 (Hirsch et al. 1996), ENac (Fisher et al. 1996) und die Na^+/K^+-ATPase (Verey et al. 1996). Man stellt sich vor, dass dies durch die Steigerung bzw. Verringerung der Endo- bzw. Exozytoserate von Membranvesikeln erreicht wird, die das Transportprotein enthalten. Es wurde z. B. vorgeschlagen, dass die CFTR-Aktivierung durch cAMP im Wesentlichen durch eine Erhöhung der Transporterzahl in der Membran zustande kommt. Es gibt jedoch auch Daten, die bei cAMP-Stimulation eine deutliche Steigerung der Cl-Sekretion bei nur minimaler bis keiner Erhöhung der Membrankapazität zeigen (Hug et al. 1997).

In letzter Zeit häufen sich allerdings die experimentellen Daten, die eine Veränderung des Traffickings von Transportproteinen zwischen einem subapikalen Vesikelpool und der apikalen Membran als einen wesentlichen Bestandteil der Regulation der apikalen Membrantransportvorgänge belegen. Ob ähnliche Vorgänge an der basolateralen Membran ablaufen, ist Gegenstand intensiver Forschung.

Regulation der Gentranskription

Ein weiterer Mechanismus, der v. a. in der langfristigeren Regulation eine Rolle spielt, ist die Veränderung der Gentranskription. Verschiedene Hormone, wie z. B. Glukokortikoide, epidermaler Wachstumsfaktor u. a., können über diesen Weg eine Erhöhung der Anzahl der Transportproteine und somit der Transportkapazität bewirken. Ein Beispiel für eine hauptsächlich durch Gentranskription stattfindende Transportkapazitätserhöhung ist die Regulation des Na^+-Transports im Kolon durch Aldosteron, das sowohl die Expression der epithelialen Na^+-Kanäle als auch der Na^+/K^+-ATPase steigert (Amasheh et al. 2000, Asher et al. 1996).

Entzündungsmediatoren scheinen über eine Hemmung der Gentranskription zu einer verminderten Expression Na^+-resorbierender Transportproteine führen zu können, allerdings ist dieser Vorgang bisher erst in Ansätzen untersucht.

2.5 Ausblick

Im letzten Jahrzehnt sind viele intestinale Ionentransportproteine molekular identifiziert worden. Auf der einen Seite können wir mit Befriedigung feststellen, dass dank der Genialität einer ganzen Reihe von Wissenschaftlern es schon vor 2–3 Jahrzehnten gelungen war, durch rein funktionelle Untersuchungen eine ganze Reihe von intestinalen Transportprozessen zu definieren. Auf der anderen Seite müssen wir erkennen, dass an jedem Transportprozess viel mehr Transport- und Regulatorproteine beteiligt sind, als wir uns je vorgestellt haben. Bei allen gastrointestinalen Infektionserkrankungen sind Funktion und Expression von Ionentransportproteinen gestört, und diese Störung ist in vielen Fällen das wesentliche Problem der Patienten. Die Lokalisation, biologische Rolle, zelluläre Regulation und pathophysiologische Bedeutung der vielen neu entdeckten intestinalen Transporter und damit spezifische pharmakologische Angriffspunkte für ein Eingreifen in inestinale Transportprozesse zu erforschen, wird Aufgabe des nächsten Jahrzehnts sein.

Die Einführung von Furosemid, dessen klinische Bedeutung durch eine ziemlich spezifische Hemmung der $Na^+K^+2Cl^-$-Kotransporterisoform 2 in der Henle-Schleife bedingt ist, oder der Protonenpumpenhemmer, die eine selektive H^+/K^+-ATPase-Hemmung im Magen ermöglichen, revolutionierte unsere diuretischen und antiulzerösen Therapiemöglichkeiten, auch wenn mit beiden Medikamentenklassen nur symptomatisch behandelt wird. Ähnliche gut wirksame und nebenwirkungsarme Pharmaka erhoffen wir uns dringend für eine effektivere antidiarrhoische Therapie.

Literatur

Abrahamse SL, Bindels RJ, van Os CH (1992) The colon carcinoma cell line Caco-2 contains an H^+/K^+-ATPase that contributes to intracellular pH regulation. Pflugers Arch 421: 591–597

Abuladze N, Lee I, Newman D et al. (1998) Molecular cloning, chromosomal localization, tissue distribution, and functional expression of the human pancreatic sodium bicarbonate cotransporter. J Biol Chem 273: 17689–17695

Agarwal R, Afzalpurkar R, Fordtran JS (1994) Pathophysiology of potassium absorption and secretion by the human intestine. Gastroenterology 107: 548–571

Agnel M, Vermat T, Culouscou J M (1999) Identification of three novel members of the calcium-dependent chloride channel (CaCC) family predominantly expressed in the digestive tract and trachea. FEBS Lett 455: 295–301

Aktories K, Schmidt G, Just I (2000) Rho GTPases as targets of bacterial protein toxins. Biol Chem 381: 421–426

Alper S, Rossmann H, Wilhelm S et al. (1999) Expression of AE2 anion exchanger in mouse intestine. Am J Physiol 277: G321–332

Alper SL (1991) The band 3-related anion exchanger (AE) gene family. Annu Rev Physiol. 53: 549–564

Alvarez de la Rosa D, Canessa C M, Fyfe G K, Zhang P (2000) Structure and regulation of amiloride-sensitive sodium channels. Annu Rev Physiol 62: 573–594

Amasheh S, Epple H J, Mankertz J et al. (2000) Differential regulation of ENac by aldosterone in rat early and late distal colon. Ann N Y Acad Sci 915: 92–94

Ameen N A, Ardito T, Kashgarian M, Marino CR (1995) A unique subset of rat and human intestinal villus cells express the cystic fibrosis transmembrane conductance regulator. Gastroenterology: 1016–1023

Amlal H, Wang Z, Burnham C, Soleimani, M (1998) Functional characterization of a cloned human kidney $Na^+:HCO_3$– cotransporter. J Biol Chem 273: 16810–16815

Asher C, Wald H, Rossier B C, Garty, H (1996) Aldosterone–induced increase in the abundance of Na^+ channel subunits. Am J Physiol 2: C605–C611

Atisook K, Madara J L (1991) An oligopeptide permeates intestinal tight junctions at glucose-elicited dilatations. Implications for oligopeptide absorption. Gastroenterology 100: 719–724

Bachmann O, Rossmann H, Wüchner, K et al. (2001) NHE2 is the predominant pH_i regulator in murine colonic crypt cells. Gastroenterology 120: A 3775

Bachmann O, Sonnentag T, Siegel W K et al. (1998) Different acid secretagogues activate different Na^+/H^+ exchanger isoforms in rabbit parietal cells. Am J Physiol 38: G1085–G1093

Bakker R, Groot JA (1984) cAMP-mediated effects of ouabain and theophylline on paracellular ion selectivity. AmJ Physiol 246: G213–G217

Balda MS, Matter K (1998) Tight junctions. J Cell Sci 111 (Pt 5): 541–547

Bugaut M (1987) Occurrence, absorption and metabolism of short chain fatty acids in the digestive tract of mammals. Comp Biochem Physiol [B] 86: 439–472

Bernardo AA, Kear FT, Santos AVP et al. (1999) Basolateral Na^+/HCO_3-cotransport activity is regulated by the dissociable Na+/H+ exchanger regulatory factor. J Clin Invest 104: 195–201

Biemesderfer D, DeGray B, Aronson, PS (1998) Membrane topology of NHE3. Epitopes within the carboxyl-terminal hydrophilic domain are exoplasmic. J Biol Chem 273: 121–126

Bijlsma PB, Bakker R, Groot J A (1997) The chloride conductance of tight junctions of rat ileum can be increased by cAMP but not by carbachol. J Membr Biol 157: 127–137

Bijlsma, P B, Kiliaan AJ, Scholten G et al. (1996). Carbachol, but not forskolin, increases mucosal-to-serosal transport of intact protein in rat ileum in vitro. Am J Physiol 2: G147–G155

Binder HJ, Foster, ES, Budinger ME, Hayslett JP (1987) Mechanism of electroneutral sodium chloride absorption in distal colon of the rat. Gastroenterology: 449–455

Binder H J, McGlone F, Sandle GI (1989) Effects of corticosteroid hormones on the electrophysiology of rat distal colon: implications for Na^+ and K^+ transport. J Physiol (Lond) 0: 425–441

Binder HJ, Sangan P, Rajendran VM (1999) Physiological and molecular studies of colonic H^+,K^+-ATPase. Semin Nephrol 19: 405–414

Breton S, Wiederhold T, Marshansky V et al. (2000) The B1 subunit of the H^+ATPase is a PDZ domain-binding protein. Colocalization with NHE-RF in renal B-intercalated cells. J Biol Chem 275: 18219–18224

Brown D, Breton S (2000) Sorting proteins to their target membranes. Kidney Int 57: 816–824
Bry L, Falk P, Huttner K et al. (1994) Paneth cell differentiation in the developing intestine of normal and transgenic mice. Proc Natl Acad Sci USA 91: 10335–10339
Burnham CE, Amlal H, Wang Z et al. (1997) Cloning and functional expression of a human kidney Na^+:HCO_3-cotransporter. J Biol Chem 272: 19111–19114
Canessa C M, Schild L, Buell G et al. (1997) Rossier. Amiloride-sensitive epithelial Na^+ channel is made of three homologous subunits [see comments]. Nature 7: 463–467
Chao A, de-Sauvage CFJ, Dong YJ et al. (1994) Activation of intestinal CFTR Cl- channel by heat-stable enterotoxin and guanylin via cAMP-dependent protein kinase. EMBO J 13: 1065–1072
Chow CW, Woodside M, Demaurex N et al. (1999) Proline-rich motifs of the Na^+/H^+ exchanger 2 isoform – Binding of Src homology domain 3 and role in apical targeting in epithelia. J Biol Chem 274: 10481–10488
Clarke LL, Grubb BR, Yankaskas JR et al. (1994) Relationship of a non-cystic fibrosis transmembrane conductance regulator-mediated chloride conductance to organ-level disease in Cftr(-/-) mice. Proc Natl Acad Sci USA 91: 479–483
Clarke LL, Harline MC, Gawenis LR et al. (2000) Extracellular UTP stimulates electrogenic bicarbonate secretion across CFTR knockout gallbladder epithelium. Am J Physiol 279: G132–G138
Cohen M E, Wesolek J, McCullen J et al. (1991) Carbachol- and elevated Ca^{2+}-induced translocation of functionally active protein kinase C to the brush border of rabbit ileal Na^+ absorbing cells. J Clin Invest 88: 855–863
Cooke HJ (1994) Neuroimmune signaling in regulation of intestinal ion transport. Am J Physiol 266: G167–G178
Counillon L, Pouyssegur J (2000) The expanding family of eucaryotic Na^+/H^+ exchangers. J Biol Chem 275: 1–4
Coupaye-Gerard B, Bookstein C, Duncan P et al. (1996) Biosynthesis and cell surface delivery of the NHE1 isoform of Na^+/H^+ exchanger in A6 cells. Am J Physiol 2: C1639–C1645
Cuthbert AW, Halstead J, Ratcliff R et al. (1995) The genetic advantage hypothesis in cystic fibrosis heterozygotes: a murine study. J Physiol (Lond) 482 (Pt 2): 449–454
Cuthbert AW, MacVinish LJ, Hickman ME et al. (1994) Ion-transporting activity in the murine colonic epithelium of normal animals and animals with cystic fibrosis. Pflugers Arch 428: 508–515, 19
Darmoul D, Ouellette AJ (1996) Positional specificity of defensin gene expression reveals Paneth cell heterogeneity in mouse small intestine. Am J Physiol 2: G68–G74
Del CJ, Rajendran VM, Binder HJ (1991) Apical membrane localization of ouabain-sensitive K^+-activated ATPase activities in rat distal colon. Am J Physiol: G1005–G1011
Dharmsathaphorn K, Mandel K G, Masui H, McRoberts JA (1985) Vasoactive intestinal polypeptide-induced chloride secretion by a colonic epithelial cell line. Direct participation of a basolaterally localized Na^+,K^+,Cl- cotransport system. J Clin Invest 75: 462–471
DiBona DR, Mills JW (1979) Distribution of Na^+-pump sites in transporting epithelia. Fed Proc 38: 134–143
Donowitz M, Cohen ME, Gould M, Sharp GW (1989) Elevated intracellular Ca^{2+} acts through protein kinase C to regulate rabbit ileal NaCl absorption. Evidence for sequential control by Ca^{2+}/calmodulin and protein kinase C. J Clin Invest 83: 1953–1962
Duc C, Farman N, Canessa CM et al. (1994) Cell-specific expression of epithelial sodium channel alpha, beta, and gamma subunits in aldosterone-responsive epithelia from the rat: localization by in situ hybridization and immunocytochemistry. J Cell Biol 127: 1907–1921
Epple H J, Amasheh S, Mankertz J et al. (2000) Early aldosterone effect in distal colon by transcriptional regulation of ENac subunits. Am J Physiol 278: G718–G724
Fanning AS, Jameson BJ, Jesaitis LA, Anderson JM (1998) The tight junction protein ZO-1 establishes a link between the transmembrane protein occludin and the actin cytoskeleton. J Biol Chem 273: 29745–29753
Farthing MJ (2000) Enterotoxins and the enteric nervous system – a fatal attraction. Int J Med Microbiol 2: 491–496
Ferraris RP, Diamond J (1997) Regulation of intestinal sugar transport. Physiol Rev 77: 257–302
Firsov D, Gautschi I, Merillat AM et al. (1998) The heterotetrameric architecture of the epithelial sodium channel (ENac). EMBO J 17: 344–352
Fisher RS, Grillo FG, Sariban-Sohraby S (1996) Brefeldin A inhibition of apical Na^+ channels in epithelia. Am J Physiol 270: C138–C147
Flagella M, Clarke LL, Miller ML et al. (1999) Mice lacking the basolateral Na-K-2Cl cotransporter have impaired epithelial chloride secretion and are profoundly deaf. J Biol Chem 274: 266–265
Forte LR, Eber SL, Turner JT et al. (1993) Guanylin stimulation of Cl- secretion in human intestinal T84 cells via cyclic guanosine monophosphate. J Clin Invest 91: 2423–2428
Foster ES, Dudeja PK, Brasitus T (1990) Contribution of Cl-OH- exchange to electroneutral NaCl absorption in rat distal colon. Am J Physiol 258: G261–G267
Foster ES, Jones WJ, Hayslett JP, Binder, HJ (1985) Role of aldosterone and dietary potassium in potassium adaptation in the distal colon of the rat. Gastroenterology 88: 41–46
Frigeri A, Gropper MA, Turck CW, Verkman AS (1995) Immunolocalization of the mercurial-insensitive water channel and glycerol intrinsic protein in epithelial cell plasma membranes. Proc Natl Acad Sci USA 92: 4328–4331
Fujita K, Katahira J, Horiguchi Y et al. (2000) Clostridium perfringens enterotoxin binds to the second extracellular loop of claudin-3, a tight junction integral membrane protein. FEBS Lett 4: 258–261
Furuse M, Sasaki H, Fujimoto K, Tsukita, S (1998) A single gene product, claudin-1 or -2, reconstitutes tight junction strands and recruits occludin in fibroblasts. J Cell Biol 143: 391–401
Fyfe GK, Canessa CM (1998) Subunit composition determines the single channel kinetics of the epithelial sodium channel. J Gen Physiol 112: 423–432
Gadsby DC, Nairn AC (1999) Control of CFTR channel gating by phosphorylation and nucleotide hydrolysis. Physiol Rev 79: S77–S107
Gallardo P, Cid LP, Vio CP, Sepulveda FV (2001) Aquaporin-2, a regulated water channel, is expressed in apical membranes of rat distal colon epithelium. Am J Physiol 281: G856–G863
Genth H, Aktories K, Just I (1999) Monoglucosylation of RhoA at threonine 37 blocks cytosol-membrane cycling. J Biol Chem 274: 29050–29056
Giaroni C, De Ponti F, Cosentino M et al. (1999) Plasticity in the enteric nervous system. Gastroenterology: 1438–1458
Gisler SM, Stagljar I, Traebert M et al. (2001) Interaction of the type IIa Na/Pi cotransporter with PDZ proteins. J Biol Chem 2: 9206–9213
Goulet CC, Volk KA, Adams CM et al. (1998) Snyder. Inhibition of the epithelial Na^+ channel by interaction of Nedd4 with a PY motif deleted in Liddle's syndrome. J Biol Chem 273: 30012–30017
Greger R (2000) Role of CFTR in the colon. Annu Rev Physiol 62: 467–491
Greig E, Sandle, GI (2000) Diarrhea in ulcerative colitis. The role of altered colonic sodium transport. Ann N Y Acad Sci 915: 327–332
Gross E, Abuladze N, Pushkin A et al. (2001) The stoichiometry of the electrogenic sodium bicarbonate cotransporter pNBC1 in mouse pancreatic duct cells is 2 HCO_3^-:1 Na^+. J Physiol 531: 375–382
Grotjohann I, Schmitz H, Fromm M, Schulzke JD (2000) Effect of TNF alpha and IFN gamma on epithelial barrier function in rat rectum in vitro. Ann NY Acad Sci 915: 282–286

Grubb BR, Boucher RC (1999) Pathophysiology of gene-targeted mouse models for cystic fibrosis. Physiol Rev 79: S1–S214

Guba M, Kuhn M, Forssmann WG et al. (1996) Guanylin strongly stimulates rat duodenal HCO3-secretion: proposed mechanism and comparison with other secretagogues [see comments]. Gastroenterology 111: 1558–1568

Haas M, Forbush B (2000) The Na-K-Cl cotransporter of secretory epithelia. Annu Rev Physiol 62: 515–534

Hansen O (2001) The alpha1 isoform of Na+,K+-ATPase in rat soleus and extensor digitorum longus. Acta Physiol Scand 173: 335–341

Hediger MA, Rhoads DB (1994) Molecular physiology of sodium-glucose cotransporters. Physiol Rev 74: 993–1026

Hirsch JR, Loo DDF, Wright EM (1996) Regulation of Na^+/glucose cotransporter expression by protein kinases in Xenopus laevis oocytes. J Biol Chem 2: 14740–14746

Hoogerwerf WA, Tsao SC, Devuyst O et al. (1996) NHE2 and NHE3 are human and rabbit intestinal brush-border proteins. Am J Physiol 270: G29–G41

Howard M, Jilling T, DuVall M, Frizzell RA (1996) cAMP-regulated trafficking of epitop-tagged CFTR. Kidney Int 49: 1642–1648

Hug MJ, Thiele IE, Greger R (1997) The role of exocytosis in the activation of the chloride conductance in Chinese hamster ovary cells (CHO) stably expressing CFTR. Pflugers Arch 434: 779–784

Inai T, Kobayashi J, Shibata Y (1999) Claudin-1 contributes to the epithelial barrier function in MDCK cells. Eur J Cell Biol 78: 849–855

Ishiguro H, Steward MC, Wilson RW, Case RM (1996) Bicarbonate secretion in interlobular ducts from guinea-pig pancreas. J Physiol Lond 4: 179–191

Itoh M, Furuse M, Morita K et al. (1999) Direct binding of three tight junction-associated MAGUKs, ZO-1, ZO-2, and ZO-3, with the COOH termini of claudins. J Cell Biol 147: 1351–1363

Jacob P, Christiani S, Rossmann H et al. (2000) Role of Na^+HCO_3-cotransporter NBC1, Na^+/H^+exchanger NHE1 and carbonic anhydrase in rabbit duodenal bicarbonate secretion. Gastroenterology 119: 406–419

Jacob P, Rossmann H, Lamprecht G et al. (2002) Down-regulated in adenoma mediates apical Cl^-/HCO_3^- exchange in rabbit, rat and human duodenum. Gastroenterology 122: 709–724

Janecki AJ, Montrose MH, Zimniak P et al. (1998) Subcellular redistribution is involved in acute regulation of the brush border Na^+/H^+ exchanger isoform 3 in human colon adenocarcinoma cell line Caco-2. Protein kinase C-mediated inhibition of the exchanger. J Biol Chem 273: 8790–8798

Jarchau T, Hausler C, Markert T et al. (1994) Cloning, expression, and in situ localization of rat intestinal cGMP-dependent protein kinase II. Proc Natl Acad Sci USA 91: 26–30

Joo NS, Clarke LL, Han BH et al. (1999) Cloning of ClC-2 chloride channel from murine duodenum and its presence in CFTR knockout mice. Biochim Biophys Acta 1446: 431–437

Kaplan JH (1983) Sodium ions and the sodium pump: transport and enzymatic activity. Am J Physiol 245: G327–G333

Kaunitz JD, Sachs, G (1986) Identification of a vanadate-sensitive potassium-dependent proton pump from rabbit colon. J Biol Chem: 14005–14010

Kiliaan AJ, Scholten G, Bijlsma PB et al. (1996) Influence of forskolin and carbachol on intestinal absorption of horseradish peroxidase in the goldfish (Carassius auratus). Cell Tissue Res 2: 51–56

Kimmich GA, Randles J (1984) Sodium-sugar coupling stoichiometry in chick intestinal cells. Am J Physiol: C74–C82

Kockerling A, Fromm M (1993) Origin of cAMP-dependent Cl- secretion from both crypts and surface epithelia of rat intestine. Am J Physiol 264: C1294–C1301

Kopito RR (1990) Molecular biology of the anion exchanger gene family. Int Rev Cytol: 177–199

Kosari F, Sheng S, Li J et al. (1998) Subunit stoichiometry of the epithelial sodium channel. J Biol Chem 273: 13469–13474

Koyama Y, Yamamoto T, Tani T et al. (1999) Expression and localization of aquaporins in rat gastrointestinal tract. Am J Physiol 2: C621–C627

Kudrycki KE, Newman PR, Shull GE (1990) cDNA cloning and tissue distribution of mRNAs for two proteins that are related to the band 3 Cl^-/HCO_3^- exchanger. J Biol Chem: 462–471

Lamont JT (1992) Mucus: the front line of intestinal mucosal defense. Ann NY Acad Sci 664: 1190–201

Lamprecht G, Weinman EJ, Yun CHC (1998) The role of NHERF and E3KARP in the cAMP-mediated inhibition of NHE3. J Biol Chem 273: 29972–29978

Ledoussal C, Lorenz JN, Nieman ML et al. (2001) Shull. Renal salt wasting in mice lacking NHE3 Na^+/H^+ exchanger but not in mice lacking NHE2. Am J Physiol 281: F718–F727

Lohmann SM, Vaandrager AB, Smolenski A et al. (1997) Distinct and specific functions of cGMP-dependent protein kinases. Trends Biochem Sci 22: 307–312

Lomax RB, McNicholas CM, Lombes M, Sandle GI (1994) Aldosterone-induced apical Na^+ and K^+ conductances are located predominantly in surface cells in rat distal colon. Am J Physiol 266: G71–G82

Lundgren O (1998) 5-Hydroxytryptamine, enterotoxins, and intestinal fluid secretion. Gastroenterology 115: 1009–1012

Ma T, Yang B, Gillespie A et al. (1997) Generation and phenotype of a transgenic knockout mouse lacking the mercurial-insensitive water channel aquaporin-4. J Clin Invest 1000: 957–962

Markert T, Vaandrager AB, Gambaryan S et al. (1995) Endogenous expression of type II cGMP-dependent protein kinase mRNA and protein in rat intestine. Implications for cystic fibrosis transmembrane conductance regulator. J Clin Invest 96: 822–830

Matthews JB, Smith JA, Nguyen H (1995) Modulation of intestinal chloride secretion at basolateral transport sites: opposing effects of cyclic adenosine monophosphate and phorbol ester. Surgery 118: 147–152

McNicholas CM, Canessa CM (1997) Diversity of channels generated by different combinations of epithelial sodium channel subunits. J Gen Physiol 109: 681–692

Melvin JE, Park K, Richardson L et al. (1999) Mouse down-regulated in adenoma (DRA) is an intestinal Cl^-/HCO_3^- exchanger and is up-regulated in colon of mice lacking the NHE3 Na^+/H^+ exchanger. J Biol Chem 274: 225–228

Mitic LL, Van Itallie CM, Anderson JM (2000) Molecular physiology and pathophysiology of tight junctions I. Tight junction structure and function: lessons from mutant animals and proteins. Am J Physiol 279: G250–G254

Montrose MH, Keely SJ, Barrett KE (1999) Electrolyte Secretion and Absorption: Small Intestine and Colon. In Yamada T, Alpers DH, Laine L (eds) Textbook of Gastroenterology. Lippincott Williams & Wilkins, pp 320–355

Morita K, Furuse M, Fujimoto K, Tsukita S (1999) Claudin multigene family encoding four-transmembrane domain protein components of tight junction strands. Proc Natl Acad Sci USA 96: 511–516

Morris AP, Cunningham SA, Benos DJ, Frizzell RA (1992) Cellular differentiation is required for cAMP but not Ca^{2+}-dependent Cl- secretion in colonic epithelial cells expressing high levels of cystic fibrosis transmembrane conductance regulator. J Biol Chem 267: 5575–5583

Nielsen S, Smith BL, Christensen EI, Agre P (1993) Distribution of the aquaporin CHIP in secretory and resorptive epithelia and capillary endothelia. Proc Natl Acad Sci USA: 7275–7279

Noel J, Pouyssegur J (1995) Hormonal regulation, pharmacology, and membrane sorting of vertebrate Na^+/H^+ exchanger isoforms. Am J Physiol 268: C283–296

Nusrat A, Parkos CA, Bacarra A et al. (1994) Hepatocyte growth factor/scatter factor effects on epithelia. Regulation of intercellular junctions in transformed and nontransformed cell lines, basolateral polarization of c-met receptor in transformed and natural

intestinal epithelia, and induction of rapid wound repair in a transformed model epithelium. J Clin Invest: 56–65
Nusrat A, Turner JR, Madara JL (2000) Molecular physiology and pathophysiology of tight junctions. IV. Regulation of tight junctions by extracellular stimuli: nutrients, cytokines, and immune cells. Am J Physiol 279: G851–G857
Peregrin AT, Ahlman H, Jodal M, Lundgren O (1999) Involvement of serotonin and calcium channels in the intestinal fluid secretion evoked by bile salt and cholera toxin. Br J Pharmacol 127: 887–894
Pfeifer A, Aszodi A, Seidler U et al. (1996) Intestinal secretory defects and dwarfism in mice lacking cGMP-dependent protein kinase II. Science 274: 2082–2086
Podolsky DK (1993) Regulation of intestinal epithelial proliferation: a few answers, many questions. Am J Physiol 264: G179–G186
Quinton PM (1999) Physiological basis of cystic fibrosis: a historical perspective. Physiol Rev 79: S3–S22
Raghuram V, Mak DD, Foskett JK (2001) Regulation of cystic fibrosis transmembrane conductance regulator single–channel gating by bivalent PDZ-domain-mediated interaction. Proc Natl Acad Sci USA 98: 1300–1305
Rajendran VM, Binder HJ (1993) Cl-HCO_3 and Cl–OH exchanges mediate Cl uptake in apical membrane vesicles of rat distal colon. Am J Physiol 264: G874–G879
Rocha F, Musch MW, Lishanskiy L et al. (2001) IFN-gamma downregulates expression of Na^+/H^+ exchangers NHE2 and NHE3 in rat intestine and human Caco-2/bbe cells. Am J Physiol 280: C1224–C1232
Romero MF, Boron WF (1999) Electrogenic Na^+/HCO_3- cotransporters: Cloning and physiology. Ann Rev Physiol: 699–723
Rossmann H, Sonnentag T, Heinzmann A et al. (2001) Differential expression and regulation of Na^+/H^+ exchanger isoforms in rabbit parietal and mucous cells. Am J Physiol 281: G447–G458
Saitou M, Fujimoto K, Doi Y et al. (1998) Occludin-deficient embryonic stem cells can differentiate into polarized epithelial cells bearing tight junctions. J Cell Biol 1: 397–408
Sardet C, Counillon L, Franchi A, Pouyssegur J (1990) Growth factors induce phosphorylation of the Na^+/H^+ antiporter, glycoprotein of 110 kD. Science: 723–726
Schmitz H, Barmeyer C, Gitter A H et al. (2000). Epithelial barrier and transport function of the colon in ulcerative colitis. Ann NY Acad Sci 915: 312–326
Schmitz H, Fromm M, Bentzel CJ et al. (1999) Tumor necrosis factor-alpha (TNFalpha) regulates the epithelial barrier in the human intestinal cell line HT-29/B6. J Cell Sci 112 (Pt 1): 137–146
Schroeder BC, Waldegger S, Fehr S et al. (2000) A constitutively open potassium channel formed by KCNQ1 and KCNE3. Nature 403: 196–199
Schultheis PJ, Clarke LL, Meneton P et al. (1998a) Renal and intestinal absorptive defects in mice lacking the NHE3 Na^+/H^+ exchanger. Nat Genet 19: 282–285
Schultheiss G, Horger S, Diener M (1998b) The bumetanide-resistant part of forskolin-induced anion secretion in rat colon. Acta Physiol Scand 164: 219–228
Schwiebert EM, Benos DJ, Egan ME et al. (1999) CFTR is a conductance regulator as well as a chloride channel. Physiol Rev 79: S145–S166
Sears CL (2000) Molecular physiology and pathophysiology of tight junctions V. assault of the tight junction by enteric pathogens. Am J Physiol 279: G1129–G1134
Seidler U, Bachmann O, Jacob P et al. (2001) Na^+/HCO_3- cotransport in normal and cystic fibrosis intestine. JOP J Pancreas 2 (online): 247–2
Seidler U, Rossmann H, Jacob P et al. (2000) Expression and function of Na^+HCO_{3-} cotransporters in the gastrointestinal tract. Ann NY Acad Sci 915: 1–14
Seki G, Coppola S, Fromter E (1993) The Na(+)-HCO3- cotransporter operates with a coupling ratio of 2 HCO_3- to 1 Na^+ in isolated rabbit renal proximal tubule. Pflugers Arch 425: 409–416
Sheng M, Pak DT (2000) Ligand-gated ion channel interactions with cytoskeletal and signaling proteins. Annu Rev Physiol 62: 755–778
Sheng M Sala C (2001) PDZ domains and the organization of supramolecular complexes. Annu Rev Neurosci 24: 1–29
Sheppard DN, Welsh MJ (1999) Structure and function of the CFTR chloride channel. Physiol Rev 79: S23–S45
Silberg DG, Wang W, Moseley RH, Traber PG (1986) The Down regulated in Adenoma (dra) gene encodes an intestine-specific membrane sulfate transport protein. J Biol Chem 270: 11897–11902
Sonnentag T, Siegel WK, Bachmann O et al. (2000) Agonist-induced cytoplasmic volume changes in cultured rabbit parietal cells. Am J Physiol 279: G40–G48
Strong TV, Boehm K, Collins FS (1994) Localization of cystic fibrosis transmembrane conductance regulator mRNA in the human gastrointestinal tract by in situ hybridization. J Clin Invest: 347–3
Stutts MJ, Canessa CM, Olsen JC et al. (1995) CFTR as a cAMP-dependent regulator of sodium channels. Science 269: 847–850
Sugi K, Musch M W, Field M, Chang E B (2001) Inhibition of Na(+),K(+)–ATPase by Interferon gamma Down–regulates Intestinal Epithelial Transport and Barrier Function. Gastroenterology 120: 1393–1403
Sun F, Hug MJ, Lewarchik CM et al. (2000) E3KARP mediates the association of ezrin and protein kinase A with the cystic fibrosis transmembrane conductance regulator in airway cells. J Biol Chem 275: 29539–29546
Suzuki Y,Kaneko K (1989) Ouabain-sensitive H+-K+ exchange mechanism in the apical membrane of guinea pig colon. Am J Physiol 256: G979–G988
Tai YH, Flick J, Levine SA et al. (1996) Regulation of tight junction resistance in T84 monolayers by elevation in intracellular Ca^{2+}: a protein kinase C effect. J Membr Biol 149: 71–79
Takahashi A, Watkins SC, Howard M, Frizzell RA (1996) CFTR-dependent membrane insertion is linked to stimulation of the CFTR chloride conductance. Am J Physiol 2: C1887–C1894
Thorens B (1993) Facilitated glucose transporters in epithelial cells. Annu Rev Physiol 55: 591–608
Tse CM, Levine SA, Yun CH et al. (1993) Cloning and expression of a rabbit cDNA encoding a serum-activated ethylisopropylamiloride-resistant epithelial Na^+/H^+ exchanger isoform (NHE-2). J Biol Chem 268: 11917–11924
Tsukita S, Furuse M (1999) Occludin and claudins in tight-junction strands: leading or supporting players? Trends Cell Biol 9: 268–273
Tsukita S, Furuse M (2000) Pores in the wall: claudins constitute tight junction strands containing aqueous pores. J Cell Biol 149: 13–16
Turk E, Kerner CJ, Lostao MP, Wright EM (1996) Membrane topology of the human Na^+/glucose cotransporter SGLT1. J Biol Chem 271: 1925–1934
Turk E, Zabel B, Mundlos S, Dyer J, Wright EM (1991) Glucose/galactose malabsorption caused by a defect in the Na^+/glucose cotransporter. Nature 350–356
Turk E, Zabel B, Mundlos S et al. (1991) Glucose/galactose malabsorption caused by a defect in the Na^+/glucose cotransporter. Nature 350: 354–356
Turner JR, Black ED, Ward J et al. (2000) Transepithelial resistance can be regulated by the intestinal brush-border Na^+/H^+ exchanger NHE3. Am J Physiol 279: C1918–C1924
Turner JR, Lencer WI, Carlson S, Madara JL (1996) Carboxy-terminal vesicular stomatitis virus G protein-tagged intestinal Na^+-dependent glucose cotransporter (SGLT1): maintenance of surface expression and global transport function with selective perturbation of transport kinetics and polarized expression. J Biol Chem 2: 7738–7744

Turner JR, Rill BK, Carlson SL et al. (1997) Physiological regulation of epithelial tight junctions is associated with myosin light-chain phosphorylation. Am J Physiol 273: C1378–C1385

Vaandrager AB, Bot AGM, Ruth P et al. (2000) Differential role of cyclic GMP-dependent protein kinase II in ion transport in murine small intestine and colon. Gastroenterology 118: 108–114

Vaandrager AB, Smolenski A, Tilly BC et al. (1998) Membrane targeting of cGMP-dependent protein kinase is required for cystic fibrosis transmembrane conductance regulator Cl- channel activation. Proc Natl Acad Sci USA: 1466–1471

Van Itallie C, Rahner C, Anderson JM (2001) Regulated expression of claudin-4 decreases paracellular conductance through a selective decrease in sodium permeability. J Clin Invest 107: 1319–1327

Van Itallie CM, Balda MS, Anderson JM (1995). Epidermal growth factor induces tyrosine phosphorylation and reorganization of the tight junction protein ZO-1 in A431 cells. J Cell Sci (Pt 4): 1735–1742

Verkman AS, Mitra AK (2000) Structure and function of aquaporin water channels. Am J Physiol 278: F13–F28

Verrey F, Beron J, Spindler B (1996) Corticosteroid regulation of renal Na,K-ATPase. Miner Electrolyte Metab 22: 279–292

Wakabayashi S, Ikeda T, Iwamoto T et al. (1997) Calmodulin-binding autoinhibitory domain controls »pH-sensing« in the Na^+/H^+ exchanger NHE1 through sequence-specific interaction. Biochemistry 36: 12854–12861

Wakabayashi S, Shigekawa M, Pouyssegur J et al. (1997) Molecular physiology of vertebrate Na^+/H^+ exchangers. Physiol Rev 77: 51–74

Warth R, Hamm K, Bleich M et al. (1999) Molecular and functional characterization of the small Ca^{2+}-regulated K^+ channel (rSK4) of colonic crypts. Pflugers Arch 438: 437–444

Weinman EJ (2001) New functions for the NHERF family of proteins. J Clin Invest: 185–186

Welsh MJ, Smith PL, Fromm M, Frizzell RA (1982) Crypts are the site of intestinal fluid and electrolyte secretion. Science 218: 1219–1221

Welsh MJ (1987) Electrolyte transport by airway epithelia. Physiol Rev 67: 1143–1184

Wittchen ES, Haskins J, Stevenson BR (1999) Protein interactions at the tight junction. Actin has multiple binding partners, and ZO-1 forms independent complexes with ZO-2 and ZO-3. J Biol Chem 274: 35179–35185

Wu Z, Nybom P, Magnusson KE (2000) Distinct effects of Vibrio cholerae haemagglutinin/protease on the structure and localization of the tight junction-associated proteins occludin and ZO-1. Cell Microbiol. 2: 11–17

Youakim A, Ahdieh M (1999) Interferon-gamma decreases barrier function in T84 cells by reducing ZO-1 levels and disrupting apical actin. Am J Physiol 2: G1279–G1288

Yun CH, Oh S, Zizak M et al. (1977) cAMP-mediated inhibition of the epithelial brush border Na^+/H^+ exchanger, NHE3, requires an associated regulatory protein. Proc Natl Acad Sci USA 94: 3010–3015

Yun CH, Lamprecht G, Forster DV, Sidor A (1998) NHE3 kinase A regulatory protein E3KARP binds the epithelial brush border Na^+/H^+ exchanger NHE3 and the cytoskeletal protein ezrin. J Biol Chem 273: 25856–25863

Zeuthen T (2000) Molecular water pumps. Rev Physiol Biochem Pharmacol 1: 97–151

Zizak MG, Lamprecht D, Steplock N et al. (1999) cAMP–induced phosphorylation and inhibition of Na^+/H^+ exchanger 3 (NHE3) are dependent on the presence but not the phosphorylation of NHE regulatory factor. J Biol Chem 274: 53–58

Bakterielle Enterotoxine

R. Gerhard, I. Just

Bakterien, die den Darm besiedeln und durch Invasion in die Epithelzellen oder Überschreiten der intestinalen Barriere Diarrhö und Gastroenteritiden auslösen, sind bedeutende Krankheitserreger in Industrie- und Entwicklungsländern. Laut Bericht der WHO gab es 1999 aufgrund von Durchfallerkrankungen über 2,2 Mio. Todesfälle weltweit (World Health Report 2000). Wichtige Pathogenitätsfaktoren sind die von den Mikroorganismen gebildeten Enterotoxine, fast ausschließlich Proteine, die für die Entstehung der Darmerkrankungen und Diarrhöen verantwortlich sind.

3.1 Definitionen

Aus historischer Sicht bezeichnet ein Enterotoxin eine Substanz, die ihre primäre biologische Wirkung auf den Dünn- und Dickdarm einschließlich des enterischen Nervensystems zeigt und deren vorrangige Wirkung in dem Auslösen einer Sekretion von Flüssigkeit, d. h. der Diarrhö, besteht.

Die Toxine können sowohl von enterischen Bakterien als auch von kontaminierten Lebensmitteln stammen. Sie stellen keine Faktoren dar, die für das Überleben der Mikroorganismen essentiell sind, sie verschaffen diesen aber einen Selektionsvorteil, der hauptsächlich in einer durch die Diarrhö bedingten Verbreitung der Organismen besteht. Bakterielle Toxine wirken auf ihr Zielgewebe bzw. ihre Zielzelle, indem sie ihre biologische Wirkung durch einen extrazellulären Angriff entfalten oder indem sie sich selbst in die Zelle einschleusen und eine intrazelluläre Wirkung entfalten (Fasao 1999). Diese Spezifität ist jedoch nicht durch Toxinbindestellen oder -rezeptoren bestimmt, die ausschließlich auf Enterozyten vorkommen, sondern wird durch den *Ort der Kolonisation* des sie produzierenden Bakteriums bestimmt. Der Begriff Enterotoxin wird oft sehr weit gefasst und kann auch Faktoren mit einschließen, die noch nicht isoliert worden sind, über deren Wirkmechanismus bisher nichts bekannt ist und bei denen eine Kausalität für eine Diarrhö nur indirekt nachgewiesen wurde. Dies kann dann der Fall sein, wenn Deletionsmutanten von pathogenen Bakterien, denen ein Gen, welches für ein bestimmtes Protein kodiert, deletiert wurde, apathogen werden oder stark in ihrer Pathogenität eingeschränkt sind. Im Allgemeinen müssen aber bestimmte Kriterien erfüllt werden, damit eine Substanz als **Toxin** klassifiziert wird:

- Es müssen biologisch aktive Verbindungen sein, die den Wirtsorganismus oder das umgebende Milieu schädigen oder letal wirken.
- Sie sind meistens immunogen und können deshalb eine Immunantwort im Wirt hervorrufen.

- Ein weiteres wichtiges Charakteristikum ist die eigenständige, inhärente Wirkung der Toxine, die unabhängig von dem des sie produzierenden Mikroorganismus ist.

Dies bedeutet, dass rekombinant hergestellte Toxine eine identische biologische Wirkung besitzen. Dieses impliziert auch, dass Proteintoxine, die nicht membranpermeabel sind, über einen spezifischen Aufnahmeweg ins Zytosol der Wirtszelle gelangen, sofern sie keine extrazelluläre Wirkung besitzen. In der Regel bestehen Toxine deshalb aus mehreren Untereinheiten bzw. Domänen: einer Rezeptorbindedomäne, einer Translokationsdomäne, die einen Durchtritt durch die Membran ermöglicht, sowie einer katalytisch aktiven Domäne (Busch u. Aktories 2000). In diesem Zusammenhang könnte man »Toxine«, die über einen Typ-III-Sekretionsmechanismus von Bakterien in Wirtszellen abgegeben werden, eher als **Enzyme** oder Regulatorproteine bezeichnen, da die Toxine in gereinigter Form keine biologische Wirkung zeigen. Ein typisches bakterielles Enzym, das in die Umgebung sezerniert wird, ist die *Kollagenase.* Sie besitzt enzymatische Aktivität, wird jedoch nicht in die Wirtszelle aufgenommen. Nur wenn solche Enzyme in unphysiologisch hoher Konzentration vorhanden sind, werden sie unspezifisch pinozytotisch aufgenommen.

Zusätzlich zu den allgemeinen Charakteristika für Toxine gilt speziell für **Enterotoxine**, dass sie in der Lage sein müssen, in entsprechenden intestinalen Modellen eine Nettoflüssigkeitssekretion bzw. eine Ionensekretion in Ussing-Kammer-Versuchen zu induzieren (Sears u. Kaper 1996).

Ganz strengen Kriterien zufolge darf ein Enterotoxin (Prototyp: Choleratoxin von Vibrio cholerae) keine histologischen Manifestationen zeigen oder den Darm schwer schädigen, um sie so von einem **Zytotoxin** (Prototyp: »Shiga-like-Toxin« von Escherichia coli) zu unterscheiden.

Im Folgenden werden aber auch Zytotoxine, die Diarrhöen oder Gastroenteritiden verursachen, zu den Enterotoxinen gezählt. Lipopolysaccharide, Membranbestandteile, die beim Zerfall oder bei der Lyse gramnegativer Bakterien freigesetzt werden, werden den Enterotoxinen als **Endotoxine** gegenübergestellt. Endotoxine bewirken eine Stimulation des Toll-Rezeptors und führen zu einer Zytokinproduktion in Makrophagen und Monozyten. Endotoxine besitzen keine direkte enterotoxische Wirkung.

Eine zusammenfassende Beschreibung aller Enterotoxine gestaltet sich schon durch unterschiedliche Klassifikationsmöglichkeiten schwierig. So produzieren manche Bakterien gleich eine Vielzahl unterschiedlicher Toxine (Escherichia coli), oder aber Toxine von verschiedenen Bakterien zeigen aufgrund homologer Strukturen oder Aminosäuresequenzhomologien gleiche molekulare Wirkmechanismen (ADP-Ribosylierung katalysiert durch Choleratoxin aus Vibrio cholerae und C2-Toxin aus Clostridium botulinum). Andererseits können auch unabhängig vom molekularen Wirkmechanismus die physiologischen Auswirkungen in den Darmepithelzellen, wie z. B. Veränderung des cAMP-Spiegels, Veränderungen des Zytoskeletts oder Hemmung der Proteinbiosynthese, als Kriterium zur Klassifizierung von Enterotoxinen herangezogen werden. In diesem Kapitel werden zunächst die Toxine gemäss der sie produzierenden, enteralen Bakterien aufgelistet, um eine Übersicht zu geben. Im zweiten Teil werden wichtige Wirkmechanismen vorgestellt und diejenigen Enterotoxine zusammengefasst, die diese Wirkmechanismen benutzen (Übersicht: Alouf u. Freer 1999, Cossart et al. 2000).

3.2 Klassifikation und Einteilung

3.2.1 Aeromonas-spp.-Toxine

Die gramnegativen Bakterien Aeromonas sobria, Aeromonas hydrophila und Aeromonas caviae sind die Aeromonasarten, die am häufigsten aus Patienten mit Gastroenteritiden isoliert werden. Diese Aeromonasarten bilden mehrere Toxine, die zuweilen auch in zytotonische und zytotoxische Enterotoxine unterteilt werden. 1976 wurde das erste Toxin aus Aeromonas hydrophila als 15 kDa großes, zytotonisches Enterotoxin beschrieben. Später wurden eine Vielzahl hitzestabiler sowie hitzelabiler Toxine (10–90 kDa) isoliert, die eine Flüssigkeitssekretion in isolierten Kaninchendarmschlingen induzierten. Die hitzelabilen Toxine zeigen eine Kreuzreaktivität mit Choleratoxin(CT)-Antikörpern, die die Toxinwirkung auch neutralisieren konnten. Bei allen Aeromonasenterotoxinen konnte unabhängig von der Kreuzreaktivität mit CT-Antikörpern zusätzlich ein CT-ähnlicher Effekt auf den intrazellulären cAMP-Spiegel nachgewiesen werden (Chopra u. Houston 1999). Bisher ist aber kein molekularer Wirkmechanismus der zytotonischen Enterotoxine aufgeklärt worden, der zur Erhöhung des cAMP-Spiegels führt. Fast 10 Jahre später wurden die ersten hämolytisch wirkenden Aeromonasenterotoxine (Aerolysin) beschrieben (Asao et al. 1984). Der Wirkmechanismus dieser Hämolysine beruht auf der Bindung an die Zellmembran, einer dort folgenden Oligomerisierung der Toxinmoleküle und einer dadurch initiierten Porenbildung, die zum Elektrolytverlust und Wassereinstrom in die Zelle führt, ähnlich der Wirkung des Staphylococcus-aureus-α-Toxins.

3.2.2 Bacillus-cereus-Toxine

Bacillus cereus kann als sog. Verderbniserreger in Lebensmitteln, wie Fleisch- und Milchprodukten, zu leichteren Lebensmittelvergiftungen führen (▶ Kap. 5). Krankheitsauslösend sind mehrere Toxine, die von Bacillus cereus produziert werden (Granum et al. 1997). Das emetisches Toxin Cereulid ist ein zyklisches Peptid aus 3 repetitiven Sequenzen von 4 Aminosäuren. Es zeichnet sich durch außerordentliche Hitze- und Proteasestabilität aus. Es ist strukturell mit Valinomycin verwandt und besitzt *Kaliumionophoraktivität.* Darüber hinaus wirkt es toxisch auf Mitochondrien; es kommt zur Entkopplung der oxidativen Phosphorylierung, und der Fettsäurestoffwechsel wird beeinflusst. Die emetische Wirkung von Celeurid jedoch scheint über 5-HT_3-Rezeptoren vermittelt zu werden. Das diarrhöauslösende Hämolysin BL (HBL) hingegen, das auch von anderen Stämmen der Bacillus-cereus-Gruppe wie z. B. Bacillus mycoides, Bacillus thuringensis und Bacillus weihenstephanensis gebildet wird, ist ein Heterotrimer aus 1 B- und 2 L-Untereinheiten (L1, L2) von je 38–43 kDa Größe (Beecher et al. 1994). Alle 3 Untereinheiten sind für die biologische Wirkung dieses Toxins notwendig. Die Hämolysine diverser Bacillus-cereus-Stämme besitzen eine große Heterogenität und verleihen dadurch diesen Stämmen unterschiedliche Pathogenität. HBL wirkt hämolytisch, zytotoxisch, dermonekrotisch und erhöht die Gefäßpermeabilität. Es ist daher auch für extraintestinale Erkrankungen wie die Endophtalmitis, die u. a. durch Bacillus cereus verursacht werden kann, mit verantwortlich. Das HBL wirkt vermutlich durch Porenbildung in der Plasmamembran zytolytisch, beeinflusst aber auch den intrazellulären cAMP-Spiegel.

3.2.3 Campylobacter-jejuni-Toxine

Einer der Haupterreger der akuten infektiösen Diarrhö, sowohl der inflammatorischen (von Fieber und blutigem Stuhl begleiteten) als auch der nichtinflammatorischen (wässrigen) Diarrhö ist Campylobacter jejuni (▶ Kap. 23). Mehrere Entero- und Zytotoxine sind postuliert worden, doch trotz erheblicher Forschungsarbeit ist es bisher nicht gelungen, ein oder mehrere Toxine als Pathogenitätsfaktoren genauer zu charakterisieren (Wassenaar 1997).

Je nach Kulturbedingungen, Aufreinigungsmethoden und verwendetem Zytotoxizitätstest wurden unterschiedliche bis widersprüchliche Ergebnisse erzielt. Eine frühe Arbeit, die später von einer anderen Forschergruppe teilweise bestätigt wurde, beschreibt ein 70 kDa großes, hitzelabiles Zytotoxin, das toxisch auf einige Zelllinien wirkt und den cAMP-Spiegel erhöht. Ein weiteres Toxin, das von Campylobacter spp. gebildet wird, ist das »cytolethal distending toxin« (CDT), das erst nach Langzeitwirkung Unterschiede zum hitzelabilen Toxin zeigt. CDT zeigt positionsspezifische Homologien zu Aminosäuren, der DNAse I und hat DNAse-Aktivität. Es induziert eine Hemmung des Zellzyklus der Wirtszelle in der G2/M-Phase. Einige wenige Campylobacter-Stämme, hauptsächlich Campylobacter jejuni, sind unter besonderen Umständen ebenso in der Lage, Hämolysine zu synthetisieren. Diese Produktion scheint stark von den Kulturbedingungen abhängig zu sein.

3.2.4 Clostridium-spp.-Toxine

Clostridien bilden nicht nur 2 der potentesten Toxine, das Tetanustoxin und die Botulinumneurotoxine (Clostridium tetani und Clostridium botulinum), sie synthetisieren auch einige der größten bekannten bakteriellen Toxine mit Molekulargewichten von 250 bis über 300 kDa (Just et al. 2000). Auch wenn Botulinumtoxine mit verdorbenen Lebensmitteln aufgenommen werden (▶ Kap. 5), wirken sie nicht als Enterotoxine, sondern ihrer vorrangigen Wirkung nach werden sie als Neurotoxine klassifiziert. Zu den enterischen Pathogenen werden Clostridium difficile, Clostridium sordellii, Clostridium novyi und Clostridium perfringens gezählt (Hatheway 1990).

Änderungen der Mikroflora im Darm nach Antibiotikagabe kann zur Kolonisation von Clostridium difficile im Darm führen. Eine so verursachte antibiotikaassoziierte Diarrhö ist deshalb ein verbreitetes Problem in Krankenhäusern mit einer jährlichen Inzidenz von über 2 Mio. (▶ Kap. 34). Bei der antibiotikainduzierten Diarrhö und ihrer schweren Verlaufsform, der pseudomembranösen Kolitis, scheint die Schädigung von Neuronen des enterischen Nervensystems und Immunzellen im Darm durch Toxin A und B zum inflammatorischen Geschehen beizutragen (Pothoulakis u. Lamont 2001). Clostridium-difficile-Toxine A und B werden koexprimiert und bei der Sporulation freigesetzt; sie werden nicht wie andere Exotoxine aus dem Bakterium ausgeschleust und besitzen auch keine Signalsequenz. Toxin B besitzt im Gegensatz zum Toxin A eine ca. 100fach geringere Wirkung auf das Darmepithel, wenn es von luminal angreift, zeigt aber eine 1.000fach stärkere zytotoxische Wirkung auf andere Zelllinien.

Zu den großen clostridialen Zytotoxinen zählen neben den Clostridium-difficile-Toxinen A (TcdA) und B (TcdB) auch das letale Toxin (TcsT) sowie das hämorrhagische Toxin (TcsH) von Clostridium sordellii und das α-Toxin von Clostridium novyi (Tcn-α) (◘ Abb. 3.1; Just u. Gerhard 2004, Rupnik et al. 2005). Die großen clostridialen Zytototoxine besitzen außer einer hohen Sequenzhomologie auch gleiche molekulare Wirkmechanismen. Alle diese Toxine modifizieren kleine monomere GTP-bindende Proteine der Rho-Familie unter Verwendung von UDP-Glucose (α-Toxin: UDP-N-Acetylglucosamin) als Kosubstrat; sie sind somit Monoglucosyltransferasen (Just 2000). Die Glucosylierung bewirkt eine funktionelle Inaktivierung der Rho-Proteine und einen Zusammenbruch des Aktinzytoskeletts der Zellen. Dies äußert sich in dem Abrunden der Zellen und führt somit zur Aufhebung der intestinalen Barrierefunktion der Epithelien. Über morphologische Änderungen der Epithelzellen, verursacht durch einen Abbau des Aktinzytoskeletts, wirken auch das Clostridium-perfringens-Iota-Toxin sowie die ADP-Ribosyltransferasen von Clostridium difficile und sordellii (Popoff et al. 1988). Sie ADP-ribosylieren monomeres Aktin und verhindern dadurch die Polymerisation zu strukturgebenden Aktinfilamenten.

Das Enterotoxin von Clostridium perfringens Typ A (CPE) ist neben Lebensmittelvergiftungen auch mit antibiotikaassoziierten und sporadischen Diarrhöen assoziiert (Kap. 5). CPE gilt als Porenbilder, das an Tight-junction-Strukturen der intestinalen Epithelzellen bindet und durch Erhöhung der Membranpermeabilität zur Lyse und zum Tod der Zelle führt.

3.2.5 Escherichia-coli-Toxine

Verursacher der häufigsten Durchfallerkrankung, der Reisediarrhö oder auch akuten Diarrhö, ist Escherichia coli, das zur natürlichen Darmflora gehört (▶ Kap. 25). Sind Personen an bestimmte Escherichia-coli-Stämme nicht angepasst oder passieren pathogene Escherichia coli die intestinale Barriere, kommt es zu Durchfallerkrankungen innerhalb weniger Stunden, begleitet von Fieber, Übelkeit und Gliederschmerz. Escherichia-coli-Stämme werden in mehrere verschiedene Gruppen eingeteilt, die jeweils unterschiedliche Pathogenitätsmechanismen aufweisen: enterotoxische Escherichia coli (ETEC), enteropathogene Escherichia coli (EPEC), enteroinvasive Escherichia coli (EIEC), enterohämorrhagische Escherichia coli (EHEC) und enteroadhärente Escherichia coli (EAEC) (Law 2000).

Die 3 wichtigen Pathogenitätsfaktoren von Escherichia coli sind das hitzelabile Toxin (LT1,2), das hitzestabile Toxin ($ST_{a,b}$) und das »Shiga-like-Toxin« (SLT). Das LT besteht genauso wie das Choleratoxin aus 1 katalytischen A- und 5 identischen B-Untereinheiten (Transportproteine; ◘ Abb. 3.1).

Die Bindung des Toxins an die Zielzelle erfolgt über Zuckerstrukturen des Gangliosids GM1 (CT) bzw. Glykosphingolipide (LT). Die Aufnahme geschieht retrograd über den Golgi-Komplex und das endoplasmatische Retikulum (ER). Vom ER translozieren CT + LT ins Zytosol und ADP-ribosyliert heterotrimere G-Proteine, die die Adenylylzyklase regulieren. Der erhöhte zelluläre cAMP-Spiegel bewirkt eine verstärkte Cl^--Sekretion mit nachfolgendem Wasserverlust (◘ Abb. 3.3). Das aus 19 Aminosäuren bestehende hitzestabile Toxin von Escherichia coli (STa) vermittelt die Cl^--Sekretion über einen Anstieg von intrazellulärem cGMP. Diesem Effekt liegt aber keine Modifizierung einer Guanylylzyklase zugrunde, sondern ist ein rein extrazellulärer Ligandeneffekt des ST_a an der Rezeptor-Guanylyl-Zyklase (◘ Abb. 3.2). Das Shiga-like-Toxin von Escherichia coli besteht aus 5 Transportproteinen (B-Untereinheiten) und 1 Wirkprotein (A-Unterei-

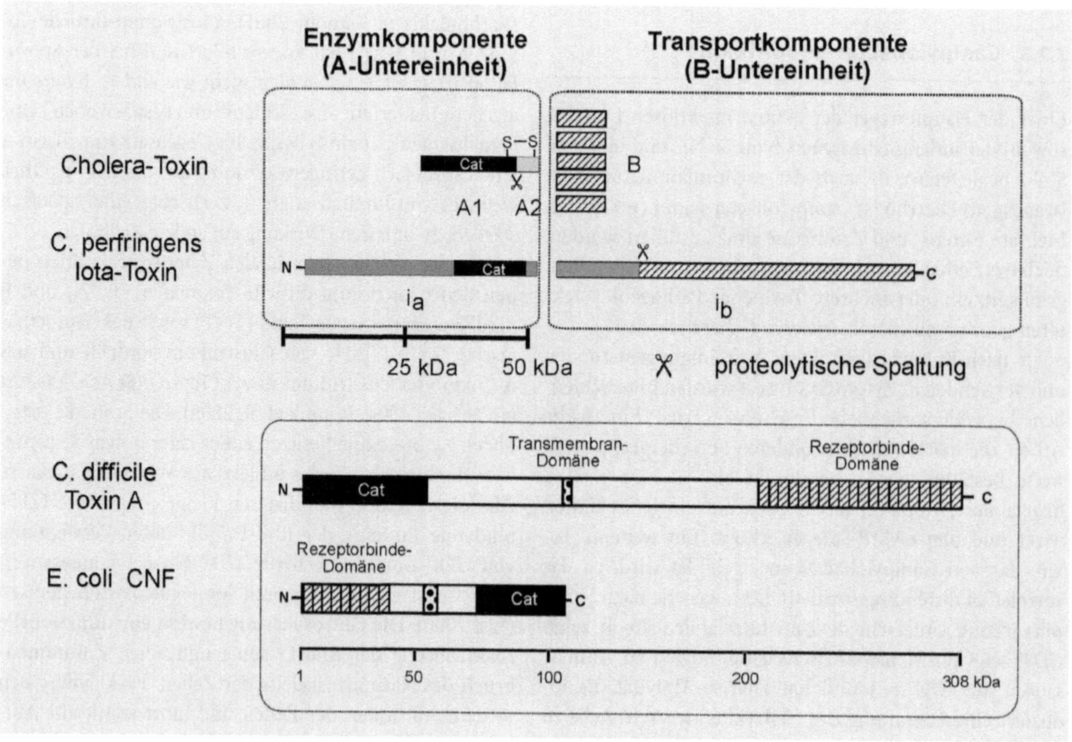

◘ Abb. 3.1. Schematische Darstellung bakterieller Enterotoxine nheit). Ähnlich dem LT binden die B-Untereinheiten an Glykosphingolipide. Nur die A-Untereinheit wird ins Zytosol transloziert, wo sie ihre hemmende Wirkung auf die Proteinbiosynthese zeigt, indem sie die 28-rRNA durch Abspaltung eines Adenins funktionell inaktiviert (Nakao u. Takeda 2000). Ein weiteres Zytotoxin, das von Escherichia coli gebildet wird und Enteropathien verursacht, ist der »cytotoxic necrotizing factor« (CNF; ◻ Abb. 3.1). CNF-positive Escherichia-coli-Stämme werden teilweise auch als NTEC (necrotoxigenic Escherichia coli) zusammengefasst. Dieses monomere Protein mit einer Größe von 115 kDa bindet an einen bisher unbekannten Rezeptor und wird über einen »clathrin-coated pits«-unabhängigen Weg endozytiert. Intrazellulär deamidiert CNF zytosolisch lokalisierte Rho-GTPasen am Glutaminrest an Position 63. Diese Deamidierung hat eine konstitutive Aktivierung der Rho-Proteine zur Folge, die in einer Neuorganisation des Aktinzytoskeletts resultiert. Desintegration der intestinalen Barriere und eine erleichterte bakterielle Penetration in subepitheliale Gewebeschichten sind die Folge (Gerhard et al. 1998).

3.2.6 Plesiomonas-shigelloides-Toxine

Drei Toxine, hitzelabiles Toxin (LT), hitzestabiles Toxin (ST) und β-Hämolysin, können von Plesiomonas shigelloides produziert werden (Matthews et al. 1988). Da fast alle pathogenen Plesiomonas-shigelloides-Stämme im Hämolysintest positiv sind, gilt das Hämolysin als Virulenzfaktor von Plesiomonas shigelloides. Die Strukturen der Toxine sowie ihre molekularen Wirkmechanismen sind unbekannt. Allein die Wirkung von filtrierten Kulturüberständen, die hitzeinaktiviert worden sind, auf die Chloridsekretion, Hämolyse oder Elongation von »chinese hamster ovary«-Zellen gibt Aufschluss über Vorkommen und Eigenschaften der Enterotoxine. Auch wenn Choleratoxinantikörper die Wirkung des LT neutralisieren können, wird eine strukturelle Homologie zum CT und Escherichia-coli-LT I nur vermutet. Southern-Blot-Analysen lassen keine DNA-Homologien zu den bekannten LT-, ST- und CT-DNA-Sequenzen erkennen (▶ Kap. 31).

3.2.7 Salmonella-spp.(-non-typhi)-Toxine

Salmonellen, die Verursacher schwerer Lebensmittelvergiftungen (Just 2000), besitzen einen besonderen Sekretionsmechanismus, mit Hilfe dessen »Toxine« überhaupt erst in die Wirtszellen abgegeben und wirksam werden. Folglich stellt sich die Frage, ob die Enterotoxine von Salmonellen nicht eher als Regulatorprotein klassifiziert werden müssten. Allein die Tatsache, dass Salmonellen intrazellulär residieren, macht es möglich, dass diese Proteine intrazellulär wie Toxine wirken können. Der Typ-III-Sekretionsmechanismus, durch den die »Enterotoxine« SipA, B, C sowie Sop A, B, D und E und SptP von Salmonella spp. (non-typhi) in die Zelle abgegeben werden, ist auch für die Invasion der Salmonellen in die Wirtszelle notwendig (Sop: »salmonella outer proteins«; Sip: »salmonella invasion proteins«; Sukhan 2000). Der Wirkmechanismus von Sop und SptP wurde vor kurzem aufgeklärt und zeigt, dass diese Proteine keine enzymatische Aktivität besitzen. Sie imitieren regulatorische Proteine, die am Aktivierungszyklus kleiner GTPasen (Rho-Proteine) beteiligt sind. SopE aktiviert Rho-Proteine, wodurch die Invasion der Salmonellen in die Wirtszelle erleichtert wird. SptP, zeitlich versetzt von den Salmonellen abgegeben, beendet die zytoskelettabhängige Invasion durch Inaktivierung der Rho-Proteine. Vermutlich ähnliche Wirkmechanismen besitzen die Sip-Proteine, die eine Nukleation von Aktin und die Bündelung von Aktinfilamenten beschleunigen (Sip A und C). SipB hingegen aktiviert den caspase-1-abhängigen Signalweg, der zur Apoptose von Makrophagen führt. Dem Enterotoxin von Salmonella typhimurium (S-LT, Stn oder LT-like) werden mehrere Wirkungen zugeschrieben, ohne dass ein genauer Mechanismus bekannt ist. Auch wenn Choleratoxinantikörper die S-LT-Wirkung neutralisieren können, besteht keine strukturelle Ähnlichkeit zwischen den beiden Toxinen. S-LT ist ein einkettiges Protein, dass nur in 2 konservierten Regionen (ADP-Ribosyltransferase-Aktivität) Übereinstimmungen mit CT zeigt. Neben einer Erhöhung des cAMP-Spiegels soll auch der Arachidonsäuremetabolismus (PGE_2) aktiviert werden. Eine Beeinflussung der Vitalität von Enterozyten könnte zusätzlich auf einer, durch S-LT verursachten, verstärkten Bildung von reaktiven Sauerstoffmolekülen (ROS) beruhen.

3.2.8 Shiga-spp.-Toxine

Wie Salmonellen können auch Shigellen intrazellulär in den Enterozyten vorliegen und durch Sekretion ihrer Toxine eine Diarrhö verursachen. Das bekannte Shiga-Toxin wird nur von Shigella dysenteriae Typ 1 produziert und stellt den Prototyp der Shiga-Toxine dar (O'Loughlin et al. 2001). Es besteht aus 5 B-Fragmenten (Transportkomponente) sowie 1 A-Untereinheit (biologisch aktive Komponente). Die Wirkung des Shiga-Toxins besteht in einer Modifikation der 28-rRNA des ribosomalen Komplexes. Bis heute herrscht Unklarheit über die pathogene Bedeutung des Shiga-Toxins. Es wird angenommen, dass die Schädigung von Mikrogefäßen in der Darmwand (Diarrhö, Dysenterie) und der Niere (hämolytisch-urämisches Syndrom) von pathogener Bedeutung ist. Die von Shigellen bewirkte Induktion der Apoptose von Makrophagen wird jedoch von Shigella flexneri induziert. Diese geben über einen Typ-III-Sekretionsmechanismus IpaB ab, das direkt die Caspase-1 aktiviert und damit die Apoptose in Gang setzt. Das Shiga-Toxin ist bei der Apoptoseinduktion nicht beteiligt. Shigella flexneri produziert 2 bekannte Enterotoxine, das ShET1 und ShET2. Während ShET1 ähnlich dem Shiga-Toxin aus 1 A- und 5 B-Untereinheiten aufgebaut ist, besitzt das ShET2 große Homologie zum EIEC-Enterotoxin und ist ein einkettiges Protein von 63 kDa. Ein Wirkmechanismus konnte für das ShET2 bisher noch nicht postuliert werden (▶ Kap. 28).

3.2.9 Staphylococcus-aureus-Toxine

Staphylococcus aureus produziert 2 Klassen von Toxinen: die porenformenden α- und α-Toxine, die Hauptpathogenitätsfaktoren von Staphylococcus aureus, sowie die 24–30 kDa großen Exotoxine. Diese gelten als Superantigene, da sie potente T-Zell-Aktivatoren sind (James 1993). Der Wirkmechanismus des α-Toxins gilt als Prototyp der porenbildenden Toxine (Bhakdi u. Tranum-Jensen 1991). Die Porenbildung verursacht eine massive Störung des Ionengleichgewichtes in der Zelle, was letztendlich zur Zelllyse führt. Es wirkt letal auf Monozyten und Lymphozyten. In subletalen Dosen bewirkt es einen erhöhten Flux von K^+- und Na^+-Ionen sowie eine verstärkte Sekretion von $IL\text{-}1_{\beta}$. Da auch Ca^{2+}-gängige Poren gebildet werden, kommt es zur Ca^{2+}/Calmodulin-bedingten Stimulation der Phospholipase A2 und zur Bildung von Prostaglandinen. Das Delta-Toxin stimuliert einen verzögerten Anstieg des intrazellulären cAMP-Spiegels und wirkt auch auf die Phospholipase A_2 und die Prostaglandinsynthese.

Die Exotoxine der Staphylokokken sind die Prototypen der Superantigene. Sie verursachen eine Vernetzung der MHC-II-Oberflächenmoleküle von antigenpräsentierenden Zellen mit T-Zellrezeptoren. Sie entfalten so antigenunabhängig ihre T-Zell-aktivierende Wirkung. Ihre enterotoxische Wirkung wird jedoch nicht über eine Aktivierung der T-Lymphozyten vermittelt, sondern über Leukotriene und Histamin, die durch Vermittlung von Substanz P aus Mukosamastzellen freigesetzt werden. Die an dieser Wirkung beteiligten Rezeptoren sind unbekannt (▶ Kap. 5).

3.2.10 Vibrio-spp.-Toxine

Der Hauptpathogenitätsfaktor von Vibrio cholerae ist das Choleratoxin (CT) der Serogruppen O1 und O139 (Kaper et al. 1994). Das CT löst eine sekretorische, nichtinflammatorische Diarrhö aus (▶ Kap. 26). CT ist eine ADP-Ribosyltransferase, die einen Anstieg des intrazellulären Second Messenger cAMP führt. Neben der Erhöhung der cAMP-vermittelten Cl^--Sekretion induziert CT auch die Freisetzung von 5-HT aus enterochromaffinen Zellen. Dies verursacht eine Aktivierung neuronaler sekretorischer Reflexbögen. Mitverantwortlich für eine komplexe Wirkung von Vibrio cholerae sind 2 weitere Toxine, Zot (Zonula-occludens-Toxin) und Ace (»accessory cholera toxin«). Zot bewirkt eine Neuorganisation des Aktinzytoskeletts mit Wirkung auf die »tight junctions«, die zur Permeabilitätserhöhung des Epithels führt. Eine Oligomerisierung des Ace führt möglicherweise zur Cl^--selektiven Porenbildung. Von 3 weiteren Vibriostämmen sind Enterotoxine beschrieben worden: Vibrio parahaemolyticus, Vibrio metschnikovii und Vibrio fluvialis. Das tdh-Gen von Vibrio parahaemolyticus ist auf einem Plasmid kodiert und kann dadurch auf andere Spezies übertragen werden. Vibrio parahaemolyticus tritt vornehmlich in Japan auf. TDH ist ein Hämolysin, das über eine Erhöhung der freien intrazellulären Ca^{2+}-Konzentration den Kurzschlussstrom (I_{sc}) an Epithelzellen erhöht. Wie das CT bindet auch das TDH an GM_1, bildet aber direkt in der Plasmamembran ein postuliertes Ionophor. Mit 69% Sequenzhomologie zum TDH ist noch ein weiteres Hämolysin, das TRH (»TDH-related hemolysin«) beschrieben worden, dessen Wirkung bisher aber nicht nachgewiesen worden ist. Ebenso örtlich begrenzt wie das Vorkommen von Vibrio parahaemolyticus löste Vibrio fluvialis eine Diarrhöepedemie in Bangladesh aus. Mindestens 3 Toxine, die alle nach ihrer Wirkung auf »Chinese-hamster-ovary-Zellen« benannt wurden, sind für die Pathogenität von Vibrio fluvialis verantwortlich: ein CHO-Zytotoxin, ein CHO-Elongationsfaktor und ein »CHO rounding toxin«. Keines der Toxine ist vollständig aufgereinigt worden. Nur das »CHO rounding toxin« stimuliert eine Sekretion im isolierten Kaninchendarm.

3.2.11 Yersinia-enterocolitica-Toxine

Diarrhö, ulzerative Kolitis und mesenterische Adenitis sind Erkrankungen, die auf Infektionen mit Yersinien zurückzuführen sind (▶ Kap. 24). Hauptverantwortlich für eine Diarrhö ist das hitzestabile Enterotoxin Yst (Delor u. Cornelis 1992). Ein 71 Aminosäuren großes Präprotoxin wird in zwei proteolytischen Schritten zu einem 30 Aminosäuren großen aktiven Protein gespalten. Der Carboxyterminus des Toxins besitzt große Homologie zum Bereich des Escherichia-coli-STa, der für die Stimulation der Guanylylzyklase verantwortlich ist. Ebenso wie das STa bewirkt Yst eine Erhöhung der intrazellulären cGMP-Konzentration, so dass davon ausgegangen werden kann, dass Yst und STa einen identischen Wirkmechanismus besitzen. Eine weitere Gruppe von Proteinen, die eine zytoskelettvermittelte Änderung der Ionensekretion verursachen, sind die »Yersinia outer proteins« (Yop), analog zu den Sop's der Salmonellen, die auch über einen Typ-III-Sekretionsmechanismus abgegeben werden (Cornelis 2000). Auch die Yop's zeigen teilweise GAP-Funktion, d. h. sie stimulieren die intrinsische GTPase-Aktivität von monomeren GTP-bindenden Proteinen (Rho-Proteinen) und beschleunigen deshalb die Aktivierungszyklen dieser Proteine. Für YopE ist gezeigt worden, dass über das Argininfingermotiv, das alle GAP's sowie SptP von Salmonella typhimurium und ExoS von Pseudomonas aeruginosa besitzen, die GTP-Hydrolyse der Rho-Proteine RhoA, Rac1 und Cdc42 aktivieren. Da die Rho-Proteine die Organisation des Aktinzytoskeletts regulieren, bewirken die Sop's, SptP und YopE eine Änderung der Zellmorphologie. YopE wirkt durch den Abbau des Zytoskeletts einer Phagozytose durch die Wirtszellen entgegen.

3.2.12 Virale Enterotoxine

Neben den bakteriellen Enterotoxinen zählen auch virale Proteine zu den Enterotoxinen. Astroviren, Caliciviren, enterische Adenoviren, insbesondere aber Rotaviren (Reoviren) können Gastroenteritiden mit schweren Diarrhöen bei Kleinkindern verursachen (► Kap. 47–50). Rotavirusinfektionen sind auch bei älteren und immungeschwächten Menschen mit sporadischen Diarrhöen assoziiert. Die WHO schätzt, dass Infektionen mit Rotaviren zu 870.000 Todesfällen pro Jahr führen, hauptsächlich in den Entwicklungsländern. Rotaviren infizieren selektiv differenzierte Villuszellen, nicht aber die Kryptzellen des Dünndarms. Sie schädigen die Enterozyten und verursachen so möglicherweise eine Ischämie der Villi und eine Villusatrophie. Eine Virusinfektion als Ursache einer Gastroenteritis ist schon seit fast 20 Jahren bekannt. Bislang wurde ein Ungleichgewicht in der Flüssigkeitsabsorption und -sekretion, das durch eine Rückbildung von absorbierenden Villi und vermehrten sekretorischen Kryptzellen entsteht, als Grund für eine Diarrhö angesehen. Ob die Villusatrophie aber als kausal für eine Diarrhö angesehen werden kann, ist fraglich, da die Diarrhö vor der Manifestation histopathologischer Erscheinungen auftritt. Der erste Nachweis, dass ein isoliertes Virusprotein eine Diarrhö verursachen kann, wurde 1996 für das Nichtstrukturprotein (NSP4) der Rotaviren erbracht (Estes u. Morris 1999). Rekombinantes NSP4, jungen Mäusen intraperitoneal oder intraileal appliziert, induziert eine Diarrhö und kann in Ussing-Kammer-Versuchen eine cAMP-abhängige Cl^--Sekretion verstärken. Auch das enterische Nervensystem scheint an der Pathogenese der virusinduzierten Diarrhö direkt beteiligt zu sein. Substanzen wie die Natriumkanalblocker Tetrodotoxin (TTX) oder Lidocain, die eine neuronale Aktivierung verhindern, verringerten in infizierten Mäusen eine Zunahme der transepithelialen Potenzialdifferenz und des Nettoflüssigkeitstransportes. Der molekulare Wirkmechanismus von NSP ist nicht bekannt. In Experimenten an Spodoptera frugiperda(Sf9)-Insektenzellen und an humanen Enterozyten beeinflusst NSP4 die intrazelluläre freie Ca^{2+}-Konzentration. Es wird angenommen, dass während der Replikation der Viren in der Wirtszelle vermehrt gebildetes und durch Sekretion oder nach dem Zelltod freigesetztes NSP4 eine rezeptorvermittelte Aktivierung der Phospholipase C und eine IP_3-bedingte Ca^{2+}-Erhöhung in den Enterozyten bewirkt. Der Anstieg des intrazellulären Ca^{2+} führt daraufhin zur vermehrten Chlorid- und nachfolgenden Flüssigkeitssekretion. (Siehe auch ◘ Tab. 3.1 bis 3.3).

◘ **Tab. 3.1.** Enterotoxine mit bekannten Wirkmechanismen

Bakterium	Toxin	Wirkmechanismus (Substrat)	Zellulärer Effekt auf
Aeromonas hydrophila	Aerolysin	Porenbildung	–
Vibrio cholerae	Choleratoxin	ADP-Ribosyltransferase (Gsa-Protein)	cAMP-Spiegel
Clostridium botulinum	C2-Toxin	ADP-Ribosyltransferase (G-Aktin)	Zytoskelett
Clostridium difficile	Toxin A und B	Glucosyltransferase (Rho-GTPase)	Zytoskelett Endo-/Exozytose Gentranskription, Apoptose
Clostridium perfringens Typ C + E	CPE	Porenbildung	–
Escherichia coli	CNF1 + 2	Deamidierung/Transaminierung (Rho)	u. a. Zytoskelett
	LT-I + II (ETEC)	ADP-Ribosyltransferase (Gsa)	cAMP-Spiegel
	STa (ETEC)	Bindung an Rezeptorzyklase	cGMP-Spiegel/Ca^{2+}
	EAST 1 (EAEC)	Bindung an Rezeptorzyklase	cGMP-Spiegel
	Shiga-like Toxin (SLT) I + II = Verotoxin (EHEC)	N-Glykosidaseaktivität (28S rRNA)	Proteinbiosynthese
Shigella dysenteria	Shiga-Toxin (Stx)	N-Glykosidaseaktivität (28S rRNA)	Proteinbiosynthese
Staphylococcus aureus	a-Toxin, d-Toxin	Porenbildung	Ca^{2+}-Konzentration, Arachidonsäuremetabolismus

II

Tab. 3.2. Enterotoxine mit bisher unbekannten Wirkmechanismen

Bakterium und Toxine	Zellulärer Effekt auf	
Aeromonas sobria	Hämolysin	cAMP-Spiegel
Bacillus cereus	Hämolysin BL (HBL)	cAMP-Spiegel
Campylobacter jejuni	Hitzelabiles Enterotoxin (LT-like)	cAMP-Spiegel
Clostridium perfringens Typ B + C	α-Toxin	PLC-Aktivität
	β-Toxin	Zytotoxisch (Porenbildung)
Escherichia coli	108 kDa hitzelabiles Toxin (EAEC)	–
	ShET 2 (EIEC)	–
	STb (ETEC)	Arachidonsäuremetabolismus/Ca^{2+}
Helicobacter pylori	CagA,E	?
	VacA	Vakuolisierung, Apoptose
Klebsiella spp.	Hitzelabiles Toxin	–
Plesiomonas shigelloides	Hitzelabiles Toxin	–
	Hitzestabiles Toxin	–
Salmonella typhimurium	LT-like Enterotoxin	Arachidonsäuremetabolismus, cAMP-Spiegel/PKC/Ca^{2+}
Staphylococcus aureus	Enterotoxine A bis E	Arachidonsäuremetabolismus
Vibrio cholerae	ST-like	–
Vibrio fluvialis	CHO Toxine	–
Vibrio metschnikovii	Zytolysin	–
Vibrio parahaemolyticus	TDH, TRH	Ca^{2+}/PKC

Tab. 3.3. Zytotoxine und andere Toxine enteraler Bakterien und ihre Wirkmechanismen. »Toxine« die durch einen Typ-III-Sekretionsmechanismus in die Zelle aufgenommen werden

Bakterium und Toxine	Wirkmechanismus (Substrat)	Zellulärer Effekt auf	
Salmonella spp. (non-typhi) Shiga spp. Yersinia enterocolitica	Sip A,C	Aktinnukleation, F-Aktin-Bündelung	?
	SipB	Caspase-1-Aktivierung	Apoptose
	SopA,B,D,E	GEF-Funktion (Rho)	Zytoskelett
	SptP	GAP-Funktion (Rho)	Zytoskelett
	ShET 1+ 2	–	–
	Hämolysin	?	?
	Hitzestabiles Enterotoxin I + II	?	cGMP-Spiegel
	YopH	Tyrosinphosphatase (p130cas)	Zellteilung, -adhäsion, -migration
	YopE	GAP-Funktion (Rho)	Zytoskelett
	YopM	?	?
	YopO YpkA von Yesinia pseudo-tuberculosis	? Kinase	?
	YopP	?	Apoptose
	YopT	?	Aktin, zytotoxisch

3.3 Molekulare Wirkungsmechanismen

3.3.1 Extrazelluläre Wirkung von Enterotoxinen

Die extrazelluläre Wirkung von Enterotoxinen kann über eine **Ligandenaktivität** erfolgen, d. h. das Toxin bindet an einen zellmembranständigen Rezeptor und löst hierdurch eine Signalkaskade aus. Dies ist z. B. bei dem hitzestabilen Enterotoxin STa von Escherichia coli der Fall, das extrazellulär an die Rezeptor-Guanylyl-Zyklase bindet (Giannella 1995). STa wird zusammen mit dem hitzelabilen Enterotoxin LT von enterotoxigenen Escherichia-coli-Stämmen (ETEC) gebildet. STa benutzt denselben Rezeptor wie das physiologisch vorkommende Guanylin (◘ Abb. 3.2). Durch die Bindung an den Rezeptor wird die zytoplasmatisch lokalisierte Zyklase aktiviert, die die Bildung von Zykloguanosinmonophosphat (cGMP) katalysiert. Der Second Messenger cGMP aktiviert die cGMP-abhängige Proteinkinase II, die durch Phosphorylierung den epithelialen Cl^--Kanal öffnet. Dieser ist eine Isoform des »cystic fibrosis transmembrane conductance regulator« (CFTR), ein zu den ABC-Transportern gehörendes Transmembranglykoprotein. Bei der zystischen Fibrose (Mukoviszidose) liegt ein genetischer Defekt vor, so dass der CFTR Cl^--Kanal nicht vorhanden oder ohne Funktion ist. Bei einer erhöhten Leitfähigkeit des CFTR verlässt Cl^- die Zelle und Na^+ folgt passiv zur Aufrechterhaltung der Elektronenneutralität. Wasser folgt dann durch osmotische Kräfte. Über diesen Mechanismus kommt es zu einer Flüssigkeitssekretion, die schließlich zur wässrigen Diarrhö führt.

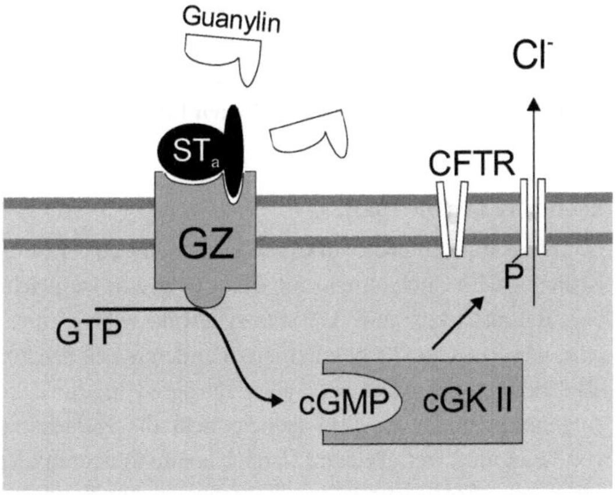

◘ **Abb. 3.2.** Extrazelluläre Wirkung von bakteriellen Enterotoxinen. Das hitzestabile Toxin (ST_a) bindet extrazellulär an die Rezeptor-Guanylyl-Zyklase (GZ), die daraufhin aktiviert wird. Das von der GZ gebildete cGMP aktiviert eine Isoform der Proteinkinase G (cGK II), die wiederum einen Chloridkanal (»cystic fibrosis transmembrane potential regulator«, CFTR) phosphoryliert. Die Phosphorylierung des CFTR erhöht dessen Cl^--Leitfähigkeit, die eine Sekretion von Cl^--Ionen und Wasser bewirkt

Neben einer Ligandenwirkung können bakterielle Toxine von extrazellulär wirken, indem sie sich in die Zytoplasmamembran der Zielzelle einlagern, dort oligomerisieren und eine Pore bilden. **Poren bildende Toxine** werden von vielen aeroben und anaeroben Bakterien produziert. Man unterscheidet 2 Hauptgruppen, die thiolaktivierten Hämolysine (Streptolysin O von Streptococcus pyogenes und α-Hämolysin von Escherichia coli), die große Poren (Durchmesser 30 nm) erzeugen, und das α-Toxin von Staphylococcus aureus als Prototyp der Toxine, die kleine Poren mit einem Durchmesser von 1–2 nm bilden.

Das α-Toxin (33 kDa) bindet zunächst als Monomer an bisher nicht identifizierte Zellrezeptoren und oligomerisiert an der Zellmembran zu ringförmigen Hexameren, so dass zentral eine Pore mit einem Durchmesser von 1–2 nm entsteht. Diese Pore können Moleküle mit einem Molekulargewicht von unter 3.000 Da passieren. Das Hämolysin von Escherichia coli hingegen (107 kDa) ist in der Lage, als Monomer eine Pore vergleichbaren Durchmessers zu bilden. Streptolysin-O-Monomere (60 kDa) binden an Cholesterol, oligomerisieren, lagern sich in die Membran ein und bilden ein große Pore mit einem Durchmesser von ca. 30 nm, die Moleküle mit einem Molekulargewicht bis zu 150 kDa passieren können. Die durch die Toxine gebildeten Poren bewirken ein massive Störung des Ionenmilieus. Durch osmotische Effekte kommt es schließlich zur Lyse der Zellen. Da dieser Effekt diagnostisch durch die Auflösung von Erythrozyten genutzt wird, wird diese Toxinklasse auch als Hämolysine oder Zytolysine bezeichnet. Aber auch bei sublytischen Konzentrationen treten bereits biologische Wirkungen auf. Es werden proinflammatorische Mediatoren freigesetzt.

Neben der Porenbildung wirken bakterielle Toxine auch über **lipolytische Aktivität** membranschädigend. Das α-Toxin von Clostridium perfringens (42 kDa) ist eine Phospholipase C, die Phosphatidylcholin, -serin und Sphingomyelin spaltet und dadurch die Zellmembran zerstört, also zytolytisch wirkt. Clostridium-perfringens-α-Toxin ist nur ein Beispiel einer großen Anzahl bakterieller Phospholipasen.

3.3.2 Intrazelluläre Wirkmechanismen von Enterotoxinen

Eine Reihe von bakteriellen Enterotoxinen besitzen Enzymaktivität, die sie nach zellulärer Aufnahme intrazellulär entfalten. Zu dieser Gruppe zählen Choleratoxin, Shiga-Toxine, Clostridium-difficile-Toxine A und B als auch Iota-Toxin von Clostridium perfringens und der zytotoxisch-nekrotisierende Faktor von Escherichia coli. Durch die Bindung an den für jedes Toxin charakteristischen Zellrezeptor wird eine rezeptorvermittelte Endozytose eingeleitet, so dass die Toxine in intrazelluläre

Vesikelstrukturen transportiert werden. Durch den intrazellulären Vesikeltransport (»vesicle trafficking«) verschmelzen sie entweder mit sauren Endosomen oder werden retrograd bis in das endoplasmatische Retikulum transportiert. Diese beiden Wege werden von den Toxinen genutzt, um in die Zelle zu gelangen. Aus den vesikulären Strukturen müssen die Toxine entkommen, um im Zytoplasma ihre enzymatische Wirkung entfalten zu können. Der zelluläre Aufnahmeweg der Toxine besteht somit aus Rezeptorbindung, Zellaufnahme durch Endozytose und Translokation aus dem Vesikel in das Zytoplasma. Im Zytoplasma befinden sich die Zielstrukturen der Toxine, die kovalent modifiziert werden und dadurch eine funktionelle Änderung erfahren. Die inhärente enzymatische Aktivität der Toxine ist der Grund für ihre toxische Potenz. Nur wenige Toxinmoleküle sind ausreichend für die biologische Wirkung. Die intrazellulär wirkenden Toxine werden auch als A-B-Toxine bezeichnet, wobei A für enzymatisch **a**ktiv und B für **B**indung an den Zellrezeptor steht (◘ Abb. 3.1). Diese beiden funktionellen Domänen können auf einem einkettigen Protein vorhanden sein (z. B. Clostridium-difficile-Toxine A und B); sie können separat in Form zweier nicht miteinander verbundener Proteinkomponenten vorliegen (z. B: Clostridium-perfringens-Iota-Toxin) oder als Untereinheiten in einem Proteinkomplex vorliegen, wobei die Untereinheiten nichtkovalent miteinander verbunden sind (z. B. Choleratoxin; ◘ Abb. 3.1).

Choleratoxin

Choleratoxin ist der Hauptpathogenitätsfaktor von Vibrio cholerae und stellt das klassische Enterotoxin dar. Es ist aus 2 unterschiedlichen Untereinheiten aufgebaut: der A-Untereinheit (Enzymkomponente, 27 kDa) und 5 identischen B-Untereinheiten (Transportkomponenten, jeweils 11 kDa), die eine pentamere ringförmige Struktur bilden (◘ Abb. 3.1). Auf Grund seines Aufbaus wird Choleratoxin auch als AB_5-Toxin bezeichnet (Patton et al. 2000). Die A-Untereinheit bleibt nach proteolytischer Spaltung über eine Disulfidbrücke miteinander verbunden. Der C-terminale A2-Anteil (5 kDa) stellt über eine nichtkovalente Bindung die Verbindung zum Pentamer her. Mit den B-Untereinheiten bindet Choleratoxin multivalent an das Gangliosid GM_1, das an der apikalen Seite der Enterozyten lokalisiert ist. Durch die Toxinbindung wird die Endozytose vom GM_1, das sich in Caveolaemikrodomänen der Plasmamembran befindet, induziert. Nach der Endozytose erfolgt ein retrograder Transport in den Golgi-Apparat, wo die A-Untereinheit von den B-Untereinheiten getrennt wird. Die B-Untereinheiten verbleiben im Golgi-Apparat, während die A-Untereinheit weiter retrograd ins endoplasmatische Retikulum transportiert wird, wo die Disulfidbrücke, die die A1- (22 kDa) und A2(5 kDa)-Untereinheiten zusammenhalten, gespalten wird. Von hier aus erfolgt die Membranpassage der A1-Untereinheit aus dem Lumen des endoplasmatischen Retikulums in das Zytoplasma. Diese Membrantranslokation bewerkstelligt die Toxinuntereinheit jedoch nicht selbst, sondern sie nutzt den Sec61p-Komplex. Dieser Komplex vermittelt physiologischerweise sowohl den Import von zytosolischen Proteinen ins endoplasmatische Retikulum als auch den Export von solchen Proteinen, die für die proteolytische Degradation im Zytoplasma bestimmt sind. Ausschließlich Choleratoxin, das diesen Aufnahmeweg beschreitet, gelangt ins Zytosol. Bei der zellulären Aufnahme werden auch andere Wege beschritten, die jedoch alle in den Lysosomen mit der Degradation des Choleratoxins enden.

Die A1-Untereinheit besitzt ADP-Ribosyltransferase-Aktivität, d. h. sie nutzt NAD^+ als Kosubstrat und überträgt den ADP-Ribose-Anteil N-glykosidisch auf die α-Untereinheit hetrotrimerer G-Proteine. Für diese Transferreaktion benötigt A1 einen Kofaktor und zwar das ARF-Protein (**A**DP-**R**ibosylierungs**f**aktor). ARF gehört zu den kleinen GTP-bindenden Proteinen, die in die Regulation des Vesikeltransports eingeschaltet sind. ARF ist ein allosterischer Aktivator für A1. Als Substrat für A1 werden nur die α-Untereinheiten von G_s und seinen Analoga aus der Retina G_t (Transducin) und den Riechzellen G_{olf} genommen.

Durch die ADP-Ribosylierung von $G_s\alpha$ durch Choleratoxin wird die GTPase-Aktivität gehemmt und $G_s\alpha$ dadurch in einen permanent aktiven Zustand versetzt. Hierdurch wird auch die Zyklase permanent aktiviert und bildet fortlaufend den Second Messenger zyklisches Adenosinmonophosphat (Wassenaar 1997). cAMP stimuliert die cAMP-abhängige Proteinkinase A, die wiederum zur Öffnung des Cl^--Kanals (CFTR) an der Bürstensaummembran der Enterozyten führt (◘ Abb. 3.3). Eine zusätzliche Wirkung von CT besteht in der Freisetzung von 5-HT aus enterochromaffinen Zellen, die zur Aktivierung neuronaler sekretorischer Reflexbögen führt.

Escherichia-coli-Toxine

Das **hitzelabile Enterotoxin LT** von Escherichia coli (ETEC) ist analog dem Choleratoxin aufgebaut, zeigt eine vergleichbare Raumstruktur und ADP-ribosyliert dasselbe Zielprotein, nämlich $G_s\alpha$. Es benutzt einen anderen Zellrezeptor als Choleratoxin, wird aber auch retrograd in die Zelle aufgenommen. LT bewirkt jedoch nicht die Freisetzung von Serotonin, womit die im Vergleich zur Cholera milder verlaufende Form (»travellers diarrhea«) des Durchfalls bei Infektionen mit ETEC erklärt werden kann.

Chlostridientoxine

Clostridium perfringes Typ E produziert das **Iota-Toxin**, das zu den binär aufgebauten Toxinen zählt, die zelluläres Aktin modifizieren. Die Aufnahme in die Zelle

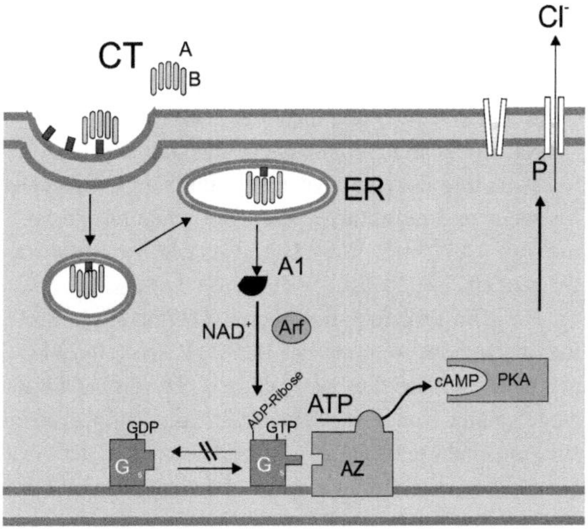

Abb. 3.3. Toxinkatalysierte ADP-Ribosylierung. Choleratoxin *(CT)* bindet über die 5 B-Untereinheiten an den Oberflächenrezeptor GM1, wird endozytotisch in die Zelle aufgenommen und retrograd zum endoplasmatischen Retikulum *(ER)* transportiert. Nach Translokation der A1-Untereinheit aus dem ER in das Zytosol entfaltet es seine enzymatische Aktivität und überträgt den ADP-Ribose-Anteil des Kosubstrates NAD^+ auf die α-Untereinheit des stimulatorischen G-Proteins *($G_{s\alpha}$)*. Die kovalent gebundene ADP-Ribosylgruppe hebt die intrinsische GTPase-Aktivität des G_α-Proteins auf, wodurch es konstitutiv aktiv ist. Dies bedingt eine permanente Aktivierung der Adenylylzyklase *(AZ)*, die zu einem erhöhten cAMP-Spiegel führt, der die Proteinkinase A *(PKA)* aktiviert. Die aktivierte PKA verursacht durch Phosphorylierung eine Öffnung der Cl^--Ionenkanäle

erfolgt über endosomale Kompartimente (s. unten). Zu der Familie der binären Toxine gehören das C2-Toxin von Clostridium botulinum und die ADP-Ribosyltransferasen von Clostridium difficile und Clostridium sordellii (Aktories 1994). Diese Toxine bestehen aus 2 separaten nicht miteinander assoziierten Komponenten. Die Bindungskomponente vermittelt die Einschleusung des Toxin in die Zelle, und die Enzymkomponente besitzt die biologische Wirkung. Diese Toxinfamilie zeigt große strukturelle Ähnlichkeiten mit dem Anthraxtoxin von Bacillus anthracis.

Die Bindekomponente i_b und die Enzymkomponente i_a von Iota-Toxin sind einkettig und werden signalpeptidgesteuert aus den Clostridien ausgeschleust. Das sekretierte i_b ist ein Propeptid, das durch Proteasen der Clostridien oder der Umgebung gespalten wird, so dass die funktionelle Bindekomponente (81 kDa) entsteht. Diese oligomerisieren zum Hexa- oder Heptamer, welches an einen bisher noch nicht identifizierten kohlenhydrathaltigen Zellrezeptor bindet. Im oligomeren Zustand kann die Enzymkomponente i_a (47,5 kDa) binden und es erfolgt die rezeptorvermittelte Aufnahme in die Zelle. Aus sauren endosomalen Kompartimenten erfolgt die Translokation von i_a in das Zytoplasma. Da die Oligomere der Bindekomponente in künstlichen Lipiddoppelschichten ionenpermeable Poren bilden können, scheint die Porenbildung für die Translokation von entscheidender Bedeutung zu sein. Im Zytoplasma trifft i_a auf ihr zelluläres Substrat, das Aktin, welches ADP-ribosyliert wird. Ausschließlich monomeres G-Aktin ist Substrat für Iota-Toxin, nicht jedoch polymerisiertes F-Aktin. Das Kosubstrat für die ADP-Ribosylierungsreaktion ist das ubiquitär vorkommende NAD^+ (Nicotinamid-Adenin-Dinukleotid). NAD^+ wird gespalten und der ADP-Ribose-Anteil wird N-glykosidisch auf Arginin-177 im Aktin übertragen. Durch den ADP-Ribose-Rest verliert Aktin seine Eigenschaft zu polymerisieren und wird in seiner monomeren Form gefangen. Darüber hinaus erlangt ADP-ribosyliertes Aktin die Funktion eines sog. »capping proteins«, wodurch die Polymerisation von nichtmodifiziertem G-Aktin an das stumpfe Ende (»barbed end«) der Aktinfilamente blockiert wird. Da die Depolymerisation am spitzen Ende jedoch weiterhin stattfinden kann, entsteht G-Aktin, das wiederum Substrat für das Iota-Toxin ist. Über diesen Mechanismus wird letztlich das gesamte Aktin der Zelle ADP-ribosyliert und in der monomeren Form gefangen. Hierdurch bricht das Zytoskelett, das auf einem dynamischen Gleichgewicht von G- und F-Aktin beruht, zusammen. Alle aktinabhängigen Vorgänge werden beeinträchtigt. Hierzu gehören auch die Zell-Zell-Kontakte. Die »tight junctions« werden geöffnet und die epitheliale Barriere der Enterozyten verliert ihre Funktion, so dass Flüssigkeit ins Lumen des Darms austreten kann, also eine Diarrhö entsteht. Aktin ist das Protein in der Zelle, das in einer hohen Konzentration vorliegt, die vergleichbar ist mit der intrazellulären Konzentration von NAD^+, nämlich 100 mikromolar. Die vollständige ADP-Ribosylierung des zellulären Aktin führt zu einer fast vollständigen Depletion an zellulärem NAD^+. Da NAD^+ an vielen wichtigen Redoxreaktionen der Zelle beteiligt ist, ist vorstellbar, dass das Iota-Toxin auch über diesen Mechanismus toxisch oder sogar letal auf die Zielzellen wirkt.

Shiga-Toxin (Translationshemmer)

Das **Shiga-Toxin** zeigt denselben strukturellen Aufbau (AB_5) wie Choleratoxin und das hitzelabile Enterotoxin von Escherichia coli (Melton-Celsa et al. 2000). Die A-Untereinheit besitzt jedoch ein Molekulargewicht von 32 kDa und die B-Untereinheiten von 7,7 kDa. Das Shiga-Toxin wird von Shigella dysenteria Typ 1 und von enterohämorrhagischen Escherichia coli gebildet, die auch als **S**higa-**T**oxin produzierende **E**scherichia **c**oli (STEC) bezeichnet werden. Aus historischen Gründen haben sich die älteren Bezeichnungen »Shiga-ähnliche Toxine« (»Shiga-like toxins«) oder »Verotoxine« für die von Escherichia coli gebildeten Enterotoxine gehalten. Shiga-Toxin wird nach Bindung an den Zellmembranrezeptor, der als das Glykolipid Gb_3 (Globotriaosylceramid) identifiziert wurde, durch Endozytose in die Zielzelle aufgenommen. Wie

Choleratoxin wird es retrograd über den Golgi-Apparat in das endoplasmatische Retikulum transportiert, und nur die A1-Untereinheit gelangt ins Zytosol. Die Untereinheit A1 besitzt im Zytosol N-Glykosidase-Aktivität und spaltet von der 28S rRNA (60S Ribosomenuntereinheit) Adenin-4324 ab. Durch diese Deadenylierung kann die Aminoacyl-tRNA nicht mehr an den ribosomalen Komplex binden, was zu einer Hemmung der Peptidkettenverlängerung und damit zur vollständigen Blockade der Proteinbiosynthese führt. Denselben Mechanismus benutzt das Ricin, ein Inhaltsstoff des Rizinussamens.

Während Cholera- und Shiga-Toxin sich über einen retrograden Vesikeltransport Zugang zu den Zellen verschaffen, benutzen die anderen Toxine den Weg über saure endosomale Kompartimente. Durch Bindung an membranständige Rezeptoren wird eine Clathrin- oder nicht-Clathrin-vermittelte Endozytose induziert. Die endozytierten Vesikel werden zu den frühen und dann zu den späten Endosomen prozessiert. Bei diesem Vorgang fusionieren die endozytierten Vesikel mit endosomalen Kompartimenten, die Protonenpumpen (vakuoläre H^+-ATPasen) besitzen. Dadurch kommt es zu einer Ansäuerung der Endosomen bis in einen pH-Bereich von 5. Das Erreichen saurer Kompartimente ist für die Zellaufnahme der Toxine von entscheidender Bedeutung. Bei einem pH-Wert von 5–5,5 wird nämlich eine molekulare Umlagerung der Toxinmoleküle induziert. Hydrophobe Bereiche, die sich bei neutralem pH-Wert nicht an der Moleküloberfläche befinden, werden jetzt exponiert und interagieren mit der Vesikelmembran. Das Toxin lagert sich in die Membran ein, und es wird vermutet, dass über die Ausbildung einer transienten Pore die katalytische Komponente in das Zytoplasma transloziert wird. Hier kann sie ihre Zielstrukturen kovalent modifizieren. Den beschriebenen Aufnahmeweg über saure endosomale Kompartimente benutzen die Clostridium-difficile-Toxine A und B, der zytotoxisch-nekrotisierende Faktor (CNF) von Escherichia coli und Iota-Toxin von Clostridium perfringens.

Toxine mit Rho-modifizierender und -modulierender Wirkung

Clostridium-difficile-T**oxin A** und **B** sind einkettig, besitzen ein Molekulargewicht von je ca. 300 kDa und sind strukturell mit 3 funktionellen Domänen gleich aufgebaut (◘ Abb. 3.1). Die katalytische Domäne ist N-terminal lokalisiert (65 kDa), die Translokationsdomäne wird etwa in der Mitte des Toxinmoleküls angenommen, die Rezeptorbindedomäne liegt C-terminal. Die Aminosäuresequenzhomologie zu kohlenhydratbindenden Domänen aus bakteriellen Glykosyltransferasen führte zu der Vermutung, dass die Toxine A und B auch über Kohlenhydratstrukturen an ihren Zellrezeptor binden. Die Identität der Toxinrezeptoren ist unbekannt, doch benutzen Toxin A und B unterschiedliche Rezeptoren. Die spezifische Wirkung der Toxine auf das Kolon hängt nicht mit der besonderen Verteilung der Toxinrezeptoren zusammen, sondern damit, dass die toxinproduzierenden Clostridien das Kolon besiedeln und nicht den Dünndarm.

Nach zellulärer Aufnahme entfalten die Toxine im Zytoplasma ihre Enzymaktivität; sie sind manganabhängige Monoglucosyltransferasen, die den ubiquitär vorkommenden Nukleotidzucker UDP-Glucose als Kosubstrat verwenden (Just 2000).

Die Rho-Proteine sind kleine GTP-bindende Proteine, die zur Superfamilie der Ras-GTPasen (20–23 kDa) gehören und in die intrazelluläre Signaltransduktion eingeschaltet sind. Die kleinen GTP-bindende Proteine sind molekulare Relaisstationen, die Signale in der GTP-gebundenen Form weiterleiten, aber in der GDP-Form inaktiv sind. Ihr Aktivitätszustand wird durch eine Reihe von Regulatorproteinen moduliert (◘ Abb. 3.4). Die Guaninnukleotidaustauschfaktoren (GEF) katalysieren die Beladung mit GTP und führen damit zur Aktivierung. Die Bindung von GTP führt zu einer molekularen Umlagerung in der Effektorregion (Switch I), die nun dem Rho-Protein erlaubt, mit den sog. Effektorproteinen zu interagieren. Diese Effektorproteine sind Serin-Threonin-Kinasen, Phospholipidkinasen, Phospholipasen oder sog. Adapterproteine, die durch die Interaktion mit dem GTP-gebundenen Rho aktiviert werden. Aktivierung bedeutet Entfaltung einer inhärenten Enzymaktivität und im Falle der Adapterproteine die Rekrutierung weiterer Regulatorproteine. Hierdurch wird das Rho-abhängige Signal nach distal weitergegeben und zugleich verstärkt. Welche Rho-Signalwege angeschaltet werden, hängt hauptsächlich von den Austauschfaktoren (GEF) ab. Sie steuern, in welches subzelluläre Kompartiment das aktive Rho transloziert wird. Rho-Proteine sind die Hauptregulatoren des Aktinzytoskeletts und der damit verbundenen Zellfunktionen wie Morphologie, Motilität, Zell-Zell-Kontakt, Endo- und Exozytose. Darüber hinaus sind sie auch in die Aktivierung von Transkriptionsfaktoren (c-Jun, NFκB) und in die Regulation des Zellzyklus eingeschaltet.

Durch die Monoglucosylierungsreaktion wird ein Glucoserest O-glykosidisch an die Aminosäure Threonin-37 gehängt. Dieses Threonin befindet sich in der Effektorregion von Rho. Die Glucose verhindert nun die Kopplung an die Effektorproteine (z. B. Kinasen). Damit ist die Signalweitergabe nach distal vollständig blockiert. Hierdurch kommt es zu einer Depolymerisation der Aktinfilamente; das Aktinzytoskelett löst sich auf und alle aktinabhängigen Funktionen werden beeinflusst. Es werden aber nicht nur aktinabhängige Funktionen, sondern alle Rho-regulierten Signalwege blockiert. Von den zur Zeit über 70 bekannten kleinen GTP-bindenden Proteinen der Ras-Superfamilie werden nur 4 Mitglieder, die zur Rho-Subfamilie gehören, durch die beiden Clostridium-difficile-Toxine modifiziert. Die beiden Toxine A und B unterscheiden sich nicht in ihrer Substratspezifität,

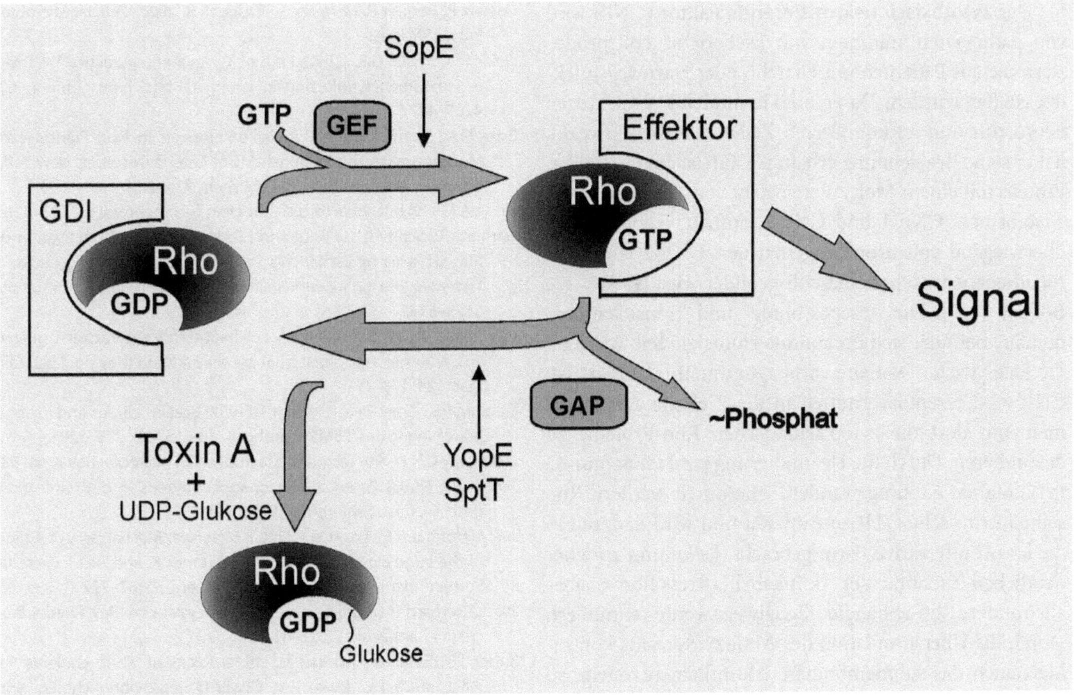

Abb. 3.4. Modifikation und Modulation von Regulatorproteinen durch Enterotoxine. Große clostridiale Zytotoxine übertragen eine Glucosegruppe auf monomere GTP-bindende Proteine der Rho- und Ras-Familie. Die Abbildung zeigt den RhoA-Aktivierungszyklus von der inaktiven GDP-gebundenen zur aktiven GTP-gebundenen Form. GDP-gebundenes RhoA liegt im Komplex mit einem Guaninnukleotid-dissoziationsinhibitor (GDI) vor. Durch Austausch des GDP mit GTP, der durch einen Guaninnukleotidaustauschfaktor (»guanine nucleotide exchange factor«, GEF) katalysiert wird, dissoziiert RhoA vom GDI und kann an ein Effektorprotein binden. Dies bewirkt eine Signalweiterleitung. Nach der Hydrolyse des GTP zu GDP wird RhoA wieder inaktiv, die Signalübertragung wird unterbrochen, RhoA dissoziiert vom Effektor und kann vom GDI wieder komplexiert werden. Die intrinsische GTPase-Aktivität wird durch die GTPase-aktivierenden Proteine (GAP) verstärkt. Clostridium-difficile-Toxin A/B inaktiviert RhoA permanent durch eine Glucosylierung an Position Thr-37. SopE von Salmonella spp. wirkt zytosolisch wie ein GEF und greift aktivierend in den GTPase-Zyklus ein. SptP von Salmonella spp. und YopE von Yersinia spp. bewirken durch ihre GTPase-Aktivierung (GAP-ähnlich) eine Inaktivierung von Rho-Proteinen

sie glucosylieren die gleichen Rho-Proteine, sie benutzen jedoch unterschiedliche Zellrezeptoren, wodurch sich die unterschiedliche Gewebe- bzw. Zellspezifität begründet. Der molekulare Wirkmechanismus der C.-difficile-Toxine kann ihre zytotoxische Wirkung vollständig erklären, die sekretorische Diarrhö und vor allem die proinflammatorische Wirkung sind bisher jedoch noch weitgehend unverstanden. Die vielfach beschriebeneÖffnung der »tight junctions« führt zu einem Verlust der Barrierefunktion der Enterozyten und damit zu einem Flüssigkeitsverlust. Die massive sekretorische Diarrhö lässt sich aber über diesen Mechnanismus nicht erklären. Es wird diskutiert, dass die Clostridium-difficile-Toxine ähnlich dem Choleratoxin über eine Stimulation des enteralen Nervensystems eine sekretorische Diarrhö auslösen.

Die Wirkung des Salmonellentoxins **SopE** beruht auf keiner kovalenten, d. h. irreversiblen Modifikation von Rho-Proteinen, sondern ist ein reversibler, transitorischer Effekt (Aktories et al. 2000). SopE imitiert das endogene Guaninnukleotidaustauschprotein GEF (Abb. 3.4; Aepfelbacher et al. 2000). Durch molekulare Interaktion dieser Proteine mit den Rho-Proteinen kommt es zu einem beschleunigten Nukleotidaustausch von GDP zu GTP, der zu einer Aktivierung der Rho-Proteine führt. Die Inaktivierung dieser Proteine geschieht durch die Hydrolyse des gebundenen GTP mit Hilfe der intrinsischen GTPase-Aktivität. Diese GTPase-Aktivität wird durch weitere akzessorische Proteine, den GTPase-aktivierenden Proteinen (GAP), drastisch erhöht. **SptP** von Salmonella spp. und **YopE** von Yersinia enterocolitica wirken wie GTPase-aktivierende Proteine und beschleunigen die Inaktivierung von Rho-Proteinen (Abb. 3.4). Sowohl eine Aktivierung als auch eine Inaktivierung von Rho-Proteinen hat eine Änderung des Aktinzytoskeletts sowie Änderungen in der Rho-Signaltransduktion zur Folge und ist wichtig für eine kontrollierte Zellaufnahme der Salmonellen. YopE verhindert durch diesen Mechanismus die Aufnahme der Yersinien in Epithelzellen.

Der **zytotoxisch nekrotisierende Faktor** (CNF) wird von pathogenen Stämmen von Escherichia coli produziert, die aus Patienten mit Diarrhö oder Harnwegsinfekten isoliert wurden. Da er im Tiermodell Hautnekrosen hervorruft und an kultivierten Zellen zytotoxisch wirkt, hat er seine Bezeichnung erhalten. CNF ist ein einkettiges Protein mit einem Molekulargewicht von 115 kDa, das in 2 Isoformen, CNF-1 und CNF-2, auftritt, wobei CNF-1 überwiegend von uropathogenen und CNF-2 von enteropathogenen Escherichia coli gebildet wird (■ Abb. 3.1; Boquet 2000). Die Rezeptorbinde- und Translokationsdomäne befindet sich im aminoterminalen Teil, während die katalytische Domäne carboxyterminal lokalisiert ist. CNF wird rezeptorvermittelt in die Zielzelle aufgenommen, um dort die zytoplasmatischen Rho-Proteine zu deamidieren. Durch die Deamidierung wird Glutamin-63 in Glutamat-63 umgewandelt. Hierdurch verliert Rho seine intrinsische GTPase-Aktivität und wird dadurch in die konstitutiv aktive Form gebracht. Es kommt zu einer deutlichen Zunahme der Aktinkabel (»stress fibre«), aber auch andere Rho-abhängige Signalwege werden stimuliert. Durch die Überstimulation des Aktinzytoskeletts kontrahiert auch das submembranäre Aktinfilamentsystem, so dass es paradoxerweise zu einer Öffnung der »tight junctions« und damit zu einem Verlust der Barrierefunktion der Epithelien kommt. CNF bewirkt über die Aktivierung der Rho-Proteine eine Phagozytose nichtprofessioneller Makrophagen wie Epithelzellen und schützt diese Zellen vor der Apoptose. Damit könnte CNF die Invasion von Escherichia coli in Epithelien ermöglichen und gleichzeitig ihr intrazelluläres Überleben sichern.

Literatur

Aepfelbacher M., Zumbihl R., Ruckdeschel K. et al. (2000) Translocated toxins and modulins of Yersinia. Aktories K. and Just I. Bacterial Protein Toxins. Chapter 28, 669–685

Aktories K. (1994) Clostridial ADP-ribosylating toxins: effects on ATP and GTP binding toxins. MolCell Biol 138, 167–176.

Aktories K., Schmidt G., Just I. (2000) Rho GTPases as targets of bacterial protein toxins. Biol Chem 381, 421–426

Alouf J.E., Freer J.H. (eds) (1999) The Comprehensive Sourcebook of Bacterial Protein Toxins. Academic Press.

Asao T., Kinoshita Y., Kozaki S. et al. (1984) Purification and some properties of Aeromonas hydrophila hemolysin. Infect Immun, 122–127

Beecher D.J., Schoeni J.L., Wong C.L. (1994) Enterotoxic activity of hemolysin BL from Bacillus cereus. Infect Immun 63, 4423–4428

Bhakdi S., Tranum-Jensen J. (1991) Alpha-toxin of Staphylococcus aureus. Microbiol Rev 55, 733–751

Boquet P. (2000) The cytotoxic necrotizing factor 1 (CNF1) from uropathogenic Escherichia coli. Adv Exp Med Biol 485, 45–51

Busch C., Aktories K. (2000) Microbial toxins and the glycosylation of Rho family GTPases. Curr Opin Struct Biol 10, 528–535

Chopra A.K., Houston W.C. (1999) Enterotoxins in Aeromonas-associated gastroenteritis. Microb Infect 1, 1129–1137.

Cornelis G.R. (2000) Molecular and cell biology aspects of plague. PNAS 97, 8778–8783

Cossart P., Boquet P., Normark S., Rappuoli R.(2000) Cellular Microbiology. ASM Press

Delor I., Cornelis G.R. (1992) Role of Yersinia enterocolitica Yst toxin in experimental infection in young rabbits. Infect Immun 60, 4269–4277

Estes M.K., Morris A.P. (1999) A viral enterotoxin. In: Paul, Francis (eds) Mechanisms in the Pathogenesis of Enteric Deseases. New York, Kluwer Academic / Plenum Publishers, 73–82

Fasao A (1999) Intestinal toxins. Curr Opin Gastroenterol 15, 523–528

Gerhard R., Schmidt G., Hofmann F., Aktories K (1998) Activation of Rho GTPases by Escherichia coli Cytotoxic Necrotizing Factor 1 increases intestinal permeability in Cco-2 cells. Infect Immun 66, 5125–5131

Giannella R.A. (1995) Escherichia coli heat stable enterotoxins, guanylins, and their receptors: what are they and do they do. J Lab Clin Med 125, 173–181

Granum P.E., Granum L., Granum T. (1997) Bacillus cereus and its food poisoning toxins. FEMS Microbiol Letter 157 (2), 223–228

Hatheway C.L. (1990) Toxigenic Clostridia. Clin Microbiol Rev 3, 66–98

James S.P. (1993) Potential role of superantigens in gastrointestinal desease. Gastroenterology 105, 1569–1571

Just I., Hofmann F., Aktories K. (2000) Molecular Mechanisms of Action of the large clostridial cytotoxins. Aktories K. and Just I. Bacterial Protein Toxins. Springer, Berlin Heidelberg, S. 307–327

Just I, Gerhard R (2004) Large clostridial cytotoxins. Rev Physiol Biochem Pharmacol 152, 23–47

Kaper J.B., Fasao A., Trucksis M. (1994) Toxins of Vibrio cholerae. In: Wachsmuth I.K., Blake P.A., Olsvik O. (eds.)Vibrio cholera and cholera. American Society for Microbiology, Washington, D.C., 145–176

Law D. (2000) Virulence factors of Escherichia coli O157 and other Shiga toxin-producing E. coli. J Appl Microbiol 88, 729–745

Matthews B.G., Douglas H., Guiney D.G. (1988) Production of a heat stable enterotoxin by Plesiomonas shigelloides. Microb Pathog 5, 207–213

Melton-Celsa AR, O'Brian AD (2000) Shiga toxins of Shigella dysenteriae and Escherichia coli. In: Aktories K, Just I (eds) Bacterial Protein Toxins. Springer, Berlin Heidelberg, S. 385–431

Nakao H, Takeda T (2000) Escherichia coli Shiga toxin. J Nat Tox 9, 299–313

O'Loughlin EV, Robins-Browne RM (2001) Effect of Shiga toxin and Shiga-like toxins on eukaryotic cells. Microb Infect 3, 493–507

Patton WA, Vitale N, Moss J, Vaughan M (2000) Mechanisms of cholera toxin action: ADP-ribosylation factors as stimulators of cholera toxin-catalized ADP-ribosylation and effectors in intracellular vesicular trafficking events. In: Aktories K, Just I (eds) Bacterial Protein Toxins. Springer, Berlin Heidelberg, S. 133–152

Popoff MR, Milward FW, Bancillon B, Boquet P (1988) Actin-specific ADP-ribosyltransferase produced by a Clostridium difficile strain. Infect Immun 56, 2299–2306

Pothoulakis C., Lamont JT (2001) Microbes and Microbial Toxins: Paradigms for Microbial-Mucosal Interactions II. The integrated response of the intestine to Clostridium difficile toxins. Am J of Physiol 280, G178–G183

Rupnik, M, Dupuy B, Fairweather NF et al. (2005) Revised nomenclature of Clostridium difficile toxins and associated genes. J Med Microbiol 54, 113–117

Sears CL, Kaper JB (1996) Enteric bacterial toxins: mechanisms of action and linkage to intestinal secretion. Microbiol Rev 60, 167–215

Sukhan A (2000) The invasion-associated type III secretion system of Salmonella typhimurium: common and unique features. Cellular and Molecular Lif Sci 57, 1033–1049

Wassenaar TM (1997) Toxin production by Campylobacter spp. Clinical Microbiol Rev 10, 466–476

Ökologie des Darmes

M. Blaut

Der Gastrointestinaltrakt von Mensch und Tier beherbergt eine komplexe Lebensgemeinschaft aus überwiegend anaeroben Mikroorganismen. Diese als gastrointestinale Mikroflora bezeichnete mikrobielle Lebensgemeinschaft beeinflusst den Wirtsorganismus auf vielfältige Weise. In diesem Kapitel sollen die Entwicklung, die Zusammensetzung und die Bedeutung der gastrointestinalen Mikroflora für den Wirtsorganismus aufgezeigt werden.

4.1 Die Entwicklung der gastrointestinalen Mikroflora

Die gastrointestinale Mikroflora begleitet den Menschen von der Geburt bis zum Tod. Diese komplexe Ansammlung von Mikroorganismen ist nicht konstant, sondern unterliegt vielfältigen Änderungen.

Mit der Geburt beginnt die Besiedlung der Körperoberflächen des Neugeborenen durch Bakterien aus seiner Umgebung. Bei der Passage durch den Geburtskanal findet der erste Kontakt mit Mikroorganismen statt und beim Saugen an der Mutterbrust gelangen Bakterien in den Verdauungstrakt des Säuglings, wo sie in kurzer Zeit die Schleimhautoberflächen besiedeln. Bei den ersten Besiedlern handelt es sich überwiegend um fakultativ anaerobe oder aerotolerante Bakterien. Zu diesen zählen Enterobakterien (hauptsächlich Escherichia coli), Laktobazillen, Enterokokken und Staphylokokken [42]. Fakultative Anaerobier wie Escherichia coli tragen dazu bei, Bedingungen zu schaffen, die es auch strikt anaeroben Bakterien erlauben, sich anzusiedeln. Auf Grund ihrer Fähigkeit, Sauerstoff als Elektronenakzeptor zu nutzen, tragen diese Bakterien zu einem Sauerstoffverbrauch und damit zu einer Absenkung des Redoxpotenzials (E_h) bei. Das E_h des Mekoniums beträgt etwa +175 mV, während das der Faeces von 1–2 Tage alten Säuglingen auf -113 mV absinkt. Beim Erwachsenen beträgt es schließlich -348 mV [58]. Diese Änderungen sind die Voraussetzung für die Ansiedlung strikt anaerober Bakterienarten.

Insbesondere bei gestillten Säuglingen findet man in der Regel eine zahlenmäßige Dominanz von Bifidobakterien [7]. Die Muttermilch enthält Komponenten, die einen stimulierenden oder hemmenden Einfluss auf das Wachstum bestimmter Bakterien haben. Bedeutsame Inhaltsstoffe sind in diesem Zusammenhang Oligosaccharide, die das Wachstum der Bifidobakterien spezifisch fördern, sekretorisches IgA, das die Adhärenz von einigen Bakterien an die Darmwand verhindert, und Lactoferrin, ein Eisen bindendes Protein, das die Konzentration von frei verfügbarem Eisen gering hält und somit das Wachstum vieler Bakterien verhindert. Auf Grund des geringen Phosphatgehaltes besitzt Muttermilch eine geringere Pufferkapazität als Flaschennahrung, was zu einer stärkeren Ansäuerung des Darminhaltes führt und dadurch zu einer Unterdrückung des Wachstums von Bacteroides und Clostridium-Arten. Bei Flaschenkindern besteht in der Regel ebenfalls eine Dominanz von Bifidobakterien, doch ist die Zusammensetzung der Bakterienflora bei diesen Kindern deutlich komplexer und ihre Anfälligkeit gegenüber Darminfekten größer als bei gestillten Kindern [8].

Mit Beginn des Zufütterns, aber besonders nach dem Abstillen, kommt es zu Änderungen in der Zusammensetzung der Bakterienflora. Hieraus lässt sich ableiten, dass die Ernährung die Zusammensetzung der intestinalen Mikroflora maßgeblich beeinflusst. So steigt z. B. der Anteil strikt anaerober Bakterien mit der Entwöhnung noch weiter an. In dieser frühen Lebensphase weist die Mikroflora im Vergleich zu späteren Lebensphasen nur eine eingeschränkte Stabilität auf. Das bedeutet einerseits, dass sich neue Mikroorganismen im Gastrointestinaltrakt neben den bereits vorhandenen neu etablieren können. Andererseits besteht die Möglichkeit, dass bereits etablierte Bakterienspezies wieder eliminiert werden. Da die frei werdenden ökologischen Nischen durch pathogene Mikroorganismen besetzt werden können, besteht in dieser Phase eine erhöhte Anfälligkeit gegenüber Infektionen.

Bis zum Ende des 1. Lebensjahres nimmt die Stabilität und auch die Diversität der intestinalen Mikroflora zu. Sie erlangt dadurch zunehmend die Funktion einer wirksamen Barriere gegenüber pathogenen Bakterien.

Welche Bakterien sich im Gastrointestinaltrakt etablieren, hängt von einer Vielzahl endogener und exogener Faktoren ab. Ein bedeutsamer endogener Faktor ist das Immunsystem, das oral aufgenommene Bakterien entweder toleriert oder bekämpft. Darüber hinaus bestimmt die Fähigkeit, sich an die im Gastrointestinaltrakt vorherrschenden Bedingungen optimal anzupassen, die Überlebensfähigkeit der Bakterien im Darm. Hierbei ist zu beachten, dass sich die Bedingungen in den einzelnen Darmabschnitten z. T. erheblich unterscheiden. Auf Grund des niedrigen pH-Wertes im Magen und der schnellen Passage des Chymus durch den Dünndarm sind diese Bereiche des Gastrointestinaltraktes beim gesunden Menschen verhältnismäßig dünn besiedelt. Dauerhaft hohe Zelldichten finden sich v. a. im terminalen Ileum und im Kolon. Das ist in erster Linie darauf zurück zu führen, dass sich die Passage des Chymus im Kolon erheblich verlangsamt. Hierdurch wird die Entwicklung eines stabilen mikrobiellen Ökosystems gefördert [15].

4.2 Die Substrate der intestinalen Mikroflora

Die Hauptsubstrate der Darmflora sind Nahrungskomponenten, die im Dünndarm nicht verdaut oder nicht resorbiert werden, und darüber hinaus endogene Substrate wie abgeschilferte Darmzellen sowie die vom Wirt sekretierten Verdauungsenzyme und Mukopolysaccharide [13].

Bei jeder Mahlzeit gelangen Nahrungskomponenten in den Gastrointestinaltrakt, die das bakterielle Wachstum unterstützen. Die anteilig wichtigsten Nahrungskomponenten sind hierbei resistente Stärken (Stärken, die auf Grund ihrer Struktur einem enzymatischen Abbau durch die humanen Enzyme entgehen), Polysaccharide von Pflanzenzellwänden sowie Oligosaccharide (◘ Tab. 4.1). Auch ein kleiner Anteil der aufgenommenen Nahrungsproteine passiert den Dünndarm unverdaut [32]. Alle diese Nahrungskomponenten gelangen in das Kolon, wo sie zusammen mit den endogenen Substraten dem bakteriellen Abbau unterliegen. Bei diesem Abbau handelt es sich um einen mehrstufigen anaeroben Prozess, an dem eine Vielzahl von bakteriellen Populationsgruppen beteiligt ist. Komplexe Polysaccharide werden zunächst in Oligosaccharide und Monosaccharide zerlegt (◘ Abb. 4.1). An diesem Schritt wirken vor allem Spezies der Gattungen Bacteroides, Ruminococcus, Eubacterium und Peptostreptococcus mit [47]. Besonders bei Bacteroides-Spezies wurden verschiedene am Polysaccharidabbau beteiligte Enzyme nachgewiesen (◘ Tab. 4.2).

Analog werden Proteine in Peptide und Aminosäuren gespalten (◘ Abb. 4.1). Die entstandenen Produkte werden auch von Bakterienarten genutzt, die selbst nicht

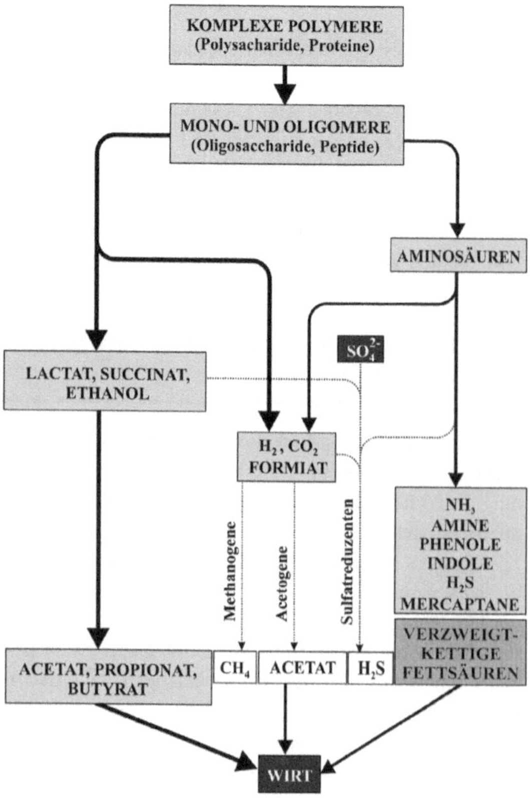

◘ **Abb. 4.1.** Stufen der bakteriellen Fermentation im humanen Kolon

◘ Tab. 4.1. Substrate der intestinalen Mikroflora im humanen Kolon

Substrate		Menge (g/Tag)
Kohlenhydrate	Resistente Stärken	8–40
	Nicht-Stärke-Polysaccharide (Zellulose, Hemizellulose, Pektin, Inulin)	8–18
	Unresorbierte Saccharide und Zuckeralkohole	2–10
	Oligosaccharide (N = 3–10)	2–6
	Chitin und Aminozucker	1–2
	Synthetische Kohlenhydrate (Lactulose, Lactitol, Polydextrose etc.)	[a]
N-haltige Substrate	Nahrungsproteine	3–12
	Pankreatische Enzyme und weitere sekretierte Proteine	4–6
	Harnstoff, Nitrat	0,5
Weitere Substrate	Mucus	2–3
	Lysierte Bakterien	n. b.[b]
	Abgeschilferte Epithelzellen	n. b.[b]
	Organische Säuren	n. b.[b]

[a] Im Durchschnitt niedrig, doch individuell sehr variabel.
[b] Nicht bekannt nach [11].

◘ Tab. 4.2. Beispiele für Polysaccharidaseaktivitäten bei Bakterien des menschlichen Dickdarms

Enzymaktivität	Organismus	Literatur
Xylanase	Bacteroides ovatus	[43]
	Bacteroides eggerthii	[63]
	Bacteroides fragilis subsp. a	–
β-Glucanase (Laminarinase)	Bacteroides thetaiotaomicron	[46]
	Bacteroides uniformis	–
	Bacteroides distasonis	–
Pullulanase	Bacteroides thetaiotaomicron	[54, 55]
Galactomannanase	Bacteroides ovatus	[21]
Polygalacturonase	Bacteroides thetaiotaomicron	[34]
Mucinase	Mischkultur von Darmbakterien	[59]
Chondroitin Lyase	Bacteroides thetaiotaomicron	[45]

in der Lage sind, die polymeren Ausgangssubstanzen zu depolymerisieren. Durch Fermentation werden die Spaltprodukte letztlich zu kurzkettigen Fettsäuren und den Gasen Wasserstoff (H_2), Kohlendioxid (CO_2) und Methan (CH_4) umgesetzt. Während die Gase über die Lunge oder den Anus ausgeschieden werden, unterliegen die kurzkettigen Fettsäuren im Kolon zum großen Teil der Resorption und stehen dem Wirt als Substrate zur Verfügung: Buttersäure ist das Hauptenergiesubstrat der Kolonepithelzellen [41]; Propionat wird zur Leber transportiert, wo es für die Gluconeogenese bereitsteht; Acetat wird über das Blut zu den peripheren Geweben transportiert, wo es oxidiert wird. Die Gesamtkonzentration an kurzkettigen Fettsäuren beträgt im Kolon zwischen 70 und 100 mmol/l [14, 37]. Im Zuge ihrer Bildung treten als Intermediate Lactat, Ethanol und Succinat auf, die jedoch durch andere Bakterienpopulationen ebenfalls zu den genannten Endprodukten umgesetzt werden [35].

Während aus Kohlenhydraten im Wesentlichen die Gase H_2 und CO_2 sowie die kurzkettigen Fettsäuren Acetat, Propionat und Butyrat und in geringen Konzentrationen Formiat, Valerat und Caproat gebildet werden, entstehen im Zuge der Proteinfermentation darüber hinaus noch die charakteristischen verzweigtkettigen Fettsäuren Isobutyrat, Methylbutyrat und Isovalerat [33]. Das molare Verhältnis der kurzkettigen Fettsäuren zueinander ist variabel und hängt in erster Linie von der Art der Ernährung und somit von der Art der bakteriellen Substrate ab [61, 62]. Die Fermentation der Kohlenhydrate findet bevorzugt im terminalen Ileum und im proximalen Kolon statt, während die bakterielle Proteinverwertung im Wesentlichen auf das terminale Kolon beschränkt ist. Dies spiegelt sich auch darin wider, dass der pH-Wert im Zäkum und proximalen Kolon mit 5,6 niedriger ist als im Colon descendens, wo er 6,6 beträgt. Der höhere pH-Wert im distalen Kolon ist in erster Linie darauf zurückzuführen, dass es dort einen Mangel an Kohlenhydraten gibt, was mit einer geringeren Säurebildung korreliert. Durch die Desaminierung von Aminosäuren werden Ammoniak und weitere charakteristische Abbauprodukte wie Amine, Thiole, Phenole, Indole und organische Säuren freigesetzt (◘ Abb. 4.1) [33].

Im Zuge der Fermentation im Kolon nimmt die bakterielle Zellmasse zu. Bei Verzehr einer westlichen Diät werden von einem Erwachsenen täglich im Durchschnitt 150 g Faeces ausgeschieden. Etwa 30% des Faecesvolumens besteht aus Bakterienmasse, was einem Feuchtgewicht von etwa 45 g und einem Trockengewicht von 9 g entspricht. Um diese täglich ausgeschiedene Bakterienmasse zu ersetzen, müssen etwa 30–45 g Kohlenhydrate im Kolon bakteriell verstoffwechselt werden [44]. Letztlich wird also ein Teil der nicht verdauten Kohlenhydrate genutzt, um bakterielle Zellmasse zu erzeugen. Wie bei einem Fermenter wird durch Nahrungsaufnahme Substrat zugeführt und durch Defäkation bakterielle Zellmasse aus dem System entfernt. Der Hauptunterschied zu einer klassischen kontinuierlichen Kultur liegt darin, dass sowohl die Substratzufuhr als auch die Entfernung der bakteriellen Zellmasse diskontinuierlich erfolgen.

Durch den Abbau von Kohlenhydraten und Proteinen zu kurzkettigen Fettsäuren leistet die intestinale Mikroflora einen Beitrag zur Energieversorgung des Wirtes, denn erst durch die Absorption und Verstoffwechselung der Fermentationsprodukte wird auch die Verwertung von sonst nicht resorbierbaren Nahrungskomponenten möglich. Es wurde geschätzt, dass dadurch bis zu 10% des täglichen Energiebedarfs eines Erwachsenen gedeckt werden kann [12].

4.3 Der bakterielle Stoffwechsel im Kolon

Auf Grund des Mangels an Sauerstoff ist die Mehrzahl der Bakterien im Kolon auf einen anaeroben Gärungsstoffwechsel zur Energiegewinnung angewiesen. Stoffwechselenergie in Form von ATP wird hauptsächlich durch Substratkettenphosphorylierung gewonnen (◘ Abb. 4.2).

Unter anaeroben Bedingungen besteht eines der Hauptprobleme der Bakterien darin, reduzierte Elektronenüberträger wie NAD(P)H oder reduziertes Ferredoxin zu reoxidieren. Auf Grund des stark reduzierten Milieus ($E_h < -300$ mV) und des Mangels an Sauerstoff stehen im Wesentlichen nur Intermediate der Glykolyse als Elektronenakzeptoren zur Verfügung, wodurch es zur Bildung der charakteristischen Fermentationsprodukte kommt. Wenn die Elektronendonatoren ein genügend negatives Redoxpotenzial aufweisen, besteht für viele Anaerobier die Möglichkeit, Protonen zu H_2 zu reduzieren. Durch H_2-Bildung wird z. B. die Reduktion eines Intermediates wie Pyruvat zu Lactat überflüssig, so dass Pyruvat stattdessen zu CO_2 und Acetat weiter umgesetzt werden kann; dabei ist die Acetatbildung über die Acetatkinase mit der Phosphorylierung von ADP verbunden. Die Protonenreduktion kann aus thermodynamischen Gründen jedoch nur mit wenigen Reaktionen des Gärungsstoffwechsels gekoppelt werden. Von zentraler Bedeutung im Gärungsstoffwechsel ist die Pyruvatoxidation, die häufig mit der Bildung von H_2 über die Hydrogenase gekoppelt ist:

$$\text{Pyruvat} + \text{CoA} \rightarrow \text{Acetyl-CoA} + CO_2 + 2\,e^- + 2\,H^+$$
$$2\,e^- + 2\,H^+ \rightarrow H_2$$

Alternativ wird Pyruvat über die Pyruvat-Formiat-Lyase gespalten und aus dem gebildeten Formiat kann über die Formiathydrogenlyase ebenfalls H_2 gebildet werden (◘ Abb. 4.2). Dies ist bei Escherichia coli und verwandten Bakterien der Fall. Als Faustregel gilt, dass die Bildung

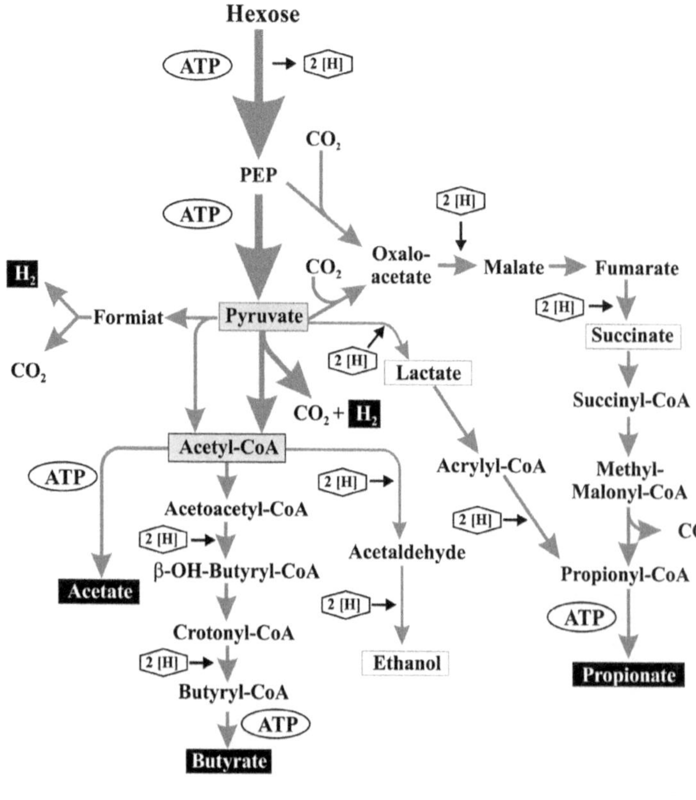

◘ **Abb. 4.2.** Hauptwege der anaeroben Fermentation im Kolon. Die Endprodukte und H_2 als zentrales Intermediat des anaeroben Stoffwechsels sind durch weiße Schrift auf schwarzem Hintergrund hervorgehoben. Weitere bedeutende Intermediate wie Ethanol, Succinat und Lactat sind schwarz umrandet. Ihr weiterer Abbau ist nicht dargestellt. Intrazelluläre zentrale Intermediate sind grau hinterlegt. Reaktionen, in denen ATP gewonnen wird, sind mit ATP, in denen Reduktionsäquivalente gebildet werden mit → <2 H>, und in denen Reduktionsäquivalente verbraucht werden mit <2 H> → gekennzeichnet. Die Stöchiometrien der Reaktionen wurden nicht berücksichtigt reduzierter Produkte wie H_2, Ethanol, Propionat und Butyrat durch die Bildung oxidierter Produkte wie CO_2 eine ausgeglichene Redoxbilanz ergeben muss.

Der größte Teil (ca. 90%) des im Kolon gebildeten H_2 wird durch spezialisierte bakterielle Populationsgruppen wieder reoxidiert (▣ Abb. 4.1). Hierbei kann es sich um methanbildende Mikroorganismen (Methanobrevibacter smithii) handeln, die phylogenetisch zur Domäne Archaea gehören, oder um acetogene Bakterien, die 2 CO_2 mit 4 H_2 über den Wood-Ljungdahl-Weg zu Acetat reduzieren. Darmbakterien, die über diesen Stoffwechselweg verfügen, sind phylogenetisch divers, und die bislang beschriebenen Isolate wachsen mixotroph, d. h. sie wachsen gleichzeitig auf Kohlenhydraten und auf H_2 und CO_2. Beispiele hierfür sind Clostridium coccoides [29] und Ruminococcus hydrogenotrophicus [3]. Die 3. Gruppe, die den im Kolon gebildeten Wasserstoff unter anaeroben Bedingungen oxidieren kann, umfasst sulfatreduzierende Bakterien, von denen einige Vertreter, wie z. B. Desulfovibrio, neben organischen Elektronendonatoren auch H_2 für die Reduktion von Sulfat zu Sulfid nutzen können. Das im Kolon durch Sulfatreduzenten gebildete Sulfid ist mit der Entstehung der Colitis ulcerosa in Zusammenhang gebracht worden [39], wobei das dafür notwendige Sulfat entweder oral über die Nahrung ins Kolon gelangt oder aus dem Abbau von sulfatierten Polysacchariden durch andere Bakterienpopulationen gebildet werden kann. Hintergrund dieser Überlegungen sind Experimente, in denen gezeigt wurde, dass Sulfid die Oxidation von Butyrat in Kolonepithelzellen bevorzugt hemmt [40].

Die relative Bedeutung der 3 Prozesse der Wasserstoffoxidation im Kolon ist je nach menschlicher Population unterschiedlich. Auf der Grundlage der abgeatmeten Methanmengen kann davon ausgegangen werden, dass die Methanbildung nur bei 30–40% der Europäer für die Wasserstoffoxidation von Bedeutung ist [4, 38]. Im Gegensatz dazu wurde berichtet, dass der Anteil von Methanausscheidern bei auf dem Lande lebenden schwarzen Südafrikanern bei über 80% liegt [50].

4.4 Einflüsse der Bakterienflora auf den Metabolismus des Wirtes

Neben Kohlenhydraten und Proteinen gelangen noch weitere Nahrungskomponenten, die auch als nichtnutritive Inhaltsstoffe bezeichnet werden, in das Kolon. Diese werden teilweise resorbiert, teilweise aber auch durch Darmbakterien transformiert. Die entstehenden Verbindungen können für den Stoffwechsel des Wirtes von Relevanz sein. Zahlreiche Bakterienspezies im Darm sind z. B. in der Lage, Pflanzenglykoside zu hydrolysieren [9]. Die dadurch entstehenden Produkte können toxischer oder mutagener sein als die jeweiligen Ausgangssubstanzen. Andererseits kann die bakterielle Transformation sekundärer Pflanzenmetabolite im Darm auch zur Bildung von Verbindungen führen, die als gesundheitsfördernd angesehen werden. Als Beispiel sei hier die Transformation der Pflanzenlignane Secoisolariciresinol oder Matairesinol genannt, die u. a. in Leinsamen und Roggen vorkommen. Diese werden im Darm durch Bakterien zu den sog. Säugetierlignanen Enterodiol und Enterolacton transformiert, die einen präventiven Schutz vor sexhormonabhängigen Krebsarten haben sollen [51].

Die Darmflora beeinflusst auch die Metabolisierung von Fremdstoffen. Bei diesen kann es sich um Nahrungskomponenten handeln, aber auch um Medikamente. Hydrophobe Verbindungen werden in der Leber durch Cytochrom-*P450*-abhängige Enzyme oxidiert und dann anschließend durch sog. Phase-2-Enzyme u. a. mit Glucuronsäure oder Sulfat konjugiert, um sie wasserlöslich zu machen. Während die Mehrzahl der konjugierten Verbindungen mit dem Urin über die Nieren ausgeschieden wird, gelangt ein Teil von ihnen mit der Galle in den Darm, wo die Konjugate durch Darmbakterien hydrolysiert werden. Die resultierenden dekonjugierten Verbindungen sind hydrophober als die Ausgangsverbindungen. Sie werden daher leichter resorbiert und zur Leber transportiert, um letztlich in konjugierter Form erneut mit der Galle in den Darm zu gelangen. Dieser als enterohepatischer Kreislauf bezeichnete Prozess führt zu einer längeren Verweildauer von potenziell toxischen oder mutagenen Komponenten.

Auch die konjugierten Gallensäuren unterliegen einem enterohepatischen Kreislauf [28]. Allerdings handelt es sich bei diesen hauptsächlich um Glycin- und Taurinkonjugate. Diese werden von Darmbakterien nicht nur hydrolysiert, sondern darüber hinaus können funktionelle Gruppen des Sterolgrundgerüstes modifiziert werden, was zur Bildung sog. sekundärer Gallensäuren führt. So wird z. B. Cholsäure, die mit Glycin konjugiert ist, dekonjugiert und die aus dieser Reaktion resultierende freie Cholsäure wird durch die 7-α-Dehydroxylase in Desoxycholat überführt (▣ Abb. 4.3a). Es gibt gute experimentelle Hinweise darauf, dass sekundäre Gallensäuren Tumorpromotoren bei Kolontumoren sind [57].

Ein Beispiel für die Rolle der Darmflora bei der Entstehung von mutagenen und karzinogenen Verbindungen ist die Bildung von nitrosen Aminen: Viele Bakterien sind in der Lage, die Reduktion von Nitrat zu Nitrit zu katalysieren. Gebildetes Nitrit reagiert mit sekundären Aminen zu nitrosen Aminen [22] (▣ Abb. 4.3b). Sekundäre Amine, wie beispielsweise Dimethylamin, entstehen bei der bakteriellen Proteinverwertung im Kolon.

Die aufgeführten Beispiele belegen, dass die humane Intestinalflora vielfältige Einflüsse auf den Stoffwechsel des Wirtes ausübt. Es ist davon auszugehen, dass es eine Reihe weiterer bakteriell katalysierter Reaktionen im Darm des Menschen gibt, die noch nicht entdeckt und beschrieben worden sind.

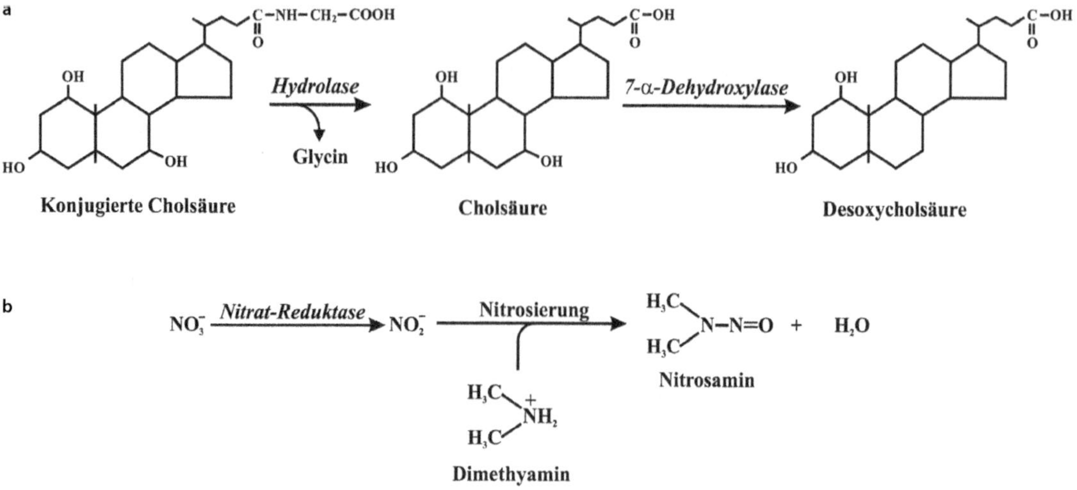

Abb. 4.3a,b. Beispiele für Reaktionen, die von Darmbakterien katalysiert werden. **a** Transformation von Glykocholsäure zu Desoxycholsäure, **b** Nitratreduktion und Nitrosierung

4.5 Mikrobielle Habitate im Darm

In den verschiedenen Darmabschnitten unterscheiden sich die Lebensbedingungen der Mikroorganismen z. T. erheblich. Unterschiede bestehen nicht nur hinsichtlich des pH-Wertes, des Redoxpotenzials und des Sauerstoffpartialdruckes, sondern auch hinsichtlich der Transportgeschwindigkeit des Darminhaltes und der Substratverfügbarkeit. Da Bakterien in einem stabilen Ökosystem optimal an ihre Umgebung angepasst sind, ist es nicht erstaunlich, dass sich in den einzelnen Darmabschnitten Unterschiede in ihrer Zusammensetzung und Aktivität herausbilden. Generell gilt, dass sich nur solche Bakterien im Darm etablieren können, die entweder in der Lage sind, sich an die Mukusschicht oder die Epithelschicht anzuheften oder deren Teilungsrate größer ist als die Rate der Ausscheidung [20].

Anhand von Untersuchungen an Tiermodellen kann man davon ausgehen, dass es z. B. nicht nur Unterschiede zwischen Bakterienpopulationen im proximalen und im distalen Kolon gibt, sondern auch zwischen den Bakterienpopulationen in der Mukusschicht in Epithelnähe einerseits und im Darmlumen andererseits. Die Muzinsekretion findet an der Epitheloberfläche statt und es kann angenommen werden, dass die Fähigkeit, sich an die Mukusschicht anzuheften, ein selektiver Vorteil für Bakterien ist, die in der Lage sind, Muzine als Substrat zu nutzen. Im Lumen wiederum können Bakterien in der flüssigen Phase suspendiert sein (planktonisch) oder an der Oberfläche von ungelösten Nahrungspartikeln gebunden sein. Insbesondere Mikroorganismen, die am Abbau komplexer Substrate wie Pflanzenfasern beteiligt sind, findet man häufig in Assoziation mit ihrem jeweiligen Substrat [33]. Der Abbau solch komplexer Substrate macht es erforderlich, dass Bakterienspezies mit unterschiedlichen Substratspezifitäten die einzelnen Komponenten in einer konzertierten Aktion abspalten und für den bakteriellen Stoffwechsel verfügbar machen. Die Vielzahl der potenziellen Substrate erklärt gleichzeitig die große Zahl unterschiedlicher Spezies, die man im humanen Darm vorfindet. Die Organismen, die primär an die Mukusschicht oder an Nahrungpartikel adhärieren können, ermöglichen es weiteren Bakterien, sich wiederum an diese anzuheften. Die sekundär, tertiär usw. anheftenden Bakterienpopulationen profitieren von den Spaltprodukten der primären Abbauer, die sie als Substrate verwerten können. Solche hoch organisierten Bakteriengemeinschaften können sog. Biofilme bilden. Biofilme sind für eine Reihe von Habitaten beschrieben worden [10]. Sie sind durch komplexe physikalische und nutritive Interaktionen zwischen den Mitgliedern solcher Konsortien charakterisiert. Es ist anzunehmen, dass in Abhängigkeit von den unterschiedlichen Bedingungen in den verschiedenen Bereichen des humanen Gastrointestinaltraktes eine Vielzahl unterschiedlicher Mikrohabitate existiert.

4.6 Verteilung der Bakterien im humanen Gastrointestinaltrakt

Auf Grund der unterschiedlichen Bedingungen, die in den einzelnen Darmabschnitten vorherrschen, verteilen sich die vorhandenen Bakterien nicht gleichmäßig [58]. Beim gesunden Menschen sind Magen und Duodenum nur spärlich mit Mikroorganismen besiedelt ($0–10^1$ bzw. $0–10^3$ Zellen/ml). Das ist in erster Linie auf die Sekretion

■ Tab. 4.3. Dominante bakterielle Populationsgruppen in den einzelnen Abschnitten des humanen Gastrointestinaltraktes

Magen	Duodenum und Jejunum	Ileum und Zäkum	Kolon
10^0–10^3 KBE/ml^{-1}	10^2–10^5 KBE/ml^{-1}	10^3–10^9 KBE/ml^{-1}	10^{10}–10^{12} KBE/g^{-1}
Lactobacillus Streptococcus Staphylococcus Enterobactericeae Hefen	Lactobacillus Streptococcus Bifidobacterium Enterobactericeae Staphylococcus Hefen	Bifidobacterium Bacteroides Lactobacillus Streptococcus Enterobactericeae Staphylococcus Clostridium Hefen	Bacteroides Eubacterium Clostridium Peptostreptococcus Streptococcus Bifidobacterium Fusobacterium Lactobacillus Enterobactericeae Staphylococcus Hefen

KBE Koloniebildende Einheiten.

von HCl zurückzuführen und den daraus resultierenden niedrigen pH-Wert, der im Magen lediglich 2 und im Duodenum 4 betragen kann. Die bakterielle Populationsdichte steigt im Ileum allmählich von 10^4 auf 10^8 Zellen/ml, um dann im Kolon eine maximale Konzentration von 10^{12} Zellen/g Koloninhalt zu erreichen. So wie die Populationsdichte der Bakterien vom Duodenum zum Kolon hin zunimmt, so steigt auch die Anzahl der Arten, die von den einzelnen Darmabschnitten isoliert werden können. Im Duodenum findet man hauptsächlich Arten, die gut an den relativ niedrigen pH-Wert angepasst sind (■ Tab. 4.3): Hier sind v. a. Laktobazillen, Streptokokken, Bifidobakterien, Enterobakterien, Staphylokokken und Hefen anzutreffen. Im Bereich des Ileums und Zäkums sind diese Organismen ebenfalls noch vorhanden, doch werden die Bifidobakterien hier zur wichtigsten Gruppe. Als zahlenmäßig bedeutsame Gruppe kommen Vertreter der Gattung Bacteroides hinzu und erstmals tauchen in diesem Darmabschnitt auch Clostridien auf. Die Artenvielfalt der Mikroorganismen im Kolon übertrifft die in den anderen Darmabschnitten bei weitem.

Stuhlproben spiegeln im Wesentlichen die Zusammensetzung der Bakterienpopulationen des Kolons wider [17]. Auf Grund der leichten Verfügbarkeit von Stuhlproben beruht die Mehrzahl der Untersuchungen der intestinalen Mikroflora auf Faecesanalysen. Die derzeitigen Kenntnisse über die humane Fäkalflora beruhen weitgehend auf wenigen umfangreichen Studien, die sich klassischer mikrobiologischer Methoden bedienten [24, 36]. Bedeutsam für den Erfolg dieser Arbeiten war die Anwendung anaerober Arbeitstechniken [6, 25, 27], mit deren Hilfe es gelang, zahlreiche neue Bakterien aus Stuhlproben zu isolieren und phänotypisch zu beschreiben. Diese Arbeiten offenbarten, dass der menschliche Darm 400–500 unterschiedliche Bakterienspezies enthält, dass aber nur etwa 30–40 Spezies 99% der Bakterienmasse ausmachen [17]. Eine weitere wichtige Erkenntnis aller bisherigen Studien ist die beobachtete große individuelle Variabilität in der Zusammensetzung der humanen Darmflora. Zwar findet man in Bezug auf das Vorkommen der großen Bakteriengruppen (■ Tab. 4.3) eine starke Übereinstimmung, doch ergeben sich auf Speziesebene Unterschiede, die so groß sind, dass sie eine eindeutige Unterscheidung zwischen Individuen erlauben.

4.7 Kultivierungsunabhängige Methoden zur Untersuchung der intestinalen Mikroflora

Bis vor wenigen Jahren beruhten die Kenntnisse zur Zusammensetzung der Darmflora nahezu ausschließlich auf den oben erwähnten Studien. Sie alle basieren auf der Verwendung von klassischen mikrobiologischen Methoden zur Erfassung und Identifizierung von Bakterien. Diese setzen voraus, dass die vorhandenen Bakterien nach Vereinzelung auf geeigneten Nährböden Kolonien bilden, damit sie identifizierbar sind. In den vergangenen Jahren ist wiederholt gezeigt worden, dass Analysen dieser Art die tatsächliche Diversität eines bakteriellen Ökosystems stark unterschätzen. Teilweise wurde nur ein Bruchteil der tatsächlich vorhandenen Bakterienspezies erfasst [60]. Nur Organismen, deren Wuchsansprüche man im Labor erfüllte, konnten isoliert und identifiziert werden. Aus diesem Grund hat man in letzter Zeit vermehrt auf kultivierungsunabhängige Verfahren zur Charakterisierung mikrobieller Lebensgemeinschaften zurückgegriffen. Diese werden seit kurzem auch zur Charakterisierung der humanen Intestinalflora eingesetzt.

Die Molekularbiologie hat die Identifizierung von Mikroorganismen revolutioniert. Besonders die Analyse ribosomaler RNA-Gensequenzen ermöglicht die Identifizierung und Bestimmung der phylogenetischen Position von Bakterien [65]. Die große Spezifität ribosomaler RNA-Gensequenzen hat zu der Entdeckung einer Vielzahl neuer Spezies geführt und zu einem besseren Verständnis der Biodiversität von mikrobiellen Ökosystemen. Die 16S rRNA, die Bestandteil der kleinen Untereinheit der Ribosomen ist, ist das bislang am häufigsten verwendete Molekül, um die phylogenetischen Verwandtschaftsbeziehungen der Prokaryonten aufzuklären. Der Vergleich der ribosomalen RNA-Sequenzen offenbarte Signatursequenzen, kurze Abschnitte ribosomaler RNA-Gene, die für eine bestimmte Organismengruppe charakteristisch sind [31]. Das Auftreten von hoch konservierten und variablen Sequenzbereichen in der rRNA ist darauf zurückzuführen, dass das Ausmaß der Sequenzänderungen, die im Zuge der Evolution durch Mutation auftraten, in den einzelnen Regionen des rRNA-Moleküls sehr unterschiedlich ist.

Die kultivierungsunabhängige Erfassung von Mikroorganismen in einem Ökosystem basiert auf der Kenntnis von Bereichen des 16S ribosomalen RNA-Gens, die in allen Bakterien konserviert sind. Durch die Polymerasekettenreaktion (PCR) kann eine variable Region zwischen zwei konservierten Regionen amplifiziert werden, indem in der PCR Primer eingesetzt werden, die an die konservierten Regionen binden. Dieses Verfahren wurde kürzlich auf die Analyse einer Stuhlprobe eines gesunden Erwachsenen angewandt [56]. Dazu wurde die bakterielle DNA der Stuhlprobe extrahiert und das 16S ribosomale RNA-Gen mittels PCR (10 Zyklen) amplifiziert. Die erhaltenen Amplifikate wurden in ein geeignetes Plasmid ligiert, in Escherichia coli kloniert und dann sequenziert. Die resultierenden 284 Klone konnten 82 molekularen Spezies zugewiesen werden, wobei Sequenzen mit ≥98% Ähnlichkeit als molekulare Spezies definiert wurden. Die Mehrzahl dieser Klone (82%) konnte 3 großen phylogenetischen Gruppen zugewiesen werden: der Bacteroides/Prevotella-Gruppe, der Clostridium-coccoides-Gruppe sowie der Clostridium-leptum-Gruppe. Die restlichen Klone verteilten sich unter einer Vielzahl weiterer phylogenetischer Gruppen. Von besonderer Bedeutung ist der Befund, dass es bei 76% der charakterisierten 16S rRNA-Gensequenzen keine Entsprechungen in den Datenbanken gab. Das heißt, dass nur 24% der Sequenzen beschriebenen Bakterienspezies zugeordnet werden konnten. Ein direkter Vergleich der Quantifizierung mittels Kultivierung einerseits und mittels PCR-abhängigem Nachweis andererseits ergab ebenfalls Diskrepanzen zwischen den kultivierten Spezies und den erhaltenen molekularen 16S rRNA-Spezies [64].

Obwohl die Amplifizierung, Klonierung und Sequenzierung eine sehr nützliche Methode ist, um die Diversität einer mikrobiellen Populationsgemeinschaft zu erforschen, zeigen die bisher durchgeführten Arbeiten aber auch, dass die hergestellten 16S rRNA-Genbibliotheken die zahlenmäßige Bedeutung der einzelnen Spezies im Ökosystem nur unvollkommen widerspiegeln, da manche Spezies unterrepräsentiert sind. Dies ist vermutlich darauf zurückzuführen, dass die 16S rRNA-Gene der verschiedenen Organismen durch die PCR mit unterschiedlicher Effizienz amplifiziert werden. Zur kultivierungsunabhängigen Quantifizierung der bakteriellen Populationsgruppen in einem Ökosystem bietet sich die In-situ-Hybridisierung an.

Die In-situ-Hybridisierung mit fluoreszenzmarkierten Oligonukleotidsonden (FISH), die an ausgesuchte Signatursequenzen der 16S rRNA binden, erlaubt die Identifizierung und Auszählung von Mikroorganismen in ihrem natürlichen Habitat ohne die Notwendigkeit ihrer Kultivierung [1]. In Abhängigkeit von der Art der gewählten Sonde ist es möglich, Mikroorganismen auf den unterschiedlichen taxonomischen Ebenen wie Domäne, Familie, Genus und Spezies anzusprechen. Dazu werden Bakterienzellen in einer Stuhlprobe durch Behandlung mit Paraformaldehyd oder Ethanol fixiert und permeabilisiert. Wenn die 16S rRNA der Organismen in der Probe eine Zielsequenz enthalten, bindet die fluoreszenzmarkierte Sonde daran und bildet ein Hybrid aus. Da jede Zelle mehrere tausend Ribosomen enthält, führt die Bindung der fluoreszierenden Sonde an die Ziel-RNA dazu, dass die ganze Zelle fluoresziert und im Epifluoreszenzmikroskop erfasst werden kann. Eine erfolgreiche Hybridisierung an ganzen Zellen erfordert sowohl eine Zellfixierung, die die Zellmorphologie erhält, als auch eine effektive Zellpermeabilisierung, die es den markierten Sonden erlaubt, an die zelluläre rRNA zu binden [2]. Werden verschiedene Sonden mit Fluoreszenzfarbstoffen markiert, die bei unterschiedlichen Wellenlängen fluoreszieren, so ist es mit Hilfe geeigneter optischer Filter sogar möglich, verschiedene Zelltypen in ein und derselben Probe nachzuweisen [16].

Für Organismen des humanen Intestinaltraktes steht bereits eine ansehnliche Kollektion von Oligonukeotidsonden zur Verfügung, die diese auf unterschiedlichen Ebenen der phylogenetischen Hierarchie erfassen. Von Bedeutung sind die Sonden zur Erfassung der Bifidobakterien, Organismen der Bacteroides/Prevotella-Gruppe, grampositiver Bakterien mit einem niedrigen GC-Gehalt, der Enterobakterien, Bakterien der Clostridium-histolyticum-Gruppe, der Clostridium-lituseburense-Gruppe, der Eubacterium-rectale- Gruppe, der Streptococcus/Lactobacillus-Gruppe sowie der Bacteroides-fragilis-, der Bacteroides-distasonis- und der Clostridium-leptum- Untergruppen [19, 30, 52, 64]. Kürzlich sind Sonden hinzugekommen, mit denen einzelne Spezies oder aus wenigen Spezies bestehende Gruppen erfasst werden können [23, 49, 53].

Oligonukleotidsonden bieten auch die Möglichkeit, intestinale Mikroorganismen von Interesse in Stuhlproben von Probanden spezifisch nachzuweisen. Ein gutes Beispiel dafür ist Eubacterium ramulus, ein Organismus, der auf Grund seiner Fähigkeit, das Flavonoid Quercetin-3-Glucosid zu 3,4-Dihydroxyphenylessigsäure sowie Acetat und Butyrat abzubauen, aus einer humanen Stuhlprobe isoliert wurde [48]. Quercetin ist ein Flavonoid, das als Gykosid in vielen Pflanzen vorkommt, die der menschlichen Ernährung dienen. Somit sind Flavonoide nichtnutritive Lebensmittelinhaltsstoffe. Auf Grund seiner antioxidativen und möglichen antikarzinogenen Aktivität besteht ein großes wissenschaftliches Interesse an der möglichen Wirkung dieser und ähnlicher Verbindungen [18]. Um die Verbreitung und Bedeutung dieses Organismus zu untersuchen, wurden Stuhlproben von 20 Individuen mit einer fluoreszenzmarkierten Oligonukleotidsonde zur spezifischen Erkennung von Eubacterium ramulus analysiert. Dabei konnte der Organismus in jedem der untersuchten Individuen in Zellzahlen von $4{,}4 \times 10^7$ bis 2×10^9 nachgewiesen werden [53].

Diese und weitere molekularbiologische Methoden gewinnen zunehmend an Bedeutung. Sie ermöglichen es, die komplexe Ökologie des humanen Intestinaltraktes Stück für Stück besser zu verstehen.

4.8 Interaktion zwischen Bakterien

Die große Diversität der Bakterien im humanen Darm beruht auf der Mannigfaltigkeit der Substrate im Kolon. Der Abbau dieser Substrate erfordert ein ausgeklügeltes Zusammenspiel der unterschiedlichen Spezies, zwischen denen ein komplexes Beziehungsgeflecht besteht. Das Verhältnis von Spezies zueinander kann durch die folgenden Begriffe charakterisiert werden: Die Stimulierung einer Spezies durch eine zweite Spezies, die aber selbst durch die erste Spezies nicht beeinflusst wird, wird als Kommensalismus bezeichnet; von Neutralismus spricht man, wenn zwei Organismen keinen Einfluss aufeinander ausüben und von Antagonismus, wenn ein Organismus durch einen anderen in seinem Wachstum unterdrückt wird. Besteht eine Symbiose, so hängen zwei Bakterienpopulationen zwingend voneinander ab. Es ist davon auszugehen, dass alle diese Beziehungen im humanen Darm nebeneinander vorkommen.

Zwei bekannte Beispiele für die Abhängigkeit unterschiedlicher Bakterienpopulationen voneinander seien hier erwähnt: Spezies, die auf die Nutzung von Lactat spezialisiert sind, hängen von Bakterienpopulationen ab, die Polysaccharide depolymerisieren und zu Lactat fermentieren; in ähnlicher Weise hängen methanbildende Mikroorganismen von Wasserstoffbildnern ab. Das Zusammenspiel zwischen solchen Bakteriengruppen wird mitunter durch die räumliche Nähe der entsprechenden Bakterienzellen zueinander verbessert. Letzteres kann dann von ökologischer Signifikanz sein, wenn hierdurch Substratlimitierungen oder Hemmungen durch bakterielle Fermentationsprodukte verhindert werden.

4.9 Kommunikation zwischen Mikroorganismen und Wirt

Die Abwehr des Wirtes gegen Infektionen besteht aus einem komplexen System angeborener und erworbener Immunreaktionen und den protektiven Effekten der normalen Darmflora. Es gibt Anhaltspunkte dafür, dass diese symbiontischen Bakterien das Immunsystem des Wirtes modulieren. Das bedeutet, dass es zu einem Austausch von Information zwischen der Bakterienflora und dem Wirt kommt, der als Cross-talk bezeichnet wird. Welche molekulare Basis der Cross-talk haben kann, wurde kürzlich am Tiermodell der Maus gezeigt. Es wurde berichtet, dass die Besiedlung keimfreier Mäuse mit Bacteroides thetaiotaomicron die Fucosylierung von Glykokonjugaten auf dem Dünndarmepithel induziert [5]. Ein isogener Stamm von Bacteroides thetaiotaomicron, der die Fähigkeit verloren hat, Fucose als Substrat zu nutzen, kann diese Fucosylierung hingegen nicht induzieren. Kürzlich durchgeführte Experimente legen den Schluss nahe, dass das von Bacteroides thetaiotaomicron gebildete regulatorische Protein FucR nach Bindung von Fucose die reprimierte Transkription der Gene für die bakterielle Fucoseverwertung ermöglicht. Gleichzeitig reguliert die Expression der Gene eines zweiten Locus, dessen Genprodukte die Fucosylierung in den Enterozyten steuern [26].

4.10 Ausblick

Trotz des erheblichen Wissenszuwachses, der in den letzten Jahren stattgefunden hat, weist unser Verständnis der bakteriellen Ökologie des humanen Gastrointestinaltraktes noch große Lücken auf. Die in den letzten Jahren entwickelten analytischen Werkzeuge stärken jedoch die Zuversicht, dass ein Teil dieser Lücken in der nahen Zukunft geschlossen werden kann.

Literatur

1. Amann RI, Krumholz L, Stahl DA (1990) Fluorescent-oligonucleotide probing of whole cells for determinative, phylogenetic, and environmental studies in microbiology. J Bacteriol 172: 762–770
2. Amann RI, Ludwig W, Schleifer K-H (1995) Phylogenetic identification and in situ detection of individual microbial cells without cultivation. Microbiol Rev 59: 143–169
3. Bernalier A, Willems A, Leclerc M, Rochet V, Collins MD (1996) Ruminococcus hydrogenotrophicus sp. nov., a new H_2/CO_2-utilizing acetogenic bacterium isolated from human feces. Archives of Microbiology 166: 176–183
4. Bjorneklett A, Jenssen E (1982) Relationships between hydrogen (H_2) and methane (CH_4) production in man. Scand J Gastroenterol 17: 985–992
5. Bry L, Falk PG, Midtvedt T, Gordon JI (1996) A model of host-microbial interactions in an open mammalian ecosystem. Science 273: 1380–1383

6. Bryant MP (1972) Commentary on the Hungate technique for culture of anaerobic bacteria. Amer J Clin Nutr 25: 1324–1328
7. Bullen CL, Tearle PV, Willis AT (1976) Bifidobacteria in the intestinal tract of infants: an in-vivo study. J Med Microbiol 9: 325–333.
8. Bullen CL, Willis AT (1971) Resistance of the breast-fed infant to gastroenteritis. Br Med J 3: 338–343.
9. Chadwick RW, George SE, Claxton LD (1992) Role of the gastrointestinal mucosa and microflora in the bioactivation of dietary and environmental mutagens or carcinogens. Drug Metabolism Rev 24: 425–492
10. Costerton JW, Cheng K-J, Geesey GG, Ladd TI, Nickel JC, Dasgupta M, Marrie TJ (1987) Bacterial biofilms in nature and disease. Ann Rev Microbiol 41: 435–464
11. Cummings JH (1994) Anatomy and physiology of the human colon. In: ILSI Worksshop on colonic microflora: Nutrition and health, Barcelona, Spain
12. Cummings JH (1995) Short chain fatty acids. In: Gibson GR, Macfarlane GT (eds) Human colonic bacteria: role in nutrition, physiology and pathology. CRC Press, Boca Raton, pp 101–130
13. Cummings JH, Macfarlane GT (1991) The control and consequences of bacterial fermentation in the human colon. Journal Of Applied Bacteriology 70: 443–459
14. Cummings JH, Pomare EW, Branch WJ, Naylor CP, Macfarlane GT (1987) Short chain fatty acids in human large intestine, portal, hepatic and venous blood. Gut 28: 1221–1227
15. Cummings JH, Wiggins HS, Jenkins DJ, Houston H, Jivraj T, Drasar BS, Hill MJ (1978) Influence of diets high and low in animal fat on bowel habit, gastrointestinal transit time, fecal microflora, bile acid, and fat excretion. J Clin Invest 61: 953–963.
16. DeLong EF, Wickham GS, Pace NR (1989) Phylogenetic stains: ribosomal RNA-based probes for the identification of single microbial cells. Science 243: 1360–1363
17. Drasar BS, Duerden BI (1991) Anaerobes in the normal flora of man. In: Drasar BS, Duerden BI (eds) Anaerobes in human disease. Edward Arnold, London, Melbourne, Auckland, pp 162–179
18. Formica JV, Regelson W (1995) Review of the biology of quercetin and related bioflavonoids. Fd Chem Toxic 33: 1061–1080
19. Franks AH, Harmsen HJM, Raangs GC, Jansen GJ, Schut F, Welling GW (1998) Variations of bacterial populations in human feces measured by fluorescent *in situ* hybridization with group-specific 16S rRNA-targeted oligonucleotide probes. Appl Environ Microbiol 64: 3336–3345
20. Freter R (1983) Mechanisms that control the microflora in the large intestine. In: Hentges DJ (ed) Human intestinal microflora in health and disease. Academic Press, New York/London, pp 33–54
21. Gherardini F, Babcock M, Salyers AA (1985) Purification and characterization of two alpha-galactosidases associated with catabolism of guar gum and other alpha-galactosides by Bacteroides ovatus. J Bacteriol 161: 500–506.
22. Goldin BR (1986) The metabolism of the intestinal microflora and its relationship to dietary fat, colon and breast cancer. Progress in Clinical and Biological Research 222: 655–685
23. Harmsen HJ, Wildeboer-Veloo AC, Grijpstra J, Knol J, Degener JE, Welling GW (2000) Development of 16S rRNA-based probes for the Coriobacterium group and the Atopobium cluster and their application for enumeration of Coriobacteriaceae in human feces from volunteers of different age groups. Appl Environ Microbiol 66: 4523–4527
24. Holdeman LV, Good IJ, Moore WEC (1976) Human fecal flora: Variation in bacterial composition within individuals and a possible effect of emotional stress. Appl Environ Microbiol 31: 359–375
25. Holdeman LV, Moore WE (1972) Roll-tube techniques for anaerobic bacteria. Am J Clin Nutr 25: 1314–1317
26. Hooper LV, Xu J, Falk PG, Midtvedt T, Gordon JI (1999) A molecular sensor that allows a gut commensal to control its nutrient foundation in a competitive ecosystem. Proc Natl Acad Sci USA 96: 9833–9838
27. Hungate RE (1969) A roll tube method for cultivation of strict anaerobes. Academic Press, New York, London
28. Hylemon PB, Glass TL (1983) Biotransformation of bile acids and cholesterol by the intestinal microflora. In: Hentges DJ (ed) Human intestinal microflora in health and disease. Academic Press, New York, pp 189–214
29. Kamlage B, Blaut M (1993) Isolation of a cytochrome-deficient mutant strain of Sporomusa sphaeroides incapable of oxidizing methyl groups. J Bacteriol 175: 3043–3050
30. Langendijk PS, Schut F, Jansen GJ, Raangs GC, Kamphuis GR, Wilkinson MH, Welling GW (1995) Quantitative fluorescence in situ hybridization of Bifidobacterium spp. with genus-specific 16S rRNA-targeted probes and its application in fecal samples. Appl Environ Microbiol 61: 3069–3075
31. Ludwig W, Strunk O, Klugbauer S et al. (1998) Bacterial phylogeny based on comparative sequence analysis. Electrophoresis 19: 554–568
32. Macfarlane GT, Cummings JH, Allison C (1986) Protein degradation by human intestinal bacteria. J General Microbiol 132: 1647–1656
33. Macfarlane GT, Macfarlane S (1997) Human colonic microbiota: ecology, physiology and metabolic potential of intestinal bacteria. Scand J Gastroenterol Suppl 222: 3–9
34. McCarthy RE, Kotarski SF, Salyers AA (1985) Location and characteristics of enzymes involved in the breakdown of polygalacturonic acid by Bacteroides thetaiotaomicron. J Bacteriol 161: 493–499
35. Miller TL, Wolin MJ (1996) Pathways of acetate, propionate, and butyrate formation by the human fecal microbial flora. Appl Environ Microbiol 62: 1589–1592
36. Moore WE, Holdeman LV (1974) Human fecal flora: the normal flora of 20 Japanese-Hawaiians. Appl Microbiol 27: 961–679
37. Mortensen PB, Clausen MR (1996) Short-chain fatty acids in the human colon: relation to gastrointestinal health and disease. Scand J Gastroenterol Suppl 216: 132–148
38. Pitt P, de Bruijn KM, Beeching MF, Goldberg E, Blendis LM (1980) Studies on breath methane: the effect of ethnic origins and lactulose. Gut 21: 951–954.
39. Roediger WE (1980) The colonic epithelium in ulcerative colitis: an energy-deficiency disease? Lancet 2: 712–715
40. Roediger WE, Duncan A, Kapaniris O, Millard S (1993) Sulphide impairment of substrate oxidation in rat colonocytes: a biochemical basis for ulcerative colitis? Clin Sci (Colch) 85: 623–627
41. Roediger WEW (1980) Role of anaerobic bacteria in the metabolic welfare of the colonic mucosa of man. Gut 21: 793–798
42. Rotimi VO, Duerden BI (1981) The development of the bacterial flora in normal neonates. J Med Microbiol 14: 51–62.
43. Salyers AA, Gherardini F, O'Brien M (1981) Utilization of xylan by two species of human colonic Bacteroides. Appl Environ Microbiol 41: 1065–1068
44. Salyers AA, Leedle JAZ (1983) Carbohydrate metabolism in the human colon. In: Hentges DJ (ed) Human intestinal microflora in health and disease. Academic Press, New York, London, pp 129–146
45. Salyers AA, O'Brien M, Kotarski SF (1982) Utilization of chondroitin sulfate by Bacteroides thetaiotaomicron growing in carbohydrate-limited continuous culture. J Bacteriol 150: 1008–1015
46. Salyers AA, Palmer JK, Wilkins TD (1977) Laminarinase (beta-glucanase) activity in Bacteroides from the human colon. Appl Environ Microbiol 33: 1118–1124.
47. Salyers AA, West SE, Vercellotti JR, Wilkins TD (1977) Fermentation of mucins and plant polysaccharides by anaerobic bacteria from the human colon. Appl Environ Microbiol 34: 529–533.
48. Schneider H, Schwiertz A, Collins MD, Blaut M (1999) Anaerobic transformation of quercetin-3-glucoside by bacteria from the human intestinal tract. Arch Microbiol 171: 81–91

49. Schwiertz A, Le Blay G, Blaut M (2000) Quantification of different Eubacterium spp in human fecal samples with species-specific 16S rRNA-targeted oligonucleotide probes. Appl Environ Microbiol 66: 375–382
50. Segal I, Walker ARP, Lord S, Cummings JH (1988) Breath methane and large bowel cancer risk in contrasting african populations. Gut 29: 608–613
51. Setchell KDR, Borriello SP, Gordon H, Lawson AM, Harkness R, Morgan DML, Kirk DN, Adlercreutz H, Anderson LC, Axelson M (1981) Lignan formation in man-microbial involvement and possible roles in relation to cancer. Lancet 4: 4–7
52. Sghir A, Gramet G, Suau A, Rochet V, Pochart P, Doré J (2000) Quantification of bacterial groups within human fecal flora by oligonucleotide probe hybridization. Appl Environ Microbiol 66: 2263–2266
53. Simmering R, Kleessen B, Blaut. M (1999) Quantification of the flavonoid-degrading bacterium Eubacterium ramulus in human fecal samples with a species-specific oligonucleotide hybridization probe. Appl Environ Microbiol 65: 3705–3709
54. Smith KA, Salyers AA (1989) Cell-associated pullulanase from Bacteroides thetaiotaomicron: cloning, characterization, and insertional mutagenesis to determine role in pullulan utilization. J Bacteriol 171: 2116–2123.
55. Smith KA, Salyers AA (1991) Characterization of a neopullulanase and an alpha-glucosidase from Bacteroides thetaiotaomicron 95-1. J Bacteriol 173: 2962–2968.
56. Suau A, Bonnet R, Sutren M, Godon JJ, Gibson GR, Collins MD, Doré J (1999) Direct analysis of genes encoding 16S rRNA from complex communities reveals many novel molecular species within the human gut. Appl Environ Microbiol 65: 4799–4807
57. Summerton J, Goeting N, Trotter GA, Taylor I (1985) Effect of deoxycholic acid on the tumour incidence, distribution, and receptor status of colorectal cancer in the rat model. Digestion 31: 77–81
58. Tannock GW (1995) Normal microflora. Chapman & Hall, London
59. Variyam EP, Hoskins LC (1981) Mucin degradation in human colon ecosystems. Degradation of hog gastric mucin by fecal extracts and fecal cultures. Gastroenterology 81: 751–758.
60. Wagner M, Amann R, Lemmer H, Schleifer KH (1993) Probing activated sludge with oligonucleotides specific for proteobacteria: inadequacy of culture-dependent methods for describing microbial community structure. Appl Environ Microbiol 59: 1520–1525.
61. Weaver GA, Krause JA, Miller TL, Wolin MJ (1992) Cornstarch fermentation by the colonic microbial community yields more butyrate than does cabbage fiber fermentation; cornstarch fermentation rates correlate negatively with methanogenesis. Am J Clin Nutr 55: 70–77
62. Weaver GA, Tangel CT, Krause JA, Parfitt MM, Jenkins PL, Rader JM, Lewis BA, Miller TL, Wolin MJ (1997) Acarbose enhances human colonic butyrate production. J Nutr 127: 717–723
63. Weaver J, Whitehead TR, Cotta MA, Valentine PC, Salyers AA (1992) Genetic analysis of a locus on the Bacteroides ovatus chromosome which contains xylan utilization genes. Appl Environ Microbiol 58: 2764–2770
64. Wilson KH, Blitchington RB (1996) Human colonic biota studied by ribosomal DNA sequence analysis. Appl Environ Microbiol 62: 2273–2278
65. Woese CR (1987) Bacterial evolution. Microbiol Rev 51: 221–271

Nahrungsmittelintoxikationen

J. Stein

Neben den zur Herstellung und Veredelung von Lebens- und Genussmitteln (z. B. Joghurt, Käse, Bier) benutzten **apathogenen** Keimen sind Mikroorganismen bzw. Saprophyten auch am Verderb von Lebensmitteln beteiligt. Darüber hinaus können Lebensmittel, Trinkwasser und Getränke auch **pathogene** Keime (Bakterien, Viren, Protozoen etc.) enthalten.

Der Verzehr derartig kontaminierter Nahrungsmittel führt meist zum Auftreten von Gastroenteritiden bzw. Enterokolitiden, ggf. auch zu Manifestationen an weiteren Organen. Das klinische Bild dieser »nahrungsvermittelten Infektionen« kann von mildem Verlauf mit leichter Übelkeit und nur leichten Durchfällen bis zu schweren septischen Verläufen mit hohen Temperaturen, Schüttelfrost und schwersten Diarrhöen schwanken. Die schwersten Verläufe werden v. a. bei abwehrgeschwächten und/oder geriatrischen Patienten beobachtet.

Die überwiegende Anzahl (70–90%) aller Lebensmittelintoxikationen ist bakteriellen Ursprungs. Zu unterscheiden ist zwischen durch Lebensmittel verursachten

- Intoxikationen, z. B. durch Clostridium botulinum, Staphylococcus aureus,
- Erkrankungen infolge massiver Verunreinigungen mit fakultativ pathogenen Keimen, wie z. B. Clostridium perfringens, Bacillus cereus,
- Infektionen durch Salmonella spp. oder Shigella spp. und
- Erkrankungen unklarer Ätiologie durch Proteus spp., Escherichia coli und Pseudomonas spp.

Bei den mikrobiell bedingten Intoxikationen ist die schädigende Ursache ein Toxin, das von den Mikroorganismen entweder im Lebensmittel oder auch erst im Darm des Menschen gebildet wird, d. h. *eine eigentliche Infektion des Wirtsorganismus ist für das Zustandekommen der Vergiftung nicht erforderlich.*

Die Wirkung der genannten Bakterien im Intestinaltrakt des Menschen geht auf **Enterotoxine** zurück, die sich in Exotoxine und in Endotoxine unterteilen lassen.

Endotoxine werden vorwiegend von **gramnegativen** Bakterien produziert (z. B. Salmonellen, Shigellen), sind integrale Bestandteile der äußeren Bakterienmembran und werden erst beim Zerfall der Bakterien frei. Chemisch handelt es sich in der Regel um Lipopolysaccharide, deren Wirkung ohne längere Latenzzeit eintritt (► Kap. 3).

Exotoxine werden dagegen vorwiegend von **grampositiven** Keimen im Laufe ihrer Entwicklung freigesetzt. Es handelt sich meist um z. T. sehr toxische Proteine mit Antigenspezifität, die nach einer bestimmenden Latenzzeit wirken. ■ Tab. 3.1 stellt die häufigsten Vertreter und ihre Wirkungen zusammen.

5.1 Staphylococcus-aureus-Intoxikation

5.1.1 Epidemiologie und Infektionsweg

Enteritiden durch **koagulasepositive** Staphylococcus-aureus-Stämme sind weltweit verbreitet und zählen mit zu den häufigsten Ursachen von Nahrungsmittelintoxikationen. Stets handelt es sich um Massenerkrankungen. Ausgangspunkt der Infektionskette ist meist der Lebensmittelhändler (Nasenschleimhäute gelten als bevorzugtes Proliferationskompartiment des Keims). Nahrungsmittelintoxikationen durch Staphylococcus aureus sind nach dem Genuss unterschiedlichster Speisen beschrieben worden (Fisch, Fleisch, Geflügel, Backwaren, Salate etc.), insbesondere Lebensmittel mit hohem Salz- (Schinken, Dosenfleisch) oder Zuckergehalt (Süß-, Cremespeisen) gelten als »Selektivnährboden« für die Erreger. Mangelnde hygienische Speisezubereitung bei der Verarbeitung von Lebensmitteln oder das Zumischen kontaminierter Lebensmittel zu gekochten Speisen führen zur Verbreitung des Erregers. Zwei Voraussetzungen müssen erfüllt sein, ehe sich Staphylokokkenenterotoxine in einem Lebensmittel bilden können (Wong u. Bergdoll 2002):

- die Kontamination des Lebensmittels mit dem Erreger (etwa 15–40% aller gesunden Menschen beherbergt Staphylococcus aureus im Nasen-Rachen-Raum; mindestens 20% der dabei isolierten Stämme bilden ein oder mehrere Enterotoxine),
- die Vermehrung des Erregers im Lebensmittel.

5.1.2 Pathophysiologie

Für die Auslösung der Erkrankung sind 30 kDa große Enterotoxine verantwortlich. Sie werden durch Proteasen des digestiven Apparates nur geringfügig abgebaut und sind sehr hitzeresistent, auch durch Erhitzen bei 100°C für 30 min nur unzureichend inaktiviert. Derzeit sind 7 immunologische Enterotoxin-A-Varianten bekannt (A, B, C1, C2, C3, D und E), wobei Enterotoxin A in über 90% für staphylokokkenbedingte Nahrungsmittelintoxikationen verantwortlich ist. Ihr molekularer Wirkungsmechanismus ist weitgehend ungeklärt. Diskutiert werden eine direkte Schädigung von Nervenendigungen des N. vagus (Erbrechen) oder ihre Wirkung als sog. **Superantigene**, indem sie über eine polyklonale T-Zell-Aktivierung die Freisetzung von IL-2 aus T-Zellen und von TNF-α aus Makrophagen auslösen (beide Zytokine verursachen ähnlich wie die Enterotoxine Erbrechen, Übelkeit und Fieber). Staphylokokkenenterotoxine sind sehr **hitzeresistent** (▶ Kap. 3). Der Nachweis der Toxine in Lebensmitteln ist schwierig (Balaban u. Rasooly 2000, Wong u. Bergdoll 2002).

5.1.3 Klinik, Therapie und Prävention

Die Inkubationszeit ist kurz. 4–6 h nach Aufnahme der toxinhaltigen Nahrungsmittel – meist handelt es sich um Enterotoxin A – klagen die Patienten über *Übelkeit, Erbrechen, Bauchschmerzen* und *Diarrhö*. Das Ausmaß der Beschwerden ist abhängig von der aufgenommenen Toxinmenge; schwere Verläufe sind selten. Am stärksten wirkt Toxin A mit einer emetischen Dosis von 1 µg. Bei Enterotoxin B sind 20–25 µg erforderlich, um Erbrechen auszulösen. Charakteristisch sind Kreislaufsymptome, in schweren Fällen entwickeln sich regelrechte Schockzustände. Die Dauer der Erkrankung beträgt durchschnittlich 1–3 Tage (*»Die Krankheit geht so schnell wie sie gekommen ist«*).

Die Erkrankung verläuft selbstlimitierend. Die klinischen Symptome bilden sich innerhalb von 24 h zurück. Eine spezifische Therapie gibt es nicht (Wong u. Bergdoll 2002).

Vorbeugende Maßnahmen liegen v. a. im Bereich der Küchenhygiene:

- Regelmäßige gründliche Reinigung und Desinfektion aller Gerätschaften
- Ausreichende Erhitzung der Speisen
- Vermeidung von Warmhalteperioden bei weniger als 65°C
- Kühlung risikoreicher Produkte
- Fernhalten aller Personen mit Wunden, Hautausschlägen, Halsentzündungen und sonstigen Infektionen

5.2 Clostridium-perfringens-Lebensmittelvergiftung

Zur Gattung der obligat anaeroben grampositiven Sporenbildner Clostridium gehören die Erreger des Gasbrandes (Clostridium perfringens), des Botulismus (Clostridium botulinum), des Tetanus (Clostridium tetani) und der antibiotikaassoziierten Diarrhö (Clostridium difficile, ▶ Kap. 34). Im Intestinaltrakt finden Clostridien ausreichend anaerobe Bedingungen, so dass sie hier als Saprophyten vorkommen. Besitzen sie jedoch bestimmte Virulenzfaktoren (z. B. Enterotoxin von Clostridium perfringens Typ A bzw. das porenbildende β-Toxin von Clostridium perfringens Typ C), kann es zu Schädigungen der Darmwand kommen (Labbe u. Jueja 2002).

5.2.1 Epidemiologie und Infektionsweg

Enteritiden, hervorgerufen durch Clostridium perfringens Typ A, sind weltweit verbreitet. Die Aufnahme des Erregers erfolgt in der Regel mit nicht frisch zubereitetem Fleisch (Geflügel) und Fleischprodukten (Kontaminierung durch ungenügende Kühlung bzw. Lagerung bei

Raumtemperatur). Die Sporen werden während des Essens nicht abgetötet, sondern lediglich hitzeinaktiviert und keimen bei abnehmender Temperatur wieder aus (optimale Temperatur 43–47°C). Die Aufnahme von 10^8 enterotoxinbildenden Keimen reicht zur Krankheitsauslösung aus. Bei endemischem Auftreten beträgt die Erkrankungsrate ca. 50%.

Ende des 2. Weltkrieges wurde in Deutschland und Norwegen erstmals über eine durch das β-Toxin von Clostridium perfringens Typ C ausgelöste Enteritis necroticans (Darmbrand, »pig-bel disease«, Enteritis gravis) berichtet. Heute ist die Erkrankung nur noch in den Hochländern von Neuguinea und Papua endemisch (Trypsininhibitoren aus einer hier als Grundnahrungsmittel dienenden Süßkartoffel verlangsamen den intestinalen Abbau des Toxins), ansonsten sind nur sporadische Erkrankungen bekannt geworden.

Die Clostridium-perfringens-Lebensmittelintoxikation ist überaus häufig. Wegen des meist kurzzeitigen Verlaufs ist mit einer hohen Anzahl nicht gemeldeter Fälle zu rechnen. Etwa 15–30% aller in Großbritannien registrierten Lebensmittelvergiftungen gehen auf diesen Erreger zurück (Labbe u. Jueja 2002).

5.2.2 Pathophysiologie

Die Enteropathogenität (▶ Kap. 3) von Clostridium perfringens Typ A beruht auf einem 34 kDa großen hitzelabilen **zytotoxischen** Polypeptid, das Bestandteil der Sporenhülle ist und einen Rezeptor auf der luminalen Enterozytenmembran besitzt. Hauptzielorgan ist in der Regel der proximale Dünndarm. Nach Bindung an den Rezeptor findet eine Insertion des Toxins in die Membran statt. Die dadurch verursachte Membranschädigung führt u. a. zu einem erhöhten Kaliumefflux mit Hemmung der zellulären Proteinsynthese und Schädigung des enterozytären Zytoskeletts, was zu einer Reduktion der aktiven Nichtelektrolytresorption führt.

5.2.3 Klinik, Therapie und Prävention

Die Inkubationszeit der Clostridium-perfringens-Typ-A-Enteritis ist kurz und beträgt 7–15 h. Voraussetzung für den Ausbruch der Erkrankung ist, dass die Erreger sich im Lebensmittel vermehren und dabei Zahlen von 10^6 bis 10^8/g erreicht haben. Klinisch imponieren Diarrhö (90%), abdominelle Krämpfe (80%), Übelkeit (25%), Erbrechen (9%) und Fieber (24%). Die Krankheitsdauer ist mit 6–24 h ebenfalls recht kurz.

Eine echte Infektion stellt die Enteritis necroticans dar, die durch Clostridium perfringens Typ C, der ein Neurotoxin bildet, verursacht wird. Das klinische Erscheinungsbild (Inkubationszeit 2 Tage) reicht von milden Diarrhöen bis hin zu fulminanten Verläufen, die innerhalb von 24 h zum Tode führen. Bei schweren Verlaufsformen liegt die Letalität bei 20–40%.

Clostridien zeigen zwar eine sehr hohe Empfindlichkeit gegenüber Penicillin G (Therapie der Wahl beim Gasbrand), eine Clostridium-perfringens-Typ-A-Enteritis ist jedoch keine Indikation für eine antibiotische Behandlung, da es sich um eine kurze, selbstlimitierende, klinisch leicht verlaufende Erkrankung handelt.

Die Therapie der durch Clostridium perfringens Typ C ausgelösten Enteritis necroticans besteht in der Gabe von Penicillin G (20–40 Mio. IE/Tag).

Lange Warmhaltezeiten mit Temperaturen unter 65°C und über 15°C v. a. in Gemeinschaftsverpflegung begünstigen die Entwicklung des Erregers und sind unbedingt zu vermeiden. Aus 10^2 Keimen können sich bei einer extrem kurzen Generationszeit bei Optimaltemperaturen innerhalb von 2 h 10^5 Keime bilden.

5.3 Botulismus

5.3.1 Epidemiologie und Infektionsweg

Clostridium botulinum ist ebenfalls ein grampositiver, obligat anaerober Sporenbildner. Die Sporen kommen ubiquitär im Erdreich und im Meeresboden vor. Eine Toxinbildung kann im Darm erfolgen, findet aber v. a. unter anaeroben Bedingungen in Lebensmitteln statt. Aufgrund seiner Toxine unterscheidet man derzeit 8 verschiedene Typen (◘ Tab. 5.1). Gefährdet sind hierbei Milchprodukte, schlecht konservierte Fleisch- und Wurstwaren und ungenügend haltbar gemachte Konserven, wie z. B. Bohnen. Beim Säuglingsbotulismus (s. unten) kann auch Honig als Auslöser der Erkrankung dienen, weshalb Säuglinge in den ersten 6 Lebensmonaten keinen Honig erhalten sollten (Arnon et al. 1979). In Deutschland wurden im Jahre 2001 8 Fälle, darunter 3-mal Säuglingsbotulismus, im Jahr 2002 11 Fälle, darunter 4 von Kinderbotulismus gemeldet (RKI 2003).

In 90% aller bisher beobachteten Intoxikationen handelte es sich um Konserven, die im Haushalt hergestellt waren (»Eingemachtes«), da im Gegensatz zu industriell autoklavierten Konserven die Kochtemperatur beim Einweckprozess im Haushalt nicht ausreicht, die Erreger abzutöten.

5.3.2 Pathophysiologie

Es existieren Toxine vom Typ A, B, Cα, Cβ, D und E. Diese gehören zu den *toxischsten bekannten Substanzen.* Beim Menschen spielen insbesondere die Toxine A (England, USA), B (Europa) und F (USA, Dänemark) eine Rolle. C- und D-Toxine kommen dagegen vorzugsweise

Tab. 5.1. Hauptmerkmale der 4 Clostridium-botulinum-Gruppen (Bell u. Kyriakides 2000, ICMSF 1996)

Toxintypen	Gruppe			
	I A B F	II B E F	III C_1 C_2 D	IV G
Proteolyse	+	–	–/(+)	(+)/–
Saccharolyse	–	+	–	–
Lipolyse	+	+	+	–
Minimale Wachstumstemperatur	10–12°C	3,3°C (E)	15°C	12°C
Optimale Wachstumstemperatur	34–40°C	25–30°C	40°C	37°C
Unterer pH-Grenzwert	4,6	5,0	–	–
Unterer a_w-Grenzwert	0,94	0,97	–	–
Inhibitorische Konzentration (NaCL)	10%	5%	3%	3%
D_{100} der Sporen	30 min	<0,1 min	0,1–0,9 min	0,8–1,12 min
D_{121} der Sporen	0,1–0,2 min	<0,001 min	–	–

bei Haus- und Wildtieren vor. Bei den Botulinumtoxinen (BoTox) handelt es um hochmolekulare Proteine mit einem MG von 200–900 kDa (▶ Kap. 3). Sie wirken über eine Hemmung der Freisetzung von Acetylcholin aus den präsynaptischen Nervenendigungen. Die Toxine sind hitzelabil und säureempfindlich (Inaktivierung aller Toxine durch Erhitzung auf 80°C für 30 min, keine Vermehrung bei einem pH-Wert unter 5,4). Eine Vermehrung der Keime findet im Darm nicht statt. Eine Sonderform des Botulismus stellt der **Säuglingsbotulismus** dar, da anders als beim Erwachsenen im Darm von Säuglingen Sporen auskeimen können, die eine Vermehrung toxinbildender Clostridien in vivo nach sich zieht.

5.3.3 Klinik, Therapie und Prävention

Abhängig von der Menge des aufgenommenen Toxins beträgt die Inkubationszeit 12–36 h. Die Symptome können aber auch in seltenen Fällen erst nach 14 Tagen (!) auftreten. Mit Ausnahme der C2-Variante wirken alle Toxine als Neurotoxine (BoNT). Zunächst kommt es häufig zu Emesis, Diarrhö und Obstipation. Der weitere Verlauf ist von den klassischen neurologischen Symptomen des Botulismus gekennzeichnet:

- Akkomodationsstörungen,
- Doppelbilder,
- Lichtempfindlichkeit,
- Schluckstörungen,
- Schlaffheit der Gesichtsmuskulatur,
- Schwäche in Zungen-, Nacken- und Extremitätenmuskulatur,
- Sprachstörungen.

Nachfolgend kommt es zu einer symmetrischen, absteigenden, schlaffen Parese mit Blasen-, Darm- und Atemlähmung. *Die Mortalität liegt bei ca. 25–50%.* Übersteht der Patient die ersten 10 Tage der Erkrankung, so ist die Prognose günstiger.

Zumeist erfolgt der Nachweis des Toxins in Serum-, Stuhl- oder Lebensmittelproben. Bei der Differenzialdiagnose sollten Poliomyelitis, Tetanus, Tollwut, Enzephalitis und Intoxikationen anderer Genese bedacht werden.

Die Gabe eines trivalenten Antitoxins gegen Typ A, B und E (aus Antiserum vom Pferd) und eine intensivmedizinische Behandlung sollten möglichst frühzeitig erfolgen, da hierdurch die Letalität auf ca. 10% gesenkt werden kann. Zusätzlich ist eine symptomatische Therapie angezeigt, die ggf. durch chirurgische Wundversorgung und Penicillingabe ergänzt werden kann. Beim Säuglingsbotulismus wird kein Antitoxin gegeben, hier erfolgt eine rein symptomatische Therapie. Die Rekonvaleszenzdauer beträgt zumeist Monate bis Jahre (RKI 2001).

5.4 Bacillus-cereus-Lebensmittelvergiftung

Bei Bacillus cereus handelt es sich um ein grampositives, relativ umweltresistentes (Temperatur, Strahlung) Stäbchenbakterium, das zwei Formen einer Enteritis – eine **diarrhöische** bzw. eine **emetische** – hervorrufen kann. Bacillus-cereus-Enteritiden sind weltweit verbreitet (hohe Inzidenz in den Niederlanden, Finnland, Ungarn, Kanada). Sie treten sporadisch und endemisch auf. Seit 1994 dominiert Bacillus cereus als Problemkeim Lebensmittelvergiftungen in Gemeinschaftsverpflegungen. So hat er

1998–2001 62% der Einzelfälle und 67% der Ausbrüche verursacht (Hartung 2004).

5.4.1 Pathophysiologie

Bacillus-cereus-Keime, die die **diarrhöische** Form hervorrufen, bilden ein hitzelabiles, proteolytisch inaktivierbares Toxin, das im Tierexperiment zu einer intraluminalen Flüssigkeitsansammlung im Ileum mittels einer cAMP-vermittelten Chloridsekretion führt (◘ Tab. 5.2). Darüber hinaus produziert Bacillus cereus eine Vielzahl weiterer zytotoxisch wirkender Exotoxine (z. B. Phospholipase C, Hämolysin, Lecithinase). Die Aufnahme von 10^6–10^9 (diarrhöische Form) bzw. 10^3–10^5 (emetische Form) Keimen/g Lebensmittel gilt als krankheitsauslösend (► Kap. 3).

5.4.2 Klinik, Therapie und Prävention

Die durch Bacillus cereus hervorgerufene **Diarrhö** tritt nach einer Inkubationszeit von 8–16 h auf. Vorherrschend sind profuse wässrige Stühle (96%) und abdominelle Krämpfe (75%). Erbrechen ist eher selten (20%). Die Krankheitsdauer ist mit 24–36 h kurz.

Bei der **emetischen** Form beträgt die Inkubationszeit weniger als 6 h. Hauptsymptome sind Erbrechen und abdominelle Krämpfe. Die Krankheitsdauer beträgt maximal 24 h.

Eine stationäre Behandlung ist zumeist nicht erforderlich, da die Krankheit mild und in der Regel selbstlimitierend verläuft. Die Therapie ist meist symptomatisch. Antibiotikagaben sind nicht indiziert.

Es gelten die gleichen Hygienemaßnahmen wie bei Clostridium perfringens. Da seine nahezu ubiquitären hitzeresistenten Sporen beim Garen der Speisen zum Auskeimen gebracht werden, sobald die maximale Vermehrungstemperatur von 55°C erreicht ist, sollte beim Heißhalten von Speisen die Temperatur nicht unter 65°C absinken. Werden Speisen nach dem Erhitzen abgekühlt, ist eine Vermehrung von Bacillus cereus nur zu vermeiden, wenn der Temperaturbereich von 55°C bis 7°C möglichst schnell durchlaufen wird. Als besonders risikoträchtig erweisen sich Speisen, die erhitzt und anschließend gekühlt werden, wie Puddings, Grießbrei und anderer Desserts sowie Kartoffel- und Nudelsalate (Hartung 2004).

Literatur

Arnon S, Midura T, Damus K et al. (1979) Honey and other environmental risk factors for infant botulism. J Pediatr 94: 331–336
Balaban N, Rasooly A (2000) Staphylococcal entertoxins. Int J Food Microbiol: 975–980
Bell C, Kyriakides A (2000) Clostridium Botulinum. A Practical Approach to the Organism and its Control in Foods. Blackwell Science, Oxford
Griffiths MW, Schraft H (2002) Bacillus cereus Food Poisoning. In: Cliever DO, Riemann HP (eds) Foodborne diseases. Academis Press, Amsterdam, Boston, London, New York, pp 261–270
Hartung M (2004) Mikrobiologische Aspekte der Ernährung. In: DGE (ed) Ernährungsbericht 2004. Deutsche Gesellschaft für Ernährung e.V., Frankfurt, pp 181–201
ICMSF (1996) ICMSF-International Commision on Microbiological Specificatrions for Foods of the International Union of Microbiological Societies
Labbe R, Jueja V (2002) Clostridium perfringens. In: Cliver D, Riemann HP (eds) Foodbone Diseases. Academic Press, Amsterdam,Boston, London, New York, pp 119–126
RKI (2003) Botulismus – eine seltene, aber gefährliche Lebensmittelvergiftung. Epidemiol Bulletin RKI: 19–20
Wong A, Bergdoll M (2002) Staphylococcal Food Poisoning. In: Cliver D, Riemann H (eds) Foodborne Diseases. Academic Press, Amsterdam, Boston, London, New York, pp 231–248

◘ **Tab. 5.2.** Charakteristika und Wirkungen von Bacillus-cereus-Toxinen (Griffiths u. Schraft 2002)

Charakteristika	Diarrhöische Form	Emetische Form
Molekulargewicht	40 kDa	1,2 kDa
Struktur	Aus 3 Untereinheiten aufgebaut, wahrscheinlich 2 unterschiedliche Enterotoxine	Zyklisches Peptid
Hitzestabilität	Nach 20 min bei 55°C zerstört	Bei 126°C bis zu 90 min stabil
pH-Stabilität	Instabil bei pH <4 und >11	Stabil zwischen pH 2 und 11
Wirkung proteolytischer Enzyme	Inaktivierung durch Proteasen und Trypsin	Stabil
Nachweis	Immuno-Assay, Zytotox-Assay	Zell(-HEp-2)-Tox-Assay
Wirkungsweise	Wahrscheinlich (?) im Darm gebildet, sekretagog wirkend	Im Lebensmittel präformiert, über 5-HT_3-Rezeptoren wirkend
Inkubationszeit	8–16 h	0,5–5 h
Symptome	Diarrhö	Erbrechen (»emetisches Syndrom«)

Teil III Diagnostische Verfahren

Mikrobiologische Diagnostik

M. Kist

Die mikrobiologische Labordiagnostik der infektiösen Durchfallkrankheiten muss neben der zeitgerechten Bereitstellung sensitiver und spezifischer Testverfahren vor allem zwei Herausforderungen gerecht werden: Einerseits hat sich das nachweisbare Spektrum der Durchfallerreger in den letzten Jahrzehnten kontinuierlich ausgeweitet (◘ Tab. 6.1) und erfordert dadurch einen zunehmend hohen labortechnischen Aufwand für Spezialnährböden und spezielle Inkubationsbedingungen, für zeitaufwendige Spezialfärbungen sowie für kostenintensive immunologische und molekulargenetische Methoden zum Nachweis von Toxinen, Antigenen und molekularen Virulenzfaktoren (◘ Tab. 6.2). Andererseits sieht sich die Labordiagnostik mit zunehmenden ökonomischen Zwängen in der Gesundheitsversorgung konfrontiert, die zu einem sparsamen Einsatz des verfügbaren diagnostischen Arsenals zwingen.Unter dem Diktat solcher Sparzwänge liegt es nahe, soweit irgend möglich, auf mikrobiologische Stuhluntersuchungen gänzlich zu verzichten, wie z. B. in der sog. 3-Tages-Regel vorgeschlagen, nach der bei stationären Patienten, die nach dem 3. Liegetag an Diarrhö erkranken, eine mikrobiologische Stuhldiagnostik unterbleibt [1, 6, 10, 29, 33]. Allerdings nehmen solche relativ undifferenzierten Empfehlungen in Kauf, dass dabei klinisch wichtige Diagnosen nicht gestellt werden, wie eine kürzlich publizierte europäische Multicenterstudie klar zeigen konnte [3]. Eine ausschließlich kostenorientierte, lediglich quantitative Reduktion mikrobiologischer Stuhluntersuchungen ist zudem mit einer Reihe weiterer Risiken belastet [7]. Der reduzierte Anteil an Patienten mit mikrobiologisch gesichertem Erreger bedingt einen höheren Anteil empirisch therapierter Patienten und damit verbunden einen höheren Anteil von Fehlbehandlungen. Ungezielter Einsatz von Antibiotika kann neben Fällen, bei denen eine Antibiose objektiv überflüssig ist, zu Therapieversagern und der Zunahme resistenter Stämme beitragen. Die Kenntnis regionaler Resistenzspektren verbessert zwar die Qualität einer empirischen Initialtherapie, beruht aber letztlich wiederum auf der Notwendigkeit ausreichender Untersuchungszahlen. Eine antimikrobielle Therapie nicht erkannter Salmonellosen kann mit einer verlängerten Ausscheidung und vermehrten klinischen Rezidiven belastet sein [27, 28]. In einigen Fällen, wie bei Infektionen mit EHEC, kann eine Antibiose sogar das Risiko gefährlicher Komplikationen (HUS) erhöhen [36]. Als weitere Konsequenzen einer möglicherweise nicht indizierten Antibiose sind zu nennen: Zunahme der Empfänglichkeit für Infektionen z. B. durch resistente Salmonellen, klinische Manifestation eines asymptomatischen Trägerstatus durch antimikrobiellen Selektionsdruck oder die Selektion vancomycinresistenter

III

Tab. 6.1. Klassische und neuere Erreger enteraler Infektionen

Bakterien	Viren	Protozoen
Shigellen Enteritissalmonellen Salmonella typhi Salmonella paratyphi A,B,C Campylobacter jejuni/coli[b] Yersinia enterocolitica[a] Yersinia pseudotuberculosis Clostridium difficile[b] Darmpathogene Escherichia coli (EPEC, ETEC[b], EIEC, EHEC[c], EaggEC[c]) Vibrio cholerae Biovar Cholerae (O-Gr. 1) Vibrio cholerae Biovar Eltor (O-Gr. 1 und 139) Vibrio parahaemolyticus Aeromonas spp.[c]	Rotaviren[b] Enteropathogene Adenoviren[c] Caliciviren (Noroviren)[d] Zytomegalieviren[c]	Cryptosporidium parvum[c] Cyclospora cayetanensis[c] Entamoeba histolytica Giardia lamblia Isospora belli Mikrosporidien spp.[c] Blastocystis hominis[b]

[a]Im Untersuchungsspektrum seit 1970.
[b]Im Untersuchungsspektrum seit 1980.
[c]Im Untersuchungsspektrum seit 1990.
[d]Im Untersuchungsspektrum seit 2000.

Tab. 6.2. Verfahren zur mikrobiologischen Untersuchung auf darmpathogene Erreger, Parasiten und Viren [16]

Erreger	Kultur	Toxin	Antigen-Elisa	PCR	Mikroskopie	Spezialfärb.
Clostridium difficile	Stuhl	Stuhl	–	Kult.[a]	–	–
Andere Bakterien[b]	Stuhl	–	Stuhl[c]	–	–	–
EPEC/ EaggEc	Stuhl	–	–	Kult.	–	–
EHEC	Stuhl	Stuhl	–	Kult.	–	–
Kryptosporidien	–	–	Stuhl	–	–	Stuhl
Cyclospora	–	–	–	–	–	Stuhl
Giardia	–	–	Stuhl[d]	–	Stuhl	–
Entamoeba	–	–	Stuhl[d]	–	Stuhl	–
Mikrosporidien	–	–	–	Stuhl	–	Stuhl
Isospora belli	–	–	–	–	Stuhl	Stuhl
Blastocystis hominis	–	–	–	–	Stuhl	–
Strongyloides	–	–	–	–	Stuhl[e]	–
Wurmeier	–	–	–	–	Stuhl	–
Rotaviren	–	–	Stuhl	–	–	–
Adenoviren	–	–	Stuhl	–	–	–
Noroviren	–	–	Stuhl	Stuhl	–	–
CMV-Viren	–	–	–	Biopsie	–	–

[a]Kultivierte Bakterien.
[b]Salmonellen, Shigellen, Campylobacter, Yersinien, Vibrio, Aeromonas.
[c]Campylobacter.
[d]Frischer Stuhl zum Nachweis vegetativer Formen.
[e]Frischer Stuhl zum Larvennachweis.

Enterokokken (VRE) durch empirische Behandlung vermeintlicher Clostridium-difficile-Infektionen [7]. Eine nicht erkannte infektiöse Genese einer Diarrhö kann im Einzelfall, v. a. bei Shigellosen oder EHEC, die sekundäre Verbreitung der Infektion begünstigen; schließlich beinträchtigt der Verzicht auf eine errregerspezifische Stuhldiagnostik ganz entscheidend die Belange des Infektionsschutzes, z. B. im Hinblick auf die Erkennung von weiträumigen Ausbrüchen, die Surveillance von übertragbaren Erkrankungen sowie bei der Ausbreitung neuer Erregertypen.

Im Gegensatz dazu erlaubt die Identifizierung eines Erregers die gezielte Therapie der Erkrankung und kann weitere invasive diagnostische Maßnahmen wie z. B. eine Koloskopie, oder eine chirurgische Intervention entbehrlich machen. Auch der Ausschluss einer Infektion kann diagnostisch wertvoll sein, so können sich daraus z. B. Verdachtsmomente auf eine bisher unerkannte chronisch entzündliche Darmerkrankung ableiten.

Das Dilemma der bestehenden labordiagnostischen Möglichkeiten einerseits und ökonomischer Sparzwänge andererseits kann nur durch einen rationalen, variablen und streng indikationsorientierten Einsatz der Stuhldiagnostik gelöst werden, der vom klinischen Verlauf der Erkrankung, von epidemiologischen Merkmalen wie regionalen Erregerhäufigkeiten und individueller Exposition sowie von der persönlichen Disposition des Erkrankten, z. B. Alter oder immunsuppressive Grundkrankheiten, bestimmt werden muss.

Das Ziel dieses Kapitels ist es deshalb nicht in erster Linie, eine Anleitung zur praktischen Labordiagnostik infektiöser Durchfallkrankheiten zu geben, hierzu kann auf entsprechende mikrobiologische Qualitätsrichtlinien verwiesen werden [19]. In diesem Kapitel soll vielmehr dargestellt werden, wie sich die Indikation und das jeweilige Untersuchungsspektrum einer mikrobiologischen Untersuchung aus den genannten Faktoren Krankheitsbild, epidemiologischer Hintergrund und individuelle Disposition des Patienten ableiten lässt.

6.1 Krankheitsbilder

Die Stuhlbeschaffenheit, aber auch die Schmerzcharakteristik sowie Begleitsymptome wie Fieber, Übelkeit und Erbrechen geben Hinweise auf die wahrscheinliche Ätiologie einer akuten Durchfallkrankheit.

Wässrige Stühle deuten auf vorwiegend im Dünndarm ablaufende Infektionen durch eher nichtinvasive Erreger hin. In unseren Breiten sind dies Virusinfektionen durch Rota- und Adenoviren oder Noroviren sowie bakterielle Infektionen durch EPEC, aber auch eher leichte Verläufe einer durch Clostridium difficile, Campylobacter oder Salmonellen bedingten Enteritis, wobei die letzten beiden häufiger febril verlaufen und mit Tenesmen einhergehen [8]. Nach Auslandsaufenthalten ist bei wässrigen Stühlen v. a. an parasitäre Infektionen durch Lamblien oder Cyclospora cayetanensis zu denken [34].

Schleimige Stühle mit Blutbeimengung, insbesondere wenn sie mit Tenesmen und Fieber einhergehen, sind typisch für invasive, v. a. im Kolon lokalisierte Darminfektionen durch Campylobacter, Salmonellen, Clostridium difficile, EHEC und Shigellen [8]. Für Letztere spricht eine kürzliche Auslandsreise, für EHEC- und Clostridium-difficile-Infektionen ein eher fieberarmer Verlauf [22, 26]

Bei enteralen Yersinia-enterocolitica-Infektionen kann eine typische Diarrhö auch fehlen und es können lediglich unklare abdominelle Beschwerden (bis hin zur Pseudoappendizitis) das klinische Bild prägen. Die Pseudoappendizitis, aber auch Hauterscheinungen wie das Erythema nodosum oder eine Arthritis typischer Lokalisation (Sprunggelenk, Kniegelenk, Ileosakralgelenk), müssen an eine Yersiniose denken lassen [21].

Bestimmte **Komplikationen** nach Durchfallkrankheiten, wie das hämolytisch-urämische Syndrom und das Guillain-Barré-Syndrom, sind sehr häufig mit einer Infektion durch EHEC (bis zu 90%) [26] bzw. durch Campylobacter jejuni (30–50%) [17, 18] verknüpft und erfordern eine entsprechende erregerspezifische Diagnostik.

Die **chronische Diarrhö** mit einem Verlauf über mehr als 3 Wochen hat beim nicht immunsupprimierten Erwachsenen ohne Reiseanamnese meist nichtinfektiöse Ursachen; häufig sind dabei chronischer Laxanziengebrauch, Erkrankungen mit chronischer Maldigestion, osmotisch wirksame Süßstoffe, endokrine Erkrankungen sowie Medikamente mit intestinalen Nebenwirkungen [16]. Bei 2 Patientengruppen spielen infektiöse Ursachen eine größere Rolle, nämlich bei Reiserückkehrern aus tropischen Gebieten mit einem signifikant erhöhten Risiko einer intestinalen Parasitose sowie bei Patienten mit ausgeprägter Immunsuppression, dabei insbesondere AIDS-Patienten mit CD4-Zellzahlen unter 50 pro µl (◘ Tab. 6.3). In Fällen infektiöser Genese ist ein Erregerspektrum zu erwarten, das, besonders nach Auslandsreisen, von Parasiten wie Giardia lamblia, Entamoeba histolytica, Cyclospora cayetanensis, Isospora belli oder Blastocystis hominis geprägt ist, während ohne Reiseanamnese protrahiert-rezidivierende Verläufe bedingt durch Clostridium difficile, Yersinia enterocolitica, EPEC, Aeromonaden oder Shigellen in Frage kommen (◘ Tab. 6.4). Bei immunsupprimierten Patienten müssen Kryptosporidien, Mikrosporidien, Strongyloides stercoralis, Mycobacterium tuberculosis sowie Zytomegalie-, Rota-, und Adenoviren als weitere Erreger in Betracht gezogen werden [16]. Ein nicht geringer Anteil chronischer Diarrhöen bleibt ätiologisch ungeklärt und muss den idiopathischen Formen zugeordnet werden [5].

III

Tab. 6.3. Erregerspektrum bei Immunsuppression (%)

Erreger	A (n=203) Gastroduodenoskopie (mod. [4])	B (n=191) Koloskopie (mod. [4])	C (n=320) Alle Methoden (mod. [35])
Kryptosporidien	5,9	0	15,0
Mikrosporidien	12,8	0	9,1
Giardia lamblia	3,0	0	4,7
Entamoeba histolytica	k. A.	k. A.	2,5
Isospora belli	1,5	0	1,3
Cyclospora cayetanensis	k. A.	k. A.	0
Leishmania	k. A.	k. A.	0,6
Strongyloides	0	1,6	0,3
Salmonella sp.	k. A.	k. A.	2,2
Shigella sp.	k. A.	k. A.	0,9
Campylobacter	k. A.	k. A.	3,1
Aeromonas	k. A.	k. A.	1,3
Enterohämorrhagische Escherichia coli	k. A.	k. A.	0,6
Clostridium difficile	0	0,5	3,4
Ubiquitäre Mykobakterien	2,5	6,8	12,5
Zytomegalievirus	4,9	27,7	3,4

Tab. 6.4. Erregerspektrum nach Auslandsreisen (nach eigenen Befunden 1998 [16])

Erreger	Inkubationszeit >1 Woche	Chronischer Verlauf
Campylobacter sp.	Nein	Selten
Shigella sp.	Nein	Möglich
Enteritissalmonellen	Nein	Selten
Aeromonas sp.	Nein	Möglich
Blastocystis hominis	?	Häufig
Giardia lamblia	Ja	Häufig
Entamoeba histolytica	Ja	Häufig
Cyclospora cayetanensis	Ja	Häufig
Kryptosporidien	Ja	Möglich
Strongyloides stercoralis	Ja	Häufig
Isospora belli	Ja	Möglich

6.2 Epidemiologische Parameter

Das Spektrum und die Häufigkeitsverteilung von Durchfallerregern zeigen regionale Unterschiede (▶ Kap. 19) Sie sind weiterhin abhängig von den »5 A«: Lebensalter (**A**lter) und individuelle Disposition bzw. Exposition des Erkrankten (**A**bwehrschwäche, **A**uslandsreise, **a**limentäre Anamnese, **A**ntibiotika). Schließlich unterscheiden sich die Erregerspektren auch bei unterschiedlichen klinischen Verläufen, wie z. B. bei der akuten und der chronischen Diarrhö (▶ Kap. 6.1). Deutliche Unterschiede bestehen auch bei der Ätiologie ambulant bzw. nosokomial erworbener Durchfallkrankheiten (▶ Kap. 6.9 und 6.10), wobei das Spektrum der bei uns heimischen Enteritiserreger sich bei Letzteren im Wesentlichen auf Clostridium difficile sowie bei Kleinkindern auf Rotaviren und seltener EPEC reduziert [14, 23].

6.3 Regionale Verteilung

Im Jahr 2003 hielten in Deutschland die enteritischen Salmonellosen mit einer Inzidenz von 76,4 gemeldeten Fällen auf 100.000 Einwohner noch den Spitzenplatz, gefolgt von Campylobacteriosen und Rotavirusinfektionen (Inzidenz 58 bzw. 56/100.000) und den Norovirusinfektionen (51/100.000). Yersiniosen (Inzidenz 8/100.000), Infektionen durch darmpathogene Escherichia coli (Inzidenz 8/100.000) und schließlich die Shigellosen mit 1 Fall/100.000 Einwohner zählen zu den selteneren Infektionen. Dabei fällt auf, dass die Inzidenzraten auch zwischen verschiedenen deutschen Regionen deutlich variieren können, so z. B. für Salmonellen (50–130), Campylobacter (43–96), Yersinien (4,0–22) oder Rotaviren (29–179). Die Inzidenzraten für Parasiten betrugen 2003 für Giardiasis 3,9/100.000 und für Cryptosporidiose 1,1/100.000 [31, 32]. Zum Jahresende 2004 zeigte sich eine durchweg abnehmende Tendenz bei Norovirus- und bakteriellen Infektionen. Lediglich bei Giardiasis und Campylobacteriosen war ein stetiger Anstieg zu verzeichnen.

6.4 Altersverteilung

Neben regional unterschiedlichen Häufigkeitsverteilungen, besonders augenscheinlich beim Vergleich westlicher Industrieländer mit warmen Reiseländern [7], zeigen die meisten Durchfallerreger eine typische dispositions- und expositionsbedingte Altersverteilung der Erkrankten: Generell leiden Kleinkinder häufiger unter Durchfallepisoden, insbesondere wenn sie in Gemeinschaftseinrichtungen untergebracht sind [2, 7]; bei ihnen werden auch häufiger als in der übrigen Bevölkerung infektiöse Enteritisursachen nachgewiesen [7, 14]. Infektionen durch Rotaviren und EPEC sind nahezu nur in den ersten 3 Lebensjahren ätiologisch von Bedeutung, EHEC erzeugen bis zum 6. Lebensjahr gehäuft klinisch schwere Verläufe. Auch Salmonellosen werden im Kleinkindesalter häufiger gefunden, allerdings zeigen z. B. Salmonella Enteritidis-Infektionen einen zweiten Krankheitsgipfel im Erwachsenenalter [14, 20]. Campylobacteriosen und Yersiniosen werden ebenfalls im Kindesalter häufiger diagnostiziert, während z. B. auf Reisen erworbene Shigellosen oder Parasitosen bei jungen Erwachsenen eine vergleichsweise größere Rolle spielen.

6.5 Abwehrschwäche

Von allen Patientengruppen mit Immunsuppression, z. B. nach Transplantation, unter antineoplastischer Therapie bzw. hereditär oder infektiös bedingt, sind v. a. die Ursachen, insbesondere der Enteritis bei AIDS-Patienten, intensiver untersucht worden. Eine umfangreiche prospektive Studie zur Diarrhö bei HIV-Infizierten in der Schweiz zeigte kürzlich, dass die mikrobiologische Diagnostik insbesondere bei chronischer Diarrhö oft diagnoseweisend ist [35]. In 46% der chronischen, aber nur in 16,5% der akuten Diarrhöepisoden wurden darmpathogene Erreger nachgewiesen. Die Gesamtinzidenz der Diarrhö in der untersuchten Population betrug 14,2% pro Jahr, bei Patienten mit CD4-Zellzahlen unter 50 pro µl erreichte die Wahrscheinlichkeit einer Durchfallattacke 48,5% im 1. Jahr, um dann im 2. und 3. Jahr auf 74,3 bzw. 95,6% anzusteigen. Dabei wurden bei Fällen mit chronischer Diarrhö in 47,9% ein darmpathogener Erreger nachgewiesen, in nahezu der Hälfte der positiven Fälle (21,5%) eine CMV-Infektion. Bei Patienten mit CD4-Zellzahlen unter 100 pro µl konnte sogar bei 62,8% ein darmpathogener Erreger identifiziert werden [4]. Die Nachweishäufigkeiten der verschiedenen Erreger bei chronischer Diarrhö sind in ◘ Tab. 6.3 zusammengestellt.

6.6 Auslandsreisen

Krankheitsbild und Erregerspektrum der Reisediarrhö werden in ► Kap. 19 beschrieben. Für die mikrobiologische Diagnostik bei Reiserückkehrern sind v. a. solche Infektionen bedeutsam, die nach der Rückkehr noch nicht klinisch geheilt sind, weil sie entweder in der Regel protrahiert verlaufen oder sich auf Grund langer Inkubationszeiten bzw. Präpatenz erst zu einem späten Zeitpunkt manifestieren. Entsprechende Infektionen bzw. deren Erreger, die bei der Untersuchung von Reiserückkehrern zu beachten sind, sind in ◘ Tab. 6.4 zusammengestellt.

6.7 Alimentäre Anamnese

Bei Patienten mit akuter Diarrhö sollte stets eine Nahrungsmittelanamnese für einen Zeitraum von 48– 72 h vor Krankheitsbeginn erhoben werden. Der Verzehr von rohen oder unzureichend erhitzten Eiern oder eihaltigen Speisen ist nach wie vor häufig die Ursache einer Infektion mit Salmonella Enteritidis [20]. Nicht durchgegartes Geflügelfleisch ist ein wichtiges Infektionsvehikel für Enteritissalmonellen und Campylobacter jejuni, wobei Letzterer auch v. a. durch Geflügelinnereien übertragen wird. Gerade in ländlichen Gebieten sollte stets nach Rohmilchverzehr gefragt werden, mit dem neben vielfältigen anderen Risiken besonders Campylobacter jejuni- und EHEC-Infektionen verknüpft sein können. EHEC werden auch durch nicht ausreichend durcherhitztes Rinderhack übertragen (»big mac attack«). Oberflächenwasser schließlich ist häufig mit Campylobacter spp. kontaminiert, die sowohl durch Trinken als auch durch Baden in natürlichen Gewässern akquiriert werden können. Weiterhin sind Übertragungen von Aeromonaden und EHEC durch Badewasser möglich. Die Übertragungen von Noroviren erfolgen in erster Linie über Aerosole und Kontaktinfektion von Mensch zu Mensch; alimentäre Übertragungen durch kontaminierte Lebensmittel (z. B. kaltes Buffet) oder Wasser kommen ebenfalls vor.

6.8 Antibiotika

Im Zusammenhang mit einer Antibiotikatherapie, aber auch Wochen danach, kann eine antibiotikaassoziierte Diarrhö auftreten, die in bis zu 30% der Fälle durch Clostridium difficile verursacht wird [11, 12, 25]. Deshalb sollte bei akuter Diarrhö stets nach einer laufenden oder vorausgegangenen Antibiotikatherapie gefragt und dies auf dem Einsendeschein unbedingt vermerkt werden.

6.9 Nosokomiale Diarrhö

Eine Diarrhö, die bei einem hospitalisierten Patienten nach dem 3. Liegetag auftritt, gilt als nosokomial erworben. Neben einer Reihe nichtinfektiöser Ursachen, wie parenterale Ernährung, diarrhogene Medikamente oder eine »Graft-versus-host«-Reaktion, spielt dabei Clostridium difficile als infektiöse Ursache eine herausragende Rolle [12, 25]. Etwa 75% aller Clostridium difficile-Infektionen, die im Krankenhaus diagnostiziert werden, gelten als nosokomial erworben [13]. Bei Enteritisfällen, die ab dem 4. stationären Liegetag zu einer Stuhluntersuchung führten, wurde Clostridium difficile etwa 10-mal häufiger nachgewiesen als alle anderen darmpathogenen Erreger zusammen (5 vs. 0,5%) [3]. Andere behandlungsbedürftige darmpathogene Erreger (Salmonellen, Campylobacter, Yersinia enterocolitica und Shigellen) waren dabei nicht zufällig auf die gesamte untersuchte Population verteilt, sondern konzentrierten sich auf wenige Sonderfälle, nämlich auf nosokomiale Ausbrüche (Salmonellen), Patienten über 65 Jahre mit Grundkrankheiten (komplizierter insulinpflichtiger Diabetes mellitus, Zirrhose, Niereninsuffizienz, chronische pulmonale Obstruktion, Tetraplegie), neutropenische Patienten (<500 Granulozyten/µl), HIV-Infizierte und Patienten mit extraintestinalen Manifestationen enteraler Infektionen (Lymphadenitis mesenterica, Cholestystitis, unklares Fieber, Polyathritis, Erythema nodosum) (◘ Tab. 6.5; [3]). Im Jahr 2003 kam es zudem durch Noroviren zu einer dramatischen Häufung nosokomialer Ausbrüche.

Bei Kindern bis zum 3. Lebensjahr werden zwar häufiger Clostridium difficile gefunden, deren pathogene Bedeutung scheint jedoch im Vergleich mit Erwachsenen gering zu sein. Bei der nosokomialen Diarrhö des Kleinkindes spielen dagegen Infektionen durch Rotaviren und EPEC die ätiologisch dominierende Rolle.

6.10 Empfehlungen zur mikrobiologischen Stufendiagnostik der Darminfektionen

Die folgenden Empfehlungen basieren auf den vorab dargestellten klinischen und epidemiologischen Situationen und behandeln die Indikationen sowie das Untersuchungsspektrum zur mikrobiologischen Stuhluntersuchung für 3 Gruppen von Patienten, nämlich für

- Patienten mit akuter, ambulant erworbener Diarrhö, mit oder ohne Reiseanamnese;
- Patienten mit akuter, nosokomial erworbener Diarrhö;
- Patienten mit chronisch verlaufender Diarrhö (>3 Wochen).

Wo erforderlich, wird auf Besonderheiten der Untersuchung im Kleinkindesalter, bei extraintestinalen Manifestationen enteraler Infektionen oder auf die Indikationen zur serologischen Diagnostik gesondert eingegangen.

◘ **Tab. 6.5.** Modifizierte »3-Tages-Regel« bei stationären, erwachsenen Patienten mit Diarrhö. (Mod. nach [3])

Patientenmerkmale	Stuhluntersuchung
Diarrhö bei Einweisung oder Beginn bis 72 h nach Aufnahme (ambulant erworbene Diarrhö)	Wie bei ambulanten Patienten
Nosokomiale Diarrhö (>72 h nach Aufnahme)	Untersuchung auf Clostridium difficile (Toxinnachweis und Kultur)
Nosokomiale Diarrhö **und** mindestens **eines** der folgenden Merkmale: – Alter ≥65 Jahre und Komorbidität mit chronisch geschädigter Organfunktion, z. B. Zirrhose, terminale Niereninsuffizienz u. Ä. – HIV Infektion – Neutropenie (<500/µl) – Verdacht auf extraintestinale Manifestation einer enteralen Infektion (z. B. Erythema nodosum, Arthritis u. Ä.)	Untersuchung auf Enteritiserreger inkl. Clostridium difficile entsprechend Stufendiagnostik (◘ Abb. 6.1)
Nosokomiale Diarrhö **und** Verdacht auf nosokomialen Ausbruch	Untersuchung auf Clostridium difficile und auf Salmonellen, Shigellen, Yersinien, EHEC, Rotaviren, Adenoviren, Noroviren

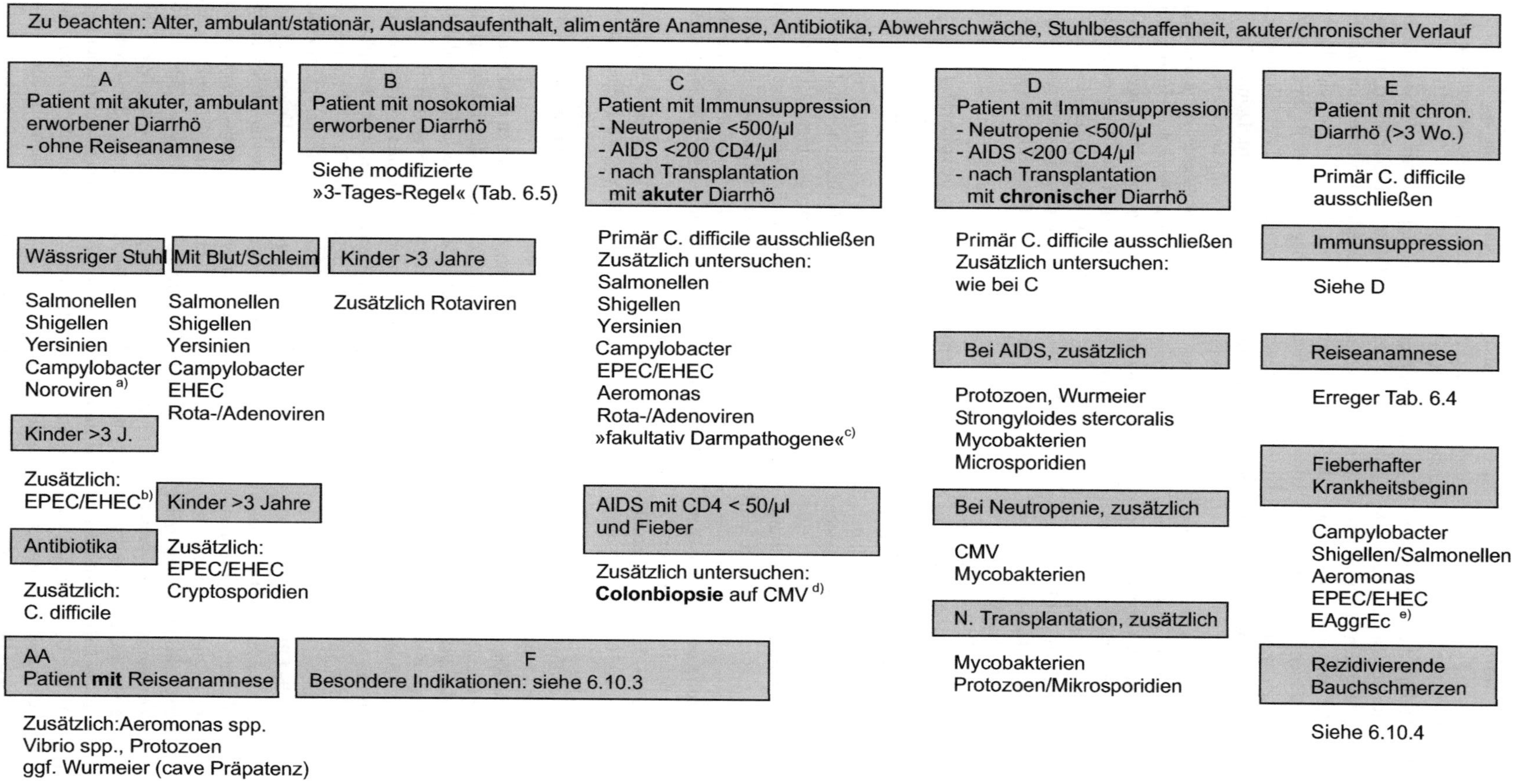

[a] Besonders bei Verdacht auf Ausbruch. [b] Enteropathogene E. coli / enterohämorrhagische E. coli. [c] Zum Beispiel Pseudomonas sp., Providencia sp., Klebsiella sp., Clostridien, Candida sp. ($>10^5$/g Stuhl). [d] Zytomegalievirus. [e] Enteroaggregative E. coli.

Abb. 6.1. Fließschemata der Indikationen zur gestuften Stuhluntersuchung. (Mod. nach [19])

III

6.10.1 Patienten mit akuter, ambulant erworbener Diarrhö

Bei allen durchfällig-wässrigen Stuhlproben ohne erkennbare Blut- und Schleimbeimengungen ist eine kulturelle Untersuchung auf Salmonellen, Shigellen, Yersinia enterocolitica und auf Campylobacter spp. ausreichend. Damit werden die häufigsten autochtonen Durchfallerreger und zudem die seuchenhygienisch wichtige Shigellose erfasst. Bei den folgenden Patientengruppen sind weitergehende Untersuchungen indiziert:

- Bei *Kindern unter 3 Jahren* sollten Rotaviren und Adenoviren über den EIA-Antigen-Nachweis erfasst werden, weiterhin über die orientierende Objektträgeragglutination von mindestens 10 verdächtigen Kolonien, z. B. vom MacConkey-Agar oder vorzugsweise von Nähragar, EPEC und zusätzlich EHEC O157.
- Bei Patienten aller Altersgruppen mit einem *Auslandsaufenthalt* während 3 Wochen vor Krankheitsbeginn sollten auch Amöben, Giardia u. a. Protozoen sowie, nach Ablauf der Präpatenz, ggf. Wurmeier in die Untersuchung einbezogen werden.
- Gingen dem Durchfall eine *Antibiotika- oder Zytostatikatherapie* und/oder ein *chirurgischer Eingriff* innerhalb der letzten 6 Wochen voraus oder handelt es sich um Patienten älter als 65 Jahre, wird zusätzlich eine Untersuchung auf Clostridium difficile (kulturell und Toxintest) durchgeführt.

Bei gravierendem klinischem Befund mit schwerer Diarrhö und *blutigen und schleimigen Stühlen* sollten zusätzlich zu den Untersuchungen, die für durchfällige Stühle vorgesehen sind, alle Stuhlproben auf Clostridium difficile (Kultur und Toxinnachweis), auf EHEC (Shigatoxinnachweis und Isolierung und Identifizierung des Erregers) sowie auf Aeromonas spp. und Rotavirus-/Adenovirusantigen untersucht werden. Sind *Kinder unter 3 Jahren* betroffen, sollte zusätzlich auf EPEC und Kryptosporidien untersucht werden. Nach einem *Auslandsaufenthalt* während 3 Wochen vor Krankheitsbeginn sind bei allen Altersgruppen zusätzlich Protozoen bei der Untersuchung zu berücksichtigen. Bei Patienten mit relevanter *Immunsuppression* (CD4 <200, Neutrophile <500/µl), insbesondere AIDS, und schwerer Durchfallsymptomatik ist eine zusätzliche Diagnostik angezeigt, die EPEC, Kryptosporidien, Mikrosporidien und andere relevante Protozoen sowie Mykobakterien und sog. »fakultativ enteropathogene Erreger«, wie Pseudomonas spp., Clostridium perfringens und Aeromonas spp., erfasst. Falls eine Koloskopie durchgeführt wird und dabei Darmbiopsien entnommen werden, sollte eine virologische Untersuchung auf Zytomegalieviren in Betracht gezogen werden (Diagnostik bei Immunsuppression ▶ Kap. 6.10.2). Die Untersuchung von Stuhlproben auf *Pilze* kann bei immunsupprimierten, neutropenischen Patienten, die durch tiefe Mykosen gefährdet sind, als Monitoringuntersuchung angezeigt sein, trägt aber in der Regel nicht zur ätiologischen Klärung einer infektiösen Diarrhö bei.

Bei Stuhlproben *ohne Hinweis auf eine bestehende Diarrhö*, d. h. bei unauffälliger Stuhlbeschaffenheit (»geformt«, »fest«) der zu untersuchenden Probe und fehlenden Angaben zum klinischen Bild einer enteralen Infektion sollte lediglich ein diagnostisches Basisprogramm durchgeführt werden, bei dem kulturell auf Salmonellen, Shigellen und Yersinien untersucht wird. Damit können gelegentlich Salmonellen bei asymptomatischen Ausscheidern oder Yersinien bei Patienten ohne Diarrhö sowie Shigellen gefunden werden, deren Ausschluss nicht aufwendig und wegen der hohen Ansteckungsgefahr seuchenhygienisch sinnvoll ist. Ergibt die Anamnese Hinweise auf einen kürzlichen *Auslandsaufenthalt*, können auch Amöben, Giardia u. a. Protozoen sowie ggf. Wurmeier bei der Untersuchung berücksichtigt werden.

6.10.2 Patienten mit akuter, nosokomial erworbener Diarrhö

Falls die Patienten *wegen einer enteritischen Symptomatik eingewiesen* wurden, gelten die Indikationen und Sonderfälle der Stufendiagnostik wie bei *ambulanten* Patienten. Bei allen *Kindern unter 6 Jahren*, die wegen einer Enteritis stationär aufgenommen wurden, sollte stets zusätzlich auf Shigatoxin untersucht (ELISA oder PCR) und die Isolierung und Charakterisierung von EHEC angestrebt werden [30].

Durchfallerkrankungen ab dem 4. Tag des stationären Aufenthalts gelten als nosokomial erworben. Hier ist im *Regelfall* eine mikrobiologische Untersuchung ausschließlich auf Clostridium difficile (Kultur und Toxinnachweis) ausreichend.

Dabei sollten allerdings, wie kürzlich in einer europäischen Multicenterstudie gezeigt [3], bei den folgenden Patientengruppen weitergehende Stuhluntersuchungen durchgeführt werden (modifizierte 3-Tages-Regel): Bei allen Patienten *über 65 Jahre* mit nosokomialer Diarrhö und einer der folgenden *Grundkrankheiten*, nämlich kompliziertem insulinpflichtigem Diabetes mellitus, Leberzirrhose, chronischer Niereninsuffizienz, chronischer pulmonaler Obstruktion oder Tetraplegie, sollte das Untersuchungsspektrum über Clostridium difficile hinaus auf Salmonellen, Shigellen, Yersinia enterocolitica und Campylobacter spp. ausgedehnt werden. Entsprechendes gilt für Patienten mit Verdacht auf *extraintestinale Manifestationen* enteraler Infektionen wie Lymphadenitis mesenterica, Cholestystitis, unklares Fieber, Polyarthritis oder Erythema nodosum [3]. Bei stationären Patienten mit Immunsuppression und Neutropenie (<500 Granulozyten/µl) oder manifestem AIDS (<200 CD4/µl) ist nach dem Ausschluss einer Clostridium-difficile-Infektion eine weitergehende

Untersuchung auf Salmonellen, Shigellen und Yersinia enterocolitica sowie auf Campylobacter, Kryptosporidien, Mikrosporidien und andere relevante Protozoen angezeigt. Weiterhin sollten Mykobakterien sowie Rota- und Adenoviren im Untersuchungsprogramm berücksichtigt sowie bei schweren und ungeklärten Verläufen zusätzlich auf fakultativ enteropathogene Erreger, wie Pseudomonas spp., Clostridium perfringens (mit Toxinnachweis) und Aeromonas spp. untersucht werden. Werden *Darmbiopsien* entnommen, sollten diese insbesondere bei AIDS-Patienten mit CD4-Zellzahlen <50/µl auch zum Nachweis von Zytomegalieviren verwendet werden. Bei einem Hinweis auf mindestens 2 epidemiologisch assoziierte Fälle besteht der Verdacht auf eine *nosokomiale Enteritisepidemie.* Dann muss neben Clostridium difficile auch auf Salmonellen, Shigellen, Yersinia enterocolitica, EHEC, Rota- und Adenoviren sowie, insbesondere wenn auch Personal erkrankt ist, stichprobenweise auch auf Noroviren untersucht werden. Auf Kinderstationen ist auch eine Untersuchung der Erkrankten auf EPEC indiziert.

6.10.3 Besondere Indikationen der gestuften Stuhldiagnostik (ambulante und stationäre Patienten)

Bei allen Fällen von *Nierenversagen, hämolytisch-urämischem Syndrom (HUS)* oder *thrombotisch-thrombozytopenischer Purpura (TTP)* mit Hinweis auf *Durchfall* in der Anamnese ist ein Shigatoxinnachweis und die Isolierung und Charakterisierung von EHEC dringend angezeigt (RKI-Indikationen).

Bestehen bei Patienten *appendizitische Zeichen,* eine *seronegative Arthritis,* ein *Erythema nodosum* oder ähnliche Hautsymptomatik, werden jeweils alle Stufen der Diagnostik durch eine zusätzliche Kälteanreicherung zum Yersiniennachweis erweitert. In solchen Fällen kann zusätzlich auch eine *serologische Untersuchung* auf Yersiniaantikörper hilfreich sein (Widal, ELISA, Immunoblot) [15].

Besteht der Verdacht auf eine *Lebensmittelvergiftung,* sollte die Basisanlage (Salmonellen, Shigellen, Yersinia enterocolitica) durch die Untersuchung auf Campylobacter spp., den Nachweis von Staphylococcus aureus sowie den quantitativen Nachweis von Clostridium perfringens und Bacillus cereus ergänzt werden. Bei Isolierung der letztgenannten 3 Erreger ist deren Untersuchung auf *Toxinproduktion* angezeigt. Wenn möglich, sollten stets auch Lebensmittel und Erbrochenes auf Staphylococcus aureus, Bacillus cereus und Clostridium perfringens untersucht werden [16].

Bei der Untersuchung von *Mekonium* sollten neben einer (fakultativen) Untersuchung auf Salmonellen, Shigellen und Yersinien v. a. Methoden zum Nachweis von Listeria monocytogenes und Gruppe-B-Streptokokken angewandt werden.

6.10.4 Patienten mit chronisch verlaufender Diarrhö (>3 Wochen) oder rezidivierenden Abdominalbeschwerden

Zwingende Indikationen für die Durchführung einer mikrobiologischen Diagnostik sind kontinuierliche oder rezidivierende Durchfälle, die 3 Wochen oder länger bestehen, wenn es sich dabei um Patienten handelt,

- die während 6 Monaten vor Krankheitsbeginn Länder mit einem erhöhten *Reisediarrhörisiko* besucht haben (alle Länder außer Mittel- und Nordeuropa, USA und Kanada, soweit dort kein Trekkingurlaub erfolgte),
- die *immunsupprimiert* sind oder einer entsprechenden Risikogruppe angehören,
- die in der Anamnese über einen *akuten, fieberhaften Beginn* ihrer Erkrankung berichten,
- die während 6 Wochen vor Krankheitsbeginn *antibiotisch* behandelt wurden und bei denen anamnestisch Anhaltspunkte für frühere Episoden einer antibiotikaassoziierten Diarrhö (AAD) vorliegen,
- die jünger als 6 Jahre sind.

Die Indikationen für die beiden letztgenannten Gruppen ergeben sich aus der ätiologischen Bedeutung der Clostridium difficile-Infektion bei der AAD, die häufig rezidivierend verläuft [15], und aus der altersabhängigen Häufung von Infektionen mit enteropathogenen oder enteroaggregativen Escherichia coli-Stämmen im Kleinkindesalter. Beide Infektionen zeigen eine Tendenz zu chronischen Verläufen [26].

Relative Indikationen zum Ausschluss einer mikrobiellen Ätiologie der chronischen Diarrhö liegen vor bei Patienten, bei denen

- ein Anhalt für eine sekretorische oder inflammatorisch-sekretorische Diarrhö besteht und die nicht einer der oben genannten Gruppen zuzuordnen sind;
- keine anderen Ursachen für eine chronische Diarrhö gefunden wurden und ein Colon irritabile ausgeschlossen werden kann.

Die möglichen infektiösen Ursachen der chronischen Diarrhö sind in ◘ Tab. 6.4 aufgelistet. Die jeweiligen Untersuchungsspektren ergeben sich für die einzelnen Indikationen entsprechend den jeweiligen Empfehlungen bei ambulanten und stationären Patienten (◘ Abb. 6.1).

6.11 Geignetes Probenmaterial für mikrobiologische Untersuchungen bei Darminfektionen

Geignete Untersuchungsmaterialien für mikrobiologische Untersuchungen bei akuter und chronischer Diarrhö sind in erster Linie *Stuhlproben* (◘ Tab. 6.6; [16]). *Rektalabstriche* sind weniger geeignet. Zum Nachweis einer CMV-

Tab. 6.6. Untersuchungsmaterialien und Transportbedingungen

Untersuchung auf	Untersuchungsmaterial	Transportbedingungen
Vibrio cholerae	Stuhl (in Peptonwasser)	Mit Boten und Anmeldung im Labor
Andere enteropathogene Erreger bzw. deren Toxine	Stuhl (ggf. in Cary-Blair-Medium)	Transportzeit bis zur Anlage nicht über 24 h, besser kürzer
Parasiten (vegetative Formen) und Strongyloideslarven	Stuhl	Transportzeit bis zur Anlage nicht über 1 h, besser kürzer
Parasiten (Zysten und andere Dauerformen)	Stuhl (ggf. in SAF-Fixierlösung)	Transportzeit bis zur Untersuchung nicht über 24 h
Mikrosporidien spp.	Auch Dünndarmbiopsie für Histologie und NAT	Fixiert und unfixiert
Kryptosporidien spp.	Auch Dünndarmbiopsie und Gallengangsbiopsie[a]	Fixiert für Histologie
Virusantigene	Stuhl	Transportzeit bis zur Anlage nicht über 24 h, besser kürzer
Zytomegalieviren	Kolonbiopsie	Zur PCR in Wasser oder Alkohol

NAT Nukleinsäureamplifikationstest.
[a]Komplementär zu Stuhlproben.

Infektion sind *unfixierte Kolonbiopsien* erforderlich; zur histologischen oder molekulargenetischen Untersuchung auf Mikrosporidien können frische *Dünndarmbiopsien*, für Kryptosporidien Dünndarm- oder *Gallengangsbiopsien zusätzlich* zur mikrobiologischen Stuhluntersuchung hilfreich sein.

Für *bakteriologische Untersuchungen* bei Verdacht auf Shigellose oder Campylobacteriose oder zum Nachweis von Clostridium-difficile-Toxin sollte der Stuhl so kurzfristig wie möglich, in allen Fällen jedoch spätestens innerhalb von 24 h nach der Entnahme untersucht werden.

Bei der Untersuchung auf *Parasiten* sind *frische Stuhlproben (<1 h)* notwendig um *vegetative* Formen von Entamoeba histolytica und Giardia lamblia mikroskopisch nachweisen zu können, ebenso kann eine Infestation mit Strongyloides stercoralis nur durch die mikroskopische Untersuchung von frischem Stuhl mit Nachweis lebender Larvenstadien diagnostiziert werden, da keine Wurmeier im Stuhl vorkommen. Aus Stuhlproben, die *später als 1 h* nach Probengewinnung parasitologisch untersucht werden, sind nur noch *Zysten* und *Dauerformen* der relevanten Protozoen sowie *Mikrosporidien* und *Wurmeier* nachweisbar. Solche Proben sind auch noch für den enzymimmunologischen Nachweis von Protozoenantigenen (Entamöba, Giardia, Kryptosporidien) geeignet.

Für *bakteriologische* Untersuchungen und zum Nachweis von *Toxinen* ist in der Regel eine *einzige* Stuhlprobe ausreichend; *parasitäre* Infektionen können erst nach der Untersuchung von *3 geeigneten Stuhlproben, am besten an 3 aufeinander folgenden Tagen* entnommen, mit hinreichender Sicherheit ausgeschlossen werden [16].

So genannte »Dysbioseuntersuchungen« sind von ungesicherter Relevanz und werden deshalb nicht empfohlen. Die gängigen Verfahren zum Nachweis einzelner Erreger und die geeigneten Untersuchungsmaterialien sind in Tab. 6.2 zusammengestellt.

Bei *rezidivierenden Abdominalbeschwerden* mit oder ohne Durchfall sollte zusätzlich zum jeweiligen Untersuchungsprogramm, falls nicht schon enthalten, eine *Kälteanreicherung*, ggf. *Serologie* auf Yersinien, Kultur und/oder Toxinnachweis auf Clostridium difficile sowie eine Untersuchung auf relevante Protozoen und Wurmeier durchgeführt werden. Weiterhin ist in diesen Fällen eine Untersuchung auf EPEC, EHEC und ggf. auf EaggEC angezeigt [16]. Die letztgenannte Untersuchung kann bisher nur in Referenzlaboratorien durchgeführt werden.

Literatur

1. Barbut F, Leluan P, Antoniotti G, Collignon A, Sedallian A, Petit JC (1995) Value of routine stool cultures in hospitalized patients with diarrhea. Eur J Clin Microbiol Infect Dis 14: 346–349
2. Bartlett AV, Moore M, Gary GW, Starko KM, Erben JJ, Meredith BA (1985) Diarrheal illness among infants and toddlers in day care centers. II. Comparison with day care homes and households. J Pediatr 107: 503–509
3. Bauer TM, Lalvani A, Fehrenbach J et al. (2001) Derivation and validation of guidelines for stool cultures for enteropathogenic bacteria other than Clostridium difficile in hospitalized adults. JAMA 285: 313–319
4. Bini EJ, Cohen J (1998) Diagnostic yield and cost-effectiveness of endoscopy in chronic human immunodeficiency virus-related diarrhea. Gastrointest Endosc 48: 354–361

5. Donowitz M, Kokke FT, Saidi R (1995) Evaluation of patients with chronic diarrea. New Engl J Med 332: 725–729
6. Fan K, Morris AJ, Reller LB (1993) Application of rejection criteria for stool cultures for bacterial enteric pathogens.J Clin Microbiol 31: 2233–2235
7. Guerrant RL, Hughes JM, Lima NL, Crane JK (1990) Diarrhea in developed and developing countries: magnitude, special settings, and etiologies. Rev Infect Dis 12 (Suppl 1): S41–S50
8. Guerrant RL, Steiner TS (2000) Principles and syndromes of enteric infections. In: Mandell GL, Bennett JE, Dolin R (eds) Principles and practice of infectious diseases. 5th ed., Churchill Livingstone, Philadelphia London Toronto, pp 1076–1093
9. Guerrant RL, van Gilder T, Steiner TS et al. (2001) Practice guidelines for the management og infectious diarrhea. Clin Infect Dis 32: 331–350
10. Hines J, Nachamkin I (1996) Effective use of clinical microbiology laboratory for diagnosing diarrheal diseases. Clin Inf Dis 23: 1292–1301
11 Johnson S, Gerding DN (1998) Clostridium dificile-associated diarrhea. Clin Infect Dis 26: 1027–1034
12. Kelly CP, LaMont JT (1998) Clostridium difficile infection. Annu Rev Med 49: 375–390
13. Kelly CP, Pothoulakis C, LaMont JT (1994) Clostridium difficile colitis. N Engl J Med 330: 257–262
14. Kist M (1986) Vergleichende Untersuchung zu Inzidenz, Klinik und epidemiologischen Risikofaktoren der infektiösen Enteritis. Habilitationsschrift. Universitätsbibliothek Freiburg
15. Kist M (1998) Yersiniosen. In: Thomas L (Hrsg) Labor und Diagnose. 5. Auflage. TH-Books Verlagsgesellschaft mbH, Frankfurt/Main, S 1243–1247
16. Kist M (2000) Chronische Diarrhöe – Stellenwert der Mikrobiologie in der Diagnostik. Praxis 89: 1559–1565
17. Kist M (2001) Campylobacter jejuni/coli und Guillain-Barré Syndrom. In: Infektiologie – Aktuelle Aspekte. Jahrbuch 2001/2002. Springer Wien, S 101–112
18. Kist M, Bereswill S (2001) Campylobacter jejuni. In: Mühldorfer I, Schäfer KP (eds) Emerging bacterial pathogens. Contrib Microbiol, vol. 8, Karger, Basel, pp 150–165
19. Kist M, Bockemühl J, Aleksic S et al. (2000) MiQ 9. Infektionen des Darms. In: Mauch H, Lütticken R, Gatermann S (Hrsg) Qualitätsstandards in der mikrobiologisch-infektiologischen Diagnostik, Urban & Fischer, München Jena, S 1–62
20. Kist M, Freitag S (2000) Risk factors and clinical features of Salmonella enterica ssp. enterica serovar Enteritidis: a study in South-West Germany. Epidemiol Infect 124: 383–392
21. Knapp W (1989) Enterale Yersiniosen. Klinische Verlaufsformen, Bedeutung und Diagnose. Dt Ärzteblatt 77: 1671–1676
22. Lyerly DM, Krivan HC, Wilkins TD (1988) Clostridium difficile: its disease and toxins. Clin Microbiol Rev 1: 1–18
23. McFarland LV (1995) Epidemiology of infectious and iatrogenic nosocomial in a cohort of general medicine patients. Am J Infect Control 23: 295–305
24. McFarland LV (1998) Epidemiology, risk factors and treatments for antibiotic-associated diarrhea. Dig Dis 16: 292–307
25. McFarland LV, Surawicz CM, Stamm WE (1999) Risk factors of Clostridium difficile carriage and C. difficile-associated diarrhea in a cohort of hospitalized patients. J Infect Dis 162: 678–684
26. Nataro JP, Kaper JB (1998) Diarrheagenic Escherichia coli. Clin Microbiol Rev 11: 142–201
27. Neill MA, Opal SM, Heelan J et al. (1991) Failure of ciprofloxacin to eradicate convalescent fecal excretion after acute salmonellosis: experience during an outbreak in health care workers. Ann Intern Med 114: 195–199
28. Nelson JD, Kusmiesz H, Jackson LH, Woodman E (1980) Treatment of salmonella gastroenteritis with ampicillin, amoxicillin, or placebo. Pediatrics 65: 1125–1130
29. Ozerek AE, Gopal Rao G (1999) Is routine screening for conventional enteric pathogens necessary in sporadic hospital-acquired diarrhoea? J Hosp Infect 41: 159–163
30. Robert Koch-Institut (1997) Empfehlungen zur Verbesserung der diagnostischen Erfassung und zum standardisierten Vorgehen bei der mikrobiologischen Diagnostik von EHEC-Infektionen beim Menschen. Epidemiol Bull 39/97: 270–271
31. Robert Koch-Institut (2004a) Meldepflichtige Infektionskrankheiten – Jahresstatistik 2003. Epidemiologisches Bulletin 16/2004: 134–135
32. Robert Koch-Institut (2004b) Aktuelle Statistik meldepflichtiger Infektionskrankheiten. Epidemiologisches Bulletin 43/2004: 372–373
33. Rohner P, Pittet D, Nije-Linge T, Auckenthaler R (1997) Etiological agents of infectious diarrhea: implications for requests for microbiological culture. J Clin Microbiol 35: 1427–1432
34. Taylor DN, Connor BA, Shlim DR (1999) Chronic diarrhea in the returned traveler. Travel Med 83: 1033–1052
35. Weber R, Ledergerber B, Zbinden R et al. (1999) Enteric infections and diarrhea in human immunodeficiency virus-infected persons. Arch Intern Med 159: 1473–1480
36. Wong CS, Lelacic S, Habeb RL, Watkins SL, Tarr PI (2000) The risk of hemolytic-uremic syndrome after antibiotic treatment of Escherichia coli O157: H7 infections. N Engl J Med 342: 1930–1936

Stellenwert der Pathologie

A. von Herbay

Histopathologische Untersuchungen erfolgen üblicherweise mit einem Lichtmikroskop. Medizinhistorisch betrachtet wurden mit genau diesem Medium erstmals infektiöse Mikroorganismen beobachtet: Die Pionierarbeiten des niederländischen Naturforschers *Antony van Leeuwenhoek* (1632–1723) gelten heute als Geburtsstunde der Mikrobiologie. Aber obwohl Bakterien, und andere Krankheitserreger, grundsätzlich mit einem Lichtmikroskop erkennbar sind, so stehen den Möglichkeiten einer histopathologischen Diagnostik von Infektionskrankheiten doch auch Grenzen gegenüber. Diese ergeben sich v. a. durch die tatsächliche Größe von Infektionserregern. Bei einer üblichen Dicke der Gewebeschnitte von 4–6 µm sind im histologischen Präparat vornehmlich jene Erreger erfassbar, die größer sind als 4 µm. Kleinere Mikroorganismen, speziell Bakterien, sind in histologischen Schnittpräparaten meist kaum sichtbar, wohl aber in zytologischen Präparaten von Flüssigkeiten.

Vor diesem Hintergrund erfolgt die histopathologische Diagnostik von infektiösen Magen-Darm-Erkrankungen teilweise mittels direktem Erregernachweis und andernteils indirekt anhand einschlägig charakteristischer reaktiver Veränderungen im Gewebe (■ Tab. 7.1). Ihre praktische Wertigkeit liegt aber nicht alleine darin, eine möglichst präzise Infektionsdiagnose zu erbringen, sondern auch darin, andere Erkrankungen abzugrenzen (von Herbay 1999).

7.1 Helminthen

Ein histopathologischer Nachweis von Würmern, deren Eiern oder Larven ist in Anbetracht ihrer relativen Größe (meist >100 µm Durchmesser) und markanter morphologischer Charakteristika in Gewebeproben gut möglich. Für einen Direktnachweis sind dabei öfters multiple Biopsien und histologische Serienschnitte erforderlich (Martie u. Niefie 2000). Einschränkungen für die Diagnostik ergeben sich, wenn vorhandene Wurmanteile avital sind.

Als Reaktion auf das Eindringen von Helminthen in die Magen- oder Darmwand entsteht fast immer eine dichte Gewebeinfiltration von eosinophilen Granulozyten (■ Abb. 7.1). Diese besteht auch noch für einige Zeit fort, nachdem der Wurm die Darmwand passagiert hat. Häufig gibt gerade der Befund einer intestinalen Eosinophilie Anlass, weiter nach einem Wurm als möglichem Krankheitsauslöser zu fahnden (Anderson u. Lichtenfels 2000). Ein anderes, immunologisches Phänomen – welches auch bei anderen Infektionen auftreten kann – ist eine eosinophile azelluläre Gewebezone um das antigene Wurmmaterial herum (sog. Splendore-Hoeppli-Phänomen). Hierbei wirken u. a. auch die eosinophilen Granulozyten und ihr *Major-basic-Protein* mit.

Zu den in Mitteleuropa geläufigen gastrointestinalen Helminthosen gehört v. a. die intestinale Infestation mit dem Madenwurm, Enterobius vermicularis (Leopairut et

III

◘ Tab. 7.1. Diagnostische Kriterien der Histopathologie bei infektiösen Magen- und Darmerkrankungen, und ihre Abhängigkeit von der Größe des Infektionserregers[a]

Erreger	Größe	Direktnachweis möglich	Diagnostischer Leitbefund
Helminthen	11–6.000 µm	ja	Erregernachweis
Protozoen	10 µm	ja	Erregernachweis
Pilze	6 µm	ja	Erregernachweis
Bakterien	<2 µm	(ja)	Erregernachweis > Reaktionsmuster
		nein	Reaktionsmuster 1: enteroinvasiv
		nein	Reaktionsmuster 2: enterotoxinbildend
		nein	Reaktionsmuster 3: Granulome
Viren	<0,1 µm	nein	Zytopathische Kernveränderung

[a]Die Größenangaben wollen hier lediglich näherungsweise die Dimensionen widerspiegeln.

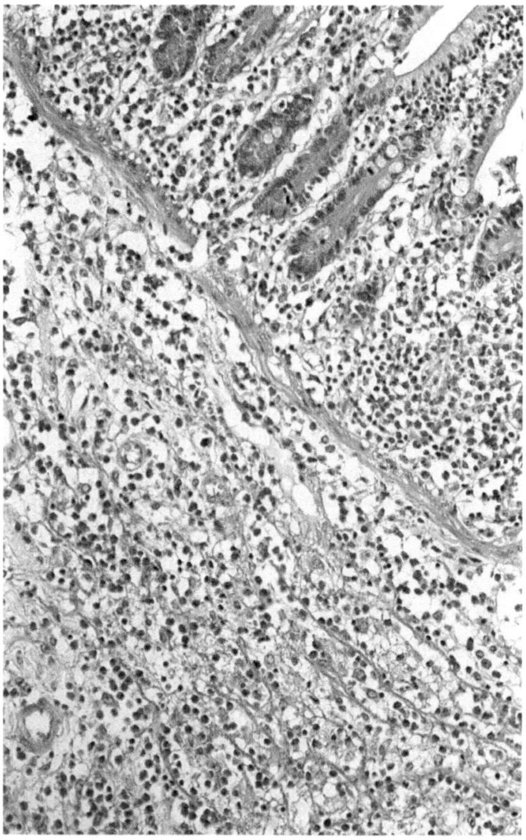

◘ Abb. 7.1. Anisakidose. Massive Eosinophilie in der Mukosa und Submukosa des terminalen Ileums (OP-Präparat eines 30-jährigen Mannes mit Heringsmadenwurminfektion; Präparat zur Verfügung gestellt von Prof. H. Watanabe, Universität Niigata, Japan). Farbige Wiedergabe ► Farbteil

al. 2000). Betroffen sind vornehmlich Kinder (► Kap. 45). Nicht so selten erfolgt die Erstdiagnose einer Enterobiasis[1] zufällig anlässlich der histopathologischen Untersuchung nach einer Appendektomie (◘ Abb. 7.2; Dahlstrom et al. 1994). Nur manchmal verursachen Madenwürmer ulzeröse Läsionen der Darmschleimhaut oder (post-)inflammatorische Polypen.

Die gelegentlich nach Europa importierten Infektionen mit Saugwürmern der Gattung Schistosoma (► Kap. 44) weisen Ähnlichkeiten mit den (hier häufigeren) Befunden einer idiopathischen CED auf (Cheever u. Neafie 2000). Speziell die im Darmgewebe abgelegten Eier von Schistosoma mansoni – mit einem lateralen Stachel – bedingen eine lokale Entzündungsreaktion mit epitheloidzelligen Granulomen (◘ Abb. 7.3: Schistosomiasis), gelegentlich auch mit inflammatorischen Polypen (el-Shiekh et al. 1994). Insofern kann eine intestinale Schistosomiasis den morphologischen Phänotyp eines Morbus Crohn im Kolon nachahmen. Abgestorbene Eier verkalken oftmals und persistieren dann lange. Daher gibt der histopathologische Befund von Kalkablagerungen entsprechender Größe einen Hinweis auf eine frühere intestinale Schistosomiasis.

7.2 Protozoen

Protozoen sind tierische Einzeller mit einem oftmals komplexen Entwicklungszyklus, bei welchem der Mensch entweder Zwischenwirt oder Endwirt ist. In Anbetracht ihrer Zellgröße (teils >10 µm) und der häufigen Besiede-

[1] Die historische Bezeichnung Oxyuriasis ist zwar schon seit 50 Jahren überholt, hat sich aber in der Praxis bis heute als Synonym erhalten.

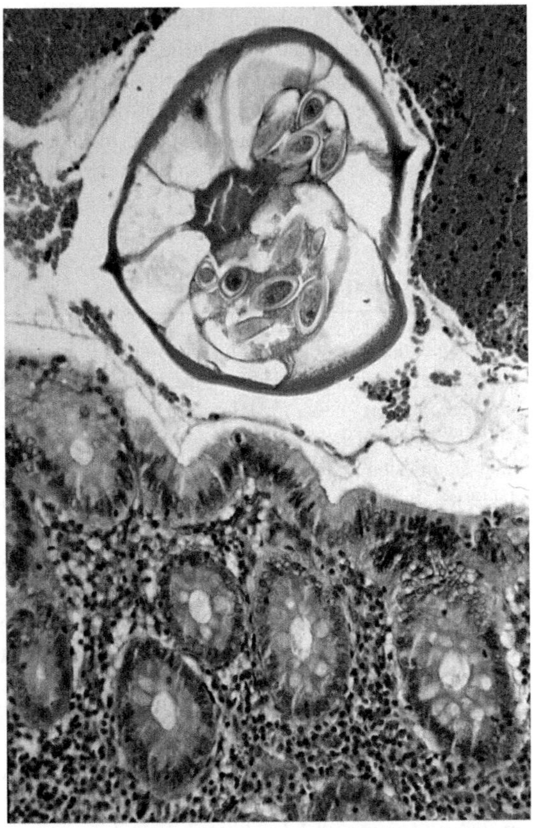

Abb. 7.2. Enterobiasis (10-jähriges Mädchen). Im Lumen des Wurmfortsatzes ist ein weiblicher Madenwurm vorhanden; dessen gravider Uterus enthält mehrere Eier. Farbige Wiedergabe ▶ Farbteil

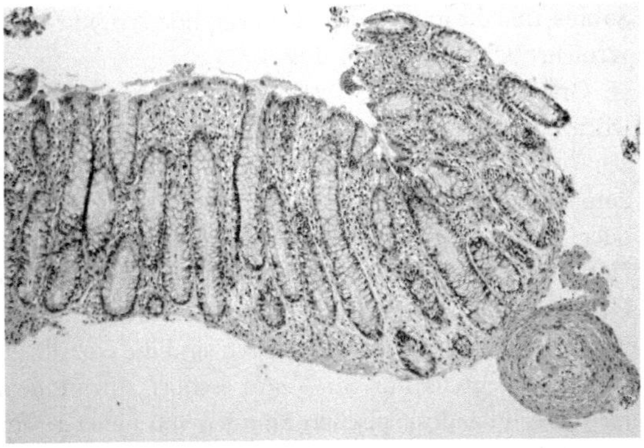

Abb. 7.3. Schistosomiasis: Rektumschleimhaut ohne Entzündung, aber mit einem Granulom in der Submukosa. Anteile eines Eies stellen sich hier nicht dar. Farbige Wiedergabe ▶ Farbteil

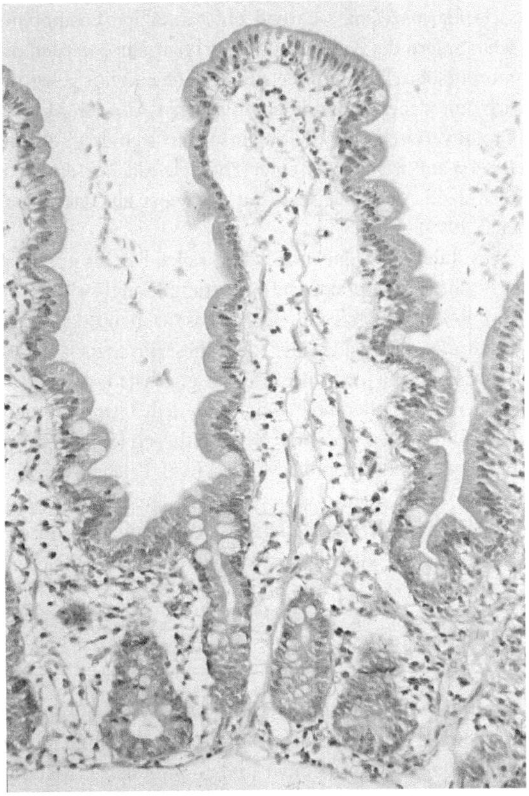

Abb. 7.4. Giardiasis (52-jähriger Mann mit HIV-Infektion). Am intakten Zottenepithel des Duodenum lagern zahlreiche Trophozoiten von Giardia lamblia an. Sie erscheinen im histologischen Präparat meist sichelförmig. Farbige Wiedergabe ▶ Farbteil

lung an der Schleimhautoberfläche ist ein Direktnachweis von Protozoen in Biopsien grundsätzlich möglich (Katz u. Taylor 2001). Dies erfordert allerdings öfters mehrere Biopsien und Stufenschnitte.

Unter den weltweit verbreiteten Protozoonosen sind in Mitteleuropa v. a. nichtinvasive Infektionen mit Giardia lamblia endemisch (frühere Bezeichnung: Lamblia intestinalis; ▶ Kap. 41). Betroffen sind sowohl Patienten mit Immunschwäche wie auch immunkompetente Personen. Aus den peroral aufgenommenen Zysten von Giardia lamblia entwickeln sich im oberen Dünndarm je 2 *Trophozoiten.* Mittels spezieller Saugplatten haften diese am Zottenepithel an und werden bei der Nahrungspassage kaum weitertransportiert. Für die Diagnostik ergibt sich hieraus der Ansatz, einen mikroskopischen Direktnachweis von Lamblien entweder im Jejunalsaft (als »birnenförmige Flagellaten«) oder mittels endoskopischer Mukosabiopsien zu erbringen. Histologisch ist die Dünndarmschleimhaut fast immer regelrecht zottig strukturiert, während dem intakten Zottenepithel zahlreiche Trophozoiten von Giardia lamblia angelagert sind (Abb. 7.4). Die Lamblien stellen sich im histologischen Schnittpräparat meistens im Profil »sichelförmig« und mehr ausnahmsweise »birnenförmig« dar. Ergänzend zur routinemäßigen HE-Färbung ist eine Giemsa-Färbung hilfreich, während eine PAS-Färbung unergiebig ist. Eine immunhistologische Zusatzuntersuchung ist möglich, aber entbehrlich. Bemerkenswerterweise fehlt auch fast immer ein leukozytäres Infiltrat im

Stroma, und die intraepithelialen Lymphozyten sind nicht vermehrt (Oberhuber et al. 1997).

Oral aufgenommene Zysten von Entamoeba histolytica können sich – nach recht variabler Inkubationszeit (wenige Tage, mehrere Wochen) – im Darm zu kommensalen kleinen Trophozoiten (Minutaformen) oder zu pathogenen großen Trophozoiten entwickeln. Nur die Magnaformen versursachen Gewebenekrosen (»Histolyse«), d. h. Erosionen und Ulzera, welche blutige Durchfälle hervorrufen. Histologisch sind die einzelligen Amöben meistens nur im Nekroseschorf aufzufinden, nicht aber in endoskopischen Biopsien von intakter Mukosa. (Gonzalez-Ruiz et al. 1995). Im HE-gefärbten histologischen Präparat lassen sich die großen Trophozoiten von Entamoeba histolytica infolge einer Phagozytose von Erythrozyten von abgeschilferten Darmepithelien unterscheiden. Das entzündliche Infiltrat im Kolon enthält viele Plasmazellen, während eine auffällige Eosinophile fehlt. Sofern die Amöben nicht sichtbar sind, werden die morphologischen Befunde einer Amöbenkolitis gelegentlich mit denen einer idiopathischen CU oder Morbus Crohn verwechselt. Die Diagnose klärt sich dann mitunter erst auf, wenn unter einer Therapie mit Kortikosteroiden dann Amöbenabszesse in der Leber auftreten (Joos et al. 1999).

Mit der HIV-Epidemie haben Kokzidien als opportunistische Erreger praktische Bedeutung erlangt (▶ Kap. 11). Ihre Bezeichnungen z. B. als Mikrosporidien oder Kryptosporidien spiegeln wider, dass diese Protozoen relativ klein sind (2–6 μm) und insofern gleichsam »versteckt« an der Schleimhautoberfläche angesiedelt sind. Andere kleine Protozoen siedeln sich im Epithel an (z. B. Isospora belli) oder infiltrieren die Mukosa (z. B. Leishamania donovani). Der diagnostische Nachweis im histologischen Präparat erfordert besondere Aufmerksamkeit, hilfreich ist oftmals eine Giemsa-Färbung (Lewin et al. 1992).

7.3 Pilze

Intestinale Pilzinfektionen haben in den letzten Jahren zwar breite Aufmerksamkeit erfahren, sie kommen aber nur selten vor. Ausnahmen bilden autoptische Befunde bei Patienten mit schweren Immundefekten, v. a. bei Leukämien im Finalstadium.

Pilzsporen und Pseudohyphen bzw. Hyphen haben meist eine Größe über 6 μm, dies ermöglicht ihren Direktnachweis im histologischen Präparat (Chandler et al. 1989). Hilfreich für ihre Erkennung sind histochemische Sonderfärbungen (PAS; Grocott-Methenaminsilberfärbung). Von praktischer Bedeutung ist v. a. die Diagnostik von Infektionen mit Candida albicans im Ösophagus. Betroffen sind sowohl Patienten mit Immunschwäche wie auch immunkompetente Personen. Makroskopisch ist die Schleimhaut mit weißlichen Stippchen übersät. Diese Beläge entsprechen histologisch Pseudomembranen aus Fibrin, abgeschilferten Plattenepithelien, und Pilzmyzelien. Werden die pilzhaltigen Beläge mit einer Bürste abgewischt, z. B. für eine mikrobiologische Untersuchung, dann vermag eine parallel durchgeführte histologische Untersuchung nur schwerlich den Direktnachweis zu erbringen.

7.4 Bakterien

Die Problematik, Bakterien in histologischen Präparaten direkt nachzuweisen, wird durch die späte Entdeckung von Helicobacter pylori im Jahre 1983 veranschaulicht. Die spiraligen Helicobacter-Bakterien im Magen, wie auch die meisten anderen stäbchen- oder kokkenförmige Bakterien, haben eine Größe zwischen etwa 2 und 4 μm und einen Durchmesser von etwa 0,2 μm. In Anbetracht dieser Maße gelingt ein Direktnachweis von Bakterien im histologischen Präparat (ca. 4–6 μm dick) mehr ausnahmsweise, v. a. bei sehr langen Stäbchenbakterien wie z. B. Mycobacterium avium-intracellulare (4 μm) oder bei nichtinvasiver Kolonisation der Schleimhautoberfläche, z. B. bei der Helicobactergastritis.

Aber auch ohne direkten Erregernachweis ist es oftmals möglich, anhand von Feindetails der mukosalen Entzündungsreaktion eine richtungsweisende Diagnose zu stellen (Abrams 1987, Lewin et al. 1992, Jenkins et al. 1997). Denn das Reaktionsmuster ist Ausdruck bestimmter Pathogenitäts- bzw. Virulenzfaktoren von Bakterien. Histopathologisch zu unterscheiden sind v. a. die Reaktionen bei den häufigen Infektionen mit enteroinvasiven oder enterotoxigenen Bakterien, ferner mit den selteneren enterohämorrhagischen Bakterienstämmen. Da manche Bakterien, u. a. auch Escherichia-coli-Stämme, sehr unterschiedliche Virulenzfaktoren aufweisen, ist eine allein auf den »Vor- und Zunamen eines Bakteriums« bezogene Infektionsdiagnose öfters ohnehin nicht vollständig.

7.4.1 Enteroinvasive bakterielle Infektionen

Viele Infektionen mit enteroinvasiven Bakterien, wie z. B. Salmonella sp. oder Shigella sp., heilen oft ohne antimikrobielle Therapie binnen 1–4 Wochen aus (Day et al. 1984, Sachdev et al. 1993, Islam et al. 1994). Aus diesem Grund werden Patienten mit akuter selbstlimitierender Kolitis (ASLC) meistens gar nicht endoskopiert. In der 1. und 2. Woche ist der histopathologische Aspekt einer ASLC besonders charakteristisch. Die Mukosa enthält ein an Granulozyten reiches Infiltrat, eine neutrophile Infiltration des Kryptenepithels liegt vor (»Kryptitis«), jedoch nur wenige Kryptenabszesse. (Surawicz et al. 1984, Nostrant et al. 1987, Surawicz 1988). In der klinischen Praxis werden meistens jene Patienten endoskopiert und biopsiert, deren Symptomatik nach 3–4 Wochen noch nicht abgeklungen ist; d. h. es findet eine Bias statt. In dieser späten Phase einer ASLC ist die Entzündung öfters kontinuierlich oder diskontinuierlich ausgedehnt. Das mukosale Infiltrat besteht dann mehr aus Plasmazellen, allerdings ohne Vorliegen einer Plasmozytose in der basalen Mukosa. Lymphozyten und v. a. Granulozyten sind weniger zahlreich vorhanden. Insofern ist eine differenzialdiagnostische Abgrenzung zur idiopathischen Colitis ulcerosa grundsätzlich möglich (Nostrant et al. 1987, Surawicz et al. 1984, Lewin et al. 1992, Jenkins et al. 1997, von Herbay 1999). Im Einzelfall kann dies aber schwierig sein.

7.4.2 Enterotoxigene bakterielle Infektionen

Enterotoxine bewirken relativ konstant einen sekretorischen Effekt, welcher durch spezielle Rezeptoren vermittelt wird (Beispiel: Choleratoxin). Keineswegs immer resultieren auch morphologisch sichtbare Veränderungen. Als Korrelat einer (toxinvermittelt) verstärkten Schleimsekretion sind die Krypten öfters kleinzystisch dilatiert, einhergehend mit einer Schleimdepletion, Abflachung und Abschilfern der Epithelien mit pyknotischen Kernen, ähnlich einem Kryptenabszess. Ein Ödem ist vorhanden, ein leukozytäres Infiltrat ist nur gering ausgeprägt. Das Zusammenspiel von toxininduzierter Sekretion und zytotoxischen Effekten am Epithel führt fakultativ zur Ausbildung von charakteristischen Erosionen mit Pseudomembranen. Diese entsprechen nicht abwischbaren Belägen aus Schleim, Fibrin und Leukozyten (Beispiel: Toxin von Clostridium difficile).

7.4.3 Enterogranulomatöse bakterielle Infektionen

Granulomatöse Entzündungen entsprechen nur teilweise einer einschlägig erregertypischen Reaktion des Wirts, wie z. B. bei Infektionen mit Yersinia pseudotuberculosis (Gleason et al. 1982, Lamps et al. 2001) oder Mycobacterium tuberculosis. Solche spezifischen Immunreaktionen setzen ein funktionell kompetentes Immunsystem voraus. Mitunter stellen Granulome auch eine erregeruntypische Reaktion im infizierten Gewebe dar, weil eine Immuninkompetenz vorliegt (z. B. chronischseptische Granulomatose infolge angeborenen Funktionsdefektes der neutrophilen Granulozyten). Häufig jedoch sind Granulome in der Magen- oder Darmschleimhaut weder durch einen speziellen Erreger noch durch eine Inkompetenz des Immunsystems bedingt, sondern sie entsprechen einer unspezifischen Fremdkörperreaktion oder Abräumreaktion auf eine Destruktion von Epithel oder infolge Extravasation von Schleim in die Lamina propria.

7.4.4 Enterobakterielle Speicherungsphänomene

Zwei spezielle bakterielle Infektionen sind histopathologisch gut diagnostizierbar, weil sie durch eine ungewöhnliche Speicherung von Bakterien in der Darmschleimhaut charakterisiert sind. Sowohl bei einer invasiven Infektion des Dünndarms mit dem grampositiven Stäbchenbakterium Tropheryma whippelii wie auch bei Sonderfällen einer invasiven Infektion des Dickdarms mit gramnegativen Escherichia coli (Malakoplakie) bedingen offenbar erworbene Defekte lysosomaler Enzyme einen unvollständigen Abbau von phagozytierten Bakterien. Hierbei werden die – einzeln nicht sichtbaren – Bakterien intrazellulär in Lysosomen gespeichert und lassen sich kumulativ als zytoplasmatisches Partikel wahrnehmen (Krüger et al. 1999, von Herbay et al. 2001).

7.5 Viren

Der morphologische Direktnachweis von Viren – mit einer Partikelgröße von unter 0,1 µm – würde den Einsatz eines Elektronenmikroskops erfordern. Dies ist routinemäßig nicht praktikabel. Gleichwohl vermögen es histologische Untersuchungen von Magen- und Darmbiopsien, bei manchen viralen Infektionen einschlägig diagnostische Befunde zu erbringen. Zwar führen die häufigen enteropathogenen Viren – Rota-, Noro- und andere Caliciviren (▶ Kap. 47–50) – zu keinen diagnostischen Gewebeveränderungen. In Anbetracht des akuten und selbstlimitierenden Verlaufs dieser Infektionen bedeutet dies jedoch keine relevante diagnostische Lücke. Die protrahiert verlaufenden gastrointestinalen Infektionen mit humanen Herpesviren (▶ 7.5.1 und 14.2) oder Adenoviren (▶ Kap. 49) führen dagegen zu charakteristischen zytopathischen Veränderungen, deren Nachweis ihre histopathologische Diagnostik ermöglicht. Ergänzend stehen zudem auch immunhistologische Untersuchungen und Hybridisierungen zur Verfügung.

7.5.1 Herpes-simplex-Virus

Das HSV-1 (neue Nomenklatur: humanes Herpesvirus 1; HHV-1) führt zu bläschenförmigen Efflorenzen, u. a. in der plattenepithelialen Schleimhaut des Ösophagus und der Mundhöhle. Histologisch entsprechen die Herpesbläschen einer Ablösung des Epithels von der Basalmembran. Durch Platzen von Bläschen entstehen aphthöse Erosionen, bei Zusammenfließen eng benachbarter Aphthen können auch größere Ulzera entstehen. Die virusinfizierten Epithelzellen am Rand der Läsionen haben charakteristische zytopathische Kernveränderungen (milchglasähnliches Chromatin, eosinophile Kernein-

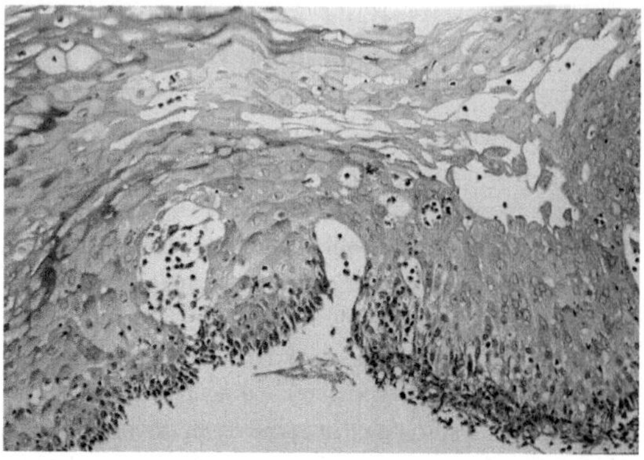

Abb. 7.5. Herpesvirusinfektion (86-jähriger Mann). Das Plattenepithel des Ösophagus ist von der Basalmebram abgelöst. Die Kerne der basalen Epithelzellen haben ein abnormal angefärbtes Chromatin (»milchglasähnliche Kerne«). Farbige Wiedergabe ► Farbteil

schlüsse, ballonierte Kerne; evtl. Fusion zu multinukleären Riesenzellen; Abb. 7.5). Zusätzlich liegt eine Akantholyse vor (Lösung der interzellulären Verbindungen). Diese Befunde ermöglichen eine verlässliche Diagnostik (Lewin et al. 1992).[2]

7.5.2 Zytomegalievirus

Mit dem zunehmenden Einsatz potenter immunsuppressiver Medikamente haben u. a. auch Infektionen mit dem Zytomegalievirus (CMV; humanes Herpesvirus 5) zunehmende Verbreitung gefunden. Der zytopathische Effekt einer CMV-Infektion manifestiert sich relativ stereotyp nur an bestimmten Zellen. Im Magen-Darm-Trakt sind dies vornehmlich die Endothelzellen, ferner auch Stromazellen und Makrophagen (Scully et al. 2001). Nur selten kommen zytomegale Epithelzellen vor, dies v. a. in den Brunner-Drüsen des Duodenums. Infizierte Zellen haben große Kerne mit Einschlusskörpern, sie werden öfters von einem hellen Hof umgeben (»Eulenaugenphänomen«). Der Nachweis solcher zytopathischer Effekte in den einschlägigen Zellen ist hinreichend charakteristisch für eine zuverlässige Diagnostik der CMV-Infektion. Eine zusätzliche immunhistologische Untersuchung oder Hybridisierung ist im Allgemeinen nicht erforderlich. Werden jene Zusatzuntersuchungen durchgeführt, stellen sie allerdings regelmäßig mehr virusinfizierte Zellen dar, als histologisch anhand der zytopathischen Kernveränderungen sichtbar sind.

7.5.3 Adenovirus

Im Unterschied zur o. g. CMV-Infektion sind die Effekte von adenoviralen Infektionen praktisch nur an Epithelzellen, vornehmlich am schleimbildenden Oberflächenepithel im Magen-Darm-Kanal vorhanden. Die infizierten Zellen sind kaum vergrößert, ihre Kerne haben (amphophile oder eosinophile) Einschlusskörper, aber ohne einen umgebenden hellen Hof. Als weitere zytopathische Effekte sind ein Verlust der polaren Orientierung sowie eine vakuoläre Degeneration zu beobachten (Janoff et al. 1991, Yan et al. 1998). Ein immunhistologischer Nachweis von viralem Antigen ist möglich (Yan et al. 1998). Koinfektionen von CMV und Adenovirus sind bei HIV-infizierten Personen nicht so selten (etwa 10%; Yan et al. 1998).

7.5.4 Enteroviren

Enteroviren werden peroral verschluckt und überstehen problemlos das saure pH im Magen. Nach primärer Aufnahme über die M-Zellen in die Peyer-Plaques im Ileum kommt es initial zur Replikation im lymphatischen Gewebe. Sekundär kommt es dann zur Virämie, deren Konsequenz u. a. eine Infektion von Organen wie dem Herzmuskel (z. B. Coxsackievirusmyokarditis) oder dem Rückenmark ist.

7.6 Zusammenfassung

Bei der Abklärung von Verdachtsfällen einer infektiösen Erkrankung im Magen-Darm-Trakt bilden histopathologische Untersuchungen eine zweckmäßige Ergänzung zur Mikrobiologie und Immunserologie:

- Bei den akuten gastrointestinalen Infektionen, welche durch Viren oder enteroinvasive bzw. enterotoxingene Bakterien bedingt sind, vermögen histologische Untersuchungen zwar keinen direkten Erregernachweis zu erbringen. Sie gewährleisten dafür aber eine bessere differenzialdiagnostische Abgrenzung von anderen Erkrankungen.
- Bei den chronisch verlaufenden Infektionen, welche durch spezielle enteroinvasive Bakterien, manche Viren sowie durch Protozoen und Würmer verursacht sind, ist oftmals ein direkter Erregernachweis im Gewebe möglich.
- Speziell bei HIV-Patienten sind sogar die meisten der häufigen AIDS-assoziierten Infektionen histologisch gut zu diagnostizieren (► Kap. 11). Dabei ist zu berücksichtigen, dass diese Erreger auch bei asymptomatischen Patienten nachgewiesen werden (Guerrant et al. 1991).

[2] Ähnliche Befunde werden seltener auch durch andere humane Herpesviren (HSV-2, VZV) sowie auch durch verschiedene Typen von Coxsackieviren hervorgerufen (»Herpangina«).

Der praktische Stellenwert von histopathologischen Untersuchungen ist somit gerade bei den nichtbakteriellen Infektionskrankheitkeiten gegeben, weil deren ursächliche Erreger oftmals für die Mikrobiologie nicht kultivierbar sind.

Literatur

Abrams GD (1987) Surgical pathology of the infected gut. Am J Surg Pathol 11 (Suppl.1): 16–24

Anderson EM, Lichtenfels JR (2000) Anisakidosis. In: Meyers WM, Neafie RC, Marty AM, Wear DJ (eds) Pathology of infectious diseases, Vol. 1, Helminthiases. Armed Forces Institute of Pathology, Washington DC, pp 423–432

Chandler FW, Kaplan W, Ajello L (1989) Histopathology of mycotic diseases. A colour atlas and textbook. Wolfe, London

Cheever AW, Neafie RC (2000) Schistosomiasis. In: Meyers WM, Neafie RC, Marty AM, Wear DJ (eds) Pathology of infectious diseases, Vol. 1, Helminthiases. Armed Forces Institute of Pathology, Washington DC, pp 23–48

Dahlstrom JE, MacArthur EB (1994) Enterobius vermicularis: a possible cause of symptoms resembling appendicitis. Aust N Z J Surg 64: 692–694

Day DW, Mandal BK, Morson BC (1978) The rectal biopsy appearances in Salmonella colitis. Histopathology 2: 117–131

El-Maraghi NRH, Mair NS (1979) The histopathology of enteric infections with Yersinia pseudotuberculosis. Am J Clin Pathol 71: 631–639

El-Shiekh MAR, Al-Karawi MA, Yasawy MI (1994) Organ involvement in hepato-intestinal schistosomiasis. Hepatogastroenterology 41: 370–376

Gleason TH, Patterson SD (1982) The pathology of Yersinia enterocolitica ileocolitis. Am J Surg Pathol 6: 347–355

Gonzalez-Ruiz A, Bendall RP (1995) Diagnosis of invasive amoebiasis: renaissance of the morphologic era. Gut 36: 800

Guerrant RL, Bobak DA (1991) Bacterial and protozoal gastroentritis. N Eng J Med 325: 327–340

Herbay A von (1999) Histopathologische Diagnostik chronisch-entzündlicher Darmerkrankungen. Pathologe 20: 276–287

Herbay A von (2001) Morbus Whipple: Histologische Diagnostik nach der Entdeckung von Tropheryma whippelii. Pathologe 22: 82–88

Islam MM, Azad AK, Bardhan PK, Raqib R, Islam D (1994) Pathology of shigellosis and its complications. Histopathology 24: 65–71

Janoff EN, Orenstein JM, Manischewitz JF, Smith PD (1991) Adenovirus colitis in the acquired immunodeficiency syndrome. Gastroenterology 100: 976–979

Jenkins D, Goodall A, Scott BB (1997) Simple objective criteria for diagnosis of causes of acute diarrhoea on rectal biopsy. J Clin Pathol 50: 580–585

Joos L, Loosli J, Spichtin HP, Krause M (1999) Amöbenabszess bei chronischer Colitis: Revision der Diagnose Morbus Crohn. Schweiz Med Wochenschr 129: 1656–1659

Katz DE, Taylor DN (2001) Parasitic infections of the gastrointesinal tract. Gastroenterol Clin North Am 30: 797–815

Krüger S, Katscher T, Johannisson R, Feller AC (1999) Malakoplakie des Kolons. Pathologe 20: 351–354

Lamps LA, Kunapuli TM, Greenson JK et al. (2001) The role of Yersinia enterocolitica and Yersinia pseudotuberculosis in granulomatous appendicitis. A histologic and molecular study. Am J Surg Pathol 25: 508–515

Leopairut J, Neafie RC, Meyers WM, Marty AM (2000) Enterobiasis. In: Meyers WM, Neafie RC, Marty AM, Wear DJ (eds) Pathology of infectious diseases, Vol. 1, Helminthiases. Armed Forces Institute of Pathology, Washington DC, pp 433–446

Lewin KL, Riddell RH, Weinstein WM (1992) Enteric infections and associated diesases. In: Lewin KL, Riddell RH, Weinstein WM. Gastrointestinal pathology and its clincal implications. Igaku-Shoin. New York Tokyo, pp 990–1085

Marthy AM, Neafie RC (2000) Overview of the pathogenic helminths. In: Meyers WM, Neafie RC, Marty AM, Wear DJ (eds) Pathology of infectious diseases, Vol.1, Helminthiases. Armed Forces Institute of Pathology, Washington DC, pp 1–21

Meyers WM, Neafie RC, Marty AM, Wear DJ (eds) (2000) Pathology of infectious diseases, Vol.1, Helminthiases. Armed Forces Institute of Pathology, Washington DC

Nostrant TT, Kumar NB, Appelman HD (1987) Histopathology differentiates acute self-limiting colitis from ulcerative colitis. Gastroenterology 92: 318–328

Oberhuber G, Kastner N, Stolte M (1997) Giardiasis: a histologic study of 567 cases. Scand J Gastroenterol 32: 48–51

Rutgeerts P, Geboes K, Ponette E, Coremans G, Vantrappen G (1982) Acute infective colitis caused by endemic pathogens in Western Europe: endoscopic features. Endoscopy 14: 212–219

Sachdev HP, Chadha V, Malhotra V, Verghese A, Puri RK (1993) Rectal histopathology in endemic Shigella and Salmonella diarrhea. J Pediatr Gastroenterol Nutr 16: 33–38

Scully RE, Pena CS, Afdhal NH (2001) Cytomegalovirus ileocolitis and gastritis. Case records from the MGH, case 25-2001. N Engl J Med 345: 526–532

Surawicz CM (1988) The role of rectal biopsy in infectious colitis. Am J Surg Pathol 12: 82–88

Surawicz CM, Bekic L (1984) Rectal biopsy helps to distinguish acute self-limited colitis from idiopathic inflammatory bowel disease. Gastroenterology 86: 199–201

Yan Z, Ngyen S, Poles M, Melamed J, Scholes JV (1998) Adenovirus colitis in human immunodeficiency virus infection. Am J Surg Pathol 22: 1101–1106

Sonographische Diagnostik

C.F. Dietrich

Die Darmwandsonographie hat bei Patienten mit chronisch entzündlichen Darmerkrankungen, Appendizitis und Peridivertikulitis sowohl für die Diagnostik als auch für die Differenzialdiagnostik und Verlaufsbeobachtung einen gesicherten Stellenwert. Die Darmwandsonographie bei Patienten mit Infektionskrankheiten des Gastrointestinaltraktes ist dagegen bisher nur unzureichend in Studien untersucht und validiert worden.

Im Gegensatz zur Endoskopie und Röntgenkontrastmitteldarstellung des Darmes, die die mukosalen und luminalen Aspekte beurteilen, erfasst die Sonographie luminale, mukosale, murale, transmurale und auch mesenteriale Aspekte eines entzündlichen (oder auch tumorösen) Krankheitsgeschehens (unter Berücksichtigung der umgebenden Strukturen).

Die Sonographie kann allerdings nicht den gesamten Darmverlauf kontinuierlich darstellen, so dass sonographische Ausschlussdiagnosen entzündlicher und neoplastischer Darmwandveränderungen nicht möglich sind. Auch ist die Sonographie bei der primären Diagnostik von eingeschränktem Wert, da die Hinweise auf die Genese der pathologischen Veränderungen nur indirekter Natur sind. Eine alleinige sonographische Differenzialdiagnose entzündlicher Darmerkrankungen ist somit nicht möglich, auch wenn Anamnese und sonographischer Befund richtungsweisend sein können, wie es z. B. für die antibiotikassoziierte segmentär-hämorrhagische Kolitis gezeigt worden ist.

Die sonographische Untersuchung des Darmes und der Darmwand ist in hohem Maße von der individuellen Erfahrung des Untersuchers abhängig.

8.1 Untersuchungstechnik

8.1.1 Untersuchungsvoraussetzungen

Durch die Entwicklung höherfrequenter Schallköpfe mit verbesserter Gerätetechnik hat die Bedeutung der Sonographie für die Beurteilung des Gastrointestinaltraktes in den letzten Jahren zugenommen. Die B-Bild-Ultraschalluntersuchungen des Darmes sollten nach einer (variablen) Nüchternperiode mittels hochauflösender Linear- oder Curved-Array-Schallköpfe durchgeführt werden. Voraussetzungen sind eine genaue anatomische Kenntnis des Darmverlaufes sowie ausreichend Zeit. Für eine adäquate Beurteilbarkeit des Darmlumens sollte der Patient nüchtern sein, auch wenn in einer Notfallsituation die Fragestellungen in Bezug auf einen Darmverschluss (Ileus), Appendizitis bzw. Peridivertikulitis unabhängig von der Nahrungsaufnahme ausreichend gut beantwortet werden können.

III

8.1.2 Anatomie, Darstellbarkeit des Darmes

Die Ileozökalregion (Leitstruktur: A. und V. iliaca rechts) und das Colon sigmoideum (Leitstruktur: A. und V. iliaca links) sind sonographisch sicher darstellbar. Der übrige Kolonrahmen lässt sich durch eine kontinuierliche Schallkopfführung bei den meisten Patienten ebenfalls ausreichend beurteilen. Bei geblähten, adipösen Patienten ist eine ausreichende Beurteilbarkeit des Darmes auch in den genannten Lokalisationen nicht immer gewährleistet. Das Rektum und die distalen Kolonanteile lassen sich mit hochauflösenden Schallköpfen aufgrund der verminderten Eindringtiefe in der Regel *nicht* ausreichend gut beurteilen.

8.1.3 Farbduplexsonographie

Die Bedeutung der Farbduplexsonographie bei bakteriellen Erkrankungen des Dünn- und Dickdarmes wird kontrovers diskutiert. Da akute Entzündungen unabhängig von ihrer Genese mit einer vermehrten Durchblutung des Mesenteriums einhergehen, lässt sich auch bei bakteriellen Enterokolitiden eine vermehrte Vaskularisation in der verdickten Darmwand nachweisen. Es wurde postuliert, dass anhand des Durchblutungsmusters evtl. besser zwischen entzündlichen und narbig-bindegewebigen Veränderungen differenziert werden kann. Wir verwenden regelmäßig die Farbduplexsonographie zur Charakterisierung der Darmwandveränderungen, da sich häufig erst mittels der sensitiven Powerdopplersonographie die Architektur der Darmwand besser verstehen lässt. Die Darstellung der vermehrten Durchblutung der Submukosa und des Vaskularisationsmusters im umgebenden Mesenterium als Ausdruck der transmuralen Entzündung kann kleine umschriebene Abszedierungen (mit schlechter Prognose) von eben diesen Entzündungen differenzieren.

Einflussparameter der farbduplexsonographischen Untersuchung der Darmwand

- Eindringtiefe
- Gewebebesonderheiten (z. B. Adipositas)
- Gerätesensitivität
- Sendefrequenz
- Pulsrepetitionsfrequenz (PRF)

Es konnte gezeigt werden, dass der Blutfluss in der A. mesenterica superior bei entzündlichen Darmerkrankungen höhere systolische und auch diastolische Geschwindigkeiten aufweist; insgesamt findet sich eine Erniedrigung des Widerstandsindex (RI). Diese Befunde, die bei der Beurteilung von Patienten mit chronischen entzündlichen Darmerkrankungen erhoben wurden, gelten analog für Patienten mit bakteriellen Enterokolitiden. Die klinische Relevanz ist umstritten.

8.2 Sonomorphologie des Darmes

8.2.1 Darmwanddicke

An 4 definierten Stellen (terminales Ileum, Zökum, Colon ascendens nahe der rechten Flexur, Colon sigmoideum ventral der Beckengefäße) kann reproduzierbar auch die normale Darmwanddicke gemessen werden. Eine Wanddicke <2 mm wird hierbei als normal angegeben (Untersuchungstechnik mit dosiertem Druck des Schallkopfes, senkrechte Druckapplikation, ventrale Lage des Darmsegmentes). Im Rahmen einer Divertikulose gilt eine Darmwanddicke des Colon sigmoideum von bis zu 4 mm als krankheitsspezifisch normal (Muskularishypertrophie). Neben einer unterschiedlichen Untersuchungstechnik (unterschiedlicher Applikationsdruck), apparativen Einflussgrößen (Sendefrequenz, Messgenauigkeit) und einer beträchtlichen Interobservervariabilität und Abhängigkeit des Messortes müssen eine Vielzahl anderer Messvariablen berücksichtigt werden. Die sonographisch messbare Darmwanddicke kann auch durch die physiologische Peristaltik des Darmes erheblich variieren, so dass ein kontrahiertes Darmsegment eine verdickte Darmwand vortäuschen kann. Bei der sonographischen Beurteilung infektiöser Darmerkrankungen ist das Erscheinungsbild der Darmwandschichten wichtiger als die alleinige Bestimmung und formale Bewertung der Darmwanddicke.

8.2.2 Darmwandarchitektur

Mittels hochauflösender Ultraschalltechnik lassen sich auch transabdominell in der Regel schon zumindest 5 Schichten der Magen- und Kolonwand darstellen, wogegen der Wandschichtenaufbau des Dünndarms schwieriger darzustellen ist und eines flüssigkeitsgefüllten Lumens bedarf. Das Schichtenbild des Darmes erlaubt eine orientierende Zuordnung des Darmwandbefallmusters, die für das pathogenetische Verständnis der Krankheitsbilder hilfreich ist (■ Tab. 8.1).

Auch wenn akustische Impedanzsprünge im Sinne von akustischen Grenzflächen prinzipiell nicht mit dem histologischen Aufbau der Darmwandschichten korreliert werden können, hat sich diese Terminologie in der Praxis bewährt. Für die Zuordnung des untersuchten Darmsegmentes, dem Dünn- und Dickdarm, hat sich ein gewisser Füllungszustand des Darmes als hilfreich erwiesen. Der Dickdarm kann durch die Darstellung der Haustren identifiziert werden, der Dünndarm anhand der Kerckring-Falten.

Tab. 8.1. Sonographische Schichten der normalen Darmwand

Sonomorphologie der Darmwand	Interpretation
Stärker echogene innere Schicht	Physikalisch bedingtes Eintrittsecho (Übergang Lumen/Mukosa)
Schwächer echogene innere Schicht	Mukosa
Stärker echogene mittlere Schicht	Submukosa
Schwächer echogene äußere Schicht	Muscularis propria
Stärker echogene äußere Schicht	Physikalisch bedingtes Austrittsecho (Serosa/Darmwandumgebung)

Anmerkung: Inwieweit diese Charakterisierung der Darmwandschichten bei infektiösen Enterokolitiden ebenfalls anwendbar ist, wurde bisher nicht ausreichend untersucht. Ödem, zelluläre Infiltration, Einblutung und narbige Veränderungen können zum sonographischen Befund einer Darmwandverdickung beitragen. Bei aktiver Entzündung dominieren häufig schwächer echogene Wandanteile, auch wenn die Echogenität der Darmwand keinen sicheren Hinweis auf die Entzündungsaktivität geben kann.

8.2.3 Mesenteriale Lymphadenopathie

Sonographischer Nachweis, Lokalisation (mesenterial links, mesenterial rechts), Anzahl (≤2, >2) und maximale Größe (Longitudinal- und Breitendiameter) der im Mesenterium sonographisch nachweisbaren Lymphknoten können ebenfalls dokumentiert werden. Es konnte kürzlich gezeigt werden, dass sich in Einzelfällen bei jungen Patienten maximal bis zu 3 Lymphknoten mit einer maximalen Größe von bis zu 17–19 mm im Longitudinaldurchmesser und bis zu 7–9 mm im Breitendiameter nachweisen lassen. Die Echogenität ist mittelstark (ähnlich der der Leber) und der Aufbau und die Architektur mit dem Sinus ist nicht gestört. Detektionsrate und Ausmaß der sonographischen Lymphknotendarstellung ist altersabhängig und hängt insbesondere von der Erfahrung des Untersuchers ab.

8.2.4 Besonderheiten des Dünndarms

Bei Patienten mit Dünndarmveränderungen hat sich die Analyse des Kerckring-Faltenmusters als hilfreich erwiesen (Kriterien: »Kolonisation des Jejunums«, »Jejunisation des Ileums« bei verminderter Faltendichte), auch wenn eine definitive anatomische Zuordnung der Darmsegmente nicht immer gelingen kann. Die sonographischen Zeichen eines lebhaften flüssigkeitsgefüllten oberen Dünndarms (im linken Ober- und Mittelbauch, dem Jejunum entsprechend) mit Hin- und Herwirbeln echoreicher, „fetziger« Strukturen und ein in Höhe (ca. <5 mm), Dichte (<3 Falten/Segment über 5 cm) und Gleichförmigkeit vermindertes Kerckring-Faltenrelief wurden initial als diagnostisches Zeichen der einheimischen Sprue und Autoimmunenteropathie charakterisiert, finden sich aber auch typischerweise bei der AIDS-assoziierten Enteropathie (sog. »Waschmaschinenphänomen«). Bei Patienten mit sekretorischer Diarrhö ohne Veränderungen des Dünndarmfaltenreliefs finden sich ähnliche Motilitätsmuster, jedoch ohne Veränderungen des Faltenreliefs.

8.3 Spezielle sonographische Charakteristika infektöser Enterokolitiden

8.3.1 Bakterielle Kolitiden

Da häufig die sonographisch gut beurteilbaren Regionen (Colon sigmoideum, Ileozökalregion) zumindest mitbetroffen sind, ist die Sonographie zur Detektion von Darmwandveränderungen bei bakteriellen Kolitiden nach unserer Erfahrung sensitiv, jedoch häufig nicht ausreichend spezifisch, um eine sichere Diagnose zu stellen. Es fehlen prospektive Studien zur Evaluation der Sensitivität, Spezifität, des negativen und positiven prädiktiven Wertes. Abhängig von dem Schweregrad des Krankheitsverlaufes zeigt die transabdominelle Sonographie eine unterschiedlich ausgeprägte, mukosal betonte Verdickung der Darmwand mit meist erhaltener Wandschichtung und fakultativ freier peritonealer Flüssigkeit (Abb. 8.1 und 8.2). Vermehrte und vergrößerte Lymphknoten lassen sich häufig nachweisen (Abb. 8.3).

Anhand der Anamnese können schon wesentliche Hinweise auf die Genese bakterieller Infektionen erhoben werden, das gilt insbesondere für die häufig vorkommenden Salmonellenenteritiden, Yersinieninfektionen und auch für die seltene Shigellose. Die Infektion mit enteropathogenen Escherichia-coli-Keimen ist relativ häufig, zeigt jedoch keine besonderen sonographischen Charakteristika. Die sonographischen Charakteristika von bakteriellen Kolitiden sind in Tab. 8.2 zusammengefasst und werden im Folgenden erläutert.

Salmonellose

Das klinische und auch sonographische Bild der Salmonellenenteritis kann erheblich variieren und ist in der

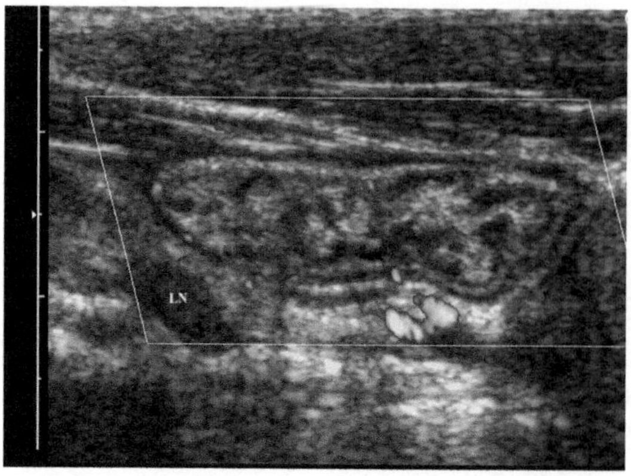

◘ Abb. 8.1. Farbduplexsonographische Darstellung einer rechtsseitig gelegenen Darmwandverdickung bei einem Patienten mit einer bakteriellen Kolitis. Morphologisch im Vordergrund steht das »gyriforme« Bild, das an Gehirnfurchen erinnert und Ausdruck der ödematösen Infiltration der Darmwand zwischen den Haustren ist. Ein Lymphknoten ist ebenfalls markiert *(LN)*. Farbige Wiedergabe ▶ Farbteil

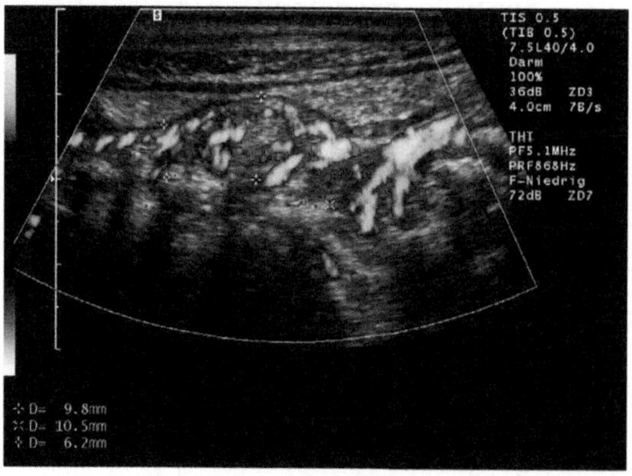

◘ Abb. 8.2. Farbduplexsonographische Darstellung einer rechtsseitig gelegenen Darmwandverdickung bei einem Patienten mit einer bakteriellen Kolitis und deutlicher Mehrvaskularisation. Zwischen den Markern ist die ventrale Darmwand markiert. Farbige Wiedergabe ▶ Farbteil

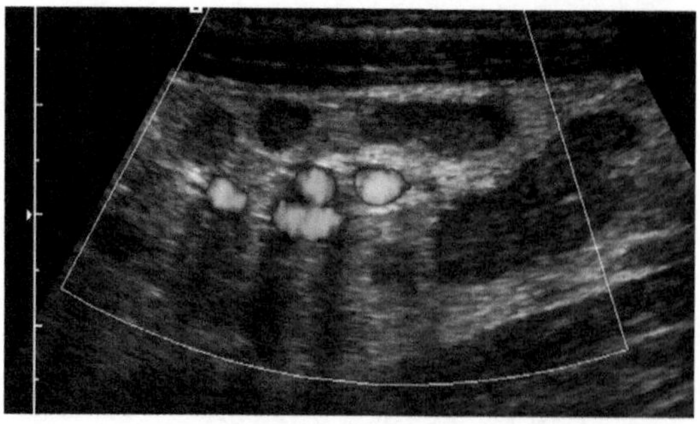

◘ Abb. 8.3. Farbduplexsonographische Darstellung von mesenterialen Lymphknoten. Eine ausgeprägte mesenteriale Lymphadenopathie findet sich insbesondere bei der Yersiniose, Darmtuberkulose sowie bei *jungen* Patienten mit entzündlichen Darmerkrankungen unterschiedlicher Echogenität und stellt somit einen relativ unspezifischen Befund dar. Farbige Wiedergabe ▶ Farbteil

Regel nicht pathognomonisch. Alle Darmbereiche können befallen sein. In einzelnen Fällen kann trotz sonographisch nachweisbarer Darmwandverdickung der tieferen Schichten (Submukosa, Muscularis, manchmal insgesamt bis zu 15 mm!) das endoskopische Bild der Mukosa völlig blande sein. Eine Erklärung ist die Pathogenese einzelner Salmonellentypen mit durch M-Zellen vermittelten Mechanismen ohne Schädigung der Mukosa. Mesenteriale Lymphknotenvergrößerungen finden sich insbesondere im rechten Unterbauch entlang den Lymphbahnen der A. mesenterica superior.

Yersiniose

Die Yersinienenterokolitis ist durch ausgeprägte mesenteriale Lymphknotenvergrößerungen insbesondere im rechten Unterbauch im Zusammenhang mit den pflastersteinartigen entzündlichen Schwellungen im Bereich des terminalen Ileums, die an Burgzinnen erinnern (»Burgzinnenaspekt«), charakterisiert. Lymphknotenvergrößerungen, meistens allerdings geringer ausgeprägt, finden sich aber auch bei den meisten bakteriellen Infektionen der Ileozökalregion und insbesondere auch bei jungen Patienten mit chronisch entzündlicher Darmerkrankung (z. B. Morbus Crohn).

Pseudomembranöse Kolitis

Die durch Clostridium difficile bedingte pseudomembranöse Kolitis hat einen sehr variablen Krankheitsverlauf. Da für die Diagnostik in der Regel eine Stuhluntersuchung und Anorektosigmoidoskopie ausreichend sind, kommt der Sonographie zur Ausbreitungsdiagnostik eine besondere Bedeutung zu. Initial imponiert eine mukosal betonte symmetrische Wandverdickung im linksseitigen Kolon, die dem Erscheinungsbild der Colitis ulcerosa, Amöbiasis oder anderweitigen bakteriellen Kolitiden entspricht. In Abhängigkeit von der Schwere des Krankheitsbildes treten pseudotumoröse Darmwandveränderungen auf, die manchmal an eine umschriebene Infiltration z. B. durch ein Lymphom denken lassen. Freie perikolische Flüssigkeit, transmurale Entzündungsreaktion mit Reaktion des Mesenteriums sowie intramurale Luftechos sprechen für einen schweren Krankheitsverlauf, der im Rahmen toxischer Veränderungen/Sepsis/Perforation nicht selten letal endet (◘ Abb. 8.4). Differenzialdiagnostisch von der pseudomembranösen Kolitis ist die sonographisch eindrucksvolle penizillininduzierte segmentär-hämorrhagische Kolitis abzugrenzen, deren klinischer Verlauf an eine Hypersensitivitätsreaktion erinnert. Wenige Tage nach Beginn einer oralen Medikation mit Penizillinderivaten kommt es zu einer im rechtsseitigen Kolon bzw. gesamten Colon transversum gelegenen Kolitis, wobei das Ileum nicht in den entzündlichen Prozess mit einbezogen ist. Im Vordergrund steht die hämorrhagische Diarrhö mit ausgepräg-

Tab. 8.2. Befallsmuster (terminales Ileum, rechtsseitiges und linksseitiges Kolon), Ausmaß der mesenterialen Lymphadenopathie und Nachweis eines lebhaften flüssigkeitsgefüllten Dünndarms als Ausdruck einer sekretorischen Diarrhö bei verschiedenen infektiösen, akuten und chronischen Erkrankungen des Darmes

Erreger/Erkrankung	Terminales Ileum	Rechtes Kolon	Linkes Kolon	Mesenteriale Lymphadenopathie	Flüssigkeitsgefüllter Dünndarm
Salmonella ssp.	+	++	+	+	(+)
Campylobacter ssp.	+(+)	++	+	++	(+)
Yersinia ssp.	++	++	+	++	(+)
Enterohämorrhagische Escherichia-coli-Enteritis	(+)	++	+	+	(+)
Tuberkulose	++	++	+	++	(+)
Pseudomembranöse Kolitis	(–)	+	++	+	(-)
Segmentale hämorrhagische Kolitis	–	++	(+)	(+)	–
Antibiotikaassoziierte Diarrhö ohne Kolitis	–	–	–	–	++
Morbus Whipple	–	–	–	++	+
Neutropenische Kolitis	+	++	(+)	–	(+)
Virusenteritiden[a]	–	–	–	–	++
CMV-Kolitis	(+)	++	+	–	–
HSV-Kolitis	(+)	(+)	+	–	–
Giardia-lamblia-Enteritis	–	–	–	+(+)	++
Amöbiasis	–	++	++	(+)	–

[a]Mit Ausnahme der Zytomegalievirus(CMV)- und Herpes-simplex-Virus(HSV)-Kolitis (die extra aufgeführt sind).

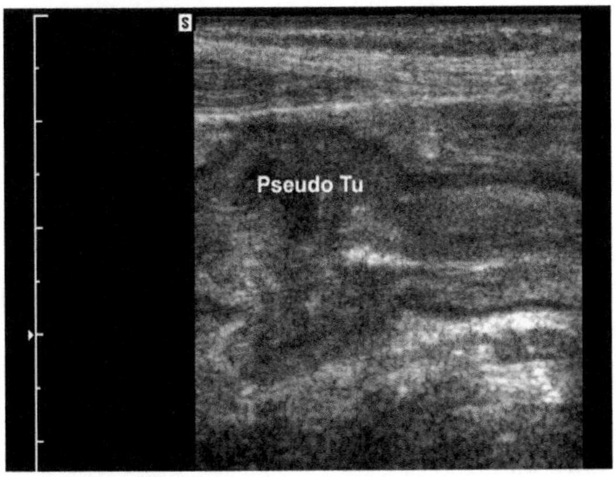

Abb. 8.4. Pseudomembranöse Kolitis, verursacht durch eine Infektion mit Clostridium difficile. Auffällig ist die pseudotumoröse Auftreibung der Darmwand *(Pseudo Tu)*, die häufig betont im linksseitigen Darm bzw. der linken Flexur zu beobachten ist

ten Bauchschmerzen. Sonographisch charakteristisch ist eine ausgeprägte, relativ umschriebene Wandverdickung mit Aufhebung der Wandschichtung durch Ödem und Einblutung. Farbduplexsonographisch sieht man auffällig wenig Blutgefäße. Nach Absetzen der Antibiotika ist der Entzündungsprozess innerhalb weniger Tage spontan voll reversibel. Die größte Anzahl der antibiotikaassoziierten Diarrhöen gehen allerdings lediglich mit unspezifischen Änderungen der Motilität ohne sonographisch fassbare Darmwandverdickungen einher.

Neutropene Kolitis

Die neutropene Enterokolitis wird als Komplikation einer ausgeprägten Neutropenie bzw. Agranulozytose relativ häufig beobachtet (5–20%); schwere Krankheitsverläufe können letal enden. Das klinische Bild ist durch eine progrediente Bauchschmerzsymptomatik, Fieber und tastbare Resistenz bzw. umschriebenen Druckschmerz im rechten Unterbauch charakterisiert. Sonographisch finden sich typischerweise eine umschriebene schwächer echogene ödematös-hämorrhagisch bedingte asymmetrische Darmwandverdickung mit transmuraler Entzündungsreaktion unter Miteinbezug des umgebenden Mesenteriums und (Sub-)Ileussymptomatik mit prästenotisch flüssigkeitsgefüllten, aufgestauten Dünndarmschlingen (Abb. 8.5).

In der Regel ist lediglich die Ileozökalregion betroffen. Eine Infektion mit Clostridienspezies wurde postuliert, inwieweit es sich um eine wirklich bakteriell bedingte Kolitis (oder um eine Superinfektion bzw. ein Epiphänomen) handelt, ist bisher nicht geklärt.

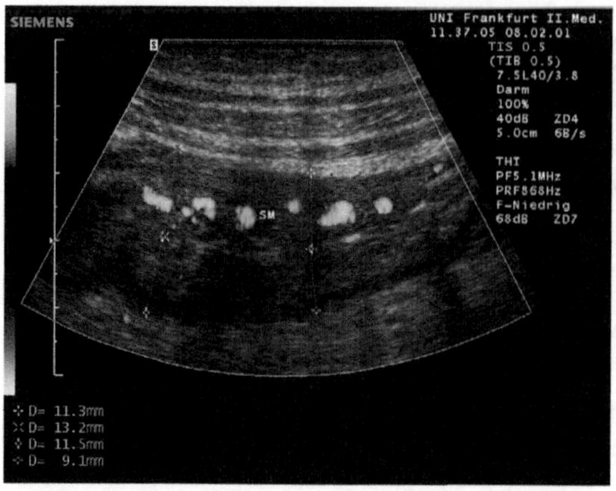

◘ Abb. 8.5. Sonographische Darstellung einer neutropenen Kolitis mit hypervaskularisierter pseudotumoröser Auftreibung der Ileozökalregion und Aufweitung der prästenotisch gelegenen Dünndarmschlingen. Diagnostisch von Bedeutung ist der umschriebene Druckschmerz und die tastbare Resistenz. Differenzialdiagnostisch muss eine abszedierende Appendizitis ausgeschlossen werden. *SM* Submukosa. Farbige Wiedergabe ▶ Farbteil

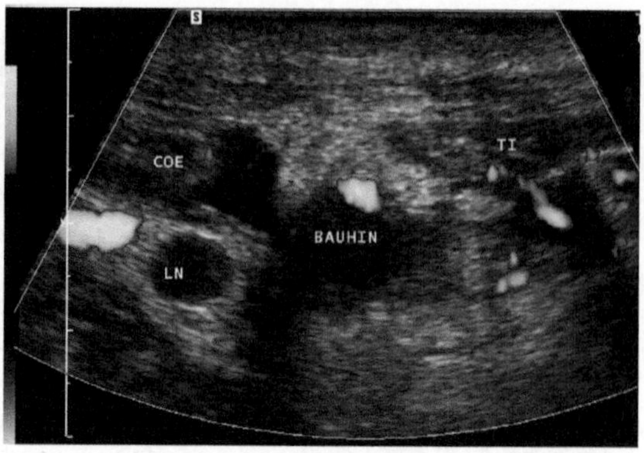

◘ Abb. 8.6. Farbduplexsonographische Darstellung einer Ileozökaltuberkulose mit Befall von beiden Seiten der Bauhin-Klappe *(Bauhin)* und vergrößerten mesenterialen Lymphknoten *(LN)*, die schwächer echogen im stärker echogenen Mesenterium imponieren (Umgebungsreaktion). *TI* terminales Ileum; *Coe* Zökum. Farbige Wiedergabe ▶ Farbteil

Darmtuberkulose

Die Darmtuberkulose wurde im letzten Jahrzehnt deutlich häufiger beobachtet als früher, so dass bei Patienten mit angeborenen oder erworbenen Immundefizienzsyndromen (z. B. AIDS) bzw. bei Patienten nach ferntouristischem Aufenthalt sowie Asylanten gezielt diese Diagnose nachgewiesen bzw. ausgeschlossen werden muss, insbesondere bei Patienten mit den Symptomen einer (chronisch) entzündlichen Darmerkrankung (Differenzialdiagnose Morbus Crohn!). Die Ileozökalregion ist bei der Darmtuberkulose zumindest in 90% mitbetroffen, wobei charakteristischerweise beide Seiten der Bauhin-Klappe entzündlich verändert sind, so dass diese inkompetent schließt (differenzialdiagnostisches Kriterium gegenüber dem Morbus Crohn; ◘ Abb. 8.6). Sonographisch imponiert die schwächer echogene, asymmetrisch verdickte Darmwand des terminalen Ileums und Zökalpols mit ausgeprägter mesenterialer Lymphadenopathie. Das transmural entzündliche Krankheitsbild erinnert somit an einen Morbus Crohn, da häufig auch bei der Darmtuberkulose das Mesenterium durch Entzündungsstraßen (»Mesenteriitis«) mitbetroffen ist. Neben der (mesenterialen) Fistelbildung kommt es zu kurzstreckigen Stenosen sowie Abszessen, die häufig wenig symptomatisch sind. Ähnlich wie beim Morbus Crohn sind diese Darmwandveränderungen asymmetrisch, disproportioniert und diskontinuierlich (»skip-lesions«). Differenzialdiagnostisch ist neben dem Morbus Crohn an neoplastische Infiltrationen des Zökalpols (Lymphom, Karzinom), Amöbiasis, Aktinomykose des Zökalpols, syphilitische Gummen des Zökums und an andere opportunistische Infektionen zu denken (z. B. CMV-Infektionen im Rahmen der Immunsuppression, atypische Mykobakteriose).

Morbus Whipple

Die sonographischen Charakteristika des M. Whipple sind unspezifisch. Neben einer variabel ausgeprägten mesenterialen Lymphadenopathie und Aszites imponiert eine Verdickung des oberen Dünndarms (jedoch können auch weiter distal gelegene Darmbereiche befallen sein).

Bakterielle Überbesiedlung

Die sonographischen Befunde der bakteriellen Überbesiedlung sind unspezifisch; ein flüssigkeitsgefüllter lebhafter Dünndarm ist charakteristisch. Auf zugrunde liegende Ursachen (z. B. Divertikelbildung) ist zu achten.

8.3.2 Virale Kolitiden

Die sonographischen Befunde der viralen Kolitiden sind mit wenigen Ausnahmen unspezifisch. Eine Besonderheit stellt die CMV-Colitis dar.

CMV-Colitis

Die CMV-Infektion ist im Frühstadium einem Morbus Crohn sehr ähnlich und zeigt eine schwächer echogene transmurale Darmwandverdickung mit mesenterialer Umgebungsreaktion. Der rechtsseitige Dickdarm ist meistens zumindest mitbetroffen. Pathogenetisch von Interesse ist, dass sowohl der Morbus Crohn als auch die CMV-Kolitis durch eine (okklusive) Vaskulitis charakterisiert sind, was den ähnlichen morphologischen Aspekt erklären könnte. Farbduplexsonographisch zeigt sich eine Mehrvaskularisation (◘ Abb. 8.7).

Von besonderer Bedeutung ist, dass CMV-Läsionen der Darmwand nicht selten im Zusammenhang mit ei-

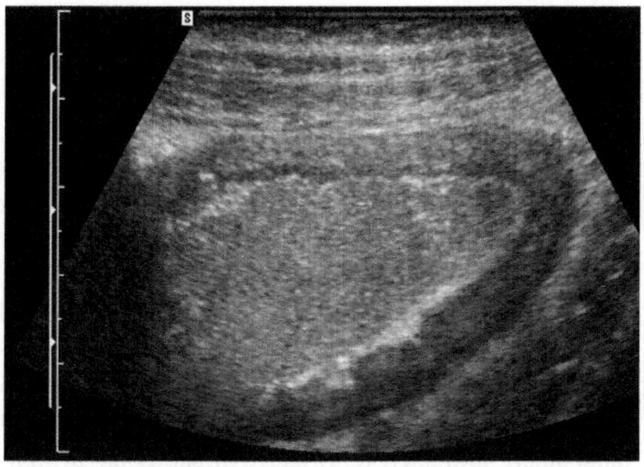

■ **Abb. 8.7.** Sonographische Darstellung einer CMV-Kolitis. Charakteristisch ist die verwaschene Darmwandschichtung mit (a-)symmetrischer Darmwandverdickung, vermehrter Vaskularisation und transmuraler Entzündungsreaktion

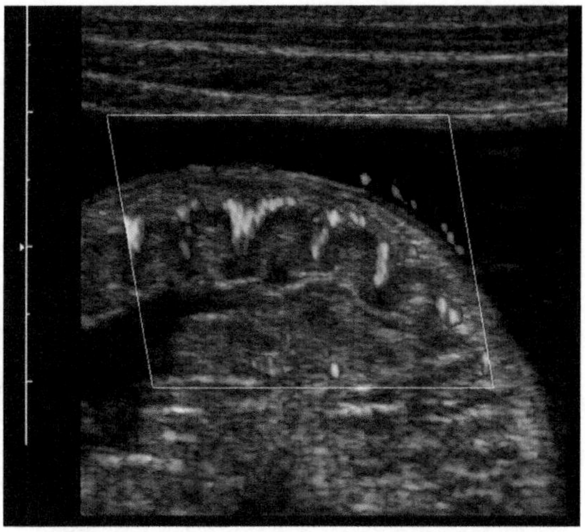

■ **Abb. 8.8.** Ödematöse Darmwandverdickung mit flüssigkeitsgefülltem, lebhaftem Dünndarm und in der Umgebung freier Flüssigkeit. Das morphologische Bild ist typisch für Patienten mit HIV-assoziierter Enteropathie (Differenzialdiagnose einheimische Sprue). Farbige Wiedergabe ► Farbteil

nem Kaposi-Sarkom gefunden werden, so dass der histologisch-virologischen Abklärung mittels endoskopischer Maßnahmen (Biopsie!) eine besondere Bedeutung zukommt. Die Herpes-simplex-Kolitis ist wesentlich seltener, kann aber ähnliche Charakteristika zeigen (insbesondere im Rektum).

8.3.3 Parasitäre Kolitiden

Amöbenkolitis

Auch wenn der sonographische Befund der Amöbenkolitis per se nicht von Kolitiden anderer Genese differenziert werden kann, sind die Anamnese, der Antikörperstatus und begleitende sonographische Befunde wegweisend. Leberabszesse können allerdings nicht nur bei der Amöbiasis auftreten, sondern finden sich auch bei anderen (bakteriellen) Darmerkrankungen.

Lambliasis

Die sonographischen Veränderungen bei der Lambliasis des Dünndarms sind uncharakteristisch. Neben einem flüssigkeitsgefüllten Jejunum und lebhafter Motorik lassen sich nicht selten kleine mesenteriale Lymphknoten (<17 mm) normaler Echogenität nachweisen, die möglicherweise durch eine gestörte Permeabilität des Darmes zu erklären sind. Darmwandverdickungen treten in der Regel nicht auf.

8.4 Opportunistische Infektionen bei AIDS-Patienten

Sonographisch können wichtige differenzialdiagnostische Befunde bei Patienten mit gastrointestinalen Symptomen und zugrunde liegender Immundefizienz (z. B. HIV-Infektion im Stadium AIDS) beobachtet werden (■ Abb. 8.8). Für bakterielle, virale und parasitäre Erkrankungen gelten ähnliche Befundkonstellationen, wie unter ► 8.3 beschrieben (z. B. Salmonellose, Tuberkulose, CMV-Infektion). Wurmbedingte Erkrankungen mit erkennbaren sonographischen Zeichen sind selten; auf diese Befunde wird nicht weiter eingegangen.

8.4.1 Atypische Mykobakteriose

Die atypische Mykobakteriose kann den Befund der Darmtuberkulose imitieren; sonographisch fassbare Darmwandverdickungen sind jedoch seltener. Charakteristisch ist eine ausgeprägte Lymphadenopathie, die differenzialdiagnostisch an ein Lymphom denken lässt.

8.4.2 Kaposi-Sarkom

Das intestinale Kaposi-Sarkom lässt sich sonographisch meistens als schwächer echogen umschriebene Verbreiterung der Mukosa mit deutlicher Abgrenzung zur Submukosa darstellen.

8.4.3 Mikrosporidieninfektion und Kryptosporidiose

Die sonographischen Aspekte der Mikrosporidieninfektion und der Kryptosporidiose ähneln sich. Im Rahmen der (massiven) Hypersekretion im Sinne einer sekretorischen Diarrhö findet sich eine Aufweitung der Dünndarmschlingen mit lebhafter Motilität, wenig freier Flüssigkeit ohne Wandverdickung. Wenn es zu einer Wandverdickung kommt, ist diese meistens ödematös im Rahmen einer Hypalbuminämie bzw. durch zusätzlich bestehende Infektionen zu erklären.

8.4.4 HIV-assoziierte Enteropathie

Das sonographische Bild der HIV-assoziierten Enteropathie ähnelt dem Bild bei der einheimischen Sprue, das durch eine vermehrte Distanzierung und Höhenminderung der Kerckring-Falten im Jejunum bei relativer Zunahme im distalen Ileum charakterisiert ist. Neben einer leichten Dilatation der betroffenen Jejunalschlingen mit ungleichmäßigen, nur noch angedeutet und aufgelockert wirkenden Kerckring-Falten zeigt sich eine allerdings nur im Nüchternzustand diagnostisch verwertbare auffällige Flüssigkeitsvermehrung mit lebhafter Peristaltik. Luminale Luft und Chymus werden dabei als relativ grobe, echoreiche Reflexe wie Wäschestücke in einer Waschtrommel mit unterschiedlich großer Geschwindigkeit hin und her gewirbelt (»Waschmaschinenphänomen«), wobei sonographisch kaum ein scharfes Bild vom Darminhalt zu erhalten ist. Dieses »Waschmaschinenphänomen« ist Ausdruck der sekretorischen Diarrhö und Zottenatrophie. Nicht selten finden sich vermehrt darstellbare und auch vergrößerte mesenteriale Lymphknoten.

Die Differenzialdiagnose infektiöser und nichtinfektiöser Darmerkrankungen ist in ◘ Tab. 8.3. dargestellt.

◘ Tab. 8.3. Sonographische Differenzialdiagnose nichtinfektiöser Darmerkrankungen: Wertigkeit der transabdominellen Sonographie (US), Befallsmuster (terminales Ileum, rechtsseitiges und linksseitiges Kolon), Ausmaß der mesenterialen Lymphadenopathie und Nachweis eines lebhaften, flüssigkeitsgefüllten Dünndarms als Ausdruck einer sekretorischen Diarrhö bei verschiedenen nichtinfektiösen akuten und chronischen Erkrankungen des Darmes

	US[a]	Terminales Ileum	Rechtes Kolon	Linkes Kolon	Mesenteriale Lymphadenopathie	Flüssigkeitsgefüllter Dünndarm
Appendizitis	++	+	+	–	(+)	–
Divertikulitis	++	(–)	(+)	++	(+)	–
Epiploizitis (Appendagitis)	+(+)	–	+(+)	++	+(+)	–
Morbus Crohn	++	++	++	+	+	(+)
Colitis ulcerosa	+	(+)	+(+)	++	(+)	–
Kollagenkolitis	–	–	–	–	–	–
Lymphozytäre Kolitis	–	–	–	–	–	–
Einheimische Sprue	+(+)	(–)	–	–	++	++
Autoimmune Enteropathie	+(+)	(–)	–	–	+	++
HIV-assoziierte Enteropathie	+(+)	(–)	–	–	+	++
Neutropene Kolitis	++	+(+)	++	(+)	(–)	–
Chemotherapieassoziierte Kolitis, z. B. Methotrexat	+	(+)	+(+)	++	–	–
Zystische Fibrose	+(+)	+(+)	++	(–)	–	–
Ischämische Kolitis	+(+)	+	+	+(+)	–	–
Gutartige Tumoren	(+)	(+)	(+)	(+)	–	–
Kolorektales Karzinom	+	–	++	++	(+)	–
Karzinoid	+(+)	+(+)	(+)	(–)	(+)	(+)
Vaskulitis	?	++	+	+	(–)	+
Sarkoidose	?	+	++	(+)	+(+)	–
Strahlenenteritis	+(+)	+	(+)	+	–	++
Graft-versus-Host-Disease	+(+)	++	++	+	–	+(+)
Hämatom	(+)	(+)	+	+	–	–

[a]Wertigkeit der Ultraschalltechnik.

8.5 Zusammenfassung

Die transabdominelle Darmsonographie ist ein eigenständiges Untersuchungsverfahren, das aufgrund der Beurteilbarkeit der transmuralen Entzündungsaktivität ein zu der Endoskopie und zu der Kontrastmitteluntersuchung des Darmes komplementäres Verfahren darstellt. In der Hand des klinisch erfahrenen Untersuchers ist sie von erheblicher Bedeutung, da sie gut verfügbar und unmittelbar im Rahmen der ergänzenden körperlichen Untersuchung anwendbar ist. Unter der synoptischen Einbeziehung der symptombezogenen Anamnese, des körperlichen Untersuchungsbefundes und der zur Verfügung stehenden blutchemischen und mikrobiologischen Laboruntersuchungen sind durch den sonographischen Aspekt des Darmes und seiner Umgebung wesentliche diagnostische Informationen (insbesondere Ausbreitungsdiagnostik) zu gewinnen. Durch die Verbesserung der sonographischen Techniken kommt es im Rahmen der Verlaufsbeurteilung verschiedener entzündlicher Darmerkrankungen zu einem Rückgang invasiver endoskopischer und radiologischer Untersuchungsmethoden.

Die Aussagekraft des sonographischen Befundes steht und fällt mit der Darstellbarkeit und individuellen Erfahrung des Untersuchers, d. h., dass die Sonographie nicht standardisierbar einzusetzen ist. Dies mag den Wert der transabdominellen Darmwandsonographie schmälern, wir sehen jedoch den Reiz der Methode in der kompetitiven Bereicherung des diagnostischen Spektrums.

Literatur

Bolondi L, Ferrentino M, Trevisani F, Bernardi M, Gasbarrini G (1985) Sonographic appearance of pseudomembranous colitis. J Ultrasound Med 4: 489–492

Dietrich CF, Caspary WF (2001) Ultrasonography of the small and large intestine (part I and II). In: Rose BD (ed) UpToDate, Wellesley MA

Dietrich CF, Brunner V, Lembcke B (1998a) Intestinale Sonographie bei seltenen Dünn- und Dickdarmerkrankungen. Z Gastroenterol 36: 955–970

Dietrich CF, Zeuzem S, Caspary WF, Wehrmann T (1998b) Sonographische Lymphknotendarstellung im Abdomen bei gesunden Probanden. Ultraschall in Med 19: 265–269

Dietrich CF, Brunner V, Seifert H, Schreiber-Dietrich D, Caspary WF, Lembcke B (1999) Intestinale B-Bild Sonographie bei Patienten mit einheimischer Sprue. Ultraschall in Med 20: 242–247

Dietrich CF, Lembcke B, Seifert H, Caspary WF, Wehrmann T (2000) Ultrasound diagnosis of penicillin-induced segmental hemorrhagic colitis. Dtsch Med Wochenschr;125: 755–760

Dietrich CF, Herrmann S, Klein S, Braden B (2006) Sonographic signs of neutropenic enterocolitis. WJG, in press

Gebert A, Göke M, Rothkötter HJ, Dietrich CF (2000) Mechanismen der Antigenaufnahme im Dünn- und Dickdarm. Die Rolle der M-Zellen für die Initiiierung von Immunantworten. Z Gastroenterol 38: 855–872

Hollerbach S, Geissler A, Schiegl H et al. (1998) The accuracy of abdominal ultrasound in the assessment of bowel disorders. Scand J Gastroenterol 33: 1201–1208

Hollerweger A, Dietrich CF (2005) »White bowel – die weiße Darmwand«. Sonographischer Ausdruck einer mesenterialen Lymphstauung? Ultraschall in Med 26: 127–133

Klein SA, Martin H, Schreiber-Dietrich D, Herrmann S, Caspary WF, Hoelzer D, Dietrich CF (2001) A new approach to evaluate intestinal acute graft versus host disease by transabdominal sonography and colour Doppler imaging. Br J Haematol 115: 929–934

Ludolph T, Schmidt-Wilcke HA (2000) Ultrasound diagnosis of pseudomembranous colitis [see comments]. Dtsch Med Wochenschr 125: 750–754

Mathis G, Metzler J (1992) Sonography in salmonella enterocolitis. Ultraschall Med 13: 106–109

Matsumoto T, Iida M, Sakai T, Kimura Y, Fujishima M (1991) Yersinia terminal ileitis: sonographic findings in eight patients. AJR Am J Roentgenol 156: 965–967

Matsushita M, Suzaki T, Hajiro K (1994) Intussusception associated with Salmonella typhimurium enterocolitis. Am J Gastroenterol 89: 1246–1248

Puylaert JB (1986) Mesenteric adenitis and acute terminal ileitis: US evaluation using graded compression. Radiology 161: 691–695

Puylaert JB, Rutgers PH, Lalisang RI, de Vries BC, van der Werf SD, Dorr JP, Blok RA (1987) A prospective study of ultrasonography in the diagnosis of appendicitis. N Engl J Med 317: 666–669

Puylaert JB, Lalisang RI, van der Werf SD, Doornbos L (1988) Campylobacter ileocolitis mimicking acute appendicitis: differentiation with graded-compression US. Radiology 166: 737–740

Puylaert JB, Vermeijden RJ, van der Werf SD, Doornbos L, Koumans RK (1989) Incidence and sonographic diagnosis of bacterial ileocaecitis masquerading as appendicitis [see comments]. Lancet 2: 84–86

Schreiber-Dietrich D, Klein SA, Martin H, Seifert H, Hoelzer D, Dietrich CF (2000) Diagnosis of graft versus host disease by color Doppler imaging; a prognostic view. Gastroenterology 118 (Suppl 2): A377

Schwerk WB, Schwarz S, Rothmund M (1992) Sonography in acute colonic diverticulitis. A prospective study. Dis Colon Rectum 35: 1077–1084

Ueda D, Sato T, Yoshida M (1999) Ultrasonographic assessment of Salmonella enterocolitis in children. Pediatr Radiol 29: 469–471

Zamora S, Coppes MJ, Scott RB, Mueller DL (1996) Clostridium difficile, pseudomembranous enterocolitis: striking CT and sonographic features in a pediatric patient. Eur J Radiol 23: 104–106

Radiologische Diagnostik

V. Jacobi, A. Thalhammer

Bei der Abklärung entzündlicher Magen-Darm-Erkrankungen ersparen eine sorgfältige Anamnese und eine gründliche klinische Untersuchung häufig aufwendige Laboruntersuchungen und aufwendige diagnostische Maßnahmen. Insbesondere sollte ein Zusammenhang zwischen Aufnahme bestimmter Speisen, Erkrankungshäufung im direkten Umfeld und Auslandsaufenthalten mit dem Krankheitsbeginn eruiert werden. Infektionen des Gastrointestinaltraktes beginnen meist akut und heilen ebenso schnell wieder ab. Eine morphologische Darstellung (endoskopisch oder radiologisch) der Veränderungen ist in der Regel nicht notwendig.

Die akuten Erkrankungsformen sind meist selbstlimitierend und bedürfen keiner spezifischen Behandlung, im Gegensatz hierzu müssen spezifische Infektionen abgegrenzt werden. Im Einzelfall kann eine morphologische und auch radiologische Darstellung der pathologischen Veränderungen sinnvoll sein [10]. Die Indikationen erstrecken sich auf:

- Verdacht auf eine spezifische Infektion
- Zeigt sich trotz spezifischer Therapie eine Befundverschlechterung bzw. treten zusätzliche Symptome auf, spricht dies für eine Komplikation, die in der Regel gut mit unterschiedlichen radiologischen Verfahren dargestellt werden kann.
- Therapiemonitoring bei chronischem Verlauf oder Komplikationen
- Immunsupprimierte Patienten erkranken gehäuft an seltenen Gastrointestinalinfektionen, die zu charakteristischen radiologischen Veränderungen führen und somit eine schnelle ätiologische Zuordnung und spezifische Therapie ermöglichen.
- Nachweis von anatomischen Veränderungen, die eine bakterielle Überbesiedelung favorisieren
- Chronisch entzündliche Magen-Darm-Erkrankungen, wie der Morbus Crohn und die Colitis ulcerosa, können unter dem Bild einer akuten Infektion auftreten oder von ihr getriggert werden, eine Differenzierung kann durch die radiologische Darstellung erreicht werden.
- Abgrenzung entzündlicher Veränderungen infektiöser Genese gegenüber toxischer, chemischer, physikalischer oder ischämischer Ursache

9.1 Untersuchungstechnik

Unabhängig vom Untersuchungsverfahren sollte der Patient entsprechend der Fragestellung vorbereitet sein. Während es für die Beurteilung des oberen Gastrointestinaltraktes ausreicht, dass der Patient nüchtern ist, müssen zur exakten Beurteilung des unteren Gastrointestinaltraktes diätetische und abführende Maßnahmen durchgeführt werden.

Während die **endoskopischen Verfahren** einen direkten Bildeindruck der Schleimhautbeschaffenheit mit der

III

Möglichkeit der Biopsieentnahme liefern, ist die **hochauflösende Sonographie** (mit ≥7,5-MHz-Schallkopf) das einzige bildgebende Verfahren, bei dem die Differenzierung der einzelnen Darmwandschichten gelingt. Die **Monokontrastdarstellung mit jodhaltigem Kontrastmittel** (Gastrogafin-Schluck, -Einlauf) sollte wegen des deutlich schlechteren Kontrastverhaltens und der mangelnden Schleimhautdarstellung nur dann eingesetzt werden, wenn eine Bariumapplikation kontraindiziert ist oder eine operative Maßnahme direkt bevorsteht. Im Monokontrast lässt sich lediglich die Durchgängigkeit und die Dichtigkeit des Darmlumens beurteilen. Als **dynamische Untersuchungen** (besser mit bariumhaltigem Kontrastmittel) können die Motilität in den einzelnen Darmabschnitten erfasst und Motilitätsstörungen frühzeitig erkannt werden. Es sollte jedoch immer eine Darstellung in **Doppelkontrasttechnik mit Barium** angestrebt werden.

Bei der Doppelkontrasttechnik wird ein indirekter Bildeindruck der Schleimhautbeschaffenheit erzeugt, mit dem selbst kleinste Ulzerationen, komplette Erosionen oder sogar aphtoide Läsionen nachzuweisen sind. Im Gegensatz zu den endoskopischen Verfahren werden auch submuköse Veränderungen, wie eine lymphfollikuläre Hyperplasie (◘ Abb. 9.1), sicher erfasst und das Ausmaß der Darmwanddicke kann ausreichend abgeschätzt werden. Infiltrative Veränderungen in das angrenzende Bindegewebe oder in die Nachbarorgane können anhand von fixierten, entzündlich veränderten Darmschlingen oder atypischen raumfordernden Verdichtungen ggf. mit Lufteinschlüssen angenommen werden. Der sichere Fistelnachweis gelingt oft nur in der dynamischen Durchleuchtungsuntersuchung, bei sich aufzweigenden Fisteln lässt sich das Ausmaß des Fistelbaues am besten in der konventionellen Untersuchungstechnik nachweisen.

Die statischen Schnittbildverfahren wie die **Computertomographie** und die **Kernspintomographie** werden

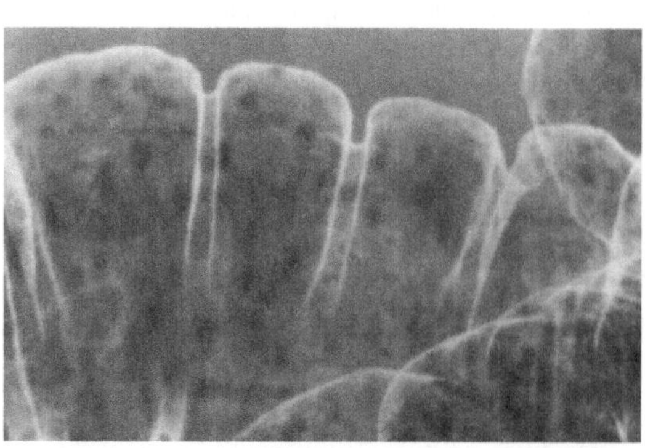

◘ **Abb. 9.1.** Detailaufnahme einer Kolondoppelkontrastuntersuchung. Regelrechte Haustrierung. Multiple punktförmige Kontrastmittelaussparungen (en face), die im tangentialen Strahlengang kaum abgrenzbar sind (leichte Ondulierung der Kolonaußenkontur). Sie entsprechen einer lymphfollikulären Hyperplasie und werden als unspezifische Entzündungsreaktion angesehen

zwar in einigen Studien auch zum Nachweis von entzündlichen, auf die Darmwand begrenzten Veränderungen eingesetzt, sie sind aber zum Nachweis früher isolierter Schleimhautveränderungen wie Ulzera und aphtoider Läsionen nicht geeignet. Die Hauptindikation für den Einsatz von Schnittbildverfahren besteht im Nachweis von extraluminalen Veränderungen, wie mesenteriale Infiltrationen, Lymphknotenvergrößerungen, Abszedierungen in direkter Nachbarschaft oder septische Absiedlungen in die Milz, Leber oder in Wirbelkörper [10].

9.2 Röntgenmorphologie

9.2.1 Normalbefund

Die einzelnen Wandschichten (Mukosa, Submukosa, Muskularis) sind mit radiologischen Verfahren nicht abgrenzbar, so dass die Magen-Darm-Wand immer als Gesamtheit beurteilt werden muss. Als grobe Einschätzung pathologischer Veränderungen dient die Beurteilung der Wanddicke, die im Normalfall 2 mm nicht überschreitet (4 mm in einer peristaltischen Welle). Eine normale Beschaffenheit der Wandstrukturen im gesamten Gastrointestinaltrakt zeichnet sich durch eine harmonische und symmetrische Vorwölbung der tangential getroffenen Darmkonturen nach außen ab. Eine Abflachung oder Vorwölbung der inneren Schleimhautbegrenzung in das Darmlumen muss, wenn sie nicht durch Impression anderer normaler Strukturen zu identifizieren ist, als pathologisch angesehen werden. Eine normale Mukosa ist durch ein erhaltenes Fein- und Hochrelief charakterisiert. Je nach Magen-Darm-Abschnitt lässt sich ein anderes Fein- und Hochrelief nachweisen. Die Schleimhautoberfläche erscheint glatt, das Feinrelief (Areae gastricae, Villi intestinalis) ist erhalten. Das Grobrelief, meist als Falten (Magenfalten, Kerckring-Falten, Haustren) bezeichnet, wird jeweils durch 2 parallel verlaufende weiße Linien begrenzt, die einen konstanten Abstand aufweisen und senkrecht (zirkulär) zum Darmlumen angeordnet sind. Weiße Linien, Kontrastmitteldepots oder -aussparungen, die nicht vom Fein- oder Hochrelief bzw. von Überlagerungen extraluminärer Strukturen (Wirbelsäule, Querfortsätze, Bogenwurzel.etc.) hervorgerufen werden, sind als pathologisch einzuordnen [31].

9.2.2 Entzündungszeichen

Während tumoröse Veränderungen durch scharf begrenzte polypöse, teils ulzerierte Vorwölbungen bis hin zu zirkulären Stenosen charakterisiert sind und als Begrenzung zur gesunden Darmwand eine sog. Tumorschulter aufweisen, zeigen entzündliche Veränderungen meist einen diffuseren Befall, die radiologischen Entzündungszeichen nehmen kontinuierlich im Randbereich ab. Der Übergang zur gesunden Darmwand ist fließend. Im Gegensatz zu tumorösen Veränderungen gehen die entzündlichen Veränderungen sehr frühzeitig mit Motilitätsstörungen einher, die sich in einer schnellen Passage, tertiären Kontraktionen oder einer Pendelperistaltik in Durchleuchtungsuntersuchungen darstellen lassen. Bei ausgeprägten Entzündungen kann aber auch durch Entzündungsmediatoren bedingt eine Atonie entstehen.

Die entzündlichen Veränderungen können sich in unterschiedlichen Darmwandabschnitten abspielen, nur einzelne Darmwandschichten betreffen oder zu einem transmuralen Befall führen, teilweise mit Beteiligung der Nachbarorgane bzw. des Mesenteriums.

Ist die Entzündung auf die Mukosa beschränkt, findet sich keine messbare Wandverdickung. Während entzündliche Veränderungen der Mukosa zunächst nur als sehr diskrete Veränderungen zur Darstellung kommen, im Sinne einer verwaschenen Mukosa mit schlechtem Beschlag, die häufig auch als Schummerung bezeichnet wird, zeigen ausgeprägtere Veränderungen der Schleimhaut diskrete dornartige Kontrastmittelausziehungen, die als Spikulae bezeichnet werden. Lokalisierte Schleimhautveränderungen dagegen führen zu sog. aphtoiden Läsionen. Hierbei handelt es sich um kleinste punktförmige Schleimhautdefekte, die die Muskularis mukosae nicht überschreiten. Liegt keine Randreaktion vor, handelt es sich um inkomplette Erosionen, bei einer peripheren Pseudohyperplasie bzw. einem Ödem liegen komplette Erosionen vor.

Ulzerationen sind tiefe Wanddefekte, die in die Submukosa hineinreichen und zu großen flächigen Defekten oder schmalen Fissuren führen. Gehen die Ulzerationen in die Tiefe und breiten sich auf der Muskularis nach lateral aus, werden sie als Kragenknopfulzerationen bezeichnet.

Liegt der Entzündungsprozess vorwiegend submukös, kann es zur Ausbildung einer Lymphfollikelhyperplasie, zu Falten- oder auch diskreten Wandverdickungen kommen. Eine Lymphfollikelhyperplasie zeichnet sich durch eine Vergrößerung der einzelnen Follikel auf eine Größe von ca. 1–2 mm aus, so dass sich einzelne kleinste Knoten diffus über die gesamte Zirkumferenz des Darmlumens abgrenzen lassen. Meist sind längere Darmabschnitte betroffen. Da die darüberliegende Schleimhaut oft intakt ist, sind diese Befunde meist nicht zu erkennen. Kommt es dagegen zu ausgeprägten Lymphknotenschwellungen im Bereich der Darmwand, entsteht der Aspekt eines submukösen Tumors oder bei multiplen Lymphknoten das Bild eines Pflastersteinreliefs (◘ Abb. 9.2).

Ein submuköses Ödem oder auch zelluläre Infiltrationen führen zu Falten- bzw. Darmwandverdickungen, die häufig mit Veränderungen der Mukosa vergesellschaftet sind.

Ein transmuraler Befall kann bei Ulzerationen und Fistelbildungen lokal begrenzt sein. Bei diffuser transmuraler Entzündung kommt es durch die Darmwandverdickung zu einer scheinbaren Distanzierung der benachbarten Darmschlingen. Durch massive zelluläre Infiltrationen, Ödembildung oder Einblutungen wird das Schleimhautrelief aufgehoben, Falten lassen sich nicht mehr abgrenzen, das Darmlumen erscheint eingeengt und starr. Peristaltische Wellen lassen sich nicht mehr nachweisen. Bei ausgeprägten Veränderungen entsteht das sog. Thumbprintzeichen (◘ Abb. 9.3).

Die entzündlichen Veränderungen können sich im Mesenterium ausbreiten und im Weiteren auf benachbarte Strukturen übergreifen und dort zu Infiltrationen, Abszedierungen oder Fistelbildungen führen. Als Zeichen einer Ausbreitung der Entzündung müssen Aszites

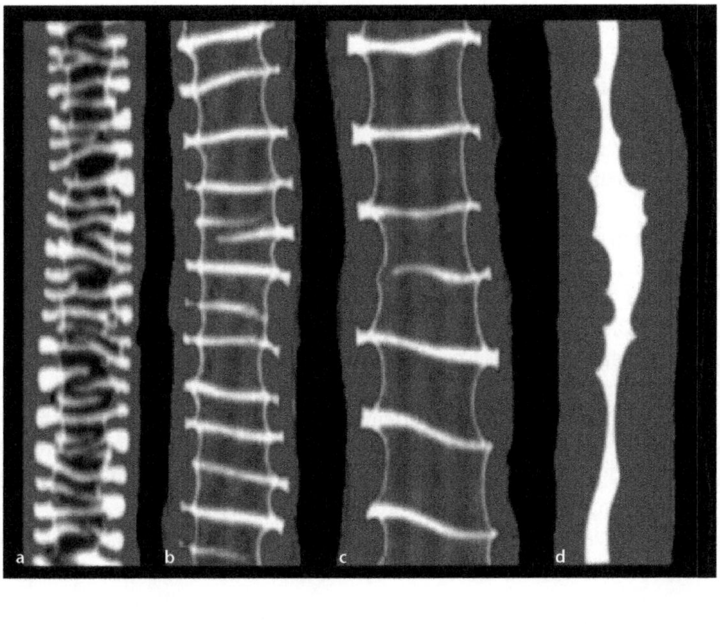

◘ Abb. 9.2a–c. Skizze Faltenrelief. **a** Normalbefund. Die Kerckring-Falten (Kontrastmittelaussparungen) sind 1–2 mm breit und nicht aufgeweitet. Die Darmabschnitte zwischen den Falten wölben sich konvex nach außen. **b** Faltenverdickung auf 3–6 mm: Die Darmabschnitte zwischen den Falten sind abgeflacht. **c** Faltenverdickung auf 7–12 mm. Die Falten konfluieren. Die hervorspringenden Darmabschnitte zwischen den Falten rarefizieren sich: Die Darmwand ist deutlich verdickt. **d** Kein Faltenrelief mehr nachweisbar: massive Darmwandverdickung

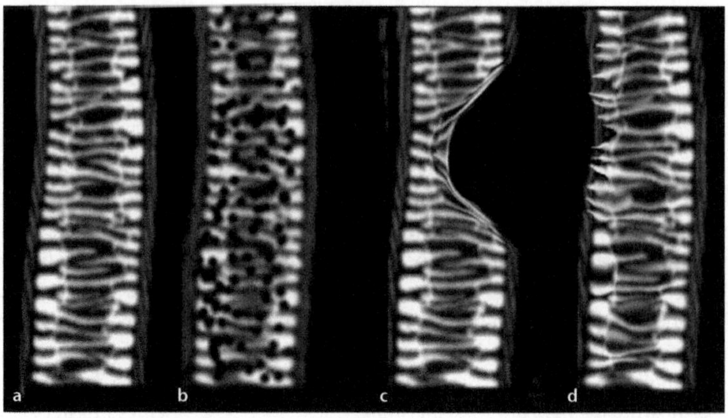

Abb. 9.3a–d. Skizze submuköser Veränderungen. **a** Normalbefund. **b** Lymphfollikuläre Hyperplasie. Diffus verteilte, multiple 1–2 mm große Kontrastmittelaussparungen. **c** Submuköser Tumor. Asymmetrische Einengung des Darmlumens. Die Kerckring-Falten sind lediglich verlagert und nicht verdickt. Stumpfer Übergang zum gesunden Darmabschnitt. **d** Infiltration von außen. Einseitig den Darm betreffende spikulaartige Ausziehungen zwischen normal verlaufenden Kerckring-Falten

und vergrößerte mesenteriale Lymphknoten angesehen werden. Bei schnell fortschreitender Entzündung oder schlechter Abwehrlage kann es zu einer Perforation mit Ausbildung einer generalisierten Peritonitis kommen [9, 17, 28, 32, 36, 37].

9.3 Spezielle Charakteristika infektiöser Enteritiden

Je nach Erregerspektrum und Schweregrad der Entzündung können die einzelnen Entzündungszeichen isoliert oder kombiniert auftreten. Es können zum einen durch den Befall unterschiedlicher Organe und zum anderen durch die Kombination verschiedener radiologischer Zeichen Infektionen eingegrenzt oder sogar spezifische Infektionen diagnostiziert werden. Im Weiteren sollen einige Infektionen mit ihren typischen radiologischen Veränderungen besprochen werden [12, 24, 29, 35].

9.3.1 Infektionen mit unspezifischen Entzündungszeichen

Lambliasis

Die Protozooen Gardia lamblia werden als Zysten oral aufgenommen und setzen sich in der Schleimhaut des Duodenums und oberen Jejunums fest. Klinisch manifestiert sich die Infektion mit plötzlich einsetzenden krampfartigen Schmerzen im Epigastrium und wässrigen Durchfällen, ohne Blut oder Schleimbeimengung. Die Diagnose wird durch Zystennachweis im Duodenalsaft/Stuhl oder in Schleimhautbiopsien gestellt.

Radiologisch zeigt sich ein uncharakteristisches Erscheinungsbild im Duodenum und Jejunum mit Lymphfollikelhyperplasien und Verdickung und Vergröberung der Kerckring-Falten, die auf den proximalen Dünndarm begrenzt sind. Im Bereich des Kolons sind keine entzündlichen Veränderungen nachweisbar.

Wurmerkrankungen

Die unterschiedlichen Wurmerkrankungen des Menschen verlaufen meist asymptomatisch. Es können jedoch uncharakteristische Symptome, die Magen-, Darm- und Gallenwegserkrankungen vortäuschen, auftreten. Als häufigste Symptome können Gewichtsabnahme, Juckreiz in der Analgegend, Übelkeit, Erbrechen, Obstipation, oft alternierend mit Durchfällen, kolikartige Leibschmerzen und Appetitlosigkeit auftreten. Die häufigsten Wurmerkrankungen sind im Weiteren aufgelistet:

- **Rinderbandwurm** (Taenia saginata): Die Größe des erwachsenen Wurms beträgt bis zu 10 m! Er besitzt keinen Darmkanal und ernährt sich durch das Tegument.
- **Schweinebandwurm** (Taenia solium): Größe ca. 3 m. Beim Mensch als Zwischenwirt entsteht die weitaus gefährlichere Zystizerkose, bei der sich Finnen u. a. in die Muskulatur und das Gehirn absetzen können.
- **Fischbandwurm** (Diphyllobothrium latum): Der Wurm kann bis zu 20 m lang werden, oft finden sich mehrere Würmer gleichzeitig!
- **Oxyuren** (Enterobius vermicularis, Oxyuris vermicularis, Madenwurm) : Größe ca. 2,5 mm (männlich), ca. 1 cm (weiblich). Am häufigsten tritt der Befall im Kindesalter auf. Symptome sind abendliches und nächtliches Afterjucken.
- **Askariden** (Spulwürmer, Ascaris lumbricoides): Größe ca. 20 cm (männlich), ca. 30 cm (weiblich). Weltweit sehr häufige Erkrankung (¼ der Weltbevölkerung!), in unseren Breiten seltener als in Mittelmeerländern.

Wichtigster diagnostischer Hinweis eines Bandwurmbefalls ist der Nachweis von reifen Proglottiden im Stuhl.

Die Differenzierung gegenüber Proglottiden anderer Bandwurmarten gelingt im unfixierten Quetschpräparat (zwischen 2 Objektträgern). Eine Eosinophilie des Blutes besteht bei höchstens 40–50% der Bandwurmträger, sie ist somit diagnostisch von geringerem Wert.

Im Bereich der Dünn- und Dickdarmwand lassen sich meist keine oder unspezifische Veränderungen nachweisen. Der radiologische Nachweis ist in der Regel ein Zufallsbefund und muss sicher erkannt werden. Eine Indikation zur radiologischen Diagnosesicherung besteht nicht. Radiologisch lassen sich die Wurminfektionen besonders gut nach oraler Kontrastierung mit Barium nachweisen. Je nach Größe und Art des Wurmes kommen bandförmige Kontrastmittelaussparungen von wenigen Millimetern bis zu 20–30 cm und mehr zur Darstellung. Im Gegensatz zu den Rinderbandwürmern besitzen die Schweinebandwürmer einen eigenen Verdauungstrakt, der sich bei Spätaufnahmen ebenfalls positiv kontrastiert [5, 14, 25, 26].

9.3.2 Infektionen mit sprueähnlichen Erscheinungsbildern

Tropische Sprue

Während die nichttropische Sprue von einer Überempfindlichkeit gegenüber der Gliadinfraktion des Gluten (Weizen, Roggen) hervorgerufen wird, ist die tropische Sprue eine erworbene Erkrankung. Ursächlich sind vermutlich Infektionen (bakteriell, viral, parasitär), Vitaminmangel (Folsäure, Vitamin B12) oder Nahrungstoxine, die zu einer mehr oder minder ausgeprägten Zottenatrophie des Jejunums führen. Bei Patienten, die in endemischen Gebieten (Karibik, Südindien, Südostasien) gelebt haben und die klinische Symptomatik eines Malabsorptionssyndroms kombiniert mit einer megaloblastischen Anämie aufweisen, sollte eine Jejunalbiopsie erfolgen. Radiologisch zeigt sich, ähnlich wie bei der einheimischen Sprue, eine Verringerung der Kerckring-Falten im Jejunum. Das Jejunum erscheint flüssigkeitsgefüllt und weitgestellt und ähnelt vom Aspekt dem Kolon, so dass man von einer Kolonisation des Jejunums spricht. Das Ileum dagegen weist, wie auch bei anderen lang anhaltenden Passagebeschleunigungen, ein vermehrtes Faltenrelief auf (Jejunisation des Ileums). Ein ähnliches radiologisches Bild findet man auch bei jahrelangem **Laxantienabusus** und beim **Postvagotomiesyndrom** mit Diarrhöen (◘ Abb. 9.4) [13, 15, 21].

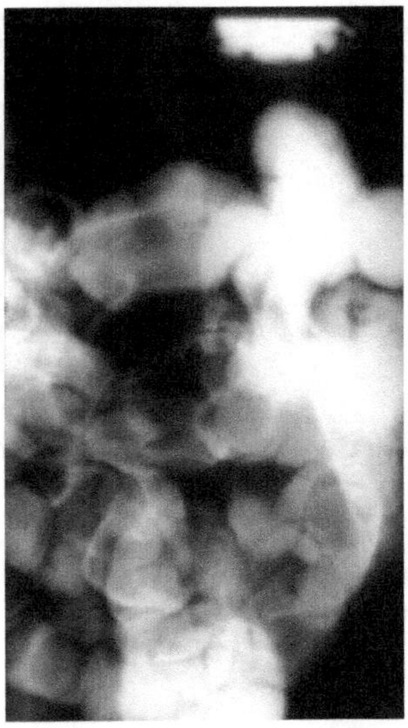

◘ **Abb. 9.4.** Sprueähnliche Veränderungen. Im Bereich des Jejunums lassen sich keine Kerckring-Falten mehr abgrenzen (Kolonisation des Jejunums). Die Darmwand erscheint nicht verdickt. Eine Jejunisation des Ileums lässt sich noch nicht abgrenzen

9.3.3 Infektionen mit Morbus-Crohn-ähnlichem Erscheinungsbild

Eosinophile Gastroenteritis

Die eosinophile Gastroenteritis ist eine schubweise verlaufende Erkrankung des Gastrointestinaltraktes unbekannter Ätiologie. Bioptisch finden sich eosinophile Infiltrationen ohne Zeichen der Vaskulitis, begleitet von einer peripheren Bluteosinophilie. Meist ist der proximale Dünndarm befallen, wodurch eine Abgrenzung zum Morbus Crohn möglich ist. Vom pathomorphologischen Bild lassen sich unterschiedliche Muster unterscheiden, mit bevorzugtem Befall von Mukosa, Muskularis oder Subserosa. Radiologisch kommt es zu einer ausgeprägten Wandstarre sowie typischerweise Lymphknotenvergrößerungen im angrenzenden Mesenterium.

Tuberkulose

Die Darmtuberkulose lässt sich nur sehr schwer von einem Morbus Crohn differenzieren [1]. Sie kommt gehäuft im terminalen Ileum vor (75% der Darmbeteiligungen) und führt zu ausgeprägten transmuralen Entzündungen mit Beteiligung des Mesenteriums und möglichen Fistelbildungen. Polypöse Vorwölbungen, aufgehobenes Faltenrelief, flache und auch tiefe Ulzerationen führen zu starren, meist asymmetrischen Einengungen. Es gibt jedoch einige Zeichen, die mehr für das Vorliegen einer TBC sprechen, wie ein stärkerer Befall des Zökalpoles, eine Retraktion des Zökums nach kranial, eine Vergrößerung des Winkels zwischen Zökum und Ileum und ein mit entzündlichem Exsudat gefülltes terminales Ileum (◘ Abb. 9.5) [12, 24, 29, 35].

Yersiniose

Die Entzündung wird durch gramnegative Stäbchen Yersinia enterocolitica hervorgerufen. Sie zeigt einen bevorzugten Befall im Bereich der letzten 20 cm des Ileums, anfänglich nur mit einer Lymphfollikelhyperplasie und im Gegensatz zum Morbus Crohn einer Faltenvermehrung. Im weiteren Verlauf wird die Wand starr und verdickt mit deutlicher Lymphadenopathie, die symmetrisch um das terminale Ileum angeordnet ist und zu dem Bild eines Pflastersteinreliefs führt und somit dem Morbus Crohn sehr ähnlich ist. Eine Abgrenzung zum Morbus Crohn

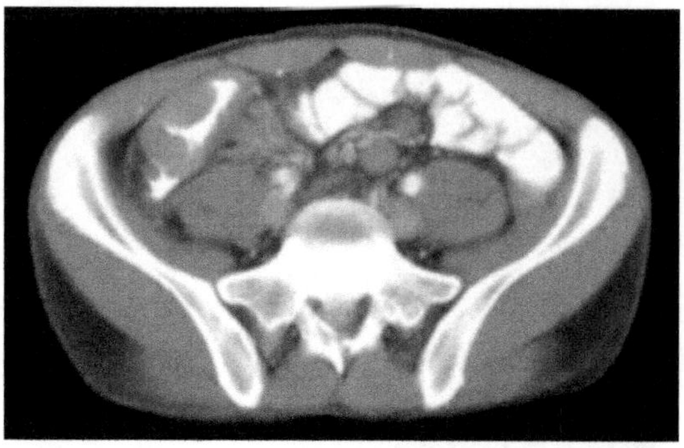

■ Abb. 9.5. CT in Höhe des Zökalpols. Das Zökum zeigt eine ausgeprägte Wandverdickung. Die infiltrativen Veränderungen lassen sich auch im Bereich des terminalen Ileums nachweisen. Im Mesenterium kommen mehrere bis zu 1,5 cm große Lymphknoten zur Darstellung. Bei dem Patienten konnte eine Darmtuberkulose nachgewiesen werden

gelingt meist durch die ausgeprägte Symmetrie. Bei der Yersiniose sind die Lymphknoten meist gleich groß, beim Morbus Crohn ist das Entzündungsmuster deutlich unregelmäßiger, zusätzlich lassen sich beim Morbus Crohn unterschiedliche Entzündungsstadien und »skip leasons« abgrenzen [7, 16].

Salmonellose

Geißeltragende Bakterien, wie eine Vielzahl von Salmonellenarten, werden über eine orofäkale Übertragung aufgenommen. Sie heften sich im Dünndarm an die Darmwand und führen zunächst zu unspezifischen Entzündungszeichen im Sinne einer lymphfollikulären Hyperplasie. Im weiteren Verlauf können scharf begrenzte, ovale, beim eigentlichen Typhus oft blutende Ulzera entstehen. Die bevorzugte Lokalisation ist ähnlich wie die des Morbus Crohn im terminalen Ileum. Je nach Schweregrad kann es zu einer narbigen Ausheilung kommen oder, durch Fortschreiten der Erkrankung, zur Perforation. Der Typhus ist typischerweise mit einem Hautausschlag vergesellschaftet. Der Paratyphus beginnt meist stürmischer, der Verlauf ist jedoch harmloser. Erbrechen, Durchfall, hohes Fieber, Schüttelfrost und Bewusstseinsstörungen sind die wesentlichen klinischen Symptome.

9.4 Spezielle Charakteristika infektiöser Kolitiden

9.4.1 Virale Kolitiden

Eine Vielzahl viraler Infektionen kann zu Durchfallerkrankungen mit unspezifischen entzündlichen Veränderungen, insbesondere der Schleimhaut führen. Eine radiologische Darstellung wird in der Regel nicht durchgeführt, da diese Erkrankungen selbstlimitierend sind.

Das Noro-Virus ist ganzjährig für etwa 40% der nichtbakteriellen Gastroenteritiden bei Kindern und Erwachsenen verantwortlich. Rotaviren verursachen häufiger Durchfallerkrankungen bei Säuglingen und Kleinkindern in den Wintermonaten. Enteroviren und Adenoviren sind häufig mit Infektionen der oberen Luftwege vergesellschaftet [34].

9.4.2 Ruhr

Die Ruhr wird durch das Shigellen hervorgerufen und ist klinisch durch kolikartige Durchfälle mit einer Frequenz von über 30-mal pro Tag charakterisiert.

Die Veränderungen finden sich insbesondere im Dickdarm. Anfangs lassen sich eiweißhaltige Beläge nachweisen, die über Toxine die Schleimhaut schädigen und zu großflächigen Ulzerationen führen. In schweren Verläufen verbleiben lediglich einzelne intakte Schleimhautinseln.

9.4.3 Amöbenkolitis

Die Amöbenkolitis wird durch Entamoeba histolytica hervorgerufen. Auch wenn sie in besonderen klimatischen Regionen gehäuft vorkommt, ist die Erkrankung nicht auf die Tropen beschränkt. Die Infektion erfolgt über die Aufnahme der infektiösen zystischen Form, die sich in der Dickdarmschleimhaut zu Trophozoiten umformt, vermehrt und entzündliche Veränderungen verursacht, die klinisch zu Durchfällen führen. Die entzündlichen Darmveränderungen sind meist diskret. Die Trophozoiten können in die Blutbahn übertreten und dann am häufigsten in Leber, Lunge oder Gehirn zu Absiedelungen führen, die das jeweilige Parenchym zerstören und zu oft großen, mit Detritus oder Flüssigkeit gefüllten Höhlen im Sinne von Abszessen führen. Der Abszessnachweis gelingt gleichermaßen gut mit der CT als auch der MRT. Ein randständiges Kontrastenhancement kann mit beiden Methoden dargestellt werden [11, 18, 30].

9.4.4 Pseudomembranöse Kolitis

Die Pseudomembranöse Kolitis ist eine durch Antibiotika induzierte Kolitis und somit anamnestisch meist gut einzuordnen. Toxine von Clostridium difficile führen über weißliche Plaques zu entzündlichen Veränderungen, insbesondere im Bereich des linksseitigen Kolons. Das normale Schleimhautrelief ist aufgehoben, Haustren lassen sich nicht mehr abgrenzen. Die Plaques kommen als Kontrastmittelaussparung, die Ulzerationen als Kontrastmitteldepots zur Darstellung. Radiologische Verfahren sind nicht indiziert. Die Diagnose wird anamnestisch oder durch Nachweis von Clostridium-difficile-Toxinen im Stuhl gestellt [19]

9.4.5 Akute Sigmadivertikulitis

Die akute Sigmadivertikulitis wird meist durch Escherichia-coli-Infektionen verursacht. Radiologisch lassen sich die unterschiedlichen Stadien der Divertikulitis gut abgrenzen. Das blande Divertikel weist eine rundliche, glatt begrenzte Aussackung der Kolonwand auf. Der Divertikelhals ist weit geöffnet und hat nahezu denselben Durchmesser wie der Divertikelkopf. Bei beginnender Entzündung lässt sich eine zunehmende Einschnürung des Divertikelhalses abgrenzen, so dass bei ausgeprägter Divertikulitis anstatt des Divertikelhalses nur noch eine spikulaähnliche Ausziehung abgrenzbar ist. Die peridivertikulitische Entzündung führt zu einer Abszedierung, die im Weiteren zu einer Impression der Darmwand und im Einzelfall auch zu zirkulären tumorartigen Stenosen führen kann. Die peridivertikulitischen Entzündungen mit Infiltration in das angrenzende mesenteriale Fettgewebe und das Ausmaß der Abszedierung lässt sich in der CT und MRT frühzeitig und sicher abgrenzen (◻ Abb. 9.6).

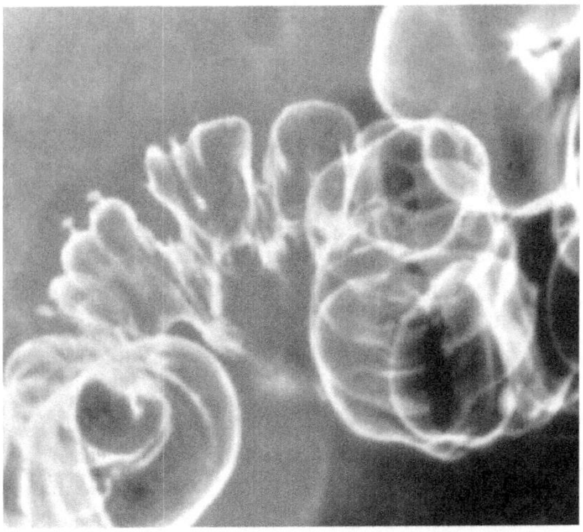

◻ **Abb. 9.6.** Kolondoppelkontrastuntersuchung. Im Bereich des Sigmas kommen kleinere Divertikel zur Darstellung. Die Divertikelhälse sind enggestellt. Die Haustrierung ist vermehrt. Die kaudale Kolonwandbegrenzung wölbt sich nicht konvex nach außen, sondern wird durch peridivertikulitische Abszesse imprimiert. In derselben Region zeigt sich ein bandförmiger Kontrastmittelaustritt als Zeichen einer Fistelbildung

9.4.6 Toxisches Megakolon

Das toxische Megakolon ist eine schwerwiegende Komplikation unterschiedlicher Kolonerkrankungen [2, 22]. Es tritt bevorzugt bei Colitis ulcerosa, Morbus Crohn, ischämischer Kolitis, pseudomembranöser Kolitis und Amöbiasis auf und ist definiert als eine ausgeprägte Dilatation des Kolons bei fulminanter Kolitis. Die Diagnose wird anhand des klinischen Befundes und charakteristischen Veränderungen auf der Abdomenübersichtsaufnahme gestellt.

Anfänglich kommt es zu einer ausgeprägten Motilitätsstörung, bis hin zur kompletten Atonie, die durch Stickstoffoxid (NO) getriggert ist. Stickstoffoxid ist ein wichtiger Neurotransmitter des nichtadrenergen und nichtcholinergen Nervensystems und insbesondere für die Relaxation der glatten Muskulatur des Gastrointestinaltraktes verantwortlich. Zum anderen wird NO als Mediator entzündlicher Veränderungen gebildet. Der Verlust der neuromuskulären Aktivität führt zu einer ausgeprägten Dilatation. Als pathologisch werden Aufweitungen von über 6 cm im Sigma und 12 cm im Colon ascendens angegeben Bei massiver Aufweitung wird die Darmwand in schweren Verläufen pergamentpapierähnlich ausgedünnt und sehr fragibel. Eventuelle Lufteinschlüsse in der Darmwand sprechen für das Vorliegen einer Nekrose mit bevorstehender Perforation (◻ Abb. 9.7).

Das toxische Megakolon ist eine schwere, oft tödlich verlaufende Komplikation einer chronisch entzündlichen Darmerkrankung, die mit dem Bild einer Sepsis, Elektrolytstörungen und einem Multiorganversagen einhergehen kann.

Die Diagnose wird anhand der oben aufgeführten radiologischen Zeichen in der Abdomenübersichtsaufnahme gestellt. Ein Kontrasteinlauf ist wegen der hohen Perforationsrate kontraindiziert. Eine CT-Untersuchung kann im Einzelfall Zusatzinformationen liefern.

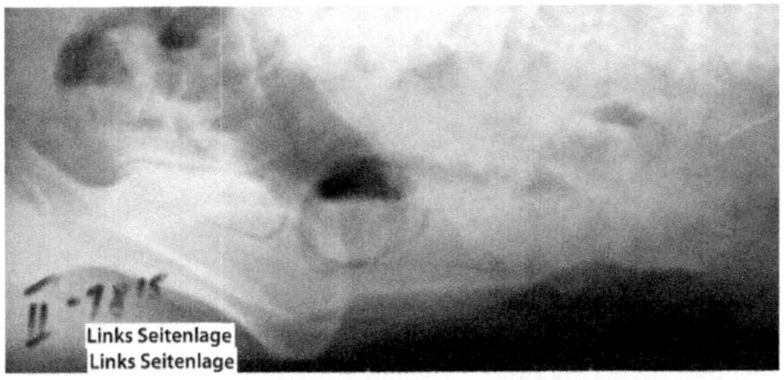

◻ **Abb. 9.7.** Aufnahme in Linksseitenlage. Das Colon descendens ist stuhlgefüllt und nicht aufgeweitet. In der Darmwand lässt sich eine lineare Aufhellung abgrenzen, die intramuraler Luft entspricht und als Zeichen einer Darmwandnekrose zu werten ist

Eine strenge internistische und chirurgische Überwachung ist notwendig, um bei nicht erfolgreicher konservativer Therapie den richtigen Zeitpunkt einer Operation nicht zu verpassen. Die Mortalitätsraten eines toxischen Megakolons werden in älteren Arbeiten mit 27% bei alleiniger internistischer Versorgung und 19% nach operativer Versorgung angegeben. Neuere Arbeiten berichten über Mortalitätsraten unter 3%.

Das infektiös bedingte toxische Megakolon besitzt eine bessere Prognose als das toxische Megakolon, welches im Rahmen einer chronischen Darmerkrankung auftritt.

III

9.5 Infektionen bei immungeschwächten Patienten

9.5.1 Infektiöse Ösophagitiden

Insbesondere bei HIV-Patienten, aber auch bei anderen immungeschwächten Patienten treten gehäuft Ösophagitiden auf. Klinisch im Vordergrund steht die Dysphagie, begleitet von mehr oder weniger ausgeprägten Schmerzen. Differenzialdiagnostisch muss an eine Soor-, Herpes- oder CMV-Infektion gedacht werden [6]. Diese unterschiedlichen Ösophagitiden führen zu vollkommen unterschiedlichen radiologischen Befunden, so dass sie in der Regel gut mit einem Ösophagusbreischluck in Doppelkontrasttechnik differenziert werden können. Die Soorösophagitis ist in den oralen Abschnitten des Ösophagus am stärksten ausgeprägt und nimmt nach aboral kontinuierlich ab. Diagnostisch entscheidend ist der Nachweis von fleck- bis bandförmigen Schleimhautbelägen, die sich radiologisch als 2–5 mm breite, straßenbahnschienenartige, längs verlaufende Kontrastmittelaussparungen darstellen. Häufig entstehen auch Querverbindungen, so dass der Aspekt einer Strickleiter entsteht. CMV-Ösophagitiden sind meist im mittleren oder unteren Drittel des Ösophagus lokalisiert. Sie führen zu mehreren Zentimeter großen, spindelförmigen Ulzerationen mit stark betontem Schwellungshof, der den direkten endoskopischen Einblick verhindern kann. Der Schwellungshof zeigt keine Veränderungen der Mukosa und ist durch zelluläre Infiltration im submukösen Gewebe bedingt. Die Herpesösophagitis ist radiologisch am schwersten nachzuweisen. Ähnlich wie beim Herpes labialis finden sich zunächst multiple kleinste Bläschen, die im weiteren Verlauf der Infektion aufplatzen. Die Schmerzsymptomatik tritt meist erst dann auf, wenn die Bläschen geplatzt sind, so dass sich keine Kontrastmittelaussparungen (Bläschen) sondern multiple gruppierte kleinste aphtoide Läsionen nachweisen lassen. Meist ist das mittlere Ösophagusdrittel betroffen (◻ Abb. 9.8).

9.5.2 Mikrosporidien und Kryptosporidien

Sie führen über eine massive Hypersekretion zu einer sekretorischen Diarrhö. Es findet sich eine Betonung der Kerckring-Falten wie beim hypoalbuminämischen Ödem, mit bevorzugtem Befall der oberen Dünndarmabschnitte. Beim Befall des Duodenums ist häufig auch der Ductus choledochus entzündlich verändert (◻ Abb. 9.9) [4].

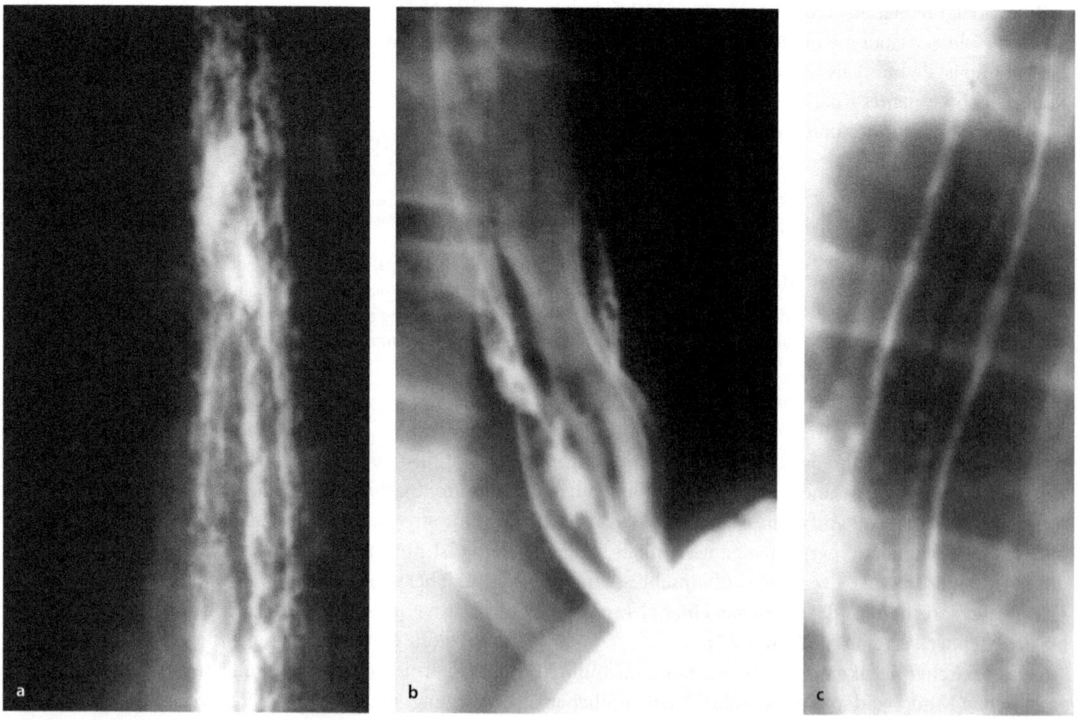

◻ **Abb. 9.8a–c.** Drei unterschiedliche HIV-Patienten mit schmerzhafter Dysphagie bei unterschiedlichen Ösophagitiden. **a** Typisches Bild einer Soorösophagitis: Durch Plaques bedingte bandförmige Kontrastmittelaussparungen und unregelmäßig begrenzte Ösophaguswandkontur mit Pseudoulzerationen. **b** Typisches Bild einer CMV-Ösophagitis. Drei spindelförmige Ulzerationen im distalen Ösophagus mit deutlichem Schwellungshof. **c** Typisches Bild einer Herpesösophagitis: Im mittleren Drittel kommen sehr diskrete gruppierte aphtoide Läsionen zur Darstellung

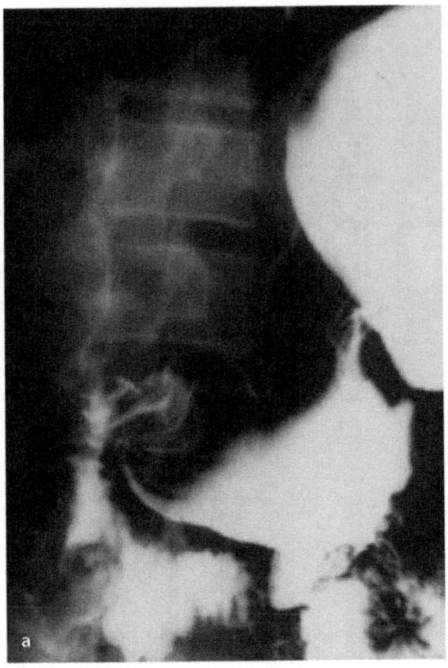

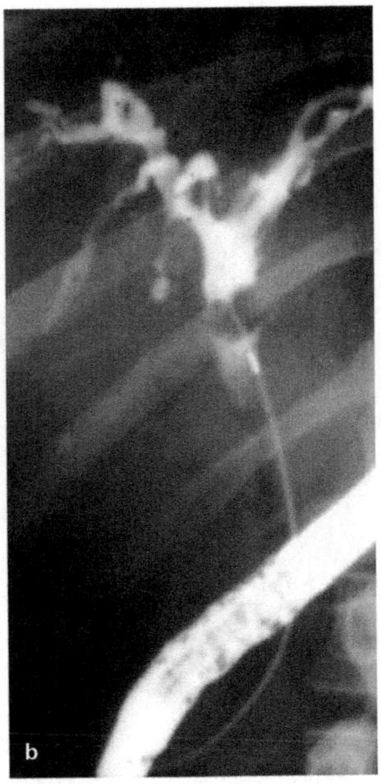

Abb. 9.9a,b. HIV-Patient mit bis zu 20 Diarrhöen pro Tag. **a** Nach oraler Kontrastierung zeigen sich Faltenverdickungen mit Verziehungen und im unteren Duodenalabschnitt eine rundliche Impression als unspezifische Entzündungszeichen im Bereich des Duodenums. **b** Die ERCP beim selben Patienten zeigt einen aufgeweiteten, unregelmäßig begrenzten Ductus choledochus. Bei dieser Konstellation muss bei HIV-Patienten an eine CMV- oder Kryptosporidieninfektion gedacht werden

9.5.3 CMV-Infektionen-Kolitis

Während CMV-Infektionen im oberen Gastrointestinaltrakt zu großen Ulzerationen mit kräftigem Randwall führen, lassen sich bei den CMV-bedingten Enteritiden und Kolitiden mehr aphtoide Läsionen abgrenzen, die längere Darmabschnitte kontinuierlich betreffen. Radiologisch findet man neben den aphtoiden Läsionen eine diffuse homogene Darmwandverdickung mit aufgehobenem Grobrelief (Kerckring-Falten und Haustren lassen sich nicht mehr abgrenzen, Abb. 9.10).

9.5.4 Neutropene Kolitis

Die neutropene Kolitis wird als Komplikation bei ausgeprägten anhaltenden Neutropenien, insbesondere bei Patienten mit Knochenmarktransplantationen, während der Phthise beobachtet. Typischerweise sind die Veränderungen im Bereich des Colon ascendens zu finden. Die Darmwand ist massiv verdickt, die Schleimhaut wirkt eher glatt begrenzt, so dass der Aspekt einem Lymphombefall ähnelt.

9.5.5 Atypische Mykobakteriose

Die Darmtuberkulose und der Befall durch atypische Mykobakterien wird insbesondere bei HIV-Patienten angetroffen. Während die Tuberkulose ein sehr ähnliches Bild wie der Morbus Crohn, mit bevorzugtem Befall des

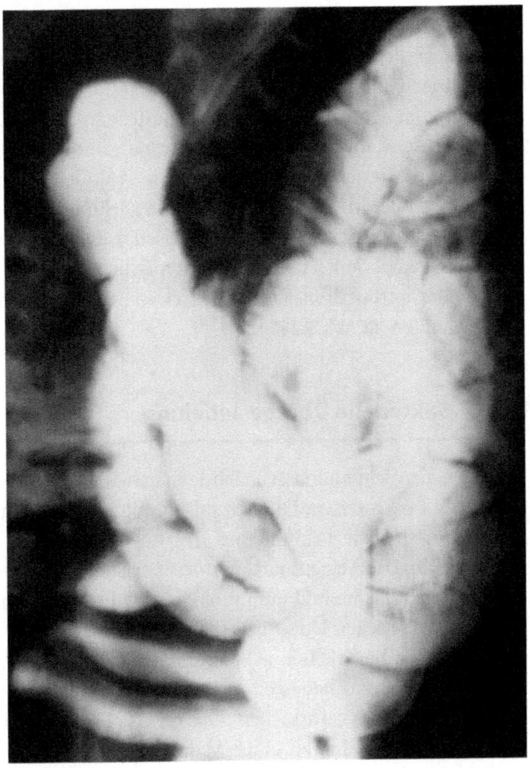

Abb. 9.10. HIV-Patient mit anhaltenden Diarrhöen. Bei der Dünndarmuntersuchung konnte im Bereich der letzten 30 cm des Ileums ein lokalisiertes Distanzierungsphänomen als Zeichen einer massiven Darmwandverdickung abgegrenzt werden. Histologisch konnte eine CMV-Infektion nachgewiesen werden

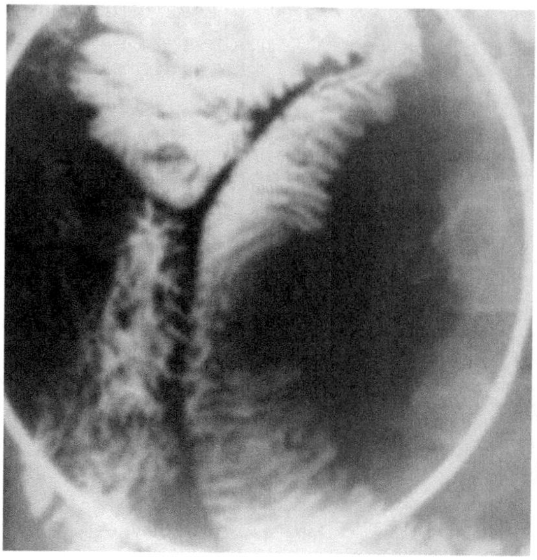

■ **Abb. 9.11.** HIV-Patient mit unklaren abdominellen Beschwerden. Das Enteroklysma nach Selling zeigt eine polypöse Vorwölbung an der mesenterialen Seite des Ileums. Die Kerckring-Falten sind nicht verdickt, sondern lediglich verlagert. Der Befund spricht für eine submuköse Raumforderung. Er entspricht einem vergrößerten mesenterialen Lymphknoten bei atypischer Mykobakteriose

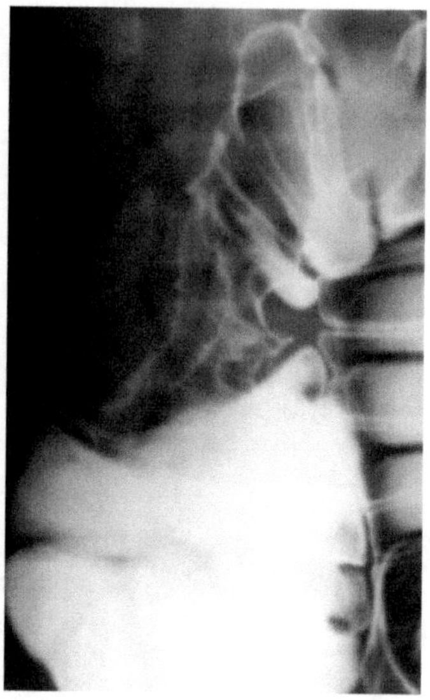

■ **Abb. 9.12.** Kolondoppelkontrasteinlauf. Im Bereich des Colon ascendens zeigt sich eine zirkuläre Engstellung. Die Falten sind verdickt, die Schleimhaut ist glatt begrenzt. Es sind keine Ulzerationen nachweisbar. Der Befund spricht für einen submukösen Prozess. Intraoperativ konnte ein peritiphlitischer Abszess nachgewiesen werden

terminalen Ileums, transmuralem Darmwandbefall mit Ulzerationen und Fistelbildungen, verursacht, sind das Leitsymptom der atypischen Mykobakteriose weniger die Veränderungen im Bereich der Darmwand, sondern eine diffuse mesenteriale Lymphadenopathie. Häufig lassen sich im CT oder MRT im gesamten Mesenterium Lymphknoten von bis zu 2 cm Größe nachweisen. Im Gegensatz zu einem Lymphombefall ist bei der atypischen Mykobakteriose der retroperitoneale Raum frei von vergrößerten Lymphknoten (■ Abb. 9.11) [28].

9.6 Bakterielle Überbesiedelung

Im normalen Jejunum lassen sich lediglich 10.000 Organismen/ml nachweisen. Die Anzahl nimmt zum distalen Ileum hin zu. Jede Fehlfunktion der Abwehrmechanismen (verringerte Magensäure, gestörte Peristaltik, veränderte lokale zelluläre und immunologische Abwehr) kann zu einer bakteriellen Über- bzw. Fehlbesiedelung führen. Die Bakterien bewirken eine Spaltung der Gallensäuren. Diese Spaltprodukte haben eine toxische Wirkung auf das Darmepithel und verursachen Diarrhöen. Der Verlust der Gallensäure führt zu einer Malabsorption von Fetten (Steatorrhö) und fettlöslichen Vitaminen. Zusätzlich kommt es durch die bakterielle Überbesiedelung zu einer vorzeitigen Fermentation der Kohlenhydrate.

Fehlfunktionen der Abwehrmechanismen können durch lokal begrenzte anatomische Besonderheiten begünstigt werden. Als häufigste Ursache einer bakteriellen Überbesiedelung ist eine Divertikulose des Jejunums anzusehen, aber auch operativ bedingte Besonderheiten wie Blindsäcke und Bypässe oder eine Vagotomie können zu einer bakteriellen Überbesiedelung führen. Eine anatomisch bedingte bakterielle Überbesiedelung im Dickdarm (Appendix, Kolondivertikel) führt dagegen mehr zu lokalen Problemen mit Abszessbildung, Stenosierung und Perforation (■ Abb. 9.12). Hauptaufgabe der Radiologie ist die Darstellung der anatomischen Besonderheiten und die Erfassung von Motilitätsstörungen.

9.6.1 Postvagotomiediarrhö

Die verzögerte Magenentleerung nach Vagotomie, verbunden mit einer verminderten Säuresekretion, kann zu einer bakteriellen Fehlbesiedelung mit konsekutiver Spaltung von Gallensäuren, Lipiden, Aminosäuren und Kohlenhydraten führen. Radiologisch findet man bei verlangsamter Magenentleerung eine gesteigerte Peristaltik im Dünndarm mit Veränderungen des Schleimhautreliefs wie bei der einheimischen Sprue [3, 33, 38].

9.6.2 Afferent-Loop-Syndrom

Nach einer Magenteilresektion kann die Entleerung der zuführenden Schlinge durch eine innere Hernie, Verwachsungen, Anastomosenstenosen oder durch Abknicken einer zu langen zuführenden Schlinge behindert sein. Auf der Abdomenleeraufnahme in linker Seitenlage lässt sich eine lokalisierte Spiegelbildung wie bei einem hohen mechanischen Ileus nachweisen. Nach oraler Kontrastierung lässt sich die aufgeweitete zuführende Schlinge darstellen, bei höhergradiger Einengung zeigt sich jedoch keine Kontrastierung. Klinisch fallen die Patienten durch schwallartiges, galliges Erbrechen ohne Nahrungsbestandteile Stunden nach der Nahrungsaufnahme auf. Durch längere Stase kann es ebenfalls zu einer bakteriellen Fehlbesiedelung ähnlich wie bei anderen blind endenden Schlingen nach End-zu-Seit-Anastomosen kommen, was zusätzlich zu Diarrhöen führt.

9.6.3 Divertikulose des Dünndarmes

Es handelt sich um Pseudodivertikel, die erworben sind und insbesondere an der antimesenterialen Seite des Jejunums vorkommen. Bei bakterieller Überbesiedelung finden sich meist noch unspezifische Entzündungszeichen mit Motilitätsstörungen [8, 20, 27].

9.7 Ischämien

Ischämien des Dünn- oder Dickdarmes können unter dem klinischen Bild eines schmerzhaften Abdomens mit mehr oder weniger ausgeprägten Diarrhöen auftreten und müssen im Einzelfall gegenüber infektiösen Erkrankungen abgegrenzt werden. Ischämien sind meist thrombembolisch, arteriosklerotisch oder medikamentös bei Digitalisüberdosierung bedingt. Sie treten segmental auf und führen zunächst zu Spasmen und Faltenverdickungen (»coin sign«). Bei anhaltender Ischämie nimmt das Ödem zu, wobei intramurale Einblutungen das Darmlumen zusätzlich einengen. Radiologisch stellt sich die massive Wandverdickung als sog. Thumbprintzeichen dar. Kommt es zur Nekrose, lassen sich innerhalb der Darmwand lineare Lufteinschlüsse abgrenzen. Im letztgenannten Stadium ist die Mortalität sehr hoch, eine Kontrastmittel- und auch eine endoskopische Untersuchung sind wegen der imminenten Perforationsgefahr absolut kontraindiziert. Ein sofortiges operatives Vorgehen ist unabdingbar. Nicht jede Ischämie führt zu einer Nekrose und anschließender Perforation. Leichtere Ischämieformen, mit ausreichender Kolateralversorgung, führen nicht zur Perforation, die betroffenen Segmente heilen unter dem Bild langstreckiger, harmonisch verlaufender Stenosen ab. Durch den bindegewebigen Umbau bleiben die entsprechenden Segmente starr und können durch die fehlende Peristaltik auch bei noch ausreichender Lumenweite zu Passagestörungen bzw. funktionellen Stenosen führen [23, 39].

9.8 Zusammenfassung

Akute entzündliche gastrointestinale Erkrankungen lassen sich in der Regel anamnestisch gut eingrenzen und bedürfen meist keiner spezifischen Therapie. Deshalb ist bei den meist selbstlimitierenden Erkrankungen ein direkter Erregernachweis nicht erforderlich. Radiologische Verfahren sind bei den akuten Gastroenteritiden nicht indiziert. Die radiologischen Verfahren können zwar das pathologisch-morphologische Korrelat der Infektionen des Gastrointestinaltraktes nachweisen und die Lokalisation und Ausbreitung der Veränderungen dokumentieren, sind aber meist nicht von klinischer Relevanz, da die Infektionen akut beginnen und ebenso schnell wieder abheilen

Spezifische und chronisch verlaufende Formen müssen differenzialdiagnostisch abgegrenzt werden und bedürfen, wegen Übergreifens der entzündlichen Veränderungen auf andere Organe und der hohen Komplikationsrate, einer spezifischen Therapie. Die Diagnosestellung gelingt in der Regel mittels mikrobiellen Nachweises der Erreger im Stuhl, durch Stuhlkulturen, Nachweis von spezifischen Toxinen oder PCR-Analysen. Die Colitis ulcerosa und der Morbus Crohn sind im Einzelfall oft schwer von infektiösen Gastroenteritiden abzugrenzen bzw. können sie durch eine Infektion erstmals klinisch manifest werden.

Im Einzelfall können konventionelle radiologische Untersuchungsverfahren zur differenzialdiagnostischen Abgrenzung bzw. zum Therapiemonitoring sinnvoll sein. Auch wenn ein eindeutiger Erregernachweis mit radiologischen Untersuchungsverfahren nicht möglich ist, lassen sich für einige Erkrankungen relativ typische Befallsmuster darstellen, die eine Differenzierung vereinfachen.

Bei schwerstem Verlauf kann anhand einer Abdomenübersichtsaufnahme die Verdachtsdiagnose eines toxischen Megakolons gestellt werden, so dass weitere diagnostische Maßnahmen für die akute Versorgung nicht notwendig bzw. kontraindiziert sind und eine sofortige operative Therapie eingeleitet werden kann.

Einen besonderen Stellenwert nehmen die radiologischen Untersuchungsverfahren bei immungeschwächten Patienten ein. Bei bekannter Neutropenie und einer rechtseitig betonten, gut vaskularisierten Kolitis ist von einer neutropenen Kolitis auszugehen, die keiner spezifischen Therapie bedarf.

Die bei HIV-Patienten am häufigsten auftretenden Ösophagitisformen (Soor-, CMV-, Herpesösophagitis) lassen sich mit einem Ösophagusbreischluck in Doppelkontrasttechnik in den meisten Fällen gut differenzieren, somit ist eine sofortige Therapieeinleitung möglich. Auch lässt sich anhand typischer radiologischer Zeichen und Verteilungsmuster die Verdachtsdiagnose einer atypischen Mykobakteriose, CMV-, Kryptosporidieninfektion stellen.

Weiterhin lassen sich mit konventionellen radiologischen Methoden anatomische Besonderheiten (angeboren oder erworben) übersichtlich und zweifelsfrei nachweisen, die eine bakterielle Überbesiedelung begünstigen und evtl. einer operativen Therapie zugeführt werden müssen.

Moderne Schnittbildverfahren (CT, MRT) sind insbesondere bei Verdacht auf das Vorliegen von Komplikationen indiziert.

Ein Übergreifen der Entzündung auf andere Organe mit Abszedierung kann sicher nachgewiesen und in derselben Untersuchung therapeutisch mit einer Drainage versorgt werden.

Literatur

1. Andronikou S, Welman CJ, Kader E (2002) The CT features of abdominal tuberculosis in children. Pediatr Radiol 32: 75–81
2. Bharucha AE, Phillips SF (1999) Megacolon: acute, toxic, and chronic. Curr Treat Options Gastroenterol 2: 517–523
3. Carvajal SH, Mulvihill SJ (1994) Postgastrectomy syndromes: dumping and diarrhea. Gastroenterol Clin North Am 23: 261–79
4. Cello JP (1993) Evaluation of AIDS-related diarrhea. Hosp Pract (Off Ed) 28: 95–102
5. Choudhuri G, Saha SS, Tandon RK (1986) Gastric ascariasis. Am J Gastroenterol 81: 788–90
6. Connolly GM, Hawkins D, Harcourt-Webster JN, et al. (1989) Oesophageal symptoms, their causes, treatment, and prognosis in patients with the acquired immunodeficiency syndrome. Gut 30: 1033–9
7. Ekberg O, Sjostrom B, Brahme F (1977) Radiological findings in Yersinia ileitis. Radiology 123: 15–9
8. Franke C, Grust A, Frieling T, Simon D (2001) Jejunum diverticulosis – a rare cause of gastrointestinal hemorrhage. Zentralbl Chir 126: 707–9
9. Gore RM (1989) CT of inflammatory bowel disease. Radiol Clin North Am 27: 717–729
10. Gore RM, Ghahremani GG (1995) Radiologic investigation of acute inflammatory and infectious bowel disease. Gastroenterol Clin North Am 24: 353–384
11. Gulek B, Onel S (1999) US and CT findings of rectal amebian abscess. Eur Radiol 9: 719–20
12. Hadj Khalifa H, Abkari A, Hachim J (1992) Intestinal tuberculosis in the child. Study of 28 cases. Ann Pediatr (Paris) 39: 106–10
13. Herlinger H (1992) Radiology in malabsorption. Clin Radiol 45: 73–8
14. Hommeyer SC, Hamill GS, Johnson JA (1995) CT diagnosis of intestinal ascariasis. Abdom Imaging 20: 315–6
15. Horton KM, Corl FM, Fishman EK (1999) CT of nonneoplastic diseases of the small bowel: spectrum of disease. J Comput Assist Tomogr 23: 417–428
16. Jess P (1979) Acute terminal ileitis and its relation to Crohn's disease. Ugeskr Laeger 141: 2882–4
17. Joffe N (1981) Diffuse mucosal granularity in double-contrast studies of Crohn's disease of the colon. Clin Radiol 32: 85–90
18. Kassahun W, Steinert M, Schwokowski C et al. (1997) Amebic colitis and amebic liver abscess – epidemiology and personal case report. Zentralbl Chir 122: 197–200
19. Kawamoto S, Horton KM, Fishman EK (1999) Pseudomembranous colitis: spectrum of imaging findings with clinical and pathologic correlation. Radiographics 19: 887–97
20. Kouraklis G, Mantas D, Glivanou A et al. (2001) Diverticular disease of the small bowel: report of 27 cases. Int Surg 86: 235–9
21. La Seta F, Salerno G, Buccellato A et al. (1990) Enteroclysis of the small intestine in celiac disease in adults: changes in the jejuno-ileal caliber and the number of folds. Radiol Med (Torino) 80: 872–5
22. Levine CD (1999) Toxic megacolon: diagnosis and treatment challenges. AACN Clin Issues 10: 492–9
23. Maurano A, Cirillo LC, de Lutio di Castelguidone E, Fondacaro R (1987) Segmental ischemic lesions of the mesenteric small intestine. Radiol Med (Torino) 73: 35–8
24. Nakano H, Jaramillo E, Watanabe M et al. (1992) Intestinal tuberculosis: findings on double-contrast barium enema. Gastrointest Radiol 17: 108–14
25. Nishiura H, Imai H, Nakao H et al. (2002) Ascaris lumbricoides among children in rural communities in the Northern Area, Pakistan: prevalence, intensity, and associated socio-cultural and behavioral risk factors. Acta Trop 83: 223
26. Pai CG, Alvares JF (2002) Roundworm in the bile duct. Gastrointest Endosc 55: 913
27. Paquet KJ (2002) Acute intestinal hemorrhage in marked diverticulosis of the small intestine. Dtsch Med Wochenschr 127: 47–8
28. Pursner M, Haller JO, Berdon WE (2000) Imaging features of Mycobacterium avium-intracellulare complex (MAC) in children with AIDS. Pediatr Radiol 30: 426–429
29. Rana TA, Sheikh MY (1990) Early diagnosis of ileocecal tuberculosis on small bowel enema. J Pak Med Assoc 40: 171–2
30. Reichlin B, Gyr K, Giger M, Blum AL (1981) Diagnosis of intestinal amebiasis. Schweiz Med Wochenschr 111: 210–4
31. Riddlesberger MM jr, Lebenthal E (1980) Nodular colonic mucosa of childhood: normal or pathologic? Gastroenterology 79: 265–70
32. Ruess L, Frazier AA, Sivit CJ (1995) CT of the mesentery, omentum, and peritoneum in children. Radiographics 15: 89–104
33. Schirmer BD (1994) Gastric atony and the Roux syndrome. Gastroenterol Clin North Am 23: 327–43
34. Schmidt H, Keller KM, Schumacher R (1991) The diagnostic value of the plain abdominal radiogram in differentiating rotavirus-negative and rotavirus-positive necrotizing enterocolitis. Rofo Fortschr Geb Rontgenstr Neuen Bildgeb Verfahr 155: 32–7
35. Shaikh MY, Haq TU, Islam UM, Khan ZA (1994) Ileocaecal tuberculosis: a pictorial essay of various appearances on small bowel enema. J Pak Med Assoc 44: 295–7
36. Thoeni RF, Margulis AR (1980) Radiology in inflammatory disease of the colon: an area of increased interest for the modern clinician. Invest Radiol 15: 281–92
37. Tooson JD, Varilek GW (1995) Inflammatory diseases of the colon. Narrowing a wide field of symptoms and possible causes. Postgrad Med 98: 46–8, 54, 57–8 passim
38. Trofimov VM, Kurygin AA (1995) Postvagotomy diarrhea. Vestn Khir Im I I Grek 154: 49–52
39. Valente JF, Rappaport WD, Crowe CP jr (1992) Ischemic stricture and perforation. An unusual complication after successful barium reduction of an intussusception. Arch Surg 127: 1252

Endoskopische Diagnostik

N. Stergiou, T. Wehrmann

Wie bei jeder invasiven Untersuchungsmethode ist auch bei endoskopischen Untersuchungen des Gastrointestinaltraktes eine genaue Abschätzung des Risikos der Untersuchung unerlässlich, und sei dieses noch so gering. Der zu erwartende Nutzen für den Patienten leitet die Überlegungen des Arztes und führt zu einer sinnvollen Anwendung diagnostischer Möglichkeiten, aus deren Ergebnis dann eine optimale Behandlungsstrategie zur Heilung des Patienten entwickelt werden kann. Rationeller Einsatz von therapeutischen Ressourcen nach adäquater Diagnosestellung vermeidet eine unnötige zeitliche Verschleppung der Ausheilung der Erkrankung und hilft dabei auch den sozioökonomischen Forderungen zur Einsparung finanzieller Mittel zu genügen.

Die diagnostische endoskopische Untersuchung ist eine komplikationsarme Methode zur Evaluierung des Gastrointestinaltraktes. Zur Abklärung des Verdachts auf tumoröse Veränderungen bzw. chronische Entzündungsprozesse von Ösophagus, Magen, Duodenum, Rektum und Kolon, aber auch des oberen Abschnittes des Jejunums sowie des terminalen Ileums, hat die Endoskopie sämtliche früher eingesetzte radiologische Verfahren durch überlegene Validität verdrängt, hält aber auch ihre Stellung gegenüber neueren computergestützten, sonographischen und radiologischen Konkurrenzverfahren. Dem effektiven Nutzen der Endoskopie durch die Möglichkeit der makroskopischen Beurteilung der Schleimhaut und Biopsie möglicher pathologischer Veränderungen steht eine sehr niedrige Komplikationsrate gegenüber, so dass die Risiko-Nutzen-Relation bei entsprechender Fragestellung fraglos auf der Seite dieser Untersuchungsmethoden liegt.

10.1 Indikation

Akute Infektionskrankheiten sind oft eine Domäne der symptomatischen empirischen Therapie und rechtfertigen daher häufig eine abwartende Haltung. Dieses Vorgehen ist gerechtfertigt, da eine komplette Ausheilung auch eines klinisch oft dramatisch einsetzenden Infektes erwartet werden darf. Diagnostische Bemühungen zur Bestimmung der Erreger werden zumeist vom Erreichen einer kompletten Beschwerdefreiheit überholt und dienen im Fall ihrer Detektion somit gelegentlich rein wissenschaftlichem Interesse.

Der Einsatz einfacher Laboruntersuchungen von Blut- und Stuhlproben ist beim klinischen Verdacht auf eine meldepflichtige infektiöse Gastroenteritis erforderlich. In der Mehrzahl der Fälle ist auch hier eine an den klinischen Symptomen orientierte Therapie ausreichend. Bei schwereren Krankheitsverläufen, z. B. bei Kindern oder

Patienten mit reduzierter Immunabwehr (im Senium oder mit Begleiterkrankungen, die eine Reduktion der körpereigenen Infektabwehr verursachen bzw. unter immunsuppressiver Therapie) oder im weitaus selteneren Fall einer schwerwiegenden Infektion mit seltenen Erregern oder auch Erkrankungen durch fakultativ pathogene Erreger bei immunsupprimierten Patienten, ist eine Erweiterung des diagnostischen Spektrums erforderlich. Richtungsweisend ist dabei bereits die sorgfältige Anamnese und die gründliche klinische Untersuchung.

Die Frage nach dem Einsatz der Endoskopie bei infektiösen Erkrankungen des Gastrointestinaltraktes stellt sich in der Regel erst nach Einstellung einer Chronifizierung der Beschwerden oder wenn der akute Erkrankungsverlauf oder Begleiterkrankungen einen komplikationsreichen Verlauf erwarten lassen und dieser durch den raschen Einsatz endoskopischer Diagnostik verhindert werden könnte.

Die Wichtigkeit der genauen Anamnese mit exaktem Erfragen von möglicherweise zeitlichem Zusammenhang von Aufnahme bestimmter Nahrungsmittel und Symptombeginn, Erkrankungshäufung im sozialen Umfeld und insbesondere Auslandsaufenthalte unter besonderer Berücksichtigung tropischer Länder bzw. Regionen mit niedrigem Hygienestandard ist unerlässlich und im akuten Erkrankungsfall bereits richtungsweisend und entscheidend für das zu wählende endoskopische Verfahren.

Durch die Symptomatik einer scheinbar protrahiert verlaufenden Infektion des Gastrointestinaltraktes können andere Krankheitsbilder maskiert werden. Vor allem chronische entzündliche Darmerkrankungen (CED) wie die Colitis ulcerosa und der Morbus Crohn sind im Einzelfall oft schwer von infektiösen Enterokolitiden zu unterscheiden. Andererseits kann auch eine CED selbst durch eine infektiöse Gastroenteritis erstmalig klinisch in Erscheinung treten bzw. in ihrem Verlauf aggraviert werden.

10.2 Vorbereitung zur endoskopischen Untersuchung

Ist die Indikation zur Endoskopie gegeben, muss der Patient über die zu treffenden Vorbereitungsmaßnahmen, den Untersuchungsablauf und mögliche Risiken bzw. Komplikationen der Untersuchung informiert werden. Dies sollte in einem adäquaten zeitlichen Abstand zum geplanten Untersuchungstermin erfolgen, um dem Patienten eine ausreichende Bedenkzeit zum Widerruf des Einverständnisses zu gewähren. Die Einzelheiten des Aufklärungsgespräches sind zu dokumentieren und sowohl vom aufklärenden Arzt als auch vom Patienten zu unterschreiben. Zur Erleichterung des Ablaufes können hierzu spezielle, kommerziell erhältliche Formularvordrucke verwendet werden.

Eine weitere Vorraussetzung zur endoskopischen Untersuchung ist eine stabile Kreislaufsituation des Patienten. Hohes Fieber, Schockzustände oder krankheitsbedingte Bewusstseinsstörungen können es im Einzelfall erforderlich machen, eine Untersuchung bis zur Stabilisierung des Patienten zu verschieben.

Zur Biopsie von Schleimhautveränderungen ist ein kompetentes Gerinnungssystem erforderlich. Neben der Beachtung von anamnestischen Angaben zu erhöhter Blutungsneigung und Einnahme gerinnungsbeeinflussender Pharmaka sind ggf. aktuelle laborchemische Gerinnungsparameter zu bestimmen. Gemäß den Leitlinien der Deutschen Gesellschaft für Verdauungs- und Stoffwechselkrankheiten (DGVS) benötigt der Arzt zur Biopsie am Gastrointestinaltrakt bei Patienten ohne klinischen Verdacht auf eine Gerinnungsstörung keine spezielle Labordiagnostik, bei Patienten mit zu erwartender Gerinnungsproblematik sollten zumindest die Thromboplastinzeit (Quick-Wert), die partielle Thromboplastinzeit (PTT) und die Thrombozytenzahl bestimmt werden. Darüber hinaus ist die Bestimmung der Blutungszeit, der Fibrinogenkonzentration, der Thrombinzeit (TZ) sowie der Antithrombin-3(AT3)-Konzentration unter Umständen sinnvoll.

Infektionskrankheiten können auch die Leber involvieren und dadurch deren Synthesefähigkeit beeinflussen. In Kenntnis dieses Sachverhaltes ist von Fall zu Fall über die Aktualität der vorliegenden Laborwerte zu entscheiden. Diesbezüglich liegen keine Leitlinienempfehlungen vor.

10.3 Durchführung

Die genaue Inspektion sämtlicher Schleimhautbereiche ist zu fordern. Unklare Veränderungen der Oberflächenarchitektur der Schleimhaut bzw. deren Verfärbung sollten biopsiert werden. Bei ulzerösen Läsionen erfolgt dies sowohl zirkulär vom Ulkusrand als auch von dessen Grund. Die gewonnenen Biopsate werden in ein mit einem Konservierungsmittel (z. B. Formalin) gefülltes Gefäß eingebracht und unter genauer Angabe ihrer Herkunft (Patientendaten, Anamnese und klinische Angaben, Entnahmeort, Verdachtsdiagnose) zur histologisch-pathologischen Untersuchung gesandt. Eine Fotodokumentation des biopsierten Schleimhautbezirkes bzw. der Läsion kann die Arbeit des Pathologen sinnvoll unterstützen. Die Asservation gewonnenen Gewebes in üblicherweise verwendeten formalin- oder alkoholhaltigen Lösungsmitteln kann in Ausnahmefällen (insbesondere bei Infektionskrankheiten) ungünstig sein und sogar die Diagnosestellung verhindern. Oftmals ist es sinnvoll, zusätzlich zur histologischen Untersuchung Proben in ein Hygienelabor zu versenden, die dann selbstverständlich nicht formalinfixiert sein dürfen. Andererseits kann eine

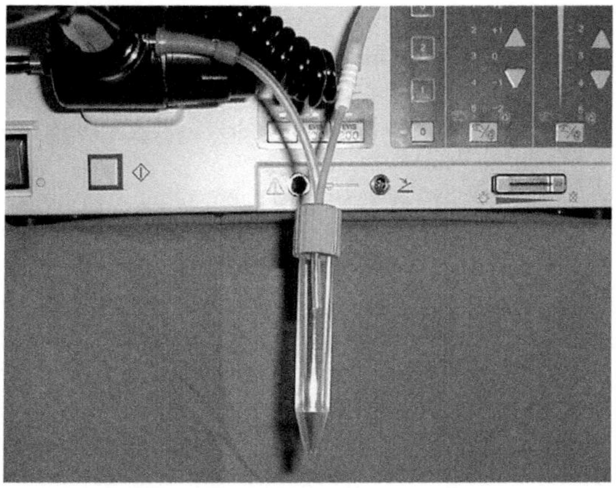

Abb. 10.1. Auffanggefäß, »Lamblienfalle«

zusätzliche zytologische Untersuchung von Abstrichpräparaten die Validität der Diagnose steigern. Es ist daher bei speziellen Fragestellungen immer ratsam, vor Untersuchungsbeginn in Rücksprache mit dem Pathologielabor die richtige Entnahmetechnik und Konservierungs- bzw. Versandform zu wählen.

Die Gewinnung von Sekret zum Nachweis von Keimen oder Toxinen gelingt durch eigens dafür zu verwendende sterile Auffanggefäße, die in den Absaugkanal des Endoskops zwischengeschaltet werden können (Abb. 10.1).

10.3.1 Gastroskopie

Zur Durchführung einer endoskopischen Untersuchung des oberen Gastrointestinaltraktes stehen unterschiedliche Endoskope zur Verfügung. In der Regel werden Standardgastroskope mit einer Geradeausoptik verwendet, die eine Beurteilung bis zur Pars ascendens des Duodenums ermöglichen (gelegentlich kann bis distal der Flexura duodenojejunalis vorgegangen werden). In Abhängigkeit von der psychischen Situation des Patienten kann eine leichte Sedierung hilfreich sein. Hier hat sich die Verwendung von kurzwirksamen Benzodiazepinen (z. B. Midazolam in einer Dosis von 2–5 mg i.v.) bewährt. In der Regel ist jedoch eine lokale Rachenanästhesie (z. B. Lidocain-Spray) ausreichend.

Ist eine über die Region um das Treitz-Band hinausgehende bis ins Jejunum reichende Inspektion gewünscht, kann problemlos ein Koloskop oder ein spezielles Intestinoskop (z. B. SIF-100, Fa. Olympus) verwendet werden. Hierbei ist jedoch eine längere Untersuchungsdauer und ein größeres körperliches Missempfinden zu erwarten, so dass eine Sedierung, unter Umständen in Kombination mit einem Analgetikum (z. B. Pethidin 25–50 mg i.v.), ratsam ist.

10.3.2 Rektoskopie

Die Untersuchung mit dem starren Rektoskop erfordert nur eine einfache Vorbereitung mit salinischen Klysmen, die vor der Untersuchung rektal appliziert werden und für einige Minuten gehalten werden sollten. Unmittelbar vor der Lagerung sollte der Patient ein letztes Mal die Toilette besuchen, um das Rektum möglichst vollständig zu entleeren. Die in Steinschnitt- oder Knie-Ellenbogen-Lage durchgeführte Rektoskopie ermöglicht die Beurteilung der Schleimhaut bis ca. 25 cm ab ano und bietet die Möglichkeit der Biopsie. Eine Sedierung ist nicht erforderlich, ein bei der digitorektalen Untersuchung verwendetes anästhesierendes Gel (z. B. Lidocain) kann als hilfreich und für den Patienten angenehm empfunden werden.

10.3.3 Sigmoidoskopie

Eine ebenso einfach vorzubereitende endoskopische Untersuchung ist die Sigmoidoskopie mit einem flexiblen Endoskop. Auch hier ist eine rektale Applikation von Klysmen ausreichend. In Abhängigkeit vom Erfolg der Reinigung und der Gerätelänge kann weit ins Colon sigmoideum und sogar darüber hinaus gespiegelt werden. Auch hier ist eine Sedierung im Regelfall nicht erforderlich.

10.3.4 Koloskopie

Eine valide Beurteilung der gesamten Kolonschleimhaut ist nur möglich, wenn zuvor eine ausreichende Darmreinigung erfolgte. Selbst bei Patienten mit chronischer wässriger Diarrhö können Verunreinigungen die Untersuchung beeinträchtigen oder gar verhindern. Die zur Darmreinigung verwendete Methode (salinische Reinigung mit z. B. Golytely oder phosphathaltigen Präparaten oder Hebe-Senk-Einlauf) sollte sich am Zustandsbild des Patienten orientieren und unterscheidet sich prinzipiell nicht von den Standards zur Vorbereitung anderer Patienten.

Der geübte Endoskopiker erreicht in der Regel problemlos das Zökum, und in der Mehrzahl der Untersuchungen ist eine Intubation der Bauhin-Klappe und die Beurteilung des terminalen Ileums möglich. Insbesondere zur Klärung der Differenzialdiagnose eines Morbus Crohn oder zum Nachweis einer Yersinieninfektion ist dies sinnvoll und hilfreich.

Im Vergleich zur Endoskopie des oberen Gastrointestinaltraktes ist eine Koloskopie unkomfortabler und häufiger mit schmerzhaften Empfindungen verbunden. Auch hier hat sich die Verwendung von kurzwirksamen Benzodiazepinen, auch in Kombination mit Analgetika, bewährt. Die kontinuierliche Pulsoxymeterüberwachung während der Untersuchung und die Überwachung des Patienten im Anschluss an die Untersuchung bis zum Erlangen einer ausreichenden Vigilanz ist obligat.

10.4 Spezielle Erkrankungen

10.4.1 Infektiöse Ösophagitis

Infektiöse Ösophagitiden treten bei kompetenter Immunabwehr sehr selten auf. Risikofaktoren wie Diabetes mellitus, Mangelernährung und medikamentöse Therapie mit Steroiden oder Antibiotika prädisponieren v. a. ältere Patienten zur Infektion der Ösophagusschleimhaut. Die Erkrankung jüngerer Patienten muss immer an das Vorliegen einer gestörten zellulären Immunität wie bei AIDS und malignen Erkrankungen denken lassen und eine entsprechende Diagnostik nach sich ziehen.

Ätiologisch ist die Pilzinfektion v. a. mit Candida albicans die häufigste Form der infektiösen Ösophagitis. Makroskopisch gekennzeichnet durch fleckige bis streifige weiße Beläge, kann im Falle eines ausgeprägten Befalls die komplette Schleimhaut »pelzartig« überzogen sein (◘ Abb. 10.2). In der Regel eine Blickdiagnose, gelingt die Diagnosesicherung durch Abstriche aus den Belägen (Bürste, Zangenbranchen) und Anfertigung von Ausstrichpräparaten auf Objektträgern. Luftgetrocknet erfolgt die mikroskopische Beurteilung nach Gramfärbung. Eine Stadieneinteilung hat im klinischen Alltag insbesondere hinsichtlich einer möglichen therapeutischen Konsequenz keine Relevanz.

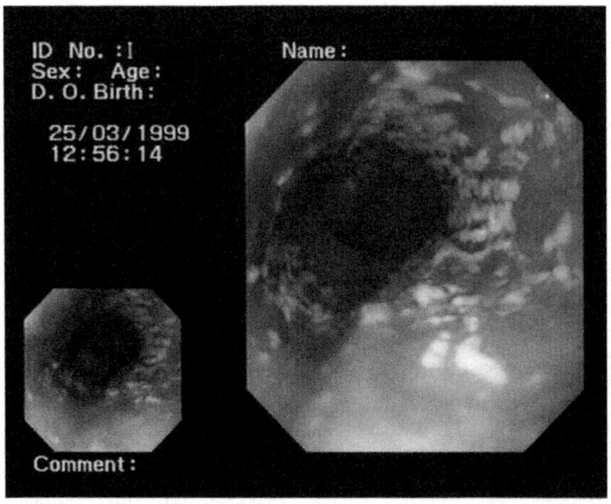

◘ **Abb. 10.2.** Soorösophagitis. Farbige Wiedergabe ► Farbteil

Seltener, aber insbesondere beim immunsupprimierten Patienten (AIDS, iatrogene Immunsuppression durch Chemotherapie) von klinischer Bedeutung sind die Ösophagitiden viraler Genese: Die Herpes-simplex-Ösophagitis zeigt in der Frühphase eine Bläschenbildung mit winzigen Ulzera, und es erfolgt im Verlauf eine deutlichere Demarkierung bis hin zur konfluierenden Geschwürbildung. Der makroskopische Aspekt ist in diesem Stadium dann schwierig von Ösophagitiden anderer Genese zu unterscheiden, so dass Abstriche zur zytologischen Untersuchung und Biopsien aus den Ulkusrändern zum Nachweis mehrkerniger Riesenzellen mit intranukleären Einschlüssen erforderlich sind.

Makroskopisch ähnlich imponierend zeigt sich die durch das Zytomegalievirus ausgelöste Ösophagitis, deren histologische Sicherung durch den Nachweis von intranukleären und intrazytoplasmatischen Einschlusskörperchen in Biopsien aus dem Ulkusgrund erfolgt.

Weitere seltenere infektiöse Ursachen wie z. B. die Tuberkulose zeigen malignomverdächtige Läsionen. Ihre Diagnose lässt sich histologisch nach Ausschluss einer malignen Veränderung als pathognomonischer Befund bzw. durch Erregernachweis oder die Sicherung durch PCR erbringen. Bakterielle Ösophagitiden sind selten, ebenso die durch Protozoen ausgelösten Entzündungen, wobei diese, wie auch durch andere Erreger bedingte Ösophagitiden, beim AIDS häufiger sind. Eine Übersicht zeigt ◘ Tab. 10.1.

10.4.2 Infektiöse Gastritis

Das für Erreger unwirtliche saure Milieu des Magens schützt die Schleimhaut vor Infektionen. Helicobacter pylori stellt hierbei eine der wenigen, klinisch jedoch sehr relevanten Ausnahmen dar, da er mit Hilfe der bakterieneigenen Urease durch Harnstoffspaltung eine lokale Neutralisation der Magensäure erzielt und sich der Elimination durch Salzsäure entzieht. Seine Bedeutung für die Genese von Ulcus ventriculi et duodeni und deren Rezidivnei-

◘ **Tab. 10.1.** Ursachen infektiöser Speiseröhrenerkrankungen

Pilze	Viren	Bakterien	Protozoen
Candida albicans	Zytomegalie (CMV)[a]	Hämolysierende Streptokokken	Kryptosporidien[a]
Histoplasma capsulatum[a]	Herpes-simplex-Virus (HSV)[a]	Nichttuberkulöse Mykobakterien (MAI)[a]	Pneumocystis carinii[a]
Cryptococcus neoformans[a]	Epstein-Barr-Virus (EBV)[a]	Actinomyces	Leishmania donovani[a]

[a] Hohe Assoziation mit AIDS.

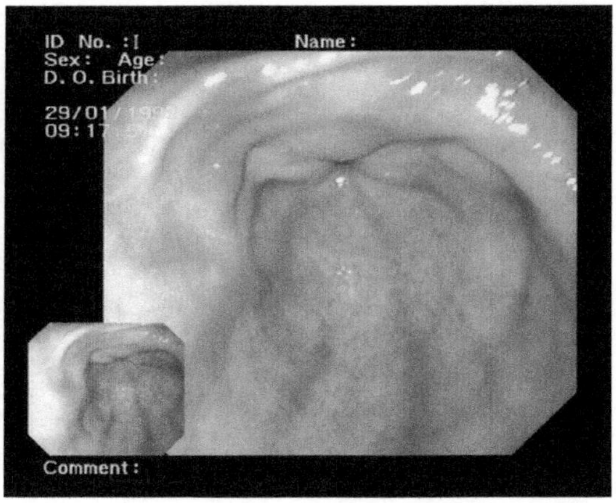

■ **Abb. 10.3.** Helicobacter-pylori-Gastritis. Farbige Wiedergabe ▶ Farbteil

gung im Falle einer unzureichenden Elimination haben seine Eradikation in den Mittelpunkt wissenschaftlichen Interesses gerückt. Diese lokale Infektion ist der klinisch wichtigste Aspekt der infektiösen Gastritis (■ Abb. 10.3). Die Diagnosesicherung erfolgt durch den histologischen Nachweis in Biopsien aus Antrum und Corpus ventriculi oder durch den indirekten Nachweis der Ureaseaktivität.

Im Falle einer vorliegenden Hypochlorhydrie ist der Schutzmechanismus unterbrochen, und im Fall von AIDS ist die Entwicklung infektiöser Gastritiden mit einem Erregerspektrum, welches sich von dem der infektiösen Ösophagitis (■ Tab. 10.1) kaum unterscheidet, begünstigt. Vor allem ist mit einer Candida- bzw. Zytomegalievirusinfektion zu rechnen. Die Läsionen entsprechen makroskopisch den vesikuloulzerösen Veränderungen des Ösophagus. Im Fall einer AIDS-Erkrankung ist zu beachten, dass oftmals bereits bei der oropharyngealen Inspektion Läsionen in Mund und Rachen festgestellt werden können und eine medikamentöse Therapie begonnen werden sollte. Eine Endoskopie ist daher in der Regel für die Diagnostik verzichtbar und erst bei therapieresistenten Beschwerden erforderlich.

Im Falle einer endoskopischen Untersuchung müssen sämtliche Läsionen biopsiert werden. Hierbei sind eine ausreichende Anzahl an Proben aus Ulkusrändern und -grund zu entnehmen. Klinische Angaben erleichtern dem Pathologen die Zuordnung bestimmter histologischer Veränderungen zu speziellen Entitäten.

10.4.3 Infektiöse Dünn- und Dickdarmerkrankungen

Die akuten infektiösen Gastroenteritiden als sich in der Regel selbst limitierende Erkrankung finden kaum den Weg zur endoskopischen Untersuchung, da der benigne Verlauf eine abwartende Haltung erlaubt und im akuten Krankheitsstadium symptomatischen Therapiestrategien der Vorzug zu geben ist. Der chronische Verlauf einer infektiösen Gastroenteritis bei immunkompetenten Patienten in Industrieländern ohne Anamnese eines Auslandsaufenthaltes in Regionen niedrigen Hygienestandards oder in den Tropen ist eine Rarität. Weitaus häufiger findet sich eine mit persistierender Diarrhö einhergehende chronische Infektion bei Patienten aus Entwicklungsländern, Tropenheimkehrern und immundefizienten Patienten.

Gelingt die Diagnosestellung durch nichtinvasive Untersuchungen, wie die Anfertigung von Stuhlkulturen und Laborwertbestimmungen, nicht, so kann mit Hilfe der Endoskopie die Inspektion der oberen Dünndarmabschnitte, des terminalen Ileums und des Kolons erfolgen. Die Durchführung einer Enteroskopie zur Beurteilung der durch Gastroskopie und Koloskopie nicht erreichbaren Dünndarmabschnitte ist in der Regel nicht erforderlich.

Für die Differenzialdiagnose der chronisch-entzündlichen Darmerkrankungen Morbus Crohn und Colitis ulcerosa spielen bakterielle Kolitiden eine entscheidende Rolle. Der endoskopische Aspekt lässt sich oft nicht unterscheiden. Die Salmonellenenterokolitis zeigt eine ödematöse und hyperämisierte Schleimhaut mit fleckförmigen Hämorrhagien und ulzerösen, zum Teil konfluierenden Läsionen. Unter Aussparung des Rektums und vorwiegend linksseitigem Kolonbefall und möglicher Beteiligung des terminalen Ileums kann ein Morbus-Crohn-artiges Bild bestehen (■ Abb. 10.4). Als der Colitis ulcerosa ähnlich imponiert die Infektion mit Campylobacter jejuni, dem zweithäufigsten Erreger einer infektiösen Enterokolitis. Ebenfalls ödematös-hämorrhagisch bis hin zu konfluierend-ulzerös ist die Schleimhaut bei der Shigellenenteritis verändert, dies v. a. im Bereich des Rektums und Sigmoids, wobei alle Darmabschnitte betroffen sein können. Die durch Yersinien ausgelöste mesenteriale Lymphadenitis bietet bei milder klinischer Symptomatik das endoskopische Bild der ödematösen Hyperämie mit

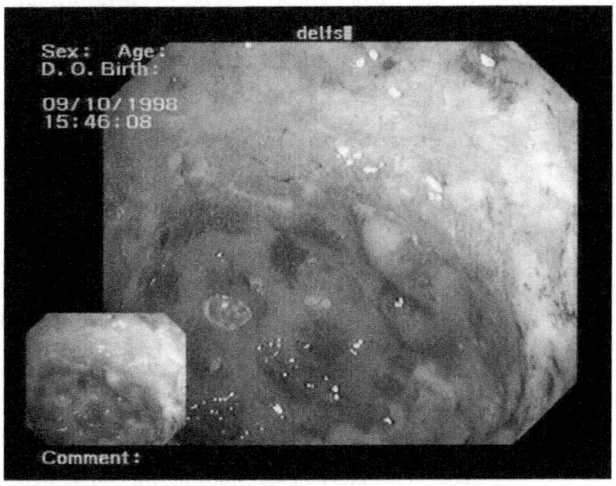

■ **Abb. 10.4.** Morbus Crohn. Farbige Wiedergabe ▶ Farbteil

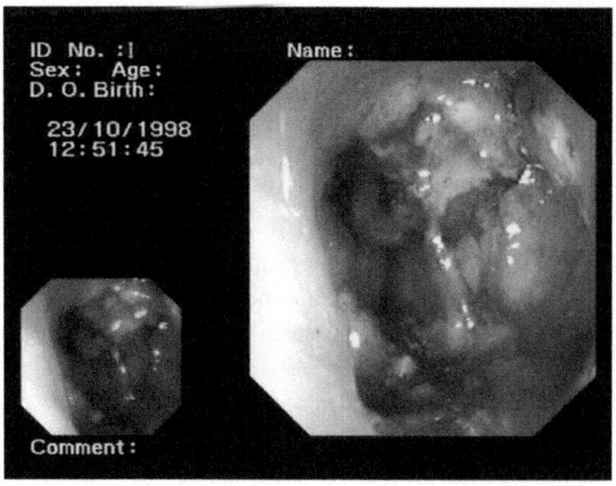

■ **Abb. 10.5.** Yersinienenteritis. Farbige Wiedergabe ► Farbteil

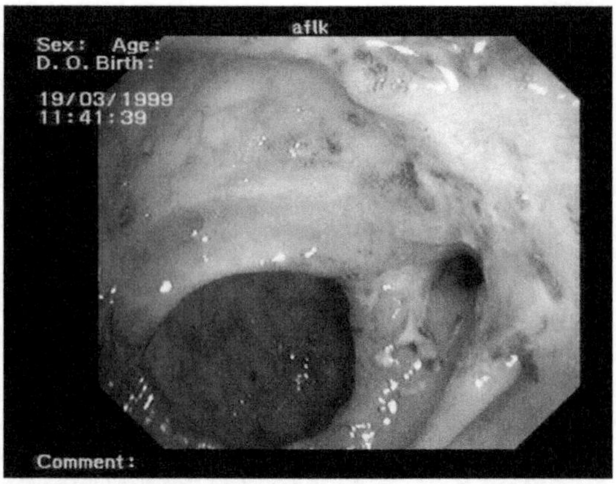

■ **Abb. 10.6.** Tuberkulose im Bereich des Ileozökums. Farbige Wiedergabe ► Farbteil

typischen kleinen weißlichen aphtösen Läsionen, vornehmlich im Bereich des terminalen Ileums und des Zökalpols, und kann das Bild eines Morbus Crohn imitieren (■ Abb. 10.5). Die Diagnose gelingt letztlich durch den mikrobiologischen Nachweis der Erreger.

Durch Ferntourismus und durch die steigende Anzahl von Patienten mit Immunsuppression (AIDS-Erkrankung, iatrogene Immunsuppression durch Polychemotherapie oder nach Organtransplantation) ist die tuberkulöse Ileokolitis wieder zu einer relevanten Erkrankung geworden und bei entsprechender Anamnese in die differenzialdiagnostische Überlegung einzubeziehen. Bei AIDS sind es überdies atypische Mykobakterien (z. B. Mycobacterium-avium-intrazellulare-Komplex). Die typischerweise zirkulären, im Randbereich unterminierten Ulzera können bei Abheilung zu Strikturen führen. Die bevorzugte Lokalisation der Entzündung oral und aboral der Bauhin-Klappe (■ Abb. 10.6) lässt differenzialdiagnostisch an den Morbus Crohn denken, aber auch die Infiltration durch ein Lymphom ist diesem Bild ähnlich. Die Diagnose der Tuberkulose wird durch Nachweis typischer verkäsender Granulome in der Ziehl-Neelsen-Färbung entnommener Biopsien geführt, die Infektion mit atypischen Mykobakterien zeigt eine subepitheliale Akkumulation erregerbeladener Makrophagen in der Mukosa.

Bei der parasitären Kolitis durch Amöben zeigen sich zunächst kleine gelbliche Plaques, die im weiteren Verlauf ulzerieren. Wichtige makroskopische Differenzialdiagnosen sind auch hier die chronisch-entzündlichen Darmerkrankungen Morbus Crohn und Colitis ulcerosa. Die Diagnosestellung aus den Biopsien ist der Stuhlkultur wie auch bei anderen parasitären Erregern unterlegen. So wird die Diagnose der Infektion durch Kryptosporidium parvum, Isospora belli, Mikrosporidium, Balantidum coli und auch Giardia lambliasis in der Regel durch Stuhluntersuchungen und ELISA-Tests gestellt, wobei der Nachweis, insbesondere von Giardia lambliasis, gelegentlich erst durch die Untersuchung von bei der oberen Intestinoskopie gewonnenem Duodenalsekret gelingt.

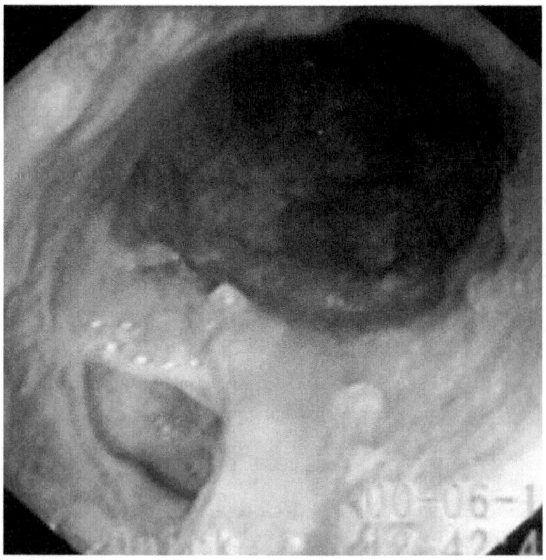

■ **Abb. 10.7.** Darmfistel bei Zytomegaliekolitis. Farbige Wiedergabe ► Farbteil

In Kenntnis einer vorliegenden Immunsuppression ist auch die virale Kolitis in die differenzialdiagnostische Überlegung der Ursache einer chronischen Diarrhö einzubeziehen. Wie schon bei der Ösophagitis und der selteneren Gastritis sind v. a. Zytomegalievirus- und Herpes-simplex-Virus-bedingte Infektionen zu erwarten. Die Läsionen gleichen makroskopisch denen in anderer Lokalisation des Magen-Darm-Traktes: von kleinen aphtösen Schleimhautläsionen über großen, am Rand unterminierten Ulzerationen bis hin zur Fistelung (■ Abb. 10.7).

Eine nosokomiale Infektion von zunehmender Häufigkeit und daher zunehmendem klinischem Interesse ist die durch Clostridium-difficile-Toxin ausgelöste antibiotikain-

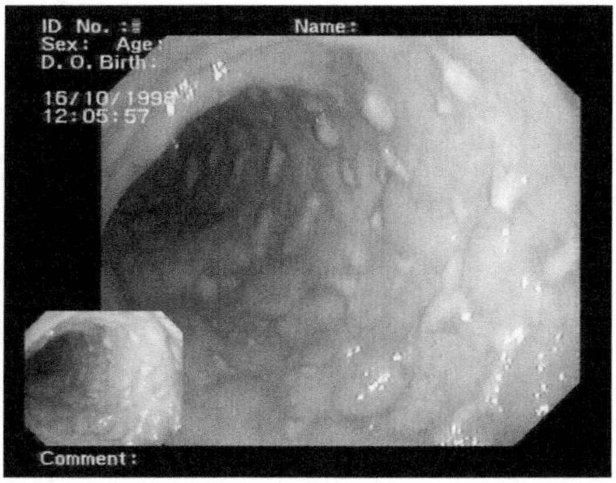

■ **Abb. 10.8.** Pseudomembranöse Kolitis. Farbige Wiedergabe ► Farbteil

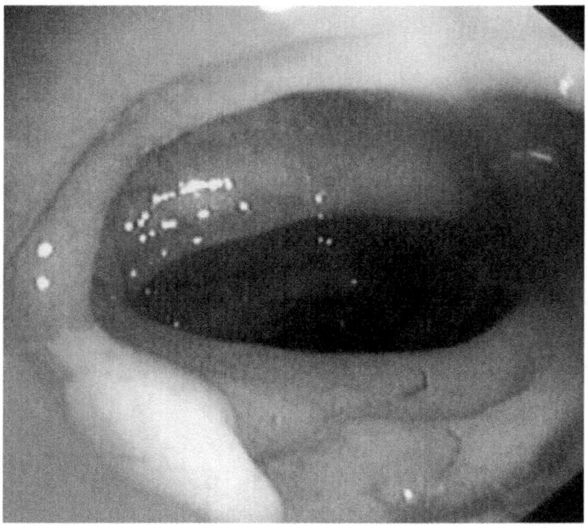

■ **Abb. 10.9.** Akute Sigmadivertikulitis. Farbige Wiedergabe ► Farbteil

duzierte pseudomembranöse Kolitis. Das makroskopische Bild zeigt weißlich-fibrinöse Plaques auf im Verlauf der Erkrankung zunehmend ödematös geröteter Schleimhaut (■ Abb. 10.8). Die vornehmlich linkskolische Lokalisation macht eine komplette Koloskopie in der Regel entbehrlich, eine alleinige Rektoskopie erscheint in der Vielzahl der Fälle jedoch unzureichend. Die Diagnose wird durch den charakteristischen Endoskopiebefund und den Nachweis von Clostridium-difficile-Toxin im Stuhl gestellt.

Eine gleichfalls »infektiöse« Darmerkrankung stellt die akute Sigmadivertikulitis dar. Hier lässt sich endoskopisch meist der Eiterabgang aus den sonst im Akutstadium ödematös zugeschwollenen Divertikeln erkennen (■ Abb. 10.9). Die Aspiration des Eiters über einen sterilen Katheter (der über den Arbeitskanal des Endoskops eingeführt wird) ermöglicht die Keimbestimmung (zumeist Escherichia coli) und Resistenzprüfung für die erforderliche Antibiotikatherapie. Allerdings muss eine endoskopische Diagnostik bei akuter Divertikulitis sehr vorsichtig erfolgen, um die Perforationsgefahr gering zu halten.

Literatur

Blumencranz H, Kasen L, Romeu J et al. (1983) The role of endoscopy in suspected amebiasis. AM J Gastroenterol 78: 15–18

Crowson TD, Hines CJ (1978) Amebiasis diagnosed by colonoscopy. Gastrointest Endosc 24: 254–255

Caspary WF, Arnold R, Bayerdörffer E et al. (1996) Diagnostik und Therapie der Helicobacter-pylori-Infektion. Leitlinien der Deutschen Gesellschaft für Verdauungs- und Stoffwechselkrankheiten. Z Gastroenterol 34: 392–401

Daruiche RO: Oropharyngeal candidiasis in immuncompromised patients (1988) Treatment issues. Clin Infect Dis 26: 259–274

Dieterich DT, Rahmin M (1991) Cytomegalovirus colitis in AIDS: presentation of 44 patients and a review of the literature.J AIDS (Suppl. 1): S29–S35

Horsburgh CR (1991) Mycobacterium avium complex infection in the acquired immunodefiency syndrome. N Engl J Med 324: 1332–1338

Maastricht Consensus Report (1997) Current European concepts in the management of Helicobacter pylori infection. The Maastricht Consensus Report. European Helicobcter Pylori Study Group. Gut 41: 8–13

Mc Bane RD, Gross JB (1991) Herpes esophagitis: Clinical syndrome, endoscopic appearance and diagnosis in 23 patients. Gastrointest Endosc 37: 600–603

Meiselman MS, Cello, JP, Margaretten W (1985) Cytomegalovirus colitis: Report of the clinical, endoscopic, and pathologic findings in two patients with acquired immune defiency syndrome. Gastroenterology 88: 171–175

Ottenjann R (1989) Aktuelle Diagnostik mikrobieller Enterokolitiden. Dtsch med Wschr 114: 1210–1213

Sharpstone D, Gazzard B (1996) Gastrointestinal manifestation of HIV infection. Lancet 348: 379–383

Thijs JC, van Zwet AA, Thijs WJ et al. (1996) Diagnostic tests for Helicobacter pylori: a prospective evaluation of their accuracy, without selecting a single test as the gold standard. Am J Gastroenterol 91: 2125–2129

Welage LS, Carver PL, Revankar S, Pierson C, Kauffman CA (1995) Alterations in gastric acidity in patients infected with the human immundefiency virus. Clin Infect Dis 21: 1431–1438

Teil IV Gastrointestinale Infektionen beim immunkompromittierten Patienten

Gastrointestinale Manifestationen der HIV-Infektion

H.R. Brodt

Der Gastrointestinaltrakt ist in vieler Hinsicht wesentlich von einer HIV-Infektion betroffen. So ist weiterhin in westlichen Industrienationen der anorezeptive Sexualverkehr der häufigste Infektionsweg von HIV bei homosexuellen Patienten [21]. Da der Gastrointestinaltrakt nahezu 50% des menschlichen lymphoiden Gewebes enthält und HIV konzentriert in lymphoidem Gewebe nachweisbar ist, kann davon ausgegangen werden, dass dies ein wesentlicher Ort der HIV-Replikation ist [7, 18]. Während man früher davon ausging, dass nur eine Schädigung der Mukosa den Eintritt von HIV aus dem Lumen in die Blutbahn ermöglicht, zeigen neuere Forschungsergebnisse, dass HIV auch sein Ziel bei intakter Mukosa erreichen kann. Dies beinhaltet Hypothesen einer Invasion von HIV über M-Zellen oder über intestinale Epithelzellen über Bindung an Galaktosyl-Ceramid-Rezeptoren [8, 3].

Neben seiner Rolle bei der HIV-Infektion ist der Gastrointestinaltrakt bei AIDS Zielorgan vieler opportunistischer Infektionen und Malignome, die vor der Ära der hochaktiven antiretroviralen Therapie (HAART) wesentlich zur Morbidität und Mortalität der Patienten beigetragen haben. Vor Einführung der antiretroviralen Kombinationstherapie erkrankten im Verlauf der HIV-Infektion 18–50% der Patienten in Industrienationen und über 90% in Entwicklungsländern an schwerer Diarrhö unterschiedlicher Ätiologie. Schließlich haben noch eine Reihe antiretroviraler Substanzen unerwünschte Wirkungen, die den Gastrointestinaltrakt betreffen und dadurch die Therapieoptionen zur Behandlung der HIV-Infektion limitieren können.

Das Krankheitsbild einer HIV-Enteropathie wird zwar in der Literatur beschrieben, ist aber nicht klar definiert. Es setzt immer eine »pathogene negative« Durchfallerkrankung voraus und stützt sich auf die Tatsache, dass HIV von Epithelzellen des Dünn- und Dickdarmes in vitro und in vivo isoliert werden konnten und – ohne Hinweis auf Enteritiserreger – eine p24-Antigen-Expression bzw. HIV mitttels PCR in der Mukosa des Kolons in Verbindung mit einer entzündlichen Erkrankung nachgewiesen wurden [9, 10, 14]. Diarrhöen ohne Erregernachweis bei HIV-infizierten Patienten können jedoch ebenso Folge einer bakteriellen Übersiedlung, einer gestörten Immunfunktion der Mukosa oder einer gestörten neuralen und endokrinen Funktion der Darmschleimhaut sein [1, 12].

11.1 Erkrankungen des Ösophagus

In Abhängigkeit von der Ausprägung des zellulären Immundefektes musste vor Einführung der HAART jeder Patient im Verlauf der HIV-Infektion mit dem Auftreten eines Mundsoors rechnen. Ein Drittel aller AIDS Patienten hatte auch opportunistische Infektionen des Ösophagus. Dysphagie, Odynophagie und Gewichtsabnahme zählen zu den typischen Symptomen einer Erkrankung des Ösophagus bei diesen Patienten. Die weitaus häufigste Erkrankung ist hierbei eine Candidaösophagitis, die jedoch nach Einführung der Azole durch einfache empirische systemische Therapie zunehmend weder radiologisch noch endoskopisch bzw. histologisch gesichert wird. Die zweithäufigste Ursache einer Ösophagitis ist eine CMV-Infektion mit entweder diffusen oder begrenzten Ulzerationen (■ Abb. 11.1). Sehr viel seltener lassen sich andere Viren wie das Epstein-Barr-Virus, Herpes simplex und Herpesvirus Typ 6 als Ursache für eine Ösophagitis bei AIDS nachweisen und sind dann immer Folge eines ausgeprägten T-Zell-Defektes. Nicht zuletzt bleibt die Ätiologie von Ulzerationen im Ösophagus in ca. 10% unbekannt und wird als ideopatisch oder durch HIV selbst verursacht bezeichnet [19]. Während die meisten opportunistischen Erkrankungen des Ösophagus mit einer Dysphagie oder Odynophagie einhergehen, fallen manche Patienten mit einer Pilzösophagitis allein durch ihre zunehmende Gewichtsabnahme auf.

Zum Nachweis von opportunistischen Infektion ist die Endoskopie allen radiologischen Verfahren überlegen und sollte auch – wenn möglich – zum Nachweis der häufigen Candidaösophagitis durchgeführt werden. Der zunehmende Einsatz von Fluconazol führt bei den Patienten nicht selten zu Selektionen anderer Candidaspezies oder einer Resistenzentwicklung, die nur durch eine kulturelle Untersuchung der pathogenen Pilze erkannt werden kann.

Bei jeder endoskopischen Untersuchung ist zu berücksichtigen, dass aufgrund des zellulären Immundefektes vielfach mehrere opportunistische Infektionen gleichzeitig präsent sein können. Zum Nachweis der unterschiedlichen Diagnosen ist insbesondere bei fehlendem initialen Ansprechen auf die Therapie eine Kontrolluntersuchung erforderlich. Ohne histologischen Nachweis von CMV kann die Diagnose einer CMV-Ösophagitis nicht sicher gestellt und von anderen Erkrankungen abgegrenzt werden, auch wenn sich CMV im Urin oder Serum nachweisen lässt. Kaposi-Läsionen sind im Ösophagus eher zu erwarten, wenn gleichzeitig ein Kaposi-Sarkom der Haut besteht. Bei fortbestehender Dysphagie und Odynophagie ohne Erregernachweis muss in seltenen Fällen auch an ein malignes Lymphom des Ösophagus gedacht werden. Hierzu kann die Durchführung einer Endosonographie oder Computertomographie mit ggf. Feinnadelbiopsie erforderlich sein, sofern der Nachweis des Lymphoms nicht an anderer Stelle wie z. B. im Knochenmark gelingt.

11.2 Erkrankungen des Dünn- und Dickdarms

Die Diarrhö mit oder ohne Wastingsyndrom ist das Hauptsymptom intestinaler opportunistischer Infektionen bei der HIV-Infektion. Obere gastrointestinale Blutungen treten selten auf und sind dann eher Folge einer nicht HIV-assoziierten Erkrankung wie Ösophagusvarizen, Magenulkus oder Magenkarzinom [4,11]. Auch untere gastrointestinale Blutungen sind bei HIV-Infizierten selten und waren nur in 2,6% die Ursache bei systematischen Untersuchungen des Gastrointestinaltraktes. Haup-

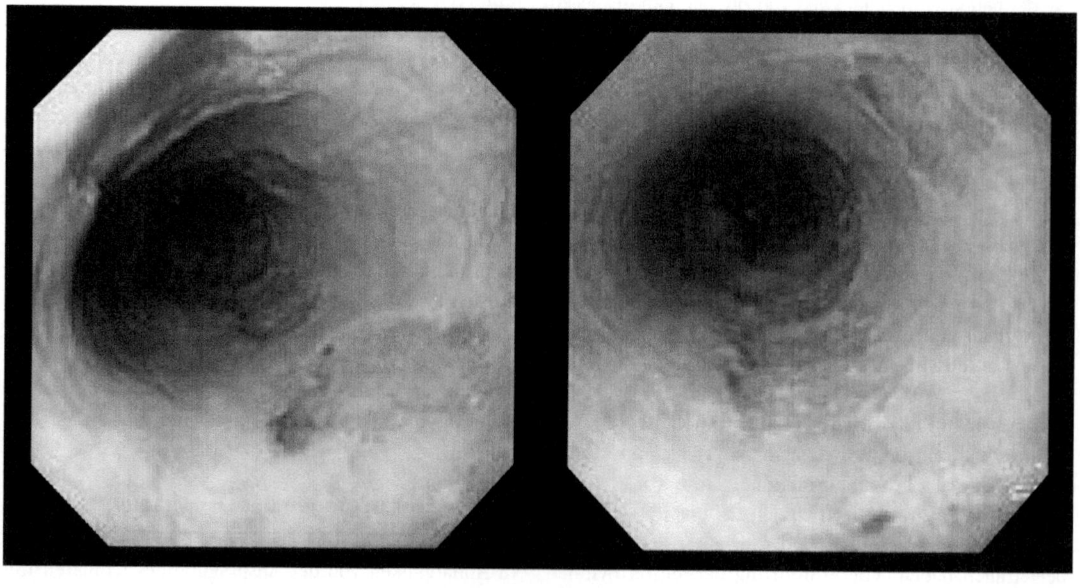

■ **Abb. 11.1.** Multiple Ulzerationen bei einem Patienten mit AIDS und Ösophagitis mit histologischem Nachweis von CMV und Herpes-simplex-Virus (intranukleär). Leitsymptom: Odynophagie. Farbige Wiedergabe ► Farbteil

Tab. 11.1. Prävalenz von pathogenen Erregern des Gastrointestinaltraktes, die bei AIDS-Patienten mit Diarrhö isoliert werden konnten

Erreger	Durchschnittliche Prävalenz [%]	(Range)
Kryptosporidien	19,6	(6,5–37,3)
Mikrosporidien	19,4	(2,0–39,0)
Zytomegalievirus[a]	20,1	(7,5–28,6)
Mycobacterium avium intrazellulare	9,3	(2,3–25,0)
Giardia lamblia	4,9	(1,5–11,6)
Entamoeba histolytica	2,6	(0–5,2)
Campylobacter spp.	3,3	(0–10,6)
Salmonella spp.	2,1	(0–7,6)
Shigella spp.	1,9	(0–4,9)
Clostridium difficile	1,8	(0–7,1)
Isospora belli	1,5	(0–3,0)
Enteritisviren	3,8	(1,5–9,7)
Andere pathogene Erreger	67,0	(54,9–83,0)

[a]Ohne Enteritis.

tursache war in diesen Fällen (39%) eine CMV-Kolitis, idiopathische Kolonulzerationen (28%) und in 17% Hämorrhoiden [15]. Eine Zusammenstellung der häufigsten Erreger von Durchfallerkrankungen bei HIV-Infizierten in der westlichen Welt zeigt ◘ Tab. 11.1.

11.2.1 Zytomegalievirus

Unter den viralen Erkrankungen des Gastrointestinaltraktes bei HIV-positiven Patienten ist die CMV-Infektion die weitaus häufigste und schwerwiegendste Erkrankung [17, 20]. Unter einer Therapie mit HAART sind intestinale CMV-Manifestationen jedoch wie andere Organmanifestationen eine Rarität geworden. Mit ihnen muss in der Regel nur bei einem zellulären Immundefekt mit weniger als 100 CD4-Zellen/µl und in über 90% sogar unter 50 CD4-Zellen/µl gerechnet werden. Die Symptome schließen intermittierende oder persistierende Diarrhöen ebenso ein wie Tenesmen, Schmerzen im unteren Abdomen, subfebrile bis febrile Temperaturen, Gewichtsverlust, Anorexie und allgemeine Schwäche. Das endoskopische Bild der CMV-Kolitis ist variabel. Am häufigsten findet sich eine diffuse erythematöse und verletzliche Mukosa mit Ulzerationen und submukösen Hämorrhagien. Etwa 25% aller Patienten mit einer histologisch gesicherten CMV-Kolitis haben jedoch eine normal erscheinende Mukosa. Die Daten von 2 Endoskopiestudien zeigen generell keinen Prädeliktionsort mit gleichmäßiger Verteilung vom Zökum bis zum Rektum. Eine CMV-Kolitis kann sowohl dem Bild eines Morbus Crohn als auch einer Colitis ulcerosa entsprechen. Eine endoskopische Untersuchung muss deshalb das gesamte Kolon einschließen. Um eine adäquate Sensibilität des CMV-Nachweises zu erreichen, sind erfahrungsgemäß 10–12 Biopsieproben erforderlich, die sowohl aus dem Sigmoid als auch aus dem Colon ascendens, transversum und descendens entnommen werden sollten. Dies gilt v. a. für eine endoskopisch normal erscheinende Mukosa, wenn keine sichtbaren Schleimhautdefekte nachweislich sind.

Die Komplikationen einer CMV-Kolitis reichen von einer Vaskulitis mit Thrombose, thrombotischem Verschluss und Ischämie über Hämorrhagien, Obstruktionen und toxisches Megakolon bis zu perforierenden Ulzerationen. Unbehandelt ist die Prognose einer CMV-Kolitis bei AIDS-Patienten sehr schlecht, weshalb auch bereits bei dringendem Verdacht eine empirische Therapie gerechtfertigt ist.

11.2.2 Herpes-simplex-Virus

HSV-Infektionen des Gastrointestinaltraktes treten bei HIV-infizierten Patienten meist in Form einer Proktitis oder distalen Kolitis auf. Ulzerationen mit gleichem makro- und mikroskopischem Aspekt entsprechen im oberen Gastrointestinaltrakt einer Herpangina oder Herpesösophagitis bei HIV-Infizierten sehr viel seltener als z. B bei Patienten nach Immunsuppression. Führendes Symptom sind ausgeprägte anorektale Schmerzen, gelegentlich auch Tenesmen und milde Diarrhö. Wie an der Haut ist auch der sichtbare endoskopische Befund in der Regel richtungsweisend: Die frische Infektion zeigt kleine Bläschen, die nach der Ruptur kleine, meist scharf begrenzte Ulzerationen bilden. Auch histologisch lässt sich durch Nachweis der typischen intranuklearen Einschlusskörperchen in vielkörnigen Riesenzellen die HSV-Infektion sicher von einer CMV-Infektion abgrenzen.

11.2.3 Pilzinfektionen

Im Gegensatz zur Ösophagitis führen Pilzinfektionen bei HIV-infizierten Patienten kaum zu Durchfallerkrankungen. Zwar findet sich v. a. bei ausgeprägtem Immundefekt oft eine Besiedlung des Darms mit Candida albicans, jedoch kommt es offensichtlich nur sehr selten zur Ausbildung von Kolonulzerationen. Im Gegensatz dazu ist in endemischen Regionen mit einer symptomatischen Infektion des Gastrointestinaltraktes mit Histoplasma capsulatum zu rechnen, an die auch gedacht werden muss, wenn Patienten sich schon vor längerer Zeit in solchen Endemiegebieten aufgehalten haben. Wie die Tuberkulose ist die Histoplasmose im Rahmen von AIDS in aller Regel Folge der Reaktivierung einer latenten Infektion bei zunehmendem zellulärem Immundefekt und hat dann bei Dissemination in 75% der Fälle auch eine gastrointestinale Beteiligung zur Folge [6].

11.2.4 Parasitäre Infektionen

Neben Infektionen mit Amöben und Giardia lamblia, die ebenso bei immunkompetenten Patienten wie bei HIV-Infizierten auftreten können, waren in der Ära vor einer hochaktiven antiretroviralen Therapie Infektionen mit Mikrosporidien und Kryptosporidien gefürchtete Erkrankungen, die – ursächlich kaum behandelbar – mit einer hohen Mortalität und Morbidität einhergingen. Während Cryptosporidium parvum (◘ Abb. 11.2) bei Immunkompetenten in der Regel nur eine transiente Infektion verursacht, kann diese Infektion bei Patienten mit schwerem zellulärem Immundefekt zu einer persistierenden Enterokolitis mit Besiedlung der Gallenwege führen. Wie bei einem Teil der Mikrosporidieninfektionen hat dies oft schwere wässrige Diarrhöen mit anhaltendem Elektrolytverlust zur Folge. Etwa 90% aller intestinalen Mikrosporidieninfektionen wird bei AIDS verursacht durch Enterocytozoon bieneusi (◘ Abb. 11.3) und in 10% durch Encephalitozoon intestinalis. Der Nachweis der Parasiten sollte bereits aus dem Stuhl gelingen, sofern das mikrobiologische Labor auf die Möglichkeit solcher Infektion hingewiesen wird, da diese besondere mikroskopische Nachweisverfahren erfordern.

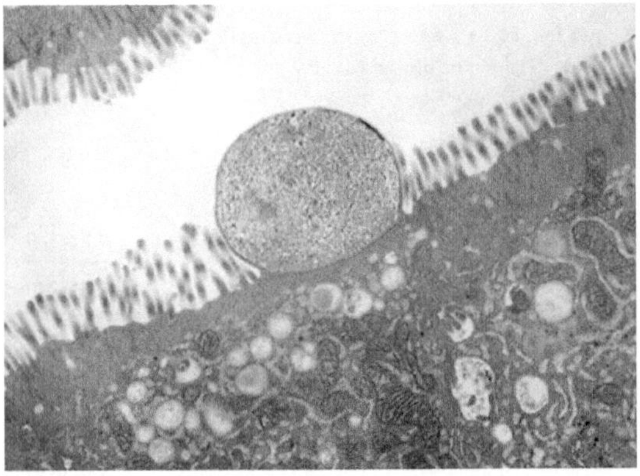

◘ **Abb. 11.2.** Cryptosporidium parvum. Elektronenmikroskopisches Bild (12.000×) eines Trophozoiten an der Oberfläche der Darmwand eines Patienten mit AIDS

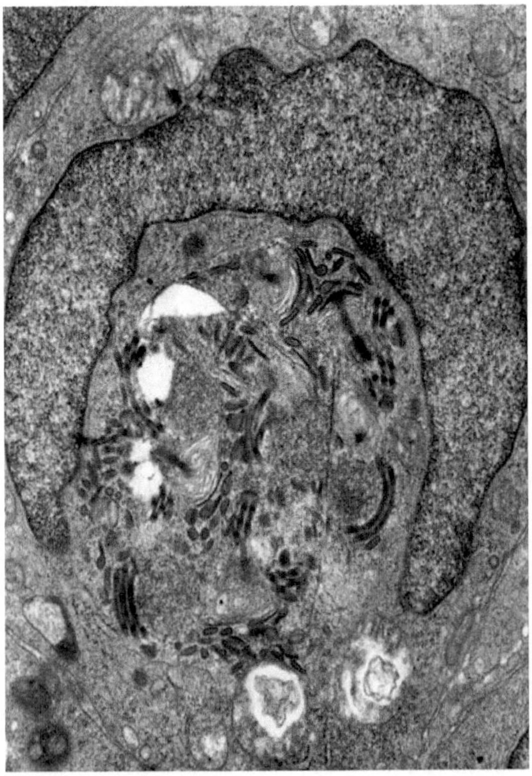

◘ **Abb. 11.3.** Enterocytozoon bieneusi. Elektronenmikroskopisches Bild (12.000×) eines Mikrosporidienparasiten im Erythrozyt eines Patienten mit AIDS

11.2.5 Bakterielle Infektionen

Ähnlich wie bei immunkompetenten Patienten können auch bei HIV-Infizierten pathogene Enterobakterien und andere darmpathogene Keime zu Durchfallerkrankungen führen, die nicht immer mit einem schweren zellulären Immundefekt einhergehen müssen. Hierzu zählen sowohl Salmonellen- als auch Shigelleninfektionen, Campylobacter-jejunii- und Clostridium-difficile-Infektionen. Bei zunehmendem zellulärem Immundefekt muss jedoch damit gerechnet werden, dass auch Infektionen mit Enteritissalmonellen, ähnlich dem Typhus, einen septikämischen Krankheitsverlauf nehmen. Leitsymptom dieser Salmonellenseptikämien sind deshalb weniger Durchfallerkrankungen als Schwäche, Abgeschlagenheit und Fieber.

Die häufigsten und schwerwiegendsten bakteriellen Erkrankungen des Gastrointestinaltraktes bei AIDS-Patienten werden jedoch durch Mykobakterien verursacht. Sowohl die tuberkulöse Enterokolitis als auch die atypische Mykobakteriose mit Mycobacterium avium intrazellulare gehören zu den schweren Komplikationen der HIV-Infektion, die allerdings zumeist die Folge einer disseminierten Erkrankung sind. Mit einer tuberkulösen Enterokolitis ist vor allen Dingen bei Patienten zu rechnen, die mit einer HIV-Infektion aus Tuberkuloseendemiegebieten kommen (► Kap. 32). Disseminierte und auch intestinale

Manifestationen einer Mycobacterium-avium-Infektion setzen auch bei AIDS einen bereits schwerwiegenden zellulären Immundefekt mit CD4-Zellen <50/µl voraus. Zu den Symptomen und Befunden dieser generalisierten Erkrankung zählen neben subfebrilen bis febrilen Temperaturen Dysproteinämien mit Ödemen, intraabdominelle Lymphknotenvergrößerungen, diffuse Leber- und Milzinfiltrationen, Gewichtsabnahme und Durchfall. Da Mycobacterium avium spp. ubiquitär vorkommende Mykobakterien sind, reicht ihr Nachweis im Stuhl allein nicht aus, um eine Diagnose zu sichern. Zwar kann gelegentlich die Diagnose auch über eine Biopsie der Darmschleimhaut gestellt werden, sicherer ist jedoch bei der disseminierten Erkrankung der histologische und kulturelle Nachweis dieser Bakterien aus primär sterilem Material wie z. B. einer Leber- oder auch Knochmarkbiopsie.

11.3 Nichtinfektiöse Erkrankungen des Gastrointestinaltraktes

Neben den opportunistischen Infektionen können im Rahmen der HIV-Infektion auch die HIV-assoziierten Malignome wie das Kaposi-Sarkom und Non-Hodgkin-Lymphom zu Erkrankungen des Gastrointestinaltraktes führen. Da viele antiretrovirale Substanzen als unerwünschte Wirkungen Diarrhöen zur Folge haben, bereitet v. a. ihr zunehmender Einsatz in Kombinationen oft differenzialdiagnostische Schwierigkeiten.

Eine viszerale Beteiligung beim Kaposi-Sarkom führt nur selten zu einer symptomatischen Erkrankung – auch wenn der Gastrointestinaltrakt betroffen ist. In diesen Fällen kann es bei einem massiven Befall zu einer lymphatischen Abflussstörung, zu Obstruktionen, Perforationen und gastrointestinalen Blutungen kommen. Immer sind dann ursächlich andere Begleiterkrankungen auszuschließen.

Auch nach Einführung der hochaktiven antiretroviralen Therapie gehören hoch maligne Non-Hodgkin-Lymphome (NHL) immer noch zu den häufigsten und schwerwiegendsten AIDS-definierenden Komplikationen der HIV-Infektion. In überwiegender Mehrzahl treten sie zwar erst unter der CD4-Zellzahl von 200/µl auf, jedoch muss auch bereits in früheren Stadien der HIV-Infektion mit einem NHL gerechnet werden. Mehrere retrospektive Untersuchungen konnten zeigen, dass zum Zeitpunkt der Erstdiagnose ca. 90% aller Patienten mit NHL einen extranodalen Befall hatten. Zu den häufigsten Orten der Erkrankung zählen hierbei der Gastrointestinaltrakt, das Knochenmark, das ZNS und die Leber [13, 22]. Vielfach werden Manifestationsorte wie Magen, distaler Dünndarm, Zökum, Sigmoidrektum und Analregion beschrieben, ohne dass ein bevorzugter Prädeliktionsort für NHL zu nennen ist. Die Diagnose des extranodalen Befalls wird mittels Biopsie, Punktion oder explorativer Laparotomie an endoskopisch oder computertomographisch ermittelten auffälligen Regionen gestellt. Bei negativen Befunden trotz klinisch dringendem Verdacht gelingt vielfach die Diagnose im Rahmen der Staginguntersuchungen (Knochenmark- und Leberbiopsie), da die Patienten in der Mehrzahl bereits frühzeitig die Kriterien eines Stadiums IV erfüllen.

Viele der verfügbaren antiretroviralen Substanzen, die im Rahmen von HAART gegeben werden, haben unerwünschte Wirkungen am Gastrointestinaltrakt. Alle Proteaseinhibitoren können Übelkeit und Diarrhöen auslösen, die v. a. bei den Substanzen Nelfinavir und Ritonavir auch in Kombination mit Saquinavir und Lopinavir oft eine symptomatische Therapie erfordern und nicht selten eine schlechte Compliance der Patienten zur Folge hat. Unter den nichtnukleosidalen Reverse-Transkriptase-Hemmern und den Nukleosidanaloga sind es nur die Substanzen Efavirenz und Epivir, bei denen kaum Übelkeit beschrieben ist. Amprenavir und Saquinavir gehen häufig mit Flatulenz und abdominellen Schmerzen einher, die ebenso eine Langzeitbehandlung erschweren.

11.4 Diagnostik bei Diarrhö und HIV-Infektion

Trotz zunehmender Erfahrung wird nach wie vor über den richtigen Weg zur Diagnose bei Diarrhö und HIV-Infektion kontrovers diskutiert. Dies betrifft v. a. Notwendigkeit, Zeitpunkt und Art der endoskopischen und radiologischen Untersuchungen. Erfahrungsgemäß sollten bei Patienten mit CD4-Zellen über 200/µl die Regeln für Nicht-HIV-Infizierte gelten, während unter 200 CD4-Zellen sehr frühzeitig ein Erregernachweis, ggf. durch invasive Maßnahmen erfolgen sollte. Vor allem kann jedoch die spezielle Diarrhöanamnese bereits richtungsweisend sein. Herkunft aus Endemiegebieten, Reiseanamnese, aktuelle und vorangegangene Medikation, Ernährungsgewohnheiten sowie Zeitpunkt, Umfang und Frequenz der Diarrhöen und Begutachtung des Stuhls können hierbei schon wichtige Hinweise auf die Unterscheidung zwischen ursächlicher bakterieller, parasitärer oder viraler Infektion des Dünn- oder Dickdarms geben. Sofern 3 Stuhlanalysen durchgeführt werden, kann auch bei HIV-Positiven bereits mit Hilfe dieser Untersuchung etwa 80% der pathogenen Erreger identifiziert werden [2]. Die Untersuchungen auf Kryptosporien und Mikrosporidien erfordern spezielle Nachweisverfahren (Ziehl-Neelsen oder Auramin bzw. Calcoflor) und müssen deshalb zusätzlich angefordert werden. Der mikrobiologische Nachweis von Lamblieninfektionen kann in allen Stadien der HIV-Infektion schwierig sein, weshalb ggf. eine empirische Therapie gerechtfertigt ist. Der mikroskopische bzw. kulturelle Nachweis von Mycobacterium avium intrazellulare aus dem Stuhl hat mehr epidemiologische als klinische Bedeutung, da diese bereits bei asymptomatischen Patienten oft als Zeichen einer reinen Kolonisation nachweisbar sind. Gleiches gilt für den elektronenmikroskopischen Nachweis von Enteroviren im Stuhl, zumal es sich auch bei HIV-infizierten Patienten um eine selbstlimitierende und nicht ursächlich behandelbare Infektion handelt.

Biopsien aus der Mukosa des Darms sind der einzige Weg, um zweifelsfrei eine Infektion mit CMV oder Adenoviren zu diagnostizieren. Die überwiegende Zahl dieser Infektionen lassen sich allein mit einer Rektum- bzw. Sigmoidoskopie diagnostizieren, wenn auch 10–30% einer CMV-Kolitis allein die rechte Kolonfixur bzw. den distalen Dünndarm betreffen. Bei Hinweisen auf eine Affektion des Dünndarms können durch histologische Untersuchungen von Duodenalbiopsien sowohl Kryptosporidien und Mikrosporidien als auch Lamblien und Mycobacterium-avium-Infektionen einschließlich Isospora-belli-Infektionen diagnostiziert werden. Hier kann auch bei fehlendem anderen Nachweis eine elektronenmikroskopische Untersuchung indiziert sein. Eine Zusammenfassung der diagnostischen Maßnahmen zeigt ◘ Tab. 11.2.

◘ Tab. 11.2. Erreger und Diagnostik wichtiger gastrointestinaler Infektionen im Rahmen der HIV-Infektion

Pathogen	Erkrankung	Symptome	Diagnose
Candida species	Mundsoor	–	Aspekt, Rachenabstrich Mundspülwasser (Kultur)
	Soorösophagitis	Dysphagie, Odynophagie Gewichtsabnahmen	Ösophagoskopie (Kultur) (Ösophagusbreischluck)
Aspergillus fumigatus	Ösophagitis (selten!)	Dysphagie, Odynophagie	Ösophagoskopie (Kultur)
Histoplasma capsulatum	Disseminierte Infektion	Fieber, Diarrhö	Biopsie (LK, intestinal) Mikroskopie und Kultur
Cryptosporidium parvum	Enteritis	Schwere wässrige Diarrhö	Stuhl, Kolon- oder Duodenalbiopsie (Mikroskopie und Kultur)
	Cholangitis	Schwere Diarrhö, AP¤	Duodenalbiopsie, ERCP (Mikroskopie und Kultur)
Mikrosporidien spp.	Enteritis	Wässrige Diarrhö	Kolon- oder Duodenalbiopsie (Mikroskopie und Kultur)
Giardia lamblia	Enteritis	Wässrige Diarrhö	Stuhl, besser Duodenalsaft (Mikroskopie)
Isospora belli	Enteritis	Diarrhö	Stuhl, besser Duodenalsaft (Mikroskopie)
Strongyloides stercoralis	Haut-, Lungen- und Gastrointestinalerkrankung	Schleimige, blutige Durchfälle, Erbrechen, Eiweißverlust	Sputum, Duodenal- und Kolonbiopsie (Mikroskopie)
Salmonella spp.	Enteritis, Septikämie	Fieber, Diarrhö, Tenesmen	Stuhl- und Blutkultur
Mycobacterium tuberculosis	Kolitis	Fieber, Diarrhö, akutes Abdomen	Stuhl, Kolon-, Zökumbiopsie (Mikroskopie und Kultur)
Mycobacterium avium spp.	Enteritis, Bakterämie	Fieber, Diarrhö, Eiweißverlust	Blutkulturen, Kolonbiopsie (Mikroskopie und Kultur)
Herpes simplex	Ösophagitis	Dysphagie, Odynophagie	Biopsie vom Ulkusrand (Mikroskopie und Kultur)
	Proktitis	Schmerzhafte Defäkation	Biopsie vom Ulkusrand (Mikroskopie und Kultur)
Zytomegalievirus	Ösophagitis	Dysphagie, Odynophagie	Biopsien vom Ulkusgrund (Mikroskopie und Kultur)
	Kolitis	Diarrhö, abdominelle Schmerzen, Fieber, Gewichtsverlust	Biopsien vom Ulkusgrund (Mikroskopie und Kultur)
Aphthen und idiopathische Ulzerationen	Mund-, Rachen- und Ösophagusulzeration	Odynophagie, substernale Schmerzen	Aspekt, Biopsien negativ

11.5 Therapie und Prävention

Neben der erregerbezogenen Behandlung akuter gastrointestinaler Infektionen, wie in Tab. 11.3 dargestellt, sind bei AIDS-Patienten zusätzlich besondere allgemeine Therapieprinzipien zu beachten:

- Bei schwerem zellulärem Immundefekt (CD4 <200/µl) ist auch nach erfolgreicher Behandlung akuter opportunistischer Infektionen immer mit einer Rezidiverkrankung zu rechnen.
- Schwer behandelbare oder lebensbedrohliche Infektionserkrankungen bedürfen bis zur Verbesserung der zellulären Immunität (CD4 >200/µl) einer dauernden Suppressionsbehandlung. Hierzu zählen Infektionen mit Histoplasma capsulatum, Zytomegalieviren und Mycobacterium avium intrazellulare.
- Bei einfach diagnostizierbaren und behandelbaren Infektionserkrankungen kann unter guter klinischer Überwachung erst eine Prävention nach dem 1. oder 2. Rezidiv sinnvoll sein. Hierzu zählen Infektionen

Tab. 11.3. Therapie wichtiger gastrointestinaler Infektionserkrankungen im Rahmen der HIV-Infektion

Pathogen	Erkrankung	Therapie	Kommentar
Candida species	Mundsoor	CD4 >300/µl lokal mit Nystatin CD4 <300/µl Fluconazol 100 mg/Tag	Ggf. höhere Fluconazoldosis bei Rezidiv erforderlich! Resistenztestung
	Soorösophagitis	Fluconazol 200–600 mg/Tag	Cave: Resistenz durch Selektion!
Aspergillus fumigatus	Ösophagitis	Itraconazol 2-mal 400 mg oral Caspofungin	Sehr selten! Bei einer systemischen Infektion Therapie mit Amphothericin B
Histoplasma capsulatum	Disseminierte Infektion	Amphothericin B 0,7–1 mg/kg KG/Tag Amphothericin liposomal 3 mg/kg KG/Tag	Endemiegebiete auch in USA (mittlerer Westen)! Cave: Reaktivierung
Cryptosporidium parvum	Enteritis	Keine wirksame Therapie erprobt, HIV-Therapie optimieren	Kasuistische Berichte mit Nitazoxanid (Cryptaz) zeigen Teilerfolge. Symptomatisch
	Cholangitis	Keine wirksame Therapie erprobt, HIV-Therapie optimieren	Kasuistische Berichte mit Albendazol zeigen Teilerfolge. Symptomatisch
Mikrosporidien spp.	Enteritis	Keine wirksame Therapie bei Enterocytozoon bieneusi Bei Encephalitozoon intestinalis: Albendazol (Eskazole 2-mal 1–2 Tbl. à 400 mg/Tag	Immer HIV-Therapie optimieren! Experimentell Fumagillin
Giardia lamblia	Enteritis	Metronidazol 3-mal 0,25 g/Tag oder Tinidazol einmalig 2 g	Cave: Malabsorbtion und Rezidive!
Isospora belli	Enteritis	Cotrimoxazol 4-mal 0,96 g/Tag	Ggf. lange Suppressionsbehandlung mit halber Dosis erforderlich
Strongyloides stercoralis	Haut-, Lungen- und Gastrointestinalerkrankung	Thiabendazol (nur im Ausland erhältlich) oder Ivermectin	–
Salmonella spp.	Enteritis, Septikämie	Ciprofloxacin 2-mal 500 mg oral Ceftriaxon 1-mal 2 g i.v.	Cave: Rezidiverkrankungen!
Mycobacterium tuberculosis	Kolitis	INH 5 mg/kg KG/Tag + Rifampicin 10 mg/kg KG/Tag + Pyrazinamid 30 mg/kg KG/Tag + Ethambutol 20mg/kg/Tag	Therapiedauer 9 Monate Cave: Interaktionen von Rifampicin mit HAART! (ggf. Ersatz durch Rifabutin)
Mycobacterium avium spp.	Enteritis, Bakterämie	Clarithromycin 2-mal 500 mg + Ethambutol 3-mal 400 mg; Optimierung der antiretroviralen Therapie	Ohne Verbesserung der CD4-Zellen auf >200/µl vermutlich lebenslange Suppressionsbehandlung erforderlich
Herpes simplex	Ösophagitis und/oder Proktitis	Acyclovir 3-mal 500 mg i.v. Foscavir 2-mal 90 mg/kg KG/Tag	Bei AIDS bereits vielfach Acyclovirresistenz beschrieben
Zytomegielovirus	Ösophagitis und/oder Kolitis	Gancyclovir 2-mal 5 mg/kg KG i.v. Foscavir 3-mal 60 mg/kg KG/Tag Cidofovir 5 mg/kg KG/Woche	Ohne Verbesserung der CD4-Zellen auf >200/µl vermutlich lebenslange Suppressionsbehandlung erforderlich
Aphthen und idiopathische Ulzerationen	Mund-, Rachen- und Ösophagusulzeration	Prednison 1- bis 3-mal 40 mg/Tag über 14–30 Tage	–

mit Candida spp., Giardia lamblia und Isospora belli, Salmonellen spp. und Herpesviren.
- Alle nicht oder schwer behandelbaren opportunistischen Infektionserkrankungen bedürfen umgehend einer begleitenden optimalen antiretroviralen Therapie, um schnellstmöglich eine Verbesserung der zellulären Immunität zu erreichen. Hierzu zählen v. a. Infektionen mit Kryptosporidien, Mikrosporidien, Mycobacterium avium und anderen atypischen Mykobakterien sowie Aspergillusinfektionen.
- Treten opportunistische Infektionen unter einer antiretroviralen Therapie auf, so ist davon auszugehen, dass diese wegen Resistenzentwicklung, fehlender Compliance, Resorptionssstörungen und Ähnlichem schlecht wirksam ist und optimiert werden muss.

Bei allen gut behandelbaren opportunistischen Infektionen hat deren akute Behandlung Vorrang vor der antiretroviralen Therapie. Diese sollte zwar frühzeitig begonnen oder fortgesetzt werden, jedoch ist vorab die Wirksamkeit und Verträglichkeit dieser Behandlung wegen vielfacher Wechsel- und Nebenwirkungen zu überprüfen.

11.5.1 Zytomegalievirus

Die Standardbehandlung der CMV-Kolitis oder -Ösophagitis wird mit 2-mal 5 mg/kg KG Gancyclovir/Tag für 3–6 Wochen durchgeführt. Bei fehlendem Ansprechen, Resistenz oder schwerer Knochenmarkschädigung zeigt Foscarnet mit 90 mg/kg KG 2-mal täglich vergleichbare Wirkung. Eine dauerhafte Suppressionstherapie ist nur erforderlich bei Rezidiven oder wenn kein Ansprechen auf eine HAART zu erwarten ist. Hierbei sollte wegen deutlich besserer Bioverfügbarkeit gegenüber der oralen Applikationsform von Gancyclovir das Valgancyclovir mit 2-mal 450 mg/Tag bevorzugt eingesetzt werden.

11.5.2 Herpes-simplex-Virus

Eine Herpesösophagitis oder -proktitis sollte wenn möglich für 7–10 Tage mit 5 mg/kg KG Aciclovir 3-mal täglich i.v. behandelt werden. Beginnende oder leichte Erkrankungen können oral mit Aciclovir 3-mal 400 mg/Tag über 14–21 Tage behandelt werden. Bei aciclovirresistenten Virusstämmen ist Foscarnet mit 2-mal 90 mg/kg KG i.v. einzusetzen.

11.5.3 Candidaösophagitis

Invasive Candidainfektionen sollten bei schwerem zellulärem Immundefekt zunächst mit Fluconazol 200 mg/Tag (nach doppelter Erstdosis) behandelt werden. Für fehlendes Ansprechen sind zumeist resistente Candida-albicans-Stämme oder auch primär nicht empfindliche selektierte Candida spp. verantwortlich. In Abhängigkeit vom Ergebnis der Resistenztestung sollte dann Intraconazol, Voriconazol, Caspofungin oder auch Amphotericin B zum Einsatz kommen.

11.5.4 Kryptosporidien und Mikrosporidien

Die Behandlungsergebnisse von schweren Kryptosporidieninfektionen bei AIDS-Patienten mit den unterschiedlichsten Antibiotika wie Paromomycin, Letrazuril, Azithromycin oder Albendazol unterscheiden sich nicht wesentlich vom Spontanverlauf. Nitazoxanid (Cryptaz), das erfolgreich bei Kryptosporidieninfektion HIV-negativer Kinder eingesetzt wurde, wirkt nur unzuverlässig bei HIV-infizierten. Eckpfeiler der Behandlung ist deshalb neben einer symptomatischen Therapie mit Flüssigkeits- und Elektrolytersatz eine maximal wirksame antiretrovirale Therapie, bei der v. a. auf eine ausreichende Resorption, ggf. durch Serumspiegelmessungen und Dosiserhöhungen, geachtet werden muss. Gleiches gilt für Mikrosporidieninfektionen, die in überwiegender Mehrzahl ebenfalls kaum auf eine ursächliche Therapie ansprechen. Die Differenzierung der Spezies Enterocytozoon bieneusi und Encephalitozoon intestinalis muss Speziallaboratorien vorbehalten bleiben. Bei einer weitgehenden Resistenz von Enterocytozoon bieneusi gegen Albendazol wirkt diese Substanz doch meistens bei den selteneren Encephalitozoon intestinalis.

11.5.5 Mykobakterien

Die Standardtherapie einer Mycobacterium-avium-Infektion besteht aus Clarithromycin 2-mal 500 mg oder Azithromycin 1-mal 250 mg/Tag in Kombination mit Etambuthol (15 mg/kg KG/Tag). Bei schweren Verläufen, Nichtansprechen oder Rezidiverkrankungen kann zusätzlich diese Kombination um eine orale Therapie mit Rifabutin 300 mg/Tag, Ciprofloxacin (3-mal 500 mg/Tag) oder Levofloxacin (500 mg/Tag) erweitert werden. Ohne Verbesserung der zellulären Immunität des Patienten muss diese Therapie dauerhaft durchgeführt werden, da hiermit nur eine Suppression der Erreger und Verbesserung der Symptomatik erreicht werden kann. Baldmöglichst ist deshalb eine HAART einzuleiten oder zu optimieren, um einen Anstieg der meist sehr niedrigen CD4-Zellen (<50/µl) auf Werte über 200/µl zu erzielen und nach 3–6 Monaten die Notwendigkeit einer weiteren Therapie überprüfen zu können.

Neben der ursächlichen Behandlung stehen mehrfach erprobte Optionen zur symptomatischen Therapie v. a. der Diarrhö ohne Erregernachweis, der HIV-Enteropathie und der medikamenteninduzierten Durchfallerkrankungen zur Verfügung. Für chronische Diarrhöen ohne Erregernachweis und die HIV-Enteropathie konnte die Wirksamkeit von Oktreotiden bei HIV-positiven Patienten gezeigt werden [5, 16]. Vor allem bei den medikamenteninduzierten Durchfallerkrankungen, in der Regel unter der Gabe von Proteaseinhibitoren wie Nelfinavir und Ritonavir, kann eine deutliche Verbesserung der Symptomatik durch antimotilitätswirksame Substanzen wie Loperamid oder Difenoxilatatropin, ebenso durch intraluminal wirkende Substanzen wie Cholestoramin erreicht werden. Bei schweren Kryptosporidien- und Mikrosporidieninfektionen mit kaum beherrschbaren wässrigen Diarrhöen sollte frühzeitig der Einsatz einer Opiumtinktur erwogen werden, die dann oft als Einziges zu einer Verbesserung der Diarrhöfrequenz führt.

Literatur

1. Belitsos PC, Greenson JK, Yearley JH et al.: Association of gastric hypoacidity with opportunistic enteric infections in patients with AIDS. J Infect Dis 166: 277 (1992)
2. Blanshard C, Gazzard BG: An algorithm for the investigation of diarrhea in HIV infection. Gut 32: A1225 (abstr) (1991)
3. Bomsel M: Transcytosis of infectious human immunodeficiency virus across a tight human epithelia cell line barrier. Nature Med 3: 42 (1997)
4. Chalasani N, Wilcox CM: Etiology and outcome of lower gastrointestinal bleeding in patients with AIDS. Am J Gastroenterol 93: 175 (1998)
5. Compean DG, Jimmenez JR, De La Garza FG et al.: Octreotide therapy of large volume refractory AIDS-associated diarrhea: a randomized controlled trial. AIDS 8:1563–67 (1994)
6. Driks M, Gupta MR, McKinsey DS et al.: Gastrointestinal histoplasmosis in patients with the acquired immunodeficiency syndrome. In Abstracts of the 30th Interscience Conference on Antimicrobial Agents and Chemotherapy. Washington DC, American Society for Microbiology (1990)
7. Embretson J, Zupanic M, Ribas JL et al.: Massive covert infection of helper T lymphocytes and macrophages by HIV during the incubation period of AIDS. Nature 362: 359 (1993)
8. Fantini J, Yahi N, Chermann JC: Human immunodeficiency virus can infect the apical and basolateral surfaces of human colonic epithelial cells. Proc Natl Acad Sci USA 88: 9297 (1991)
9. Fleming SC, Kapembwa MS, McDonald TT et al.: Direct in vitro infection of human intestine with HIV 1. AIDS 6: 1099 (1992)
10. Heise C, Dandekar S, Kumar P et al.: Human immunodeficiency virus infection of enterocytes and mononuclear cells in human jejunal mucosa. Gastroenterology 100: 1521 (1991)
11. Hernandez EJ, Jain R, Budick JS et al.: HIV does not affect outcome in acute upper gastrointestinal hemorrhage (Abstract G4069) Gastroenterology 114: A993 (1998)
12. Keating J, Bjarnason I, Somasundaram S et al.: Intestinal absorptive capacity, intestinal permeability and jejunal histology in HIV and their relation to diarrhea. Gut 37: 623 (1995)
13. Knowles DM, Chamulak G, Subar M et al.: Lymphoid neoplasia associated with the acquired immunodeficiency syndrome (AIDS). Ann Intern Med 108: 744 (1988)
14. Kotler DP, Reka S, Clayton F: Intestinal mucosal inflammation associated with human immunodeficiency virus infection. Dig Dis Sci 38:1 05 (1989)
15. Lubeck DP, Bennett CL, Mazonson PD et al.: Quality of life and health service use among HIV-infected patients with chronic diarrhea. J Acqui Immune Defic Syndr 6: 478 (1993)
16. Manfredi R, Vezzardini P, Costigliola P, Ricchi E, Fanti MP, Chiodo F: Elevated plasma levels of vasoactive intestinal peptide in AIDS patients with refractory idiopathic diarrhea: effects of treatment with octreotide. AIDS 7: 223–26 (1993)
17. Mintz L, Drew WL, Minter RC et al.: Cytomegalovirus infections in homosexual men: An epidemiologic study. Ann Intern Med 99: 326 (1983)
18. Pantaleo G, Graziosi C, Demarest JF et al.: HIV infection is active and progressive in lymphoid tissue during the clinically latent stage of disease. Nature 362: 355 (1993)
19. Rabeneck L, Popovic M, Gartner S et al.: Acute HIV infection presenting with painful swallowing and esophageal ulcers. JAMA 263: 1218–22 (1990)
20. Reichert CM, O'Leary DL et al.: Autopsy pathology in the acquired immunodeficiency syndrome. Am J Pathol 357: 11A (1983)
21. Winkelstein W jr, Lyman DM, Padian N et al.: Sexual practices and risk of infection by the human immunodeficiency virus: The San Francisco Men's Health Study. JAMA 257: 321 (1987)
22. Ziegler J, Beckstead J, Volberding P et al.: Non-Hodgkin's Lymphoma in 90 homosexual men: Relation to generalized lymphadenopathy and the acquired immunodeficiency syndrome. N Engl J Med 311: 565 (1984)

Gastrointestinale Infektionskrankheiten nach Organtransplantation

J. Trojan, D. Faust

Abdominelle Beschwerden sind neben Fieber und Luftnot Symptome, die bei organtransplantierten Patienten einer raschen Abklärung bedürfen. Solche Beschwerden sind bei dieser Patientengruppe oftmals Ausdruck einer Infektion, können aber auch als Nebenwirkungen der immunsuppressiven Medikation auftreten. Dieses Kapitel fasst den aktuellen Kenntnisstand gastrointestinaler und systemischer Infektionserkrankungen mit gastrointestinaler Beteiligung bei Patienten nach Organtransplantation zusammen. Im Rahmen der Transplantationsnachsorge nimmt die Prophylaxe und Therapie einer Hepatitis-B- oder -C-Reinfektion nach Lebertransplantation eine besondere Stellung ein, so dass hierauf am Ende des Kapitels gesondert eingegangen wird.

12.1 Ätiologie und Pathogenese

In Deutschland wurden seit der ersten Nierentransplantation im Jahre 1963 fast 75.000 Organe übertragen. Im Jahr 2004 wurden in deutschen Transplantationszentren insgesamt über 4.000 Transplantationen durchgeführt (▣ Tab. 12.1). In den letzten Jahrzehnten konnte insbesondere durch eine verbesserte Immunsuppression das Langzeitüberleben nach Organtransplantation kontinuierlich verbessert werden. Infektionen sind die häufigsten, oftmals auch lebensbedrohlichen, Komplikationen bei organtransplantierten Patienten.

Die Gefahr für einen organtransplantierten Patienten, an einer solchen Infektion zu erkranken, wird in erster Linie durch die immunsuppressive Therapie, aber auch durch eine mögliche Koinfektion mit immunmodulierenden Viren – insbesondere durch das Zytomegalievirus –, durch operative Komplikationen der Transplantationen an sich, durch Katheter, (Schleim-)Hautverletzungen und durch Begleiterkrankungen (Diabetes, Mangelernährung, chronisches Nierenversagen, Alkoholismus u. a.) beeinflusst (Fishman u. Rubin 1998, Renders et al. 2004). Gastrointestinale Symptome wie Diarrhö und abdominelle Schmerzen sind nach Fieber und Luftnot eine der häufigsten Gründe organtransplantierter Patienten, eine Notfallambulanz aufzusuchen (Sternbach et al. 1992). Solche Beschwerden sind oftmals Ausdruck einer gastrointestinalen Infektion, treten aber auch als Nebenwirkungen der immunsuppressiven Medikation auf. Treten gastrointestinale Beschwerden innerhalb der ersten Wochen nach der Transplantation auf, fehlen Infektzeichen und erbringen bildgebende Verfahren keinen pathologischen Befund, so ist eine gastrointestinale Infektion eher unwahrscheinlich und die Beschwerden sind meist Nebenwirkung der immunsuppressiven Medikation.

Tab. 12.1. Organtransplantationen in Deutschland (Angaben der Deutschen Stiftung Organtransplantation)

Organ	2001	2002	2003	2004
Niere	2.352	2.327	2.516	2.478
Pankreas (inkl. Niere und Pankreas)	212	163	191	187
Leber	757	758	855	881
Herz	410	395	393	389
Lunge	139	198	212	240
Dünndarm	5	4	8	3

Besteht hingegen der Verdacht auf das Vorliegen einer gastrointestinalen Infektionskrankheit, so sollte immer ein spezifischer Erregernachweis mittels Stuhl- und ggf. Blutkultur erfolgen. Präsentiert sich der Patient hingegen mit blutigen Diarrhöen, starken abdominellen Schmerzen und gelingt ein kultureller Erregernachweis nicht, sollte eine enterale virale Infektion weiter abgeklärt werden. Hierzu zählt insbesondere eine spezifische Zytomegaliediagnostik und in seltenen Fällen auch die Abklärung hinsichtlich einer Epstein-Barr-Virus-assoziierten lymphoproliferativen Erkrankung. Neben der serologischen Diagnostik sollte in aller Regel eine endoskopische Abklärung mit Materialgewinnung für Histologie und Virologie angestrebt werden.

Im ersten Monat nach Organtransplantation wird das Risiko einer gastrointestinalen Infektion in erster Linie durch operative Komplikationen der Transplantationen sowie durch Fremdmaterial wie beispielsweise Katheter verursacht. Das Keimspektrum unterscheidet sich hierbei meist nicht wesentlich von dem der übrigen chirurgischen Patienten mit entsprechend technisch aufwendigen Operationen. Ob eine selektive präoperative Darmdekontamination eine ausreichende Infektionsprophylaxe darstellt, ist anhand kontrollierter Studien nicht hinreichend belegt, wird jedoch in vielen Zentren empirisch, z. B. mit Gentamicin und Nystatin, durchgeführt (Arnow 1995). Eine perioperative systemische Antibiotikatherapie wird hingegen allgemein empfohlen und praktiziert. Als typische chirurgische Komplikation z. B. nach Lebertransplantation kann es zu einer Gallengangstenosierung mit Cholangitis sowie zur sekundären Besiedelung des Gallengangsystems z. B. mit Candida species und/oder gramnegativen Keimen kommen. Hier muss dann neben einer gezielten antibiotischen bzw. antimykotischen Therapie auch eine primär endoskopische oder chirurgische Intervention im Bereich des hepatobiliären Systems erfolgen.

Durch die Dauerbehandlung mit Immunsuppressiva wird im weiteren Verlauf eine zelluläre und teils auch humorale Abwehrschwäche induziert, die mit einem erhöhten Risiko einhergeht, an einer gastrointestinalen Infektion zu erkranken. Kortikosteroide und Azathioprin führen zu einer Störung der Phagozytose, der zellvermittelten Immunität und der B-Zell-Funktion. Cyclosporin A, Tacrolimus und Sirolimus induzieren vorwiegend eine Störung der zellvermittelten Immunität. Durch die Behandlung mit Mycophenolat-Mofetil kommt es in erster Linie zu einer Störung der T-Zell-Funktion. Ein besonders hohes Risiko für eine gastrointestinale Infektion besteht immer unter einer kombinierten immunsuppressiven Therapie, z. B. bei der Kombination einer hochdosierten Steroidmedikation mit monoklonalem Anti-CD3-Antikörper (OKT 3) bzw. mit Antithymozytenglobulin (ATG) im Rahmen der Therapie einer akuten Abstoßungsreaktion mit akutem Transplantatversagen oder bei immunisierten Patienten (Glück u. Schölmerich 2000).

Im Vergleich zu immunkompetenten Personen sind Patienten nach Transplantation solider Organe besonders gefährdet, durch die folgenden enteropathogenen Erreger zu erkranken: virale Infekte (Zytomegalie-, Herpes-simplex-, Epstein-Barr-, Rota- und Adenoviren), bakterielle Infekte (Clostridium difficile, Salmonella species, Campylobacter jejuni und Listeria monocytogenes), Pilzinfektionen (Candida species) und selten parasitäre Infektionen (Strongyloides stercoralis und Cryptosporidium parvum). Als hilfreich bei der Abklärung einer gastrointestinalen Infektionserkrankung hat sich die von Rubin und Mitarbeitern beschriebene Zeittafel für Infektionserkrankungen nach Organtransplantation bewährt (Abb. 12.1; Fishman u. Rubin 1998).

12.2 Virale Infektionen

12.2.1 Zytomegalievirus

Eine De-novo-Infektion mit dem Zytomegalievirus (CMV) tritt bei mehr als 60% aller vor Organtransplantation CMV-seronegativen Patienten (CMV R-) auf, die das Organ eines CMV-seropositiven Spenders (CMV D+) erhalten haben (CMV D+/R-). Bei CMV-seropositiven Patienten (CMV R+), die ein CMV-positives (CMV D+) oder CMV-negatives Transplantat (CMV D-) erhalten,

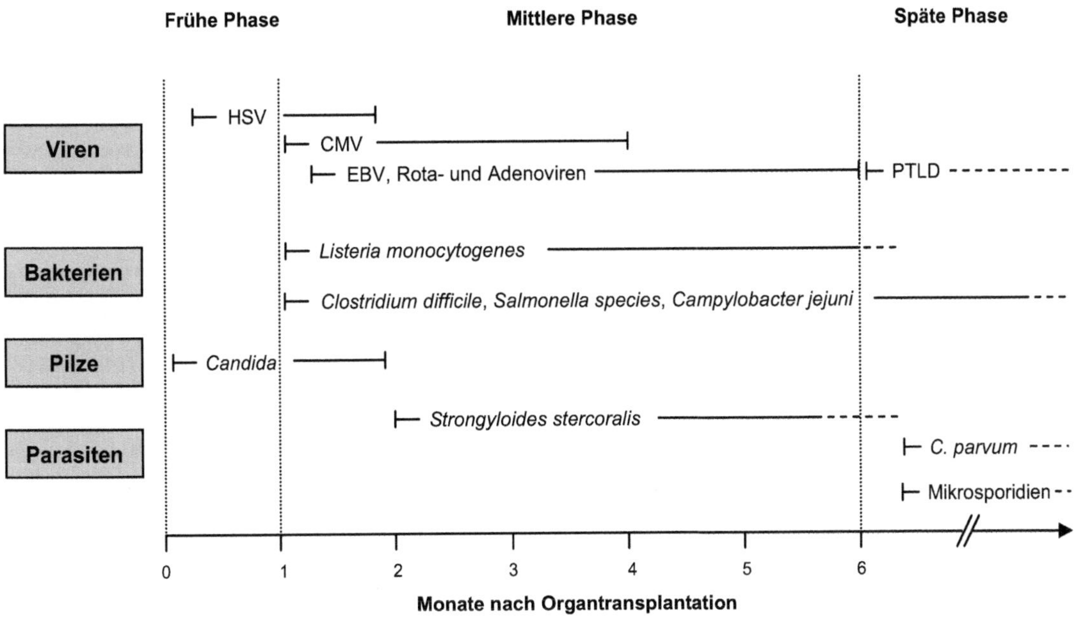

Abb. 12.1. Zeitliches Auftreten häufiger gastrointestinaler Infektionen nach Transplantation solider Organe (mod. in Anlehnung an Fishman u. Rubin 1998). *HSV* Herpes-simplex-Virus; *CMV* Zytomegalievirus; *EBV* Epstein-Barr-Virus; *PTLD* lymphoproliferative Erkrankung nach Organtransplantation (»posttransplantation lymphoproliferative disorder«); der Zeitpunkt 0 ist der Zeitpunkt der Organtransplantation

tritt eine CMV-Reaktivierung bei etwa 20% auf. Eine CMV-Infektion ist somit die häufigste Virusinfektion bei organtransplantierten Patienten. CMV-Infektionen sind zudem mit einer erhöhten Inzidenz von Abstoßungsreaktionen assoziiert. Durch eine Beeinträchtigung der zellvermittelten Immunität sowie der Makrophagenfunktion begünstigt eine CMV-Infektion die klinische Manifestation einer Pneumocystis-carinii-Pneumonie sowie einer Listerien- und Aspergillusinfektion (Helderman u. Goral 2002, Rubin 2001). Als CMV-Infektionsprophylaxe von Bedeutung ist die konsequente Gabe von CMV-negativen und leukozytendepletierten Blutprodukten. Eine Prophylaxe ist bei Patienten mit CMV D-/R- nicht notwendig. Hingegen sollten alle anderen Patienten peri- und postoperativ mit Ganciclovir und im Anschluss über 8 Wochen mit Valganciclovir (oral) prophylaktisch behandelt werden.

Typischerweise wird eine CMV-Infektion innerhalb der ersten 6 Monate nach Transplantation manifest. Klinisch kann sich eine CMV-Infektion als mononukleoseähnliches Krankheitsbild, Hepatitis, interstitielle Pneumonie, Gastritis bzw. Enteritis sowie bei chronischer Infektion auch als Chorioretinitis manifestieren. Innerhalb des ersten Jahres nach Lebertransplantation entwickeln beispielsweise 20–28% der Patienten eine CMV-Enteritis als primäre Manifestation einer CMV-Infektion (Sakr et al. 1992). Eine CMV-Enteritis kann jeden Abschnitt des Darmes betreffen. Entsprechend klagen die Patienten über Dysphagie, Odynophagie, Übelkeit, Erbrechen, Bauchschmerzen, gastrointestinale Blutungen oder Diarrhö. Die Assoziation einer akuten Pseudoobstruktion des Kolons bei einer CMV-Enterokolitis wurde beschrieben (Sakr et al. 1992). Die immunsuppressive Medikation korreliert insbesondere bei der Behandlung mit Mycophenolat Mofetil mit dem Schweregrad einer CMV-Enteritis. Oftmals ist daher eine Dosisreduktion der Basisimmunsuppression notwendig, um eine CMV-Enteritis zu beherrschen (Helderman u. Goral 2002, Rubin 2001). Sollten innerhalb der frühen Posttransplantationsphase bzw. während einer intensivierten Immunsuppression Symptome wie Fieber, Übelkeit, Durchfall, eine Leukopenie oder auch eine Transaminasenerhöhung auftreten, so ist die Durchführung einer endoskopischen Biopsie (oberer bzw. unterer Gastrointestinaltrakt) bzw. einer Leberbiopsie erforderlich, um eine CMV-Enteritis bzw. CMV-Hepatitis in einem frühen Stadium zu diagnostizieren und effektiv behandeln zu können. Die klassischen endoskopischen Befunde einer invasiven CMV-Enteritis sind erythematöse Erosionen oder lokalisierte Ulzerationen. Histologisch charakteristisch sind Einschlusskörperchen (»Eulenaugen«).

Der Nachweis einer CMV-Infektion erfolgt heute üblicherweise mit der Polymerasekettenreaktion (PCR) oder alternativ durch Bestimmung des pp65-Antigens. Derzeit existieren verschiedene Behandlungskonzepte für CMV-Infektionen (◘ Tab. 12.2). Die präemptive Therapie, d. h. der Beginn einer antiviralen Therapie bei CMV-Nachweis auch ohne Krankheitssymptome, hat sich als sinnvolle Therapiestrategie etabliert. Hierzu ist ein regelmäßiges Monitoring des Patienten mittels pp65-Antigen oder

Tab. 12.2. CMV-Behandlungskonzepte nach Organtransplantation (mod. in Anlehnung an Kern et al. 2005)

Konzept	Indikation	Medikament	Vorteil	Nachteil
Prophylaktisch	Hochrisiko (D+/R-) Abstoßungstherapie mit ATG, OKT3 (bei D+ oder R+)	Valganciclovir p.o. 900 mg 1-mal/Tag	Primärinfektion seltener und weniger schwer Reduktion indirekter CMV-Effekte	Späte CMV-Manifestation Unselektiv, Toxizität, Kosten Rezidiv, Resistenz
Präemptiv	CMV-Replikationsnachweis	Ganciclovir i.v. 5 mg/kg KG 2-mal/Tag	Selektiver Medikamenteneinsatz	Indirekte CMV-Effekte Regelmäßiges Screening Rezidiv
Therapeutisch	CMV-Erkrankung (Replikation plus Organmanifestation)	Ganciclovir i.v. 5 mg/kg KG 2-mal/Tag	Hochselektiver Medikamenteneinsatz	Hospitalisation Hohe Morbidität und Mortalität Breite, späte und invasive Diagnostik Langzeiteffekte Abstoßung

CMV-PCR notwendig (Slifkin et al. 2004). Sowohl die präemptive als auch die Therapie einer klinisch bereits manifesten CMV-Infektion erfolgt primär mit Ganciclovir intravenös für 2–3 Wochen. Diese Therapie erfordert aufgrund der myelotoxischen und nephrotoxischen Nebenwirkungen engmaschige Kontrollen des Blutbilds und der Retentionswerte. Bei eingeschränkter Nierenfunktion erfolgt eine Dosisanpassung anhand der Kreatininclearance. Zunehmende Bedeutung besitzt die Behandlung mit Valganciclovir.

Ein Rezidiv der aktiven CMV-Infektion tritt bei ca. 20% der Patienten auf, und meist liegt diesem eine Ganciclovirresistenz durch Mutationen der CMV-Phosphotransferase *UL97* zugrunde. Bei einem Rezidiv bzw. Therapieversagen kann ein Therapieversuch mit Foscarnet durchgeführt werden (Limaye 2002). Aufgrund der potenziellen Nephrotoxizität von Foscarnet sollte auch bei dieser Therapie die Nierenfunktion engmaschig kontrolliert werden und ggf. frühzeitig eine Dosisreduktion vorgenommen werden.

12.2.2 Herpes-simplex-Virus

Eine Infektion mit dem Herpes-simplex-Virus (HSV) ist die zweithäufigste virale Erkrankung, die zu gastrointestinalen Beschwerden führt. Am häufigsten tritt eine Reaktivierung innerhalb der ersten 6 Wochen nach Organtransplantation auf. Eine HSV-Infektion betrifft meist die Schleimhäute von Mund, Anogenitalregion und Ösophagus und geht mit Dysphagie oder Odynophagie einher (Helderman u. Goral 2002). Bei oralem, genitalem oder perianalem Befall ist der klinische Aspekt typisch. Das endoskopische Bild einer HSV-Ösophagitis kann von einzelnen diskreten, scharf begrenzten, oberflächlichen Ulzera mit dazwischenliegender normaler Schleimhaut bis zu großen mit Exsudat bedeckten Erosionen und konfluierenden Ulzera variieren.

Die Diagnose wird histologisch aufgrund von charakteristischen Einschlusskörperchen und Abstrichen für die spezifische virologische Diagnostik gestellt. Bei typischen Läsionen und einem nicht ausgeprägten Schleimhaut- bzw. Hautbefall kann eine orale Aciclovirtherapie erfolgen, ansonsten erfolgt die Gabe intravenös. Die topische Anwendung bleibt die Ausnahme. Auch die Aciclovirdosierung muss der Nierenfunktion angepasst werden.

12.2.3 Epstein-Barr-Virus

Die meisten Menschen haben bis zum Alter von 20 Jahren eine Infektion mit dem *Epstein-Barr*-Virus (EBV) durchlaufen. Kommt es nach einer Organtransplantation zu einer Reaktivierung, kann es zum Auftreten einer mononukleoseähnlichen Symptomatik von meist nur milder Ausprägung sowie zu einer Hepatitis kommen. Hauptkomplikation einer EBV-Infektion bei organtransplantierten Patienten ist im Langzeitverlauf die Assoziation mit der Entstehung einer lymphoproliferativer Erkrankung (Goodgame 2001, Helderman u. Goral 2002). Patienten, die vor Transplantation EBV-seronegativ waren, sind am häufigsten von einer lymphoproliferativen Erkrankung nach Organtransplantation (*»posttransplantation lymphoproliferative disorder«*, PTLD) betroffen. Hierzu zählen die meisten organtransplantierten Patienten im Kindesalter sowie etwa 1–5% der Patienten im Erwachsenenalter.

Das Spektrum der Erkrankung reicht von einer benignen polyklonalen B-Zell-Proliferation bis hin zu einem hochmalignen Non-Hodgkin-Lymphom. Häufig ist der Gastrointestinaltrakt von einer PTLD betroffen. Die typischen Symptome reichen von Fieber, Diarrhö, Bauchschmerzen, einer gastrointestinalen Blutung bis hin zu einer Darmperforation. Das höchste Risiko an einer PTLD zu erkranken, haben Patienten nach Dünndarmtransplantation. Die Letalität liegt hierbei bei bis zu 50%. Weitere Risikofaktoren für eine PTLD sind EBV-Seronegativität vor Transplantation, eine gleichzeitige CMV-Infektion und die Verwendung von OKT3 bzw. ATG aufgrund einer akuten Transplantatabstoßung sowie eine Kombinationstherapie aus 2 oder mehreren Immunsuppressiva (Cao et al. 1998, Rubin 2001). Das Risiko, eine PTLD zu entwickeln, kann durch eine Minimierung der Immunsuppression, durch eine regelmäßige Kontrolle des EBV-Status sowie durch eine postoperative Prophylaxe mit Ganciclovir und Acyclovir vermindert werden.

Die organspezifische EBV-Diagnose wird histologisch bei einer serologisch oder molekularbiologisch nachgewiesenen EBV-Infektion gestellt. Die Behandlung sollte frühzeitig erfolgen und kann intravenös über 14 Tage mit Aciclovir oder Ganciclovir erfolgen. Gleichzeitig sollte eine Reduktion der Immunsuppression angestrebt werden.

12.2.4 Andere Viruserkrankungen

Eine enterale Adenovirusinfektion nach Dünndarmtransplantation kann das Bild einer akuten Abstoßungsreaktion vortäuschen. Histologisch wegweisend ist der Nachweis viraler Einschlusskörperchen. Eine Adenovirusenteritis kann elektronenmikroskopisch, immunhistochemisch oder mittels In-situ-Hybridisierung bestätigt werden. Die Unterscheidung von einer akuten Abstoßungsreaktion ist klinisch von besonderer Bedeutung, denn die Behandlung einer Adenovirusinfektion besteht in der Reduktion der immunsuppressiven Therapie. Bei organtransplantierten Kindern sind Infektionen mit Rotaviren häufige Ursachen einer Enteritis. Im Gegensatz dazu spielen Infektion mit Rota-, Astro-, Caliciviren bei erwachsenen Patienten nach solider Organtransplantation eine untergeordnete Rolle (Goodgame 2001).

12.3 Bakterielle Infektionen

12.3.1 Clostridium difficile

Eine der häufigsten Ursachen einer bakteriellen Kolitis ist auch bei organtransplantierten Patienten, insbesondere nach vorausgegangener Antibiotikaeinnahme, eine Infektion mit Clostridium difficile (Rubin 2001). Die Inzidenz einer durch Clostridium difficile verursachten Kolitis liegt bei dieser Patientengruppe zwischen 3,5% und 16%. Clostridium difficile ist ein anaerob wachsender Sporenbildner, der die Toxine A und B bildet und eine pseudomembranöse Kolitis verursacht. Die Symptomatik der Erkrankung reicht von einem asymptomatischen Trägerstatus über eine febrile Enterokolitis bis hin zum toxischen Megakolon. Meist klagen die Patienten jedoch über eine wässrige Diarrhö. Eine nosokomiale Übertragung ist möglich.

Die Diagnose erfolgt durch Stuhlkultur und/oder den Nachweis von Clostridientoxinen im Stuhl. Neben dem Absetzen des auslösenden Antibiotikums sollte eine symptomatische Clostridium-difficile-Kolitis mit Metronidazol (bei Clostridium difficile oral und parenteral wirksam) bzw. alternativ bei schwerer Ausprägung mit Vancomycin behandelt werden. Die intravenöse Gabe von Vancomycin bei einer Clostridium-difficile-Infektion ist nicht wirkam. Falls eine orale Therapie nicht möglich ist, erfolgt daher die intravenöse Gabe von Metronidazol. Die Ansprechraten sind sehr hoch, jedoch entwickeln 10–20% der primär erfolgreich therapierten Patienten erneut eine Diarrhö, die vermutlich Zeichen einer noch inkompletter Eradikation der Sporen aus dem Kolon ist. In diesem Fall kann eine Therapie mit Metronidazol per os erneut durchgeführt werden (ggf. mit gleichzeitiger Gabe von Saccharomyces boulardii). Differenzialdiagnostisch muss jedoch in dieser Situation auch an eine antibiotikaassoziierte Diarrhö gedacht werden (► Kap. 34).

12.3.2 Salmonella species der Enteritisgruppe

In den USA ist die Inzidenz einer nichttyphoiden Salmonellose (Salmonella species der Enteritisgruppe, z. B. Salmonella enteritis, Salmonella typhimurium u. a.) bei Patienten nach Nierentransplantation etwa 20fach höher als in der Normalbevölkerung (Helderman u. Goral 2002). Die Aufnahme erfolgt über kontaminierte Nahrungsmittel, insbesondere durch Gefügelprodukte. Oftmals entsteht eine Salmonellose unter einer intensivierten immunsuppressiven Therapie. Die Patienten klagen meist über hohes Fieber mit Schüttelfrost und Kopfschmerzen im Rahmen einer Septikämie; klinische Zeichen einer Gastroenteritis können fehlen oder sind nur von passagerer Natur. Bei nierentransplantierten Patienten kann sich eine Salmonellose auch als Pyelonephritis im Transplantat oder als Orchitis, Prostatitis sowie als perirenaler Abszess manifestieren.

Die Diagnose wird durch den kulturellen Erregernachweis gestellt. Die weitere Differenzierung erfolgt durch den Nachweis von Stoffwechselmerkmalen und mikrobiologische Identifizierung der Antigenstruktur der Salmonellen. Behandelt wird eine Salmonellose bei organtransplantierten Patienten nach Antibiogramm, z. B. mit Ciprofloxacin. Ceftriaxon und Cefotaxim sind Mittel der Wahl bei einer selten auftretenden Salmonellenmeningitis. Entwickeln die Patienten einen rezidivierenden Krankheitsverlauf, so muss von einer latenten Infektion ausgegangen werden und ein entsprechender Fokus lokalisiert und operativ saniert werden (z. B. Gallenblase oder infizierte arteriovenöse Fistel). Die Expositionsprophylaxe entspricht den allgemeinen Hygienerichtlinien, daher sollten beispielsweise Roheiprodukte und ungenügend gebratenes Geflügel oder Fleisch generell gemieden werden (► Kap. 22).

12.3.3 Campylobacter jejuni

Eine der weltweit häufigsten Ursachen einer febrilen Gastroenteritis ist die Infektion mit Campylobacter jejuni. Die Erkrankung manifestiert sich auch bei organtransplantierten Patienten meist als blutig-schleimige Diarrhö mit Erbrechen. Die Infektion erfolgt über kontaminierte Lebensmittel. Eine Bakteriämie ist selten. Oftmals ist die Infektion mit Campylobacter jejuni nach etwa 1 Woche selbstlimitierend. Bei einem schwereren Verlauf ist eine Antibiose mit Makroliden oder Gyrasehemmern indiziert, wobei gegen letztere eine zunehmende Resistenzentwicklung beobachtet wird (► Kap. 23).

12.3.4 Listeria monocytogenes

Organtransplantierte Patienten weisen insbesondere innerhalb der ersten beiden Monate nach Transplantation ein stark erhöhtes Risiko auf, an einer Listeriose, verursacht durch eine Infektion mit Listeria monocytogenes, zu erkranken. Das grampositive Bakterium wird durch Kontakt mit infektiösem Tierkot (Katzen) oder durch kontaminierte Milchprodukte (z. B. Käse) aufgenommen (► Kap. 27). Die Erkrankung fällt meist in die Sommermonate. Initial tritt häufig ein katarrhalisches Krankheitsbild mit Erbrechen, Übelkeit und Durchfall begleitet von Koliken auf. Schwerste Komplikation einer Listeriose, die bei immunsupprimierten häufiger auftritt, ist eine Beteiligung des Zentralnervensystems mit basaler Meningitis, Meningoenzephalitis oder Enzephalitis. Der Liquor kann purulent sein. Ebenfalls kann eine periphere Monozytose wegweisend sein.

Die Diagnose wird durch Erregernachweis in Blut- oder Liquorkultur gestellt. Die Therapie erfolgt intravenös mit Ampicillin, evtl. in Kombination mit Gentamicin. Die Therapie wird fortgeführt bis zur Normalisierung des Liquors, mindestens jedoch über insgesamt 4–6 Wochen. Durch die Verbreitung von Cotrimoxazol als Pneumocystis-carinii-Prophylaxe ist die Listeriose in den letzten Jahren bei organtransplantierten Patienten jedoch deutlich rückläufig (Fishman u. Rubin 1998, Helderman u. Goral 2002).

12.4 Pilzinfektionen

12.4.1 Candida species

Candida species, v. a. Candida albicans, Candida krusei und Candida tropicalis, können von der normalen Haut- und Schleimhautflora immunkompetenter Personen in geringer Keimzahl isoliert werden. Unter antibiotischer Therapie bzw. bei einem zunehmenden T-Zell-Defekt kommt es zu einer Störung der normalen Flora mit einer massiven Zunahme von Candida species. Bei organtransplantierten Patienten treten Candidainfektionen, v. a. der Mundschleimhaut (Soorstomatitis) oder des Ösophagus (Soorösophagitis), hauptsächlich während der ersten 6 Monate nach Organtransplantation auf (Rubin 2001, Helderman u. Goral 2002).

Eine Therapie wird mit Amphotericin B oder mit Fluconazol oral durchgeführt. Besteht der Verdacht auf eine systemische Candidiose/Candidaseptikämie muss immer zwingend auch eine systemische Therapie erfolgen. Können Candida species isoliert und identifiziert werden, so empfiehlt sich eine gezielte Therapie nach Resistenzbestimmung. Hinsichtlich der verschiedenen, teils auch schweren Nebenwirkungen der Antimykotika muss eine sorgfältige Risiko-Nutzen-Abwägung erfolgen. Ebenso steigern viele Antimykotika die Plasmaspiegel von Immunsuppressiva (z. B. Cyclosporin oder Tacrolimus), so dass diese während der Therapie entsprechend reduziert bzw. adaptiert werden müssen.

12.5 Parasitäre Infektionen

12.5.1 Strongyloides stercoralis

Strongyloides stercoralis gehört zur Gattung der Nematoden und kommt endemisch in subtropischen/tropischen Ländern vor. Weltweit sind ca. 80 Mio. Menschen infiziert. Bei einem asymptomatischen Träger kann es unter einer immunsuppressiven Therapie zu einem lebensbedrohlichen Krankheitsbild mit Fieber, Bauchschmerzen, blutiger Diarrhö, Übelkeit und Erbrechen kommen. Insbesondere bei Patienten aus Ländern, die Endemiegebiete für eine Infektion mit Strongyloides stercoralis sind, sollte im Rahmen der Transplantationsvorbereitung eine latente Infektion mit Strongyloides stercoralis serologisch und mittels wiederholter mikroskopischer Untersuchung von Stuhlproben ausgeschlossen werden. Bei einer Infektion mit Strongyloides stercoralis erfolgt die Behandlung mit Ivermectin oder Albendazol bis zur Eradikation des Erregers. Patienten, die mit Cyclosporin A immunsuppressiv behandelt werden, scheinen jedoch nicht an einer manifesten Infektion mit Strongyloides stercoralis zu erkranken (Villacian u. Paya 1999).

12.5.2 Cryptosporidium parvum

Kryptosporidien (Cryptosporidium parvum) sind weltweit verbreitete Protozoen ohne besondere Wirtspezifität. Das Hauptsymptom einer Kryptosporidiose ist eine wässrige Diarrhö, daneben klagen Betroffene über Kopfschmerzen, abdominale Krämpfe, Übelkeit und Erbrechen und subfebrile Temperaturen. Die Übertragung der Cryptosporidium-parvum-Oozyten erfolgt fäkal-oral über kontaminiertes Trinkwasser oder Lebensmittel. Während bei immunkompetenten Personen die Symptomatik binnen weniger Tage oftmals selbstlimitierend ist, kann bei immunsupprimierten Patienten ein lebensbedrohliches Krankheitsbild mit schwerer Dehydratation resultieren (Gerber et al. 2000). In der Türkei liegt die Inzidenz einer Infektion mit Cryptosporidium parvum bei nierentransplantierten Patienten mit 18% deutlich über der von immunkompetenten Personen (7%; Ok et al. 1997). Die Inzidenz einer Diarrhö durch Cryptosporidium parvum in dieser Population ist in Mittel- und Westeuropa nicht bekannt.

Die Diagnose einer Cryptosporidium-parvum-Infektion erfolgt mikroskopisch aus einer frischen Stuhlprobe, mittels Antigennachweis im Stuhl oder bioptisch. Der kulturelle Nachweis gelingt häufig nicht. Ein Therapieversuch kann mit Paromycin erfolgen. Häufig ist es sinnvoll, für diesen Zeitraum die immunsuppressive Therapie zu reduzieren. Eine prophylaktische Behandlung ist nicht möglich. Die wirksamste Infektionsprophylaxe besteht in der Einhaltung von Hygienevorschriften.

12.5.3 Mikrosporidien

Mikrosporidien (Enterocytozoon bieneusii) sind Protozoen, die v. a. bei AIDS-Patienten differenzialdiagnostisch als Erreger einer infektiösen Diarrhö in Betracht gezogen werden müssen. Nach Organtransplantation wurde die Infektion mit Mikrosporidien bei bisher publizierten Fällen 1,5–4 Jahre nach Transplantation klinisch manifest. Alle Patienten klagten über Diarrhö, dyspeptische Beschwerden und Gewichtsverlust (Sterling 2001).

Für die Diagnose ist die histologische Untersuchung einer Duodenalbiopsie erforderlich. Ein Nachweis der sehr kleinen Parasiten im Stuhl gelingt selten. Mikrosporidien kommen differenzialdiagnostisch auch als Erreger bei Cholangitiden in Betracht. Die Therapie kann probatorisch mit Metronidazol, Albendazol oder auch Cotrimoxazol über 14 Tage erfolgen, oftmals kommt es hierunter zur Beschwerdefreiheit, ohne dass es jedoch zum Verlust der Mikrosporidien kommt (Helderman u. Goral 2002).

12.6 Prophylaxe und Therapie einer Hepatitis-B- oder -C-Reinfektion

Die viral induzierte Leberzirrhose ist in Europa die mit Abstand häufigste Indikation zur Lebertransplantation. Die hohe Anzahl dieser Patientengruppe zeigt die Notwendigkeit einer spezifischen Prophylaxe bzw. Therapie, um durch eine drohende Reinfektion der transplantierten Leber ein Transplantatversagen mittel- und langfristig zu verhindern. Bereits im Vorfeld einer Transplantation sollte angestrebt werden, eine Suppression der Viruslast oder im günstigsten Fall sogar eine Viruseradikation zu erzielen. Hierzu angewandte Strategien sind jedoch nicht einheitlich (Curry 2004). Im Folgenden geben wir deshalb einen Überblick der in unserem Zentrum derzeit üblichen Praxis.

Bei Transplantationskandidaten mit einer chronischen, hochreplikativen Hepatitis B sollte schon während der Wartezeit eine virostatische Therapie mit Lamivudin oder bei Resistenz mit Adefovir Dipivoxil begonnen werden. Aufgrund der langen Wartezeiten für Patienten mit stabiler Leberzirrhose muss berücksichtigt werden, dass es mit zunehmender Therapiedauer unter Lamivudin zur Resistenz kommen kann. Diese beträgt nach 3–4 Jahren bis zu 70%. Bei nachgewiesener Lamivudinresistenz erfolgt deshalb ein Wechsel auf das Nukleotidanalogon Adefovir Dipivoxil (Neff et al. 2004b). Die Dauerbehandlung mit Adefovir Dipivoxil ist bei etwa 70% der Patienten wirksam. Im Gegensatz zu Lamivudin kommt es nach 2-jähriger Therapie bei weniger als 2% der Patienten zu einer Resistenz (Papatheodoridis u. Hadziyannis 2004).

Unabhängig von der Therapie vor Lebertransplantation gibt es standardisierte, perioperative Therapieprotokolle bei Patienten mit chronischer Hepatitis B. In der sog. anhepatischen Phase der Transplantation erhält der Organempfänger eine hochdosierte passive Immunisierung gegen HBV mit spezifischem Hepatitis-B-Hyperimmunglobulin (HBIG). Die tägliche HBIG-Gabe wird bis zur Negativierung des HBs-Antigens fortgesetzt. Im Langzeitverlauf werden durch weitere intermittierende HBIG-Gaben Anti-HBs-Titer über 100 U/l angestrebt. Parallel hierzu wird die Therapie mit Lamivudin bzw. Adefovir Dipivoxil fortgeführt bzw. eingeleitet. Durch die Kombination von HBIG mit einem Nukleosid-Nukleotid-Analogon kann eine HBV-Reinfektion nach der Transplantation in über 90% der Fälle verhindert werden.

Die HCV-Therapie bei Zirrhosepatienten vor einer möglichen LTX ist meist nur in kompensierten Child-A-Stadien möglich, so dass hier ohnehin meist formal noch keine Transplantationsindikation besteht (Ausnahme: Vorliegen eines HCC im Rahmen der Mazaferro-Kriterien). Nach der Transplantation muss in aller Regel von einer nahezu 100%igen Reinfektion des Transplantates ausgegangen werden. Die Therapieempfehlungen richten sich hier im Wesentlichen nach denen bei nichttransplantierten Patienten. Der derzeitige Standard ist hierbei die Kombination von pegylierten Interferonen (alpha-2a oder -2b) mit Ribavirin, sofern es der allgemeine Zustand des Patienten erlaubt. Eine wesentlich erhöhte Transplantatabstoßungsrate muss nicht befürchtet werden. Die Ansprechraten der HCV-spezifischen Therapie nach LTX liegen zwischen 20 und 45% (Neff et al. 2004a, Dumortier et al. 2004). Hauptproblem bei der Kombinationsbehandlung von Patienten mit einer HCV-Reinfektion nach Transplantation ist die deutlich erhöhte Rate an schwerwiegenden Nebenwirkungen wie z. B. Depression, Anämie, Thrombozytopenie und Neutropenie, die häufig zur Dosisreduktion zwingt und somit die Chancen einer HCV-Eradikation zusätzlich vermindert.

Literatur

Arnow PM. Prevention of bacterial infection in the transplant recipient. The role of selective bowel decontamination. Infect Dis Clin North Am 1995; 9: 849–862

Cao S, Cox K, Esquivel CO et al. Posttransplant lymphoproliferative disorders and gastrointestinal manifestations of Epstein-Barr virus infection in children following liver transplantation. Transplantation 1998; 66: 851–856

Curry MP. Hepatitis B and hepatitis C viruses in liver transplantation. Transplantation 2004; 78: 955–963

Dumortier J, Scoazec JY, Chevallier P, Boillot O. Treatment of recurrent hepatitis C after liver transplantation: a pilot study of peginterferon alfa-2b and ribavirin combination. J Hepatol 2004; 40: 669–674

Fishman JA, Rubin RH. Infection in organ-transplant recipients. N Engl J Med 1998; 338: 1741–1751

Gerber DA, Green M, Jaffe R, Greenberg D, Mazariegos G, Reyes J. Cryptosporidial infections after solid organ transplantation in children. Pediatr Transplant 2000; 4: 50–55

Glück T, Schölmerich J. Infektionen bei nicht-neutropenischen, immunkompromittierten Patienten. Internist 2000; 41: 1195–2004

Goodgame RW. Viral causes of diarrhea. Gastroenterol Clin North Am 2001; 30: 779–795

Helderman JH, Goral S. Gastrointestinal complications of transplant immunosuppression. J Am Soc Nephrol 2002; 13: 277–287

Kelly CP, Pothoulakis C, LaMont JT. Clostridium difficile colitis. N Engl J Med 1994; 330: 257–262

Kern WV, Wagner D, Hirsch HH. Infektionen nach Organtransplantation. Internist (Berl) 2005; 46: 630–42

Neff GW, Montalbano M, O'Brien CB et al. Treatment of established recurrent hepatitis C in liver-transplant recipients with pegylated interferon-alfa-2b and ribavirin therapy. Transplantation 2004a; 78: 1303–1307

Neff GW, O'brien CB, Nery J et al. Outcomes in liver transplant recipients with hepatitis B virus: resistance and recurrence patterns from a large transplant center over the last decade. Liver Transpl 2004; 10: 1372–1378

Ok UZ, Cirit M, Uner A, Ok E, Akcicek F, Basci A, Ozcel MA. Cryptosporidiosis and blastocystosis in renal transplant recipients. Nephron 1997; 75: 171–174

Papatheodoridis GV, Hadziyannis SJ. Review article: current management of chronic hepatitis B. Aliment Pharmacol Ther 2004; 19: 25–37

Renders L, Schocklmann H, Kunzendorf U. Infektionen unter immunsuppressiver Therapie nach Organtransplantation. Internist 2004; 45: 882–892

Rubin RH. Gastrointestinal infectious disease complications following transplantation and their differentiation from immunosuppressant-induced gastrointestinal toxicities. Clin Transplant 2001; 15 (Suppl 4): 11–22

Sakr M, Hassanein T, Gavaler J et al. Cytomegalovirus infection of the upper gastrointestinal tract following liver transplantation – incidence, location, and severity in cyclosporine- and FK506-treated patients. Transplantation 1992; 53: 786–791

Slifkin M, Doron S, Snydman DR. Viral prophylaxis in organ transplant patients. Drugs 2004; 64: 2763–2792

Sterling RK. Management of gastrointestinal disease in liver transplant recipients. Gastrointest Endosc Clin N Am 2001; 11: 185–197

Sternbach GL, Varon J, Hunt SA. Emergency department presentation and care of heart and heart/lung transplant recipients. Ann Emerg Med 1992; 21: 1140–1144

Villacian JC, Paya CV. Prevention of infections in solid organ transplant recipients. Transplant Inf Dis 1999; 1: 50–64

Neutropene Kolitis

C.F. Dietrich, S. Herrmann, J. Stein

Die neutropene Kolitis wurde 1930 erstmalig in der Literatur erwähnt und ist eine entzündliche, nekrotisierende Erkrankung des Ileozökalpols, deren Ätiologie und Pathogenese bisher nicht eindeutig geklärt ist. Häufig liegt eine Sekundärinfektion vor (z. B. mit Clostridien, v. a. Clostridium septicum).

Die neutropene (Entero-)Kolitis ist eine Komplikation der ausgeprägten Neutropenie bzw. Agranulozytose und tritt v. a. im Rahmen einer (hochdosierten) Chemotherapie auf. Obwohl die neutropene Kolitis insbesondere bei der chemotherapeutischen Behandlung von akuten Leukämien beobachtet wurde, kann sie unabhängig von der Ätiologie bei jeder Neutropenie oder Agranulozytose auftreten, z. B. Behandlung von soliden Tumoren, allergische oder toxische Agranulozytose, benigne zyklische Neutropenie, aplastische Anämie, angeborene und erworbene Immundefizienzsyndrome (z. B. AIDS) und einer Vielzahl anderer Krankheitszustände.

Da Bauchschmerzen und Diarrhö unter einer hochdosierten Chemotherapie relativ häufig auftreten, ist die Prävalenz dieses Krankheitsbildes nicht bekannt. Schwer verlaufende Krankheitsfälle enden nicht selten letal.

Die neutropene Kolitis wird im englischsprachigen Raum als *»necroticing enterocolitis«* oder als *»neutropenic typhilitis«* (griech. *typhlon* = Zökum) bezeichnet.

13.1 Epidemiologie

Die Inzidenz einer neutropenen Kolitis im Rahmen einer Neutropenie bzw. Agranulozytose wird mit 2,6–33% sehr unterschiedlich angegeben. Durch die Einführung intensiverer Chemotherapien, v. a. auch im Rahmen autologer und allogener Stammzelltransplantationen, ist mit einer Zunahme der Inzidenz der neutropenen Kolitis zu rechnen. So wurde in 2 zeitlich aufeinander folgenden Autopsiestudien aus der derselben Institution in Texas von 1958 bis 1979 eine Inzidenz der neutropenen Kolitis von 10% und von 1979 bis 1987 bereits von 24% gefunden. Bei erneuter Aplasie liegt die Rezidivrate je nach Studie bei 27–83%.

13.2 Pathogenese

Die Pathogenese der neutropenen Kolitis ist multifaktoriell und es werden verschiedene Mechanismen diskutiert.

Neben einer direkten Schädigung der Darmwand durch eine neoplastische (z. B. lymphomatöse, leukämische) Infiltration werden direkte Mechanismen des Chemotherapeutikums diskutiert. Man geht, wie bei der chemotherapieassoziierten Mukositis, von einer initialen schweren Schädigung der Mukosa aus, verursacht durch Ausschüttung proinflammatorischer Zytokine aus Makrophagen und Monozyten, gefolgt von einem fast vollständigen Arrest des Zellzyklus, Inhibition der Reparaturmechanismen mit nachfolgender Apoptose. Bestimmte Zytostatika bzw. Zytostatikakombinationen zeigen dosisabhängig ein hohes toxisches Potenzial.

Zytostatika bzw. Zytostatikakombination mit gehäuftem Auftreten einer neutropenen Kolitis
- Adriamycin
- Pacitaxel
- Etoposid
- Cytosin-Arabinosid (Ara-C-Hochdosischemotherapie)
- Vincristin (häufige Nebenwirkung Obstipation mit Distension des Zökalpols!)

Die neutropene Kolitis manifestiert sich am ehesten ileozökal, auch wenn jeder Darmabschnitt nach Angaben in der Literatur betroffen sein kann. Dies wird einerseits durch das ausgeprägte lymphatische Gewebe der Ileozökalregion und andererseits durch die Besonderheiten der terminalen Äste der A. mesenterica superior mit den möglichen Folgen der Ischämie begründet. Das Zökum lässt sich weiterhin mehr aufweiten als die übrigen Dickdarmabstände; so kann bei der Distension der Ileozökalregion ein erhöhter intramuraler Druck zu einer Minderdurchblutung der Ileozökalregion führen (La-Place-Gesetz).

Die Bedeutung von Bakterien und Viren in der Genese der neutropenen Kolitis wird kontrovers diskutiert. Favorisiert werden sekundäre Einflüsse (z. B. Clostridien und hier insbesondere Clostridium septicum). Aber auch der Mechanismus einer bakteriellen Über- und Fehlbesiedlung wurde diskutiert, insbesondere im Zusammenhang mit der Einnahme von Vincristin. Obwohl Clostridium septicum nur bei 2% der Stuhlkulturen von Gesunden nachgewiesen werden kann, findet es sich in einem weitaus höheren Prozentsatz im Ileozökalpol, insbesondere auch in der (gesunden) Appendix (63%). Proteasebildenden (neutrophilen) Granulozyten wird eine schützende Funktion zugeschrieben, da sie die Clostridientoxine abbauen können. Ein ähnlicher Pathomechanismus wird für andere Clostridien beschrieben (z. B. Clostridium perfringens, paraperfringens und Clostridium tertium).

Pathogenese der neutropenen Kolitis (multifaktoriell)
- Neutropenie, Agranulozytose
- Eingeschränkte Immunabwehr
- Neoplastische Infiltration der Darmwand (Lymphom- und leukämische Infiltrate)
- Zytotoxische Effekte von Chemotherapeutika
- Aktivierung proinflammatorischer Zytokine
- Gestörte Reparaturmechanismen

13.3 Klinische Symptomatik

Die klinische Symptomatik ist initial wenig wegweisend. Sie manifestiert sich zum Nadir (minimale Granulozytenzahl) und bessert sich in Abhängigkeit von der Regeneration der Granulopoese. Charakteristisch ist die Kombination von rezidivierenden kolikartigen Bauchschmerzen (Subileussymptomatik), tastbarer Resistenz und Druckschmerzhaftigkeit des rechten Unterbauches mit Loslassschmerz (der auch kontralateral als Zeichen der Peritonitis zu beobachten ist) sowie febrilen Temperaturen. Das Auftreten einer wässrigen (seltener hämorrhagischen) Diarrhö ist möglich (ca. 50%), auch wenn die Bauchschmerzsymptomatik im rechten Unterbauch das Leitsymptom darstellt. Sepsis und Zeichen der Perforation mit Peritonitis sowie in seltenen Fällen auch eine profuse therapierefraktäre Blutung sind bedrohliche Komplikationen.

Ein umschriebener Druck- und Loslassschmerz über dem betroffenen Darmabschnitt ist allerdings häufig das einzige klinische Zeichen der schwerkranken Patienten. Rezidivierende Bauchschmerzen, bedingt durch die mechanische Einengung des Ileozökalpols, imponieren als (Sub-)Ileussymptomatik mit konsekutiver Aufweitung der vorgeschalteten (Dünn-)Darmsegmente. Als unspezifische Begleitsymptomatik werden Flatulenz, Blähbeschwerden, Übelkeit, Erbrechen sowie eine Vielzahl uncharakteristischer anderer Begleitsymptome beobachtet. Abdominelle Schmerzen als Leitsymptom der neutropenen Kolitis werden in 93% angegeben, gefolgt von Fieber in 75%, respektive Diarrhö in 51% und Peritonismus in 31% (Daten zusammengefasst von 29 Kasuistiken).

Leitsymptome der neutropenen Kolitis
- Bauchschmerz
- Umschriebener Druckschmerz im rechten Unterbauch
- Tastbare Resistenz im rechten Unterbauch

13.4 Diagnostik/Differenzialdiagnose

Differenzialdiagnostisch wird häufig zuerst an eine Appendizitis gedacht. Unnötige Operationen müssen unbedingt vermieden werden, da die Operation dieser schwerkranken Patienten in der Agranulozytose eine sehr hohe Letalität aufweist. Neben dem periappendizitischen Abszess müssen akute oder chronische Erkrankungen der Ileozökalregion bedacht werden (bakterielle Ileozökitis, CMV-Infektionen, Morbus Crohn, Darmtuberkulose, pseudomembranöse und ischämische Kolitis). Bei Patienten nach allogener Knochenmarktransplantation sollte auch an eine Graft-versus-Host-Erkrankung gedacht werden, wobei diese in der Regel erst nach Engraftment eintritt.

Aufgrund der häufig tastbaren Resistenz im rechten Unterbauch ist an eine neoplastische (insbesondere leukämische oder lymphomatöse) Infiltration der Ileozökalregion zu denken. Ebenso muss bei einer akuten Einblutung der Darmwand eine Panzytopenie ausgeschlossen werden.

Neben den routinemäßig durchzuführenden laborchemischen und stuhlhygienischen (mikrobiologischen) Untersuchungen (Bakterien, Clostridium difficile, inkl. Toxin, Viren, Parasiten) wird routinemäßig die CMV-PCR im Blut oder der CMV-Antigennachweis im Blut oder Urin empfohlen. Das endoskopische Vorgehen während der Neutropenie ist relativ kontraindiziert (z. B. Perforationsgefahr) und sollte nur sehr gezielt eingesetzt werden, auch wenn die Ausschlussdiagnose einer CMV-Kolitis bzw. eines leukämischen oder lymphomatösen Infiltrates letzendlich nur durch die histologische Untersuchung des Gewebes gelingen kann.

13.4.1 Computertomographie

Auch wenn in den meisten publizierten Untersuchungen die CT als sensitives Verfahren zur Diagnose einer neutropenen Kolitis erwähnt wird, favorisieren wir die hochauflösende Ultraschalldiagnostik in der Primärdiagnose der neutropenen Kolitis.

13.4.2 Transabdominelle Sonographie

Sonographisch imponiert eine ausgeprägte, schwächer echogene asymmetrische Darmwandverdickung mit transmuraler Entzündungsreaktion und Arealen unterschiedlicher Echogenität, die durch Ödem, Nekrosebildung und/oder umschriebene Hämorrhagien zu erklären sind (■ Abb. 13.1). Murale Lufteinschlüsse weisen auf eine Infektion mit gasbildenden (anaerobischen) Keimen hin. Die umschriebene perikolische Flüssigkeitsansammlung ist ein Zeichen der (drohenden) Perforation.

Auch sonographisch kann der Nachweis freier Luft im Abdomen gelingen. Freie Luft findet sich in Linksseitenlage des Patienten, z. B. perihepatisch. Lufteinschlüsse in

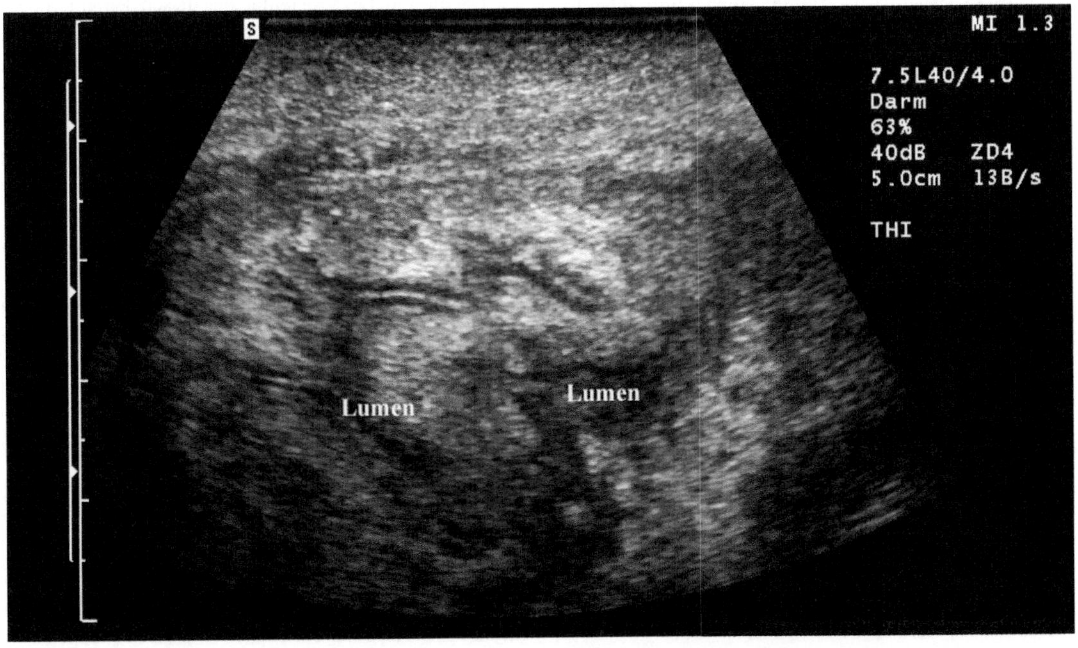

■ **Abb. 13.1.** Sonographische Darstellung einer ausgeprägten, schwächer echogenen und asymmetrischen Darmwandverdickung mit transmuraler Entzündungsreaktion und Arealen unterschiedlicher Echogenität, die durch Ödem, Nekrosebildung und/oder umschriebene Hämorrhagien zu erklären sind. Das Lumen ist markiert der Darmwand lassen sich allerdings auch computertomographisch sensitiv nachweisen. Bei schwerem Krankheitsverlauf lässt sich auch Luft im Pfortadersystem sonographisch nachweisen, einem ähnlichen Bild wie nach Applikation von Signalverstärkern entsprechend. Wie bei der nekrotisierenden Enterokolitis des Säuglings können sich sekundär Veränderungen, z. B. im Sinne einer Pneumatosis cystoides intestinalis ausbilden. Erwähnenswert ist, dass bei diesen Patienten der Wasserstoffgehalt der Exspirationsluft massiv erhöht ist (Werte >100 ppm sind keine Seltenheit).

13.4.3 Abdomenübersichtsaufnahme

Die Zeichen der Abdomenübersichtsaufnahme ohne Kontrastmittelgabe sind in der Regel uncharakteristisch, manchmal werden aufgeweitete Dünndarmschlingen im Sinne eines (Sub-)Ileus gefunden, in seltenen Fällen können auch durch die Übersichtsaufnahme Lufteinschlüsse in der Darmwand nachgewiesen werden. In der Röntgenthoraxaufnahme im Stehen ist besonders auf freie (subdiaphragmale) Luft zu achten.

13.4.4 Kolonkontrastmitteleinlauf

Die Bedeutung des Kolonkontrastmitteleinlaufs ist gering, da er bei Verdacht auf eine Perforation kontraindiziert ist und eine weitere Druckzunahme im Zökalpol zu einer Verstärkung ischämischer Veränderungen führen kann.

13.4.5 Selektive Dünndarmpassage nach Sellink

Auch die Applikation oraler Kontrastmittel sollte nur vorsichtig erfolgen, da bei Applikation größerer Mengen bariumhaltiger Suspensionen die Perforationsgefahr erhöht ist. Eine selektive Dünndarmpassage nach Sellink halten wir für relativ kontraindiziert, wogegen die orale Gabe von wasserlöslichem Kontrastmittel, z. B. Gastrografin, in Einzelfällen erwogen werden kann.

13.4.6 Andere Methoden

Andere Methoden, z. B. Galliumszintigraphie, haben heutzutage in der Diagnostik der neutropenen Kolitis keinen wesentlichen Stellenwert. Ähnliches gilt auch für anderweitige nuklearmedizinische Untersuchungen, z. B. mit indiummarkierten Granulozyten.

Entsprechend der klinischen Symptomatik werden weitere, ergänzende laborchemische und bildgebende diagnostische Methoden gezielt eingesetzt.

13.5 Histologie/Histopathologie

Makroskopisch findet sich eine dilatierte, ödematös verdickte Darmwand mit hämorrhagischen und nekrotischen Bezirken. Das histologische Kennzeichen der neutropenen Kolitis ist die umschriebene Schleimhautnekrose mit auffällig wenigen Entzündungszellen. Ischämische Veränderungen der Schleimhaut werden durch eine Thromboseneigung kleiner und kleinster Venen der Darmwand und des periintestinalen Gewebes erklärt; pathogenetisch wird diese Gefäßreaktion durch Endotoxine erklärt.

Leitbefund der histopathologischen Untersuchungen sind Ödem, Hämorrhagie und Nekrose. Ausgeprägte entzündliche Infiltrationen werden dagegen nur selten beobachtet, ebenfalls leukämische bzw. lymphomatöse Infiltrationen. Im Rahmen schwerer Krankheitsfälle sind auch umschriebene Pilzinfiltrationen zu beobachten.

13.6 Therapie

Im Vordergrund der primären Therapie stehen die konservativen Maßnahmen mit Nahrungskarenz, total parenteraler Ernährung sowie antibiotischer und antimykotischer Therapie. Da die Neutropenie das »sine qua non« der neutropenen Kolitis darstellt, gilt es die Phase der Neutropenie zu verkürzen; dies kann durch Gabe von Wachstumsfaktoren (z. B. G-CSF oder GM-CSF) bzw. durch die Applikation von Granulozytentransfusionen erfolgen.

Da die Operationsletalität bei diesen Patienten sehr hoch liegt, treten chirurgische Maßnahmen primär in den Hintergrund. Jedoch darf der richtige Zeitpunkt zum operativen Vorgehen nicht verpasst werden, so dass eine intensive interdisziplinäre Betreuung dieser Patienten erfolgen muss. Als Operationsindikation gilt die klinische Verschlechterung mit progredientem Sepsisbild und die Perforation. Profuse Blutungen, die auch nach Optimierung der Gerinnungssituation anhalten, sind selten, können aber auch eine Operationsindikation darstellen.

Als prophylaktische Maßnahmen werden die selektive oder komplette Darmdekontamination diskutiert sowie die prophylaktische Gabe von Granulozytentransfusionen, insbesondere bei Patienten mit Zustand nach neutropener Kolitis vor erneuter Hochdosischemotherapie.

Die Prognose des Krankheitsbildes variiert in Abhängigkeit von der zugrunde liegenden (konsumierenden) Erkrankung, den eingesetzten Chemotherapeutika sowie dem individuellen Zustand des Patienten. Die Letalität liegt bei Patienten mit den Zeichen der Perforation, bei Sepsis und bei Organkomplikationen >50%, da allein schon die perioperative Mortalität mit ca. 50% angegeben wird. Als wesentlicher prognostischer Faktor gilt die Normalisierung der Leukozytenzahl im peripheren Blutbild und die Zeitdauer der ausgeprägten Neutropenie, da diese eine kontinuierliche bakterielle Invasion der Darmwand mit nachfolgender Persistenz und Perpetuation der Läsion mit möglicher Nekrose und Perforation begünstigt.

Literatur

Abbasoglu O, Cakmakci M. Neutropenic enterocolitis in patients without leukemia. Surgery 1993; 113: 113–116

Alt B, Glass NR, Sollinger H. Neutropenic enterocolitis in adults. Review of the literature and assessment of surgical intervention. Am J Surg 1985; 149: 405–408

Boggio L, Pooley R, Roth SI, Winter JN. Typhlitis complicating autologous blood stem cell transplantation for breast cancer. Bone Marrow Transplant 2000; 25: 321–326

Coleman N, Speirs G, Khan J, Broadbent V, Wight DG, Warren RE. Neutropenic enterocolitis associated with Clostridium tertium. J Clin Pathol 1993; 46: 180–183

Dietrich CF, Hermann S, Klein S, Braden B (2006) Sonographic signs of neutropenic enterocolitis. WJG, in press

Frick MP, Maile CW, Crass JR, Goldberg ME, Delaney JP. Computed tomography of neutropenic colitis. AJR Am J Roentgenol 1984; 143: 763–765

Hopkins DG, Kushner JP. Clostridial species in the pathogenesis of necrotizing enterocolitis in patients with neutropenia. Am J Hematol 1983; 14: 289–295

Kronawitter U, Kemeny NE, Blumgart L. Neutropenic enterocolitis in a patient with colorectal carcinoma: unusual course after treatment with 5-fluorouracil and leucovorin – a case report. Cancer 1997; 80: 656–660

Mower WJ, Hawkins JA, Nelson EW. Neutropenic enterocolitis in adults with acute leukemia. Arch Surg 1986; 121: 571–574

Mulholland MW, Delaney JP. Neutropenic colitis and aplastic anemia: a new association. Ann Surg 1983; 197: 84–90

Rexroth G, Altmannsberger HM, Hassenstein EO, Rosch W. Neutropenic enterocolitis. Z Gastroenterol 1998; 36: 27–33

Song HK, Kreisel D, Canter R, Krupnick AS, Stadtmauer EA, Buzby G. Changing presentation and management of neutropenic enterocolitis. Arch Surg 1998; 133: 979–982

Thaler M, Gill V, Pizzo PA. Emergence of Clostridium tertium as a pathogen in neutropenic patients. Am J Med 1986; 81: 596–600

Vas WG, Seelig R, Mahanta B, Patel B, Salimi Z, Markivee C, Sundaram M. Neutropenic colitis: evaluation with computed tomography. J Comput Tomogr 1988; 12: 211–215

Verbeeck WJ, Berk M. Clozapine associated neutropenia and cytomegalovirus colitis. Pharmacopsychiatry 1998; 31: 236–237

Weinberger M, Hollingsworth H, Feuerstein IM, Young NS, Pizzo PA. Successful surgical management of neutropenic enterocolitis in two patients with severe aplastic anemia. Case reports and review of the literature. Arch Intern Med 1993; 153: 107–113

Williams N, Scott AD. Neutropenic colitis: a continuing surgical challenge. Br J Surg 1997; 84: 1200–1205

Teil V Infektionskrankheiten des oberen Gastrointestinaltraktes

Infektionen des Ösophagus

J. Stein

Infektionserkrankungen des Ösophagus treten in der Regel nur bei Patienten mit gestörter Immunabwehr, beispielsweise chronischer Alkoholismus, AIDS (► Kap. 11), nach Organtransplantationen, aber auch bei Diabetes und in hohem Alter auf. Als häufigste Pilzinfektion gilt die Candidiasis. Bei ausgeprägter Immundefizienz treten auch bakterielle, parasitäre und virale Infektionen auf (Nassar u. Gregg 1998). Angaben zur Prävalenz aller infektiösen Ösophagitiden fehlen bis dato und sind nur für Candidainfektionen bekannt (<5% bei Gesunden, 25–50% bei Immunsupprimierten, Tumorkranken und Patienten im Stadium AIDS).

14.1 Viren

Pathologie und Pathogenese

Herpes simplex

Herpes simplex, ein doppelsträngiges DNS-Virus, führt zu schmerzhaften Bläschen der Haut, Mundschleimhaut und auch im Bereich der Speiseröhre. Auch die Infektion des Ösophagus ist in der Regel eine Reaktivierung einer latenten Infektion in den Nervenganglien. Bei ausgeprägter Immunschwäche ist eine Generalisation der Infektion mit Beteiligung der Leber, Lunge und des ZNS möglich.

Zytomegalie

Die meisten Erwachsenen sind mit Zytomegalie infiziert, einer bei Gesunden latenten Infektion. Bei der Zytomegalieösophagitis sind submuköse Fibroblasten und Endothelzellen, nicht das Plattenepithel infiziert.

Infektionen des Ösophagus mit **Varizella-zoster-Viren** und **Epstein-Barr-Viren** sind äußerst selten. Bei ausgeprägter Immundefizienz können Varizella-zoster-Viren zu schwerster Ösophagitis führen. Auch eine Ösophagitis durch Epstein-Barr-Viren wird in der Regel nur bei schwerer Immundefizienz gesehen.

Das **humane Immundefizienzvirus** per se kann zu Ösophagusulzerationen führen. Bei Patienten im Stadium AIDS sind auch Infektionen des Ösophagus mit dem **humanen Papillomavirus** beschrieben.

Klinik

Herpes simplex

Bei immunkompetenten Personen dauert die Erkrankung nur kurz, mit Spontanremission nach wenigen Tagen. Typisch sind Schmerzen beim Schlucken und retrosternale Schmerzen. Oft liegt gleichzeitig eine Herpesmanifestation im Lippenbereich vor. Bei Immunsuppression sind dauerhafte Übelkeit und Erbrechen möglich. Nicht selten sind eine zusätzliche Candidiasis und/oder Herpesinfektion im Rachen- und Genitalbereich. Bei fehlendem Ansprechen auf die Therapie sind schwerste Komplikationen mit ausgedehnten Nekrosen, Superinfektionen, Blutungen, Stenosen, Pneumonie, ösophagotrachealer Fistelbildung möglich.

Zytomegalie

Der klinische Beginn ist weniger abrupt als bei Herpes. Die Symptomatik, wie Schluckbeschwerden, eher geringer, dafür eher Übelkeit, Erbrechen, Fieber und epigastrische Schmerzen.

Varizella-zoster-Viren

Die Symptomatik ist ähnlich der Herpesösophagitis: Schmerzen beim Schlucken.

Humanes Immundefizienzvirus

Das humane Immundefizienzvirus kann zu Riesenulzerationen im Ösophagus mit Perforation, Blutung, Fistelbildung, Superinfektion und Strikturbildung mit der entsprechenden Symptomatik führen.

Diagnostik

Herpes simplex

In der Endoskopie finden sich Bläschen mit einem Durchmesser von 1–3 mm im mittleren und distalen Ösophagusdrittel, die sich zu kleinen Ulzerationen mit erhabenen Rändern entwickeln. Auch größere konfluierende Ulzerationen sind möglich. Biopsien aus dem Ulkusrand sollten in speziellen Kulturmedien zur Züchtung versandt werden. Histologisch zeigen sich vielkernige Riesenzellen. Immunhistochemie und In-situ-Hybridisierung erleichtert die Diagnose.

Zytomegalie

Die exakte Diagnose erfordert die Biopsie. Im Gegensatz zur Herpesinfektion sind Biopsien aus dem Ulkusgrund erforderlich. Makroskopisch finden sich ausgestanzte Erosionen und Ulzerationen. Perforationen mit konsekutiver letaler Mediastinitis sind insbesondere bei AIDS beschrieben. Histologisch zeigen sich die typischen großen Zellen mit intranukleären Einschlusskörperchen und perinukleärem Halo. Verifizierung der Diagnose mittels Virusanzüchtung ist sinnvoll.

Varizella-zoster-Viren

Der Schlüssel zur Diagnose ist das in der Regel gleichzeitige Vorliegen der typischen auf ein Dermatom begrenzten Hautbläschen.

Prophylaxe und Therapie (◘ Tab. 14.1)

Herpes simplex

Frühzeitige Behandlung mit hochdosiertem Aciclovir verkürzt die Erkrankung. Die manifeste Ösophagitis wird intravenös mit Aciclovir (250 mg/qm alle 8 h) behandelt. Wenn die Schluckbeschwerden gebessert sind, kann auf

◘ Tab. 14.1. Therapie viraler Ösophagusinfektionen/-ulzerationen

Erreger	Medikament	Dosis	Dauer
Herpes-simplex-Virus	Aciclovir (1. Wahl) Valacciclovir Foscanet (bei Aciclovirresistenz)	3-mal 5 mg/kg KG, danach 3-mal 1 g	7–10 Tage
Zytomegalievirus	Ganciclovir (1. Wahl)	2-mal 5 mg/kg KG	2–3 Wochen
	Foscanet (bei Gancicloviresitenz)	2-mal 100 mg/kg KG 3-mal 40 mg/kg KG	
Varicella-zoster-Virus	Aciclovir (1. Wahl)	3-mal 10 mg/kg KG i.v.	2 Wochen
	Valacciclovir (Alternative)	3-mal 1 g p.o.	
	Foscanet (bei Aciclovirresistenz)	2-mal 100 mg/kg KG i.v.	
Epstein-Barr-Virus	Aciclovir	250 mg/qm alle 8 h	Langzeitbehandlung
HI-Virus	Prednison	40 mg	2 Wochen, danach 4-wöchige Ausschleichphase
	Thalidomid	200 mg	4 Wochen

oral appliziertes Valaciclovir (3-mal täglich 1 g) für 7–10 Tage umgesetzt werden. Bei Resistenz gegen Aciclovir wird Foscarnet (40 mg/kg KG 3-mal täglich) eingesetzt. Die Nebenwirkungsrate, insbesondere Nephrotoxizität, ist höher, die Verträglichkeit geringer. Bei schwerer Immuninsuffizienz, z. B. AIDS und auch nach Transplantation, sollte nach erfolgreicher Therapie eine Prophylaxe mit Aciclovir oder Valaciclovir durchgeführt werden.

Zytomegalie

Mittel der Wahl sind Ganciclovir (intravenös 5 mg/kg KG alle 12 h für 2 Wochen) und Foscarnet (Parente et al. 1998). Bei fortbestehender Immunsuppression sind Rezidive die Regel. Ganciclovir wird auch zur Rezidivprophylaxe eingesetzt. Zu achten ist auf die Knochenmarktoxizität von Ganciclovir. Bei Resistenz gegen Ganciclovir wird Foscarnet (intravenös 90 mg/kg KG alle 12 h für 2–3 Wochen, gefolgt von einer Erhaltungsdosis von oral 90–120 mg/kg KG) eingesetzt. Cidovir ist ebenfalls effektiv, hat aber eine hohe Nephrotoxizität.

Varizella-zoster-Viren

Mittel der Wahl ist Aciclovir intravenös, gefolgt von Valaciclovir oral. Foscarnet ist bei Resistenz eine Alternative.

Epstein-Barr-Virus

Die Epstein-Barr-Virusösophagitis wird mit Aciclovir behandelt. In der Regel ist eine Langzeitbehandlung erforderlich.

HI-Virus

Ulzerationen durch das HI-Virus werden initial mit Prednison (40 mg über 2 Wochen, Ausschleichen über 4 Wochen) behandelt. Als Alternative wird Thalidomid (200 mg/Tag über 4 Wochen) diskutiert. Thalidomid ist nur über Sonderanforderung erhältlich (strengste Antikonzeption aufgrund des fötalen Missbildungsrisikos).

Papillomavirus

Polypöse Veränderungen im mittleren und distalen Ösophagus durch das *humane Papillomavirus* können endoskopisch behandelt werden. Die therapeutischen Ergebnisse einer systemischen Therapie mit α-Interferon, Bleomycin und Etoposid sind eher enttäuschend.

14.2 Bakterien

Pathologie und Pathogenese

Bei Immundefizienz, insbesondere bei Granulozytopenie, und gleichzeitiger säuresuppressiver Therapie mit Protonenpumpenblockern muss auch mit einer Ösophagitis durch verschiedenste Bakterien gerechnet werden.

Sehr selten, im wesentlichen bei **AIDS**, aber auch in Entwicklungsländern beschrieben, ist eine Infektion des Ösophagus durch *Mykobakterien*, in der Regel durch lokale Ausbreitung einer Lungen- und Mediastinaltuberkulose (Jain et al. 2002). Bei Immundefizienz sind auch weitere Infektionen des Ösophagus durch *Aktinomyzeten, Nokardien, Treponema pallidum* aufgetreten. Die **Syphilis** kann den Ösophagus in Form von Gummen auch bei immunkompetenten Personen befallen. Eine **Diphterie** kann sich vom Pharynxbereich auch auf den Ösophagus ausdehnen.

Klinik

Auch bei bakterieller Ösophagitis gehören Schmerzen beim Schlucken zu den Leitsymptomen. Bei der seltenen **Tuberkulose** des Ösophagus sind neben der Dysphagie auch Gewichtsverlust, Fieber, Brustschmerzen und Husten Leitsymptome.

Diagnostik

Endoskopisch finden sich eine vermehrte Vulnerabilität, Plaques, Ulzerationen. Die Gramfärbung von Biopsien kann diagnoseführend sein. Mikroskopisch werden die subepithelialen Bakterien mit relativ geringer Entzündungsreaktion gesehen. Kulturen weisen die Keime der normalen Mundflora nach: Staphylococcus aureus, Staphylococcus epidermidis, Streptococcus viridans, Bacillus species.

Prophylaxe und Therapie

Die bakterielle Infektion wird mit Breitspektrumantibiotika behandelt, bei vorliegendem kulturellem Ergebnis keimgerecht. Die Therapie der Tuberkulose, Syphilis, Nokardiose etc. bei Ösophagusbeteiligung unterscheidet sich nicht von den allgemeinen Richtlinien der Therapie dieser Infektionen.

14.3 Parasiten

14.3.1 Trypanosoma cruzi

In Südamerika sind Ösophagusbeteiligungen bei der Chagas-Krankheit (Erstbeschreibung 1909 durch C. Chagas) nach einer Infektion mit Trypanosoma cruzi bis zu 30 Jahre später beschrieben. Das Krankheitsbild ähnelt, aber gleicht nicht der Achalasie (Dantas et al. 2001).

Klinik

Etwa 7 Tage post infectionem entwickelt sich an der Eintrittstelle eine erythromatöse, indurierte, kaum schmerzhafte Schwellung (»Chagom«), die bei Eintritt über die Konjunktiva als Schwellung des Ober- und Unterlids imponiert (»Romana-Zeichen«). Nach Abklingen der danach folgenden generalisierten Erkrankung (grippeähnliche Symptome, Anorexie, Schwindel, Ödeme, Hepatopathie) erscheinen die Patienten bei minimaler oft unterhalb der Nachweisgrenze liegender Parasitämie subjektive wie objektiv gesund. Nach 10–20 Jahren entwickeln jedoch 10–30% eine symptomatische, chronische Chagas-Erkrankung infolge eines progredienten Zelluntergangs, v. a. des Myokards und autonomer Ganglienzellen. Bei etwa 6% der Patienten finden sich typische dysphagische Beschwerden, die differenzialdiagnostisch von der klassischen Achalasie abzugrenzen sind. Nächtliche Aspirationen mit rezidivierenden Pneumonien sind insbesondere beim **Megaösophagus** und **Megagaster** die Regel.

Diagnostik

Der Erregernachweis im peripheren Blut ist frühstens 1–2 Wochen post infectionem möglich: Die höchste Parasitendichte findet sich am 30.–90. Tag post infectionem. ELISA und PCR sind deutlich sensitiver (Dantas et al. 1999).

Von etwas niedrigeren Druckwerten UÖS abgesehen, sind die Manometriewerte nicht unterschiedlich zu denen einer Achalasie (Dantas u. Aprile 2005). Sie finden sich auch bei asymptomatischen seropositiven Patienten.

Prophylaxe und Therapie

Mittel der Wahl sind Nifurtimox und Benznidazol, die, insbesondere wenn sie während der akuten Phase der Erkrankung eingesetzt werden, die Parasiten bei 70–80% der Patienten eliminieren. Auch wenn ihre Wirksamkeit in der chronischen Phase noch unklar ist, werden beide Substanzen in allen Phasen der Erkrankung eingesetzt:

- Nifurtimox oral 8–10 mg/kg KG/Tag (Erwachsene); 12,5–15 mg/kg KG/Tag (Heranwachsende); 15–20 mg/kg KG/Tag (Kinder bis 10 Jahre) verteilt auf 4 Dosen, über 90–120 Tage.
- Benznidazol oral 5–7 mg/kg KG/Tag verteilt auf 2 Dosen über 30–60 Tage.

Eine Chemoprophylaxe ist nicht möglich. Ein wirksamer Impfstoff existiert derzeit (noch) nicht. Die derzeit einzige verfügbare Maßnahme besteht in der Vektorkontrolle. Reisende in Endemiegebieten sollten potenziell raubwanzeninfizierte Behausungen meiden.

Die Therapie eines »*Chagas-Ösophagus*« unterscheidet sich zunächst nicht von der klassischen Achalasie (Nitrate, Ballondilatation, Botox). Persitierende Aspirationspneumonien, insbesondere beim Megaösophagus, gelten als Indikation zur Ösophagektomie (Pinotti et al. 1991).

14.3.2 Weitere Parasiten

Insbesondere bei Patienten im Stadium AIDS (▶ Kap. 11) Infektionen mit Kryptosporidien, Pneumocystis carinii, Leishmanien und Tricimonas (Raufmann 1988).

Darüber hinaus findet sich in Einzelfällen eine Beteiligung des Ösophagus beim Amöbenabszess der Leber, Echinokken und Nematoden, die endoskopisch meist als unspezifische Entzündungen des distalen Ösophagus imponieren (Borcuk et al. 1998, Grimes et al. 1987, Villanueva et al. 1994).

14.4 Pilze

Während Aspergillosen zumeist aerogen erworben werden, stellt die Besiedlung bzw. Überwucherung des Gastrointestinaltraktes mit Candida spp. einen zweiten wichtigen Ausgangspunkt für systemische Mykosen dar (Nassar u. Gregg 1998). Anderseits sind Candida spp. kommensale Organismen, die fast universell im Verdauungstrakt gesunder Menschen nachweisbar sind. So wurden Candida spp. in 20–50% aus dem Ösophagus gesunder Freiwilliger isoliert (Odds 1987).

Waren 1984 noch über 80% der invasiven Candidosen durch Candida (C.) albicans verursacht, so wurden 1991, je nach Klinikum, z. T. mehr als 50% Non-albicans-Infektionen beobachtet (Wenzel 1995). Hierfür wird im Sinne einer Selektion fluconazolresistenter Spezies der breite Einsatz von Fluconazol verantwortlich gemacht. Neben *C. glabrata* (1997 in den USA häufigste Non-albicans-Spezies) finden sich zunehmend auch *C. tropicalis* und *C. krusei*.

Darüber hinaus sind weitere (seltene) Pilzinfektionen bei schwer gestörter Immunabwehr durch exogene Infektion möglich: Histoplasmose, Kryptokokkose, Blastomykose, Aspergillose. So kann eine Lungen- und Mediastinalhistoplasmose auch auf die Speiseröhre übergreifen.

Pathologie und Pathogenese

Der Übergang einer kommensalen Schleimhautbesiedlung in eine manifeste Infektion tritt immer dann auf, wenn endogene oder/und exogene Risikofaktoren das ökologische Gleichgewicht zwischen Hefepilzen, Wirtsabwehr und der natürlichen Flora stören (◘ Tab. 14.2). Für die Wirtsabwehr spielen hierbei sowohl angeborene wie auch erworbene Immunität eine wichtige Rolle. Je niedriger die CD4-Lymphozytenzahl, desto höher ist das Risiko der Candidaösophagitis. Die Prävalenz ist auch hoch beispielsweise nach Chemotherapie von Leukosen und Lymphomen und nach Ösophagusbestrahlung. Glukokortikosteroide begünstigen die Candidainfektion aufgrund ihrer antiproliferativen Wirkung auf Lymphozyten und Granulozyten. Auch nach inhalativen Steroiden, angewandt bei

■ Tab. 14.2. Endogene und exogene Risikofaktoren, die die Enstehung einer Pilzinfektion begünstigen

Endogene Faktoren	Exogene Faktoren
Neonatalperiode/hohes Alter	Breitbandantibiose
Diabetes mellitus	Kortikosteroide
Maligne Systemerkrankungen, insbesondere hämatologische Neoplasien	Protonenpumpenblocker
AIDS	Immunsuppressive Chemotherapie
Motilitätsstörungen (z. B. Achalasie, Fundoplicatio, pogressiv-systemische Sklerose)	

Asthma, sind orale und ösophageale Candidainfektionen bei sonst Gesunden mit normalem Immunsystem möglich. Eine gestörte Ösophagusmotilität, wie bei Achalasie, Ösophagusneoplasien und progessiver systemischer Sklerose, begünstigt eine Candidaösophagitis. Zusätzliche säuresuppressive Therapie erhöht das Risiko.

Zuerst kommt es zu einer oberflächlichen Kolonisation mit Adhäsion und Proliferation von C. albicans. Candida albicans hat eine hohe Affinität zum glykogenhaltigen Plattenepithel (gehäuftes Vorkommen im Oropharynx und Ösophagus sowie perianal).

Speichelfluss, Ösophagusmotilität, physiologischer Säurereflux und die körpereigene Immunabwehr sind Schutzmechanismen gegen weitere Infiltration. Bei Antibiotikatherapie kann es zu einer Dysbalance zwischen der Kompetition von Bakterien und Pilzen kommen mit der Begünstigung einer Candidainfektion. Bei gestörter zellulärer Immunabwehr ist eine Candidainfiltration in die Ösophagusschleimhaut möglich. Diese führt aber sehr selten so tief, dass Ulzerationen oder Perforationen auftreten.

Klinik

Beim Risikopatienten kann C. albicans lokale Infektionen praktisch an jeder Stelle des Verdauungstraktes hervorrufen. Mit Abstand am häufigsten sind allerdings Oropharynx und Ösophagus betroffen. Bei milder Candidaösophagitis können Symptome fehlen. Die Symptome sind ansonsten ähnlich wie bei Refluxkrankheit: Schmerzen hinter dem Brustbein, Schmerzen beim Schlucken, Sodbrennen. Zusätzlich möglich sind Übelkeit, auch Blutungen. Da die Infektion in der Regel auf die epitheliale und subepitheliale Region beschränkt bleibt, tritt Fieber in der Regel erst bei Granulozytopenie und hierdurch begünstigter weiterer Candidainvasion auf.

Diagnostik

In bis zu 75% ist eine Besiedelung der oralen Schleimhaut mit weißen Belägen und Rachenrötung bereits bei der Mundinspektion sichtbar. In der **Ösophagoskopie** werden bei der infiltrativen Candidiasis die typischen weißen, adhärenten Beläge gesehen. Beim Bürstenabstrich zeigt sich die Vulnerabilität der Schleimhaut mit Blutungen. Die korrekte Diagnose wird mikroskopisch aus der **Biopsie** gestellt. In Ausnahmefällen ist eine kulturelle Anzüchtung erforderlich, auch um nach anderen Pilzen oder Mykobakterien zu fahnden, falls die Therapie nicht anspricht. Die makroskopische Diagnose allein reicht nicht, da ähnliche Beläge auch bei Refluxösophagitis, Herpes- und Zytomegalieinfektion und bei Nahrungsresten gesehen werden können. Bei Verdacht auf Herpesvirusösophagitis sollte ein kultureller Nachweis angestrebt werden.

Prophylaxe und Therapie

Eine *Primärprophylaxe* gegen Candida bei Risikopatienten ist nicht angezeigt. Die Therapie mit Proteaseninhibitoren und Virostatika bei HIV-Patienten (HAART: »highly active antiretroviral therapy«) ist die effektivste Prophylaxe der Candidaösophagitis. Ziel ist eine CD4-Zahl über 100–200/µl. Allerdings reduziert eine **Langzeitsekundärprophylaxe** mit Ketoconazol (200 mg oral tgl., s. unten) oder Fluconazol (50 mg oral tgl, s. unten) um ca. 50%, vice versa war allerdings der Erfolg einer Retherapie bei den prophylaktisch behandelten Patienten deutlich schlechter (Parente 1994).

In der Therapie (■ Tab. 14.3) werden **3 Gruppen von Medikamenten** eingesetzt: topisch wirksame, schlecht resorbierte Substanzen wie Nystatin, Amphotericin B und Clotrimazol, oral applizierte resorbierbare Medikamente wie Fluconazol und Itraconazol und intravenös applizierte Mittel wie Amphotericin B inklusive liposomales Amphotericin, Fluconazol, Itraconazol und Caspofungin. Die **Wahl** der Gruppe richtet sich nach dem **Schweregrad der Infektion** und dem Ausmaß der Immunsuppression. Bei geringer Immunsuppression hat sich oral appliziertes Fluconazol in einer Dosierung von 100–200 mg/Tag gegenüber dem weniger effektiven Nystatin durchgesetzt. Der Vorteil der topischen Therapie mit Nystatin oder Clotrimazol liegt im fast vollständigen Fehlen von Nebenwirkungen. Nystatin wird als Suspension 5-mal täglich in einer Einzeldosis von 200.000–400.000 Units appliziert. Auch bei mittelschwerer Immunsuppression empfiehlt sich primär Fluconazol in einer Dosierung von 100–200 mg/Tag für 10–14 Tage.

Allerdings finden sich seit dem breiten Einsatz von Fluconazol zur Prophylaxe und Therapie der Candidi-

Tab. 14.3. Therapie bei Pilzinfektionen des Ösophagus

Erreger	Medikament	Dosis	Dauer
Candida albicans	Fluconazol (Diflucan) (leichte bis mittelschwere Immunsuppression)	2-mal 100–200 mg i.v.	10–14 Tage
	Itraconazol (Sempera)	1-mal 200–400 mg	2–3 Wochen
	Amphotericin B (Amphomoronal)	0,3–0,5 mg/kg KG/Tag i.v.	2–3 Wochen
	Liposomales Ampho B (AmBisome)	3–5 mg/kg KG/Tag i.v.	2–3 Wochen
Azolresistente Candidaspezies	Amphotericin B (Amphomoronal)	0,3–0,5 mg/kg KG/Tag i.v.	2–3 Wochen
	Liposomales Ampho B (Amphomoronal	3–5 mg/kg KG/Tag i.v.	2–3 Wochen

asis zunehmend Resistenzen der Hefen (Ruhnke et al. 1994). Kommt es nicht zu einer Besserung nach wenigstens 3–5 Tagen, ist eine Reendoskopie, Resistenztestung in vitro, Umsetzen des Präparates oder ggf. intravenöse Therapie erforderlich. Intravenös ist Fluconazol (200 mg) in der Effektivität vergleichbar mit Caspofungin (50 mg; Villanueva et al. 2002). Alternativen zu Fluconazol sind Itraconazol (200 mg/Tag), Clotrimazol (100 mg 3-mal am Tag), Amphotericin B (Suspension 500 mg 4-mal pro Tag über 14 Tage). In einer Langzeitstudie über 1 Jahr waren bei Patienten mit AIDS Fluconazol und Itraconazol vergleichbar (Barbaro et al. 1996).

Bei Granulzytopenie ist die intravenöse antifungale Therapie mit Amphotericin B (0,5 mg/kg KG/Tag) erforderlich. Liposomales Amphotericin (3–5 mg/kg KG/Tag) ist besser verträglich mit insbesondere weniger renalen Nebenwirkungen. Bei Granulozytopenie sind Granulozytenwachstumsfaktoren indiziert (GCSF, »granulocytes colony stimulating factor«). *Amphotericin B ist auch das Mittel der Wahl bei Histoplasmose und Aspergillose.* Können die oben genannten Risikofaktoren einer Pilzinfektion nicht beseitigt werden, ist mit einer hohen Rezidivrate zu rechnen. Dann ist eine Pilzprophylaxe mit Fluconazol oder Itraconazol erforderlich.

14.4.1 »Candidahypersensitivitätssyndrom« (CHS)

In vielzähligen Publikationen der Laienpresse – bis 2005 erschienen mindestens 15 Bücher zu diesem Thema – finden »Pilze im Darm« ein ungebrochenes Interesse. So wurde hierin eine Besiedlung des Verdauungstraktes wiederholt mit einer Reihe klinischer Beschwerdebilder, wie z. B. dem Candidahypersensitivitätssyndrom (CHS), der atopischen und seborrhoischen Dermatitis, der Psoriasis und der rezidivierenden Vaginitis, assoziiert.

Der Begriff CHS umfasst eine Vielzahl unspezifischer klinischer Beschwerdebilder, wie chronische Müdigkeit, Depression, Kopfschmerzen, Verdauungsbeschwerden etc. (Bennet 1990, Cater 1995). Die Überwucherung des Verdauungstraktes mit Hefen soll hierbei über eine Schwächung des Immunsystems zur Schädigung verschiedenster Organe führen. Als wesentlicher Baustein des Therapiekonzepts wird neben einer antimykotischen Therapie (in der Regel Nystatin) die Einhaltung einer speziellen »Pilzdiät« propagiert. Letztere soll durch den Entzug von Zuckern der intestinalen Candida den »Hauptnährstoff« entziehen. Die hierzu durchgeführten Studien konnten weder die Existenz des CHS noch den möglichen Nutzen der Diät belegen (Buslau et al. 1990, Dismukes et al. 1990). Die American Academy of Allergy and Immunology (AAAI) lehnt das Konzept des CHS seither als nicht beswiesen ab (AAAI 1990).

Literatur

AAAI (1990) Candidiasis hypersensitivity syndrome. Executive Committee of the American Academy of Allergy and Immunology. J Allergy Clin Immunol 78: 271–273

Barbaro G, Barbarini G, Calderon W, Grisorio B, Alcini P, Di Lorenzo G (1996) Fluconazole versus itraconazole for candida esophagitis in acquired immunodeficiency syndrome. Candida Esophagitis. Gastroenterology 111: 1169–1177

Bennett JE (1990) Searching for the yeast connection. N Engl J Med 323: 1766–1767

Borczuk AC, Hagan R, Chipty F, Brandt LJ (1998) Cytologic detection of Trichomonas esophagitis in a patient with acquired immunodeficiency syndrome. Diagn Cytopathol 19: 313–316

Buslau M, Menzel I, Holzmann H (1990) Fungal flora of human faeces in psoriasis and atopic dermatitis. Mycoses 33: 90–94

Cater RE 2nd (1995) Chronic intestinal candidiasis as a possible etiological factor in the chronic fatigue syndrome. Med Hypotheses 44: 507–515

Dantas RO, Aprile LR (2005) Esophageal contractions in Chagas' disease and in idiopathic achalasia. J Clin Gastroenterol 39: 863–868

Dantas RO, Deghaide NH, Donadi EA (1999)Esophageal manometric and radiologic findings in asymptomatic subjects with Chagas' disease. J Clin Gastroenterol 28: 245–248

Dismukes WE, Wade JS, Lee JY et al. (1990) A randomized, double-blind trial of nystatin therapy for the candidiasis hypersensitivity syndrome. N Engl J Med 323: 1717–1723

Grimes MM, LaPook JD, Bar MH (1987) Disseminated Pneumocystis carinii infection in a patient with acquired immunodeficiency syndrome. Hum Pathol 18: 307–308

Jain SK, Jain S, Jain M, Yaduvanshi A (2002) Esophageal tuberculosis: is it so rare? Report of 12 cases and review of the literature. Am J Gastroenterol 97: 287–291

Minocha A, Mandanas RA, Kida M, Jazzar A (1997) Bullous esophagitis due to chronic graft-versus-host disease. Am J Gastroenterol 92: 529–530

Nassar NN, Gregg CR (1998) Esophageal Infections. Curr Treat Options Gastroenterol 1: 56–63

Odds FC (1987) Candida infections: an overview. Crit Rev Micribiol 15: 1–5

Parente F, Bianchi Porro G (1998) Treatment of cytomegalovirus esophagitis in patients with acquired immune deficiency syndrome: a randomized controlled study of foscarnet versus ganciclovir. The Italian Cytomegalovirus Study Group. Am J Gastroenterol. 93: 293–295

Pinotti HW, Cecconello I, da Rocha JM, Zilberstein B (1991) Resection for achalasia of the esophagus. Hepatogastroenterology 38: 470–473

Raufman JP (1988) Odynophagia/dysphagia in AIDS. Gastroenterol Clin North Am 17: 599–614

Ruhnke M, Eigler A, Tennhagen I, Geiseler B, Trautmann M (1994) Emergence of fluconazole-resistant strains of candida albicans in patients with recurrent oropharyngeal candidosis and human immunodeficiency virus infection J Clin Microbiol 32: 2092–2098

Schissel DJ, David-Bajar K (1999) Esophagitis dissecans superficialis associated with pemphigus vulgaris. Cutis 63: 157–160

Villanueva JL, Torre-Cisneros J, Jurado R et al. (1994) Leishmania esophagitis in an AIDS patient: an unusual form of visceral leishmaniasis. Am J Gastroenterol 89: 273–275

Villanueva A, Gotuzzo E, Arathoon EG et al. (2002) A randomized double-blind study of caspofungin versus fluconazole for the treatment of esophageal candidiasis. Am J Med 113: 294–299

Wenzel RP (1995) Nosocomial candidemia:risk factors and attributable mortality. Clin Infect Dis 20: 1531–1534

Molekulare Mikrobiologie und Immunpathogenese von Helicobacter pylori

J. Stein

Die Magenschleimhaut ist durch vielfältige Schutzmechanismen gegen das Eindringen von Bakterien geschützt. Helicobacter pylori (H. pylori) ist an diese ökologische Nische hochgradig adaptiert. Eine einzigartige Kombination von Virulenzfaktoren und genetischer Variabilität erlaubt es diesem Bakterium, kurze Zeit im sauren Milieu des Magenlumens zu überleben, in den hochviskösen Magenschleim einzudringen, sich dort fortzubewegen und mit Hilfe einer Chemotaxismaschinerie räumlich zu orientieren, sich mit spezialisierten Haftstrukturen an die Epithelzellen anzuheften und die Immunantwort abzuwehren bzw. partiell zu paralysieren. Hieraus resultiert eine persistierende Kolonisation der Magenschleimhaut, die über Jahrzehnte fortbestehen kann. Somit ist H. pylori das einzige pathogene Bakterium, das in seinem Wirt lebenslang extrazellulär persistieren kann, eine Eigenschaft, die sonst nur bei Bakterien der physiologischen Flora vorkommt.

15.1 Morphologische und biochemische Charakteristika

Das **gramnegative** Bakterium H. pylori gehört zur Klasse der ε-Proteobakterien und bildet dort mit den Campylobacterarten die Familie der Campylobacteriaceae. Es finden sich sowohl einfach gebogene als auch spiralförmige (bis 3 Windungen) Zellformen. Ein Bündel von 6–8 Geißeln (Flagellen) an einem Pol verleiht den Bakterien die überlebenswichtige Beweglichkeit (▶ Abschn. 15.2.2). Als besonderes charakteristisches morphologisches Merkmal gilt eine membranartige Flagellenhülle (◘ Abb. 15.1).

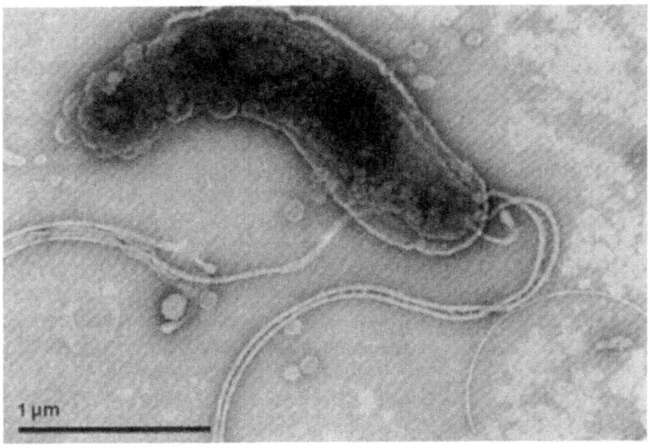

◘ **Abb. 15.1.** Elektronenmikroskopische Aufnahme von H. pylori (Mit freundlicher Genehmigung von P. Malfertheimer, Magdeburg)

15.1.1 Genom und genetische Variabilität

1997 publizierten Tomb und Mitarbeiter und 2 Jahre später Alm und Mitarbeiter die komplette Genomsequenz von H. pylori 26695 (Tomb et al. 1997) bzw. H. pylori

J99 (Alm et al. 1999), was erstmals eine detaillierte Analyse der Genomvariation innerhalb einer Bakterienspezies ermöglichte. Beide Genome bestehen aus 1.667.867 (26695) bzw. 1.643.831 (J99) Basenpaaren und enthalten ca. 1.5000 Gene. 90% der DNA kodieren für Proteine. Der Guanin+Cytosin-Gehalt des Genoms beträgt 39%. Für etwa 900 der 1.500 Gene kann eine mutmaßliche Funktion aufgrund von Homologievergleichen vorhergesagt werden.

Helicobacter pylori gehört zu den Bakterienspezies mit der größten genetischen Variabilität. So können sich die Bakterien durch Rekombination zwischen verschiedenen Genen, die für Oberflächenstrukturen kodieren, an die Oberflächenantigene der Wirtsepithelzellen adaptieren. Praktisch jeder H.-pylori-infizierte Patient trägt seinen eigenen individuellen H.-pylori–Stamm, der sich von allen anderen H. pylori unterscheidet. Diese extreme Vielfalt wird durch eine Kombination von hoher Mutationsrate und der Fähigkeit, mit hoher Effizienz DNA-Fragmente anderer kokolonisierender H.-pylori-Stämme aufzunehmen (Rekombination), erzeugt (Suerbaum et al. 1998). Es konnte gezeigt werden, dass H. pylori in der Lage ist, innerhalb von etwa 40 Jahren die Hälfte seines Genoms mit Genomstücken anderer H. pylori auszutauschen. Dies verleiht den Bakterien eine enorme genetische Adaptationsfähigkeit (Falush et al. 2001).

Die biologische Relevanz dieser ausgeprägten Variabilität von H.-pylori-Isolaten ist bisher weitestgehend ungeklärt. Es liegt allerdings nahe anzunehmen, dass sich H.-pylori-Stämme im Laufe der Jahre der chronischen Infektion an ihren individuellen Wirtsorganismus adaptieren.

15.2 Virulenzfaktoren

Virulenzfaktoren (◘ Tab. 15.1) bezeichnen die auf strukturellen und/oder funktionellen Strukturen basierenden Fähigkeiten eines Erregers, in einen Wirtsorganismus einzudringen, sich dort trotz immunologischer und anderer unspezifischer Abwehrmechanismen zu vermehren und/oder in einer »ökologischen Nische« auf Dauer zu überleben. Virulenzfaktoren werden in Abhängigkeit von der Phase der Infektion, in der sie eine Rolle spielen, in 3 Gruppen eingeteilt:

- **Kolonisationsfaktoren,** die für die initiale Phase der Infektion (z. B. Durchqueren des Magenlumens, Adhärenz an und Eindringen in die Mukosa) essentiell sind.
- **Persistenzfaktoren,** die es dem Bakterium erlauben, trotz Abwehrmechanismen des Wirts die Infektion aufrechtzuerhalten und nicht eliminiert zu werden.
- **Gewebeschädigende Faktoren (z. B. Toxine),** die im Falle von H. pylori wahrscheinlich für die Entstehung der Folgekrankheiten verantwortlich sind.

15.2.1 Urease

Der am längsten bekannte und wohl markanteste Virulenzfaktor von H. pylori ist Urease (Harnstoffhydrolase: EC3.5.1.5). Etwa 6% des Gesamteiweißes von H. pylori sind Urease, ein ca. 550 kDa großes, aus 6 großen (UreB, 61 kDa) und 6 kleinen (UreA, 26 kDa) Untereinheiten bestehendes nickelabhängiges Enzym, das die Spaltung von Harnstoff zu Ammoniak und Kohlenwasserstoff katalysiert. An der Synthese von Urease sind neben den beiden Strukturgenen UreA und UreB 4 weitere, sog. akzessorische Gene (ureEFGH) beteiligt (Cussac et al. 1991, Labigne et al. 1991). Die Urease von H. pylori hat eine höhere Affinität zu Harnstoff als Urease anderer Bakterien und arbeitet bei physiologischen Harnstoffkonzentrationen (1,7–3,4 mM) im Sättigungsbereich und mit maximaler Geschwindigkeit. Mittels spezieller Transportsysteme wie dem ATP-getriebenen NixA und verschiedener Bindungs-

◘ Tab. 15.1. Virulenzfaktoren von H. pylori

Virulenzfaktor	Funktion	Lokalisierte Gene
CagA-Antigen[a]	Teil der Cag-Pathogenitätsinsel, induziert erhöhte Entzündungsaktivität	*cagA*
VacA[a]	Zytotoxin – Vakuolisierung der Zellen	*vacA*
Adhäsine	Anheftung an die Magenmukosa	*babA2*, *alpA*, *alpB*
Urease	Säurepufferung, Freisetzung von Sauerstoffradikalen aus Phagozyten, Chemotaxis	*ureA*, *ureB*, *ureD-L*
Flagellen	Mobilität, Nickeleinbau, -transport	*flaA*, *flaB*
Hitzeschockproteine	Verstärkte Entzündungsreaktion	*hspA*, *hspB*
Proteine der äußeren Membran	Unklar (assoziiert mit verstärkter Entzündung?)	*oipA*
PicB	Zytokininduktion	*picB* (*cagE*)
iceA[a]	Restriktionsnuklease – verstärkte Kolonisierung	*iceA1*, *iceA2*
NAP	Neutrophilen aktivierendes Protein	*napA*

[a]Deutlich höhere Prävalenz in Stämmen von Patienten mit Ulzera.

proteine wie dem Hitzeschockprotein HspA, das über eine C-terminale Nickelbindungsstelle verfügt, ist H. pylori in der Lage, stets einen ausreichend hohen intrazellulären Nickelgehalt aufrechtzuerhalten (Melchers et al. 1996, Suerbaum et al. 1994). Gleichzeitig wird über einen pH-gesteuerten Harnstoffkanal (UreI) der Zustrom von Harnstoff in das Bakterieninnere reguliert (Weeks et al. 2000).

15.2.2 Motilität und Chemotaxis

Ein Bündel von 6 Geißeln (Flagellen) sowie die typische Spiralform ermöglichen H. pylori und anderen Helicobacterarten (z. B. H. heilmannii), sich im viskösen Magenschleim zielgerichtet fortzubewegen und die Epithelschicht der Magenmukosa zu erreichen. Die für die Geißeln von Helicobacter spp. typischen Flagellenhüllen dienen dabei wahrscheinlich dem Schutz der säurelabilen Filamente im sauren pH des Magens (Übersicht in Josenhans u. Suerbaum 2001). Darüber hinaus sind die Bakterien in der Lage, ihre Position im Mukus mit Hilfe eines Chemotaxisapparates exakt zu bestimmen (Schreiber et al. 2004).

15.2.3 Adhärenzfaktoren

Die Fähigkeit zur Bindung an Zellen eines Zielgewebes gilt besonders für Bakterien, die Haut- oder Schleimhautoberfächen kolonisieren, als eine Conditio sine qua non. Helicobacter pylori interagiert sowohl mit Komponenten des Magenmukus als auch mit Rezeptoren auf der Epitheloberfläche. Diese Bindung vermitteln eine ganze Reihe spezieller Adhärenzproteine, sog. Adhäsine, wie z. B. die Proteine BabA (**b**lutgruppen**a**ntigen**b**indendes **A**dhäsin) und SabA (**s**ialic-**a**cid-**b**indendes **A**dhäsin). Sie vermitteln die Bindung von H. pylori an glykolysierte Blutgruppenantigene (Ilver et al. 1998, Mahdavi et al. 2002, Rieder et al. 2005).

Das 78 kDa große Lewis-Blutgruppen-Antigen fndet sich beim Menschen sowohl auf Magenepithelzellen alsauch im Magenschleim. Es gehört wie SabA zur Superfamilie der »Helicobacter outer membrane«-Proteine« (Hops), von denen bisher 32 Proteine beschrieben sind. Die Bedeutung der einzelnen Adhärenzfaktoren während der verschiedenen Phasen einer H.-pylori- Infektion ist derzeit allerdings noch nicht hintreichend geklärt (Übersicht bei Lu et al. 2005).

15.2.4 Vakuolisierendes Zytotoxin (VacA)

Ein weiterer bedeutender Virulenzfaktor von H. pylori gilt das vakuolisierende Zytotoxin A (VacA). Das Toxin, das von etwa der Hälfte aller H.-pylori-Stämme exprimiert wird, wird aktiv sezerniert und bewirkt bei Epithel- und Immunzellen vielfältige Effekte. Der Name VacA bezeichnet ein Exotoxin, das an kultivierten Zelllinien das Auftreten von zytoplasmatischen Vakuolen bewirkt. VacA wird zunächst als 140 kDa großes Protein gebildet, von dem zusätzlich zur N-terminalen Exportsequenz eine 50 kDa große Domäne die Translokation durch die Bakterienwand vermittelt. Nach proteolytischer Spaltung wird das native, einkettige 90 kDa große vakuolisierende Zytotoxin VacA abgegeben. Es wird teilweise in eine N-terminale 34-kDa-Domäne (p34) und eine 58-C-terminale 58-kDa-Domäne (p58) gespalten, die nichtkovalent assoziiert bleiben.

VacA neigt zur Oligomerisierung, liegt aber bei niedrigem pH-Wert um 5,0 als Monomer vor. Vorgeformte Hexa- und Heptamere sind anscheinend nicht biologisch aktiv, nur das Monomer bindet über die p58-Domäne an einen Membranrezeptor. Erst die daraufhin erfolgende Oligomerisierung in der Membran führt zu einer anionenselektiven Porenbildung. Es wird vermutet, dass die p34-Domäne durch diese Pore ins Zytosol gelangt. Der molekulare Wirkmechanismus von VacA ist noch unbekannt. Es scheint eine Reorganisation von endosomalen und lysosomalen Kompartimenten zu induzieren, wobei für das Auftreten der VacA-typischen großen Vakuolen aktive vakuoläre ATPasen notwendig sind. Eine Vakuolisierung tritt aber nur an subkonfluenten Zelllinien auf und ist an einer infizierten Magenschleimhaut nicht auszumachen.

Die Vakuolisierung per se kann also nicht kausal für die Pathogenese der Magenerkrankungen sein und stellt nur ein Epiphänomen dar. Unabhängig von der vakuolisierenden Wirkung verringert VacA den transepithelialen elektrischen Widerstand in modifizierten Ussing-Kammer-Versuchen, was bedeutet, dass VacA die gastrointestinale, epitheliale Barriere beeinträchtigt und einen verstärkten parazellulären Flux niedermolekularer Verbindungen zulässt. Ein weiterer Effekt, der durch VacA hervorgerufen wird, ist die Apoptose intoxikierter Zellen. Es wird vermutet, dass die Translokation des VacA in die Mitochondrien dafür ausschlaggebend ist, die zu einer massiven Freisetzung u. a. von Cytochrom C und anderen apoptotisch wirksamen Substanzen führt (Blaser u. Atherton 2004). Die Rolle des Toxins bei der Entstehung von *Folgekrankheiten ist allerdings noch immer nicht eindeutig geklärt.*

Neuere Untersuchungen weisen darüber hinaus auch auf immunmodulierende Eigenschaften (Hemmung der T-Zell-Proliferation) hin (Boncristiano et al. 2003, Gebert et al. 2003).

15.2.5 CagA-Antigen/cag-Pathogenitätsinsel

Der wahrscheinlich am besten charakterisierte Virulenzfaktor von H. pylori ist das Protein CagA. Das Gen, das für CagA kodiert, liegt auf der sog. *cag*-Pathogenitätsinsel, einem 37.000 Basenpaar großen Genomfragment, das 29 Gene umfasst (Censini et al. 1996). Zahlreiche dieser Gene kodieren für Komponenten eines spezialisierten molekularen Injektionsapparats, eines Typ-IV-Sekretionssystems, das das CagA-Protein aus dem Bakterium in die Epithelzelle translozieren kann (Odenbreit et al. 2000). Nach der Translokation wird CagA von zellulären Kinasen phosphoryliert (Selbach et al. 2003) und bindet an verschiedene intrazelluläre Liganden, wie beispielsweise die Tyrosinphosphatase, und löst dadurch Veränderungen intrazellulärer Signalvorgänge aus, die zu veränderten Migrations- und Wachstumseigenschaften führen. Weiterhin können *cag*-positive H.-pylori-Stämme Peptidoglycanfragmente über das cag-PAI-kodierte Typ-IV-Sekretionssystem in die Wirtszelle translozieren, die dort an intrazelluläre Rezeptoren (Nod1) binden und diese aktivieren können (Viala et al. 2004). Über eine Stimulierung der IL-8-Freisetzung führt dies zu einer verstärkten lokalen Entzündungsreaktion.

Aktuelle Forschungsbefunde weisen darauf hin, dass das CagA-Protein selbst an der Tumorentstehung beteiligt sein kann, es wird daher auch als bakterielles Onkoprotein bezeichnet. Helicobacter-pylori-Stämme, denen die *cag*-Pathogenitätsinsel fehlt oder bei denen sie inaktiv ist, sind signifikant weniger mit Folgekrankheiten assoziiert als *cag*-positive Stämme.

15.2.6 Lipopolysaccharid

Lipopolysaccharide (LPS, Endotoxin) sind essentielle Bausteine der äußeren Membran der Zellwand gramnegativer Bakterien. Sie gelangen durch Abgabe von Membranvesikeln bei lebenden Bakterien oder beim Absterben der Bakterienzelle in die Umgebung. Ein LPS-Molekül besteht grundsätzlich aus dem Lipid A (toxische Komponente), dem Kernoligosaccharid und dem O-Seitenantigen. **Alle 3 Bausteine weisen für H. pylori spezifische Eigenschaften auf:**

- **Lipid A** weist aufgrund seines ungewöhnlichen Fettsäuremusters nur geringe toxische und kaum immunmodulatorische Aktivität auf, was möglicherweise die Langzeitpersistenz begünstigt.
- Die **O-Seitenkette** enthält bei der überwiegenden Mehrzahl der Stämme Zuckerstrukturen, die exakt Oberflächenantigene menschlicher Zellen ($Lewis_x$- oder $Lewis_y$-Antigene) nachbilden. Diese für Bakterien bisher einmalig beschriebene Mimikry von Lewis-Antigenen könnte ein weiterer Mosaikstein in der Langzeitpersistenz des Erregers sein.

Eine weiteres Spezifikum des H.-pylori-LPS ist die Stimulierung der gastralen Pepsinogen-I-Sekretion, was mit der bei >50% der Patienten gefundenen Erhöhung der Serumpepsinogen-I-Spiegeln korreliert.

15.2.7 Extrazelluläre Enzyme

Helicobacter pylori setzt eine Reihe von Enzymen frei, von denen einige (insbesondere Phospolipasen) als Virulenzfaktoren diskutiert werden, ohne dass dies bewiesen wäre. Darüber hinaus bildet H. pylori die Phospholipasen A1, A2 und C, die das Durchdringen der phospholipidreichen Magenmukosa erleichtern sollen. Ob Abbauprodukte der Phospholipasen wie z. B. Lysolipide als Karzinogene bei der Entstehung von Karzinomen eine Bedeutung zukommt, ist Gegenstand der wissenschaftlichen Diskussion (Suerbaum 2000).

Durch Bildung von **N-alpha-Methyl-Histamin**, einem potenten Agonisten der H3-Rezeptoren des Magens, lässt sich die im Rahmen der Infektion zunehmende Gastrinbildung und der gleichzeitige Abfall von Serotonin erklären (Suerbaum 2000).

15.3 Pathogenese

15.3.1 Infektion der Magenschleimhaut

Die besondere Form der Infektion der Magenschleimhaut mit H. pylori führt zu einer chronischen Persistenz des Erregers, Ausprägung einer chronischen Gastritis und daraus resultierend zu einer klinisch manifesten Erkrankung bei etwa 10–20% der Infizierten. Die Schritte zur **Besiedlung der Magenschleimhaut** durch H. pylori entsprechen denen eines klassischen pathogenen Keims (■ Abb. 15.2):

- chemotaktische Orientierung von H. pylori in Richtung Mukusgel,
- Eindringen der Keime in den Mukus,
- Adhärenz an die Rezeptoren des Mukus und der mukosaassoziierten Schichten,
- chemotaktisch pH-gesteuerte Motilität in der Mukusgelschicht,
- Adhärenz eines Teils der Bakterien an die Epithelzellen,
- Vermehrung der mukosaasoziierten Keime.

Nach der oralen Aufnahme sind die Bakterien für kurze Zeit dem sauren Milieu des Magenlumens exponiert. Hierfür ist die **Urease**, ein Enzym, das Harnstoff in Ammoniak und CO_2 spalten kann, essentiell. Sie hilft dem Bakterium, kurzfristig im sauren Milieu zu überleben, um das fast neutrale Milieu des epithelnahen Magenschleims zu erreichen. Die Bakterien verdanken ihre Beweglichkeit einem **unipolaren Bündel von Geißeln**, langen, spiralförmigen Proteinfäden, deren Rotation die Bakterien wie ein Propeller voranschiebt (Josenhans u. Suerbaum 2001). **Spezialisierte Sensorproteine** erlauben es den Bakterien, sich an Substanzgradienten im Magenschleim zu orientieren und die optimale Position knapp oberhalb der Epithelzellen zu finden. Eine wesentliche Rolle spielt bei dieser Orien-

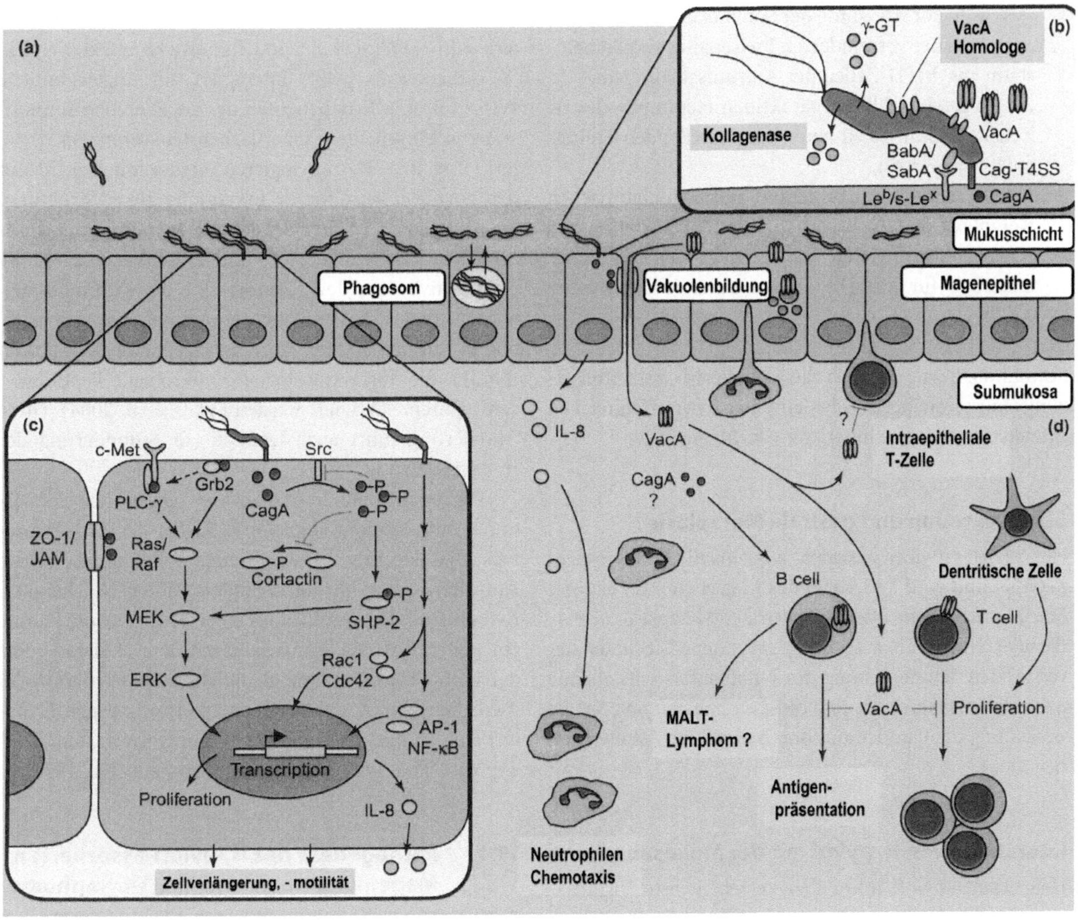

■ **Abb. 15.2.** Interaktion bisher bekannter Virulenzfaktoren von H. pylori (► Text) bei der Infektion der Magenschleimhaut. (Mod. nach Rieder et al. 2005). Farbige Wiedergabe ► Farbteil

tierung der **transmukosale pH-Gradient** (Schreiber et al. 2004). Während die Mehrzahl der Bakterien ein kontinuierlich schwimmendes Reservoir im Mukus bildet, heften sich einige Bakterien über spezielle **Adhärenzproteine**, sog. Adhäsine, stabil an Epithelzellen an.

15.3.2 Pathogenese des H.-pilori-assoziierten Ulkusleidens

Die Pathogenese der in mehreren Schritten ablaufenden H.-pylori-assoziierten Ulkusläsion umfasst folgende Aspekte:

- Topographie und Entzündungsaktivität der chronischen Gastritis
- Störung der Homöostase gastraler Hormone
- Säuresekretion und gastrale Metaplasie
- Direkte Schädigung der Mukosabarriere
- Fakultative Faktoren (Stress, Rauchen),
- Genetische Prädisposition

Ausbreitung und Topographie der H.-pylori-Infektion

Ein entscheidendes Charakteristikum der chronisch aktiven Gastritis beim Ulkus duodeni (DU) ist die bevorzugt antral lokalisierte Entzündung, während Corpus- und Fundusregion nahezu regelhaft ausgespart sind. Unter säuresupprimierender Therapie kehrt sich diese Verteilung um. Im Gegensatz zum DU ist beim Magenulkus die topographische Ausprägung der chronisch aktiven Gastritis durch eine gleichmäßige Miteinbeziehung der Corpusregion gekennzeichnet (Malfertheiner 2000).

Störung der gastralen Hormonhomöostase

Die nachgewiesenermaßen gesteigerte basale und stimulierte Magensäuresekretion bei Patienten mit DU wird über eine Dysregulation von Somatostatin- und Gastrinfreisetzung erklärt:

- Durch H. pylori (über Entzündungsmediatoren und/ oder H.-pylori-spezifische Virulenzfaktoren?) kommt

es sowohl zur Abnahme der Somatostatin-m-RNA als auch zu einer verminderten Freisetzung von Somatostatin aus den D-Zellen der Antrumschleimhaut.
- Als Folge (Wegfall der parakrinen Hemmung der G-Zellen) kommt es zu einer überschießenden Freisetzung von Gastrin.
- Durch Hemmung des neutral-antral-inhibitorischen Komplexes fällt die Bremse für die Säuresekretion und Magenentleerung weg, was zu einer weiteren Säurebelastung für das Duodenum führt (Malfertheiner 2000).

Sowohl die basale als auch die stimulierte Gastrinfreisetzung sind reversibel und heilen unter einer erfolgreichen Eradikationstherapie innerhalb von 14 Tagen ab.

Säuresekretion und gastrale Metaplasie

Helicobacter pylori besiedelt ausschließlich das Magenepithel und wird außerhalb des Magens nur an ektoper Magenschleimhaut oder bei gastraler Metaplasie (Oberflächenepithel vom Magentyp) gefunden. Die unter der verstärkten Säurebelastung des Duodenums entstehende **gastrale Metaplasie** ist eine *conditio sine qua non* für die Besiedlung des Duodenums durch den Keim (Malfertheiner 2000).

Interaktion von H. pylori mit der Mukosabarriere

Helicobacter pylori führt über verschiedenste Virulenzfaktoren (Zytotoxine, Enzyme) und über die Reaktionsprodukte der entzündlichen Zellinfiltrate direkt zu einer ausgeprägten Störung der Mukosabarriere. So weisen H.-pylori-Stämme, die von Ulkuspatienten isoliert wurden, eine verstärkte schleimhautschädigende Wirkung auf (Malfertheiner 2000).

15.3.3 Immunologische Reaktionen bei H.-pylori-Infektion

Die Infektion der Magenschleimhaut mit H. pylori führt bei allen Infizierten zu einer entzündlichen Reaktion der Magenschleimhaut. Es kommt zu einer Infiltration der Submukosa mit neutrophilen Granulozyten, gefolgt von T- und B-Lymphozyten, Plasmazellen und Makrophagen. Dieses Bild wird als chronisch aktive Gastritis (Typ-B-Gastritis) bezeichnet. Da H. pylori praktisch nie in Epithelzellen eindringt, wird dieses Geschehen durch die Anheftung der Bakterien an Epithelzellen ausgelöst. Die Anheftung von (insbesondere *cag*-positiven) H. pylori an Epithelzellen führt zur Stimulation der Freisetzung von Interleukin 8, das offensichtlich eine zentrale Rolle in der H.-pylori-Gastritis spielt und die Granulozyten anlockt. Weitere Zytokine, die in der H.-pylori-positiven Mukosa vermehrt exprimiert werden, sind Interleukin 1-beta, Interleukin 2, Interleukin 6 und Tumornekrosefaktor alpha.

Helicobacter pylori interagiert auf ungewöhnliche Weise mit den Komponenten des angeborenen Immunsystems. Verschiedene Oberflächenstrukturen von H. pylori (Flagelin, LPS) interagieren offensichtlich nicht mit den normalerweise für die Erkennung dieser Strukturen zuständigen Rezeptoren des angeborenen Immunsystems (Toll-like-Rezeptoren, TLR5 und TLR4; Lee et al. 2003). *cag*-positive H.-pylori-Stämme mit einem funktionierenden Typ-IV-Sekretionssystem stimulieren das angeborene Immunsystem über intrazelluläre Rezeptoren (Nod1), die durch translozierte mikrobielle Peptidoglycanfragmente aktiviert werden (Viala et al. 2004). Diese Aktivierung führt auch letztlich zur Stimulierung der IL-8-Freisetzung.

Die spezifische Immunantwort gegen H. pylori ist durch eine Prädominanz von T-Zellen des Th1-Phänotyps charakterisiert. Dies ist ungewöhnlich, da solche Antworten eher für intrazelluläre Pathogene charakteristisch sind. Die Stimulation einer Th1-Antwort könnte ein weiterer Mechanismus sein, mit dem H. pylori seine persistente Infektion ermöglicht. Hierzu passt, dass die in Tierexperimenten erfolgreichen Impfstoffe gegen H. pylori eine Umpolarisierung der Immunantwort vom Th1-Typ zum Th2-Typ bewirken (Mohammadi et al. 1997).

15.4 Pathogenese des H.-pylori-assoziierten Magenkarzinoms und MALT-Lymphoms

Auch wenn wesentliche Mechanismen der von H. pylori ausgelösten Pathogenese mittlerweile bekannt sind, ist es derzeit nicht möglich, aufgrund der genetischen Ausstattung des Bakteriums vorherzusagen, welche Patienten ein Ulkus, ein Karzinom oder ein MALT-Lymphom entwickeln werden bzw. welche lebenslang asymptomatisch bleiben werden, zumal auch eine asymptomatische Besiedelung zumindest histologisch immer mit einer Entzündung einhergeht (Suerbaum u. Michetti 2002). Zudem weisen neuere Forschungsergebnisse darauf hin, das neben bakteriellen (Virulenz-)Faktoren – hier insbesondere VacA und CagA – auch der genetische Hintergrund des Wirtsorganismus in der Entstehung von MALT und Magenkarzinom von Bedeutung ist. So konnten Machado et al. für ein Patientenkollektiv in Portugal zeigen, dass Kombinationen verschiedener Zytokinpolymorphismen und H.-pylori-*vacA*-Allelen mit einem erheblich erhöhten Risiko der Karzinomentwicklung assoziiert sind (Machado et al. 2003). Auf einen ähnlichen Zusammenhang wiesen Uemura et al. für CagA bei der Entstehung des MALT-Lymphoms hin (Uemura et al. 2001).

Dennoch dürfte H. pylori über die Sekretion verschiedener Zytokine (TNFα, Interferon γ) zu einer (nach Eradikation reversiblen) Dysregulation pro- und antiapototischer Faktoren führen. So konnten wiederholt eine Verminderung der Expression von E-Cadherin wie auch eine fehlerhafte Expression des Tumorsuppressorgens p53 nachgewiesen werden. Weiterhin wurde eine Überexpression der Metalloproteinase 7, wie sie auch beim Magenkarzinom vorkommt, in Magenbiopsien und in AGS-Zellen beobachtet, wobei dieser Effekt nur von H. pylori mit intakter Pathogenitätsinsel induziert wurde (Übersicht bei Hofman et al. 2004).

Dennoch bleibt derzeit offen, ob einer chronischen H.-pylori-Infektion analog zum Barrett- oder Kolitiskarzinom (Entzündungs- → Dyplasie- → Karzinomsequenz) eine ähnliche Bedeutung zukommt. Zumindest ist eine Rolle als möglicher Initiator oder Koinitator wahrscheinlich.

Literatur

Alm RA, Ling LS, Moir DT et al. (1999) Genomic-sequence comparison of two unrelated isolates of the human gastric pathogen Helicobacter pylori. Nature 397: 176–180

Blaser MJ, Atherton JC (2004) Helicobacter pylori persistence: biology and disease. J Clin Invest 113: 321–333

Boncristiano M, Paccani SR, Barone S et al. (2003) The Helicobacter pylori vacuolating toxin inhibits T cell activation by two independent mechanisms. J Exp Med 198: 1887–1897

Censini S, Lange C, Xiang Z et al. (1996) cag, a pathogenicity island of Helicobacter pylori, encodes type I-specific and disease-associated virulence factors. Proc Natl Acad Sci USA 93: 14648–14653

Falush D, Kraft C, Taylor NS, Correa P, Fox JG, Achtman M, Suerbaum S (2001) Recombination and mutation during long-term gastric colonization by Helicobacter pylori: estimates of clock rates, recombination size, and minimal age. Proc Natl Acad Sci USA 98: 15056–15061

Gebert B, Fischer W, Weiss E, Hoffmann R, Haas R (2003) Helicobacter pylori vacuolating cytotoxin inhibits T lymphocyte activation. Science 301: 1099–1102

Gerhard M, Lehn N, Neumayer N et al. (1999) Clinical relevance of the Helicobacter pylori gene for blood-group antigen-binding adhesin. Proc Natl Acad Sci USA 96: 12778–12783

Hofman P, Waidner B, Hofman V, Bereswill S, Brest P, Kist M (2004) Pathogenesis of Helicobacter pylori infection. Helicobacter 9 (Suppl 1): 15–22

Ilver D, Arnqvist A, Ogren J et al. (1998) Helicobacter pylori adhesin binding fucosylated histo-blood group antigens revealed by retagging. Science 279: 373–377

Josenhans C, Suerbaum S (2001) Motility and chemotaxis. In: Achtmann M, Suerbaum S (eds) Helicobacter pylori: Molecular and Cellular Biology. Wymondham Scientific Press, pp 171–184

Labigne A, Cussac V, Courcoux P (1991) Shuttle cloning and nucleotide sequences of Helicobacter pylori genes responsible for urease activity. J Bacteriol 173: 1920–1931

Lee SK, Stack A, Katzowitsch E, Aizawa SI, Suerbaum S, Josenhans C (2003) Helicobacter pylori flagellins have very low intrinsic activity to stimulate human gastric epithelial cells via TLR5. Microbes Infect 5: 1345–1356

Machado JC, Figueiredo C, Canedo P et al. (2003) A proinflammatory genetic profile increases the risk for chronic atrophic gastritis and gastric carcinoma. Gastroenterology 125: 364–371

Mahdavi J, Sonden B, Hurtig M et al. (2002) Helicobacter pylori SabA adhesin in persistent infection and chronic inflammation. Science 297: 573–578

Malfertheiner P (2000) Helicobacter pylori in der Ulkuspathogenese. In: Malfertheiner P (ed) Helicobacter pylori – von der Grundlage zur Therapie. Thieme, Stuttgart, New York, pp 83–90

Melchers K, Weitzenegger T, Buhmann A, Steinhilber W, Sachs G, Schafer KP (1996) Cloning and membrane topology of a P type ATPase from Helicobacter pylori. J Biol Chem 271: 446–457

Mohammadi M, Nedrud J, Redline R, Lycke N, Czinn SJ (1997) Murine CD4 T-cell response to Helicobacter infection: TH1 cells enhance gastritis and TH2 cells reduce bacterial load. Gastroenterology 113: 1848–1857

Odenbreit S, Puls J, Sedlmaier B, Gerland E, Fischer W, Haas R (2000) Translocation of Helicobacter pylori CagA into gastric epithelial cells by type IV secretion. Science 287: 1497–1500

Rieder G, Fischer W, Haas R (2005) Interaction of Helicobacter pylori with host cells: function of secreted and translocated molecules. Curr Opin Microbiol 8: 67–73

Schreiber S, Konradt M, Groll C et al. (2004) The spatial orientation of Helicobacter pylori in the gastric mucus. Proc Natl Acad Sci USA 101: 5024–5029

Selbach M, Moese S, Hurwitz R, Hauck CR, Meyer TF, Backert S (2003) The Helicobacter pylori CagA protein induces cortactin dephosphorylation and actin rearrangement by c-Src inactivation. EMBO J 22: 515–528

Suerbaum S (2000) Bakterielle Physiologie und Virulenzfaktoren. In: Malfertheiner P (ed) Helicobacter pylori – von der Grundlage zur Therapie. Thieme, Stuttgart, New York, pp 11–20

Suerbaum S, Josenhans SC (1999) Virulence factors of Helicobacter pylori: implications for vaccine development. Mol Med Today 5: 32–39

Suerbaum S, Michetti P (2002) Helicobacter pylori infection. N Engl J Med 347: 1175–1186

Suerbaum S, Smith JM, Bapumia K et al. (1998) Free recombination within Helicobacter pylori. Proc Natl Acad Sci USA 95: 12619–12624

Suerbaum S, Thiberge JM, Kansau I, Ferrero RL, Labigne A (1994) Helicobacter pylori hspA-hspB heat-shock gene cluster: nucleotide sequence, expression, putative function and immunogenicity. Mol Microbiol 14: 959–974

Tomb JF, White O, Kerlavage AR et al. (1997) The complete genome sequence of the gastric pathogen Helicobacter pylori. Nature 388: 539–547

Uemura N, Okamoto S, Yamamoto S et al. (2001) Helicobacter pylori infection and the development of gastric cancer. N Engl J Med 345: 784–789

Viala J, Chaput C, Boneca IG et al. (2004) Nod1 responds to peptidoglycan delivered by the Helicobacter pylori cag pathogenicity island. Nat Immunol 5: 1166–1174

Weeks DL, Eskandari S, Scott DR, Sachs G (2000) A H+-gated urea channel: the link between Helicobacter pylori urease and gastric colonization. Science 287: 482–485

Epidemiologie und Diagnostik der Helicobacter pylori-Infektion

B. Braden, M. Kist

Die Helicobacter pylori-Infektion ist die zweithäufigste bakterielle Infektionskrankheit des Menschen. Über die Hälfte der Weltbevölkerung ist mit diesem Organismus infiziert (Suerbaum u. Michetti 2002). Forschungsergebnisse der letzten Jahre haben gezeigt, dass Helicobacter pylori (H. pylori) den Menschen wahrscheinlich bereits seit der Entstehung der Spezies Homo sapiens bei seiner Wanderung »out of Africa« und der folgenden Besiedlung der Welt begleitet hat (Falush et al. 2003). Obwohl die Prävalenz der Infektion in den westlichen Industrieländern zurückgeht, verursacht die H. pylori-Infektion weiterhin etwa 500.000 Todesfälle durch Magenkarzinom pro Jahr (Levi et al. 2004). Auch die anderen Folgekrankheiten der H. pylori-Infektion, wie Ulkuskrankheit, Magenschleimhautatrophie und MALT-Lymphom rufen erhebliche Morbidität und Mortalität hervor.

16.1 Epidemiologie

16.1.1 Prävalenz und Transmission

Die erste Beobachtung einer Helicobacterspezies geht wahrscheinlich auf Bizzozero (1893) zurück, der erstmals das Vorkommen gebogener Bakterien auf der Magenmukosa von Hunden beschrieb. Erste Beschreibungen beim Menschen konzentrierten sich im Wesentlichen auf den mikroskopischen Nachweis von spiralförmigen Bakterien in Mägen und im Magensaft von Patienten mit Magenkarzinom. Aus den Publikationen ist jedoch kein sicherer Rückschluss möglich, ob es sich dabei tatsächlich um H. pylori handelt. Letztere Einschränkung gilt nicht für die Beobachtungen, die Konjetzny, ein Chirurg aus Kiel, 1923 in seiner Arbeit »Chronische Gastritis und Duodenitis als Ursache des Magenduodenalgeschwürs« über die systematische Untersuchung von Magenresektaten publiziert hat (Konjetzny 1923). Hier beschreibt er basierend auf detaillierten morphologischen und bakterioskopischen Untersuchungen histologischer Präparate eine deutliche Korrelation zwischen der – für H. pylori typischen – bakteriellen Antrumgastritis und dem Auftreten von Duodenalgeschwüren sowie einen eindeutigen Zusammenhang zwischen dem Ausmaß der bakteriellen Besiedelung und dem Grad der Entzündung. Konjetznys Arbeit ist mit Sicherheit als die wahrscheinlich erste moderne Beschreibung der H. pylori-Gastritis anzusehen. Diese und ähnliche Arbeiten, die später erschienen, gerieten bald wieder in Vergessenheit, und über einen langen Zeitraum danach wurde der Magen als keimfrei angesehen, bis 1982 Marshall und Warren H. pylori (wieder-)entdeckten, indem sie Kulturen von Magenbiopsien anlegten. Ihre Ansichten über die pathogenetische

Bedeutung von H. pylori bei der Entstehung verschiedenster gastroduodenaler Erkrankungen riefen zunächst einhelligen Widerspruch hervor. Studien, die angelegt waren, diese Thesen zu widerlegen, bestätigten H. pylori als pathogenen Keim.

Weltweit ist die Infektion mit H. pylori eine der häufigsten Infektionen überhaupt, wobei die Prävalenz der H. -pylori-Infektion große regionale Unterschiede zeigt. In Entwicklungsländern, Ländern mit niedrigem sozioökonomischen Standard und primitiven sanitären Verhältnissen finden sich Durchseuchungsraten bis 80% in der Bevölkerung. In Nordeuropa und Nordamerika hingegen liegt die Prävalenz um 30% mit abnehmender Tendenz. Insgesamt sind mehr als 50% der Weltbevölkerung mit H. pylori infiziert. In Deutschland liegt die H. pylori-Prävalenz bei 30%, wobei sich eine starke Altersabhängigkeit findet (◘ Abb. 16.1). Diese fast linear anmutende Altersabhängigkeit beruht auf dem sog. Kohortenphänomen: Die höheren Prävalenzen, die wir heute in höheren Altersstufen finden, spiegeln die hohe Infektionswahrscheinlichkeit in deren Kindheit bei schlechteren Lebensbedingungen wider, während die heutige junge Generation nur noch einem deutlich niedrigeren Infektionsrisiko ausgesetzt ist.

Darüber, wie H. pylori übertragen wird, bestehen noch viele Unklarheiten. Haupterregerreservoir ist der Mensch. Sowohl ein oral-oraler als auch ein fäkal-oraler Transmissionsmodus ist wahrscheinlich, zumal bei an Durchfall erkrankten, H. pylori-positiven Kindern der Erreger inzwischen aus dem Stuhl angezüchtet werden konnte. Eine Übertragung vom Tier auf den Menschen scheint, nicht zuletzt wegen der hochgradigen Wirtsspezifität der bekannten Helicobacterarten, keine Rolle zu spielen.

Heute wissen wir, dass die Infektion fast nur in der Kindheit stattfindet und im Erwachsenenalter nur äußerst selten übertragen wird. Die Zahl der Geschwister, die sozialen Umstände, beengte räumliche und sozioökonomische Verhältnisse, der Bildungsgrad und die hygienischen Bedingungen sind Indikatoren für das Infektionsrisiko.

16.2 H. -pylori-assoziierte Erkrankungen

Heutzutage besteht kein Zweifel mehr daran, dass H. pylori in der Pathogenese folgender gastroduodenaler Erkrankungen beteiligt ist (◘ Tab. 16.1): chronische Gastritis, Riesenfaltengastritis (Morbus Ménétrier), Ulcus ventriculi, Ulcus duodeni, MALT-Lymphom des Magens, Magenkarzinom.

Helicobacter pylori-Stämme scheinen sich hinsichtlich ihrer Pathogenität und Virulenz voneinander zu unterscheiden. Stämme mit der sog. Pathogenitätsinsel, die das zytotoxinassoziierte Gen (cagA) und zusätzlich ein stark exprimiertes Gen für das vakuolisierende Toxin (VacA) aufweist (sog. Typ-I-Stämme), sind bei Ulkuserkrankung und Karzinomen deutlich häufiger zu finden als Stämme, die *cag*A-negativ sind. Neben Wirts- und Umweltfaktoren könnten solche Virulenzeigenschaften die Ursache dafür sein, dass – obwohl mehr als die Hälfte der Weltbevölkerung mit H. pylori infiziert ist –, nur vergleichsweise wenige an peptischer Ulkuskrankheit oder, noch seltener, an Magenkarzinom erkranken.

Für die Gastritis als einer von H. pylori verursachten Infektionskrankheit sind die Koch-Postulate erfüllt. Bei jedem Infizierten lässt sich zumindest histologisch eine Gastritis nachweisen, die nach Eradikation reversibel ist. Durch Ingestion von H. pylori-Kulturen im Selbstversuch wissen wir, dass die Erkrankung übertragbar ist.

Im Vergleich zu gesunden Kontrollpersonen findet man bei Patienten mit Zwölffingerdarmgeschwür, Magenlymphom und Magenkarzinom nahezu immer (>90%) eine H. pylori-Infektion. Magengeschwüre sind in ca. 70% mit H. pylori assoziiert. Bei der funktionellen Dyspepsie findet man kaum Unterschiede zwischen Erkrankten und Gesunden hinsichtlich der H. pylori-Prävalenz (◘ Abb. 16.2).

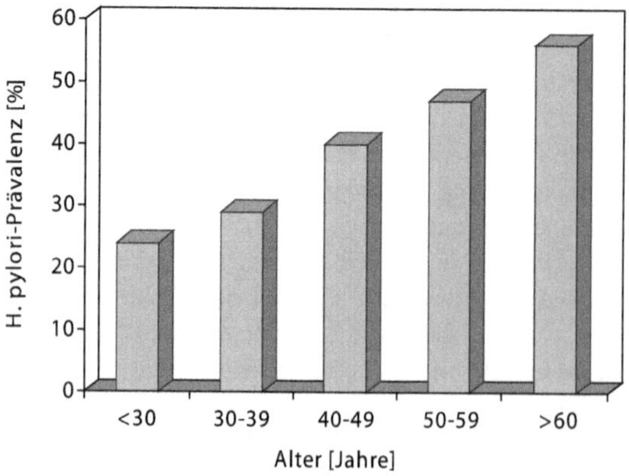

◘ **Abb. 16.1.** H.-pylori-Prävalenz in Abhängigkeit vom Lebensalter

◘ **Tab. 16.1.** Helicobacter-pylori-assoziierte gastroduodenale Erkrankungen

Erkrankung	Pathogenetischer Zusammenhang
Chronische Gastritis	gesichert
Morbus Ménétrier	gesichert
Ulcus ventriculi	gesichert
Ulcus duodeni	gesichert
MALT-Lymphom des Magens	gesichert
Adenokarzinom des Magens	gesichert
Funktionelle Dyspepsie	fraglich

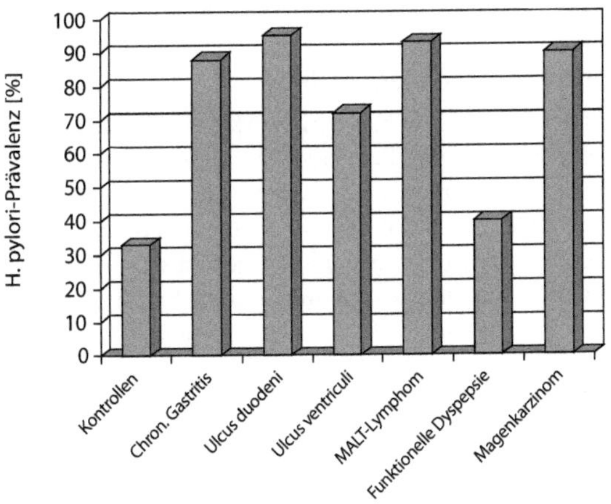

Abb. 16.2. Prävalenz von H. pylori bei verschiedenen Erkrankungen des Magens

Das **Ulcus duodeni** kann heute als eine **Infektionserkrankung** betrachtet werden, nur selten spielen die Einnahme von nichtsteroidalen Antirheumatika oder ein Zollinger-Ellison-Syndrom eine Rolle. Beim Magengeschwür liegen die Verhältnisse etwas anders. Etwa 70% der Magengeschwüre lassen sich auf H. pylori zurückführen, in einem Viertel der Fälle führt die verminderte Prostaglandinsynthese durch nichtsteroidale Antirheumatika zur Mukosaschädigung. In bis zu 3% verbirgt sich hinter einem Magengeschwür ein Karzinom, daher muss jedes Ulcus ventriculi bis zur Abheilung endoskopisch kontrolliert werden. Der entscheidende Beweis für die ursächliche Bedeutung des H. pylori in der Ulzerogenese kam durch Eradikationsstudien. Während unbehandelte Patienten mit Ulcus duodeni oder Ulcus ventriculi in 2 Jahren durchschnittlich in >80% ein Rezidiv erleiden, sind Patienten nach H. pylori-Eradikation praktisch rezidivfrei.

Unter anderem aufgrund großer epidemiologischen Studien mit teilweise mehr als 10.000 Teilnehmern hat die Weltgesundheitsorganisation H. pylori als karzinogenen Keim eingestuft. Hierin wurden bis zu 6fach erhöhte relative Risiken beschrieben, bei vorliegender H. pylori-Infektion ein Magenkarzinom zu entwickeln.

Geradezu revolutionär sind die bisherigen Beobachtungen bei Patienten mit einem niedrig malignen MALT-Lymphom (mukosaassoziiertem Lymphgewebe). Durch einfache Antibiotikatherapie ließ sich in 60–80% der Fälle eines niedrig malignen MALT-Lymphoms eine komplette Regression erzielen. Auch die ersten Langzeitergebnisse im Verlauf über 5 Jahre bestätigen diese erfreulichen Resultate. Die derzeitige Vorstellung zur Rolle der H. pylori-Infektion in der Ausbildung des MALT-Lymphoms ist folgende: Die H. pylori-Infektion induziert eine Gastritis mit Ausbildung von Lymphfollikeln. Aus bisher nicht bekannten Gründen entwickeln sich in Einzelfällen autoreaktive B-Zell-Klone und eine Autoimmungastritis. Ein Wachstumsvorteil einzelner B-Zell-Klone könnte zur Entstehung eines niedrig malignen MALT-Lymphoms führen. Erst genetische Alterationen (z. B. eine 11-18-Translokation) könnten den Übergang des antigenabhängigen, niedrig malignen MALT-Lymphoms, das auf eine Eradikation noch ansprechen würde, in ein autonomes Wachstum charakterisieren, das nun antigenunabhängig proliferiert und nicht mehr durch Eradikation des Erregers rückbildungsfähig ist.

Bei der funktionellen Dyspepsie wird die Bedeutung von H. pylori immer noch kontrovers diskutiert. Bisherige Studien liefern konträre Ergebnisse dazu, ob Patienten mit funktioneller Dyspepsie von einer Eradikationstherapie profitieren.

In den letzten Jahren werden immer häufiger Assoziationen der H. pylori-Infektion mit anderen, nichtgastralen Erkrankungen beschrieben, so beispielsweise mit zahlreichen Haut-, Autoimmun- und neurologischen Erkrankungen. Weitere, bestätigende Studien hierzu sind abzuwarten. Viel Furore hat H. pylori als möglicher Verursacher der koronaren Herzerkrankung und des plötzlichen Kindstods gemacht. Ein Zusammenhang zwischen H. pylori-Infektion und koronarer Herzerkrankung kann inzwischen nach einer großen Metaanalyse der vorliegenden Studien nicht aufrechterhalten werden.

16.3 Rationale Diagnostik

Der Nachweis einer H. pylori-Infektion kann bekanntermaßen »invasiv« oder »nichtinvasiv« erfolgen. Als **invasive** Methoden gelten alle Untersuchungen, die mit einer Endoskopie des oberen Gastrointestinaltrakts verbunden sind. Dabei werden bioptisch Gewebeproben entnommen, die entweder enzymatisch (Ureaseschnelltest), mikroskopisch (Bakterioskopie), kulturell (Bakteriologie) oder mit molekulargenetischen Methoden (PCR, Sonden, Realtime-PCR) auf H. pylori untersucht werden. Dabei sind nur die kulturelle Untersuchung und bedingt der Ureaseschnelltest in der Lage, eindeutig lebende Erreger nachzuweisen.

Nichtinvasive Methoden benötigen keine Endoskopie. Sie basieren entweder auf einer im Magen lokalisierten Ureasereaktion, deren Reaktionsprodukt $^{13}CO_2$ in der Atemluft nachgewiesen wird (^{13}C-Harnstoff-Atemtest), oder auf dem enzymimmunologischen Nachweis von H. pylori-Antigenen, die v. a. mit dem Stuhl ausgeschieden werden (H. pylori-Stuhlantigen-ELISA). Beide Testverfahren sind geeignet, das Vorhandensein von H. pylori im Magen nachzuweisen, wobei der ^{13}C-Atemtest im Gegensatz zum Stuhlantigen-ELISA nur stoffwechselaktive Erreger erkennen kann. Alle bisher genannten diagnostischen Methoden, mit Ausnahme des ^{13}C-Atemtests, können als direkte Erregernachweise angesehen werden, da hier entweder der Erreger selbst (Kultur), die typische Morphologie (Bakterioskopie), Teile des Genoms (molekulargenetische Methoden) oder Bestandteile des Erregers (Stuhl-ELISA) nachgewiesen werden.

Mit serologischen Methoden (enzymimmunologische Methoden, Immunblot) können Antikörper gegen H. pylori v. a. im Serum, aber auch im Urin oder im Speichel detektiert werden. Somit handelt es sich um ein indirektes Nachweisverfahren. Im Unterschied zum ^{13}C-Atemtest, der zwar auch als indirekter Test anzusehen ist, bei positivem Ausfall jedoch eine aktuelle Kolonisation anzeigt, kann aus einer positiven Serologie nicht in jedem Fall auf eine aktuelle Kolonisation geschlossen werden, da die spezifische Immunantwort nach einer durchgemachten Infektion bis zu einem Jahr positiv bleiben kann (Kist et al. 1999). Das Ergebnis einer serologischen Untersuchung kann somit nur im Zusammenhang mit der Anamnese des Patienten bewertet werden. Nur wenn eine vorausgehende Eradikationstherapie innerhalb des letzten Jahres ausgeschlossen ist, kann demnach eine positive Serologie als Hinweis auf eine aktuelle Kolonisation gewertet werden.

Der Nachweis einer H. pylori-Infektion mit dem Ureaseschnelltest (HUT) sollte heute bei der Endoskopie des oberen Gastrointestinaltrakts zur diagnostischen Routine gehören, falls ein Endoskopiebefund oder eine Symptomatik vorliegt, die auf eine H. pylori-Infektion verdächtig ist (Anonymus 1995). Weitere Indikationen zur Diagnostik einer H. pylori-Infektion sind Kontrolluntersuchungen nach Eradikationstherapie sowie Untersuchungen zur Abklärung unspezifischer Oberbauchbeschwerden, die den Patienten zum Hausarzt führen und bei denen bei Patienten unter 45 Jahren ohne »Alarmsymptome« (z. B. Gewichtsabnahme, Verdacht auf Blutung) primär auf die Endoskopie verzichtet werden kann.

Schließlich ergibt sich eine Notwendigkeit zur Diagnostik der H. pylori-Infektion auch im Rahmen epidemiologischer Prävalenz- und Fall-Kontroll-Studien, die in den vergangenen Jahren häufig durchgeführt wurden und die überwiegend die Grundlage für unser heutiges Wissen zur Epidemiologie, zur Assoziation mit bestimmten Krankheitsbildern und zu Risikofaktoren bilden, die mit dem Erwerb der Infektion verknüpft sind. Studien dieses Typs werden in der Regel ohne therapeutische Konsequenzen durchgeführt und unterscheiden sich deshalb grundsätzlich von einer Diagnostik als Grundlage einer therapeutischen Intervention. Für groß angelegte epidemiologische Studien, insbesondere wenn sie als retrospektive Kohortenstudien durchgeführt werden (Karzinom), hat sich die Serologie in der Vergangenheit vielfach bewährt, in den letzten Jahren wurde v. a. bei Inzidenzstudien auch der ^{13}C-Atemtest erfolgreich eingesetzt.

16.3.1 Invasive Nachweisverfahren

Histologische Diagnostik

Die Verteilung von H. pylori im Magen kann fleckförmig sein, wie frühe Studien berichten. Meist wird das präpylorische Antrum als Lokalisation der Biopsieentnahme empfohlen. Genta und Graham (1994) berichteten über 100% Sensitivität, wenn eine einzige Biopsie an der Angulusfalte entnommen wird, während die Biopsieentnahme aus dem Antrum (96%) oder dem Corpus (91%) zu niedriger Sensitivität führt.

Nach H. pylori-Therapie oder durch Einnahme von Protonenpumpeninhibitoren oder anderen Antibiotika verlagert sich die bakterielle Verteilung im Magen mehr in den Corpus. In Schleimhautarealen intestinaler Metaplasien findet sich H. pylori nicht. Fehler durch die stichprobenartige Biopsieentnahme können durch Erhöhung der Anzahl an Biopsien minimiert werden. »Multi-bite«-Biopsiezangen oder großkalibrige »Jumbo«-Biopsiezangen erleichtern die praktische Gewinnung von ausreichend Biopsiematerial.

Die histologische Diagnostik dient zuvorderst der Feststellung pathologischer Veränderungen der Magenschleimhaut. Es ist ein glückliches Zusammentreffen, dass schon in der gebräuchlichen Hämatoxilin-Eosin-(HE-) Übersichtsfärbung die Bakterien sichtbar sind und die Darstellung von H. pylori als Qualitätsmerkmal der HE-Färbung dienen kann. Das charakteristische histologische Erscheinungsbild ist ein gramnegatives, 3×0,5 μm großes, spiraliges Bakterium, das meist am Oberflächen- und foveolären Epithel anhaftet.

Die technisch aufwendigere und kostspieligere Silberfärbung nach Whartin-Starry erleichtert die Identifizierung der Keime durch stärkere Kontrastierung. Viele Pathologen sehen jedoch die konventionelle, häufig in der Routine durchgeführte Giemsa-Färbung der Silberfärbung als gleichwertig an.

Die histologische Diagnostik kann darüber hinaus durch die Bestimmung des Schleimhautbildes im Magenantrum und -corpus Aufschluss geben, ob mit Wahrscheinlichkeit eine Erregerbesiedlung besteht (in der Regel aktive antrumdominante Gastritis = B-Gastritis, seltener multifokal aktive Gastritis = Typ-A/B-Gastritis). Um diese Beurteilung durchführen zu können und um die Möglichkeit des Stichrobenfehlers auch für die **bakterioskopische Untersuchung** zu minimieren, ist eine Entnahme von **jeweils 2 Biopsiepartikeln aus Antrum und Corpus** erforderlich. Die Proben erfordern keine besondere Behandlung, sollten allerdings unmittelbar in die übliche gepufferte 4%-ige Fixationslösung überführt werden.

Die histologische Beurteilung geht von dem Schleimhautbild aus. Im Falle der Normalschleimhaut in Antrum und Corpus oder bei Ausprägung einer reaktiven Gastritis (Typ-C-Gastritis) kann im Regelfall kein Bakteriennachweis geführt werden und eine aufwendige Suche ist nutzlos. Das gleiche gilt für inaktive chronische Gastritisausprägungen.

Immer wenn eine antrumdominante aktive Gastritis vorliegt, ist von einer Helicobacterinfektion auszugehen. Dies ist durch Screening der HE-Schnitte bei mindestens 40facher Okularvergrößerung in aller Regel auch nachweisbar. Bevor ein negativer bakterioskopischer Befund als Helicobacterausschluss gewertet wird, müssen Fehler z. B. bei der Färbung oder bei der Schnitttechnik sowie andere Faktoren, wie z. B. eine noch laufende Behandlung mit Protonenpumpeninhibitoren, ausgeschlossen sein. Immunohistologische Nachweismethoden mit fluoreszierenden Antikörpern gegen H. pylori-spezifische Antigene erleichtern die Identifizierung der Bakterien im histologischen Schnitt mit hoher Spezifität und geringerer Untersucherabhängigkeit, aber erhöhen die Laborkosten (Braden u. Caspary 2001). Die Immunhistochemie schneidet bei geringer Keimdichte, z. B. unter Säuresuppression oder Antibiose, besser ab als konventionelle Färbungen.

Ureaseschnelltest aus Magenbiopsien

Mit dem Ureaseschnelltest (HUT) und anderen vergleichbaren Testsystemen wird Ureaseaktivität aus Magenschleimhautbiopsien nachgewiesen. Das Testprinzip basiert wie beim Harnstoffatemtest auf der enzymatischen Umsetzung von Harnstoff in CO_2 und Ammoniak, wobei ein harnstoffhaltiges halbfestes oder flüssiges Medium verwendet wird, dem ein pH-Indikator zugesetzt wird. Der erste Ureaseschnelltest, der von Marshall entwickelt wurde, war der CLO-Test, der aus einem Agargel mit Phenolrot- und Harnstoffzusatz bestand. Inzwischen wurden zahlreiche andere Testgele, Flüssigkeiten oder Teststreifen vorgestellt, die alle auf demselben Prinzip beruhen.

Die **Schnelligkeit** des Testergebnisses hängt von der Inkubationstemperatur, der Probengröße bzw. Keimdichte und der Wahl des Testkits ab. Wärmezufuhr und größere Biopsievolumina beschleunigen die Reaktion. Neuere Ureaseschnelltests (z. B. Pylori Tek) zeigen ein positives Testergebnis innerhalb 1 h an, andere Testkits müssen nach 4 h abgelesen werden. Nach 24 h können falsch-positive Ergebnisse auftreten. Die Sensitivität der Ureaseschnelltests wird mit 88–93% bei guter Spezifität (95–100%) angegeben (Cutler et al. 1995).

Vorteile des Ureaseschnelltests liegen in der Praktikabilität, den niedrigen Kosten und der schnellen und unkomplizierten Durchführbarkeit, weswegen er zur First-Line-Routinediagnostik im Rahmen einer Gastroskopie avanciert ist.

Das Testverfahren ist hochspezifisch (93–100%), die Sensitivität liegt zwischen 89 und 98% und ist stark von der Kolonisierungsdichte der Biopsie sowie von der Stoffwechselaktivität der Erreger abhängig (Dunn et al. 1997, Cutler et al. 1995, Monteiro et al. 2001). Somit hat der Ureaseschnelltest ähnliche methodische Schwächen wie der Harnstoffatemtest (▶ Kap. 16.3.2, Abschn. »^{13}C-Harnstoff-Atemtest«), nämlich falsch-negative Ausfälle unter Therapie mit Protonenpumpeninhibitoren, bei Magenblutungen sowie in den ersten 4–6 Wochen nach Eradikationstherapie.

Ist Ureaseaktivität, in der Regel ausgehend von H. pylori, in der Biopsie vorhanden, führt das Reaktionsprodukt Ammoniak zu einer Alkalisierung des Testmediums und somit innerhalb von 1–3 h zu einem Farbumschlag des Indikators.

Kürzlich wurde ein Ureasesensor beschrieben, der bereits während der Gastroskopie durch Detektion der Ureaseaktivität auf der Magenmukosa einen H. pylori-Nachweis erlaubt (Cutler et al. 1995). Mit zwei pH-sensitiven Sensoren an der Spitze eines über den Instrumentierkanal einführbaren Katheters kann der pH-Sprung, der durch die bakterielle Urease in einer Harnstofflösung hervorgerufen wird, registriert werden. Diese Methode benötigt noch weitere klinische Validierung.

Anzucht und antimikrobielle Empfindlichkeit von H. pylori

Zur Anzucht von H. pylori werden möglichst frische Magenbiopsien (Transportzeit in Transportmedium <24 h) in einem sterilen Eppendorf-Gefäß (1,5 ml) mit einem sterilen Pistill homogenisiert. Vom Homogenat werden Spezialnährböden mit bzw. ohne Antibiotikazusätze beimpft sowie ein kleines Ausstrichpräparat (Ø 5 mm) nach Gram gefärbt und beurteilt. Der Rest der Biopsie wird mit 1 ml Harnstoffbouillon überschichtet und bei Raumtemperatur inkubiert. Nach 48 h Inkubation bei 36°C in mikroaerophiler, feuchter Atmosphäre werden die Nährböden zum ersten Mal abgelesen und verdächtige Kolonien subkultiviert. Nährböden, die kein Wachstum zeigen, werden nach 5 und ggf. 10 Tagen nochmals kontrolliert. In der Regel sind nach 48 h feine Kolonien sichtbar, selten benötigen die Erreger 5 Tage. Wachstum nach 10 Tagen ist eine Rarität, aber nicht auszuschließen. Empfindlichkeitstestungen werden mit dem E-Test von der Primärkultur oder ggf. nach Subkultur gegen Metronidazol, Clarithromycin, Amoxicillin, Tetracyclin und Ciprofloxacin durchgeführt, gegen Rifampicin wird im Agardiffusionsverfahren getestet (Breakpoints ◘ Tab. 16.2). Zeigt die Harnstoffbouillon einen Farbumschlag und bleibt die Kultur negativ, kann daraus mit molekulargenetischen Methoden eine »Rescuediagnostik« erfolgen (▶ Abschn. »Molekulargenetische Diagnostik«). Standardisierte Arbeitsanweisungen sind unter www.nrz-helicobacter.de publiziert.

Die Einsendung einer Antrum- und einer Corpusbiopsie an ein geeignetes mikrobiologisches Laboratorium sollte im Transportmedium (kann vom Untersuchungsla-

Tab. 16.2. Diagnostische Verfahren zum Nachweis einer H. pylori-Infektion

Methode		Beurteilung
»Invasive« Nachweismethoden	Ureaseschnelltest	Enzymatische Farbreaktion → hohe Sensitivität und Spezifität, preisgünstig, rasches Ergebnis (<24 h), Cave: Blutung, Einnahme von Protonenpumpenblockern
	Histologie (HE-Färbung, Giesma, Spezialfärbungen)	»Goldstandard«, höchste Spezifität auch unter PPI, Blutung, zusätzliche Beurteilung der Gastritis möglich
	Kultur	Resistenztestung bei Therapieversagern
	PCR	Genotypisierung, Resistenzvorhersage möglich, bisher untergeordnete klinische Bedeutung
Nichtinvasive Nachweismethoden	^{13}C-Harnstoff-Atemtest	Hohe Sensitivität und Spezifität, Therapie- (Verlaufs-) Kontrolle, Primärdiagnostik bei Kindern. Schlechte Sensitivität bei Einnahme von Protonenpumpenblockern
	^{15}N-Harnstoffurintest	Bestimmung von ^{15}N-Ammonium im Urin nach Ingestion von ^{15}N-markiertem Harnstoff, hat sich klinisch nicht durchgesetzt, da er umständlicher und stärker durch Sammelfehler beeinflusst ist als der Atemtest
	^{13}C-Bikarbonat-Bestimmung im Serum	Erreichen beide nicht die Praktikabilität des ^{13}C-Harnstoff-Atemtests
	Serologie	Nachweis von IgA- und IgG-Antikörpern mittels ELISA → hohe Zuverlässigkeit, zur Verlaufs- und Therapiekontrolle wenig geeignet, Einsatz in epidemiologischen Studien
	Antigennachweis im Stuhl	Antigennachweis mittels ELISA → Therapiekontrolle → Primärdiagnostik v. a. bei Kindern ! Wenig anfällig, hohe Sensitivität und Spezifität
	Antikörpernachweis im Speichel	Antikörpernachweis mittels ELISA → nur unzureichend validiert
	Antikörpernachweis im Urin	Antikörpernachweis mittels ELISA → noch nicht ausreichend validiert, Sensitivität und Spezifität ähnlich unzureichend wie Serologie

bor angefordert werden) erfolgen. Dazu werden Biopsien zur mikrobiologischen Untersuchung als erste entnommen und ca. 1 mm in das Transportmedium eingesenkt. Die Transportzeit sollte ungekühlt 24 h keinesfalls überschreiten. Falls der Ureaseschnelltest (z. B. HUT) abgewartet wird, können die Biopsien so lange in sterilem NaCl im Kühlschrank zwischengelagert werden.

Mindestens 1 Woche bzw. 4 Wochen vor einer geplanten mikrobiologischen Untersuchung sollten Protonenpumpeninhibitoren bzw. Antibiotika abgesetzt werden. Die Gastroskopie ist, wenn möglich, ohne bakterizide Entschäumer durchzuführen. Die Spezifität der Kultur beträgt 100%, außerdem können nur über die Kultur sämtliche relevanten Antibiotika auf Wirksamkeit getestet werden. Die Sensitivität des Verfahrens wird durch eine Reihe von Faktoren beeinflusst (Transportzeit, Erregerdichte und -vitalität, Qualität der Nährböden, sekundäre Kontamination der Probe, Erfahrung des Laborpersonals) und kann von 50 bis 90% schwanken. Unter optimalen Bedingungen wird eine Sensitivität über 90% erreicht.

Molekulargenetische Diagnostik (Erregernachweis und Resistenzbestimmung)

Die molekulare Diagnostik der H. pylori-Infektion hat in den letzten Jahren v. a. durch die Entwicklung und den Einsatz neuer Technologien an Bedeutung gewonnen. Wurden früher molekularbiologische Techniken wie die Polymerasekettenreaktion (PCR) in der Regel nur für Genotypisierungen eingesetzt, so werden sie heute bereits nicht nur zum Nachweis von H. pylori aus klinischem Untersuchungsmaterial, sondern auch für genotypische Empfindlichkeitsprüfungen gegenüber bestimmten Antibiotika angewandt.

Insbesondere in den Fällen, in denen eine konventionelle Sensibilitätstestung des Keims nicht mehr möglich ist, wie beispielsweise nach zu langen Transportzeiten der zu untersuchenden Biopsie oder bei Kontaminationen, sind molekularbiologische Methoden hilfreiche Verfahren, um sowohl für den Patienten als auch für den behandelnden Gastroenterologen bezüglich einer Therapie wichtige Informationen zu gewinnen.

Für solche diagnostischen Untersuchungen werden heute überwiegend Real-Time- (Echtzeit-)PCR-Verfahren eingesetzt, da sie einerseits über ein hohes Maß an Zuverlässigkeit und Geschwindigkeit, andererseits über eine hohe Spezifität und Sensitivität verfügen. Um ein für die PCR geeignetes Untersuchungsmaterial zu gewinnen, kann beispielsweise aus Biopsieresten, welche zuvor dem Ureasetest oder dem HUT zugeführt worden waren, mit einem kommerziell erhältlichen DNA-Extraktionsprotokoll eine DNA-Präparation hergestellt werden, welche dann in der Real-Time-PCR eingesetzt und auf das Vorhandensein von H. pylori-DNA untersucht werden kann. In der Regel ist hierbei der Nachweis eines H. pylori-eigenen Gens, wie z. B. ureC, zu favorisieren (He et al. 2002), auch der Nachweis von H. pylori auf Ebene der 16S rRNA-Gene mit Hilfe einer sog. TaqMan-Sonde wird beschrieben (Kobayashi et al. 2002).

Eine der hervorstechendsten Eigenschaften der Real-Time-PCR ist jedoch die Möglichkeit der Durchführung von Mutationsanalysen durch den Einsatz sog. FRET- (»Fluorescence-resonance-energy-transfer«-)Sonden. Dabei werden dem eigentlichen PCR-Ansatz neben den üblichen Reagenzien 2 mit fluoreszierenden Farbstoffen markierte Sonden zugegeben, deren Bindungsstärke an den komplementären DNA-Strang durch eine sog. Schmelzkurvenanalyse visualisiert werden kann. Diese Technik erlaubt es dem Anwender beispielsweise, innerhalb kürzester Zeit Punktmutationen in einem Gen zu erkennen, wie sie u. a. auch bei Resistenzen von H. pylori gegenüber einigen Antibiotika gefunden werden. So wurden bereits zahlreiche Real-Time-PCR-Verfahren entwickelt, die eine Detektion von Punktmutationen in den 23S rRNA-Genen (Punktmutationen an den Nukleotiden 2142 und/oder 2143) von H. pylori, welche eine Resistenz gegenüber Clarithromycin und anderen Makroliden bewirken, erlauben (Matsumura et al. 2001, Oleastro et al. 2003).

Die Sensitivität dieser FRET-basierten Real-Time-PCR-Verfahren übertrifft sowohl die der Kultur als auch der Histopathologie, und in ca. 98% der Fälle stimmt diese genotypische Resistenzbestimmung mit der phänotypischen Resistenzbestimmung durch E-Test überein (Lascols et al. 2003).

Inzwischen ist auch eine genotypische Resistenztestung von H. pylori gegenüber Gyrasehemmern wie Ciprofloxacin durch Detektion von Mutationen im gyrA-Gen des Bakteriums möglich (Glocker u. Kist 2004). Weitere Real-Time-PCR-Methoden zur genotypischen Resistenzbestimmung gegen Tetrazykline, Rifabutin oder Amoxicillin könnten in absehbarer Zeit ebenfalls verfügbar sein.

Trotz dieser enormen Fortschritte in der molekularen Diagnostik sollte aber nach wie vor die Kultur des Bakteriums mit anschließender phänotypischer Sensibilitätstestung durch Agardilution oder Agardiffusion als Goldstandard angestrebt werden, um eine individuelle Therapiestrategie insbesondere bei bereits mehrfach erfolglos therapierten Patienten zu erarbeiten. Real-Time-PCR-basierte Methoden sind allerdings in diesen Fällen, in denen eine konventionelle Resistenztestung nicht mehr möglich ist, eine hervorragende und aussagekräftige Alternative.

16.3.2 Nichtinvasive Nachweisverfahren

Serologische Diagnostik

Praktisch alle Individuen mit einer chronischen H. pylori-Infektion entwickeln spezifische Antikörper gegen H. pylori-Antigene (Apel et al. 1988, Perez-Perez et al. 1988, Rathbone et al. 1986). Während Antikörper der IgG-Klasse nahezu regelmäßig vorkommen, bildet ein geringerer Teil IgA, spezifisches IgM wird selten nachgewiesen. Verschiedene Oberflächen- bzw. zytosolische Proteine repräsentieren immundominante Antigene (Kimmel et al. 2000). Als besonders wichtiges Antigen gilt CagA, erstmals als imundominantes 120-kDa-Protein beschrieben (Apel et al. 1988), das zusammen mit dem 97-kDa-großen VacA-Protein die sog. Typ-I-Stämme charakterisiert (Censini et al. 1996).

Der Nachweis von IgG im ELISA erreicht Sensitivitäts- und Spezifitätswerte von über 90% (Laheij et al. 1998) sowie positive (95–100%) und negative Vorhersagewerte (84–89%), die mit denen von Histologie, Harnstoffatemtest und Ureaseschnelltest vergleichbar sind (Cutler et al. 1995). Die Spezifität und Sensitivität des Nachweises von Anti-H. pylori-Antikörpern im ELISA ist mit 39–82% deutlich geringer (Jaskowski et al. 1997), in einzelnen Fällen (<10%) kommen isolierte IgA-Antikörper ohne IgG-Antwort vor.

Mit dem Immunblot können Antikörper gegen einzelne Antigene, v. a. gegen CagA (zytotoxinassoziiertes Gen), aber auch, wenn auch nicht regelmäßig, gegen VacA (vakuolisierendes Toxin) nachgewiesen werden. Somit ist die Unterscheidung von Infektionen durch CagA-positive und -negative H. pylori-Stämme möglich. Der Immunblot wird heute in der Regel als Bestätigungsreaktion bei unklaren ELISA-Ergebnissen eingesetzt. Zu alternativen serologischen Untersuchungen von Speichel und Urin liegen bisher noch keine ausreichenden Erfahrungen aus der Routinediagnostik vor.

Einschränkungen der Serodiagnostik sind bedingt durch die Antikörperpersistenz nach Eradikationstherapie (Kist et al. 1999) sowie durch die unsichere Seroreaktion bei AIDS-Patienten (Fabris et al. 1997).

Nach erfolgreicher Eradikation kann es manchmal mehrere Jahre dauern, bis die Antikörpertiter wieder unter den Cut-off-Wert fallen. Ein Absinken des Antikörpertiters um mehr als 40% in 6 Monaten im Vergleich zum Ausgangstiter vor Therapiebeginn kann den Erfolg einer Eradikationstherapie mit Sensitivität und Spezifität >95% erkennen lassen (Lerang et al. 1998). Die Genauigkeit serologischer Tests zur Therapiekontrolle hängt stark von der Höhe des Ausgangstiters ab.

Die Praktikabilität der Serologie als Therapiekontrolle ist stark limitiert durch den erforderlichen Zeitraum von 6 Monaten zwischen den Serumanalysen. Zudem müssen die Serumproben vor und 6 Monate nach Therapie unter identischen Bedingungen analysiert werden, um einen Titervergleich zu gewähren, d. h. die Ausgangsprobe muss 6 Monate gelagert werden, um zusammen mit der zweiten Probe in ein und demselben Assay parallel gemessen zu werden, oder die zweite Probe muss mit dem gleichen Testkit desselben Labors analysiert werden.

Schnelltests aus Vollblut (»near patient tests«) sind als einfache Screeningmethode für die Praxis konzipiert, die der niedergelassene Arzt selbständig durchführen und sofort auswerten kann. Die Schnelltests beruhen auf vereinfachten Latexagglutination- oder Festphasen-ELISA-Tests, die ein qualitatives Ergebnis aufgrund einer einfachen Farbreaktion geben. Innerhalb von Minuten können diese Schnelltests aus einem Tropfen Vollblut nach einem Lanzettenstich in die Fingerbeere das Vorliegen von H. pylori-Antikörpern anzeigen. Allerdings weisen bisherige Schnelltests noch erhebliche Intra- und Interassayvariabilitäten auf und sind derzeit insbesondere im niedergelassenen Bereich noch nicht zu empfehlen (Graham et al. 1996).

Die Serologie hat Vorteile in Fällen mit fortgeschrittener Atrophie der Magenschleimhaut sowie unter Protonenpumpeninhibitoren, Konditionen, bei denen sowohl der Atemtest als auch der Stuhlantigentest falsch-negativ verlaufen kann (Graham et al. 2003, Manes et al. 2001). Weiterhin kann sie neben der Histologie als das diagnostische Verfahren gelten, zu dem die längsten Erfahrungen vorliegen.

^{13}C-Harnstoff-Atemtest

Der ^{13}C-Harnstoff-Atemtest basiert auf der besonders starken Produktion des Enzyms Urease durch H. pylori. Bei der enzymatischen Spaltung von 50–100 mg oral verabreichtem ^{13}C-markiertem Harnstoff entsteht im H. pylori-kolonisierten Magen dabei neben Ammoniak auch $^{13}CO_2$ als weiteres Reaktionsprodukt. Das markierte CO_2 kann in der Atemluft gemessen werden. Die Messgenauigkeit des Verfahrens wird durch eine Testmahlzeit oder häufiger durch die Verabreichung des Harnstoffs in Citronensäure verbessert. Durch die Verwendung von Harnstoff in Tablettenform soll zudem die Interferenz mit ureaseproduzierenden Bakterien der Mundhöhle vermindert werden.

Zahlreiche Untersucher haben versucht, optimale Bedingungen für Testmahlzeit, Zeitpunkt der Probenentnahmen und die benötigte Substratdosis für den ^{13}C-Harnstoff-Atemtest zu erarbeiten (Braden et al. 1994, Graham et al. 1999). Ein flüssiges Testmahl begünstigt die gleichmäßige Verteilung des ^{13}C-Harnstoffs im Magen und verbessert somit den Kontakt zwischen Urease und Substrat. Mit flüssigen Testlösungen wurden quantitativ höhere Testergebnisse erzielt als mit festen Testmahlzeiten (Pudding). Mit Zitronensäurelösung als Testlösung tritt die maximale ^{13}C-Exhalation 20–40 min nach Substrateinnahme auf. Die Zitronensäure verzögert die Magenentleerung, wodurch die Kontaktzeit zwischen bakterieller Urease und dem ^{13}C-markierten Substrat verlängert wird (Graham et al. 1999). Daher wird in den meisten Zentren derzeit die Gewinnung der Atemproben vor und 30 min nach Trinken einer zitronensäurehaltigen Substratlösung durchgeführt.

Eine Substratdosis von 75 mg ^{13}C-Harnstoff (99,0% »atom percent excess«) reicht aus, um zuverlässig zwischen H. pylori-infizierten und nichtinfizierten Patienten zu unterscheiden.

Der Harnstoffatemtest weist bei Erwachsenen eine Spezifität und Sensitivität von etwa 95% auf (Vaira u. Vakil 2001). Bei Kindern wurden nach der Verabreichung von 50 mg ^{13}C in Orangensaft Sensitivitäten von 88–93% und Spezifitäten von 96–100% gemessen (Carvalho Costa et al. 2003, Machado et al. 2004).

Die Analytik des $^{13}CO_2/^{12}CO_2$-Isotopenverhältnisses in Atemproben mittels Isotopenverhältnismassenspektrometrie (IRMS) ermöglicht eine vollständige Automatisierbarkeit der Messung bei hoher Präzision und Reproduzierbarkeit. Die hohen Investitionskosten der Masssenspektrometer haben die Verfügbarkeit der ^{13}C-Analytik bisher auf spezialisierte Zentren limitiert, doch durch die gute Versendbarkeit der Atemproben in kleinen Glasröhrchen per Post zu entsprechend ausgerüsteten Massenspektrometrielabors steht die Durchführung der ^{13}C-Atemtests jedem Niedergelassenen zur Verfügung.

Das sog. LARA-Sytem (»laser assisted ratio analysis«) basiert auf einem optogalvanischen Effekt, der die Unterscheidung von $^{13}CO_2$ und $^{12}CO_2$ im Atemgas ermöglicht. Im Vergleich zu konventionellen IRMS-Geräten bietet das LARA-System weder preislich noch hinsichtlich der Präzision einen Vorteil. Hingegen stellt die nichtdispersive Infrarotspektroskopie (NDIRS) eine deutlich preisgünstigere, einfach zu handhabende, aber verlässliche Alternative in der ^{13}C-Analytik von Atemproben dar (Braden et al. 1996, Koletzko et al. 1995)

Der Harnstoffatemtest kann ausschließlich stoffwechselaktive Bakterien nachweisen, die in ausreichender Zahl vorhanden sein müssen und zudem eine möglichst optimale Ureaseaktivität zeigen. Die Erregerdichte und deren Stoffwechselaktivität sind häufig auch nach erfolgloser Therapie vorübergehend reduziert. Deshalb kann ein Harnstoffatemtest bis mehrere Wochen nach einer erfolglosen Eradikationstherapie falsch-negative Ergebnisse erbringen. Weiterhin versagt der Harnstoffatemtest bei akuter Ulkusblutung (Peitz et al. 2004), und Protonenpumpeninhibitoren scheinen eine hemmende Wirkung auf die Ureaseaktivität auszuüben, die mit einer Reduktion der Sensitivität auf 60–30% einhergehen kann (Graham et al. 2003, Udd et al. 2003). Es wird deshalb empfohlen, den Harnstoffatemtest frühestens 4, besser 6 Wochen nach Eradikationstherapie durchzuführen und Protonenpumpeninhibitoren mindestens 1 Woche, besser 2 Wochen vor dem Test abzusetzen.

H. pylori-Antigen-Nachweis aus Stuhlproben

Hierzu wird H. pylori-Antigen aus Stuhlproben an polyklonale oder monoklonale Anti-H. pylori-Antikörper gebunden, die an Plastikoberflächen (meist Mikrotiterplatten) adsorbiert sind. Anschließend erfolgt der Nachweis des gebundenen Antigens mit dem ELISA-Verfahren. Der Stuhl sollte dazu möglichst frisch getestet oder bis zum Untersuchungszeitpunkt bei -20°C aufbewahrt werden.

Die erste Testkitgeneration (H. pyloriSA) basierte auf der Verwendung polyklonaler Antikörper. Inzwischen wurden Testverfahren basierend auf monoklonalen Antikörpern entwickelt.

Eine neuere Übersicht (Gisbert u. Pajares 2004) umfasst 10.858 nicht vorbehandelte Patienten aus 89 Studien. Dabei wurde eine mittlere Sensitivität, Spezifität sowie ein positiver bzw. negativer Vorhersagewert von 91%, 93%, 92% and 87% erreicht. Bei Verwendung monoklonaler Antikörper wurde in bisher 8 Studien mit insgesamt 1.399 Patienten eine signifikant bessere Performance erzielt (Sensitivität, Spezifität, PPV, NPV von 96, 97, 96 bzw. 97%). In 39 Studien wurden insgesamt 3.147 Patienten 4–8 Wochen **nach** Eradikationstherapie untersucht. Dabei wurden Werte von 86%, 92%, 76% and 93% für die mittlere Sensitivität, Spezifität sowie PPV und NPV gefunden. Testverfahren mit monoklonalen Antikörpern waren dabei denen mit polyklonalen Antikörpern signifikant überlegen. Die Ergebnisse waren uneinheitlich, wenn die Untersuchung vor Ablauf der 4. Woche nach Therapieende durchgeführt wurde. Weiterhin können die Testergebnisse wie beim Harnstoffatemtest bei der Einnahme von Protonenpumpeninhibitoren sowie bei gastrointestinalen Blutungen falsch-negativ werden. Die gute Testperformance bei der Untersuchung von Kindern (Sensitivität: 98%, Spezifität: 99%) konnte kürzlich durch eine deutsche Kohortenstudie mit 302 Kindern bestätigt werden (Koletzko et al. 2003).

16.3.3 Wann welcher Test?

Solange es keine generellen Therapieempfehlungen für jegliche H. pylori-Infektion gibt, ist die nichtinvasive Screeninguntersuchung asymptomatischer Patienten mit nichtendoskopischen Verfahren wertlos. Auch bei symptomatischen Patienten mit dyspeptischen Beschwerden gibt es keinen sicheren Benefit durch H. pylori-Therapie. Positive Testergebnisse zwingen den Arzt häufig, den Patienten unnötigerweise (mit dem Risiko von Nebenwirkungen und der Entwicklung von Antibiotikaresistenzen) zu therapieren. Zudem scheint eine H. pylori-Eradikation bei bestimmten Patienten die Entwicklung einer Refluxsymptomatik zu begünstigen.

Invasive H. pylori-Diagnostik bei nicht vorbehandelten Patienten

Bei antimikrobiell nicht vorbehandelten Patienten, bei denen eine H. pylori-Infektion zum Zeitpunkt der Untersuchung noch nicht bekannt ist, genügt es in der Regel, den Erregernachweis im Rahmen der Endoskopie über den Ureaseschnelltest (HUT) und/oder die Bakterioskopie bei der histopathologischen Untersuchung zu führen. Eine Erregeranzucht mit Antibiogramm ist in diesen Fällen zurzeit nicht erforderlich, da H. pylori in dieser Patientengruppe nur geringe Resistenzquoten aufweist (ResiNet, eigene Daten, ◘ Tab. 16.2) und somit eine empirische antimikrobielle Therapie mit sehr guten Erfolgsaussichten durchgeführt werden kann, insbesondere wenn die Erstlinientherapie kein Metronidazol enthält (▶ Kap. 17).

Die Kontrolle des Erfolgs der antimikrobiellen Eradikationstherapie kann dann mit nichtinvasiven Methoden (Stuhlantigen-ELISA, ggf. Atemtest) durchgeführt werden, mit der Einschränkung, dass hierbei die serologische Untersuchung wegen der bekannten Antikörperpersistenz ungeeignet ist. Weitere Ausnahmen sind die Behandlung eines Ulcus duodeni, bei dem bei eindeutiger Besserung der typischen Symptomatik auf eine Laborkontrolle verzichtet werden kann (Anonymus 1995), sowie das behandelte Ulcus ventriculi, bei dem wegen des erhöhten Malignitätsrisikos endoskopische Kontrollen empfohlen werden (Anonymus 1995). Im letzteren Fall wäre bei einem positiven Ureaseschnelltest auch eine mikrobiologische Untersuchung mit Kultur und Antibiogramm angezeigt, da zu diesem Zeitpunkt bereits eine Vorbehandlung erfolglos war.

Nichtinvasive H. pylori-Diagnostik bei nicht vorbehandelten Patienten

Falls die klinische Symptomatik einerseits mit einer H. pylori-Infektion vereinbar ist, andererseits aber keine Indikation für eine endoskopische Untersuchung besteht oder diese vom Patienten abgelehnt wird, kann der Nachweis einer aktuellen H. pylori-Kolonisation über den ^{13}C-Harnstoff-Atemtest oder den H. pylori-Stuhl-Antigen-ELISA geführt werden. Die Serologie als besonders preisgünstiges Verfahren ist hier ebenfalls ohne Einschränkung geeignet, da diese Patientengruppe laut Definition nicht antimikrobiell vorbehandelt ist. Auch diese

Patienten können wegen der günstigen Resistenzlage mit guten Erfolgsaussichten empirisch behandelt werden.

Die erfolgreiche Erregereradikation sollte bei dieser Patientengruppe möglichst immer kontrolliert werden, da auch nach erfolgreicher Therapie das klinische Beschwerdebild unverändert weiter bestehen kann und somit keinen Rückschluss auf den Erfolg der antimikrobiellen Behandlung zulässt.

H. pylori-Diagnostik bei vorbehandelten Patienten mit bekannter H. pylori-Infektion

Patienten, die erfolglos antibiotisch vorbehandelt wurden, beherbergen bereits nach dem ersten Therapieversuch H. pylori-Bakterien, die im Vergleich zu unbehandelten Patienten signifikant häufiger resistent gegen Metronidazol und Clarithromycin sind (◘ Tab. 16.2). Nach mehrfacher Vorbehandlung sind etwa 70% der Erreger sowohl gegen Metronidazol als auch gegen Clarithromycin resistent (Kist u. Glocker 2003). Da die Infektion in diesen Fällen bereits bekannt ist, muss die Diagnostik im Hinblick auf weitere Therapieversuche deshalb nicht nur auf den Erregernachweis, sondern auf die Untersuchung der **Antibiotikaempfindlichkeit** über die Kultur ausgerichtet sein.

Literatur

Anonymus (1995) Leitlinie der Deutschen Gesellschaft für Verdauungs- und Stoffwechselkrankheiten. Diagnostik und Therapie der Helicobacter-pylori-Infektion. Z Gastroenterol 34: 392–401

Apel I, Jacobs E, Kist M, Bredt W (1988) Antibody response of patients against a 120 kDa surface protein of Campylobacter pylori. Zentralbl Bakteriol Mikrobiol Hyg [A] 268: 271–276

Bizzozero G (1893) Über die schlauchförmigen Drüsen des Magendarmkanals und die Beziehungen ihres Epithels zu dem Oberflächenepithel der Schleimhaut. Arch Micr Anat 42: 82

Braden B, Caspary WF (2001) Detection of Helicobacter pylori infection: when to perform which test ? Ann Med 33: 91–97

Braden B, Duan LP, Caspary WF, Lembcke B (1994) More convenient 13C-urea breath test modifications still meet the criteria for valid diagnosis of Helicobacter pylori infection. Z Gastroenterol 32: 198–202

Braden B, Schafer F, Caspary WF, Lembcke B (1996) Nondispersive isotope-selective infrared spectroscopy: a new analytical method for 13C-urea breath tests. Scand J Gastroenterol 31: 442–445

Carvalho Costa CL, Rocha GA et al. (2003) Evaluation of [13C]urea breath test and Helicobacter pylori stool antigen test for diagnosis of H. pylori infection in children from a developing country. J Clin Microbiol 41: 3334–3335

Censini S, Lange C, Xiang Z et al. (1996) cag, a pathogenicity island of Helicobacter pylori, encodes type I-specific and disease-associated virulence factors. Proc Natl Acad Sci USA 93: 14648–14653

Cutler AF, Havstad S, Ma CK, Blaser MJ, Perez-Perez GI, Schubert TT (1995) Accuracy of invasive and noninvasive tests to diagnose Helicobacter pylori infection. Gastroenterology 109: 136–141

Dunn BE, Cohen H, Blaser MJ (1997) Helicobacter pylori. Clin Microbiol Rev 10: 720–741

Fabris P, Bozzola L, Benedetti P et al. (1997) H. pylori infection in HIV-positive patients. A serohistological study. Dig Dis Sci 42: 289–292

Falush D, Wirth T, Linz B et al. (2003) Traces of human migrations in Helicobacter pylori populations. Science 299: 1582–1585

Genta RM, Graham DY (1994) Comparison of biopsy sites for the histopathologic diagnosis of Helicobacter pylori: a topographic study of H. pylori density and distribution. Gastrointest Endosc 40: 342–345

Gisbert JP, Pajares JM (2004) Stool antigen test for the diagnosis of Helicobacter pylori infection: a systematic review. Helicobacter 9: 347–368

Glocker E, Kist M (2004) Rapid detection of point mutations in the gyrA gene of Helicobacter pylori conferring resistance to ciprofloxacin by a fluorescence resonance energy transfer-based real-time PCR approach. J Clin Microbiol 42: 2241–2246

Graham DY, Evans DJ Jr., Peacock J, Baker JT, Schrier WH (1996) Comparison of rapid serological tests (FlexSure HP and QuickVue) with conventional ELISA for detection of Helicobacter pylori infection. Am J Gastroenterol 91: 942–948

Graham DY, Runke D, Anderson SY, Malaty HM, Klein PD (1999) Citric acid as the test meal for the 13C-urea breath test. Am J Gastroenterol 94: 1214–1217

Graham DY, Opekun AR, Hammoud F, Yamaoka Y, Reddy R, Osato MS, El Zimaity HM (2003) Studies regarding the mechanism of false negative urea breath tests with proton pump inhibitors. Am J Gastroenterol 98: 1005–1009

He Q, Wang JP, Osato M, Lachman LB (2002) Real-time quantitative PCR for detection of Helicobacter pylori. J Clin Microbiol 40: 3720–3728

Jaskowski TD, Martins TB, Hill HR, Litwin CM (1997) Immunoglobulin A antibodies to Helicobacter pylori. J Clin Microbiol 35: 2999–3000

Kimmel B, Bosserhoff A, Frank R, Gross R, Goebel W, Beier D (2000) Identification of immunodominant antigens from Helicobacter pylori and evaluation of their reactivities with sera from patients with different gastroduodenal pathologies. Infect Immun 68: 915–920

Kist, M, Glocker, E (2003) Helicobacter pylori Infektionen: ResiNet – eine bundesweite Sentinelstudie zur Resistenzentwicklung. Epidemiologisches Bulletin 2003/47: 389–391

Kist M, Strobel S, Kirchner T, Dammann HG (1999) Impact of ELISA and immunoblot as diagnostic tools one year after eradication of Helicobacter pylori in a multicentre treatment study. FEMS Immunol Med Microbiol 24: 239–242

Kobayashi D, Eishi Y, Ohkusa T et al. (2002) Gastric mucosal density of Helicobacter pylori estimated by real-time PCR compared with results of urea breath test and histological grading. J Med Microbiol 51: 305–311

Koletzko S, Haisch M, Seeboth I, Braden B, Hengels K, Koletzko B, Hering P (1995) Isotope-selective non-dispersive infrared spectrometry for detection of Helicobacter pylori infection with 13C-urea breath test. Lancet 345: 961–962

Koletzko S, Konstantopoulos N, Bosman D, Feydt-Schmidt A, Van Der EA, Kalach N, Raymond J, Russmann H (2003) Evaluation of a novel monoclonal enzyme immunoassay for detection of Helicobacter pylori antigen in stool from children. Gut 52: 804–806

Konjetzny GE (1923) Chronische Gastritis und Duodenitis als Ursache des Magenduodenalgeschwürs. Beiträge zur pathologischen Anatomie und allgemeinen Pathologie 71: 595–618

Laheij RJ, Straatman H, Jansen JB, Verbeek AL (1998) Evaluation of commercially available Helicobacter pylori serology kits: a review. J Clin Microbiol 36: 2803–2809

Lascols C, Lamarque D, Costa JM et al. (2003) Fast and accurate quantitative detection of Helicobacter pylori and identification of clarithromycin resistance mutations in H. pylori isolates from gastric biopsy specimens by real-time PCR. J Clin Microbiol 41: 4573–4577

Lerang F, Haug JB, Moum B, Mowinckel P, Berge T, Ragnhildstveit E, Bjorneklett A (1998) Accuracy of IgG serology and other tests in confirming Helicobacter pylori eradication. Scand J Gastroenterol 33: 710–715

Levi F, Lucchini F, Gonzalez JR, Fernandez E, Negri E, La Vecchia C (2004) Monitoring falls in gastric cancer mortality in Europe. Ann Oncol 15: 338–345

Machado RS, Patricio FR, Kawakami E (2004) 13C-urea breath test to diagnose Helicobacter pylori infection in children aged up to 6 years. Helicobacter 9: 39–45

Manes G, Balzano A, Iaquinto G et al. (2001) Accuracy of the stool antigen test in the diagnosis of Helicobacter pylori infection before treatment and in patients on omeprazole therapy. Aliment Pharmacol Ther 15: 73–79

Matsumura M, Hikiba Y, Ogura K et al. (2001) Rapid detection of mutations in the 23S rRNA gene of Helicobacter pylori that confers resistance to clarithromycin treatment to the bacterium. J Clin Microbiol 39: 691–695

Monteiro L, de Mascarel A, Sarrasqueta AM et al. (2001) Diagnosis of Helicobacter pylori infection: noninvasive methods compared to invasive methods and evaluation of two new tests. Am J Gastroenterol 96: 353–358

Oleastro M, Menard A, Santos A, Lamouliatte H, Monteiro L, Barthelemy P, Megraud F (2003) Real-time PCR assay for rapid and accurate detection of point mutations conferring resistance to clarithromycin in Helicobacter pylori. J Clin Microbiol 41: 397–402

Peitz U, Leodolter A, Wex T et al. (2004) Diagnostics of Helicobacter pylori infection in patients with peptic ulcer bleeding. Z Gastroenterol 42: 141–146

Perez-Perez GI, Dworkin BM, Chodos JE, Blaser MJ (1988) Campylobacter pylori antibodies in humans. Ann Intern Med 109: 11–17

Rathbone BJ, Wyatt JI, Worsley BW, Shires SE, Trejdosiewicz LK, Heatley RV, Losowsky MS (1986) Systemic and local antibody responses to gastric Campylobacter pyloridis in non-ulcer dyspepsia. Gut 27: 642–647

Suerbaum S, Michetti P (2002) Helicobacter pylori infection. N Engl J Med 347: 1175–1186

Udd M, Miettinen P, Palmu A, Julkunen R (2003) Effect of short-term treatment with regular or high doses of omeprazole on the detection of Helicobacter pylori in bleeding peptic ulcer patients. Scand J Gastroenterol 38: 588–593

Vaira D, Vakil N (2001) Blood, urine, stool, breath, money, and Helicobacter pylori. Gut 48: 287–289

Klinik und Therapie der Helicobacter-pylori-Infektion

W. Opferkuch, M. Kist, W.F. Caspary

17.1 Klinisches Bild

Das klinische Bild Helicobacter-pylori-assoziierter Infektionen des Magens und Duodenums wird geprägt durch die Erkrankung und ist nicht erregerspezifisch. Inapperente Verläufe überwiegen. Der Schweregrad der Entzündung wird zum einen durch unterschiedliche stammspezifische Virulenzfaktoren von Helicobacter pylori (H. pylori, ► Kap. 15), zum anderen durch wirtbedingte genetische Prädispositionen (z. B. HLA-Allelfrequenzen) sowie Umwelt- und Erährungsfaktoren bestimmt.

17.1.1 Gastritis und funktionelle Dyspepsie

Der Begriff **Gastritis** ist früher vorwiegend klinisch verwandt worden für Beschwerden, die von Arzt und Patient auf den Oberbauch bezogen werden. Er ist zwischenzeitlich durch den Terminus **funktionelle Dyspepsie** ersetzt worden (s. unten), da sich gezeigt hat, dass eine histologisch definierte Gastritis sich genauso häufig bei Patienten mit funktionellen Oberbauchbeschwerden findet wie eine morphologisch unauffällige Schleimhaut.

Während man früher davon ausging, dass es sich bei der **chronischen Gastritis** um einen physiologischen Alterungsprozess der Magenschleimhaut handeln würde, der mit einem Verlust an sekretorischer Kapazität einhergeht, steht heute die durch das Bakterium H. pylori induzierte **Typ-B-Gastritis** ganz im Vordergrund und ist für über 90% aller histologisch definierten Gastritiden verantwortlich. Andere unter ätiopathologischen Gesichtspunkten definierte Gastritiden spielen nur eine untergeordnete Rolle, wobei es zumindest bei der **Autoimmungastritis** (Typ-A-Gastritis) Querverbindungen zur H.-pylori-Gastritis gibt; auch Mischformen scheinen vorzukommen (◘ Tab. 17.1).

Von der chronischen Gastritis zu trennen ist die **akute Gastritis** als akute Magenschleimhautschädigung durch

◘ Tab. 17.1. Ätiopathogenese der chronischen Gastritis

Gastritistyp	Häufigkeit	Ätiopathogenese
A-Gastritis	3–6%	Autoimmunerkrankung mit Parietalzell-AK (90%) und Intrinsic-Factor-AK (50%)
B-Gastritis	80–90%	H.-pylori-Infektion H. heilmannii (0,3%)
C-Gastritis	7–15%	ASS/NSAR-Medikation Gallereflux

Selten sind Mischformen (Typ A + B), häufiger die Ex-H.-pylori-Gastritis nach erfolgreicher H.-pylori-Sanierung, die lymphozytäre Gastritis, z. B. bei Sprue, sowie Sonderformen (Morbus Crohn, Sarkoidose, eosinophile Gastritis).

exogene oder **endogene Noxen**, die nicht in ein chronisches Stadium, mit Ausnahme der H.-pylori-Infektion, übergeht und folgenlos ausheilt.

Der Begriff **Dyspepsie** umfasst ein breites Spektrum von auf den Oberbauch bezogenen Symptomen. Der Begriff Dyspepsie wird unabhängig von der zugrunde liegenden Ursache der Symptomatik zur Beschreibung eines auf den Oberbauch bezogenen Symptomkomplexes verwendet. Dyspeptische Beschwerden umfassen entsprechend nicht nur Schmerzen, sondern auch frühzeitiges Sättigungsgefühl oder Völlegefühl, Übelkeit oder andere unangenehme auf den Oberbauch bezogene Sensationen (Malfertheiner 2001).

Von chronischen dyspeptischen Beschwerden wird ausgegangen, wenn die Symptome über einen Zeitraum von 3 Monaten persistieren oder innerhalb eines Zeitraums von 12 Monaten insgesamt 12 Wochen bestehen. Bei rund 50% der Patienten, die sich wegen chronischer dyspeptischer Beschwerden in Behandlung begeben, lässt sich mit der verfügbaren klinischen Routinediagnostik (z. B. körperliche Untersuchung, Standardlaboruntersuchungen, Ösophagogastroduodenoskopie) die Ursache nicht klären (Kagevi 1989). Bei chronischen dyspeptischen Beschwerden ohne eine im Rahmen der üblichen Diagnostik nachweisbare Ursache ist die Diagnose einer **funktionellen (oder Non-ulcus-)Dyspepsie** gerechtfertigt (Malfertheiner 2001).

Prävalenz und Inzidenz

In verschiedenen Ländern durchgeführte epidemiologische Studien weisen Prävalenzraten dyspeptischer Beschwerden zwischen 7 und 41% auf (Gschossmann et al. 2001). Diese Variabilität kann wahrscheinlich sowohl durch die geographischen Unterschiede in der Prävalenz von H. pylori (und damit zusammenhängend der Prävalenz peptischer Ulzera) als auch durch die zugrunde liegenden diagnostischen Kriterien und die zur Symptombewertung herangezogene Methodik erklärt werden.

Krankheitsbild

Patienten mit funktioneller Dyspepsie werden oft anhand der Leitsymptome in die Untergruppen **Dysmotilitätstyp** *(»dysmotility-like«)*, **Ulkustyp** *(»ulcer-like«)* und **Refluxtyp** *(»reflux-like«)* eingeteilt (Talley et al. 1999). Die Untergruppe refluxtypischer Dyspepsie umfasst Patienten mit Sodbrennen und/oder saurem Aufstoßen. Allerdings wird heute davon ausgegangen, dass bei Patienten, die ausschließlich oder vorwiegend unter Refluxsymptomen leiden, tatsächlich keine funktionelle Dyspepsie vorliegt, sondern eine Refluxerkrankung ohne erosive Schleimhautdefekte. Patienten, deren Oberbauchsymptome keiner der obigen Untergruppen zugerechnet werden können, werden der Kategorie »unspezifische Dyspepsie« zugeteilt. Tatsächlich wird diese Kategorisierung in der klinischen Praxis oft als Leitschnur für die zu initiierende Therapie verwendet. Die Bedeutung der Symptomeinteilung im Hinblick auf das Behandlungsergebnis ist jedoch ungewiss, da sich diese Symptomuntergruppen weitgehend überschneiden und viele Patienten ein breites Spektrum von Symptomen angeben und entsprechend verschiedenen Gruppen zugeordnet werden könnten. Allerdings legt zumindest eine gut kontrollierte Studie nahe, dass eine auf das Leitsymptom (d. h. das am stärksten belastende Symptom) ausgerichtete Behandlung durchaus den Behandlungserfolg beeinflusst. So sprachen in einer groß angelegten Studie Patienten mit ulkus- und refluxtypischen Symptomen am besten auf eine sekretionshemmende Therapie an (Talley et al. 1999).

Helicobacter pylori in der Ätiopathogenese der funktionellen Dyspepsie

Die Infektion mit H. pylori ist beim Menschen die häufigste Ursache für eine histologische Gastritis (s. oben), und eine H.-pylori-Gastritis wird bei rund 40–80% der Patienten mit funktioneller Dyspepsie nachgewiesen (Greenberg et al. 1990). Allerdings ist eine chronische Gastritis bzw. H.-pylori-Infektion auch bei symptomfreien Personen mit einer Prävalenz zwischen 20 und 80% ähnlich häufig (Dooley et al. 1989). Außerdem fanden sich in den vorliegenden Studien keine überzeugenden Belege für einen Zusammenhang zwischen H. pylori und bestimmten Symptomen (Holtmann et al. 1994). All dies lässt Zweifel aufkommen hinsichtlich der Bedeutung einer chronischen Gastritis im Rahmen der Entstehung von Symptomen bei funktioneller Dyspepsie.

Helicobacter-pylori-Eradikationstherapie bei funktioneller Dyspepsie?

Die Infektion mit H. pylori könnte theoretisch im Rahmen der Pathogenese der funktionellen Dyspepsie eine Rolle spielen. Allerdings ist diese bislang nicht umfassend aufgeklärt und pathophysiologisch belegt. In klinischen Studien können die langfristigen Effekte (bis zu 1 Jahr) nach einer Eradikation von H. pylori bei Patienten mit funktioneller Dyspepsie als gut untersucht angesehen werden. Legt man nur Studien zugrunde, die keine wesentlichen methodischen Limitationen aufweisen (mit Plazebokontrolle, Randomisierung, Langzeitverlauf etc.), kommt eine systematische Metaanalyse zu dem Ergebnis, dass die H.-pylori-Eradikation im Hinblick auf die Besserung der Symptome keine wirksame Behandlungsmaßnahme darstellt (Laine et al. 2001). Trotz der somit fehlenden Wirksamkeit einer Eradikation von H. pylori für die langfristige Besserung der Symptome kann bei therapierefraktären Patienten im Einzelfall eine H.-pylori-Eradikation als Ultima Ratio erwogen werden. Die ökonomischen Konsequenzen einer großzügigen Indikationsstellung zur H.-pylori-Eradikationstherapie sind dabei ebenso zu bedenken wie grundsätzliche Überlegungen zum Antibiotikaeinsatz und zu den Effekten auf die Induktion von Resistenzen.

17.1.2 Ulkuskrankheit

Sieht man von seltenen Ursachen des Geschwürleidens wie Gastrinom (Zollinger-Ellison-Syndrom) und primärem Hyperparathyreoidismus ab, steht die H.-pylori-Infektion der Magenmukosa bzw. die chronische Typ B-Gastritis ganz im Vordergrund des pathogenetischen Geschehens, gefolgt von Mukosaschäden durch ASS und nichtsteroidale Antirheumatika (NSAR).

Bei 90% der Ulcera duodeni und 70–80% der Ulcera ventriculi findet sich eine **chronische H.-pylori-Gastritis.** Das heißt auf der anderen Seite, dass bei negativer H.-pylori-Diagnostik die Wahrscheinlichkeit, dass es sich um medikamenteninduzierte Ulzera handelt, sehr groß ist. Nicht immer wird ein ASS-/NSAR-Konsum zugegeben; mitunter hilft eine diesbezügliche Urinanalyse weiter.

Nüchternschmerz mit Besserung durch Nahrungsaufnahme kennzeichnet das **Zwölffingerdarmgeschwür**, gelegentlich begleitet von Übelkeit und Erbrechen. Beim **Magengeschwür** treten die epigastrischen Schmerzen eher postprandial auf, je nach Lokalisation des Defektes rechts oder links der Medianlinie. Dauerschmerz weist auf eine Penetration des Ulkus in ein Nachbarorgan (Leber, Bauchspeicheldrüse) hin. Mitunter, v. a. bei ASS-/NSAR-Ulzera weist eine *Blutung aus heiterem Himmel* mit *Haematemesis* und/oder *Teerstuhl* auf ein bislang **asymptomatisches Ulkus** hin. Perforationen mit akutem Abdomen werden nur selten beim H.-pylori-Ulkus, häufiger beim medikamenteninduzierten Ulkus und beim Stressulkus beobachtet.

Ulzera im Magen sind in der Regel größer als im Zwölffingerdarm und benötigen deshalb länger zur Abheilung. Die Therapiedauer ist deshalb beim Ulcus ventriculi je nach Größe mit 4–8 Wochen, beim Ulcus duodeni mit 2–4 Wochen anzusetzen. Im Rahmen der Abheilung kommt es häufig zu sternförmiger Narbenbildung oder im Bulbus duodeni zur Ausbildung eines Narbenbulbus, aber nur gelegentlich zu einer Stenosebildung (Sanduhrmagen, stenosierender Narbenbulbus) mit Passagebehinderung.

17.1.3 Magenkarzinom und MALT-Lymphom

Die Rolle **genetischer** und **diätetischer Faktoren** und von **Umwelteinflüssen** bei der Entstehung des Magenkarzinoms steht außer Zweifel. Dies gilt in gleicher Weise für die Typ-A-Gastritis. Neu in die Diskussion gekommen ist die H.-pylori-Infektion (Uemura et al. 2001).

Im Jahr 1991 erschienen erstmalig und fast zeitgleich 4 epidemiologische Studien, die konsistent einen Zusammenhang zwischen dem Vorliegen einer H.-pylori-Infektion und Magenkrebs aufzeigten. Bereits 3 Jahre später, 1994, wurde der Keim von der International Agency for Research on Cancer als definitives Karzinogen eingestuft.

Der positive Zusammenhang zwischen der Infektion mit H. pylori und dem Magenkrebsrisiko wurde inzwischen durch 3 Metaanalysen nachgewiesen. Für die distalen (Nichtkardia-)Karzinome, die v. a. in Japan und China den weitaus größten Teil aller Magenkarzinome ausmachten, wurde eine etwa 3fache Risikoerhöhung geschätzt. Für das in Europa häufigere Kardiakarzinom wurde dagegen keine Risikoerhöhung gefunden (◘ Tab. 17.2).

◘ **Tab. 17.2.** Ergebnisse von Metaanalysen epidemiologischer Studien zum relativen Risiko eines Magenkarzinoms unterschiedlicher Lokalisation bei H.-pylori-Infektion

Metaanalyse	Relatives Risiko (95-Prozent-Konfidenzintervall)	
	Alle Magenkarzinome	Nichtkardiakarzinome
Huang et al. 1998	1,9 (1,3–2,8)	3,1 (1,8– 5,3)
H. pylori and Cancer Collaborative Group 2001	2,4 (2,0–2,8)	3,0 (2,3–3,8)
Huang et al. 2003	2,3 (1,7–3,1)	2,7 (1,7–4,2)

Eine noch weitaus engere Beziehung besteht zwischen der H.-pylori-Infektion und den gastralen **B-Zell-Lymphomen vom MALT-** (*»mucosa-associated-lymphoid tissue«-*)**Typ.** So stellt die H.-pylori-Eradikation die primäre Therapie der Wahl bei den Magenlymphomen vom MALT-Typ im Stadium I dar (ausführliche Darstellung bei Fischbach 2005).

17.1.4 Helicobacter pylori, Refluxösophagitis (GERD), Barrett-Ösophagitis und Kardiakarzinom

20–30% der erwachsenen Bevölkerung in den westlichen Industrienationen leiden unter **Refluxsymptomen.** 10% haben täglich oder mehrmals wöchentlich Sodbrennen. Ungefähr 10% der Patienten mit Refluxsymptomen entwickeln eine **Refluxösophagitis**, eine sog. endoskopiepositive Refluxkrankheit. 10% der Patienten mit makroskopisch-endoskopisch nachweisbarer Refluxösophagitis entwickeln eine **Zylinderepithelzellmetaplasie** (Barrett-Ösophagus). Bei möglicherweise bis zu 10% dieser Patienten geht die Metaplasie in ein **Adenokarzinom** des distalen Ösophagus über.

Die Prävalenz einer H.-pylori-Infektion ist bei Patienten mit GERD deutlich niedriger als bei Patienten ohne GERD. Zu dieser Schlussfolgerung gelangte eine Metaanalyse von 20 auswertbaren Studien). Es fanden sich allerdings deutliche regionale Unterschiede (Raghunath et al. 2003). Ob allerdings eine H.-pylori-Eradikation vor einer späteren Entwicklung von dyspeptischen oder Refluxsymptomen bei gesunden asymptomatischen Individuen schützt oder diese begünstigt, wird weiterhin kontrovers diskutiert (Sharma u. Vakil 2003, Vaira et al. 2003).

Trotz neuster Daten, die wiederholt belegen, dass eine H.-pylori-Infektion möglicherweise als protektiver Faktor gegen das Entstehen eines Kardiakarzinoms angesehen werden kann, steht eine abschließende Wertung noch aus (de Martel et al. 2005).

17.2 Therapie

Die Möglichkeit einer **Eradikationstherapie** der H.-pylori-Infektion hat zu einem völlig neuen Stellenwert von Magenkrankheiten geführt. Die früher meist lebenslang bestehenden chronisch-rezidivierenden Erkrankungen können heute durch eine 7-tägige antibiotische Behandlung ausgeheilt werden. Diese Ausheilung ist mit einer Rückbildung der Entzündungszeichen, einer Regression der Lymphfollikel und der Lymphozytenansammlung in der Magenschleimhaut, der Atrophie und Metaplasie verbunden (Ohkusa et al. 2001, Stolte 2000). Ein Wiederauftreten der Erkrankung erfolgt nur in dem Maße, in dem eine Neuinfektion auftritt, falls keine Langzeitsäureblockade durchgeführt wird (Manes et al. 1998).

Die **Indikationen** zur Durchführung einer *Eradikationstherapie* sind in den ◘ Tabellen 17.3 und 17.4 nach den Ergebnissen der Maastricht-2-2000-Konferenz aufgeführt.

◘ Tab. 17.3. Maastricht-2-2000-Empfehlungen zur Therapieindikation der H.-pylori-Infektion – starker (»strong«) Empfehlungsgrad

Indikation (H.-pylori-positiv)	Evidenzgrad
Ulcus pepticum (aktiv oder nicht, einschließlich kompliziertes Ulkus	1
MALTom (MALT-Lymphom, niedrig maligne)	2
Atrophische Gastritis	2
Nach Resektion eines Magenkarzinoms	3
Patienten mit erstgradigen Verwandten mit Magenkarzinom	3
Patientenwunsch (nach ausführlicher Konsultation ihres Arztes)	4

Der Erfolg einer antibiotischen Therapie gegen H. pylori kann in einem so komplexen Milieu, wie es der Magen darstellt, weder durch In-vitro-Daten noch durch Tierversuche vorhergesagt werden. Es müssen also die **minimalen Hemmkonzentrationen** (MHK) der einzelnen Antibiotika mit den in klinischen Studien ermittelten Eradikationsraten abgeglichen werden. Die heute übliche **antibiotische Therapie** basiert deshalb auf einer rein *empirischen Grundlage* und orientiert sich zurzeit an folgenden Parametern:
- Möglichst hohe Eradikationsrate
- Gute Verträglichkeit
- Niedrige Kosten
- Gute Compliance

Diese Forderungen müssen allerdings mit einer rationalen, auf wissenschaftlichen Daten fundierten Grundlage der Pharmakokinetik und Pharmakodynamik der verwendeten Antibiotika in Einklang gebracht werden. Der Therapeut steht aber vor der Schwierigkeit der Unkenntnis der für die Therapie relevanten Lokalisation des Keimes und damit der Beschreibung des Milieus, in dem das Antibiotikum wirksam werden soll. Es ist noch nicht abschließend geklärt, ob bei den oral gegebenen Antibiotika mehr die lokale Penetration durch den Mukus oder die systemische Wirkung des Antibiotikums, das aus dem Blutgefäß durch die Mukosa in das Magenlumen penetriert, von ausschlaggebender Bedeutung ist.

In beiden Fällen ist die Penetrationsfähigkeit der meist lipophilen Substanzen sowie deren Stabilität (Halbwertszeiten) unter Berücksichtigung des verschiedenen pH der unterschiedlichen Strukturen ins Kalkül zu ziehen. Gerade der *pH* ist ein wichtiger Parameter, da er sowohl die Halbwertszeit als auch die Wirksamkeit der einzelnen Antibiotika entscheidend beeinflusst. Die Pharmakokinetik der Therapie der H.-pylori-Infektion stellt offensichtlich eine sehr komplexe Situation dar, und das Versagen von Therapieformen, die nur ein Antibiotikum beinhalten, zeigt, dass es bisher kein Antibiotikum gibt, das H. pylori in allen relevanten Kompartimenten in bakterizider Konzentration erreicht.

Alle Studien über die **Pharmakokinetik** der in der H.-pylori-Therapie eingesetzten Antibiotika stammen aus Studien von entweder gesunden Probanden oder aus Tierversuchen. Außerdem ist nach wie vor unbekannt, wie sich die H.-pylori-Infektion auf die Bioverfügbarkeit von Antibiotika im Magen auswirkt. Es liegen zurzeit keine diesbezüglichen Studien vor. Erschwerend für einen rationalen Einsatz der Antibiotika kommt hinzu, dass die **Resistenzbestimmung** von H. pylori (v. a. für Metronidazol) methodisch noch nicht so weit standardisiert ist (▶ Kap. 17.2.2, Abschn. Resistenzbestimmungen), dass die Bestimmungen untereinander vergleichbar sind. Man ist heute darauf angewiesen, in klinischen Studien die Wirksamkeit eines bestimmten Therapieregimes in Form der Eradikationsrate festzustellen.

Es ist eine bedauerliche Begleiterscheinung, dass man bei der Dosierung bis an die unterste Grenze der Wirksamkeit der verwendeten Antibiotika geht und damit eine Resistenzentwicklung der Erreger provoziert. Dies wird bei den einzelnen Antibiotika noch diskutiert. Dazu kommt, dass bei allen Studien eine Einheitsdosierung verwendet wird, die keine Rücksicht auf die Unterschiede im Gewicht der Patienten und damit auf den zu erzielenden Plasmaspiegel nimmt. Alle Versuche, mit einer Einfach- oder einer Dualtherapie akzeptable Eradikationsraten zu erzielen, sind bisher fehlgeschlagen. So besteht die heute

Tab. 17.4. Maastricht-2-2000-Empfehlungen zur Therapieindikation der H.-pylori-Infektion – empfohlene weitere Indikationen mit Empfehlungsgrad und Evidenzgrad

Krankheit		Grad der Empfehlung	Evidenzgrad
H.-pylori-positive funktionelle Dyspepsie	H.-pylori-Eradikation ist eine geeignete Option	Ratsam	2
	H.-pylori-Eradikation führt zur Langzeitbesserung von Symptomen bei einer Untergruppe von Patienten	Stark	2
GERD	H.-pylori-Eradikation führt nicht zu GERD bei den meisten Patienten	Stark	3
	H.-pylori-Eradikation führt nicht zur Exazerbation einer GERD	Ratsam	3
	H. pylori sollte auch dann eradiziert werden, wenn Langzeitsäuresuppression erforderlich ist	Ratsam	3
NSAR-Einnahme	H.-pylori-Eradikation reduziert die Ulkusinzidenz vor Beginn einer NSAR-Therapie	Ratsam	2
	Alleinige H.-pylori-Eradikation ist ungenügend, um bei Hochrisiko-NSAR-Patienten Ulkusblutungen zu vermeiden	Stark	2
	H.-pylori-Eradikation trägt nicht zur Ulkusheilung bei NSAR-Patienten unter antisekretorischer Therapie bei	Stark	1
	H. pylori und NSAR/Aspirin sind unabhängige Risikofaktoren für eine peptische Ulkuskrankheit	Ratsam	2

übliche Behandlungsmethode in einer Kombinationstherapie von 2 Antibiotika in Verbindung mit einem Säurehemmer oder einem Wismutpräparat (Tripletherapie). Im Folgenden werden die einzelnen Komponenten, die bei einer Tripletherapie Anwendung finden, beschrieben.

17.2.1 Säurehemmer und Wismutsalze

Ein absolut notwendiger Bestandteil der H.-pylori-Therapie ist ein **Säureblocker**. Es werden sowohl H_2-Blocker als auch Protonenpumpenhemmer verwendet. Der Sinn dieser Beigabe ist einmal die rasche **Schmerzfreiheit** der Patienten, was für die Akzeptanz der Therapie wichtig ist, als auch die offenbar **verbesserte Wirksamkeit** der gleichzeitig eingesetzten Antibiotika. Die **Eradikationsrate** wird bei gleichzeitiger Gabe der Säureblocker um ca. 20–60% in Abhängigkeit der eingesetzten Antibiotika (Metronidazol vs. Amoxicillin) verbessert. So werden z. B. mit der Kombination Amoxicillin/Clarithromycin nur 27% eradiziert, während bei Zugabe von Omeprazol eine Eradikationsrate von 95% erreicht werden kann (Mach-2-Studie: Lind et al. 1999). Die Frage ist noch ungeklärt, auf welchem Weg durch Säurehemmer die Eradikationsrate verbessert wird.

Protonenpumpeninhibitoren (PPI)

Die häufigste Anwendung finden die Protonenpumpeninhibitoren (PPI) *Omeprazol*, *Pantoprazol* und *Lansoprazol*. In neuerer Zeit werden auch *Rabeprazol* und *Esomeprazol*, 2 besonders rasch wirkende PPIs empfohlen. Die diesbezüglichen Daten stützen sich allerdings noch auf wenige Studien (Specer u. Faulds 2000). Die Dosierung der 3 hauptsächlich verwendeten PPI ist: Omeprazol 2-mal 20 mg/Tag, Lansoprazol 2-mal 30 mg/Tag und Pantoprazol 2-mal 40 mg/Tag.

Die Unterschiede der Wirkung sind gering, sie werden v. a. in der Schnelligkeit der pH-Anhebung und der damit einhergehenden Schmerzfreiheit des Patienten bei Lanzoprazol und Rabeprazol (Stedman u. Barclay 2000) und in der angeblich geringeren Interaktion von Pantoprazol mit anderen Medikamenten gesehen (Jungnickel 2000, Welage u. Berardi 2000). Die **Bioverfügbarkeit** der einzelnen PPI-Präparate unterscheidet sich deutlich. Während Omeprazol nur zu 25–40% resorbiert wird (Andersen et al. 1991), beträgt dieser Wert bei Pantoprazol 77% (Huber et al. 1996) und bei Lanzoprazol 80–90% (Gerloff et al. 1996).

Wichtig ist auch die Tatsache, dass es interindividuelle genetisch bedingte Unterschiede in der Bioverfügbarkeit von z. B. Omeprazol auf Grund unterschiedlicher Clearanceraten gibt. Während Europäer im Allgemeinen sog. »extensiv metabolizer« (EM) sind, findet man in der asiatischen Bevölkerung bis zu 20% »poor metabolizer« (PM). In dieser Bevölkerungsgruppe kann mit einer Kombination von Omeprazol und Amoxicillin eine 100%ige Eradikationsrate erzielt werden. Bei EM beträgt diese nur 27%. Dieser Befund zeigt eindeutig den Einfluss der Omeprazolkonzentration auf die Eradikation (Futura et al. 1998, Taniyama et al. 1999).

Die bakeriostatische bzw. bakterizide Eigenwirkung, die von Omeprazol beschrieben wurde (Midolo et al. 1997, Mirshahi et al. 1998, Suerbaum et al. 1991), wird in vitro erst bei Konzentrationen beobachtet, die in vivo nicht zu erreichen sind. Möglicherweise ist eine synergistische Wirkung von PPI und Antibiotika für die Wirksamkeit verantwortlich. Eine pharmakokinetische Interaktion kann nur teilweise dieses Phänomen erklären (Klotz 2000).

H_2-Rezeptoren-Blocker

Als Säurehemmer können theoretisch auch H_2-Blocker eingesetzt werden. Sie haben aber gegenüber den PPI den Nachteil einer geringeren Anhebung des pH und einer etwas niedrigeren Eradikationsrate.

Wismutpräparate

In den letzten Jahren wird eine Kombination von Ranitidin und Wismutcitrat empfohlen. Der besondere Vorteil dieser Kombination soll in einer höheren Eradikationsrate von metronidazolresistenten H. pylori liegen. Wismutpräparate sind in der Therapie von Magenerkrankungen schon lange eingesetzte Medikamente. Nach der Entdeckung von H. pylori stellte man deren **antibakterielle Wirksamkeit** fest. Die hohe Nebenwirkungsrate und die geringen therapeutischen Erfolge haben Wismut nach der Einführung der PPI in den Hintergrund gedrängt. In der Zwischenzeit findet aber in einer Reihe von Ländern ein Ranitidin-Wismut-Präparat in Verbindung mit 2 Antibiotika wieder vermehrten Einsatz. So wird z. B. in Holland die Wismuttripletherapie sehr geschätzt (de Boer 1999). In Deutschland ist das international eingesetzte Bismuthsubsalicylat (international: Pepto Bismol) allerdings nicht mehr erhältlich. In Deutschland ist in der Roten Liste 2004 nur noch ein Wismutsalz gelistet (Bismuthnitrat/-aluminat, Angass). Wismutsalze spielen in der H.-pylori-Therapie keine große Rolle, und deren Einsatz ist in der heute gängigen Tripletherapie kaum geprüft. Sie werden allerdings noch in der **Quadrupeltherapie** (► Kap. 17.2.2, Abschn. Die gebräuchlichen Therapieschemata) eingesetzt.

17.2.2 Antibiotika – Grundlagen und Probleme des Einsatzes

Eine Vielzahl von Antibiotika sind gegenüber H. pylori wirksam, aber nur wenige haben sich in der klinischen Anwendung als brauchbar erwiesen. Es sind dies: *Amoxicillin, Clarithromycin, Azithromycin, Roxithromycin, Tetracyclin, Metronidazol* und in letzter Zeit auch *Rifabutin* und *Levofloxacin*. Die Problematik ihres Einsatzes zur Eradikationstherapie von H. pylori liegt darin, dass nur unzureichende Kenntnisse über die erreichbaren Konzentrationen dieser Antibiotika in und an der Magenschleimhaut bzw. in der Schleimschicht, dem Hauptreservoir des Keimes, verfügbar sind. Ein weiteres Manko ist die Unkenntnis, auf welchem Weg das Antibiotikum an seinen Wirkort gelangen muss: über den Blutweg oder durch Diffusion durch den Schleim.

Bedeutung des Magen-pHs

Der unterschiedliche pH dieser verschiedenen Kompartimente könnte sowohl die Stabilität des Antibiotikums als auch dessen Wirkung beeinträchtigen. Allerdings haben die Untersuchungen von Schreiber et al.1998 gezeigt, dass der pH sowohl in den Magendrüsen als auch im Schleim höher ist, als bisher angenommen wurde. Die verschiedenen Kompartments des Magens, Magenlumen, Schleimschicht und Oberfläche der Schleimhaut, weisen, wie die wenigen vorhandenen Studien zeigen, deutliche Unterschiede bei den verschiedenen Erkrankungen des Magens und den verschiedenen Abschnitten des Magens auf. So wurde z. B. an der Schleimhautoberfläche bei Normalpersonen im Korpusbereich ein pH von 5,50, bei Patienten mit Duodenalulkus 3,40 und bei solchen mit einer nichtulzerösen Dyspepsie von 6,45–6,59 gemessen. Ebenso sind die Säureverhältnisse im Fundus, Korpus bzw. Antrum deutlich unterschiedlich. Es ist also ein Unterschied, ob in einer Eradikationsstudie nur Fälle mit einem Ulcus duodeni oder mit einer nichtulzerösen Dyspepsie untersucht werden.

Lokalisation von H. pylori im Magen

Neben dem unterschiedlichen pH befindet sich im ersten Fall die **Hauptzahl** der **Bakterien** im **Antrum** und im zweiten Fall im Fundus bzw. Korpus des Magens.

Es gibt keine Untersuchungen, die den Einfluss der Entzündungsreaktion der H.-pylori-Infektion auf die Verfügbarkeit von Antibiotika am Entzündungsort beschreibt (Goddard 1998). Die relativ rasche Elimination der Antibiotika aus dem Magen durch den Schleimfluss und die langsame Penetration derselben in den Magenschleim sind weitere Faktoren, die sich negativ auswirken können.

Resistenzbestimmungen

Erschwerend für eine rationale Therapie kommt noch die **fehlende Standardisierung** der *Resistenzbestimmung* von H. pylori. dazu. Zurzeit werden hauptsächlich **3 Methoden** verwendet: der *Agardilutionstest*, der sog. *E-Test* und der *Agardiffusionstest*.

Wie vergleichende Untersuchungen gezeigt haben, differieren die Ergebnisse abhängig vom Grad der methodischen Standardisierung ganz erheblich (Mégraud 1999, Weiss 1998). Die mit dem **E-Test** ermittelte minimale Hemmkonzentration (MHK, in der angelsächsischen Literatur als MIC bezeichnet) liegt bedeutend **höher** als im

Agardilutionstest (Osato et al. 2001). Allerdings wurde kürzlich in einer sehr gut kontrollierten Studie gezeigt, dass bei der Verwendung standardisierter Methoden die Übereinstimmung beider Verfahren insoweit zufrieden stellend ist, als dass keine therapeutisch relevanten Abweichungen auftreten. Die von anderen Autoren beobachteten Abweichungen der MHK beim E-Test sind systematische Abweichungen und betreffen nicht den Bereich des für die Therapieentscheidung wichtigen Breakpoints (Best et al. 2003).

Ein weiteres in der Literatur wenig beachtetes Problem der antibiotischen Therapie ist der Einfluss auf das Ökosystem der Mund- und Darmflora (Adamsson et al. 2000, Sjolund et al. 2003).

Durch den Einsatz von 2 Antibiotika wird die Normalflora in Rachen und Darm gravierend beeinflusst und ein **Überwuchern** mit **Enterobakterien** mit Ausnahme von Escherichia coli sowie von Pilzen begünstigt. Gleichzeitig kommt es auch zu einer Selektion resistenter Erreger. Obwohl sich die Normalflora nach Absetzen der antibiotischen Therapie innerhalb von 4 Wochen wieder restituiert, so ist doch v. a. bei Eradikationstherapien, die im Krankenhaus durchgeführt werden, das Problem der Ausscheidung resistenter Keime nicht zu vernachlässigen.

Amoxicillin

Amoxicillin wird in der Tripletherapie meist in Kombination mit Clarithromycin, seltener in Verbindung mit Metronidazol eingesetzt. Die gängige Dosierung ist 2-mal 0,5–1 g/Tag für 7–14 Tage. Die Ergebnisse der Resistenzbestimmung sind sehr stabil für alle gebräuchlichen Tests, der Breakpoint im Agardilutionstest kann mit 0,5 mg/l angesetzt werden. Empfehlungen von nationalen Gesellschaften gibt es dazu nicht (Erah et al. 1995, Ferrero 2000, Mégraud 1999). Amoxicillin hat den großen Vorteil, dass es bisher in Europa, mit Ausnahme von Sardinien (Dore et al. 1998), **keine resistenten H.-pylori-Stämme** gibt (Adamek et al. 1998, Lind et al. 1999). Es gibt kaum Stämme, die eine MHK von >0,5 mg/l haben, und trotzdem kann der Keim mit Amoxicillin oft nicht eradiziert werden. Dore et al (1999) vermuten, dass die Ausbildung einer **Toleranz** die Abtötung von H. pylori verhindert. Dabei stellt der Keim sein Wachstum ein, kommt in eine Ruhephase, in der er durch Antibiotika nicht beeinträchtigt werden kann.

Amoxicillin ist in wässriger Lösung bei pH 4,0–7,0 stabil, hat aber im Magensaft bei pH 2,0 eine kürzere Halbwertszeit (t1/2 19,0±0,2 h) gegenüber pH 7,0 (t1/2 153,1±3,3 h). Die gleichzeitige Gabe von *Omeprazol* verändert nicht die Konzentration von Amoxicillin im Plasma und nur geringfügig im Magensaft (Goddard et al. 1996). Bei der oralen Verabreichung von 1 g Amoxicillin wurden bei Gesunden Gewebespiegel in der Magenschleimhaut von 0,04–0,6 mg/kg (Durchschnitt 0,1 mg/kg) erreicht (Cooreman et al. 1993). Auffallend sind allerdings die deutlich schlechteren Eradikationsergebnisse bei der Kombination von Amoxicillin und Metronidazol. Bei Clarithromycin scheint die Dosierung von Clarithromycin einen gewissen Einfluss zu haben, und die Behandlungserfolge sind bei der 500-mg-Dosierung von Clarithromycin besser, wenn auch statistisch nicht signifikant. Ähnliches wird bei Verwendung von Lansoprazol, Rabeprazol oder Esomeprazol als Protonenpumpenhemmer beobachtet.

Häufigste **Nebenwirkungen** von Amoxicillin: Durchfälle und allergische Reaktionen.

Clarithromycin und andere Makrolidantibiotika

Clarithromycin hat sich als das wichtigste H.-pylori-wirksame Antibiotikum erwiesen. Clarithromycin ist im Hinblick auf die In-vitro-Testung unproblematisch. Die Testung zeigt eine eindeutig **zweigipflige Verteilung** von **sensiblen und resistenten Stämmen**, die deutlich voneinander getrennt sind (sensibel <1 mg/l, resistent >8 mg/l).

E-Test und **Agardilutionstest** ergeben vergleichbare Werte (Mégraud 1999), auch wenn im E-Test leicht höhere, aber nicht signifikant abweichende, Werte gemessen werden (Osato et al. 2001). Die Resistenz wird durch eine Mutation des 23S rRNS-Gens hervorgerufen, die zu einem Aminosäurenaustausch im 23 S-Ribosom führt und die Anbindung des Antibiotikums verhindert. Es besteht eine komplette Kreuzresistenz aller Makrolidantibiotika. Die Resistenzquote von H. pylori gegenüber Clarithromycin liegt im europäischen Raum zwischen 2 und 9% (Kist 1997, Mégraud 1999).

In vielen Studien wurde gezeigt, dass eine Resistenz von H. pylori gegenüber Clarithromycin, die MHK der Stämme ist dann größer als 8,0 mg/l, immer zu einem Therapieversagen führt (Dammann et al. 2000, Houben et al. 1999). Diese Studien belegen aber auch, dass die Zahl der clarithromycinresistenten Stämme bei den Therapieversagern höher liegt, als normalerweise zu erwarten ist. Das bedeutet, dass einige Stämme unter der Therapie resistent wurden. Ob die Niedrigdosierung (2-mal 250 mg/Tag) daran beteiligt ist, müsste noch in einer großen Studie untersucht werden. Damit ist vielleicht auch die Beobachtung zu erklären, dass die Anzahl von clarithromycinresistenten Stämmen über die Jahre hin im Steigen begriffen ist. Die Eradikationsraten waren bei allen Studien, in denen Clarithromycin als eines der Antibiotika verwendet wurde, am besten. Dementsprechend wird Clarithromycin in der Therapie am meisten verwendet.

Die **Behandlungsdauer** mit Clarithromycin ist gewöhnlich *7 Tage*. Es gibt nur 3 Studien bei denen, allerdings bei gesunden Freiwilligen, die Clarithromycinkonzentration in der Magenmukosa, im Magensaft und im Magenschleim gemessen wurde. Danach müsste die routinemäßig verwendete Dosierung von 2-mal 250 mg/Tag ausreichend sein. Allerdings verschiebt sich die MHK von sensiblen H.-pylori-Stämmen von 0,016–0,03 mg/l bei pH 7,0–7,4 bei pH 5,0–5,7 auf 0,5–0,75 mg/l (Lozniewski et al. 1998). Das bedeutet, dass die im Magenschleim erreichbare Konzentration von Clarithromycin fast identisch mit der MHK ist, d. h., dass die aus Kostengründen und um die Nebenwirkungsrate so gering wie möglich zu halten gewählte Dosierung von 2-mal 250 mg/Tag sich an der **Grenze der Wirksamkeit** bewegt. Aufgrund dieser Tatsache muss eine *Dosierung von 2-mal 500 mg/Tag* gefordert werden. Dies um so mehr, als durch die gleichzeitige Gabe von Omeprazol keine Veränderung der pharmakokinetischen Werte im Sinne einer Synergie festzustellen ist (Goddard et al. 1999).

Azithromycin und Roxithromycin

Der therapeutische Einsatz von Azithromycin und Roxithromycin ist erst in wenigen Studien überprüft (► Abschn. Therapieschemata). Die Resistenzsituation entspricht der von Clarithromycin. Allerdings gibt es v. a. im Hinblick auf Azithromycin wichtige pharmakokinetische Unterschiede. So beträgt die Halbwertszeit von Azithromycin ca. 15 h, gegenüber 1,5 h von Clarithromycin. Das bedeutet, dass Azithromycin nur 1-mal täglich verabreicht werden muss. Die MHK von H. pylori gegenüber Azithromycin liegt zwischen 0,19 und 0,5 mg/l (Trautmann et al. 1999). Die Plasmakonzentrationen von Azithromycin erreichen nach einer 500-mg-Gabe Werte zwischen 0,17 und 0,32 mg/l. Die Konzentration in der Magenmukosa beträgt dagegen zwischen 18,5 mg/kg und 24,6 mg/kg (Blandizzi et al. 1998). Diese hohen Konzentrationen werden auch im Schleim gefunden. Sie persistieren nach einer einzigen 500-mg-Dosis über 5 Tage in der Schleimhaut und im Schleim (Harrison et al. 1991).

Häufigste **Nebenwirkung** der Makrolidantibiotika: metallischer Geschmack.

Metronidazol

Metronidazol in einer Dosierung von 2-mal 400 mg/Tag hat sich in der Tripletherapie sowohl in Kombination mit Clarithromycin als auch mit Amoxicillin bewährt. Allerdings bestehen beim Einsatz von Metronidazol im Hinblick auf die Resistenzsituation noch viele ungelöste Fragen. Eine Metaanalyse der Ergebnisse der Eradikationstherapie unter Einsatz von Metronidazol dokumentiert deutlich sowohl für die Methode der Resistenzbestimmung als auch für die Grenzwertfestsetzung (»break point«) eine fehlende Standardisierung und damit einen Mangel an Vergleichbarkeit der Ergebnisse (Dore et al. 2000, Houben et al. 1999). Die Autoren fanden in den Publikationen bis zu 5 verschiedene Bestimmungsmethoden und Grenzwerte zwischen 4 und 32 mg/l, obwohl schon lange bekannt ist, dass z. B. Agardiffusionstest und der sog. E-Test deutlich voneinander abweichende Werte liefern (DeCross et al. 1993, Hirschl et al. 1993, Megraud et al. 1999, Osato 2000). So nimmt es nicht wunder, dass zwar eine vor Therapiebeginn festgestellte *»Metronidazolresistenz«* die Eradikationsrate gegenüber *»metronidazolsensiblen«* Stämmen erniedrigt, aber die Rate der Erniedrigung mit der »Resistenzrate« nicht übereinstimmt. Mit anderen Worten: *Selbst »resistente« Stämme können offensichtlich mit einer Metronidazol enthaltenden Tripletherapie eradiziert werden.*

Diese Tatsache zeigt ganz klar, dass der Grenzwert von Metronidazol nicht bei 8 mg/l, sondern deutlich höher liegen müsste. So weisen Megraud et al (1999) darauf hin, dass H.-pylori-Stämme, mit einer MHK >32 mg/l häufiger zu einem Therapieversagen führen als solche mit einer MHK von 16 mg/l und kleiner. Weiterhin ist zu beachten, dass die Empfindlichkeit von H. pylori gegenüber Metronidazol auch deutlich vom Testmilieu abhängig ist. Anaerobe Versuchsbedingungen führen zu einer Absenkung der MHK um bis zu 5 Titerstufen (eigene unveröffentlichte Befunde 2000, van Zwet et al. 1995). Die Metronidazolresistenz ist nur zum Teil auf eine Nullmutation des *rdxA*-Gens zurückzuführen (Bereswill et al. 2003).

Kürzlich wurde nachgewiesen, dass weitere Nitroreduktasegene zur Resistenz beitragen können und eine Steigerung der MHK bewirken (Jeong et al. 2000, Mendz u. Megraud 2002). Es gibt also verschiedene Grade der Metronidazolresistenz, und nur deren volle Ausbildung führt im Falle von H. pylori zu einem Versagen der Therapie. Sollte die Bestimmung »resistent« eine prädiktive Aussage für einen Therapieerfolg oder -misserfolg haben, müsste der Grenzwert für Metronidazol zumindest auf 32 mg/l, möglicherweise sogar auf >64 mg/l festgesetzt werden. Eine Neufestsetzung bedürfte allerdings einer Überprüfung seines prädiktiven Wertes durch eine klinische Studie. Es gibt 2 Arbeiten, die sich mit dem Einfluss von Omeprazol auf die Wirkung von Metronidazol befassen. Während Andersen et al (2000) eine Potenzierung der Wirkung von Metronidazol auf H. pylori feststellen konnten, beschreiben Jessa et al. (1997) eine signifikante Reduktion des Metronidazolspiegels im Magensaft bei gleichzeitiger Omeprazolmedikation. Eine Inaktivierung durch den sauren pH scheint dafür aber nicht die Ursache zu sein (Lozniewski et al. 1997).

Häufigste **Nebenwirkung**: metallischer Geschmack. Metronidazol kann eine periphere Neuropathie bewirken, Krämpfe und eine disulfiramähnliche Reaktion, wenn es mit Alkohol eingenommen wird.

Weitere Antibiotika

Weitere Antibiotika, die in der H.-pylori-Therapie erfolgreich eingesetzt werden sind *Tetracyclin* und *Rifabutin* (ein Rifamycin-S-Derivat). Wie im Abschnitt Tripletherapie (► Abschn. Die gebräuchlichen Therapieschemata) ausgeführt ist, wird Tetracyclin (nicht Doxycyclin!) v. a. in den USA in Verbindung mit Wismutpräparaten mit gutem Erfolg eingesetzt. Seit kurzem wird auch *Rifabutin* v. a. bei Therapieversagern als sog. »Rescuetherapeutikum« verwendet (Bayerdörffer et al 2002, Gisbert et al 2003). Die MHK von H. pylori gegen dieses Antibiotikum bewegt sich zwischen 0,032 und 2 mg/l mit einer MHK50 von 0,25 mg/l (Heep et al. 1999). Zu Beginn der Verwendung von Rifabutin waren nahezu alle Isolate sensibel. Inzwischen beträgt die Resistenzquote zwischen 5 und 15% (ResiNet Studie, Stand März 2005, unveröffentlichte Ergebnisse). In der Therapie wird Rifabutin in einer Dosis von 150 mg meist 2-mal täglich verabreicht, wobei bei ca. 10% der Patienten Nebenwirkungen beobachtet werden (Perri et al. 2001). Weitere Studien sind notwendig, um ein abschließendes Urteil abgeben zu können.

Aus der Gruppe der Chinolone wurde bisher Levofloxacin sowohl in Kombination mit Amoxicillin als auch mit Rifabutin in kontrollierten Eradikationsstudien erfolgreich geprüft (Watanabe et al. 2003, Wong et al. 2003, Zullo et al. 2003). Allerdings ist sowohl gegen Levofloxacin als auch gegen Rifabutin (s. oben) mit einer schnellen Resistenzentwicklung zu rechnen. Nach einer laufenden bundesweiten Sentinelstudie (ResiNet, Stand März 2005) ist die Chinolonresistenz von ca. 10% bereits auf 17% angestiegen (eigene unveröffentlichte Daten).

Häufigste **Nebenwirkungen**: *Tetrazykline* können eine Photosensitivitätsreaktion bewirken. Sie sollten nicht bei Schwangeren verabreicht werden.

Häufigste Nebenwirkungen von *Rifabutin:* Hautausschläge, Übelkeit, Erbrechen, Verfärbung (rotorange) von Speichel, Urin, Tränenflüssigkeit und Schweiß.

Häufigste Nebenwirkungen von *Levofloxacin:* zentralnervöse Störungen, Muskelschmerzen, Tendopathie, Übelkeit, Diarrhö, erhöhte Leberenzymwerte. Chinolone sollten nicht an Kinder in der Wachstumsphase sowie nicht an Schwangere oder stillende Mütter verabreicht werden.

Die gebräuchlichen Therapieschemata

Es ist heute allgemeiner Konsens, dass die Standardtherapie einer H.-pylori-Infektion in einer **Tripeltherapie**, bestehend aus einem Säurehemmer, meist PPI, und 2 Antibiotika besteht.

Alle Versuche mit einer dualen Therapie ergaben nur unzureichende Eradikationsraten. Die PPI werden in folgenden Dosierungen eingesetzt: Omeprazol 2-mal 20 mg, Esomeprazol 2-mal 20 mg, Pantoprazol 2-mal 40 mg und Lansoprazol 2-mal 30 mg. Die 3 wichtigsten Antibiotika sind: Clarithromycin (Dosierung: 2-mal 250, bzw. 2-mal 500 mg), Amoxicillin (Dosierung: 2-mal 1.000 mg) und Metronidazol (Dosierung: 2-mal 400 mg). Die Therapiedauer beträgt 7 Tage. Alle möglichen Kombinationen werden mit gutem Erfolg eingesetzt. Die damit erreichten Eradikationsraten schwanken in den großen Studien zwischen 80 und 98% (Zusammenstellung bei Labenz u. Börsch 2000).

Allerdings wurde auch festgestellt, dass diese hohen Eradikationsraten meist nur in klinischen Studien erreicht werden, da sowohl die jeweiligen Einschlusskriterien als auch die Compliance der Patienten den Erfolg entscheidend mitbestimmen. Die Kombination der beiden Antibiotika soll sich zudem an der örtlichen Resistenzsituation orientieren. Während die sog. **italienische** Tripeltherapie, bestehend aus PPI in Standarddosis plus Clarithromycin (2-mal 250 mg) plus Metronidazol (2-mal 400 mg), in weiten Teilen Europas eingesetzt wird, ist in Ländern mit einer hohen Metronidazolresistenz (z. B. Frankreich, Spanien) die sog. **französische** Tripeltherapie, bestehend aus PPI plus Clarithromycin (2-mal 500 mg) plus Amoxicillin (2-mal 1.000 mg), mit gutem Erfolg im Einsatz. Mit dieser Kombination konnten in 2 großen Studien (Lind et al. 1996, Lind et al. 1999) die besten Ergebnisse, nämlich eine Eradikationsrate von 98% bzw. 95%, erzielt werden. Die französische Tripeltherapie gilt heute als Therapie der Wahl bei der Erstbehandlung der H.-pylori-Infektion (■ Abb. 17.1).

Ersttherapie (»First-Line-Therapie«)

PPI (Standarddosis) 2-mal/Tag + Clarithromycin 500 mg 2-mal/Tag + Amoxicillin 1.000 mg 2-mal/Tag über mindestens 7 Tage (sog. französische Tripletherapie)

oder

PPI (Standarddosis) 2-mal/Tag + Clarithromycin 250 mg 2-mal/Tag + Metronidazol 400–500 mg 2-mal/Tag über mindestens 7 Tage (sog. italienische Tripletherapie)

↓

Therapieversagen

↓

Folgetherapie (»Second-Line-Therapie«)

PPI (Standarddosis) 2-mal/Tag, Bismuthsubsalicylat/-subcitrat 120 mg 4-mal/Tag, Metronidazol 500 mg 3-mal/Tag + Tetracyclin 500 mg 4-mal/Tag über 10 Tage

↓

Erneutes Therapieversagen

↓

Resistenztestung im Biopsiematerial

↓

Folgetherapie (»Third-Line-Therapie«)

PPI (Standarddosis) 2-mal/Tag + Antibiotika nach Kultur und Antibiogramm

oder

Reserveschemata Tabelle 17.5

Standarddosis der Protonenpumpenhemmer (PPI): Omeprazol 20 mg, Esomeprazol 40 mg (erforderlich nur 2-mal 20 mg), Lansoprazol 30 mg, Pantoprazol 40 mg, Rabeprazol 20 mg (3-mal 20 mg)

■ **Abb. 17.1.** Therapieempfehlungen zur Eradikation der H.-pylori-Infektion

Außerdem gibt es noch eine sog. **englische** Tripletherapie, bei der *Amoxicillin* (2-mal 1.000 mg) und Metronidazol (2-mal 400 mg) kombiniert werden. Damit wurden Eradikationsraten von ca. 80% erzielt (Bayerdörffer et al. 1999, Misiewicz et al. 1997). In manchen Ländern wird auch eine wismutbasierte Quadrupeltherapie als Erstlinienbehandlung eingesetzt, wobei Metronidazol entweder mit Tetrazyklin (4-mal 500 mg/Tag) oder Amoxicillin kombiniert wird. Metronidazol und Amoxicillin werden dabei in der üblichen Dosierung verabreicht.

Zur besseren **Compliance** wurde immer wieder versucht, die Dauer der Behandlung zu verkürzen, z. B. durch die Verwendung von Antibiotika mit langen Halbwertszeiten wie z. B. Azithromycin (Calabrese et al. 2000, Tresivani et al. 1998). Allerdings ist seit dem breiten Einsatz solcher Antiinfektiva gerade auch bei Atemwegsinfektionen von Kindern eine deutliche Resistenzzunahme entsprechender Erreger zu erkennen (Reinert et al. 2002). Gleiches gilt für die erhöhte Makrolidresistenz von H. pylori bei Kindern (Kalach et al. 2001). Inzwischen sind eher Überlegungen im Gange, bereits die Primärtherapie von 7 auf 10 oder 14 Tage auszudehnen.

Therapieversager und Therapiefolgen

Bei ca. 10–15% der Patienten führt die Tripletherapie nicht zu einer Eradikation von H. pylori. Dafür gibt es 2 Hauptursachen:
- die Infektion mit einem resistenten Helicobacterstamm und
- mangelnde Compliance.

Die Resistenzlage bei nicht vorbehandelten Patienten ist nach einer laufenden Sentinelstudie (ResiNet, Stand März 2005) in Deutschland aktuell sehr günstig. So beträgt die primäre Resistenz gegen Metronidazol 26%, gegen Clarithromycin 5%, wobei eine Doppelresistenz gegen beide Antibiotika in 2,4% beobachtet wird. Bei Vorbehandelten finden sich in der Regel bei mehr als 50% resistente Isolate.

Sollte eine mangelnde Compliance die wahrscheinliche Ursache des Therapieversagens sein, so ist die Ursache dafür zu eruieren. Möglicherweise sind Nebenwirkungen der Grund, warum die Medikamente unregelmäßig eingenommen wurden. Hier kann eine sorgfältige Aufklärung des Patienten hilfreich sein. Falls die Nebenwirkungen sehr ausgeprägt waren, ist z. B. eine Umstellung der Therapie zu empfehlen. Bei echten Therapieversagern gibt es verschiedene Strategien, um doch noch zum Erfolg zu kommen.

Der erste wichtige Schritt ist eine **Resistenzbestimmung** des verursachenden Keims. Dies kann in manchen Regionen auf Schwierigkeiten stoßen, da kein in der Nähe gelegenes Labor diese Untersuchung durchführt. Mit Hilfe geeigneter Transportmedien ist dieses Problem aber zu meistern. Die dann einzuschlagenden Möglichkeiten können kurz folgendermaßen beschrieben werden:
- Änderung der Auswahl der verwendeten Antibiotikakombination. Dies gilt v. a. für eine Clarithromycinresistenz. Hier empfiehlt es sich immer, ein anderes Medikament einzusetzen, z. B. Amoxicillin, Rifabutin oder Tetracyclin.
- Eine andere Möglichkeit besteht in der Erhöhung der Dosis. Diese Vorgehensweise ist sowohl für PPI (z. B. Omeprazol 40 mg 2-mal/Tag) als auch für die verwendeten Antibiotika (2-mal 500 mg Clarithromycin, 2-mal 1.000 mg Amoxicillin oder 3-mal 400 mg Metronidazol) beschrieben. Die Erfolge einer Dosiserhöhung sind nicht weiter verwunderlich, da die gängigen verwendeten Antibiotikadosen an der unteren Grenze der Wirksamkeit liegen.
- Auch eine Verlängerung des Behandlungszeitraums von 7 auf 10 bzw. 14 Tage kann zum Erfolg führen.
- Als Second-Line-Therapie wird die sog. *Quadrupeltherapie* empfohlen. Diese besteht aus der sog. »klassischen Tripeltherapie« (PPI, Metronidazol, Tetrazyklin oder Amoxicillin) plus einem Wismutsalz (Gisbert et al. 1999). Mit diesem Regime gelingt es, bis zu 80% der resistenten Keime zu eliminieren (◘ Tab. 17.5). Hier besteht allerdings das Problem, dass das am besten geeignete Wismutpräparat, nämlich Wismutsubsalicylat (Pepto Bismol), in Deutschland nur noch über internationale Apotheken bezogen werden kann.

Führt auch eine Second-Line-Therapie nicht zum Erfolg, sollte spätestens zu diesem Zeitpunkt eine Erregeranzucht mit Antibiogramm erfolgen, um entsprechend der Empfindlichkeit zu therapieren. Bei multiplen Resistenzen ist die Tripeltherapie mit Rifabutin ggf. in Kombination mit Levofloxacin zu empfehlen (◘ Tab. 17.5)

Die Therapie von H. pylori gewährleistet nicht, dass die Patienten von allen Symptomen geheilt werden. Die Patienten können sich nach einer Eradikationstherapie wieder mit H. pylori infizieren. Die Reinfektionsrate beträgt 1%/Jahr. Dies ist allerdings bei älteren Patienten ein seltenes Ereignis. Anders ist die Situation bei Kindern. Im Alter bis zu 4 Jahren finden die meisten Erstinfektionen statt, wobei v. a. die nächsten Familienangehörigen die Hauptinfektionsquelle sind. Bei der Behandlung von Kindern ist daher das Augenmerk auf eine Reinfektion zu richten und u. U. auch das Umfeld des Kindes zu sanieren.

Eine weitere Folge einer **Eradikationstherapie** ist die Demaskierung anderer bestehender Magen-Darm-Erkrankungen, die bisher durch die vorherrschende Symptomatik z. B. einer Ulkuskrankheit nicht diagnostiziert wurden. In erster Linie ist hier die Refluxkrankheit zu nennen. Aber auch andere Erkrankungen wie z. B. eine funktionelle Dyspepsie oder ein Colon irritabile werden beobachtet. Veränderte Ess- und Trinkgewohnheiten, Gewichtszunahme können dabei ebenso die Ursache sein wie

Tab. 17.5. Therapieschemata für das H.-pylori-positive Ulkus

1. Französische Tripeltherapie (PCA)	Protonenpumpenhemmer (Standarddosis)	1 – 0 – 1	Tag 1–7
	Clarithromycin 500 mg	1 – 0 – 1	
	Amoxicillin 1,0 g	1 – 0 – 1	
2. Italienische Tripeltherapie (PCM)	Protonenpumpenhemmer (Standarddosis)	1 – 0 – 1	Tag 1–7
	Clarithromycin 250 mg	1 – 0 – 1	
	Metronidazol 400 mg	1 – 0 – 1	
3. Englische Tripeltherapie (PMA)	Protonenpumpenhemmer (Standarddosis)	1 – 0 – 1	Tag 1–7
	Metronidazol 400 mg	1 – 0 – 1	
	Amoxicillin 1,0 g	1 – 0 – 1	
Reserveschemata			
4. Quadrupletherapie	Protonenpumpenhemmer (Standarddosis)	1 – 0 – 1	7–10 Tage
	Tetrazyklin 500 mg	1 – 1 – 1 – 1	
	Metronidazol 500 mg	1 – 1 – 1	
	Wismutsalz (BSS/BSC) 120 mg	1 – 1 – 1 – 1	
5. Rifabutin-Tripeltherapie	Protonenpumpenhemmer (Standarddosis)	1 – 0 – 1	Tag 1–10
	Rifabutin 300 mg	1 – 0 – 0	
	Amoxicillin 1,0 g	1 – 0 – 1	
6. Rifabutin-Levofloxacin-Tripeltherapie	Protonenpumpenhemmer	1 – 0 – 1	Tag 1–7
	Rifabutin 150 mg	1 – 0 – 1	
	Levofloxacin 250 mg	1 – 0 – 1	
7. Dualtherapie über 2 Wochen	Protonenpumpenhemmer (doppelte Dosis)	1 – 1 – 1	Tag 1–14
	Amoxicillin 1000 mg	1 – 1 – 1	

Standarddosen der Protonenpumpenhemmer für die Eradikationstherapie: Omeprazol: 20 mg; Pantoprazol: 40 mg; Lansoprazol: 30 mg; Rabeprazol: 20 mg; Esomeprazol: 40 mg.

die durch die vorangegangene, oft langjährig bestehende Infektion des Magens hervorgerufene Veränderung der gastralen Physiologie. Diese oft überbewerteten Beschwerden sind im Allgemeinen gut therapierbar. Sie sollten aber durch eine sorgfältige Diagnostik abgeklärt werden.

17.3 Schlussbemerkung

Obwohl die Hauptursache von Magenerkrankungen die Infektion mit H. pylori ist und diese Infektion mit den heute zur Verfügung stehenden Medikamenten gut zu behandeln ist, sollte die Sensibilität für die nach wie vor bestehenden Probleme der Behandlung nicht verloren gehen. Die Probleme betreffen die Dosierung der verwendeten Antibiotika, die Dauer der Behandlung und das damit verbundene Problem der Resistenzentstehung von H. pylori. Eine Reihe der noch offenen Fragen wurde in dieser Übersicht angesprochen. Es wird Aufgabe der Gastroenterologen sein, in Zusammenarbeit mit dem Mikrobiologen diese Probleme zu lösen, um auch künftig die Möglichkeit einer optimalen Behandlung der H.-pylori-Infektion zu gewährleisten.

Literatur

Adamek RJ, Suerbaum S, Pfaffenbach B, Opferkuch W (1998) Primary and aquired Helicobacter pylori resistance to clarithromycin, metronidazole and amoxicillin. Am J Gastroenterol 93: 386–389

Adamsson I, Edlund C, Nord CE (2000) Microbial ecology and treatment of Helicobacter pylori infection: Rev J Chemother 12: 5–16

Andersen IP, Colding H, Kristiansen JE (2000) Potentiation of the action of metronidazole on Helicobacter pylori by omeprazol and Bismuth subcitrate. Int J Antimicrob Agents 14: 231–234

Bayerdörffer E, Hansky K, Schneider-Brachert W et al. (2002) Treatment of Helicobacter pylori resistant to both metronidazole and clarithromycin – a prospective randomized trial comparing a

7-day rifabutin-based triple therapy with a high dose omeprazole/amoxiillin dual therapy. Gut 51 (Suppl II): A91
Bereswill S, Krainick C, Stahler F, Herrmann L, Kist M. (2003) Analysis of the rdxA gene in high-level metronidazole-resistant clinical isolates confirms a limited use of rdxA mutations as a marker for prediction of metronidazole resistance in Helicobacter pylori FEMS. Immunol Med Microbiol 36: 193–198
Best LM, Haldane DJ, Keelan M et al. (2003) Multilaboratory comparison of proficiencies in susceptibility testing of Helicobacter pylori and correlation between agar dilution and E test methods. Antimicrob Agents Chemother 47: 3138–3144
Blandizzi C, Malizia T, Gherardi G et al. (1998) Gastric mucosal distribution and clinical efficacy of azithromycin in patients with Helicobacter pylori related gastritis. J. Antimicrob Chemother 42: 75–82
Calabrese C, Di Febo G, Areni A, Scialpi C, Biasco G, Miglioli M (2000) Pantoprazole, azithromycin and tinidazole: short duration triple-therapy for eradication of Helicobacter pylori infection. Aliment Pharmacol Ther 14: 1613–1617
Cammarota G, Papa A, Cianci R et al. (1999) Three-day antibiotic therapy with azithromycin and tinidazole plus lanzoprazole or pantoprazole to cure Helicobacter pylori infection: a pilot study. Eur J Gastroenterol Hepatol 11: 247–250
Caspary WF, Arnold R, Bayerdörffer E et al. (1996) Diagnostik und Therapie der Helicobacter pylori Infektion. Leitlinien der DGVS. Z Gastroenterologie 34: 392–401
Cooreman MP, Krausgrill P, Hengels KJ (1993) Local gastric and serum Amoxicillin concentrations after different oral application forms. Antimicrob Agents Chemother 37: 1506–1509
de Boer WA (1999) Bismuth triple therapy is still a very important drug regime for curing Helicobacter pylori infection. Eur J Gastroenterol Hepatolol 11: 697–700
DeCross AJ, Marshall BJ, McCallum RW et al. (1993) Susceptibility testing for Helicobacter pylori: comparison of disk, broth, and agar dilution methods and their clinical relevance. J Clin Microbiol 31: 1971–1974
De Martel C, Llosa AE, Farr SF et al. (2005) Helicobacter pylori infection and the risk of development of esophageal adenocarcinoma. J Infect Dis 191: 761–767
Dooley CP, Cohen H, Fitzgibbons P et al. (1989) Prevalence of Helicobacter pylori and histologic gastritis in asymptomatic persons. N Engl J Med 321: 1562–1566
Dore MP, Leandro G, Realdi G, Sepulveda AR, Graham DY (2000) Effect of pretreatment antibiotic resistance to Metronidazole and Clarithromycin on outcome of Helicobacter pylori therapy: A Meta-Analytical approach. Dig Dis Sci 45: 68–76
Dore MP, Piana A, Carta M et al. (1998) Amoxicillin resistance is one reason for failure of Amoxicillin-Omeprazole treatment of Helicobacter pylori infection. Aliment Pharmacol Ther 12: 635–639
Erah PO, Goddard AF, Barrett DA, Shaw PN, Spiller RC (1995) Effect of pH on the stability of Amoxicillin in buffered aqueous solution and in gastric juice. Pharm Sci 1: 597–600
Ferrero M., Ducons JA, Santolaria B, Sierra E, Gomollon F (2000). Factors affecting the variation in antibiotic resistance of Helicobacter pylori. Int J Antimicrob Agents 16: 245–248.
Fischbach W (2005) Tumore des Magens. In: Caspary WF, Mössner J, Stein J (Hrsg) Therapie gastroenterologischer Krankheiten. Springer, Heidelberg Berlin New York, S 90–97
Fraser AG, Moore L, Hackett M, Hollis B (1999). Helicobacter pylori treatment and antibiotic susceptibility: Result of a fife-year Audit. Aust N Z J Med 29: 512–516
Furuta T, Ohashi K, Kamata T et al. (1998) Effect of genetic differences in omeprazole metabolism on cure rate of Helicobacter pylori infection and peptic ulcer. Ann Intern Med 129: 1027–1030
Gerloff J, Mignot A, Barth H et al. (1996) Pharmacokinetics and absolute bioavailability of Lanzoprazole. Eur J Clin Pharmacol 50: 293–297
Gisbert JP, Boixeda D, Bermojo F et al. (1999) Re-treatment after Helicobacter pylori eradication failure. Eur J Gastroenterol Hepatol 11: 1049–1054
Gisbert JP, Calet X, Bujanda I, Marcos S, Gisbert JL, Pajares JM (2003) 'Rescue' therapy with rifabutin after multiple Helicobacter pylori treatment failures. Helicobacter 8: 90–94
Goddard AF (1998) Review Article: Factors influencing antibiotic transfer across the gastric mucosa. Aliment Pharmacol Ther 12: 1175–1184
Goddard AF, Jessa MJ, Barrett DA et al. (1996). Effect of Omeprazole on the distribution of metronidazole, amoxicillin, and clarithromycin in human gastric juice. Gastroenterology 111: 358–367
Greenberg RE, Bank S (1990) The prevalence of Helicobacter pylori in nonulcer dyspepsia. Arch Intern Med 150: 2053–2055
Gschossmann JM, Haag S, Holtmann G (2001) Epidemiological trends of functional gastrointestinal disorders. Dig Dis19: 189–194
Harrison JD, Jones JA, Morris DL (1991) Azithromycin levels in plasma and gastric tissue, juice and mucus. Eur J Clin Microbiol Infect Dis 10: 862–864
Heep M, Beck D, Bayerdörffer E, Lehn N (1999) Rifampin and Rifabutin resistance mechanism in Helicobacter pylori. Antimicrob Agents Chemother 43: 1497–1499
Helicobacter and Cancer Collaborative Group (2001) Gastric cancer and Helicobacter: a combined analysis of 12 case control studies nested within prospective cohorts. Gut 49: 247–353
Hirschl AM, Hirschl MM, Rotter ML (1993) Comparison of three methods for the determination of the sensitivity of Helicobacter pylori to metronidazole. J Antimicrob Chemother 32: 45–49
Holtmann G, Goebell H, Holtmann M, Talley NJ (1994) Dyspepsia in healthy blood donors: Pattern of symptoms and association with Helicobacter pylori. Dig Dis Sci 39: 1090–1098
Horn J (2000) The proton-pump inhibitors: Similarities und differences. Clin Ther 22: 266–280
Houben MHMG, van de Beek D, Hensen EF, De Craen AKM, Rauws EAJ (1999) A systematic review of Helicobacter pylori eradication therapy – The impact of antimicrobial resistance on eradication rates. Aliment Pharmacol Ther 13: 1047–1055
Huang JQ, Sridhar S, Chen Y, Hunt RH (1998) Meta-analysis of the relationship between Helicobacter pylori seropositivity and gastric cancer. Gastroenterology 114: 1169–1179
Huang JQ, Zheng GF, Sumanac K, Irvine EJ, Hunt RH (2003) Meta-analysis of the relationship between cagA seropositivity and gastric cancer. Gastroenterology 125: 1636–1644
Huber R, Hartmann M, Biesath H et al. (1996) Pharmacokinetics of Pantoprazole in man. Int J Pharmacol Ther 34 (Suppl 1): S31–S50
Jeong J-Y, Mukhopadhyay AK, Dailidiene D et al. (2000) Sequential inactivation of rdxA (HP0954) and frxA (HP0642) nitroreductase genes causes moderate and high-level Metronidazole resistance in Helicobacter pylori. J Bacteriology 18: 5082–5090
Jungnickel PW (2000) Pantoprazole: A new proton-pump inhibitor. Clin Ther 22: 1268–1293
Kalach N, Bergeret M, Benhamou PH, Dupont C, Raymond J (2001) High levels of resistance to metronidazole and clarithromycin in Helicobacter pylori strains in children. J Clin Microbiol 39: 394–397
Kist M, Berreswill S (1997) Helicobacter pylori. Teil 2: Epidemiologie, Diagnose und Therapie. Mikrobiologe 7: 209–211
Klotz U (2000) Pharmacokinetic considerations in the eradication of Helicobacter pylori. Clin Pharmacokinet 38: 243–270
Labenz J, Börsch G (2000) Therapie der Helicobacter pylori Infektion. In: Malfertheiner P (Hrsg) Helicobacter pylori – Von der Grundlage zur Therapie. Thieme, Stuttgart, S 157–172
Laine L, Schoenfeld P, Fennerty MB (2001) Therapy for Helicobacter pylori in patients with nonulcer dyspepsia. A meta-analysis of randomized, controlled trials. Ann Intern Med 134 (5): 361–369
Lind T, Mégraud F, Unge P et al. (1999) The MACH 2 Study: Role of Omeprazole in eradication of Helicobacter pylori with 1-week triple therapies. Gastroenterology 116: 248–253

Lind T, Veldhuyzen S, Unge P et al. (1996) Eradication of Helicobacter pylori using one-week tripple therapy combining omeprazole with two antimicrobials: the MACH 1 study. Helicobacter 1: 138–144
Lozniewski A, de Korwin JD, Muhale F, Jehl F (1998) Gastric diffusion of antibiotics used against Helicobacter pylori. Int J Antimicrob Agents 9: 181–193
Malfertheiner P, Holtmann G, Peitz U et al. (2001) Leitlinien der Deutschen Gesellschaft für Verdauungs- und Stoffwechselerkrankungen zur Behandlung der Dyspepsie. Z Gastroenterol 39 (11): 937
Malfertheiner P, Mégraud F, O'Morain C et al. (2002). Current concepts in the management of Helicobacter pylori infection – the Maastricht 2-2000 Consensus Report. Aliment Pharmacol Ther 16: 167–180
Manes G, Dominguez-Munoz JE, Uomo G et al. (1998) Increased risk for Helicobacter pylori recurrence by continuous acid suppression: a randomized controlled study. Ital J Gastroenterol Hepatol 30: 28–33
Mégraud F, Lehn N, Lind T et al. (1999) Antimicrobial susceptibility testing of Helicobacter pylori in a large multicenter trial: the MACH 2 -Study. Antimicrob Agents Chemother 43: 2747–2752
Mendz GL, Mégraud F (2002) Is the molecular basis of metronidazole resistance in microaerophilic organisms understood? Trends Microbiol 10: 370–375
Midolo P, Turnidge JD, Lambert JR (1997) Bactericidal activity and synergy studies of proton pump-inhibitors and antibiotics against Helicobacter pylori in vitro. J Antimicrob Chemother 39: 331–337
Mirshahi F, Fowler G, Patel A, Shaw G (1998). Omeprazole may exert both a bacteriostatic and a bactericidal effect on the growth of Helicobacter pylori (NCTC11637) in vitro by inhibiting bacterial urease activity. J Clin Pathol 51: 220–224
Ohkusa T, Fujiki K, Takashimizu I et al. (2001) Improvment in atrophic gastritis an intestinal metaplasia in patients in whom Helicobacter pylori was eradicated. Ann Intern Med 134: 380–386
Okada M, Nishimura H, Kawashima M et al. (1999) A new quadruple therapy for Helicobacter pylori: Influence of resistant strains on treatment outcome. Aliment Pharmacol Ther 13: 769–774
Osato MS (2000) Antimicrobial susceptibility testing for Helicobacter pylori: Sensitivity test results and their clinical relevance. Curr Pharm Des 6: 1545–1555
Osato MS, Reddy R, Reddy SG, Penland RL, Graham DY (2001). Comparison of the E-test and the NCCLS-approved agar dilution method to detect metronidazole and clarithromycin resistant Helicobacter pylori. Int J Antimicrob Agents 17: 39–44
Perri F, Festa V, Clemente R et al.(2001) Randomized study of two »rescue« therapies for Helicobacter pylori-infected patients after failure of standard triple therapies. Am J Gastroenterol 95: 58–62
Reinert RR, Al-Lahham A, Lemperle M et al. (2002) Emergence of macrolide and penicillin resistance among invasive pneumococcal isolates in Germany. J Antimicrob Chemother 49: 61–68
Savarino V, Zentilin P, Bisso G et al.(2000) The impact of antibiotic resistance on the efficacy of three 7-day regimens against Helicobacter pylori. Aliment Pharmacol Ther 14: 893–900
Schreiber S, Nguyen TH, Stüben M, Scheid P (2000) Demostration of a pH gradient in the gastric gland of the acid-secreating Guinea Pig mucosa. Am J Gastrointest Liver Physiol 279: G597–G604
Sharma P, Vakil N (2003) Helicobacter and reflux disease. Aliment Pharmacol Ther 17: 297–305
Sjolund M, Wreiber K, Andersson DI et al. (2003) Long-term persistence of resistant Enterococcus species after antibiotics to eradicate Helicobacter pylori. Ann Intern Med 139: 483–487
Spencer CM, Faulds D (2000) Esoprazole. Drugs 60: 321–329
Stedman CA, Barclay ML (2000) Review Article: Comparison of the pharmacocinetics, acid suppression and efficacy of proton-pump inhibitors. Aliment Pharmacol Ther 14: 963–978
Stolte M (2000) Morphologie der Helicobacter pylori Gastritis. In: Malfertheiner P (Hrsg) Helicobacter pylori – Von der Grundlage zur Therapie. Thieme, Stuttgart, S 45–58
Suerbaum S, Leying H, Klemm W, Opferkuch W (1991) Antibacterial activity of pantoprazole and omeprazole against Helicobacter pylori. Eur J Clin Microbiol Infect is 10: 92–93
Talley NJ, Stanghellini V, Heading RC et al. (1999) Functional gastroduodenal disorders. Gut 45 (Suppl. 2): 1137–1142
Talley NJ, Holtmann G, Agreus L, Jones M (2000) Gastrointestinal symptoms and subjects cluster into distinct upper and lower groupings in the community: a four nations study. Am J Gastroenterol 95: 1439–1447
Trautmann M, Riediger C, Moricke A, Vogt K, Bohr U, Glasbrenner B (1999) Combined activity of azithromycin and lansoprozole against Helicobacter pylori. Helicobacter 4: 113–120
Trevisani L, Sartori S, Galvani F et al. (1998) Evaluation of a new ultrashort triple therapy of Helicobacter pylori disease. Aliment Pharmacol Ther 12: 1269–1272
Uemura N, Okamoto S, Yamamoto S et al. (2001) Helicobacter pylori infection and the development of gastric cancer. N Engl J Med 345: 784–789
Uemura N, Okamoto S, Yamamoto S et al. (2001) Helicobacter pylori infection and the development of gastric cancer. N Engl J Med 345: 784–789
Vaira D, Vakil N, Rugge M et al. (2003) Effect of helicobacter eradication on development of dyspeptic and reflux disease in healthy asymptomatic subjects. Gut 52: 1543–1547
Van der Wouden EJ, Thijs JC, van Zwet AA, Sluiter WD, Kleibeuker JH (1999) The influence of in vitro Nitroimidazole resistance on the efficacy of Nitroimidazole-containing anti-Helicobacter pylori regimes: A meta-analysis. Am J Gastroenterology 94: 1751–1759
Van der Wouden EJ, Thijs JC, van Zwet AA, Kleibeuker JH (2000) Review Article: Nitroimidazole resistance in Helicobacter pylori. Aliment Pharmacol Ther 14: 7–14
Van Oijen AHAM, Verbeek AL, Jansen JBMJ, De Boer WA (2000) Review Article: Treatment of Helicabacter pylori infection with Ranitidine, Bismuth Citrate- or proton pump inhibitor-based triple therapies. Aliment Pharmacol Ther 14: 991–999
Van Zwet AA, Thijs JC, de Graaf B (1995) Explanations for high rates of eradication with the triple therapy using Metronidazole in patients harboring Metronidazole-resistent Helicobacter pylori strains. Antimicrob Agents Chemother 39: 250–252
Weiss K, Laverdière M, Restrieri C (1998) Comparison of activity of 10 antibiotics against clinical strains of Helicobacter pylori by three different techniques. Can J Gastroenterol 12: 181–185
Watanabe Y, Aoyama N, Shirasaka D et al. (2003) Levofloxacin based triple therapy as a second-line treatment after failure of helicobacter pylori eradication with standard triple therapy. Dig Liver Dis 35: 711–715
Welage LS, Berardi RR (2000) Evaluation of Omeprazole, Lanzoprazole, Pantoprazole and Rabeprazole in the treatment of acid-related diseases. J Am Pharm Assoc 40: 52–62
Wong WM, Gu Q, Lam SK et al. (2003) Randomized controlled study of rabeprazole, levofloxacin and rifabutin triple therapy vs. quadruple therapy as second-line treatment for Helicobacter pylori infection. Aliment Pharmacol Ther 17: 553–560
Zullo A, Hassan C, De F, V, Lorenzetti R et al. (2003) A third-line levofloxacin-based rescue therapy for Helicobacter pylori eradication. Dig Liver Dis 35: 232–236

»Helicobacter heilmannii« (früher: Gastrospirillium hominis) und andere Helicobacterspezies

J. Stein, M. Kist

18.1 Helicobacter heilmannii

Neben Helicobacter pylori (H. pylori) wurden beim Menschen, wenn auch viel seltener, noch weitere Spiralbakterien im Magen gefunden, die mit bis zu 8 Windungen deutlich länger waren als H. pylori und eine bipolare, lophotriche Begeißelung zeigten. Diese wurden zunächst als Gastrospirillium hominis bezeichnet (McNulty et al.1989). Später erfolgte aufgrund der Untersuchungen von Heilmann und Borchard (Heilmann u. Borchard 1991) eine Umbenennung in Helicobacter heilmannii (H. heilmannii). Auch diese Bezeichnung ist taxonomisch ungesichert, da sich sehr bald zeigte, dass die bekannten Isolate mindestens 2 genetisch unterschiedliche Typen beinhalteten (H. heilmanni Typ 1 und H. heilmannii Typ 2). Inzwischen ist klar, dass der Typ 1 identisch ist mit einem Erreger, der beim Schwein, bei Primaten und beim Menschen vorkommt und der gegenwärtig als »Candidatus Helicobacter suis« bezeichnet wird (De Groote et al. 1999).

»H. heilmanni« Typ 2 ist genetisch eng verwandt mit den Spezies H. felis (Katze), H. bizzozeroni (Hund) und H. salomonis, kann aber mit speziellen genetischen Verfahren von diesen abgegrenzt werden. Für dieses Isolat wurde die Bezeichnung »Candidatus H. heilmannii« vorgeschlagen (O'Rourke et al. 2004).

Für die Praxis ist bedeutsam, dass außer H. felis keiner der genannten Organismen auf künstlichen Nährböden züchtbar ist. Bei einigen gelingt eine Vermehrung im Magen oral inokulierter Mäuse. Eine sichere morphologische Unterscheidung der genannten Arten untereinander im Rahmen der Pathohistologie ist ebenfalls nicht sicher möglich. Dies gilt auch für die genetische Identifizierung auf 16S-rRNA-Ebene.

18.1.1 Erreger

Unter der taxonomischen Hilfskonstruktion »H. heilmannii« werden gramnegative, Urease produzierende spiralförmige Bakterien zusammengefasst, die mit einer Länge von 3,5–7,5 µm und einem Durchmesser von etwa 0,5–0,65 µm größer sind als H. pylori (O'Rourke et al. 2004). Sie werden beim Menschen, bei Primaten, Schwein, Katze, Hund und anderen Tieren nachgewiesen. »H. heilmannii« unterscheidet sich von H. pylori durch eine regelmäßig gewundene Spiralform (»Korkenzieherform«). Der Erreger besiedelt mit vergleichsweise niedriger Keimdichte und inselartigem Verteilungsmuster v. a. das Antrum (Stolte et al. 1997). Eine Anzüchtung auf künstlichen Medien mit Sensibilitätstestung ist bisher nicht gelungen.

V

18.1.2 Epidemiologie und Übertragungswege

Die Infektion ist sehr viel seltener als die H.-pylori-Infektion. Je nach Nachweismethode und geographischer Lokalisation kann bei 0,25–1,5% der untersuchten Patienten »H. heilmannii« nachgewiesen werden (Debongnie 1994, Debongnie et al. 1995, Heilmann u. Borchard 1991, Stolte et al. 1994). Mischinfektionen mit H. pylori sind beschrieben. Bei der H.-heilmannii-assoziierten Gastritis handelt es sich wahrscheinlich um eine primäre **Zoonose**, die von Katzen, Hunden und Schweinen auf den Menschen übertragen wird (O'Rourke et al. 2004, Stolte et al. 1994, Thomson et al. 1994). Eine permanente Besiedelung des Menschen, entsprechend der H.-pylori-Infektion, konnte bisher nicht sicher gezeigt werden.

18.1.3 Klinik und Diagnose

Ähnlich wie H. pylori kann »H. heilmannii« bei Besiedelung der Magenmukosa mit einer chronischen Gastritis assoziiert sein. Der klinische Verlauf ist im Vergleich zur H.-pylori-Gastritis leicht, und eine Assoziation mit der Ulkuskrankheit ist eine Rarität. Eine erosive Gastritis wird nur bei gleichzeitiger Einnahme von nichtsteroidalen Antiphlogistika beobachtet (Jhala et al., 1999 Solnick 2003, Sykora et al. 2003). Allerdings wurde für »H. heilmannii« im Vergleich zu H. pylori eine höhere Inzidenz für MALT-Lmphome beschrieben (Morgner et al. 1995, Morgner et al. 2000).

Bakterien der »H.-heilmannii«-Gruppe können in der Magenbiopsie leicht aufgrund ihrer charakteristischen Form nachgewiesen werden, waren aber bis dato auf Nährböden nicht anzüchtbar. Allerdings kann sich durch bestimmte Wachstumsbedingungen die Morphologie von H. pylori so verändern, dass das Bakterium von H. heilmannii lichtmikroskopisch nicht mehr zu unterscheiden ist.

18.1.4 Therapie

Infektionen durch Erreger der »H.-heilmannii«-Gruppe wurden bisher erfolgreich mit 3-mal 40 mg Omeprazol und 3-mal 750 mg Amoxicillin über 14 Tage behandelt (Morgner et al. 2000). Studien existieren allerdings nicht (Solnick 2003).

18.2 Weitere Helicobacterspezies

Eine Übersicht über die wichtigsten heute bekannten Helicobacterspezies gibt ◘ Tab. 18.1. Einige davon besiedeln den Magen und und sind mit einer chronischen Gastritis assoziiert. Bei Hunden werden abhängig von geographischer Lokalisation und Methodik Prävalenzen von 43–100% für gastrale Infektionen mit verschiedenen Helicobacterspezies beschrieben So wurden u. a. H. bizzozeronii, H. salomonis, H. felis, H. rappini, H. bilis sowie H. heilmannii beschrieben. Durch die Infektion von Hunden mit H. felis kann entsprechend den Koch-Postulaten eine Gastritis ausgelöst werden. Auch bei verschiedenen Wildtieren sind Helicobacterinfektionen beschrieben (Lee u. O'Rourke 1993).

Literatur

Bohr U, Wolle K (2000) Neue Helicobacter Spezies und verwandte Bakterien. In: Malfertheiner P (Hrsg) Helicobacter pylori – Von der Grundlage zur Therapie. Thieme, Stuttgart New York, S 21–27

Debongnie JC (1994) Gastrospirillum hominis prevalence. Dig Dis Sci 39: 1618

Debongnie JC, Donnay M, Mairesse J (1995) Gastrospirillum hominis (»Helicobacter heilmanii«): a cause of gastritis, sometimes transient, better diagnosed by touch cytology? Am J Gastroenterol 90: 411–416

De Groote D, van Doorn LJ, Vandamme P (1999) »Candidatus Helicobacter suis«, a gastric helicobacter from pigs and its phylogenetic relatedness to other gastrospirilla. Int J Syst Bacteriol 49: 1769–1777

Heilmann KL, Borchard F (1991) Gastritis due to spiral shaped bacteria other than Helicobacter pylori: clinical, histological, and ultrastructural findings. Gut 32: 137–140

Jhala D, Jhala N, Lechago J, Haber M (1999) Helicobacter heilmannii gastritis: association with acid peptic diseases and comparison with Helicobacter pylori gastritis. Mod Pathol 12: 534–538

Lee A, O'Rourke J (1993) Gastric bacteria other than Helicobacter pylori. Clin North Am 22: 21–42

McNulty CAM, Dent JC, Curry A, Uff JS, Forg GA, Gear MW, Wilkinson SP (1989) New spiral bacterium in gastric mucosa. J Clin Pathol 42: 585–591

Morgner A, Bayerdorffer E, Meining A, Stolte M, Kroher G (1995) Helicobacter heilmannii and gastric cancer. Lancet 346: 511–512

Morgner A, Lehn N, Andersen LP et al. (2000) Helicobacter heilmannii-associated primary gastric low-grade MALT lymphoma: complete remission after curing the infection. Gastroenterology 118: 821–828

O'Rourke JL, Solnick JV, Neilan BA, Seidel K, Hayter R, Hansen LM, Lee A (2004) Description of »Candidatus Helicobacter heilmannii« based on DNA sequence analysis of 16S rRNA and urease genes. Int J Syst Evolution Microbiol 54: 2203–2211

Solnick JV (2003) Clinical significance of Helicobacter species other than Helicobacter pylori. Clin Infect Dis 36: 349–354

Stolte M, Wellens E, Bethke B, Ritter M, Eidt H (1994) Helicobacter heilmannii (formerly Gastrospirillum hominis) gastritis: an infection transmitted by animals? Scand J Gastroenterol 29: 1061–1064

Stolte M, Kroher G, Meining A, Morgner A, Bayerdorffer E, Bethke B (1997) A comparison of Helicobacter pylori and H. heilmannii gastritis. A matched control study involving 404 patients. Scand J Gastroenterol 32: 28–33

Sykora J, Hejda V, Varvarovska J, Stozicky F, Gottrand F, Siala K (2003) Helicobacter heilmannii related gastric ulcer in childhood. J Pediatr Gastroenterol Nutr 36: 410–413

Thomson MA, Storey P, Greer R, Cleghorn GJ (1994) Canine-human transmission of Gastrospirillum hominis. Lancet 344: 1097–1098

Tab. 18.1. Isolationsort, Wirtsorganismus und assoziierte Erkrankung verschiedener Helicobacterspezies (nach Bohr u. Wolle 2000). (Cave: Nicht bei allen assoziierten Erkrankungen ist der kausale Zusammenhang zur Helicobacterinfektion nachgewiesen)

Helicobacterspezies	Wirt	Ort des Keimnachweises	Gesichert oder mutmaßlich assoziierte Erkrankung
H.acinonychis	Gepard	Magenschleimhaut	Gastritis
	Tiger	Magenschleimhaut	Gastritis
H. bilis	Maus	Galle, Leber	Chronische Hepatitis
	Ratte	Intestinum	Entzündliche Darmerkrankungen
	Mensch	Galle/Gallenblase	Chronische Cholezystitis, Gallenblasenkarzinom
H. bizzozeronii	Hund	Magenschleimhaut	Gastritis
H. canis	Hund	Intestinum, Leber	Diarrhö, multifokale nekrotisierende Hepatitis
	Katze	Intestinum	Diarrhö
	Mensch	Fäzes	Gastroenteritis
H. cholecystus	Hamster	Gallenblase	Cholangiofibrose, Pankreatitis
H. cinaedi	Mensch	Rektalabstriche	Enteritis, Proktitis
		Blut	AIDS/Fieber, chronische Diarrhö
		Blut, Liquor	Sepsis, Meningitis
	Hamster	Intestinum	Pathogenes Potenzial unbekannt
H. felis	Katze, Hund	Magenschleimhaut	Gastritis
H. fenelliae	Mensch	Blut, Rektalabstrich	Enteritis, Proktitis
Candidatus H. suis (H. heilmannii Typ I)	Mensch, Primaten, Schwein	Magenschleimhaut	Gastritis
Candidatus H. heil-mannii Typ II	Hund, Katze	Magenschleimhaut	Gastritis
	Mensch		Pathologisches Potenzial unbekannt
H. hepaticus	Maus, Mensch	Leber, Intestinum	Entzündliche Darmerkrankung, Rektumprolaps, chronische aktive Hepatitis, Leberzellkarzinom
H. muridarum	Ratte, Maus	Intestinum	
H. mustelae	Frettchen	Magenschleimhaut	Gastritis
H. pametensis	Vögel, Schweine	Fäzes	Pathologisches Potenzial unbekannt
H. pullorum	Geflügel	Intestinum, Leber	Asymtomatische Hepatitis
	Mensch	Fäzes, Galle	Enteritis
		Galle/Gallenblase	Chronische Choleszystitis, Gallenblasenkarzinom
H. pylori	Mensch	Magenschleimhaut	Gastritis, Ulkuskrankheit, Magenkarzinom, MALT-Lyphom
	Affe	Magenschleimhaut	Gastritis
»Flexispira rappini« (umfasst mindestens 10 Helico-bactertaxa)	Maus	Intestinum	–
	Schaf	Leber	Fokale Lebernekrose, Abort
	Schwein	Fetus	Abort
	Hund	Magenschleimhaut	Gastritis
	Mensch	Fäzes	Gastroenteritis
		Galle/Gallenblase	Chronische Cholezystitis, Gallenblasenkarzinom
H. rodentium	Maus	Intestinum	Pathogenes Potenzial unbekannt
H. suncus	Spitzmaus	Magenschleimhaut	Chronische Gastritis
H. salomonis	Hund	Magenschleimhaut	Chronische Gastritis
H. sp. Mainz	Mensch	Kniegelenk, Blut	AIDS/Fieber, septische Arthritis
H. trogontum	Ratte	Intestinum	Pathogenes Potenzial unbekannt
H. winghamensis	Mensch	Fäzes	Gastroenteritis

Teil VI Bakterielle Infektionen und Mykosen

Reisediarrhö

W.F. Caspary

Die Furcht vor einer Reisediarrhö ist berechtigt für Reisende in Entwicklungsländer. 40–60% der Reisenden in diese Länder befällt eine Diarrhö. Episoden einer Reisediarrhö sind in der Regel gutartig und selbstlimitierend. Die Dehydratation kann jedoch eine Reisediarrhö komplizieren, kann schwerwiegend sein und stellt oft ein größeres Gesundheitsrisiko dar als die Grunderkrankung. Es ist sinnvoll, Reisende zu informieren über mögliche Prävention, die Durchfallepisoden zu behandeln ohne ihre Reise oder ihre Gesundheit zu gefährden.

19.1 Epidemiologie

Durchfälle bei Reisenden werden durch eine Vielzahl von Bakterien, Viren oder Parasiten hervorgerufen, die am häufigsten durch **Nahrung** und **Wasser** übertragen werden. Mehr als 90% der Reisediarrhöen werden durch Bakterien hervorgerufen. Das häufigste bakterielle Agens sind *enterotoxigene Escherichia coli* (ETEC).

Die **Epidemiologie** der Reisediarrhö ändert sich von Gegend zu Gegend und ist abhängig von der Jahreszeit. Gewürze und Klimaveränderungen verursachen keine Reisediarrhö. Änderungen der Essensgewohnheiten, Temperatur, Zeitzonenänderungen können jedoch das Befinden des Reisenden verändern, der Reisestress kann zur Exazerbation der Diarrhö beitragen.

Die Aufnahme von Parasiten kann Durchfälle bewirken, verlangt jedoch eine deutlich stärker kontaminierte Umwelt als gewöhnlich üblich. **Parasitäre Reisediarrhöen** kommen jedoch häufig in Nepal (Lamblien, Cyclospora) und in St. Petersburg vor, wo *Lamblien* (G. lamblia) hyperendemisch vorkommen. Neben Lamblien und Cyclospora können auch Kryptosporidien und Mikrosporidien eine Reisediarrhö bewirken.

Die Welt kann in **3 Regionen** entsprechend dem **Risiko für eine Reisediarrhö** eingeteilt werden:

Niedriges Risiko (<10%): Nordeuropa, Australien und Neuseeland, USA, Kanada, Singapur.

Mittleres Risiko (10–20%): Karibische Inseln, Südafrika, Mittelmeerländer einschließlich Israel.

Hohes Risiko (>30%): Asien (außer Singapur), Afrika (außerhalb Südafrikas), Süd- und Zentralamerika, Mexiko und Tunesien.

Das Auftreten einer Diarrhö hängt von der Anzahl der Bakterien ab, die lebend in den Darm gelangen. Somit wird jede Situation, die es den Bakterien erlaubt, unbeschadet durch den oberen Gastrointestinaltrakt in den Dünndarm zu gelangen, zu einem erhöhten Risiko für das

Auftreten einer Diarrhö führen. So haben Patienten, die **Säureblocker** (H_2-Antagonisten, Protonenpumpenhemmer) einnehmen, wie auch Patienten mit **Magenresektion oder Motilitätstörungen** ein erhöhtes Risiko, eine Reisediarrhö zu entwickeln.

19.2 Klinik

In der Regel tritt eine Reisediarrhö 2–15 Tage nach der Infektion auf, kann sich jedoch auch erheblich früher manifestieren, wenn die aufgenommene Keimzahl hoch ist. Die **Symptome** hängen von der Ätiologie ab. In der Regel treten folgende Symptome am häufigsten auf: Krankheitsgefühl, Anorexie, abdominelle krampfartige Schmerzen mit plötzlichem Einsetzen von wässrigen Durchfällen. Übelkeit und Erbrechen kommen ebenfalls vor. Im Stuhl findet sich in der Regel kein Blut oder Eiter. Leichtes Fieber tritt häufig auf. Der Verlauf ist selbstlimitierend meist nach 1 bis zu 5 Tagen.

19.3 Prävention

Sorgfältige Auswahl von Speisen und Getränken kann die Inzidenz der Reisediarrhö vermindern. Folgendes sollte von Reisenden beachtet werden:
- **Gefrieren** (z. B. Eiswürfel) tötet die Bakterien **nicht** ab. Eiswürfel sind nur dann sicher, wenn sie aus gekochtem Wasser hergestellt wurden.
- **Alkohol** macht kontaminiertes Wasser **nicht** steril.
- Durchfallepidemien können auch in Flaschenwasser auftreten, das **wenig Kohlensäure** enthält und nicht sauber abgefüllt wurde.
- Fruchtsalate, Gemüse, Salate oder Hühnchensalate, deren Bestandteile **unzureichend gewaschen** wurden, sollten gemieden werden.
- Warme Buffets, die den Reisenden mit heimischer Kost anlocken, können zu einer Vermehrung der Bakterien führen.
- Diese Regeln treffen auch auf teure Hotels zu, da der Hotelpreis keine entsprechende Speise- und Getränkehygiene garantiert.
- **Heißer** Tee oder Kaffee sind **meist sicher**. Drinks in Flaschen sollten ohne Eiswürfel aus der Flasche, eher mit einem Strohhalm als aus einem Glas getrunken werden. **Obst**, das **geschält** werden kann.

Wer in abgelegene Gegenden reist, sollte das dortige Wasser mit Hilfe folgender Maßnahmen bakterienfrei machen:
- **Kochen** 5–15 min tötet Bakterien, Parasiten und Viren.
- Zugabe von 2 Tropfen **5%-Natriumhypochlorit** zu 1 l Wasser tötet nahezu alle Bakterien innerhalb von 30 min.
- Zugabe von 5 Tropfen einer **Jodtinktur** zu 1 l Wasser tötet Bakterien innerhalb 30 min.
- Kompakte **Filteranlagen** mit jodimprägnierten Filtern verhindern das Eindringen von Parasiten und töten Bakterien und Viren. Sie sind kommerziell erhältlich.

19.3.1 Medikamentöse Prophylaxe

Antibiotika sind prophylaktisch wirksam, die Reisediarrhö zu verhindern, ihre Gabe kann jedoch nur empfohlen werden, wenn eine schwere Diarrhö mit drohender Dehydratation bei der Grundkrankheit des Patienten ein sehr hohes Risiko darstellt. Es sind bei einer generellen Antibiotikaprophylaxe auch die möglichen Nebenwirkungen der Antibiotika in Betracht zu ziehen wie erhöhte Licht- und Sonnenempfindlichkeit, allergische Reaktionen, Veränderungen der gastrointestinalen Flora mit Kolonisierung resistenter Bakterien, Pilzinfektionen (z. B. Candidavaginitis) sowie das Entstehen einer Clostridium-difficile-Kolitis.

Eine **Antibiotikaprophylaxe** ist jedoch sinnvoll bei Patienten mit
- chronisch-entzündlichen Darmkrankheiten,
- Herz-, Gefäß- und Nierenkrankheiten, die durch eine Dehydratation verschlimmert würden,
- HIV-Infektion,
- Organtransplantation.

Zahlreiche ältere Studien haben die Wirksamkeit der Prophylaxe einer Reisediarrhö mit »alten« Antibiotika wie *Trimethoprim-Sulfamethoxazol* oder *Doxycyclin* erwiesen. Zu empfehlen ist jedoch heute aus Gründen der Resistenzentwicklung eine Prophylaxe mit einem *Chinolonantibiotikum* wie *Ciprofloxacin* (500 mg 2-mal/Tag) oder *Norfloxacin* (400 mg 2-mal/Tag) in der gleichen Dosierung wie zur Therapie.

Wismutsubsalicylat (30 ml oder 2 Tabletten 4-mal/Tag) ist in der Prophylaxe wirksam, hat jedoch den Nachteil des hohen Gewichtes im Reisegepäck und das Risiko der möglichen *Salicylattoxizität* insbesondere bei Patienten, die ohnehin Aspirin einnehmen müssen. Die therapeutische Tagesdosis von Wismutsubsalicylat enthält ca. 1,5 g Salicylat. Eine sichere Prophylaxe mit Yoghurt oder Probiotika ist nicht nachgewiesen.

19.4 Therapie

Die Therapie der Reisediarrhö besteht aus 3 Säulen:
- Flüssigkeitsersatz,
- Antibiotika,
- motilitätswirksame Medikamente (»Stopfmittel«).

19.4.1 Flüssigkeitsersatz

Die Primärtherapie der Reisediarrhö besteht im Flüssigkeitsersatz, um eine Dehydratation zu vermeiden. In den meisten Fällen genügt der Flüssigkeitsersatz, da die Reisediarrhö nur 3–5 Tage anhält.

Bei **leichter Diarrhö** sollte der Patient Flüssigkeiten mit Salz und Zucker zu sich nehmen. Fruchtsäfte oder andere zuckerhaltige Flüssigkeiten können benutzt werden, auch Cola mit Salzstangen.

Bei **schwerer Diarrhö** mit Elektrolytverlusten sollte die **orale Rehydratationslösung** eingesetzt werden. Sie ist als *WHO-Lösung* in fast allen Ländern der Welt erhältlich (Deutschland: Elotrans Neu). Sie enthält Na^+ und Glukose im stöchiometrischen Verhältnis 2:1. Da bei sekretorischen Diarrhöen die Resorption aus dem Darm nicht gestört ist, lassen sich die Elektrolyt- und Flüssigkeitsverluste mit dieser optimal resorbierbaren Lösung am besten ausgleichen.

Die Zusammensetzung der WHO-Lösung: 3,5 g NaCl, 1,5 g KCl, 20 g Glukose und 2,9 g Natriumcitrat auf 1 l Wasser.

Die Lösung kann auch behelfsweise wie folgt hergestellt werden:

- ½ Teelöffel Kochsalz (NaCl),
- ½ Teelöffel Backpulver (Natriumbikarbonat),
- 4 Esslöffel Zucker (Saccharose)
- auf 1 l sauberen Trinkwassers.

19.4.2 Antibiotika

Die Therapie mit Antibiotika ist dann indiziert, wenn die Durchfälle eine hohe Frequenz haben (>4/Tag), Fieber auftritt oder Blut, Eiter oder Schleim im Stuhl auftreten. Die Behandlung sollte mit *Chinolonantibiotika* – meist *Ciprofloxacin* (500 mg 2-mal/Tag) oder *Norfloxacin* (400 mg 2-mal/Tag) – über 1–2 Tage erfolgen. Chinolone wirken innerhalb eines Tages.

Eine Studie zeigte, dass die Gabe von 500 mg *Ciprofloxacin* 2-mal/Tag die Dauer einer Reisediarrhö von 2,9 Tagen (Plazebogruppe) auf 1,5 Tage reduzierte. Unter *Norfloxacin* waren die Durchfallepisoden von 3,3 Tagen unter Plazebo auf 1,2 Tage reduziert. Es wurde sogar berichtet, dass eine *einmalige Gabe von Ciprofloxacin* oder *Norfloxacin* wirksam war. Chinolone sind gegen enterotoxische Escherichia coli (ETEC) wie auch gegen Campylobacter, Salmonellen und Vibrio parahaemolyticus wirksam.

Da gegen Ampicillin und Trimethoprimsulfamethoxazol eine hohe Resistenzentwicklung besteht, sind diese Antibiotika nur zweite Wahl.

Wismutsubsalicylat kann ebenfalls zur Therapie eingesetzt werden, allerdings sind dazu hohe Dosen erforderlich: 60 ml oder 4 Tabletten in ½-stündlichen Abständen, bis die Diarrhö sistiert bzw. 8 Dosen.

19.4.3 Motilitätswirksame Medikamente

Loperamid (Imodium) oder Diphenoxylat (Reasec) sind wirksam bei der Reisediarrhö. Mit diesen Opioiden wird jedoch nicht die Ursache, sondern nur die Symptomatik behandelt. Die **kombinierte Therapie** mit Ciprofloxacin und Loperamid bringt keinen Vorteil gegenüber der alleinigen Therapie mit Ciprofloxacin. Es wurde die Befürchtung geäußert, dass eine Therapie mit Loperamid die Krankheitsdauer verlängern könnte (z. B. bei der Shigellenruhr), wenn sie nicht zusammen mit Antibiotika erfolge. Loperamid sollte man nicht bei fieberhaften Durchfällen geben.

Da Loperamid die Frequenz der Diarrhö reduziert, verhindert es auch die Dehydratation. Es ist nichts dagegen einzuwenden, dass Reisende Loperamid unter bestimmten Reiseumständen – lange Bus-, Bahn- oder Autoreisen – einnehmen. Loperamid sollte jedoch abgesetzt werden, wenn die Diarrhö länger als 2 Tage persistiert oder sich verschlimmert.

Prophylaxe und Therapie der Reisediarrhö

- **Generelle Prophylaxe:** nein
- **Prophylaxe bei Gesundheitsrisiken:**
  - Ciprofloxacin 500 mg 2-mal/Tag oder Norfloxacin 400 mg 2-mal/Tag
  - Wismutsubsalicylat 30 ml oder 4 Tabletten 4-mal/Tag
- **Therapie bei leichter Diarrhö:**
  - Flüssigkeits- und Elektrolytersatz mit Getränken oder Brühen/Suppen, die Zucker und Kochsalz enthalten – ungesüßter schwarzer Tee ist nicht wirksam für optimalen Flüssigkeits- und Elektrolytersatz
  - Loperamid 4 mg Erstdosis, 2 mg nach jedem dünnen Stuhl bis zu 16 mg/Tag
  - Ciprofloxacin 500 mg 2-mal/Tag oder Norfloxacin 400 mg 2-mal/Tag bei Risikopatienten über 2–3 Tage
- **Therapie bei schwerer Diarrhö:**
  - Orale Glukose-Elektrolyt-Lösung (WHO-Lösung) Elotrans Neu zur Verhinderung der Dehydratation
  - Ciprofloxacin 500 mg 2-mal/Tag oder Norfloxacin 400 mg 2-mal/Tag über 3–5 Tage
  - Loperamid 4 mg Erstdosis, 2 mg nach jedem dünnen Stuhl bis zu 16 mg/Tag

Literatur

Alpers DH, Stenson WF (1998) Oral rehydration for adults: an underused resource. Curr Opin Gastroenterol 14: 143–146

Avery ME, Snyder JD (1990) Oral therapy for acute diarrhea. New Engl J Med 323: 891–896

Caeiro JP, DuPont HL, Albrecht H, Ericsson CD (1999). Oral rehydration therapy plus loperamide versus loperamide alone in the treatment of traveler's diarrhea. Clin Infect Dis 28: 1286–1289

Carpenter CC, Greenough WB, Pierce NF (1988) Oral rehydration therapy: The role of polymeric substrates. N Engl J Med 319: 1346–1348
Centers for Disease Control (1971) Shigellosis related to an airplane meal. Northeastern U.S. MMWR 20: 397–402
DuPont HL, Capsuto EG (1996) Persistent diarrhea in travelers. Clin Infect Dis 22: 124–128
DuPont HL, Ericsson CD (1993) Prevention and treatment of travellers' diarrhea. New Engl J Med 328: 1821–1827
DuPont HL, Hornick RB (1973) Adverse effect of Lomotil therapy in shigellosis. JAMA 226: 1525–1528
DuPont HL, Galindo E, Evans DG et al. (1983) Prevention of travellers' diarrhea with trimethoprim-sulfamethoxazole and trimethoprim alone. Gastroenterology 84: 75–80
Ericsson CD, Pickering LK, Sullivan P, DuPont HL (1980) Role of location of food consumption in the prevention of travelers' diarrhea in Mexico. Gastroenterology 79: 812–816
Farthing MJG (1991) Review article: Prevention and treatment of travellers' diarrhoea. Aliment Pharmacol Therap 5: 15–30
Hyams KC, Bougeois AL, Merrell BR et al. (1991) Diarrheal disease during Operation Desert Shield. New Engl J Med 325: 1423–1428
Kuscher RA, Trofa AF, Thomas RJ et al. (1995) Use of azithromycin for the treatment of campylobacter enteritis in travelers to Thailand, an area where ciprofloxacin resistance is prevalent. Clin Infect Dis 21: 536–540
Mattila L, Siitonen A, Kyronseppa H (1992) Seasonal variation in etiology of travellers' diarrhea. J Infect Dis 17: 779–785
Mattila L, Peltola H, Siitonen A et al. (1993). Short term treatment of traveler's diarrhea with norfloxacin: A double-blind, placebo-controlled study during two seasons. Clin Infect Dis 17: 779–782
Murray BE (1986) Resistance of Shigella, Salmonella, and other selected enteric athogens to antimicrobial agents. Rev Infect Dis 8: 172–181
Petruccelli BP, Murphy GS, Sanchez JL (1992) Treatment of travelers' diarrhea with ciprofloxacin and loperamide. J Infect Dis 165: 557–560
Pichler HE, Diridl G, Stickler K, Wolf D (1987) Clinical efficacy of ciprofloxacin compared with placebo in bacterial diarrhea. Am J Med 82: 329–342
Pizarro D, Posada G, Sandi L, Moran JR (1991) Rice-based oral electrolyte solutions for the management of infantile diarrhea. New Engl J Med 324: 517–521
Sack DA, Kaminsky DC, Sack RB et al. (1978) Prophylactic doxycycline for travellers' diarrhea. Results of a perspective double-blind study of Peace Corps volunteers in Kenya. New Engl J Med. 298: 758–763
Salam I, Katerlaris P, Leigh-Smith S, Farthing M (1994) Randomized trial of single dose ciprofloxacin for traveller's diarrhea. Lancet 344: 1537–1539
Salazar-Lindo E, Santisteban-Ponce J, Chea-Woo E, Gutierrez M (2000) Racecadotril in the treatment of acute watery diarrhea in children. New Engl J Med 343: 463
Steffen R (1986) Epidemiologic studies of travellers' diarrhea, severe gastrointestinal infections and cholera. Rev Infect Dis 8: 122–130
Taylor DN, Sanchez JL, Candler W (1991) Treatment of travelers' diarrhea: Ciprofloxacin plus loperamide compared with ciprofloxacin alone. Ann Intern Med 114: 731–734
Thillainayagam AV, Hunt JB, Farthing MJG (1998) Enhancing clinical efficacy of oral rehydration therapy: is low osmolality the key? Gastroenterology 114: 197–210
Turner AC (1967) Travelers' diarrhea. A survey of symptoms, occurrence, and possible prophylaxis. Br Med J 4: 453–458
Wanke CA (2000) Approach to the prevention and treatment of travelers' diarrhea. UpToDate, Wellesley

Tropische Enteropathie und tropische Sprue

W.F. Caspary

Die tropische Sprue ist eine chronische Durchfallkrankheit wahrscheinlich infektiöser Ursache, sie betrifft den Dünndarm und ist charakterisiert durch eine Malabsorption, besonders von Folsäure und Vitamin B_{12}. Das Wort Sprue stammt vom flämischen Wort sprouw, mit dem 1669 eine chronische Durchfallkrankheit unklarer Genese mit aphthösen Ulzera in Belgien bezeichnet wurde. Die Bezeichnung tropische Sprue (»tropical sprue«) wurde 1880 von Sir Patrick Manson, einem englischen Experten für Tropenkrankheiten, der hauptsächlich in China arbeitete, eingeführt.

Als tropische Sprue und tropische Enteropathie bezeichnet man 2 Krankheitsbilder mit einem fortschreitenden *Malabsorptionssyndrom*, das bei Bewohnern bestimmter tropischer Regionen sowie bei Personen, die diese Gegenden besuchen oder besucht haben, klinisch manifest wird und in seinem klinischen Bild einerseits von der Dauer der Störung, andererseits von den körperlichen Reserven des Betroffenen wesentlich bestimmt wird. Ob es sich dabei nur um zwei Manifestationen des gleichen Krankheitsbilds oder um zwei verschiedene Krankheiten handelt, ist unklar.

Dabei wird heute angenommen, dass der *Dünndarm* der Patienten *chronisch mit enteropathogenen Keimen kontaminiert* ist, die Erkrankung unbehandelt progredient verläuft und auf *Folsäure- und/oder Tetrazyklinbehandlung* anspricht.

20.1 Epidemiologie

Die tropische Enteropathie kommt in den **tropischen Regionen** Asiens, Afrikas, des Mittleren Ostens, der Karibik sowie Zentral- und Südamerika vor. Es handelt sich um eine erworbene Krankheit.

Die tropische Sprue fiel erstmals bereits im 18. Jahrhundert bei Europäern auf, die Indien und Südostasien kolonisierten. Später wurde sie um 1900 bei Amerikanern beobachtet, die in Puerto Rico und den Philippinen wohnten. Hauptsächlich kommt die tropische Sprue heute in Puerto Rico, Kuba, Haiti und der Dominikanischen Republik vor, jedoch auch in Süd- und Südostasien (Indien, seltener in Burma, Indonesien, Borneo, Malaysia, Singapur und Vietnam) sowie – erheblich seltener – in Zentral- und Südamerika, fast nie in Afrika, sehr selten in Jamaika und den Bahamas. Es werden meist nur Erwachsene, selten Kinder betroffen. **Epidemisches Auftreten** mit jahreszeitlichen Schwerpunkten ist beschrieben (z. B. in Vellore, Südindien). Man schätzt, dass während der Epidemie von 1960 bis 1962 in Südindien 100.000 Personen erkrankten, 30.000 an den Folgen der Krankheit verstarben. In der Regel tritt die Krankheit erst nach 1 Jahr Aufenthalt in einer der endemischen Regionen auf. Die *Prävalenz* hat bei Einwohnern aus Industrieländern, die länger in endemischen Entwicklungsländern wohnen, abgenommen, was darauf zurückgeführt wird, dass häufig wegen Durchfällen Selbstmedikation mit Antibiotika erfolgt. Ein Leben unter schlechten sanitären Bedingungen begünstigt den Ausbruch der Krankheit.

20.2 Ätiologie und Pathogenese

Man nimmt an, dass die tropische Enteropathie durch Umweltfaktoren bedingt ist: intestinale Infektionen oder persistierende bakterielle Überwucherung des Dünndarms sowie Malnutrition. Vermutet wird auch, dass ein *Riboflavinmangel der Mutter* in der Schwangerschaft eine irreversible Schädigung der Dünndarmmukosa mit Veränderungen der Zotten-/Kryptenarchitektur bewirkt.

Die histologischen Veränderungen der Dünndarmmukosa (▶ Abschn. 20.4) führen zur Malabsorption verschiedener Nährstoffe:

- Verminderung der *Disaccharidasen* der Dünndarmmukosa (Laktase, Saccharase und Maltase) führt zur *Malabsorption von Kohlenhydraten.*
- Eine *Steatorrhö* ist häufig.
- *Folsäure- und Vitamin-B_{12}-Mangel* sowie eine *megaloblastäre Anämie* kommen häufig vor. Der Folsäuremangel scheint häufiger in Indien und Südostasien vorzukommen, während in der Karibik der Vitamin-B_{12}-Mangel überwiegt.
- *Hypalbuminämie, Vitamin-D-Mangel* mit *Hypophosphatämie* und *Hypokalzämie* sowie eine *Hypomagnesiämie* sind häufig.

Es wird angenommen, dass die tropische Sprue eine infektiöse Krankheit ist, die durch eine **persistierende Kontamination** des Dünndarms durch toxische coliforme Bakterien (Klebsiella, Escherichia coli und Enterobacter) hervorgerufen wird. Neuerdings wird aber auch diskutiert, ob nicht **Protozoen** (Cryptosporidium parvum, Isospora belli, Blastocystis hominis oder Cyclospora cayetanensis) als wichtige infektiöse Erreger für diese chronische Infektionskrankheit in Frage kommen. Unklar ist auch die Ursache des **Folsäuremangels** bei der tropischen Sprue. Aspirate aus dem Jejunum von Patienten mit tropischer Sprue zeigten die Präsenz des Fermentationsprodukts **Äthylalkohol**, der bekanntlich beim chronischen Alkoholiker zum Folsäuremangel führt. Bei der bakteriellen Überbesiedlung des Dünndarms bilden Bakterien Folsäure, was in der Regel zu erhöhten Folsäurespiegeln im Serum führt.

20.3 Klinik

An eine tropische Sprue sollte bei Patienten mit chronischer Diarrhö, die mehr als 1 Monat in einer endemischen Zone lebten, gedacht werden.

Die **chronische Diarrhö** ist oft begleitet von Bauchkrämpfen, Meteorismus, Müdigkeit und progressivem Gewichtsverlust. Zeichen und Symptome der Malabsorption sind häufig: Glossitis, Cheilosis, Blähbauch, Blässe und Beinödeme.

Bei Auskultation des Abdomens fallen hyperaktive Darmgeräusche und Borborygmen auf. Die meisten Patienten haben eine Steatorrhö von 10–40 g/Tag und einen pathologischen D-Xylose-Test.

Die Krankheit beginnt oft mit *akuten wässrigen Duchfällen,* Fieber, Krankheitsgefühl und krampfartigen Schmerzen. Nach 1 Woche lassen die Symptome nach und werden chronisch. Die Struktur der Dünndarmmukosa in der Biopsie zeigt zu Beginn keine wesentlichen pathologischen Veränderungen, später entwickeln sich pathologische morphologische Veränderungen, die auch von funktionellen Veränderungen begleitet sind. Der *Verlust* von *Laktase* führt zur Milchintoleranz.

Innerhalb von 2–4 Monaten führt die Malabsorption zum *Folsäuremangel,* was zur Anorexie, reduzierter Nahrungsaufnahme und Gewichtsverlust führt. Nach etwa 3–6 Monaten entsteht ein schwerer Folsäuremangel, meist verbunden mit einem *Vitamin-B_{12}-Mangel,* es entsteht eine megaloblastäre Anämie mit Schwäche und einer Glossitis.

Klinisch imponieren: Blässe, Glossitis, Ödeme, Zeichen der Malnutrition. Stomatitis, Hyperpigmentierungen und neurologische Zeichen des Vitamin-B_{12}-Mangels sind eher selten. Im Vordergrund der klinischen Symptomatik stehen: Durchfälle (94%), Blähungen (88%), Anorexie (84%), abdominelle Distension (75%), Übelkeit (46%), Erbrechen (30%), Fieber (30%).

20.4 Diagnostik/Differenzialdiagnose

Es sollten zumindest 3 aufeinander folgende Stuhluntersuchungen auf infektiöse Erreger mit besonderem Augenmerk auf Entamoeba histolytica, Giardia lamblia, Strongyloides stercoralis, Cryptosporidium parvum, Isospora belli, Cyclospora cayetanensis und Mikrosporidien (Enterocytozoon bieneusi) sowie Schistosomiasis intestinalis zur **Ausschlussdiagnostik** durchgeführt werden.

Intestinale Lymphome können eine ähnliche Symptomatik hervorrufen wie eine tropische oder einheimische Sprue.

Eine **sekundäre Malabsorption** bedingt durch intestinale Sklerodermie, bakterielle Überbesiedlung oder Blind-Loop-Syndrom müssen ausgeschlossen werden.

AIDS mit oder ohne intestinale opportunistische Infektionen muss bei entsprechendem HIV-Risiko in Betracht gezogen werden.

Bei negativem Stuhlresultat und Persistenz der Symptomatik sollte nicht zuletzt im Rahmen einer weiteren Differenzialdiagnostik (Sprue, Morbus Whipple) eine

Duodenalbiopsie mit jejunaler Aspiration angestrebt werden. Insbesondere *Giardia lamblia, Cryptosporidium parvum, Isospora belli* und *Mikrosporidien* lassen sich mit der *Giemsa-Färbung* in intestinalen Schleimhautabstrichen nachweisen.

Es besteht eine *megaloblastäre Anämie*. Die Serumkonzentrationen von Vitamin A, Albumin, Cholesterin, Kalzium und Magnesium sind häufig erniedrigt, die Prothrombinzeit ist verlängert. Die meisten Patienten mit tropischer Sprue wiesen eine Nettosekretion von Wasser und Elektrolyten in den Dünndarm sowie eine Reduktion der Resorption von Wasser und Elektrolyten aus dem Kolon auf. Bedingt durch die reduzierte Resorptionskapazität des Dünndarmepithels ist die *D-Xylose-Resorption* fast immer erniedrigt, eine *Steatorrhö* besteht bei 50–90% der Patienten. Steatorrhö und verminderte D-Xylose-Resorption sind nicht durch intraluminale Wirkung von Bakterien (bakterielle Überbesiedlung) zu erklären. Eine *Vitamin-*B_{12}*-Resorptionsstörung* besteht fast ausnahmslos. Der *Folsäuremangel* entsteht durch eine Störung der Hydrolyse von Polyglutamaten an der Bürstensaummembran sowie eine Malabsorption von Monoglutamaten durch defekten Transport des Enterozyten. Aminosäuren und Peptide werden unvollständig resorbiert, zusätzlich besteht häufig ein *enteraler Proteinverlust*. Die Kalziumresorption ist erniedrigt durch Transportstörungen für Kalzium wie auch durch Malabsorption von Vitamin D.

Es besteht oft eine chronisch atrophische Gastritis mit gastraler Hyposekretion und einem Mangel an Intrinsic Factor.

In der **Dünndarmbiopsie** findet man meist nur diskrete Veränderungen des Zottenreliefs. Befunde können zwischen total flacher Schleimhaut, verdickten und verkürzten und plumpen Zotten, breiten Blattformen mit gyriformem Relief variieren. Die Lamina propria ist mit Entzündungszellen infiltriert: Lymphozyten, Plasmazellen und Eosinophilen. Zu Beginn der Krankheit ist der obere Dünndarm betroffen, mit zunehmender Dauer finden sich die histologischen Veränderungen auch im Ileum, jedoch weniger ausgeprägt als im Duodenum und Jejunum.

Das Epithel des Kolons zeigt ähnliche Veränderungen wie der Dünndarm. Die Resorption von Natrium und Wasser im Kolon ist reduziert.

Zu denken ist an andere chronische Entzündungen wie Yersiniose, Lambliasis. Mindestens 3 Stuhluntersuchungen sollten lichtmikroskopisch erfolgen mit der Fragestellung, ob Lamblien, Cryptosporidium parvum und Cyclospora cayetanensis vorliegen. Bei immunsupprimierten Patienten sollte nach Cryptosporidium parvum, Mikrosporidien (Enterocytozoon bieneusi) sowie Schistosomiasis intestinalis und Isospora belli gefahndet werden (▶ Kap. 12). Da auch eine glutensensitive Sprue ähnliche morphologische Veränderungen der Dünndarmmukosa bedingen kann, sollten auch Gliadin- und Endomysiumantikörper bestimmt werden. Schließlich ist auch an ein intestinales Lymphom zu denken.

Da in den Endemiegebieten häufig Durchfallkrankheiten vorkommen, gehen die Patienten meist erst zum Arzt, wenn Zeichen der Mangelernährung und Symptome einer Anämie auftreten. Dies sollte Anlass für die Durchführung von Resorptionstests und einer Dünndarmbiopsie sein.

20.5 Therapie

Substitution der Wasser- und Elektrolytverluste sowie Behebung von Nahrungsdefiziten sind Basismaßnahmen in der Therapie der tropischen Sprue. Vitamin B_{12} sollte parenteral gegeben werden (1.000 µg/Woche).

Die Therapie besteht zusätzlich in der oralen Gabe von **Folsäure** 5–15 mg/Tag, worunter sich sowohl die megaloblastäre Anämie, die Glossitis, Appetitlosigkeit wie auch die gastrointestinalen Störungen prompt bessern. Das oft *dramatische Ansprechen* der Symptomatik durch die *Folsäuretherapie* kann als Sicherung der Diagnose gewertet werden, da eine alleinige Folsäuretherapie bei anderen Krankheiten des Dünndarms mit megaloblastärer Anämie nur sehr selten eine Besserung bewirkt.

Trotz des guten initialen Ansprechens auf Folsäure persistieren klinische Störungen und morphologische Veränderungen bei ca. 50% der Patienten, die in endemischen tropischen Zonen leben. Deshalb wurden in den späten 30er- und 40er-Jahren **Antibiotika** eingesetzt

Die Wirksamkeit von Antibiotika wurde von Engländern bereits während des 2. Weltkrieges in Indien belegt. Sulfonamide oder Tetrazykline über 3–6 Monate beseitigten die intestinalen und hämatologischen Veränderungen komplett.

Die Dosierung beträgt 4-mal 250 mg eines *Tetrazyklins*. Andere Antibiotika sind sicher ebenfalls wirksam, es steht hierfür jedoch der Beweis aus. Rezidive können bis zu 5 Jahren nach initialer Therapie vorkommen.

Therapieempfehlung

- Tetrazyklin 4-mal 250 mg per os und
- Folsäure 5–15 mg/Tag,
- 3–6 Monate lang.

Auch unter dieser Therapie kommt es allerdings bei ca. 20% der Patienten, die in den Tropen leben, zum Rezidiv oder einer Reinfektion

Literatur

Cook GC (1996) »Tropical sprue«: some early investigators favoured an infective cause, but was a coccidian protozoan involved? Gut 39: 428–429

Cook GC (1996) Tropical sprue. In: Cox FEG (ed) The Wellcome illustrated history of tropical diseases. Wellcome Trust, London, pp 359–369

Farthing JG (1998) Tropical malabsorption and tropical diarrhea. In: Feldman M, Scharschmidt BF, Sleisenger MH (eds) Gastrointestinal and Liver Disease. Saunders, Philadelphia, pp 1574–1584

Dobbins III WO (1995) Chronic infections of the small intestine. In: Yamada T (ed) Textbook of Gastroenterology. Lippincott, Philadelphia, pp 1630–1643

Klipstein FA (1964) Antibiotic therapy in tropical sprue: The role of dietary folic acid in the hematologic remission associated with oral antibiotic therapy. Ann Intern Med 61: 721–726

Klipstein FA (1981) Tropical sprue in travelers and expatriates living abroad. Gastroenterology 80: 590–598

Major RH (1945). Classical description of diseases, 3rd ed., Charles C. Thomas, Springfield Hill

Manson P (1880) Note on sprue. China imperial maritime custom. Medical Report 19: 33–38

Pittman SE, Pittman JC (1976) Tropical sprue in American servicemen following return from Vietnam. Am J Dig Dis 21: 393–397

Rickles FR, Klipstein FA, Tomasini J et al. (1972). Long-term follow-up of antibiotic-treated tropical sprue. Ann Intern Med 76: 203–207

Rogers L (1938) The use of prontosil in sprue. Brit Med J 2: 943–945

Sheehy TW, Baggs B, Perez-Santiago E, Floch MH (1962). Prognosis of tropical sprue: A study of the effect of folic acid on the intestinal aspects of acute and chronic sprue. Ann Intern Med 57: 892–897

Sheehy TW, Cohen WC, Waller DK (1965) Tropical sprue in North Americans. JAMA 194: 1069–1074

VI

Morbus Whipple

U. von Arnim, W.F. Caspary

Der Morbus Whipple (M. Whipple) ist eine **systemische bakterielle Krankheit**, die hauptsächlich die männliche weiße Bevölkerung im mittleren Lebensalter betrifft, mit Befall des Darms und seiner Lymphabflusswege, des Herzens, der Gelenke sowie des Zentralnervensystems (ZNS). Sie ist durch folgende **Symptome** gekennzeichnet: Arthralgien, Durchfälle, abdominelle Schmerzen, Gewichtsverlust. Weitere häufige Symptome sind: Lymphadenopathie, Fieber, verstärkte Pigmentierung der Haut. Die Gewebe zeigen eine Infiltration mit Makrophagen, die sich intensiv PAS-positiv anfärben.

1907 beschrieb George H. Whipple eine bisher unbekannte Erkrankung mit *wandernder Polyarthritis, Husten, Durchfall, Malabsorption, Gewichtsverlust* und mesenterialer *Lymphadenopathie* bei einem 36-jährigen Arzt. Er benannte die Erkrankung: *»intestinal lipodystrophy«*. Schon 1907 sah er »great numbers of rod-shaped organisms« in der Silberfärbung eines Lymphknotens und vermutete, dass diese Organismen als Ursache der Erkrankung anzusehen seien.

Es dauerte bis 1960/61, als die Arbeitsgruppen von W.C. Chears und J.H. Yardley elektronenoptisch bakterienähnliche Strukturen im befallenen Gewebe bei M. Whipple nachweisen konnten. Erst 1962 erschien die erste Publikation über eine erfolgreiche Therapie des M. Whipple mit Antibiotika.

1981 und 1985 wurde nachgewiesen, dass diese *»Bazillen«* mit einer besonderen Zellwandstruktur sowohl extrazellulär als auch in *Makrophagen* lokalisiert waren. *Bakterien* und *Reste der Zellwand* entsprachen dem *PAS-positiven Material* in den mikroskopischen Schnitten. Es gelang jedoch nicht, das Bakterium anzuzüchten.

Mit molekulargenetischer Technik (PCR, Polymerasekettenreaktion) konnte die Arbeitsgruppe von Relman den Erreger des M. Whipple 1992 identifizieren. Die bakterielle 16S-ribosomale RNA- (rRNA-)Sequenz direkt aus Gewebe von mit M. Whipple infizierten Patienten wurde amplifiziert. Es wurden dabei zuerst Primer mit einem weiten Bereich, dann spezifische Primer verwandt. Die Nukleotidsequenz des Amplifikationsprodukts wurde bestimmt und analysiert. Es konnte eine neue bakterielle 16S-rRNA-Sequenz bestehend aus 1.321 Basen amplifiziert werden, die sich bei allen 5 untersuchten Patienten mit M. Whipple nachweisen ließ. Nach phylogenetischer Analyse handelte es sich um ein *grampositives Bakterium* aus der Gruppe der *Actinomyceten*, das von den Autoren *Tropheryma whippelii* benannt wurde.

Auch eine Gruppe aus England hatte bei einem Patienten mit M. Whipple 1991 eine partielle 16S-rRNA amplifiziert, die sich bei den 525 Nukleotidpositionen nur an 2 Stellen von der Relmans unterschied. Somit konnte das schon so lange bekannte Bakterium schließlich erst 1992 mittels PCR identifiziert werden.

Im Jahr 2000 gelang es erstmals, den Erreger des M. Whipple zu kultivieren.

21.1 Epidemiologie

Der M. Whipple kommt fast nur bei der weißen Bevölkerung vor. Männer (ca. 80%) erkranken deutlich häufiger als Frauen (ca. 20%). Das Hauptmanifestationsalter liegt bei 50 Jahren. Bis 1986 waren 696 Patienten mit M. Whipple in der Literatur beschrieben. Von Herbay et al. berichteten 1997 über 110 Patienten mit M. Whipple in Deutschland aus den Jahren 1965–95. Die meisten Patienten wurden in den letzten 10 Jahren diagnostiziert (63 Fälle von 1986 bis 1995 vs. 18 von 1965 bis 1975). Zugleich war eine Zunahme des Alters der Erstmanifestation zu beobachten (57,1 Jahre vs. 48,7 Jahre).

21.2 Ätiologie und Pathogenese

Typisch für die Whipple-Krankheit ist, dass die Lamina propria des Darmes dicht von **Makrophagen** infiltriert ist, die bazilläre Strukturen in unterschiedlichem Ausmaß der Desintegration enthalten. Zudem finden sich auch meist zahlreiche freie Bakterien direkt unter der Basalschicht der Epithelzellen. Elekronenoptische Untersuchungen zeigten, dass das Bakterium von einer Plasmamembran umschlossen ist. Außerhalb der Plasmamembran befindet sich eine 20 nm dicke Zellwand aus 3 unterschiedlichen Schichten. Die innere dichte Schicht enthält Polysaccharide, die für die Anfärbung mit PAS verantwortlich sind. Das Bazillus bei M. Whipple wurde bisher in folgenden Geweben entdeckt: Dünndarm, Kolon, Lymphknoten, ZNS, Auge, Herz, Leber, Lunge, Synovia, Niere, Knochenmark und Haut. Anzüchtungsversuche waren bisher immer negativ, gelangen jedoch erstmals im Jahr 2000.

21.2.1 Immunologische Veränderungen

Während Dobbins und Gupta keine Veränderungen der humoralen Immunität bei Patienten mit M. Whipple fanden, wurden von anderen Autoren Veränderungen der zellulären Immunität beschrieben. Es besteht häufig eine Lymphozytopenie mit einem normalen Verhältnis der Helfer-/Suppressor-T-Zellen. Die T-Zell-Antwort auf nichtspezifische Antigene ist reduziert, die Hautreaktion auf Antigene (verzögerte Hypersensitivitätsreaktion) ist vermindert. Kürzlich wurden eine verminderte Produktion von Interleukin 12 sowie eine reduzierte Interferon-γ-Sekretion in Monozyten des peripheren Bluts von Patienten mit M. Whipple beschrieben. Bei 2 Patienten fand sich auch eine Reduktion von IgG2, einer Interferon-γ-abhängigen Ig-Subklasse, sowie eine Verminderung von TGF-β. Die Autoren vermuten, dass Interferon möglicherweise therapeutisch genutzt werden könnte.

Immunkomplexe spielen möglicherweise eine Rolle bei der Ausbildung der Arthralgien. Es besteht eine Häufung von HLA-B27 bei Patienten mit M. Whipple (26% vs. 0,3–6,9% der nichtbetroffenen Bevölkerung). Es ist bisher erst bei 1 Patienten mit AIDS eine M.-Whipple-Infektion beschrieben worden.

21.3 Klinische Symptomatik

Die wichtigsten klinischen Symptome sind (◘ Tab. 21.1):
- Gewichtsverlust,
- Durchfälle,
- Arthralgien und
- Abdominalschmerzen.

Weitere Symptome sind:
- Schüttelfrost und Fieber,
- kardiovaskuläre Symptome,
- Hypotonie,
- neurologische Störungen.

Gewichtsverlust, Durchfälle und Fieber treten oft schon 1 Jahr vor Diagnosestellung auf, Arthralgien können der Erkennung der Krankheit bis zu 9 Jahre vorausgehen. Die Durchfälle sind wässrig, fettig, treten auch nächtlich auf. Okkulte intestinale Blutungen sind häufig, makroskopische Blutungen treten gelegentlich auf.

Häufig besteht ein geblähtes druckschmerzhaftes Abdomen sowie ein Aszites und Ödeme (◘ Tab. 21.2).

Kardiovaskuläres System

Perikarditis und Endokarditis kommen häufig bei unbehandelten Patienten vor. Die klinischen Beschwerden von Seiten des Herzbefalls sind jedoch nicht schwerwiegend.

ZNS-Befall

Ein ZNS-Befall kann sowohl bei gleichzeitigem Befall des Gastrointestinaltrakts als auch ohne dessen Befall vorkommen (► Übersicht »Symptome bei ZNS-Befall«). Hemisphärischer Befall kann zu Demenz, Persönlichkeitsveränderungen, Hemiparesen und Krämpfen führen, hypothalamischer Befall kann Insomnie, Hyperphagie und Polydipsie bewirken. Auch zerebellare Störungen wie Ataxie, mesenzephalisch bedingte Ophthalmoplegie oder Nystagmus sowie eine Wernicke-Enzephalopathie wurden beobachtet. Demenz, Ophthalmoplegie und myotonische Krämpfe sind die häufigsten ZNS-Symptome. Pathognomonisch für einen ZNS-Befall des M. Whipple sind eine

Tab. 21.1. Häufige Symptome bei Morbus Whipple

Symptome	Häufigkeit [%]
Gewichtsverlust	66–100
Diarrhö	60–86
Arthralgien	40–80
Fieber	10–55
Abdominalschmerz	25–60
Neurologische Symptome	10–40
Gastrointestinalblutung	?

Tab. 21.2. Häufige Befunde bei Morbus Whipple

Befunde	Häufigkeit [%]
Anämie	80–98
Steatorrhö	90–95
Pathologischer D-Xylose-Test	80
Hypalbuminämie	65
Hypocholesterinämie	80
Lyphadenopathie	80
Hypotonie	60–75
Hyperpigmentation	30–60
Kardiale Beteiligung	40–60
Hyperkeratosen	5–20
Splenomegalie	5–20

okulomotorische Myorhythmie (kontinuierlich rhythmische konvergente Augenbewegungen mit gleichzeitigen Kontraktionen der Kaumuskeln) und **Myorhythmien der Augen-, Gesichts- und Skelettmuskeln**. Die Diagnose kann aus dem Liquor gestellt werden (Lumbalpunktion). Sie wurde aber auch unter CT-Steuerung durch Biopsien direkt aus dem Gehirn gestellt.

Symptome bei ZNS-Befall
- Demenz
- Hypothalamische Zeichen
- Krampfanfälle
- Schwindel
- Psychose
- Ataxie
- Ophathalmoplegie
- Hemiparese
- Nystagmus

Skelettsystem

Bei 65% der Patienten bestehen Beschwerden wie bei einer seronegativen enteropathogenen Arthritis. Gelenkbeschwerden gehen den intestinalen Symptomen oft 10–30 Jahre (im Mittel 6 Jahre) voraus. Die schmerzhaften Gelenkbeschwerden sind selten chronisch, halten vielmehr nur Stunden oder Tage an. Charakteristisch ist der wandernde Charakter der Gelenkbeschwerden, wobei Knöchel, Knie, Schultern, Ellbogen und Finger betroffen sein können.

Haut und Lymphknoten

Verstärkte Hautpigmentationen, deren Ursache nicht erklärt werden kann, mit Aussparung der buccalen Mukosa findet sich bei mehr als einem Drittel der Patienten. Bei mehr als 50% der Patienten findet man periphere Lymphknoten sowie eine Splenomegalie (5–20%).

21.4 Diagnostik

Bildgebende Verfahren (CT, Sonographie) können die Lymphadenopathie im Bauchraum darstellen sowie mögliche Faltenverdickungen des Dünndarmes. CT und MRI sind essentiell für die Diagnose von ZNS-Veränderungen. Eine Röntgenaufnahme des Thorax kann in seltenen Fällen eine Lungenfibrose, fokale Veränderungen oder einen Pleuraerguss nachweisen. Aufnahmen der Knochen sind wenig hilfreich zur Diagnostik bei Gelenkbefall.

21.4.1 Labordiagnostik

Bei der Labordiagnostik ist am häufigsten (90%) eine **Anämie** zu finden. Eine **Steatorrhö** als Ausdruck der Fettmalabsorption ist bei 93% der Patienten zu beobachten. Auch die **D-Xylose-Resorption** ist bei 78% der Patienten erniedrigt.

21.4.2 Duodenalbiopsie

Der Gastrointestinaltrakt und sein Mesenterium sind fast immer befallen (► Übersicht »Laborbefunde«). Die **Biopsie aus dem oberen Dünndarm** ist die diagnostische Methode der Wahl. Der Quick-Wert sollte vor Biopsieentnahme bestimmt werden, da häufig eine Vitamin-K-Malabsorption besteht.

Laborbefunde
- Anämie (90%)
- Eosinophilie
- Lyphozytopenie

- Steatorrhö (93%)
- Verminderte D-Xylose-Resorption (78%)
- Neutrophilie (35%)
- Thrombozyose
- Hypalbuminämie

Der makroskopische Befund der Duodenalschleimhaut ist charakteristisch: verdickte Falten, bedeckt mit gelblichen granulären Auflagerungen oder 1–2 mm großen gelb-weißlichen Plaques mit diffuser oder umschriebener Verteilung.

Lichtmikroskopisch zeigt sich, dass Jejunum und Ileum fast immer infiltriert sind mit den charakteristischen PAS-positiven Makrophagen (▪ Abb. 21.1). Die Infiltration ist meist in der Mukosa, selten submukös. Magen und Kolon sind nur selten befallen. Die Dünndarmzotten sind häufig verplumpt, können gelegentlich wie bei der Sprue deformiert sein. Die Lamina propria ist vollgestopft mit Makrophagen und Bazillen sowie häufig von großen freien Fetteinschlusskörpern. Die Lymphgefäße sind dilatiert und enthalten Fetteinschlüsse. Die Makrophagen enthalten zahlreiche sichelzellartige Einschlüsse *(SPC-Zellen)*, die beweisend für einen M. Whipple sind. Der elektronenoptische Nachweis von Bazillen ist der diagnostische Goldstandard (▪ Abb. 21.2). Unter antibiotischer Therapie verschwinden die Bazillen sehr schnell, während sich die Infiltration mit Makrophagen bedeutend langsamer zurückbildet. Makrophagen sind mit Sicherheit selbst nach 1-jähriger Therapie noch vorhanden, in seltenen Fällen selbst sogar noch 20 Jahre nach der Behandlung.

21.4.3 Subtypen

Nach den Untersuchungen von von Herbay et al. lassen sich histologisch 4 Subtypen auf dem Boden des zytologischen Aspekts der Makrophagen unterscheiden (▪ Tab. 21.3).

Mit einer modifizierten PCR-Technik konnten von Herbay et al. das Bakterium im Biopsiematerial von Pa-

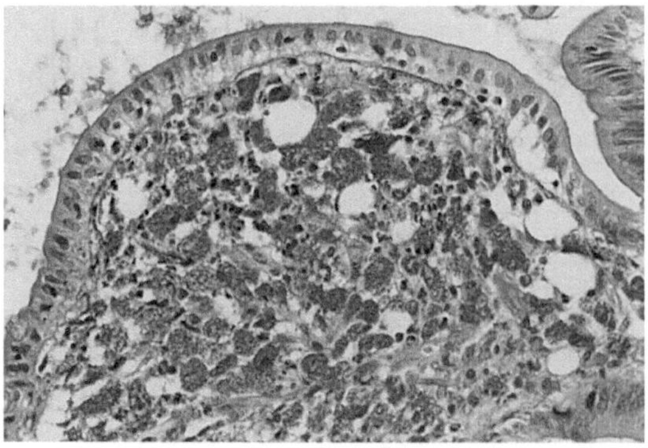

▪ **Abb. 21.1.** Massive Ablagerung PAS-positiver Makrophagen in der Jejunalmukosa bei M. Whipple. (Aus Caspary u. Stein 1999). Farbige Wiedergabe ► Farbteil

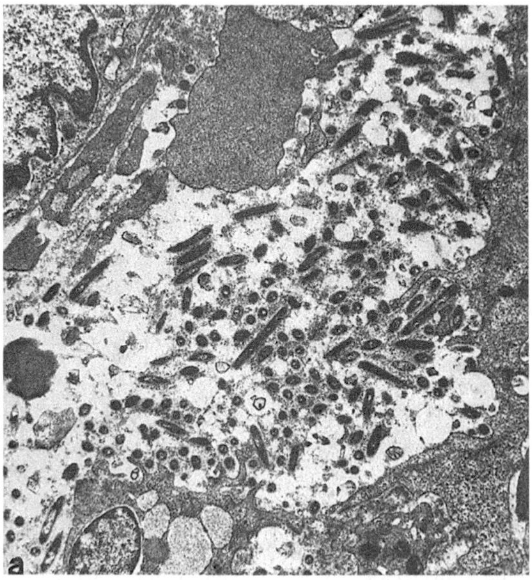

▪ **Abb. 21.2.** Elektronenoptischer Nachweis von Whipple-Bakterien. (Aus Caspary u. Stein 1999)

▪ **Tab. 21.3.** Subtypen PAS-positiver Makrophagen (nach von Herbay et al. 1996)

Subtyp	Lichtmikroskopische zytologische Charakteristika	Elektronenmikroskopie
1	Nur/meist grobe granuläre zytoplasmatische Einschlüsse, intensiv PAS-positiv (SPC-Zellen)	Lysosomen angefüllt mit zahlreichen stäbchenförmigen Bakterien, kaum Degradation Ultrastrukturelle Charakteristika des T. whippelii sind erkennbar
2	Einige grobe granuläre Einschlüsse, intensiv PAS-positiv, meist diffus oder feingranuliertes schwächer PAS-positives Zytoplasma	Lysosomen mit Bakterien angefüllt, die teils degradiert sind Identifikation des Umrisses und der Größe der Bakterien möglich, aber nicht von Details der Zellwand
3	Keine granulären Einschlüsse, nur diffus und schwach PAS-positives Material im Zytoplasma	Lysosomen angefüllt mit Zellwandresten. Keine intakten Bakterien. Identifikation der Bakterien nicht möglich
4	Schaumiges Zytoplasma, minimale oder keine PAS-Anfärbung mehr	Nicht ermittelt

tienten mit M. Whipple nachweisen. 23 von 24 Patienten wurden nach einer Behandlungsdauer von ca. 1 Jahr negativ in der PCR, wobei die Konversion den histologischen Rückbildungen vorausging. Trotz negativem Dünndarm-PCR-Ergebnis entwickelten 3 Patienten einen zerebralen Befall. Da Patienten mit oder ohne neurologische Symptome nicht selten mit der PCR nachweisbares Bakterienmaterial im Liquor haben, sollte beim **Staging** eine Lumbalpunktion mit zytologischer Beurteilung und Bestimmung der Whipple-PCR durchgeführt werden.

21.4.4 PCR-Technik

Die PCR-Technik an Biopsaten bleibt auf Forschungslaboratorien beschränkt und ist nicht notwendig zur Sicherung der Diagnose. In einer Serie von Biopsien von Patienten mit gesichertem M. Whipple waren die Sensitivität und Spezifität der PCR 97 und 100%. Eine niedrigere Spezifität von 95% wurde mit der PCR an Duodenalbiopsien festgestellt, jedoch nur 87% unter Verwendung von Magensaft. Es wurde vermutet, dass falsch-positive Tests möglicherweise bei einem dem Whipple-Bakterium verwandten Bakterium auftreten, das in der Normalbevölkerung auch ohne Manifestation eines M. Whipple vorkommen könnte. Die PCR kann diagnostisch im Liquor, Gehirn, Lymphknoten und der Leber eingesetzt werden, wenn die Dünndarmbiopsie nicht diagnostisch beweisend ist. PCR und Zytologie identifizierten die Whipple-Infektion im Liquor bei 4 von 5 Patienten mit neurologischen Symptomen vor Therapie, bei 7 von 10 Patienten ohne neurologische Symptome vor Therapie und 3 von 11 Patienten ohne neurologische Symptome unter Therapie. Die PCR im Blut war nur bei 2 splenektomierten Patienten positiv. Möglich ist, dass sich nach der erfolgreichen Kultivierung des Tropheryma whippelii ein Immunfluoreszenztest entwickeln lässt.

21.4.5 Differenzialdiagnose

Klinische Syndrome, die an einen M. Whipple denken lassen, sind: Fieber unklarer Ursache, chronische Serositis, progressive ZNS-Krankheiten mit Myklonus oder Ophthalmoplegie, migrierende Polyarthropathie und generalisierte Lymphadenopathie. Vitamin- oder Eisenmangelanämie, Hypalbuminämie und relative Lymphozytopenie sollten den Verdacht erhärten. Vorher sollten auch folgende Krankheiten ausgeschlossen werden:

- Hyperthyreose
- Kollagenosen
- Chronisch-entzündliche Darmkrankheiten mit migrierender Polyarthropathie
- Alkoholismus
- AIDS

Infektionen mit *Mycobacterium avium intracellulare* (MAI), *Histoplasmose* und *Makroglobulinämie* stellen die wichtigste Differenzialdiagnose dar. Gelegentlich finden sich in der Lamina propria der normalen Darmmukosa Makrophagen. Man findet jedoch keine sichelzellartigen Einschlüsse. Zahlreiche Makrophagen finden sich jedoch bei AIDS mit MAI-Infektion, bei systemischer Histoplasmose und bei der Makroglobulinämie. MAI-Bazillen sind jedoch säurefest, können gut angezüchtet werden und sehen elektronenoptisch anders als Whipple-Bakterien aus.

21.4.6 Wann sollte an Morbus Whipple gedacht werden?

Man sollte an einen M. Whipple bei Patienten mit Gewichtsverlust, Durchfällen, Arthralgien und Abdominalschmerzen denken. Wenn Arthralgien den anderen Symptomen vorausgehen, der Patient vermehrte Hautpigmentationen aufweist, besteht ein dringender Verdacht. Die Krankheit hat jedoch ein schillerndes Symptomenmuster und kann mit zahlreichen anderen Krankheiten verwechselt werden: abdominellen Lymphomen, Sarkoidose, Kollagenosen (▶ Übersicht »Wann daran denken?«).

Morbus Whipple – wann daran denken?

- Gewichtsverlust
- Arthralgien
- Diarrhö
- Abdominalschmerzen
- Wenn die Arthralgie anderen Symptomen vorangeht und verstärkte Hautpigmentationen auftreten, ist die Diagnose sehr wahrscheinlich!
- Fieber unklarer Genese, Arthralgien, periphere Lymphadenopathie, nur vage intestinale Symptome
- Chronische Perikarditis und/oder Pleuritis unklarer Ursache
- Demenz, besonders mit Paralysis of gaze, konvergentem Nystagmus, Myoklonus oder hypothalamischen Symptomen
- Visusveränderungen oder -verlust bei chronischer bilateraler Retinitis oder Vitritis, insbesondere bei zusätzlichen ZNS-Symptomen
- Chronische unklare wandernde Arthropathie der Knöchelgelenke, Schultern, Knie, Ellbogen oder Finger
- Rezidivierende Thoraxschmerzen mit chronischem Husten mit Pleuritis/Pleuraerguss oder Infiltraten wie bei Sarkoidose
- Generalisierte periphere Lymphadenopathie bei atypischer Sarkoidose

21.5 Therapie

Antibiotika sind die Mittel der Wahl. Ein rasches Ansprechen ist die Regel, ein Rezidiv jedoch recht häufig, insbesondere dann, wenn die Therapie nur kurzfristig durchgeführt wurde. Fieber und Gelenksymptome sistieren innerhalb weniger Tage, Diarrhö und Malabsorption sprechen innerhalb von 2–4 Wochen an.

Die erste Antibiotikatherapie des M. Whipple wurde 1952 mit **Chloramphenicol** durchgeführt. **Tetracycline** waren danach lange Therapiestandard. Es wurden unter Tetracyclinen jedoch 35% Rezidive berichtet, darunter insbesondere ZNS-Rezidive.

In einer großen Serie von 88 Patienten mit M. Whipple, die überwiegend mit Tetracyclinen behandelt wurden, erlitten 57 Patienten kein Rezidiv, 31 Patienten bekamen jedoch ein Rezidiv im Mittel nach 4,2 Jahren. Dabei waren besonders häufig ZNS-Rezidive zu beobachten.

Eine nichtrandomisierte Studie zeigte, dass *Trimethoprim-Sulfamethoxazol* (92% Remission) Tetracyclinen (59% Remission) gegenüber überlegen war. *Cefixim* (Cephoral, Suprax) oder *Doxycyclin* können als Dauertherapie nach Penicillin und Steptomycin eingesetzt werden, wenn eine Sulfonamidallergie besteht.

Um ein ZNS-Rezidiv zu verhindern, sollten Antibiotika eingesetzt werden, die die Blut-Hirn-Schranke penetrieren. Dies ist für Penicillin und Streptomycin nicht, aber für *TMP/SMX* der Fall. Die Behandlung sollte mit Penicillin und Streptomycin über 2 Wochen begonnen werden und dann mit TMP/SMX über ein ganzes Jahr hindurch fortgeführt werden (▶ Übersicht »Therapie«). Penicillin kann durch *Ceftriaxon* ersetzt werden.

Therapie des Morbus Whipple

Initialtherapie bei Sulfonamidallergie:
- Penicillin G 1,2 Mio. E/Tag parenteral 10–14 Tage oder Ceftriaxon (Rocephin) 2 g i.v. bei ZNS-Befall,
- Steptomycin 1 g/Tag über 10–14 Tage, dann
- Cefixim 400 mg oral 2-mal/Tag oder
- Doxycyclin 100 mg 2-mal/Tag über 1 Jahr.

Rezidiv:
- Penicillin G i.v. 1,2 Mio. IE oder Ceftriaxon (Rocephin) 2 g i.v., bei ZNS-Befall: plus Streptomycin 1 g i.v. täglich über 10–14 Tage

Danach:
- Cefixim 400 mg oral 2-mal/Tag oder
- Doxycyclin 100 mg oral 2-mal/Tag oder
- Trimethoprim-sulfamethoxazol (TMP/SMX) 160/800 mg 2-mal/Tag

über 1 Jahr

Weder Penicillin noch Streptomycin penetrieren die Blut-Hirn-Schranke, aber TMP/SMX und Cephtriaxon!

Unklar ist, welche diagnostische Methode als Beweis für den Therapieerfolg am geeignetsten ist. Die Dünndarmbiopsie ist dazu sicher ungeeignet, da sich die PAS-positiven Veränderungen auch noch nach Jahren selbst erfolgreicher Therapie nachweisen lassen. Elektronenoptischer Nachweis des Fehlens bazillärer Strukturen oder die M.-Whipple-PCR aus der Dünndarmmukosa und Liquor kämen dazu in der Zukunft in Frage. Die Whipple-PCR aus der Dünndarmbiopsie wird eher negativ als die Histologie. Allerdings fand sich bei Patienten bereits eine Konversion der PCR in der Dünndarmmukosa trotz Persistenz der neurologischen Symptomatik.

Die Whipple-PCR aus dem Liquor scheint von Bedeutung für die Diagnostik und zur Beurteilung des Therapieerfolgs sowohl bei zerebralem Befall als auch bei Patienten ohne neurologische Symptomatik.

Die **Prognose** dieser schweren Krankheit ist unter Antibiotikatherapie ausgezeichnet. Früher betrug im **Initialstadium** (Arthralgien, Anämie, Müdigkeit) die 5-Jahres-Überlebensrate 80%, im **fortgeschrittenen Stadium** (Diarrhö, Steatorrhö, Abdominalschmerz) 20%, im **Spätstadium** (schwere Mangelernährung, kardialer und neurologischer Befall) nur noch <5%. PAS-positive Makrophagen lassen sich in der Duodenalbiopsie noch 20 Jahre nach erfolgreicher Therapie nachweisen und sind nicht als Hinweis auf eine Neuinfektion anzusehen. Rezidive neurologischer Symptome treten am häufigsten auf und stellen eine Herausforderung zu geeigneter Therapie dar.

Literatur

Caspary WF, Stein J (Hrsg) (1999) Darmkrankheiten. Springer, Berlin Heidelberg

Chears WCJ, Ashworth CT (1961) Electron microscopic study of the intestinal mucosa in Whipple's disease: demonstration of encapsulated bacilliform bodies in the lesion. Gastroenterology 41: 129–138

Cohen AS, Schimmel EM, Holt PR, Isselbacher KJ (1960) Ultrastructural abnormalities in Whipple's disease. Proc Soc Exp Biol Med 105: 411–415

Cohen L, Berthet K, Cauga D et al. (1996) Polymerase chain reaction of cerebrospinal fluid to diagnose Whipple's disease [letter]. Lancet 347: 329

Cooper GS, Blades EW, Remler BF, Salata RA, Bennert KW, Jacobs GH (1994) Central nervous system Whipple's disease: relapse during therapy with trimethoprim-sulfamethoxazone and remission with cefixime. Gastroenterology 106: 782–786

Dobbins WO III (1987) Whipple's disease. Springfield, Ill.: Charles C Thomas

Dobbins WO III, Kawanishi H (1981) Bacillary characteristics in Whipple's disease: an electronmicroscopic study. Gastroenterology 80: 1468–1474

Donaldson RM (1992) Whipple's disease – rare malady with uncommon potential. New Engl J Med 327: 346–348

Ehrbar HU, Bauernfeind P, Dutley F et al. (1999) PCR-positive tests for Tropheryma whippelii in patients without Whipple's disease [Letter]. Lancet 353: 2214

Feurle GE, Volk B, Waldherr R (1979) Cerebral Whipple's disease with negative jejunal histology. New Engl J Med 300: 907–908

Feurle GE, Marth T (1994) An evaluation of antimicrobial treatment for Whipple's disease. Dig Dis Sci 39: 1642–1646

Herbay A von, Ditton H, Maiwald M (1996) Diagnostic application of a polymerase chain reaction assay for the Whipple's disease bacterium to intestinal biopsies. Gastroenterology 110: 1735–1743

Herbay A von, Maiwald M, Ditton H-J, Otto HF (1996) Histology of intestinal Whipple's disease revisited. A study of 48 patients. Virchows Arch 429: 335–343

Herbay A von, Ditton H-J, Schuhmacher F, Maiwald M (1997) Whipple's disease: staging and monitoring by cytology and polymerase chain reaction analysis of cerebrospinal fluid. Gastroenterology 113: 434–441

Herbay A von, Otto HF, Stolte M, Borchard, F, Ditton H-J, Maiwald M (1997) Epidemiology of Whipple's disease in Germany. Analysis of 110 patients diagnosed in 1965–1995. Scand J Gastroenterol 32: 52–57

Keinath RD, Merrell DE, Vlietstra R, Dobbins WO III (1985) Antibiotic treatment and relapse in Whipple's disease. Long-term follow-up of 88 patients. Gastroenterology 88: 1867–1873

Louis ED, Lynch T, Kaufmann P et al. (1996) Diagnostic guidelines in central nervous system Whipple's disease. Ann Neurol 40: 561–566

Lowsky R, Archer GL, Fyles G et al. (1994) Diagnosis of Whipple's disease by molecular analysis of peripheral blood. New Engl J Med. 331: 1343–1346

Marth T, Neurath M, Cuccherini BA, Strober W (1997) Defects of monocyte interleukin 12 production and humoral immunity in Whipple's disease. Gastroenterology 113: 442–448

Müller C, Petermann D, Stain C et al. (1997) Whipple's disease: comparison of histology with diagnosis based on polymerase chain reaction in four consecutive cases. Gut 40: 425–427

Ramzan NN, Loftus E jr, Burgart LJ et al. (1997) Diagnosis and monitoring of Whipple's disease by polymerase chain reaction. Ann Intern Med 126: 520–524

Raoult D, Birg ML, La Scola B et al. (2000) Cultivation of the bacillus of Whipple's disease. New Engl J Med 342: 620–625

Relman DA, Schmidt TM, MacDermott RP, Falkow S (1992) Identification of the uncultered bacillus of Whipple's disease. New Engl J Med 327: 293–301

Ryser RJ, Locksley RM, Eng SC, Dobbins WO III, Schoenknecht FD, Rubin CE (1984) Reversal of dementia associated with Whipple's disease by trimethoprim-sulfametoxazole, drugs that penetrate the blood-brain barrier. Gastroenterology 86: 745–752

Schnider PJ, Reisinger EC, Gerschlager W et al. (1996) Long-term follow-up in cerebral Whipple's disease. Europ J Gastroenterol Hepatol 8: 899–903

Swartz MN (2000) Whipple's disease – past, present, and future [editorial]. New Engl J Med 342: 648–649

Whipple GH (1907) A hitherto undescribed disease characterized anatomically by deposits of fat and fatty acids in the intestinal and mesenteric lymphatic tissue. Bull Johns Hopkins Hosp 18: 382–391

Wilson KH, Blitchington R, Frothingham R, Wilson JAP (1991) Phylogeny of the Whipple's-disease-associated bacterium. Lancet 338: 474–475

Yardley JH, Hendrix TR (1961) Combined electron and light microscopy in Whipple's disease: demonstration of »bacillary bodies« in the intestine. Bull Johns Hopkins Hosp 109: 80–98

Salmonellosen – Enteritissalmonellen, Salmonella Typhi und Salmonella Paratyphi

M. Kist, J. Stein

Salmonellosen sind Infektionskrankheiten, die bei Mensch und Tier vorkommen und durch Bakterien der Gattung Salmonella hervorgerufen werden. Es handelt sich um gramnegative, peritrich begeißelte, fakultativ anaerob wachsende Stäbchen. Die Spezies Salmonella enterica (Typhus-, Paratyphus-, Enteritisgruppe) umfasst über 2.000 verschiedene Serotypen, von denen ca. 20 für den Menschen Bedeutung haben. Die Salmonellosen des Menschen lassen sich nach epidemiologischen und pathogenetischen Gesichtspunkten in 2 Hauptgruppen unterteilen:

- akute, fieberhafte Gastroenteritiden *(enteritische Salmonellosen)* und
- *Typhus* und *Paratyphus* (typhoide Salmonellosen).

22.1 Erreger

Alle Salmonellen gehören zur Familie der Enterobacteriaceae und sind gramnegative, fakultativ anaerobe, oxidasenegative, glukosefermentierende Stäbchen. Die Gattung Salmonella besteht aus den beiden Spezies S. enterica und S. bongori, wobei letztere für den Menschen keine pathogene Bedeutung besitzt. Salmonellen sind mit Ausnahme von S. Gallinarum und S. Pullorum peritrich begeißelt und somit beweglich.

Nach dem *Kaufmann-White-Schema* erfolgt die Einteilung nach O-(Zellwand-)Antigenen und ihren H-(Geißel-)Antigenen in zurzeit etwa 2.500 Serovare, mit unterschiedlicher Menschenpathogenität. Einzelne Serovare lassen sich mithilfe der Phagenlysotypie oder mit molekulargenetischen Verfahren feintypisieren.

Salmonellen sind für den Menschen obligat pathogene Erreger und in der Außenwelt relativ anpassungsfähig. Sie können sich im Temperaturbereich von 4 bis 45°C vermehren und in der Umwelt (Abwasser, Schlamm, Staub, Erdboden) sowie in oder auf verschiedenen (trockenen) Lebensmitteln monatelang, u. U. bis Jahre überleben. Erst ab Temperaturen >60°C werden sie hinreichend, wirklich sicher erst bei Temperaturen >70°C für mindestens 10 min abgetötet (Edwards 1999).

Die an den Menschen stark adaptierten Serovare S. Typhi und S. Paratyphi A, B und C sind invasiv und führen zu einer septikämischen Allgemeininfektion (Typhus bzw. Paratyphus), die heute weitgehend auf Entwicklungsländer beschränkt ist (s. unten).

22.2 Epidemiologie

Salmonellen waren mit einer Inzidenz von 69 pro 100.000 Einwohner auch im Jahr 2004 die bedeutendste bakterielle Ursache der infektiösen Enteritis in Deutschland (Robert

Koch-Institut 2005). Meist verlaufen die Salmonellosen als Durchfallerkrankungen, jedoch kann es in Einzelfällen zu schweren, z. T. letal verlaufenden Allgemeininfektionen kommen. Die Zahl der Salmonellosen geht seit 1992 stetig zurück, nachdem 1992 mit 195.378 (Inzidenz >200/100.000) Erkrankungen eine langjährige Spitze erreicht war (◘ Abb. 22.1). Im Jahr 2002 wurden 75% aller Salmonellosefälle durch den Serovar Enteritidis verursacht, während Typhimurium in nur 19% der Fälle isoliert wurde. Die Erkrankung erfolgt meist nach Verzehr von kontaminierten Lebensmitteln (◘ Tab. 22.1). Etwa 85% aller Infektionen finden über Lebensmittel oder Wasser statt, ca. 10% durch Mensch-zu-Mensch-Übertragung *(»Salmonellen isst und trinkt man«)*. Wie schon in den 90ern liegt in den zurückliegenden 4 Jahren (Hartung 2004b) *Geflügelfleisch*, gefolgt von *Fleisch ohne Geflügel* und *Konsumeiern* erheblich über den übrigen Lebensmittelgruppen. Infektionen durch S. Enteritidis hängen überwiegend mit dem Genuss nicht ausreichend erhitzter Hühnereier zusammen. S. Typhimurium wurde insbesondere bei Schweinefleisch nachgewiesen, dagegen nur selten bei Rindfleisch.

Der Anteil des wegen seiner mehrfachen Antibiotikaresistenz (Ampicillin, Chloramphenicol, Streptomycin, Sulphonamide und Tetracycline) als besonders problematisch angesehenen Serovars S. Typhimurium DT 104 hat sich in den beprobten Lebensmitteln nicht weiter erhöht. 2002 wurde ein leichter Rückgang von DT 104 bei Schweinen und Rindern verzeichnet (Hartung 2004a).

Eine biochemische Variante von S. Paratyphi B (var. Java), sie wurde im Jahr 2002 aus Masthähnchen bis zu 2% isoliert, steigt dagegen leicht an, wurde bei menschlichen Erkrankungen bisher aber nur selten beobachtet. Diese Erregervariante erzeugt vorwiegend akute Durchfallerkrankungen (Hartung 2004a, RKI 2002) im Gegensatz zur klassischen Variante von S. Paratyphi (► Kap. 22.3.2), die mit einem septischen Krankeitsbild einhergeht.

22.2.1 Infektionsquelle und -dosis

Die minimale Infektionsdosis für Erwachsene liegt bei 10^4–10^6 Keime und ist damit vergleichsweise hoch. Dagegen reicht bei Kindern, immungeschwächten Personen und in stark fetthaltigen Lebensmitteln wie Schokolade oder Käse (Schutz des Erregers bei der Magenpassage) eine wesentlich geringere Zahl (u. U. weniger als 100 Keime!) aus, um eine Infektion auszulösen (Edwards 1999).

22.3 Ätiologie und Pathogenese

22.3.1 Pathogenitätsmechanismen und Virulenz

Salmonellen besitzen in ihrem Chromosom insgesamt bis zu 5 sog. Pathogenitätsinseln (SPI), wobei SPI 1 die wichtigste ist. Sie kodiert für ein bakterielles Typ-III-Sekretionssystem, das nach Expression im Dünndarm verschiedene pathogenetisch relevante Proteine in die Wirtszelle

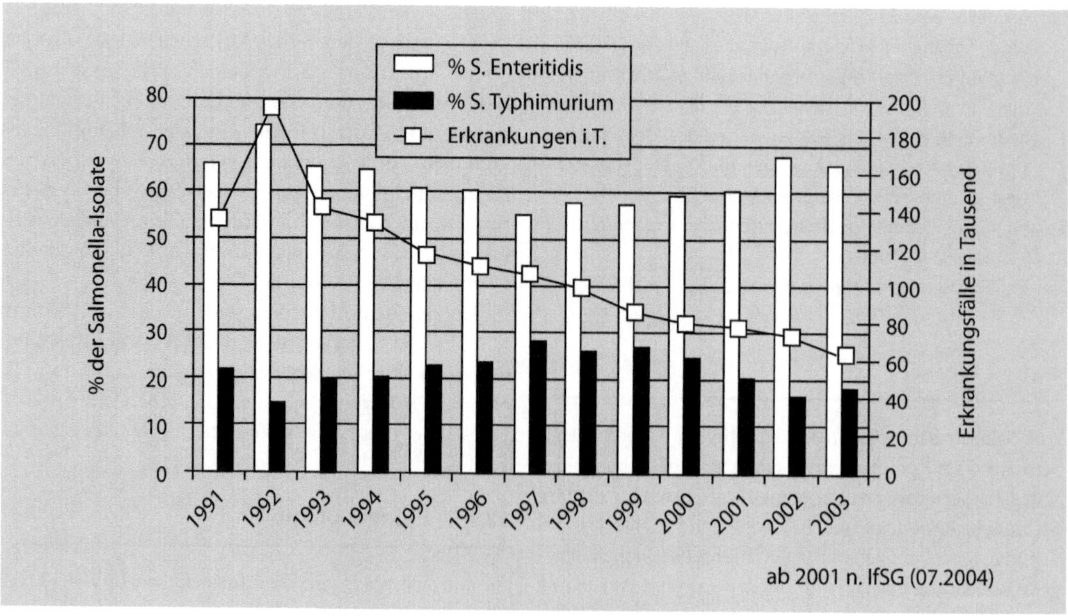

◘ **Abb. 22.1.** Die Entwicklung der Salmonellosen beim Menschen 1991–2003 (Hartung 2004b)

transloziert (Kimbrough u. Miller 2002, Santos et al. 2003, Zhang et al. 2003). Dadurch wird eine Veränderung des Zytoskeletts induziert, die mit der Ausbildung zellulärer Extrusionen (»ruffling«) einhergeht und die Aufnahme von Salmonellen über Makropinozytose v. a. in die in den Peyer-Plaques gelegenen M-Zellen, aber auch in benachbarte Enterozyten bewirkt (Kimbrough u. Miller 2002, Santos et al. 2003). Nach Durchwanderung der Endothelschicht manifestiert sich die Salmonellose als submuköse Entzündung mit einem massiven Einstrom von Granulozyten. Die Phagozytose durch Makrophagen können Salmonellen nicht nur überleben, sondern sie scheinen auch die Fähigkeit zu besitzen, die Fresszellen zu zerstören. Dabei werden proinflammatorische Zytokine, insbesondere IL-1β freigesetzt, die die Entzündungsreaktion weiter anheizen (Monack et al. 2001, Santos et al. 2003).

Die Bedeutung eines **Salmonellaenterotoxins**, ein 90–110 kD großes, hitzelabiles Toxin, dessen Quartärstruktur der des CT von Vibrio spp. sehr ähnlich ist, und eines **thermolabilen zytotoxisch** wirksamen 56–78 kD großen Proteins ist bisher für die Pathogenese der menschlichen Salmonelleninfektion nicht gesichert. (► Kap. 3). Entsprechendes gilt für **Virulenzplasmide**, die bei einigen Serovaren (u. a. S. Typhymurium, S. Dublin, S. Enteritidis, S. Choleraesuis) nachgewiesen wurden (Chiu et al. 2004, Uzzau et al. 2000). Ihre Transkriptionsprodukte fördern die systemische Ausbreitung und die Besiedlung extraintestinaler Gewebe im Mausmodell, haben aber auf Adhäsion und Penetration in Darmepithel- und M-Zellen keinerlei Einfluss (Kaur u. Ganguly 2003, Uzzau u. Fasano 2000, Wallis et al. 1986). Sie werden, da sie u. a. Serumresistenz vermitteln, auch beim Menschen mit einer vermehrten Tendenz zur systemischen Ausbreitung in Verbindung gebracht.

Tab. 22.1. Beispiele für Salmonelloseausbrüche durch Lebensmittel (zusammengestellt nach Gilbert 1987, Sinell u. Kleer 1995, Hennessy et al 1996, Werber et al. 2002)

Jahr	Land	Lebensmittel/Quelle	Serovar	Anzahl der Fälle	Todesfälle
1953	Schweden	Rohes Fleisch	S. Typhimurium PT 8	8.845	90
1955	Dänemark	Mayonnaise	S. Typhimurium	10.000	-
1965	USA	Trinkwasser	S. Typhimurium PT 2	16.000	3
1967	USA	Eiscreme	S. Typhimurium PT 2a	1.790	0
1974	USA	Kartoffelsalat	S. Newport	3.400	0
1977	Schweden	Senfsoße	S. Enteritidis PT 4	2.865	0
1981	Großbritannien	Rohmilch	S. Typhimurium	654	2
1982	Großbritannien	Schokolade	S. Napoli	245	0
1984	Großbritannien	Kaltes Roastbeef	S. Typhimurium	540	19
1984	Kanada	Cheddarkäse	S. Typhimurium PT 10	1.500	0
1985	USA	Pasteurisierte Milch	S. Typhimurium	16.284	7
1987	Norwegen	Schokolade	S. Typhimurium	361	0
1988	Großbritannien	Dessert mit rohem Eiklar	S. Enteritidis PT 4	96	-
1988	Großbritannien	Mungobohnensprossen	S. Saintpaul, S. Virchow	159	-
1990	USA	Pudding mit Vanillesoße	S. Enteritidis	435	-
1991	Deutschland	Orangencreme	S. Enteritidis PT 4	109	4
1991	Deutschland	Pudding mit Ei	S. Enteritidis	87	10
1991	Deutschland	Kaltschale	S. Enteritidis	600	-
1992	Deutschland	Creme mit rohem Eiklar	S. Enteritidis	57	9
1993	Deutschland	Kartoffelchips mit Paprika	S. Rubislaw, S. Saintpaul	1.000	-
1994	USA	Speiseeis	S. Enteritidis	224.000	-
2001/2	Deutschland	Schokolade	S. Oranienburg	450	0

22.3.2 Klinik

Der salmonelleninduzierte fieberhafte Brechdurchfall zeigt die Symptomatik einer **bakteriellen Nahrungsmittelvergiftung**, die vorzugsweise während der Sommermonate auftritt.

Die Salmonellenenterokolitis ist gekennzeichnet durch initiales Erbrechen, Tenesmen, Fieber und Diarrhöen. Die Inkubationszeit beträgt 5–72 h, maximal 7 Tage. **Die Stühle können so wässrig sein, dass sie an Cholerastühle erinnern.** Blutbeimengungen treten selten initial, sondern eher im Verlauf der Erkrankung auf. In der Regel verläuft die Erkrankung als selbstlimitierende Infektion, deren Ausbreitung auf den Darm beschränkt ist. Sowohl bei den an Enteritis Erkrankten als auch bei den symptomlos Infizierten werden die Erreger für etwa 3–6 Wochen über den Stuhl ausgeschieden. Nach 1–3 Monaten haben noch 5–10% der Patienten positive Stuhlkulturen, aber nur ca. 0,1% werden Dauerausscheider (Ausscheidung >1 Jahr; ▶ Abschn. 22.3.4). Eine relativ lange Ausscheidungdauer wird v. a. bei Säuglingen beobachtet (Miller u. Peques 2000, Pegues et al. 1995). Überwiegend bei HLA-B27-positiven Patienten kann es etwa 10 Tage nach Beginn der Enteritis zu einer reaktiven Arthritis kommen. Eine durchgemachte Salmonellose hinterlässt nur eine begrenzte Immunität. Die Letalität der Enteritissalmonellose liegt in Deutschland unter 0,1%, kann aber in Altersheimen bis zu 10% erreichen.

Extraintestinale Manifestationen

Bei etwa 5% der Erkrankten tritt eine **Bakteriämie** auf mit Fieber, Schüttelfrost, Muskelschmerzen und allgemeiner Schwäche. Gefährdet sind insbesondere alte Menschen, immunsupprimierte Patienten (AIDS) und Patienten mit Vorerkrankungen (Sichelzellanämie, kardiovaskuläre Erkrankungen etc.). Etwa 10% der Patienten mit Bakteriämie entwickeln fokale Infektionen (Meningitis, Osteomyelitis, Endo- oder Perikarditis, Organabszesse; Pegues et al. 1995).

22.3.3 Diagnostik

Sie kann durch den Nachweis des Erregers im Stuhl oder ggf. Rektalabstrich und bei septischem Verlauf in der Blutkultur bestätigt werden (Gaviria-Ruiz u. Cardona-Castro 1999, Kist et al. 2000).

Die serologische Untersuchung erbringt keine zusätzlichen Informationen. Die mikroskopische Stuhluntersuchung kann bei Durchfallerkrankungen erste Hinweise auf eine eher inflammatorische oder eher sekretorische Enteritis und somit auf einen möglichen Erreger geben.

22.3.4 Therapie

Bei unkompliziertem, enteritischem Verlauf ist eine antibiotische Therapie nicht indiziert, da sie auf den Krankheitsverlauf keinen Einfluss hat und zudem die Keimausscheidung verlängern kann. Primäres Therapieziel ist hier eine effiziente Flüssigkeits- und Elektrolytsubstitution. Begründet und notwendig ist eine antibiotische Therapie bei schweren Formen mit hohem, persistierendem Fieber und blutigen Stühlen oder mit positiver Blutkultur, auch wegen der Gefahr einer systemischen Streuung (extraintestinale Manifestation). Auch bei immunsupprimierten Patienten mit schweren Grunderkrankungen und Abwehrschwäche (Leukämien, AIDS, nach Transplantation) und älteren Menschen (>65 Jahre) sowie bei Neugeborenen sollte auf eine antibiotische Therapie nicht verzichtet werden. Gefürchtet sind Gruppeninfektionen in Altersheimen (hohe Letalität!), Kindergärten und Kliniken.

Mittel der 1. Wahl ist Ciprofloxacin (2-mal 500 mg/Tag) für 7–10 Tage, bei extraintestinaler Manifestation auch Cefotaxim (je nach Schwere 2–4 g, 2-mal 2 g/Tag i.v.; bei Kindern 80–100 mg/kg KG/Tag i.v.). oder Ceftriaxon (je nach Schwere 1- bis 2-mal 2 g/Tag i.v.; bei Kindern 80–100 mg/kg KG/Tag i.v.). Bei fokalen Infektionen (Meningitis, Osteomyelitis) sind Cephalosporine der 3. Generation angezeigt. Alle extraintestinalen Salmonellenisolate sowie Isolate von Immunsupprimierten, Säuglingen und alten Menschen sollten grundsätzlich auf Antibiotikaempfindlichkeit getestet und nach Antibiogramm behandelt werden. Dauerausscheider (Ausscheidung >1 Jahr) werden mit Ciprofloxacin (2- bis 3-mal 500 mg/Tag) über 14 Tage behandelt. Alternativ können Sanierungsversuche auch mit Lactulose oder Humatin durchgeführt werden. Gelingt eine Sanierung medikamentös nicht, so ist v. a. bei Typhusausscheidern (s. unten) eine Cholezystektomie zu erwägen, wenn dies z. B. aus beruflichen Gründen für den Patienten notwendig ist. Chloramphenicol sollte wegen seiner Hämatotoxizität nicht zur Therapie der Salmonellenenteritis verwendet werden. Co-trimoxazol oder Ampicillin sollte nur eingesetzt werden, wenn der Erreger dagegen auf Empfindlichkeit getestet wurde.

22.3.5 Prophylaxe

Präventive Maßnahmen

Die primäre Prävention konzentriert sich auf die Tierbestände und die Produktion tierischer Lebensmittel (optimale Schlacht- und Lebensmittelhygiene).

Hygienemaßnahmen

Die **Küchenhygiene** ist für den Verbraucher – unabhängig von den rechtlichen Regelungen für Hersteller und

Handel – die wichtigste Prophylaxe (▶ Übersicht »Grundsätze zur Aufbewahrung von Nahrungsmitteln und der Zubereitung von Speisen zur Salmonellenprävention«). Dazu gehört insbesondere der sorgfältige Umgang mit Tiefkühlgeflügel, das nur bei Kühlschranktemperatur aufgetaut werden sollte(!). Die Erhitzung von Lebensmitteln für >10 min auf >70°C Kerntemperatur tötet mit hinreichender Sicherheit Salmonellen ab. *Bei 4-Minuten-Eiern sollte daher das Abschrecken entfallen, damit die Hitze im Innern noch nachwirken kann* (Hartung 2004a).

Grundsätze zur Aufbewahrung von Nahrungsmitteln und der Zubereitung von Speisen zur Salmonellenprävention

- Aufbewahrung von eiweißreichen und wasserhaltigen Lebensmitteln bei Temperaturen <10°C
- Zubereiten und Aufwärmen von Speisen bei Temperaturen >70°C
- Vermeiden von längerem Warmhalten von Speisen bzw. Erreichen einer möglichst kurzen Abkühlzeit (kritisch sind Temperaturen <60°C)
- Verzehr warmer Speisen innerhalb von 2 h
- Küchenhygiene (saubere Geräte und Arbeitsflächen, Handhygiene, Fliegenbekämpfung)
- Cave: Auftauwasser von gefrorenem Geflügel oder Wild – benetzte Geräte, Händedesinfektion

Maßnahmen für Patienten und Kontaktpersonen

Während der Dauer ihrer Erkrankung sollten Patienten zu Hause bleiben. Hygienemaßnahmen sollten die Erregerausscheidung durch den Stuhl berücksichtigen, eine **gründliche Händedesinfektion ist hier ausreichend.**

Im Krankenhaus ist eine Isolierung der Ausscheidungen notwendig. Hier gelten Hygienemaßnahmen (Händehygiene, Sanitärhygiene), die auf die Verhütung der Übertragung von Darminfektionen ausgerichtet sind.

Solange enteritische Symptome bestehen, dürfen Erkrankte weder Gemeinschaftseinrichtungen besuchen noch diese betreuen. Dies gilt bis 48 h nach Abklingen der Symptome.

Personen, die an Salmonellen erkrankt sind, bei denen der Verdacht auf eine Erkrankung besteht oder die den Erreger ausscheiden, dürfen gemäß § 42 IfSG (▶ Abschn. 22.4.5) vorübergehend keine Tätigkeiten ausüben, bei denen sie mit Lebensmitteln in Berührung kommen. Dies gilt auch für Beschäftigte in Küchen von Gaststätten und sonstigen Einrichtungen, die Gemeinschaftsverpflegung herstellen. Eine Wiederaufnahme der Tätigkeit kann in der Regel nach Vorliegen von 1–3 negativen bakteriologischen Stuhluntersuchungen erfolgen, obliegt letztlich jedoch der Einschätzung des zuständigen Gesundheitsamtes. Für Kontaktpersonen sind so lange keine besonderen Maßnahmen erforderlich, als keine enteritischen Symptome auftreten. Der Nachweis von Salmonellen im Zusammenhang mit einer akuten Infektion ist nach § 7 IfSG durch den Leiter des untersuchenden Labors unverzüglich dem Gesundheitsamt zu melden. Eine Erkrankung an akuter infektiöser Gastroenteritis ist (einschließlich des Verdachts) unabhängig von der Ätiologie gemäß § 6 Abs. 1 Nr. 2 IfSG an das zuständige Gesundheitsamt zu melden, wenn eine Person betroffen ist, die eine Tätigkeit im Lebensmittelbereich (definiert in § 42 Abs. 1 IfSG) ausübt. Meldepflichtig sind auch 2 oder mehr gleichartige Erkrankungen mit einem wahrscheinlichen epidemiologischen Zusammenhang.

22.4 Typhus bzw. Paratyphus

Überwiegend als Importinfektionen kommen S. Typhi und S. Paratyphi B, selten A und C vor, die meist mit systemischer Manifestation einhergehen und schwerer verlaufen. Im Jahr 2004 wurden in Deutschland lediglich 82 Typhus- und 100 Paratyphusfälle gemeldet. S. Typhi und S. Paratyphi A, B, C sind ausschließlich humanpathogen. Sie stammen stets von einem Erkrankten oder einem asymptomatischen Ausscheider und gelangen meist durch fäkal kontaminierte Nahrungsmittel oder kontaminiertes Wasser in den Gastrointestinaltrakt; die Ausscheidung erfolgt über den Stuhl und auch über den Urin (Miller u. Peques 2000, Uzzau et al. 2000). Die **Zahl der aufgenommenen Bakterien** (Infektiosität von 10^8 bis 10^9 Keimen 85–95%) ist entscheidend für die klinische Manifestation und beeinflusst die **Inkubationszeit**, die 7–21 Tage betragen kann. Die minimale Infektionsdosis ist gering.

22.4.1 Ätiologie und Pathogenese

Zielzellen von S. Typhi sind die Zellen des mononukleär-phagozytären Systems (MPS) derjenigen Organe, in denen sich die Erreger nach hämatogener Ausbreitung ansiedeln. Nachdem S. Typhi in den Dünndarm gelangt ist, penetrieren die Erreger die M-Zellen der Mukosa (▶ Abschn. 22.3.1). In der Lamina propria wird ein Teil von lokalen Makrophagen aufgenommen, ein Teil gelangt über regionäre Lymphknoten und den Ductus thoracicus in die Blutbahn (entspricht der 1- bis 3-wöchigen Inkubationszeit; Miller u. Peques 2000).

22.4.2 Klinik und Diagnostik

Der Beginn der Erkrankung ist meist allmählich und die grippeähnlichen, initialen Symptome sind unspezifisch: Fieber, Husten, Übelkeit, Abgeschlagenheit, Kopf- und

Gliederschmerzen, gefolgt von einem stadienhaften Ablauf:

- **Stadium incrementi (1. Krankheitswoche)** mit *remittierendem Fieber,* das initial abends um 38°C beträgt, steigt allmählich bis zum Ende der 1. Woche *treppenförmig* auf 40°C, typischerweise besteht eine *relative Bradykardie.* Die meisten Patienten klagen über Verstopfung, Durchfälle sind selten.
- **Stadium fastigii (2.–3. Krankheitswoche):** Ab der 2. Woche fallen bei etwa 50% der Patienten eine *Hepatosplenomegalie* und ein zarter Hautausschlag (Roseolen) auf. Das Fieber ist jetzt vom *Kontinuatyp* und die Patienten machen einen schwerkranken »typhösen« (benebelten) Eindruck. Manche Typhusfälle zeigen in diesem Stadium eine auffallende Neigung zur hämorrhagischen Diathese *(Typhus hämorrhagicus)* mit petechialen Blutungen und Eckchymosen an den serösen Schleimhäuten. Im Gegensatz zur anfänglichen Obstipation kommt es jetzt bei einem Teil der Patienten zu *gelblich-dünnen, erbsbreiartigen Diarrhöen.* Bei 80% der Patienten können die Erreger aus Blutkulturen angezüchtet werden. Bei den allgemeinen *Laboruntersuchungen* fallen neben einer *Leukopenie* und *Anämie* auch *Transaminasenerhöhungen* auf.
- **Stadium decrementi:** Ohne spezifische antibiotische Therapie ist die Erholung langsam und dauert 3–4 Wochen, wenn keine *Komplikationen* wie gastrointestinale Perforation, toxische Myokarditis, Pneumonie, Meningitis oder Osteomyelitis auftreten. In der Vorantibiotikaära betrug die Letalität 12–16%, meist durch Komplikationen in der 3.–4. Woche.

22.4.3 Diagnose

Nachweis des Erregers in der ersten Krankheitswoche v. a. in Blut- und Knochenmarkkulturen, ab der 2.–3. Woche auch im Stuhl. Die Serologie (Widal-Reaktion) wird ab der 3. Krankheitswoche positiv, ist aber nur in Regionen mit geringer Prävalenz diagnoseweisend.

22.4.4 Therapie

Typhus- bzw. Paratyphussalmonellen sind fast zu 100% hoch empfindlich gegen neue *Chinolone* (z. B. Ciprofloxacin 2-mal 0,5–0,75 g), die heute Mittel der 1. Wahl sind. Gegen *Cotrimoxazol* und *Ampicillin* kommen auch hier vermehrt **Resistenzen** vor, weswegen alle Substanzen nach Empfindlichkeitstestung eingesetzt werden sollten, wenn eine Erregeranzucht gelingt. Cephalosporine der Cephotaximgruppe sind ebenfalls klinisch wirksam. Die früher übliche Therapie mit Chloramphenicol wird heute nur noch ausnahmsweise (Kontraindikation für Chinolone, Cotrimoxazol oder Cephalosporine) empfohlen. Unter der Therapie kommt es zur Entfieberung innerhalb von 4–5 Tagen. Während der gesamten Erkrankungsdauer ist eine laufende Desinfektion aller Gegenstände und Flächen durchzuführen, die mit infektiösen Ausscheidungen des Kranken in Berührung gekommen sind oder sein können.

Typhusbakterien können ebenso wie Erreger von Paratyphus A, B oder C über lange Zeit in der Gallenblase (Gallenflüssigkeit stellt ein günstiges Milieu dar) verbleiben. **Dies gilt nicht für Erreger der Salmonellenenteritis.** Nach überstandenem Typhus scheiden 2–5% der Patienten z. T. lebenslang Typhuserreger mit dem Stuhl aus *(Dauerausscheider).* Zur Sanierung von Dauerausscheidern wird *Ciprofloxacin* (2-mal 0,5–0,75 g) oder *Ofloxacin* (1- bis 2-mal 0,5 g) für 4 Wochen empfohlen. Alternativ kann *Cotrimoxazol* (täglich 2-mal 960 mg) für 2–4 Monate eingesetzt werden. Bei Therapieversagen und insbesondere bei Vorliegen von Gallensteinen kann eine Cholezystektomie in Betracht gezogen werden Auch bei Dauerausscheidern wird eine laufende **Desinfektion** empfohlen. Beim Deutschen Ärzte-Verlag (Dieselstr. 2, 50859 Köln) kann ein *Merkblatt für Dauerausscheider* angefordert oder über die Homepage des RKI »www.rki.de« abgerufen werden.

22.4.5 Prophylaxe

Einhaltung von Vorsichtsmaßnahmen beim Verzehr von Lebensmitteln und Getränken ist die beste und sinnvollste Prophylaxe. Bei Fernreisen in Endemiegebiete kann entweder oral mit Typhoral oder parenteral mit Typhim Vi geimpft werden (▶ Kap. 53.3).

Gemäß § 6 ist der Krankheitsverdacht, die Erkrankung sowie der Tod an Typhus und Paratyphus unverzüglich, spätestens innerhalb 24 h durch den behandelnden Arzt an das für den Aufenthalt des Patienten zuständige Gesundheitsamt zu melden. Nach § 7 ist jeder direkte Nachweis von S. Typhi und S. Paratyphi unverzüglich, spätestens jedoch innerhalb 24 h durch das untersuchende Labor dem für den Einsender zuständigen Gesundheitsamt zu melden.

Nach § 42 IfSG dürfen Personen, die an Typhus oder Paratyphus erkrankt oder dessen verdächtig sind oder Salmonella Serovar Typhi oder S. Paratyphi ausscheiden, beim gewerbsmäßigen Herstellen, Behandeln oder Inverkehrbringen der in Abs. 2 dieses Paragraphen aufgelisteten Lebensmittel nicht tätig sein oder beschäftigt werden, wenn sie dabei mit diesen in Berührung kommen. Dies gilt sinngemäß auch für Beschäftigte von Gaststätten, Kantinen sowie weiteren Bereichen in und zur Gemeinschaftsverpflegung.

Nach § 34 IfSG dürfen Lehrer, Schüler, Schulbedienstete sowie Beschäftigte und Besucher weiterer Kindergemeinschaftseinrichtungen, die an Typhus oder Paratyphus erkrankt oder dessen verdächtig sind, diese Einrichtungen nicht besuchen und an deren Veranstaltungen nicht teilnehmen, bis nach ärztlichem Urteil eine Weiterverbreitung der Krankheit durch sie nicht mehr zu befürchten ist.

Ausscheider von S. Typhi und S. Paratyphi (sowie Personen, in deren Wohngemeinschaft eine Erkrankung an Typhus oder Paratyphus oder der Verdacht einer derartigen Erkrankung aufgetreten ist) können – falls eine antimikrobielle Therapie erfolglos bleibt – in Ausnahmefällen mit Zustimmung des Gesundheitsamtes und unter Beachtung vorgeschriebener Schutzmaßnahmen wieder zugelassen werden (§ 43 Abs. 2 und 7 IfSG). Weitere Hinweise enthält das Merkblatt »Wiederzulassung in Schulen und sonstigen Gemeinschaftseinrichtungen«.

An Typhus oder Paratyphus Erkrankten, Krankheitsverdächtigen, Ansteckungsverdächtigen und Ausscheidern kann die Ausübung bestimmter beruflicher Tätigkeiten ganz oder teilweise untersagt werden (§ 31 IfSG).

Literatur

Chiu CH, Su LH, Chu C (2004) Salmonella enterica serotype Choleraesuis: epidemiology, pathogenesis, clinical disease, and treatment. Clin Microbiol Rev 17: 311–322

Edwards BH (1999) Salmonella and Shigella species. Clin Lab Med 19: 469–87

Gaviria-Ruiz MM, Cardona-Castro NM (1999) Evaluation and comparison of different blood culture techniques for bacteriological isolation of Salmonella typhi and Brucella abortus. J Clin Microbiol 868–871

Hahn H, Bockemühl J (1999) Enterobakterien. In: Hahn H, Falke D, Kaufmann SHE, Ullmann U (Hrsg) Medizinische Mikrobiologie und Infektiologie, 3. Aufl. Springer, Berlin Heidelberg New York Tokyo, S 250–286

Hartung M (2004a) Deutscher Trendbericht über den Verlauf und die Quellen von Zoonosen-Infektionen nach der Zoonosen-RL (92/117EWG) für 2002 (2003). Bundesinstitut für Risikobewertung (BfR) (http://www bfr bund de/cm/222/bericht_ueber_die_epidemiologische_situation_der_zoonosen_in_deutschland_fuer2002.pdf (August 2004)

Hartung M (2004b) Mikrobiologische Aspekte der Ernährung –Salmonellose. In: DGE (Hrsg) Ernährungsbericht 2004, S 181–186

Kaur T, Ganguly NK (2003) Modulation of gut physiology through enteric toxins. Mol Cell Biochem 253: 15–19

Kimbrough TG, Miller SI (2002) Assembly of the type III secretion needle complex of Salmonella typhimurium. Microbes Infect 4: 75–82

Kist M, Bockemühl J, Aleksic S et al. (2000) MiQ 9 Infektionen des Darms. In: Mauch H, Lüttiken R, Gatermann S (Hrsg) Qualitätsstandards in der mikrobiologisch-infektiologischen Diagnostik. Urban und Fischer, München Jena, S 1–62

Miller SL, Peques DA (2000) Salmonella species, including Salmonella typhi. In: Mandell GL, Bennett JE, Dolin R (eds) Principles and practice of infectious diseases. Churchill Livingstone, Philadelphia, pp 2344–2362

Monack DM, Navarre WW, Falkow S (2001) Salmonella-induced macrophage death: the role of caspase-1 in death and inflammation. Microbes Infect 3: 1201–1212

Pegues DA, Hohmann EL, Miller SI (1995) Salmonella including S. typhi. In: Blaser MJ, Smith PD, Greenberg HB, Guerrant RL (eds) Infections of the gastrointestinal tract. Raven Press, New York, pp 785–810

RKI (2002) Salmonellose – Jahresbericht 2001. Epidemiol Bull 417–419

Robert Koch-Institut (2005) Meldepflichtige Infektionskrankheiten: Aktuelle Statistik 53. Woche 2004. Epidemiologische Bulletin 3: 18–19

Santos RL, Tsolis RM, Baumler AJ, Adams LG (2003) Pathogenesis of Salmonella-induced enteritis. Braz J Med Biol Res 36: 3–12

Uzzau S, Brown DJ, Wallis T et al. (2000) Host adapted serotypes of Salmonella enterica. Epidemiol Infect 125: 229–255

Uzzau S, Fasano A (2000) Cross-talk between enteric pathogens and the intestine. Cell Microbiol 2: 83–89

Wallis TS, Starkey WG, Stephen J, Haddon SJ, Osborne MP, Candy DC (1986) Enterotoxin production by Salmonella typhimurium strains of different virulence. J Med Microbiol 21: 19–23

Zhang S, Kingsley RA, Santos RL et al. (2003) Molecular pathogenesis of Salmonella enterica serotype typhimurium-induced diarrhea. Infect Immun 71: 1–12

Campylobacterenteritis

M. Kist, J. Stein

Für den Nachweis enteropathogener Campylobacter besteht eine Labormeldepflicht (§ 7 IfSG). Eine ärztliche Meldepflicht (§ 6 IfSG) besteht bei Verdacht auf oder Erkrankung an einer mikrobiell bedingten Lebensmittelvergiftung oder an einer akuten infektiösen Gastroenteritis, falls die betroffene Person mit Lebensmitteln umgeht oder 2 oder mehr gleichartige Erkrankungen auftreten, die auf eine infektiöse Gastroenteritis schließen lassen!

Die Campylobacteriose ist eine Zoonose, die bei Vögeln, Geflügel und vielen Säugetieren vorkommt und dort meist asymptomatisch verläuft. Beim Menschen verursachen v. a. Campylobacter jejuni und seltener C. coli eine akute Enterokolitis. In Einzelfällen kommen auch andere Campylobacterspezies wie C. upsaliensis, C. lari, C. concisus, C. fetus ssp. fetus, C. jejuni ssp. doylei, C. hyointestinalis sowie Arcobacter butzleri als Enteritiserreger vor, wobei C. fetus ssp. fetus vorwiegend extraintestinale Erkrankungen hervorruft (Kist u. Bereswill 2001).

23.1 Epidemiologie

Spiralig gewundene Bakterien bei an »Cholera infantum« erkrankten Kindern wurden erstmals 1886 von Theodor Escherich in München mikroskopisch nachgewiesen (Escherich 1886, Kist 1986). Die erste Isolierung der Erreger aus Blutkulturen von an Durchfall erkrankten Gefängnisinsassen gelang 1938 in Illinois, USA (Levy 1946), die erste Isolierung aus Stuhlproben Erkrankter 1968 in Belgien (DeKeyser et al. 1972). Der Durchbruch bei der Erregerisolierung erfolgte 1977 in England mit der Verwendung antibiotikahaltiger Selektivnährböden durch Skirrow (1977). Während heute weltweit und in einigen Ländern Europas Campylobacter als der häufigste Erreger der infektiösen Diarrhö gesichert ist (Kist 2002), stehen in Deutschland unter den Erregern bakteriell bedingter Gastroenteritiden Campylobacterspezies nach den Salmonellen an 2. Stelle (Robert Koch-Institut 2004). Die Gattung Campylobacter zählt neben den Gattungen Helicobacter und Arcobacter zur Familie der Campylobacteraceae. Es handelt sich um gramnegative, bi- oder monopolar begeißelte lebhaft bewegliche, spiralförmig gekrümmte, 1,4–3 μm lange Bakterien (On 2001).

Campylobacter jejuni und C. coli sind in der Natur nahezu ubiquitär verbreitet. Sie kolonisieren als enterale Kommensalen frei lebendeVögel und Säugetiere, aber auch Nutztiere, v. a. Geflügel und weniger häufig Milchrinder und Schweine. Haushunde und Katzen sind ebenfalls betroffen. Während insgesamt C. jejuni dominiert, kommt bei Schweinen und Puten überwiegend C. coli vor.

Neben berufsbedingten Risiken, die insbesondere Milchbauern, Arbeiter in der Geflügelhaltung und

-Schlachtung sowie in Schlachthöfen betreffen, stellen Tiere und Tierprodukte, v. a. Rohmilch und nicht ausreichend erhitztes Geflügelfleisch, aber auch Oberflächenwasser die wichtigsten Risikofaktoren für die sporadische Campylobacteriose des Menschen dar. Sie kann aber auch durch Kontakt mit erkrankten jungen Hunden und Katzen erworben werden. Als Infektionsdosis ist bereits eine geringe Keimzahl (etwa 500 Bakterien) ausreichend. Wasser, Milch und Geflügel sind die Hauptübertragungswege für campylobacterbedingte Krankheitsausbrüche. Die Campylobacteriose ist eine wichtige Ursache der Reisediarrhö besonders nach Aufenthalt in Südeuropa oder Asien (Literatur bei Kist 2002). Personen jeden Alters und Geschlechts können erkranken, wobei die Infektionskrankheit bei kleinen Kindern bis zum Alter von 5 Jahren häufig schwerer verläuft als bei Erwachsenen (Altekruse et al. 1999, Coker et al. 2002).

In einer prospektiven Studie wurde C. jejuni als häufigster Durchfallerreger bei AIDS-Patienten mit einer CD4-Zahl <50/µl und chronischer Diarrhö nachgewiesen (Weber et al. 1999).

23.2 Ätiologie und Pathogenese

Die Analyse des Gesamtgenoms von C. jejuni erbrachte keine Homologien zu Virulenzfaktoren, wie sie z. B. als bakterielle Enterotoxine, Adhäsine, Invasine oder Pathogenitätsinseln bei anderen Enteritiserregern vorkommen. Die bisherigen Befunde weisen eher darauf hin, dass Faktoren wie eine chemotaktisch gesteuerte Motilität sowie eine ausgeprägte genetische Plastizität, die mit einer hochgradigen Variabilität der antigenetischen Oberflächeneigenschaften einhergeht, die Pathogenität des Erregers bestimmen (Bereswill u. Kist 2003). Die äußere Membran besteht bei C. jejuni wie bei anderen gramnegativen Bakterien aus LPS, das sich allerdings überwiegend aus Lipooligosacchariden (LOS) aufbaut (Fry et al. 1998). Die Oberflächenpolysaccharide und die Geißel von C. jejuni sind auffällig sialynisiert, was ihnen eine hochgradige Ähnlichkeit zu Gangliosiden tierischer Nervenzellen verleiht und eine Rolle bei der Pathogenese des Guillain-Barré-Syndroms (► Abschn. 23.3) zu spielen scheint (Kist 2001).

Bisher untersuchte Stämme bilden im Überstand ein zytolethales »Distending Toxin«, das zu einer DNA-Degradation der Wirtszelle und zur Blockade des Zellzyklus führt. Bei Infektionsversuchen mit enteralen Zellkulturen zeigen selten mehr als 1% des Inokulums invasive Eigenschaften. Kürzlich wurde in einigen Stämmen ein Virulenzplasmid mit Genen entdeckt, die denen bei bakteriellen Typ-IV-Sekretionssystemen ähneln. Deren pathogenetische Bedeutung ist noch unklar (Bereswill u. Kist 2003). Campylobacterinfektionen manifestieren sich in **allen Darmabschnitten** jedoch bevorzugt als Enterokolitis. Die Jejunum-, Ileum- und Kolonschleimhaut zeigt im Allgemeinen eine diffuse, blutige, ödematöse Schwellung. **Spontan- und Kontaktblutungen** sind häufig. Eine passagere hämatogene Streuung der Erreger kann vorkommen.

23.3 Klinik

Das klinische Bild ist recht vielfältig. Meist bestehen **Durchfall** (schleimig, wässrig, nicht selten blutig) und kolikartige **Bauchschmerzen** (Differenzialdiagnose: Appendizitis). Erbrechen ist nicht typisch. Oft geht ein 12- bis 24-stündiges **Prodromalstadium** mit *Fieber* (bis zu septischen Temperaturen), *Kopfschmerzen*, Myalgie und *Übelkeit* der Enteritis voraus. Muskel- und Gelenkschmerzen finden sich überwiegend bei Erwachsenen. Bei manchen Patienten liegt das klinische Bild einer Ileitis terminalis bzw. Kolitis vor.

Die Inkubationszeit beträgt 2–5 Tage. Die Krankheit ist in der Regel selbstlimitierend und heilt spontan innerhalb 1 Woche ab. Daran schließt sich eine etwa 3-wöchige asymptomatische Ausscheidungsphase an. Bei immunsupprimierten Patienten kommt es nicht selten zu einer primären Bakteriämie und zu einer Langzeitausscheidung (Butzler 2004).

Akute Komplikationen der Campylobacterenteritis sind schwer verlaufende Kolitiden, dabei kann es auch sehr selten zur Entwicklung eines toxischen Megakolons kommen. Pseudoappendizitis sowie eine begleitende Pankreatitis und Cholezystitis können die Erkrankung ebenfalls komplizieren.

Folgekrankheiten der Campylobacterinfektion sind die reaktive Arthritis und das Guillain-Barré-Syndrom. Die **reaktive Arthritis** wird in weniger als 1% der Enteritisfälle etwa 1–2 Wochen nach Krankheitsbeginn beobachtet. Betroffen sind v. a. HLA-B27-positive Patienten, besonders häufig sind die Kniegelenke involviert (Peterson 1994). Das Guillain-Barré-Syndrom (GBS) ist zwar eine seltene Folgekrankheit der Campylobacterenteritis, wegen des potenziell lebensbedrohlichen Verlaufs und der möglichen Spätfolgen hat es jedoch die größte medizinische Bedeutung. Das GBS ist gekennzeichnet durch eine symmetrisch aufsteigende Paralyse, häufig begleitet von sensorischen Ausfällen. Die oberen Extremitäten und die Hirnnerven sind in wechselnder Intensität betroffen, wobei sich relativ kurzfristig eine respiratorische Insuffizienz mit Beatmungspflicht entwickeln kann. Das GBS kann auch als Miller-Fisher-Variante auftreten, wobei v. a. Hirnnerven betroffen sind (Kist 2001).

In einer eigenen prospektiven Beobachtung von 945 Campylobacterfällen wurden allein 2 Fälle von GBS, 1 Fall von MFS und 1 Fall von isolierter Fazialisparese beobachtet. Alle Fälle traten innerhalb von 2 Wochen nach Beginn der akuten Diarrhö auf (Kist, unpubliziert).

Bei 20,4% aller Patienten mit GBS und seiner Miller-Fischer-Variante kann anamnestisch eine 1–3 Wochen vorher abgelaufene Infektion mit C. jejuni nachgewiesen werden. Ätiopathogenetisch diskutiert werden Kreuzreaktionen von primär gegen neuraminsäurehaltige Lipooligosaccharide der äußeren Membran der Bakterien gebildeten Antikörpern mit terminalen Oligosacchariden komplexer Ganglioside peripherer Nerven mit der Folge antikörpervermittelter Demyelinisierung und axonaler Degeneration (Endtz et al. 2000, Tsang 2002).

23.4 Diagnostik

Zur Diagnostik der Campylobacteriose im akuten Stadium der Enteritis wird die Direktkultur von Stuhlproben auf Spezialnährböden empfohlen (Kist et al. 2001). Das Untersuchungsmaterial sollte frisch verarbeitet oder sonst nicht über 4°C aufbewahrt werden. Alternativ stehen ELISA-Verfahren zum Nachweis von Campylobacterantigenen zur Verfügung. Bei speziellen Fragestellungen, wie bei der Untersuchung kulturell negativer Stühle von GBS-Patienten, können auch Nukleinsäureamplifikationstests eingesetzt werden (Metherell et al. 1999).

Endoskopisch (▶ Kap. 10) finden sich meist entzündliche Veränderungen mit Ödembildung, Fibrinbelägen, Nekrosen, Erosionen und Ulzerationen (Differenzialdiagnose: Colitis ulcerosa, Morbus Crohn, pseudomembranöse Kolitis). Bei septischem Verlauf werden Blutkulturen empfohlen. Zuverlässige serologische Methoden sind nicht verfügbar (Franco u. Williams 2001).

23.5 Therapie und Prophylaxe

Die Behandlung einer unkomplizierten Campylobacterenteritis beschränkt sich auf symptomatische Maßnahmen und besteht in erster Linie in ausreichender Flüssigkeits- und Elektrolytsubstitution. Bei protrahierten oder rezidivierenden fieberhaften Verläufen sowie bei immunsupprimierten Patienten ist eine antimikrobielle Chemotherapie für 5–7 Tage angezeigt. Mittel der ersten Wahl ist Erythromycinstearat (2-mal 500 mg/Tag). Alternative Chemotherapeutika sind Fluorchinolone (2-mal 250 mg/Tag), Amoxillin (3-mal 500–1.000 mg/Tag) oder Tetrazyclin (3-mal 250 mg/Tag; Kist 2002). Bei der Auswahl der Therapeutika ist auch die zunehmende Resistenzentwicklung besonders gegen Chinolone, aber auch – v. a. bei C. coli – gegen Makrolide zu berücksichtigen (Kuschner et al. 1995). Die Resistenz gegen Fluorchinolone lag 1997/98 bei 75% in Spanien (Saenz et al. 2000), in England und Wales dagegen nur bei 10,7% (Thwaites u. Frost 1999). Resistenz gegen Makrolide kommt insgesamt seltener vor, in der Regel sind allerdings C.-coli-Isolate häufiger resistent als C. jejuni. Cephalosporine und Cotrimoxazol/Trimethoprim sind ungeeignet (Thwaites u. Frost 1999).

Einhaltung von Vorsichtsmaßnahmen beim Verzehr von Lebensmitteln und Getränken (Verzicht auf Rohmilch, unzureichend erhitzte Geflügelprodukte und Oberflächenwasser) ist die beste und sinnvollste Prophylaxe. Ferner Beachtung allgemein gültiger Hygienemaßnahmen, v. a. nach jedem Toilettenbesuch sowie nach Kontakt mit vermutlich kontaminierten Gegenständen (z. B. Windel), rohem Geflügelfleisch, Arbeitsgeräten und -flächen und beim Umgang mit Tieren, insbesondere wenn diese enteritische Krankheitssymptome aufweisen (Händedesinfektion!).

Literatur

Altekruse SF, Stern NJ, Fields PI, Swerdlow DL (1999) Campylobacter jejuni – an emerging foodborne pathogen. Emerg Infect Dis 5: 28–35

Bereswill S, Kist M (2003) Recent developments in Campylobacter pathogenesis. Curr Opin Infect Dis 16: 487–491

Butzler JP (2004) Campylobacter, from obscurity to celebrity. Clin Microbiol Infect 10: 868–876

Coker AO, Isokpehi RD, Thomas BN, Amisu KO, Obi CL (2002) Human campylobacteriosis in developing countries. Emerg Infect Dis 8: 237–244

DeKeyser P, Gossuin-Detrain M, Butzler JP, Sternon J (1972) Acute enteritis due to related vibrio: first positive stool cultures. J Infect Dis 125: 390–392

Endtz HP, Ang CW, van Den BN et al. (2000) Molecular characterization of Campylobacter jejuni from patients with Guillain-Barre and Miller Fisher syndromes. J Clin Microbiol 38: 2297–2301

Engberg J, Aarestrup FM, Taylor DE, Gerner-Smidt P, Nachamkin I (2001) Quinolone and macrolide resistance in Campylobacter jejuni and C. coli: resistance mechanisms and trends in human isolates. Emerg Infect Dis 7: 24–34

Escherich T (1886) Beiträge zur Kenntniss der Darmbacterien. III. Über das Vorkommen von Vibrionen im Darmcanal und den Stuhlgängen der Säuglinge. Münchner Medizinische Wochenschrift 33: 815–817

Franco DA, Williams CE (2001) Campylobacter jejuni. In: Hui Y H, Pierson MD, Gorham JR (eds) Foodborne Disease Handbook, 2nd ed. Marcel Dekker, New York Basel, pp 83–106

Fry BN, Korolik V, ten Brinke JA et al. (1998) The lipopolysaccharide biosynthesis locus of Campylobacter jejuni 81116. Microbiology 144: 2049–2061

Kist M (1986) Wer entdeckte Campylobacter jejuni/coli? Eine Zusammenstellung bisher unberücksichtigter Literaturstellen. Zentralbl Bakteriol Mikrobiol Hyg [A] 261: 177–186

Kist M (2001) Campylobacter jejuni/coli und Guillain-Barré-Syndrom. In: Janata D, Reisinger E (Hrsg) Infektiologie – Aktuelle Aspekte. Jahrbuch 2001/2002. Springer, Wien New York, pp 103–112

Kist M (2002) Impact and management of Campylobacter in human medicine – European perspective. Int J Infect Dis 6: 44–48

Kist M (2002) Lebensmittelbedingte Infektionen durch Campylobacter. Bundesgesundheitsblatt Gesundheitsforschung – Gesundheitsschutz 45: 497–506

Kist M, Bereswill S (2001) Campylobacter jejuni. Contrib Microbiol 8: 150-165

Kist M, Bockemuhl J, Alecsic S et al. (2000) MiQ 9. Infektionen des Darms. In: Mauch H, Lüttiken R, Gatermann S (Hrsg) Qualitätsstandards in der mikrobiologisch-infektiologischen Diagnostik. Urban und Fischer, München Jena, S 1–62

Kuschner RA, Trofa AF, Thomas RJ et al. (1995) Use of azithromycin for the treatment of Campylobacter enteritis in travelers to Thailand, an area where ciprofloxacin resistance is prevalent. Clin Infect Dis 21: 536–541

Levy A (1946) A gastro-enteritis outbreak due to a bovine strain of vibrio. J Infect Dis 18: 243–258

Metherell LA, Logan JM, Stanley J (1999) PCR-enzyme-linked immunosorbent assay for detection and identification of Campylobacter species: application to isolates and stool samples. J Clin Microbiol 37: 433–435

On SL (2001) Taxonomy of Campylobacter, Arcobacter, Helicobacter and related bacteria: current status, future prospects and immediate concerns. Symp Ser Soc Appl Microbiol 30: 1S–15S

Peterson MC (1994) Rheumatic manifestations of Campylobacter jejuni and C. fetus infections in adults. Scand J Rheumatol 23: 167–170

Robert Koch-Institut (2004) Meldepflichtige Infektionskrankheiten – Jahresstatistik 2003. Epidemiologisches Bulletin 16/2004: 134–135

Saenz Y, Zarazaga M, Lantero M, Gastanares MJ, Baquero F, Torres C (2000) Antibiotic resistance in Campylobacter strains isolated from animals, foods, and humans in Spain in 1997–1998. Antimicrob Agents Chemother 44: 267–271

Skirrow MB (1977) Campylobacter enteritis: a »new« disease. Br Med J 2: 9–11

Thwaites RT, Frost JA (1999) Drug resistance in Campylobacter jejuni, C coli, and C lari isolated from humans in north west England and Wales, 1997. J Clin Pathol 52: 812–814

Tsang RS (2002) The relationship of Campylobacter jejuni infection and the development of Guillain-Barre syndrome. Curr Opin Infect Dis 15: 221–228

Weber R, Ledergerber B, Zbinden R et al. (1999) Enteric infections and diarrhea in human immunodeficiency virus-infected persons: prospective community-based cohort study. Swiss HIV Cohort Study. Arch Intern Med 159: 1473–1480

VI

Yersiniose

J. Stein, H.R. Brodt

In der Neuzeit gehören die beiden enteropathogenen Yersiniaspezies Yersinia enterocolica und Y. pseudotuberculosis zu den häufigsten Krankeitserregern unter den Yersinien. Das Spektrum der Erkrankungen ist allerdings weit gefächert und beschränkt sich mit zahlreichen Manifestationen wie Arthritis, Sepsis, Erythema nodosum nicht nur auf die am häufigsten auftretenden Durchfallerkrankungen.
Neben diesen beiden enteropathogenen Spezies gibt es noch eine Reihe anderer Yersinien, zu denen als bekannteste Y. pestis, der Erreger der Pest, gehört. Alle anderen, so Y. aldovae, Y. bercovieri, Y. fredericksenii, Y. intermedia, Y. kristensenii, Y. mollaretii und Y. rohdei, sind zwar vielfach in der Umwelt nachweisbar, aber in der Regel nicht humanpathogen.

24.1 Erreger

Yersinia enterocolitica ist ein fakultativ anaerobes gramnegatives Stäbchen und gehört zu der Familie der Enterobacteriaceae. Ebenso wie Escherichia coli oder Salmonellen, so gehört auch Y. enterocolitica zu den sehr heterogenen Spezies mit mehr als 50 O-Antigen-Serotypen sowie unterschiedlichen Bio- und Phagentypen. Jedoch nur eine kleine Anzahl von pathogenen Y.-enterocolitica-Serotypen wurde bisher bei symptomatischen Patienten isoliert: O:3 und O:9 v. a. in Europa und Japan sowie die sog. »amerikanischen Serotypen« O:8, O:4,32, O:13a und 13b, O:18, O:20 und 21 vorwiegend bei amerikanischen Patienten.

24.2 Epidemiologie

Die Epidemiologie der Y.-enterocolitica-Infektionen unterscheidet sich sowohl im Hinblick auf geographische als auch auf jahreszeitliche Gegebenheiten: So besteht Übereinstimmung darin, dass die Inzidenz der Erkrankung in einigen nördlichen Ländern höher ist als in anderen (südlichen) und die Erkrankung gehäuft im Herbst und Winter dort auftritt (Metchock et al. 1991, Tauxe et al. 1987). Zu diesen Ländern zählen in Europa Skandinavien, Holland und Belgien sowie auf dem amerikanischen Subkontinent v. a. Kanada. Yersinia enterocolitica wird dort häufiger als Shigellen, Salmonellen und Campylobacter als Erreger der bakteriellen Enteritis isoliert. In vergleichbaren epidemiologischen Studien an symptomatischen Personen wurde in Kanada in 2,8%, in Finnland in 4,7%, in Belgien in 5,9%, in Holland in 2,9%, in Italien in 1,4%, in British Columbien in 6,7 % und in Australien in 0,7% der Stulhproben Y. enterocolitica isoliert (Hoogkamp-Korstanje et al. 1986, Van Noyen et al. 1991).

Der relativ hohen Inzidenz von Erkrankungen in Europa steht noch eine geringere in den Vereinigten Staaten gegenüber, von wo allerdings häufiger über kleine Epidemien berichtet wird. Unterschiede hinsichtlich der Serotypen (Europa und Japan O:3 und O:9) scheinen sich innerhalb der letzten Jahre auszugleichen.

Yersinia enterocolitica lässt sich nahezu in der gesamten Umwelt finden, bevorzugt allerdings in Wirbeltieren, aber auch in Vögeln, Fröschen, Insekten, Krebsen und Muscheln. Der Nachweis der Erreger aus dem Wasser von Flüssen, Seen, Quellen und dem Erdreich ist vermutlich als Folge der Ausscheidung durch vielfältige Tiere anzusehen. Die meisten der dort allerdings nachgewiesenen Y.-enterocolitica-Spezies gehören jedoch zu den nichtpathogenen Serotypen. Die Haupterregerquelle für die pathogenen Serotypen von Y. enterocolitica O:3 und O:9 sind nachweislich Schweine und in wesentlich geringerem Umfang vermutlich Milchkühe. Aus dem gesamten Gastrointestinaltrakt der Schweine kann regelmäßig Y. enterocolitica isoliert werden, aber auch von rohem Schweinefleisch, Schinken und nicht zuletzt von den Schneidebrettern der Metzger. Der dabei zumeist nachgewiesene Serotyp O:3 lässt sich genetisch nicht von den O:3-Isolaten symptomatischer Patienten unterscheiden. In 2 Studien konnte der sichere Nachweis geführt werden, dass (in Belgien) die Infektion auf innerhalb von 2 Wochen zuvor ingestiertes rohes Schweinefleisch als auch in einer Studie aus Altlanta auf die Ingestion von rohen Innereien geschlachteter Schweine zurückzuführen war.

Neben Schweinefleisch konnte eine Reihe kleiner Y.-enterocolitica-Infektionsendemien auf kontaminierte Milchprodukte zurückgeführt werden (Black et al. 1978, Tacket et al. 1984). Hierbei ist beachtenswert, dass zwar regelmäßig Y. enterocolitica in den Fäzes und der Rohmilch von Kühen nachweisbar ist, jedoch auch in einigen Untersuchungen aus pasteurisierter Milch und Milchprodukten kultivierbar war (Greenwood et al. 1990a, Greenwood et al. 1990b). Vermutlich war dies nicht Folge eines Überlebens der Pasteurisierung, sondern eher einer nachfolgenden Kontamination. Da Y. enterocolitica auch noch bei 4°C kalter Milch vermehrungsfähig ist, sind auch bereits kleine Inokula ausreichend, um Infektionen zu verursachen. Neben diesen wurden als Rarität bisher auch vereinzelt Übertragungen von Hunden auf den Menschen und mittels Ingestion von nicht chloriertem Wasser beschrieben (Gutman et al. 1973, Wilson et al. 1976).

Eine Übertragung und Infektion von Mensch zu Mensch über den fäkal-oralen Weg ist wahrscheinlich möglich, da einige Publikationen über familiäre Infektionserkrankungen mit Y. enterocolitica berichten (Gutman et al. 1973, Ostroff et al. 1992). Auch eine Reihe von nosokomialen Infektionen wurden beschrieben, die auf eine Übertragung von Mensch zu Mensch schließen lassen (Cannon et al. 1992). Dennoch sind humane Infektionserkrankungen in den überwiegenden Fällen auf die Ingestion von infizierten oder kontaminierten Nahrungsmitteln und Wasser zurückzuführen, die nur unzureichend gekocht oder gegart wurden. Eine weitere Rarität sind Übertragungen durch kontaminierte Blutprodukte bzw. Bluttransfusionen, die stets eine lebensbedrohliche Erkrankung auslösen können (Tipple et al. 1990, Woernle et al. 1991).

24.3 Ätiologie und Pathogenese

Yersinien penetrieren die Darmmukosa. Nach Durchdringen der Basalmembran via M-Zellen vermehren sich die Erreger im lymphatischen Gewebe und der Lamina propria, wo es durch lokalisierte Gewebeschädigungen zu Mikroabszessen kommt, die sich besonders im Kryptenbereich entwickeln.

Von den Virulenzfaktoren sind **Ail, Invasin** und **Yst** chromosomal kodiert (Badger u. Miller 1998, Boland u. Cornelis 1998, Carniel 1995):

- **Ail** (»**a**ttachment **i**nvasion **l**ocus«), ein 17-kD-Polypeptid der äußeren Membranschicht, vermittelt das Attachment und findet sich ausschließlich in virulenten Stämmen
- **Invasin,** ein 91 kD großes Außenmembranprotein, induziert die Endozytose. Es wird nur bei Temperaturen <30°C gebildet (Notwendigkeit einer »Kaltphase«)
- **Yst,** ein hitzestabiles Enterotoxin aus 30 Aminosäurenresten, bewirkt über Aktivierung der Guanylatzyklase eine sekretorische Diarrhö (▶ Kap. 3)

Während die hochinvasiven amerikanischen Stämme das Siderophor Yersiniabactin bilden, sind andere Serotypen zur Eisenaufnahme auf frei vorkommende Siderophoren angewiesen. Das in der Behandlung der Hämochromatose eingesetzte Desferrioxamin kann so die Invasivität dieser Serovare beträchtlich steigern (Carniel et al. 1987).

Darüber hinaus tragen alle virulenten Stämme von Y. enterocolica wie auch Y. pestis und Y. pseudotuberculosis ein 70–75 kb großes Virulenzplasmid, das mindestens 11 Proteine (**Yops**, »**Y**ersinia **o**uter **p**roteins«) exprimiert, deren Synthese durch den Kontakt mit den lymphatischen Zellen des Wirtes angeregt wird. Yops beeinträchtigen die unspezifische Immunabwehr und ermöglichen so die Vermehrung des Erregers im Gewebe. Zudem agiert Yops A (YadA) analog zur Invasion als Adhäsin und ermöglicht so die Endozytose und schützt gegen die komplementvermittelte Opsonierung (Fredriksson-Ahomaa et al. 1999, Iriarte et al. 1998).

24.4 Klinik

Das klinische Bild einer Infektion mit Y. enterocolitica kann mit einer Enterokolitis, Pseudoappendizitis, reaktiven Arthritis, einem Erythema nodosum und einer Septikämie sehr vielgestaltig sein. Am häufigsten erkranken Kinder an einer Y.-enterocolitica-Infektion, und dann zumeist an einer Enterokolitis, während die anderen Syndrome vorwiegend im Erwachsenenalter oder der Adoleszenz (Pseudoappendizitis) auftreten.

Für Y. enterocolitica wird eine **Inkubationszeit** von 3–10 Tagen, für Y. pseudotuberculosis zwischen 7 und 21 Tagen angegeben.

Die Mehrzahl der Fälle verläuft **selbstlimitierend** innerhalb von wenigen Tagen bis (selten) 4 Wochen. Allerdings werden auch, insbesondere bei Kindern <5 Jahre, chronische Verläufe über Monate gesehen.

24.4.1 Enterokolitis

Manifeste Erkrankungen bei Kindern sind zumeist charakterisiert durch eine Enterokolitis mit Diarrhö, subfebrilen bis febrilen Temperaturen und abdominellen Schmerzen, wie eine kanadische prospektive Studie an Kleinkindern (Durchschnittsalter 2 Jahre) zeigen konnte (◘ Tab. 24.1).

Während der fieberhaften Erkrankung, die ohne Behandlung 2–3 Wochen andauert und zumeist selbstlimitierend ist, kann in der Regel eine milde Leukozytose mit einer Linksverschiebung nachgewiesen werden. Während dieser Zeit bis zu 6 Wochen nach der Infektion können die Erreger aus dem Stuhl kultiviert werden. Nicht selten können einzelne Symptome auch mehrere Monate andauern (Ostroff et al. 1992). Selten sind Komplikationen beschrieben, die allerdings dann das gesamte Spektrum einer schweren Enteritis umfassen können: Appendizitis, diffuse ulzerierende Enteritis und Kolitis, Darmperforation, Peritonitis, ileokolische Invagination, toxisches Megakolon, Cholangitis und Mesenterialvenenthrombose (Cover et al. 1989, Tacket et al. 1985).

◘ Tab. 24.1. Symptomatologie einer Enterokolitis durch Y. enterocolitica bei 181 kanadischen Kleinkindern (Marks et al. 1980)

Symptome	Prozentuales Auftreten
Diarrhö	98%
Fieber	88%
Abdominelle Schmerzen	64%
Erbrechen	38%
Makroskopisch Blut im Stuhl	25%
Erythrozyten und Leukozyten im Stuhl	10–50%

In einigen Fällen kann die Enterokolitis assoziiert sein mit einer begleitenden Pharyngitis, die dann zumeist begleitet wird von einer zervikalen Lymphadenopathie. Diese kann auch allein ohne jegliche gastrointestinale Erkrankung als Folge einer Y.-enterocolitica-Infektionen auftreten (Tacket et al. 1984, Tacket et al.1985, Ostroff et al. 1992).

24.4.2 Pseudoappendizitis

Die Pseudoappendizitis als Folge einer Y.-enterocolitica-Infektion findet sich gehäuft im jungen Erwachsenenalter mit den Symptomen Fieber, abdominelle Schmerzen, druckschmerzhafter rechter unterer Quadrant und Leukozytose mit und ohne Diarrhö und ist klinisch nicht sicher von einer Appendizitis zu unterscheiden. In prospektiven Untersuchungen bei Appendektomie konnten in 2 bis max. 5% aller untersuchten Proben Y. enterocolitica aus dem Stuhl kultiviert werden, so dass anzunehmen ist, dass dieses Syndrom selten ist bzw. selten als akute operationsbedürftige Appendizitis verkannt wird (Nilehn et al. 1967, Van Noyen et al.1991). Intraoperativ zeigt sich bei der Pseudoappendizitis durch Y. enterocolitica typischerweise eine wenig entzündliche Appendix, deutlich vergrößerte mesenteriale Lymphknoten und eine terminale Ileitis. Sowohl der abdominelle Ultraschall als auch die Computertomographie vermag hier eine Unterscheidung zu treffen (Puylaert et al. 1989).

24.4.3 Reaktive Arthritis und Erythema nodosum

Die akute reaktive Arthritis ist nach skandinavischen Studien eine häufige Begleiterscheinung oder Folge einer Y.-enterocolitica-Infektion. In 10–30% aller Infektionen ist damit unter Erwachsenen zu rechnen, von denen bevorzugt Patienten mit einem HLA-B27-Antigen betroffen sind (Dequeker et al. 1980, Ostroff et al. 1992) Die Arthritis betrifft vorwiegend die Knie, Hand-, Sprung- und Ileosakralgelenke, tritt bereits während der akuten Gastroenteritis oder Wochen bis Monate später auf und kann ebenfalls Wochen bis Monate andauern und in seltenen Fällen in eine chronische Arthritis übergehen (Ostroff et al. 1992).

Auch eine Uveitis und Reiter-Syndrome wurden als Folge von Y.-enterocolitica-Infektionen beschrieben, für die ebenfalls die Präsenz des HLA-B27-Antigens prädisponierend sind (Wakefield et al. 1990). Wie eine finnische Studie zeigen konnte, sind auch Etythema nodosa im Rahmen von Y.-enterocolitica-Infektionen mit 20–30% keine Seltenheit, ein Erythema nodosum fand sich allerdings dort gehäuft bei älteren Frauen und war nicht mit dem Antigen HLA B27 assoziiert.

24.4.4 Septikämie und Abszedierung

Gut dokumentierte Septikämien infolge von Bluttransfusionen, deren Spender zum Zeitpunkt der Blutspende symptomlos waren, allerdings innerhalb eines Monats zuvor über eine Episode von Durchfallerkrankungen berichteten, lassen den Schluss zu, dass auch normal verlaufende selbstlimitierende Y.-enterocolitica-Infektionen vermutlich mit einer transienten Y.-enterocolitica-Bakteriämie ohne wesentliche Folgen für einen gesunden Wirt einhergeht (Tipple et al. 1990, Woernle et al. 1991). Hingegen hatten die Septikämien infolge der Bluttransfusionen mit einer zumeist hohen Bakterienzahl (10^{7-8} KfU/ml nach 10–20 Tagen der Lagerung bei 4°C) eine hohe Letalität (>50%) bei therapierefraktärem Schock, der typischerweise bereits 1 h nach Transfusionsbeginn unter Fieber, Schmerzen und oft Durchfall auftritt.

Schwere systemische Y.-enterocolitica-Infektionen einschließlich einer Septikämie sind ansonsten in der Regel nur bei abwehrgeschwächten Patienten zu erwarten, wozu in erster Linie die Eisenüberladung wie bei einer Hämochromatose, einer chronischen Transfusionspflichtigkeit und akute Eisenintoxikationen gehört (Gayraud et al. 1993, Wagner et al. 1994). Zu weiteren Grundkrankheiten als prädisponierende Faktoren einer schweren systemischen Y.-enterocolitica-Infektion zählen eine Leberzirrhose und Alkoholismus, Malnutrition und Diabetes mellitus sowie eine Desferrioxamin- und immunsuppressive Therapie. Bei septikämischer Aussaat sind nahezu alle Formen der Abszedierung möglich, mit Beteiligung der Leber ‚Milz, Niere, Endokarditis, mykotische Aneurismata, septische Arthritis und Osteomyelitis, Lungenabszesse und Empyeme, eine Panophtalmitis und pustulöse wie auch bullöse Hautabsiedelungen (Mofenson et al. 1987, Leighton et al. 1987, Cover et al. 1989, Crowe et al. 1996).

24.5 Diagnostik

Der Goldstandard der Diagnostik einer Y.-enterocolitica-Infektion besteht nach wie vor im kulturellen Nachweis der Erreger in der Regel aus dem Stuhl bzw. bei Verdacht auf systemische Erkrankung aus Blutkulturen, Abszesspunktat oder exzidierten Mesenteriallymphknoten (Appendizitisverdacht). Vor allem zur Stuhldiagnostik sind Selektivnährmedien wie MacConkey-Agar, ggf. Cefsulodin/Ingasin/Novobiocin-Agar sinnvoll. Mit einem Koloniewachstum ist bei 25–28°C nach 24 h zu rechnen. Eine Reihe von Tests stehen zur Verfügung, um pathogene Y.-enterocolitica-Spezies von nichtpathogenen Y.-enterocolitica-Isolaten zu unterscheiden: Congorot-Absorption, Kristallviolettbindung, Pyramizidaseaktivität, Autoagglutination und andere (Kandolo et al. 1985, Riley et al. 1989).

Die vielfach im Gebrauch befindlichen serologischen Tests sind in der Regel für die üblichen im jeweiligen Land nachzuweisenden Serotypen geeignet, können allerdings nicht alle Serotypen, die zunehmend zu finden sind, nachweisen. Auch muss mit Kreuzreaktionen mit einigen anderen gramnegativen Bakterien, vor allem mit Bruzellen und Francisella tularenis, und somit mit falsch-positiven Resultaten gerechnet werden. Große Hoffnung liegt deshalb hinsichtlich des Nachweises als auch der Typendifferenzierung auf der PCR-Technik, die allerdings weiterhin einer klinischen Evaluierung vor breiter klinischer Anwendung bedarf.

24.6 Therapie und Prophylaxe

Ähnlich der Salmonellenenteritis heilt auch eine unkomplizierte Y.-enterocolitica-Infektion mit Enterokolitis oder Pseuoappendizitis spontan aus und bedarf in aller Regel keiner Antibiotikatherapie. In einer randomisierten, verblindeten Studie von Kindern zeigte sich im Behandlungsarm mit Cotrimoxazol kein Vorteil gegenüber der Nichtbehandlung. Einzig ein Trend zur früheren Keimelimination aus dem Stuhl, der klinisch kaum bedeutsam ist, konnte mit bisherigen Therapiestudien gezeigt werden (Ostroff et al. 1992, Pai et al. 1984). Dennoch kann zur Vermeidung von Komplikationen und Folgeerkrankungen (reaktive Arthritis, Erythema nodosum) im Erwachsenenalter auch bei frühem Nachweis eine 1-wöchige Antibiotikabehandlung mit Tetracyclinen oder Fluorchinolonen ratsam sein.

Jede komplizierte Erkrankung, zu der nicht nur Septikämien und/oder Abwehrschwäche der Patienten, sondern auch Symptome wie eine reaktive Arthritis gehören, sollte frühzeitig antibiotisch behandelt werden: In vitro zeigen sich eine Reihe von Antibiotika einschließlich der Tetracycline, Aminoglykoside, Chloramphenicol, Cotrimoxazol, 3.-Generation-Cephalosporine, Carbapeneme und Fluorchinolone wirksam (Pham et al. 1995a). Allerdings ist mit Resistenzen gegen β-Lactamasen bei 1.-Generation-Cephalosporinen und Ampicillin zu rechnen (Pham et al. 1995b). In-vivo-Studien wurden bisher kaum durchgeführt, im Tiermodell zeigen sich jedoch Cefotaxim und Imipenem im Gegensatz zu den In-vitro-Ergebnissen als nicht wirksam (Preston et al. 1995, Scavizzi et al. 1987, Stolk-Engelaar al. 1995). Auch ohne Sensibilitätstestung sollte bei schweren Infektionen sofort eine Therapie eingeleitet werden, am besten mit einer Kombination aus Ciprofloxacin und Aminoglykosiden i.v. für 2–4 Wochen. Jede Immunsuppression sollte so weit wie möglich reduziert und jegliche Eisen- bzw. Desferrioxaminbehandlung eingestellt werden.

Solange keine Impfung gegen die unterschiedlichen pathogenen Serotypen von Y.-enterocolitica-Infektionen zur Verfügung steht, besteht die beste Prävention im Vermeiden jeglichen Verzehrs von ungekochten Schweineprodukten.

Literatur

Al Mohsen, I, Luedtke, G, English, B. Invasive infections caused by Yersinia enterocolitica in infants. Pediatr Infect Dis J 1997; 16: 253

Arduino, MJ, Bland, LA, Tipple, MA et al. Growth and endotoxin production of Yersinia enterocolitica and Enterobacter agglomerans in packed erythryocytes. J Clin Microbiol 1989; 27: 1483

Badger, JL, Miller, VL. Expression of invasin and motility are coordinately regulated in Yersinia enterocolitica. J Bacteriol 1998; 180: 793

Black, RE, Slome, S. Yersinia enterocolitica. Infect Dis Clin North Am 1988; 2: 625

Black, RE, Jackson, RJ, Tsai, T et al. Epidemic Yersinia enterocolitica infection due to contaminated chocolate milk. N Engl J Med 1978; 298: 76

Boland, A, Cornelis, GR. Role of YopP in suppression of tumor necrosis factor alpha release by macrophages during Yersinia infection. Infect Immun 1998; 66: 1878

Bottone, EJ. Yersinia enterocolitica: The charisma continues. Clin Microbiol Rev 1997; 10: 257

Cannon, CG, Linnemann, CC jr. Yersinia enterocolitica infections in hospitalized patients: The problem of hospital-acquired infections. Infect Control Hosp Epidemiol 1992; 13: 139

Carniel, E. Chromosomal virulence factors of Yersinia. An Update. Contrib Microbiol Immunol 1995; 13: 218

Carniel, E, Mazigh, D, Mollaret, HH. Expression of iron-regulated proteins in Yersinia species and their relation to virulence. Infect Immun 1987; 55: 277

Cover, TL, Aber, RC. Yersinia enterocolitica. N Engl J Med 1989; 321: 16

Crowe, M, Ashford, K, Ispahani, P. Clinical features and antibiotic treatment of septic arthritis and osteomyelitis due to Yersinia enterocolitica. J Med Microbiol 1996; 45: 302

Funk, JA, Troutt, HF, Isaacson, RE, Fossler, CP. Prevalence of pathogenic Yersinia enterocolitica in groups of swine at slaughter. J Food Prot 1998; 61: 677

Gayraud, M, Scavizzi, MR, Mollaret, HH et al. Antibiotic treatment of Yersinia enterocolitica septicemia: A retrospective review of 43 cases. Clin Infect Dis 1993; 17: 405

Granfors, K, Merilahti-Palo, R, Luukkainen, R et al. Persistence of Yersinia antigens in peripheral blood cells from patients with Yersinia enterocolitica O: 3 infection with or without reactive arthritis. Arthritis Rheum 1998; 41: 855

Greenwood MH, Hooper WL. Excretion of Yersinia spp. associated with consumption of pasteurized milk. Epidemiol Infect 1990a; 104: 345–350

Greenwood MH, Hooper WL, Rodhouse JC. The source of Yersinia spp. in pasteurized milk: an investigation at a dairy. Epidemiol Infect 1990b; 104: 351–360

Gutman, LT, Ottesen, EA, Quan, TJ et al. An intrafamilial outbreak of Yersinia enterocolitica enteritis. N Engl J Med 1973; 288: 1372

Harnett, N, Lin, YP, Krishnan, C. Detection of pathogenic Yersinia enterocolitica using the multiplex polymerase chain reaction. Epidemiol Infect 1996; 117: 59

Head, CB, Whitty, DA, Ratnam, S. Comparative study of selective media for recovery of Yersinia enterocolitica. J Clin Microbiol 1982; 16: 615

Hoogkamp-Korstanje, JA, de Koenig, J, Samson, JP. Incidence of human infection with Yersinia enterocolitica serotypes O:3, O:8, and O:9 and the use of indirect immunofluorescence in diagnosis. J Infect Dis 1986; 153: 138

Iriarte, M, Sory, MP, Boland, A et al. TyeA, a protein involved in control of Yop release and in translocation of Yersinia Yop effectors. EMBO J 1998; 17: 1907

Kandolo K, Wauters G. Pyrazinamidase activity in Yersinia enterocolitica and related organisms. J Clin Microbiol 1985; 21: 980–982

Krogstad, P, Mendelman, PM, Miller, VL et al. Clinical and microbiologic characteristics of cutaneous infection with Yersinia enterocolitica. J Infect Dis 1992; 165: 740

Maki-Ikola, O, Heesemann, J, Toivanen, A, Granfors, K. High frequency of Yersinia antibodies in healthy populations in Finland and Germany. Rheumatol Int 1997; 16: 227

Marks MI, Pai CH, Lafleur L et al. Yersinia enterocolitica gastroenteritis: a prospective study of clinical, bacteriologic, and epidemiologic features. J Pediatr 1980; 96: 26–31

Metchock, B, Lonsway, DR, Carter, GP et al. Yersinia enterocolitica: A frequent seasonal stool isolate from children at an urban hospital in the southeast United States. J Clin Microbiol 1991; 29: 2868

Nilehn, B, Sjostrom, B. Studies on Yersinia enterocolitica: Occurrence in various groups of acute abdominal disease. Acta Pathol Microbiol Scand 1967; 71: 612

Nuorti, JP, Niskanen, T, Hallanvuo, S et al. A widespread outbreak of Yersinia pseudotuberculosis O: 3 infection from iceberg lettuce. J Infect Dis 2004; 189: 766

Ostroff, SM. Yersinia as an emerging infection: Epidemiologic aspects of yersiniosis. Contrib Microbiol Immunol 1995; 13: 5

Ostroff, SM, Kapperud, G, Lassen, J et al. Clinical features of sporadic Yersinia enterocolitica infections in Norway. J Infect Dis 1992; 166: 812

Pai, CH, Gillis, F, Tuomanen, E, Marks, MI. Placebo-controlled double-blind evaluation of trimethoprim-sulfamethoxazole treatment of Yersinia enterocolitica gastroenteritis. J Pediatr 1984; 104: 308

Pham, JN, Bell, SM, Hardy, MJ et al. Comparison of beta-lactamase production by Yersinia enterocolitica biotype 4, serotype O: 3 isolated in eleven countries. Contrib Microbiol Immunol 1995; 13: 180

Pham JN, Bell SM, Hardy MJ et al. Susceptibility to beta-lactam agents of Yersinia enterocolitica biotype 4, serotype O3 isolated in various parts of the world. J Med Microbiol 1995b; 43: 9–13

Preston, M, Brown, S, Borczyk, A et al. Antimicrobial susceptibility of pathogenic Yersinia enterocolitica isolated in Canada from 1972 to 1990. Contrib Microbiol Immunol 1995; 13: 175

Puylaert JB, Vermeijden RJ, van der Werf SD et al. Incidence and sonographic diagnosis of bacterial ileocaecitis masquerading as appendicitis. Lancet 1989; 8654: 84–86

Reed, RP, Robins-Browne, RM, Williams, ML. Yersinia enterocolitica peritonitis. Clin Infect Dis 1997; 25: 1468

Sarker, MR, Sory, MP, Boyd, AP et al. LcrG is required for efficient translocation of Yersinia Yop effector proteins into eukaryotic cells. Infect Immun 1998; 66: 2976

Stolk-Engelaar, V, Meis, J, Mulder, J et al. Activity of 24 antimicrobials against Yersinia enterocolitica. Contrib Microbiol Immunol 1995; 13: 172

Tacket, CO, Narain, JP, Sattin, R et al. A multistate outbreak of infections caused by Yersinia enterocolitica transmitted by pasteurized milk. JAMA 1984; 251: 483

Tacket, CO, Ballard, J, Harris, N et al. An outbreak of Yersinia enterocolitica infections caused by contaminated tofu (soybean curd). Am J Epidemiol 1985; 121: 705

Tauxe, RV, Vandepitte, J, Wauters, G et al. Yersinia enterocolitica infections and pork: The missing link. Lancet 1987; 1: 1129

Tipple, MA, Bland, LA, Murphy, JJ et al. Sepsis associated with transfusion of red cells contaminated with Yersinia enterocolitica. Transfusion 1990; 30: 207

van der Heijden, IM, Res, PCM, Wilbrink, B et al. Yersinia enterocolitica: A cause of chronic polyarthritis. Clin Infect Dis 1997; 25: 831

Van Noyen, R, Selderslaghs, R, Bekert, J et al. Causative role of Yersinia and other enteric pathogens in the appendicular syndrome. Eur J Clin Microbiol Infect Dis 1991; 10: 735

Wagner, SJ, Friedman, LI, Dodd, RY. Transfusion-associated bacterial sepsis. Clin Microbiol Rev 1994; 7: 290

Wilson, HD, McCormick, JB, Feeley, JC. Yersinia enterocolitica infection in a 4-month-old infant associated with infection in household dogs. J Pediatr 1976; 89: 767

Infektionen mit enteropathogenen Escherichia coli

A.W. Friedrich, H. Karch

Escherichia coli (E. coli) ist ein gramnegatives, fakultativ anaerobes Stäbchenbakterium, benannt nach seinem Erstbeschreiber, dem deutschen Mediziner Theodor Escherich. Die physiologischerweise im Darm vorkommenden Colibakterien sind zum größten Teil apathogen. Allerdings kennen wir bei dieser Bakterienspezies auch ein breites Spektrum von pathogenen Wirkungstypen: uropathogene E. coli, Sepsis-E.-coli, E. coli als Auslöser von Neugeborenenmeningitiden und verschiedene darmpathogene E. coli. Bei letzteren unterscheidet man in pathogenetischer Hinsicht heute 5 pathogene Wirkgruppen (Nataro u. Kaper 1998; ◘ Tab. 25.1):

- Enteroinvasive E. coli (EIEC)
- Enterotoxinbildende E. coli (ETEC)
- Enteropathogene E. coli (EPEC) und eine Untergruppe, die sog. diffus adhärierenden E. coli (DAEC)
- Enterohämorrhagische E. coli (EHEC)
- Enteroaggregative E. coli (EAEC)

Diese Pathogruppen verursachen unterschiedliche Krankheitsbilder. Sie reichen von wässriger Diarrhö bis hin zu lebensbedrohlicher hämorrhagischer Kolitis mit extraintestinalen Folgerkrankungen. Ferner weisen die E.-coli-Pathogruppen eine unterschiedliche Epidemiologie auf. Lediglich die EHEC sind nach heutiger Kenntnis als Zoonoseerreger einzustufen. In Deutschland kommen EAEC, EPEC und EHEC als Erreger von Durchfällen häufig vor. ETEC und EIEC hingegen sind v. a. in Ländern der warmen Klimazonen endemisch. Diese pathogenen Varianten unterscheiden sich von den verwandten apathogenen Colistämmen durch die Präsenz von Pathogenitätsgenen. Bei darmpathogenen E. coli können neben Plasmiden und Bakteriophagen auch sog. Pathogenitätsinseln als mobile Träger von virulenzassoziierten Genen dienen. ETEC und EAEC verursachen durch die Bildung von Enterotoxinen nichtblutige Durchfallerkrankungen, die im Falle der EAEC häufig persistieren.

Darüber hinaus findet sich im Genom der EAEC eine Pathogenitätsinsel, deren Produkte Eisenaufnahmesysteme darstellen. Interessant ist dabei die Tatsache, dass diese Insel auch im Genom des Pesterregers (Yersinia pestis) nachweisbar ist. Plasmide mit einer hohen Homologie zu dem Ruhrerrreger Shigella flexneri wurden in EIEC gefunden und tragen zu deren Invasionsvermögen wesentlich bei. Man konnte zeigen, dass spezifische Gene, deren Produkte für die Toxinbildung, Adhärenz oder Invasivität verantwortlich sind, durch einen Gentransfer erworben wurden. Plasmide und Bakteriophagen dienen als mobile Träger von virulenzassoziierten Genen. Auch sog. Pathogenitätsinseln sind an der Ausbreitung von Pathogenitätsgenen beteiligt. Molekularepidemiologische Untersuchungen zeigen, dass sich in den letzten Jahren

Tab. 25.1. Wirkgruppen darmpathogener E. coli

Wirkgruppe	Klinisches Bild	Betroffene Altersgruppen	Reservoir	Häufigste Serogruppen
Enteroinvasive E. coli (EIEC)	Wässrige, ruhrähnliche Durchfälle	Alle Altersgruppen	Mensch	O28, O124, O136, O143, O144
Enterotoxische E. coli (ETEC)	Reisediarrhö Wässrige Durchfälle	Alle Altersgruppen Säuglingsenteritis in Entwicklungsländern	Mensch	O6, O8, O11, O128, O142
Enteropathogene E. coli (EPEC)	Wässrige Durchfälle	Vor allem Säuglinge	Mensch	O26, O55, O86, O111, O114, O119, O125, O126, O127, O128, O142, O158
Untergruppe der EPEC: diffus adhärierende E. coli (DAEC)	Wässrige Durchfälle	Alle Altersgruppen	Mensch	O26, O55, O86, O111, O114, O119, O125, O126, O127, O128ab, O142, O157, O158
Enterohämorrhagische E. coli (EHEC)	Wässrig-blutige Durchfälle Hämorrhagische Kolitis HUS	Vor allem Kinder <5 Jahre Erwachsene	Nutztiere Mensch	O26, O55, O111, O113, O117, O145, O157
Enteroaggregative E. coli (EAEC)	Persistierende Durchfälle Dystrophie bei Kleinkindern Durchfälle bei Immunsuppression	Säuglinge Kleinkinder Erwachsene, v.a. Immunsupprimierte	Mensch	O28, O29, O112, O124, O136, O143, O144, O152, O159, O164, O167

das Virulenzprofil und Serovarspektrum der darmpathogenen E. coli kontinuierlich verändert hat. Neu auftretende Stämme haben sich offensichtlich durch sukzessiven Erwerb genetischer Elemente (inter- und intraspezifischer Genaustausch) entwickelt. Die Untersuchung solcher evolutionärer Prozesse, die zur Entstehung der darmpathogenen E. coli und ihrer sprunghaft steigenden Virulenz geführt haben, können dazu beitragen, neue diagnostische Methoden und Therapien zu entwickeln.

Da sich die pathogenen E. coli biochemisch nicht von den apathogenen, physiologischerweise im Darm vorkommenden E. coli unterscheiden, ist ihr mikrobiologischer Nachweis durch konventionelle Methoden nicht möglich. Neue diagnostische Verfahren sind entwickelt worden, um mittels enzymimmunologischem Nachweis oder DNA-Nachweis eine Isolierung und Differenzierung zu ermöglichen.

25.1 Enteroinvasive Escherichia coli (EIEC)

EIEC können wie Shigellen in Darmepithelzellen eindringen und sich dort vermehren. Diese invasiven E.-coli-Stämme sind in der Regel unbeweglich und gehören zu einem engen Spektrum von Serogruppen (z. B. O28, O112, O124), die Antigengemeinschaften mit Shigella boydii und Shigella dysenteriae aufweisen. Ähnlich den Shigellen ist ihr Hauptwirkort im Kolon. Die Invasivität dort ist an den Besitz eines ca. 200 kb großen Plasmids gekoppelt. Dieses Plasmid wurde pINV genannt und findet sich auch bei einigen Shigellenarten. Zur Pathogenität der EIEC trägt auch die Produktion von Enterotoxinen und Proteasen bei.

Klinische Relevanz

Als Folge einer Infektion mit EIEC kann eine heftige entzündliche Reaktion mit Ulzerationen der Darmschleimhaut auftreten, charakterisiert durch wässrigen oder blutigen Durchfall meist mit Fieber und Bauchkrämpfen. Histopathologisch finden sich Mikroabszesse, was sich klinisch in einem ruhrähnlichen Krankheitsbild manifestiert.

Epidemiologie

Der Mensch gilt als einziges Reservoir für EIEC. Infektionen werden hauptsächlich indirekt durch den Genuss kontaminierter Lebensmittel oder fäkal verunreinigten Wassers verursacht. Bei akuter Infektion ist auch eine Übertragung von Mensch zu Mensch möglich. EIEC-Infektionen treten bei Patienten aller Altersgruppen auf. In Deutschland werden sie vornehmlich bei Reiserückkehrern nachgewiesen. EIEC kommen in Ländern warmer Klimazonen mit einer Häufigkeit von 2–6% bei Patienten mit Durchfallerkrankungen vor.

Labordiagnostischer Nachweis

Die Diagnose der EIEC gelang früher nur über einen Keratokonjunktivitistest an Meerschweinen (Sereny-Test). Aus Tierschutzgründen und weil entsprechende Alternativen entwickelt wurden, wird dieses Verfahren in Deutschland nicht mehr durchgeführt. Für die Erregerisolierung werden molekularbiologische Methoden (DNA-Kolonienimmunoblotverfahren) eingesetzt, die auf den Nachweis von plasmidkodierten Invasionsgenen der EIEC zielen (Kist et al. 2000). Als Screeeningverfahren kann ein PCR-gestütztes Verfahren vorangestellt werden. Bei einem positiven

Nachweis bleibt aber zu beachten, dass die genannten Tests auch bei Anwesenheit bestimmter Shigellenarten positiv ausfallen. Deshalb ist nach der Erregerisolierung durch biochemische Differenzierungsmethoden die Zugehörigkeit zur Spezies E. coli zu überprüfen. Hierbei ist zu beachten, dass EIEC eine den Shigellen ähnliche biochemische Inaktivität (Lactose- und Lysin-decarboxylase negativ) aufweisen. Zuletzt sollte v. a. aus epidemiologischen Gründen die Serovarzugehörigkeit der EIEC mittels Agglutinationstest bestimmt werden.

25.2 Enterotoxische Escherichia coli (ETEC)

Mit speziellen Fimbrien kolonisieren die ETEC zunächst die Schleimhautzellen des Dünndarms. Mehrere strukturell und in ihren Antigeneigenschaften unterschiedliche Fimbrienantigene sind beschrieben worden. Diese werden auch als Kolonisationsfaktoren bezeichnet. Nach der Kolonisation erfolgt die Toxinproduktion. Als charakteristische Eigenschaft der ETEC ist die Fähigkeit zur Produktion von hitzelabilen und/oder hitzestabilen Enterotoxinen zu nennen. Die hitzelabilen Enterotoxine (LT) sind in ihrer Aminosäuresequenz bis zu 80% homolog zu dem Choleratoxin. Ähnlich diesem stimuliert LT-I über zyklisches AMP in den Zellen der Darmschleimhaut die Abgabe von Cl^--Ionen und blockiert die Aufnahme von NaCl, so dass Wasser aus den Enterozyten ins Darmlumen strömt. Bei den hitzestabilen Enterotoxinen (ST) handelt sich um kurze Peptidketten (15–20 Aminosäuren).

Klinische Relevanz

ETEC führen zu wässrigen Durchfällen von 7- bis 14-tägiger Dauer, die in Einzelfällen mit bedrohlichen Flüssigkeitsverlusten und Elektrolytverschiebungen einhergehen können. Als Begleitsymptome können Übelkeit, Abdominalkrämpfe und subfebrile Temperaturen auftreten.

Epidemiologie

Die ETEC sind für mehr als 50% der Fälle von Reisediarrhö verantwortlich. Bei ungünstigen hygienischen Bedingungen kann die Übertragung durch kontaminierte Lebensmittel und Trinkwasser erfolgen.

Labordiagnostischer Nachweis

Zur Diagnostik der ETEC stehen immunologische Tests zum Nachweis des LT (Latexkoagglutinationstest), ein Immundiffusionstest und ein ELISA zum Nachweis von ST zur Verfügung. Weiterhin sind molekularbiologische Methoden (PCR, DNA-Kolonienblothybridisierung) zum spezifischen Nachweis der entsprechenden Gene entwickelt worden (Kist et al. 2000).

25.3 Enteropathogene Escherichia coli (EPEC)

EPEC rufen spezifische Veränderungen an epithelialen Zellen des Dünndarms hervor, die mit dem Begriff »attaching-and-effacing« bezeichnet werden. Dabei kolonisieren die Bakterien zuerst mit Hilfe von sog. »bundle forming pili« (bfp) die Oberfläche der Dünndarmepithelzellen. Durch Signaltransduktion induzieren EPEC Veränderungen im Aktinzytoskelett der Enterozyten. Die hierfür verantwortlichen Gene sind Teil eines Typ-III-Sekretionssystems und liegen auf der Pathogenitätsinsel LEE, die auch bei EHEC vorkommt (▶ Abschn. 25.4). Daraufhin kommt es zu einer noch viel engeren Bindung zwischen der Wirtszelle und den EPEC, vermittelt durch Intimin, einem Protein der äußeren Membran. Intimin wird vom *eae*-Gen kodiert, das ebenfalls im LEE liegt. Der Rezeptor für Intimin, das sog. TIR-Protein, ist kein wirtseigenes Protein, sondern wird von den EPEC produziert und in die Wirtszellmembran integriert. Stufe 4 im Pathogenitätsmodell zeigt über die Anheftung der EPEC an die Epithelzellen hinaus gleichzeitig auch eine Vernetzung der einzelnen Bakterien untereinander, wahrscheinlich mit dem Sinn, möglichst viele EPEC an einem Ort zu konzentrieren. Man nennt dieses Verhalten lokalisierte Adhärenz (LA; ◘ Abb. 25.1). Die LA ist das typische Merkmal der EPEC und findet sich in keiner anderen Untergruppe der E. coli. Verantwortlich für die Ausprägung der LA sind spezielle Fimbrien. Die hierfür kodierenden Gene liegen auf dem sog. eaf-Plasmid (E.-coli-adherence-factor) der EPEC.

Eine Untergruppe der EPEC sind die sog. diffus adhärierenden E. coli (DAEC). Die diffuse Adhärenz kann an HEp-2-Zell-Kulturen überprüft werden. Allerdings ist auch dieses Verfahren sehr arbeitsintensiv. Zum Nachweis von DAEC stehen ebenfalls molekulare Nachweismethoden zur Verfügung.

Epidemiologische Untersuchungen haben gezeigt, dass DAEC sehr selten bei Säuglingen und Kleinkindern mit Diarrhö gefunden werden. Sie verursachen allerdings häufig Durchfallerkrankungen ab dem Kindergartenalter. Das Vorkommen von DAEC beschränkt sich nicht nur auf die Entwicklungsländer. Auch in den Industrienati-

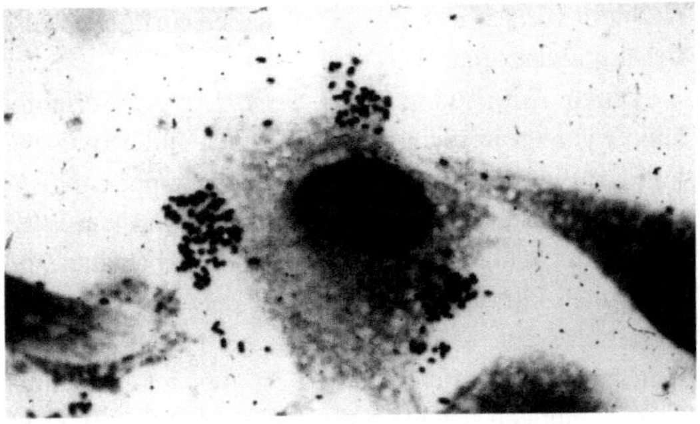

◘ **Abb. 25.1.** Lokalisierte Adhärenz (LA) enteropathogener E. coli (EPEC): Sichtbar sind Mikrokolonien an HEp-2-Zellen onen wurden diese Keime von hospitalisierten Patienten mit Durchfall isoliert.

Klinische Relevanz

EPEC verursachen v. a. bei Säuglingen wässrige oder breiige Durchfälle mit nichtblutigen Schleimbeimengungen, die bis hin zu einer Toxikose führen können.

Bei Verzögerung einer adäquaten Therapie sind sie auch heute noch eine mögliche Todesursache im Säuglingsalter.

Epidemiologie

EPEC sind v. a. Verursacher der sog. Säuglingsdiarrhö. Ausbrüche auf Säuglingsstationen waren früher gefürchtet, sind aber heute auf Grund der verbesserten Hygiene sehr selten geworden. Sporadische Erkrankungen kommen in Deutschland noch vor, sind aber wesentlich seltener als in den Entwicklungsländern. Dort verursachen EPEC bis zu 20% der Durchfallerkrankungen im Säuglingsalter und sind immer noch eine häufige Todesursache. Die Übertragung erfolgt hauptsächlich durch Schmierinfektionen von Mensch zu Mensch.

Labordiagnostischer Nachweis

Der Nachweis stützt sich primär auf die kulturelle Anzucht der E.-coli-Bakterien und der konsekutiv durchgeführten Bestimmung der O-Serogruppe mittels Latexagglutination, da die Zugehörigkeit eines E. coli zu bestimmten Serogruppen auf das Vorliegen eines EPEC hinweist. Klassischerweise lassen sie sich O-Gruppen wie O26, O55, O86, O111, O114, O119, O125, O126, O127, O128, O142 und O158 zuordnen. Der sog. HEp-2-Zellen-Adhärenztest identifiziert EPEC anhand ihrer typischen lokalisierten Adhärenz an der Zelloberfläche, die sich mikroskopisch nachweisen lässt. Die Durchführung dieser Testmethode nimmt aber mehrere Tage in Anspruch und ist im Routinelabor nicht praktikabel. Modernere molekularbiologische Methoden wie die Hybridisierung mittels EPEC-spezifischer Gensonden und die PCR zum Nachweis von Pathogenitätsgenen haben eine hohe Sensitivität und Spezifität (Kist et al. 2000).

Durch Anwendung molekularer Nachweisverfahren konnte gezeigt werden, dass EPEC auch anderen als den bisher angenommenen traditionellen O-Gruppen angehören. Da molekulare Methoden zum Nachweis von EPEC zurzeit nur wenigen Speziallaboratorien vorbehalten sind, bleibt dem klinischen Routinelabor derzeit nur die Untersuchung auf »säuglingspathogene E.-coli-Serogruppen« mittels Agglutinationsreaktion. Aus dem genannten Grund empfiehlt sich die gezielte Untersuchung auf EPEC bei schweren Durchfallerkrankungen unbekannter Genese im Säuglingsalter und bei gehäuftem Auftreten.

25.4 Enterohämorrhagische E. coli (EHEC)

Als Hauptpathogenitätsfaktor von EHEC gilt die Bildung von Shiga-Toxinen, die früher auch als Verotoxine oder Shiga-like-Toxine bezeichnet wurden. Es handelt sich hierbei um potente Inhibitoren der eukaryotischen Proteinbiosynthese, die als rRNA-N-Glykosidasen wirken. Bei den Shiga-Toxinen lassen sich 2 Familien serologisch unterscheiden, die als Stx1 und Stx2 bezeichnet werden. Innerhalb der Stx2-Familie gibt es darüber hinaus einige Toxinvarianten. Hierbei zeigen Daten, dass es eine Assoziation zwischen bestimmten Shiga-Toxin-Subtypen und der Schwere des Krankheitsbildes gibt (Friedrich et al. 2002). So lassen sich bei blutigen Diarrhöen, Enterokolitiden und dem HUS v. a. Stx2 und Stx1 nachweisen. Der Nachweis von bestimmten Stx2-Subtypen ist meist mit einem weniger schweren Krankheitsbild wie wässrigen Durchfällen oder keiner Symptomatik assoziiert (Friedrich et al. 2002). Zusätzlich scheint das Vorhandensein des auch bei EPEC vorkommenden Intimins an der Pathogenese direkt beteiligt zu sein. Erst vor kurzem konnte gezeigt werden, dass die Shiga-Toxine nach Schädigung des Darmepithels zu den Gefäßen translozieren, um dort an Leukozyten zu binden, mit denen sie zum Nierenepithel transportiert werden können. Dies wird als eine mögliche Erklärung für systemische Komplikationen im Nieren- und Hirngefäßendothel angesehen.

Klinische Relevanz

Die klinische Symptomatik reicht bei EHEC von einer leichten Diarrhö bis hin zu lebensgefährlichen extraintestinalen Komplikationen. Der zunächst wässrige Durchfall kann bei 15–20% der Erkrankten in eine profuse hämorrhagische Diarrhö übergehen. In mehreren Studien wurde eine Assoziation zwischen einer EHEC-Infektion und einer Colitis ulcerosa beschrieben. Hier war der Nachweis von EHEC während Episoden von hämorrhagischer Kolitis bei Patienten mit Colitis ulcerosa geführt worden. Entsprechende Kontrollpatienten waren negativ getestet. Aufgrund der geringen Fallzahlen bleibt jedoch unklar, ob die EHEC eine ätiologische Rolle oder lediglich Kolonisatoren eines vorgeschädigten Darmepithels sind. Blutige Durchfälle sind ein Hinweis auf eine besonders schwere Infektion. Das klassische hämolytisch-urämische Syndrom (HUS) ist die häufigste Ursache des akuten Nierenversagens im Kindesalter und ist durch einen biphasischen Verlauf gekennzeichnet. Auf die enterale Symptomatik folgen nach kurzem Intervall die charakteristischen hämatologischen und nephrologischen Veränderungen. Häufige extrarenale Komplikationen sind zerebrale Krampfanfälle, Koma und Hirnödem. Auch die Invagination mit mechanischem Ileus oder ein toxischer Myokardschaden sind beschrieben. Gerade diese Komplikationen können in bis zu 10% der Fälle zum Tode im akuten Stadium führen.

Auch nach Überstehen der akuten Symptomatik, oft unter Intensivtherapie mit Hämodialyse, können schwere bleibende Schäden auftreten wie eine arterielle Hypertonie oder eine chronische Niereninsuffizienz, die eine chronisch-ambulante Peritonealdialyse (CAPD), eine Nierentransplantation oder den Tod in der terminalen Niereninsuffizienz nach sich ziehen können. Leichtere Formen des HUS, die oft als inkomplettes HUS bezeichnet werden, entziehen sich oft der Diagnostik. So können nach einer enteralen EHEC-Infektion scheinbar isolierte hämolytische Anämien ohne Beeinträchtigung der Nierenfunktion auftreten. Eine Mikrohämaturie und/oder Proteinurie kann jedoch auch hier auf die leichte Nierenschädigung hinweisen.

Als Risikofaktor für die Entwicklung eines HUS im Kindesalter gilt neben dem Shiga-Toxin und dem Intimin die initial erhöhte Leukozytenzahl. Ebenso erhöht eine frühzeitige antibiotische Therapie bei Kindern mit EHEC O157:H7 das Risiko zur Entwicklung eines HUS. Verantwortlich hierfür scheint die Induktion von lysogenen Bakteriophagen zu sein, die in ihrem Genom die Gene für Shiga-Toxine tragen, und es kommt somit zu einer Steigerung der Toxinproduktion. Dieser Effekt ist für Wirkstoffe wie Cotrimoxazol, Fluorochinolone und Cephalosporine der 3. Generation bekannt.

Epidemiologie

Seit der ersten Beschreibung von EHEC-assoziierten Ausbrüchen hämorrhagischer Kolitiden 1982 in den USA haben sich diese Bakterien v. a. in den Industrienationen zu einem gravierenden Problem der öffentlichen Gesundheitsvorsorge entwickelt. Der E.-coli-Serotyp O157:H7 war als häufigster Serotyp an solchen Ausbrüchen von EHEC-Erkrankungen beteiligt. Allerdings werden heute auch EHEC anderer Serotypen, sog. Non-O157-EHEC, in steigendem Maße bei Infektionen des Menschen beobachtet, besonders die Serotypen O26:H11, O111:H2 und O103:H2. und O145:H- (Karch u. Bielaszewska 2001). Die meisten Darmerkrankungen durch EHEC bei Kindern unterscheiden sich in ihrem Verlauf nicht von anderen bakteriellen oder viralen Ursachen. In einer prospektiven Studie konnte gezeigt werden, dass das Alter der Kinder mit EHEC-Infektionen mit 1,5 Jahren deutlich unter dem der Kinder mit Salmonelleninfektionen lag. Bei fast allen Kindern trat neben dem Durchfall auch Erbrechen auf. Das hämolytisch-urämische Syndrom findet sich weltweit. In Deutschland liegt die Inzidenz bei 0,7–1,0/100.000 Kinder unter 15 Jahren. Eine saisonale Häufung findet sich in den Sommermonaten von Juli bis September. Betroffen sind v. a. Kinder zwischen 1 und 5 Jahren.

Ausbruchsuntersuchungen jedoch haben gezeigt, dass neben den Kindern ebenfalls Erwachsene, im fortgeschrittenen Alter oder unter Immunsuppression, gefährdet sind, an einer EHEC-Infektion zu erkranken. Die Ausscheidungsdauer liegt bei den meisten Patienten unter 7 Tagen. In Einzelfällen waren jedoch noch nach einem ¾ Jahr EHEC im Stuhl nachweisbar. Dauerausscheider, wie sie von Salmonelleninfektionen bekannt sind, sind bisher nicht beschrieben worden. Auch wenn als Infektionsquelle für Erkrankungshäufungen meist Lebensmittel verantwortlich gemacht werden, so ist aufgrund der niedrigen Infektionsdosis (<100 Erreger) eine Übertragung von Mensch zu Mensch leicht möglich. Da nosokomiale Schmierinfektionen beschrieben wurden, sind neben den weiter unten aufgeführten gesetzlichen Bestimmungen besondere krankenhaushygienische Maßnahmen zu beachten.

Klinische Bedeutung der Shiga-Toxin-Subtypisierung

Die Subtypisierung der Shiga-Toxine kann mittels PCR-Verfahren, Sequenzierung oder RT-PCR direkt aus der Stuhlkultur erfolgen. Stämme des Serotyps EHEC O157:H7 und HUS-assoziierte Nicht-O157-Serotypen (O26:H11/H-, O103:H2, O111:H-, O145:H-) das stx_2-Gen, entweder alleine oder in Kombination mit stx_1 oder stx_{2c}. Bei den Sorbitol fermentierenden O157:H-Isolaten, die für 18% aller EHEC-assoziierten HUS-Fälle in Deutschland verantwortlich sind, werden lediglich stx_2-Gene nachgewiesen (Friedrich et al. 2002, Friedrich et al. 2003). Während der Nachweis des stx_2-Genotyps signifikant mit der Fähigkeit eines STEC-Isolates korreliert ein HUS zu induzieren, wird das stx_1-Gen hauptsächlich in STEC aus Stuhl von Patienten mit Diarrhö nachgewiesen (Friedrich et al. 2002, Friedrich et al. 2003). Betrachtet man die STEC mit stx_2-Varianten, zeigt sich, dass STEC, die stx_{2c} tragen, ebenso mit HUS assoziiert sind (Friedrich et al.2002), während hingegen stx_{1c}, stx_{1d}, stx_{2d} oder stx_{2e}, stx_{2f} tragende STEC nur aus Stuhl von Patienten mit Diarrhö oder von asymptomatischen Trägern nachweisbar zu sein scheinen. Der Nachweis der jeweiligen Toxinvariante lässt einen Rückschluss auf das mögliche Krankheitsbild zu. Der frühzeitige Nachweis von Shiga-Toxin produzierenden E. coli bei Kindern ist ein wichtiger Befund für das Management der Infektion beim betroffenen Kind und zur Einleitung weiterer Maßnahmen. Der Kinderarzt kann bei vorliegendem Befund der Stx-Subtypisierung eine Risikoabschätzung vornehmen. Beim Nachweis eines Erregers mit HUS-assoziierter Stx-Variante müssen in jedem Fall eine frühzeitige stationäre Aufnahme, engmaschige Kontrollen und ein frühzeitiger Beginn einer Infusionstherapie eingeleitet werden, was die Prognose des HUS verbessern kann (Ake et al. 2005). Mit einer zeitnahen Shiga-Toxin-Typisierung könnte den für die seuchenhygienischen Maßnahmen verantwortlichen Entscheidungsträgern der Gesundheitsämter eine evidenzbasierte Risikoeinschätzung an die Hand gegeben werden. Dies kann für die Wiederzulassung zu Gemeinschaftseinrichtungen (z. B. Kindergärten, Schulen) oder die Rückverlegung von STEC-Ausscheidern in ein Altenheim von Bedeutung sein.

Labordiagnostischer Nachweis

Neben den klinisch-chemischen Parametern zur Sicherung der Diagnose eines HUS, wie eine Erhöhung der LDH, Nachweis von Fragmentozyten im Blutausstrich sowie einer Thrombozytopenie und dem Anstieg der Retentionswerte bei Oligo- oder Anurie, ist der Nachweis von EHEC-Bakterien im Stuhl oder bioptischem Material beweisend für eine EHEC-assoziierte Infektion. Bei Patienten mit HUS und negativer Stuhlkultur sollte eine serologische Untersuchung durchgeführt werden. Dabei werden IgM-Antikörper gegen Lipopolysaccharide der am häufigsten vorkommenden Serogruppen (O26, O103, O111, O145, O157) im ELISA oder Immunoblot nachgewiesen. Als Screeningtest und zum quantitativen Nachweis spezifischer Antikörper kann ein indirekter Hämagglutinationstest verwendet werden.

Das Ziel der bakteriologischen EHEC-Labordiagnostik gilt dem Nachweis der Shiga-Toxine. Dieses Screening erfolgt mittels ELISA. Die Stx-kodierenden Gene können durch PCR nachgewiesen werden. Der Toxinnachweis darf als Verdacht gewertet werden, bedarf aber zur Bestätigung stets der anschließenden Isolierung und Charakterisierung des Isolats mit erneutem Nachweis seiner Toxinbildung. Für den Ablauf der EHEC-Diagnostik wurde von Fruth et al. (2000) ein Stufenplan vorgeschlagen, der in ◻ Abb. 25.2 als Flussdiagramm dargestellt ist. Mittlerweile steht auch ein Shiga-Toxin-Kolonieimmunoblot als kommerzieller Testkit zur Verfügung. Dieser Test kann für die

VI

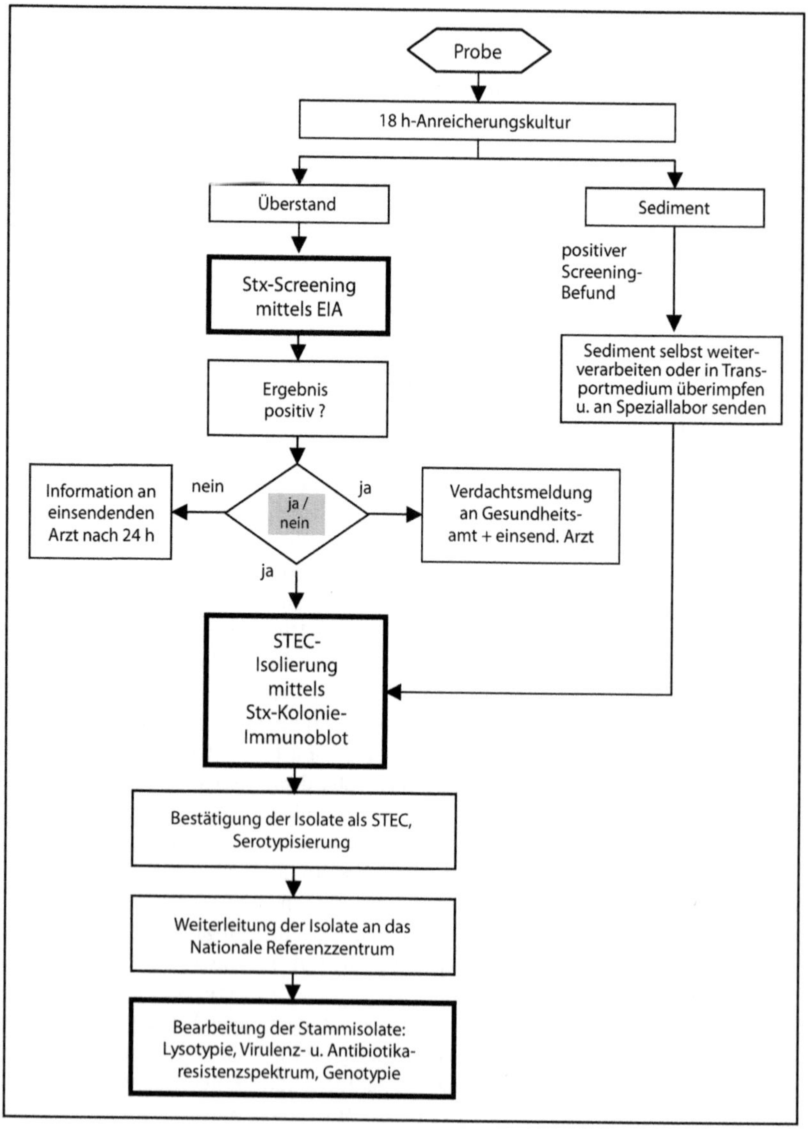

◻ **Abb. 25.2.** Stufenplan zu einem möglichen Ablauf der EHEC-Diagnostik

Isolierung von EHEC aus Stuhlproben verwendet werden. Bei Patienten mit HUS werden die Erreger häufig in sehr niedriger Konzentration mit dem Stuhl ausgeschieden. In diesen Fällen kann eine aus einer Anreicherungskultur durchgeführte immunomagnetische Separation die Sensitivität deutlich erhöhen. Bisher steht dieser Test allerdings nur für die E.-coli-Serogruppe O157 zur Verfügung.

25.5 Enteroaggregative Escherichia coli (EAEC)

Die gegenwärtige Vorstellung der Pathogenese lässt sich in einem 3-stufigen Modell darstellen. Zunächst heften sich die EAEC mit Hilfe ihrer speziellen Adhärenzfimbrien an die Mukosazellen. Dies führt daraufhin zu einer gesteigerten Schleimproduktion, so dass die Epithelzellen schließlich von einer dicken mukösen Auflagerung bedeckt sind. Die EAEC betten sich in die Schleimauflagerung, so dass sie schlecht ausgeschieden werden können und auf diese Weise die persistierende Kolonisierung erleichtert wird. Außerdem mag die Auflagerung auf der Mukosa zu einer schlechten Nährstoffdiffusion im Sinne einer Malabsorption beitragen. Im 3. Schritt kommt es zur Sezernierung von Zytotoxinen und dadurch zum endgültigen Zellschaden der intestinalen Mukosa. Man kann sich leicht vorstellen, dass ohnehin unterernährte Patienten nicht in der Lage sind, den Zellschaden zu regenerieren, was wiederum zur persistierender Diarrhö führt.

Zusätzlich kommt es zur Produktion weiterer Pathogenitätsfaktoren wie des hitzestabilen Enterotoxins und eines hitzelabilen Zytotoxins.

Klinische Relevanz

EAEC verursachen akute Durchfallerkrankungen, werden aber auch für chronisch rezidivierende Diarrhöen verantwortlich gemacht. Meist kommt es zu wässrigem Durchfall mit Schleimbeimengungen, häufig begleitet von Tenesmen, Fieber, Erbrechen oder auch selten Blut im Stuhl. In seltenen Fällen sind schwere allgemeine Krankheitszeichen, die dem hämolytisch-urämischen Syndrom gleichen, beschrieben worden. Hervorzuheben ist die Tatsache, dass bei Immunsupprimierten, wie HIV-Patienten, EAEC mit zu den häufigsten Verursachern einer bakteriellen Enteritis gelten. Ferner werden EAEC mit bestimmten Formen infantiler Dystrophie assoziiert (Huppertz et al. 1997). Dabei scheint die permanente Besiedlung der Darmschleimhaut auch ohne Durchfallerkrankung mit vermindertem Längenwachstum sowie geringerem Körpergewicht der Patienten zu korrelieren.

Epidemiologie

Diese Gruppe der darmpathogenen E. coli wurde 1987 identifiziert. Initial wurden EAEC hauptsächlich mit chronischen Durchfällen im Säuglingsalter in Verbindung gebracht. Später sah man, dass sie ebenfalls für ein akutes Krankheitsgeschehen im Kleinkindesalter verantwortlich sein können (Huppertz et al. 1997). Inzwischen ist die Pathogenität der EAEC auch für Erwachsene bekannt. Studien aus den Industrienationen belegen die weltweite Verbreitung der EAEC. Hierbei stammen rund 25% der Stämme von Patienten mit einer positiven Reiseanamnese in Länder des Südens wie die Türkei, Indien oder auch die Karibik. Dennoch wird der überwiegende Teil der EAEC im Heimatland akquiriert. Die Häufigkeit von EAEC als bakteriellem Verursacher von Durchfall wird in Deutschland mit 2% angegeben. Die Inzidenz liegt bei Kindern unter 16 Jahren, die wegen bakterieller Enteritis ins Krankenhaus aufgenommen werden, bei 7,7/100.000, für die Gruppe der unter 5-Jährigen ergibt sich eine Inzidenz von 20,5/100.000 stationären Aufnahmen (Huppertz et al. 1997).

Labordiagnostischer Nachweis

Früher wurden EAEC hauptsächlich anhand des charakteristischen Phänotyps mittels zeitaufwendigem HEp-2-Zellen-Adhärenztest (◘ Abb. 25.3) nachgewiesen. Mittlerweile sind jedoch molekularbiologische Nachweismethoden verfügbar (Kist et al. 2000). Dennoch ist weiterhin der spezifische mikrobiologische Nachweis nur für die klinisch relevanten Fälle von Bedeutung. In jedem Fall sollte zur adäquaten Therapie ein Hemmstofftest durchgeführt werden. Die größte Empfindlichkeit der Stämme findet sich gegenüber neueren Fluorochinolonen und oft ausreichende Empfindlichkeit gegenüber Carbapenemen und dem Aminoglykosid Gentamicin. Alle EAEC sind resistent gegen Sulfamethoxazol-Trimethoprim, meist auch gegen Ampicillin, Tetracyclin, Streptomycin und Kanamycin. Multiresistente Keime wurden nachgewiesen.

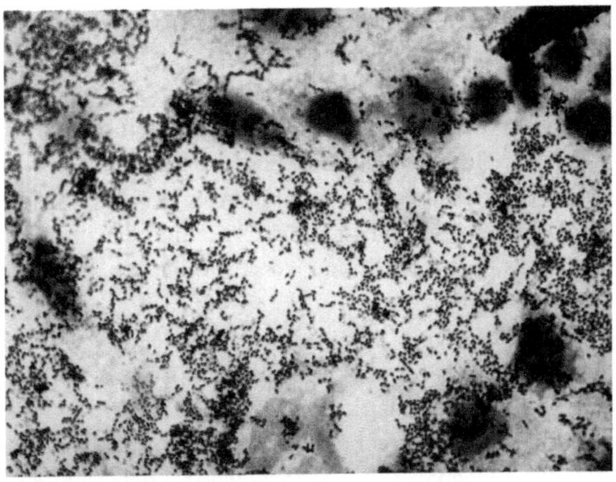

◘ **Abb. 25.3.** Adhärenz enteroaggregativer E. coli (EAEC) an HEp-2-Zellen

25.6 Therapie darmpathogener E. coli

Die Indikation zur antibiotischen Therapie von Durchfallerkrankungen, die durch darmpathogene E. coli verursacht sind, wird in der Regel selten gestellt. Nach wie vor ist in jedem Fall eine symptomatische Behandlung unter oraler Zufuhr von rehydrierenden Salzlösungen ausreichend. Der Einsatz von Antibiotika zur ätiologischen Behandlung ist von diversen Faktoren abhängig. Eine antibiotische Therapie orientiert sich hauptsächlich an der Schwere des Krankheitsbildes oder am Immunstatus des Patienten (HIV-Infektion, zehrende Grundkrankheiten). Möglich kann auch eine Eradikationstherapie, z. B. bei chronisch rezidivierender Diarrhö im Kindesalter, ausgelöst durch enteroaggregative E. coli (EAEC), sein. Bei den zuletzt genannten Erregern sind Resistenzen gegen die therapeutisch eingesetzten Antibiotika weit verbreitet. Daher sollte vor Therapiebeginn in jedem Fall eine Hemmstofftestung durchgeführt werden. Je nach Resistenzlage und Schweregrad der Erkrankung kommen weiterhin Wirkstoffe wie Cotrimoxazol, Ampicillin und neuere Fluorochinolone in Frage. Dagegen gilt nach derzeitigem Wissensstand eine antibiotische Therapie bei EHEC-Infektionen wegen der vermehrten Toxinfreisetzung und der damit verbundenen erhöhten Gefahr extraintestinaler Komplikationen bei Patienten mit blutigen Durchfällen als kontraindiziert.

25.7 Gesetzliche Bestimmungen

Nach dem Infektionsschutzgesetz (IfSG, Gesetz zur Neuordnung seuchenrechtlicher Vorschriften 2000) muss zwischen der Meldung der Erkrankung (§6) und der Meldung des Erregernachweises (§7) unterschieden werden. Gemäß §6 Abs.1f. ist der Verdacht, die Erkrankung und der Tod an enteropathischem hämolytisch-urämischem Syndrom (HUS), das in der Regel EHEC-assoziiert ist, an das zuständige Gesundheitsamt zu melden. Für alle darmpathogenen E. coli gilt, dass der Verdacht auf und die Erkrankung an einer Lebensmittelinfektion oder einer akuten Gastroenteritis gemeldet werden muss. Allerdings nur, wenn ein Patient betroffen ist, der im Sinne des Gesetzes (§42) in Kontakt mit Lebensmitteln kommt oder wenn eine Häufung von Erkrankungen vorliegt. Gleichzeitig ist gemäß §7 Abs.1 der direkte und/oder indirekte Nachweis von EHEC und sonstigen darmpathogenen E. coli meldepflichtig.

Das IfSG regelt in §34, dass Personen, die an einer EHEC-Enteritis erkrankt sind, im Verdacht stehen, daran erkrankt zu sein, oder EHEC-Bakterien ausscheiden, für die Dauer der Erkrankung nicht in Gemeinschaftseinrichtungen gemäß §33 IfSG (Schulen, Kindergärten etc.) tätig sein dürfen. Diese Regelung gilt gemäß §34 Abs. 3. übrigens auch für Kontaktpersonen aus der Wohngemeinschaft von Erkrankten (Familienangehörige). Der §42 IfSG regelt schließlich ein Tätigkeitsverbot für die Herstellung, Verarbeitung und das Inverkehrbringen von Lebensmitteln. Dies gilt zum einen für EHEC-Ausscheider, andererseits jedoch auch für Personen, die an einer akuten Gastroenteritis durch darmpathogene E. coli erkrankt sind.

Literatur

Ake JA, Jelacic S, Ciol MA et al. (2005) Relative nephroprotection during Escherichia coli O157:H7 infections: association with intravenous volume expansion. Pediatrics 115: 673–680

Fruth A, Richter H, Timm M et al. (2000) Zur Verbesserung der gegenwärtigen bakteriologischen Diagnostik von enterohämorrhagischen Escherichia coli (EHEC). Bundesgesundheitsblatt 43: 310–317

Friedrich AW, Bielaszewska M, Zhang WL, Pulz M, Kuczius T, Ammon A, Karch H (2002) Escherichia coli harboring Shiga Toxin 2 Gene variants: frequency and association with clinical symptoms. Journal of Infectious Disease 185: 74–84

Friedrich AW, Borell J, Bielaszewska M, Fruth A, Tschäpe H, Karch H (2003) Shiga Toxin 1c-producing Escherichia coli strains: Phenotypic and genetic characterization and association with human disease. J Clin Microbiol 41: 2448–2453

Gesetz zur Neuordnung seuchenrechtlicher Vorschriften (SeuchRNeuG) – Infektionsschutzgesetz 2000. Bundesgesetzblatt 33: 1033

Huppertz HI, Rutkowski S, Aleksic S, Karch H (1997) Acute and chronic diarrhoea and abdominal colic associated with enteroaggregative Escherichia coli in young children living in western Europe. Lancet 349 (9066): 1660–1662

Karch H, Bielaszewska M (2001) Sorbitol-fermenting Shiga toxin-producing Escherichia coli O157:H(-) strains: epidemiology, phenotypic and molecular characteristics, and microbiological diagnosis. J Clin Microbiol 39 (6): 2043–9

Kist M, Bockemühl J, Aleksic S et al. (2000) Infektionen des Darmes, Qualitätsstandards in der mikrobiologisch-infektiologischen Diagnostik (MiQ) der Deutschen Gesellschaft für Hygiene und Mikrobiologie. Urban und Fischer, Jena

Nataro JP, Kaper JB (1998) Diarrheagenic Escherichia coli. Clin Microbiol Rev 11 (1): 142–201

Cholera

H.R. Brodt

Cholera ist eine Erkrankung, die durch eine Infektion mit dem gramnegativen Bakterium Vibrio cholerae verursacht wird. Die Erkrankung wird charakterisiert durch eine sehr schwere, wässrige Diarrhö mit einer schnell einsetzenden Dehydratation, die bei mehr als 50% aller unbehandelten Patienten zum Tode führt. Eine Cholera sollte deshalb frühzeitig bei allen Patienten aus potenziellen Endemiegebieten mit schwerer wässriger Diarrhö und Erbrechen mit schnell einsetzender schwerer Dehydratation abgeklärt werden. Alle Patienten mit Verdacht auf Cholera müssen sofort, auch vor Sicherung der Diagnose, behandelt werden, da der Tod durch Dehydratation innerhalb von Stunden auftreten kann.

26.1 Erreger

Vibrio cholerae ist ein hochbewegliches, gramnegatives, aerob und fakultativ anaerob wachsendes Stäbchen, das sich von den Enterobakterien durch seine besondere Krümmung, einer einzigen polaren Geißel und Oxydasebildung unterscheidet. Insgesamt sind mehr als 140 Serotypen bekannt, die auf ihrer äußeren Hülle Lipopolysaccharide tragen. Nur Vibrio cholerae Biovar cholerae und Vibrio cholerae Biovar El Tor haben das O-Antigen der Serogruppe 1 (O1). Nur diese sind zusammen mit dem neu identifizierten Serotyp O139 verantwortlich für die epidemische Cholera beim Menschen. Alle anderen Serotypen werden als »Nicht-O1«-Stämme klassifiziert, die sporadisch, aber nicht endemisch Fälle von Gastroenteritis auslösen können (Morris 1990). Die Unterscheidung von Vibrio cholerae O1 in 2 Biotypen, den klassischen und den El Tor, erfolgt auf der Grundlage unterschiedlicher biochemischer Reaktionen und der Empfindlichkeit zu spezifischen Phagen. Beide Biotypen werden weiterhin unterschieden in Inaba-, Ogawa- und Hykojima-Serotypen in Abhängigkeit von der Subspezifität des O1-Antigens.

26.2 Epidemiologie

Bereits seit dem 6. Jahrhundert vor Christus ist die Cholera in Indien bekannt, von wo aus sie sich seit dem Beginn des 19. Jahrhunderts in 6 weltweiten Pandemien verbreitet hat. Die erste begann 1817 und erreichte Osteuropa, 1831 war erstmals Deutschland betroffen, und die letzte große Pandemie forderte 1892 in Hamburg mehr als 9.000 Tote. Seit 1969 hat der Biotyp Vibrio El Tor den klassischen Cholerastamm Vibrio cholerae verdrängt, wenn auch beide im Gangesdelta von Bangladesch endemisch sind.

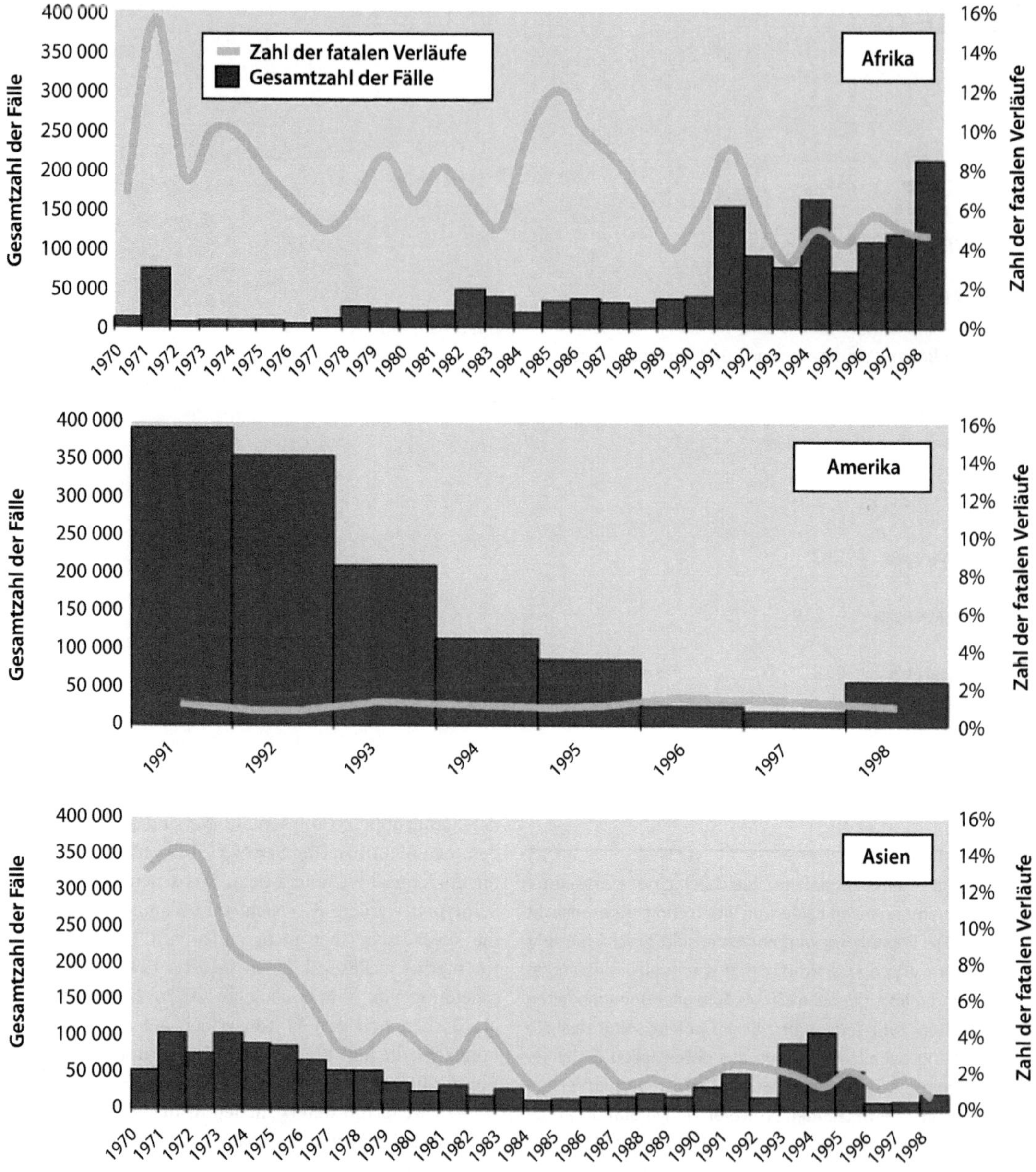

■ **Abb. 26.1.** Gemeldete Fälle und Tod an Cholera in 3 Kontinenten zwischen 1950 und 1998

Die letzte, 7. Pandemie begann 1961 in Sulawesi in Indonesien und führte in den 70er- und 80er-Jahren jeweils in Südeuropa und Afrika zu Ausbrüchen mit einer Weiterverbreitung 1991 von Peru ausgehend über ganz Südamerika mit dort mehr als 4.000 Toten/Jahr. Noch 1998 wurden von der WHO 293.121 Choleraerkrankungen und 10.586 Todesfälle durch Cholera gezählt (■ Abb. 26.1 und 26.2).

Wenn auch auf den indischen Subkontinent mit Bangladesch beschränkt, wurde erstmals 1992 das epidemische Auftreten von Cholera mit der Serogruppe O139 beobachtet, ohne dass es jedoch bisher zu einer Pandemie gekommen ist.

An Cholera erkranken ausschließlich Menschen. Das endemische Ausbreiten wird durch Armut, Mangelernährung, Kriege bzw. niedrige oder fehlende Hygiene gefördert. In den meisten Fällen führt die ungenügende Trennung von Trink- und Abwasser zu einer schnellen epidemischen Ausbreitung. Eine Infektion mit Vibrio cholerae erfolgt nach Ingestion von kontaminierten Nahrungsmitteln oder Wasser (Butterton u. Calderwood

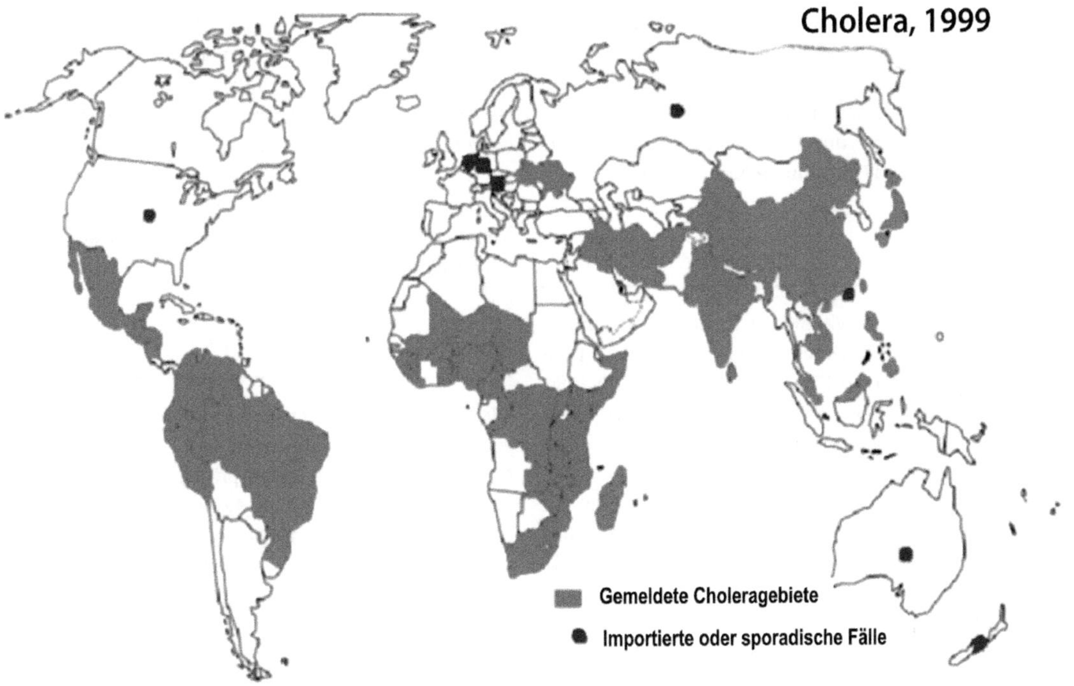

Abb. 26.2. Weltweite Verbreitung der Cholera 1999. (Nach WHO Report on Global Surveillance of Epidemic-prone Infectious Diseases 2000). Farbige Wiedergabe ► Farbteil

1995, Swerdlow et al. 1992). Eine direkte Übertragung von Mensch zu Mensch wurde selten beobachtet. Ebenso sind Dauerausscheider von Choleravibrionen eine Rarität.

Die Entdeckung der Krankheitserreger erfolgte in mehreren Schritten: 1849 beschrieb der Londoner Arzt John Snow erstmalig einen fäkal verunreinigten Brunnen als Infektionsquelle (Snow 1849). 1854 fand Filippo Pacini bei der Cholera gekrümmte, kommaförmige und hochbewegliche Erreger. 1883 gelang Robert Koch zusammen mit Bernhard Fischer und Georg Gaffki die Anzucht der Choleraerreger aus dem Darm von verstorbenen Patienten.

26.3 Ätiologie und Pathogenese

26.3.1 Infektionsquelle und -dosis

Die Infektion mit Vibrio cholerae erfolgt nach Ingestion von kontaminierten Nahrungsmitteln oder Wasser. Da die Vibrionen schnell bei einem pH <2,4 abgetötet werden, ist für eine Infektion das Überwinden der Magensäurebarriere erforderlich. Dies kann erfolgen im Schutz von Nahrungsmitteln, bei niedriger Azidität des Magens eines abwehrgeschwächten Wirtes, durch eine schnelle Magenentleerung oder durch ein sehr großes Inokulum. Allein mit Hilfe von Nahrungsmitteln oder Antazida lässt sich die Höhe der infektiösen Dosis von 10^8 auf 10^4–10^6 Erreger reduzieren (Cash et al. 1974).

26.3.2 Pathogenitätsmechanismen und Virulenz

Nach extrazellulärer Freisetzung des Enzyms Muzinase hydrolisieren die Vibrionen die Schleimschicht über der Dünndarmepithelzelle, um diese besser durchdringen zu können. Hierzu dient auch die einzige polare Geißel, mit der eine rasche Beweglichkeit der Vibrionen möglich ist. Mithilfe der Fimbrien können sich die Vibrionen dann an die Rezeptoren der Epithelzellen binden und das Choleratoxin produzieren. Das Choleratoxin ist ein heterodimeres Protein mit 2 katalytischen A- und 5 B-Untereinheiten. Mit seiner B-Untereinheit bindet das Holotoxin an den Hüllrezeptor der Enterozyten, dem Gangliosid GM1. Hierbei hilft die extrazelluläre Bildung der Neuraminidasen, die aus den Gangliosiden Neuraminsäuren freisetzen mit dem Erfolg vermehrter Toxinrezeptoren und in Folge vermehrter Toxinbildung. Im Anschluss daran wird die katalytische Untereinheit A von den Enterozyten aufgenommen und in die Untereinheiten A1 bzw. A2 gespalten. Durch Freisetzung der ADP-Ribose wird das Regulatorprotein G der Adenylatzyklase ribosyliert und kann so diese nicht mehr regulieren. So entsteht eine ständige cAMP-Bildung mit der Folge, dass aus den Krypten der Villi ständig Chlorid, Kalium und Bikarbonat sezerniert werden. Da gleichzeitig die Natriumrückresorption wesentlich gehemmt wird, kommt es mit dem Elektrolytverlust zu einer massiven Flüssigkeitsproduktion im Dünndarm, die nicht mehr durch Rückresorption vom Dickdarm kompensiert werden kann (Gilman 1984, Holmgren 1981). Zusätzlich führt das Choleratoxin zu einer vermehrten Prostaglandinausschüttung, die den intestinalen Elektrolyt- und Flüssigkeitsverlust noch verstärkt (ausführliche Darstellung ► Kap. 2 und 3).

26.4 Klinik

Mit einer Inkubationszeit zwischen mehreren Stunden und 5 Tagen muss gerechnet werden, wenn auch in der überwiegenden Zahl der Fälle diese 1–3 Tage beträgt. Sie ist um so kürzer, je höher die Zahl der ingestierten Organismen und der Magen-pH ist (Cash et al 1974, Hornick et al. 1971, Oseasohn et al. 1966).

In aller Regel beginnt die Choleraerkrankung mit Übelkeit und Erbrechen und meist plötzlich, gelegentlich aber auch langsam auftretenden Durchfällen. Der Stuhl wird sehr schnell wässrig, trübe, mit Schleimflocken versehen und hat das Aussehen von Wasser, in dem Reis gewaschen wurde (reiswasserartige Durchfälle). Auffällig ist auch der oft zu findende milde Fischgeruch des Stuhls. Neben wässrigem Erbrechen leiden Patienten auch gelegentlich unter abdominellen Krämpfen, die jedoch selten so ausgeprägt wie bei der Dysenterie sind, und auch Fieber findet sich selten, da es sich bei der Cholera nicht um eine invasive Infektion handelt.

Die durch das Choleratoxin so verursachte Diarrhö vom sekretorischen Typ führt auch histopathologisch zu keiner Veränderung sowohl der Epithelzellen des Dünndarms als auch der Endothelzellen der Kapillaren in der Lamina propria. Allein über den massiven Flüssigkeitsverlust sowohl im Intravasal- als auch im Extrazellularraum kann es zu einer rasch eintretenden Exsikkose mit hypotonem Schock und Tod des Patienten kommen.

Mehr als die Hälfte aller Cholerainfektionen verlaufen asymptomatisch. So ist bei dem klassischen Biotyp mit 1 Erkrankung pro 2–4 Infektionen und dem Biotyp El Tor nur mit 1 Erkrankung pro 30–100 Infektionen zu rechnen (Bart et al. 1970, Gerichter et al. 1973, Woodward et al. 1972). Beide Biotypen können sowohl eine sehr milde als auch schnell lebensbedrohliche Erkrankung (Cholera gravis) verursachen. Milde Formen der Cholera können nicht von einer Gastroenteritis mit anderen darmpathogenen Erregern unterschieden werden. Sie haben dann meist nur wenige Episoden mit wässrigem Durchfall ohne Blut und mit wenig Schleimauflagerungen zur Folge und dehydrieren die Patienten nicht. Übelkeit und Erbrechen können ebenfalls fakultativ auftreten. Innerhalb von Endemien lässt sich bei solchen Patienten jedoch in den meisten Fällen Vibrio cholerae aus dem Stuhl nachweisen (Rabbani et al 1992, Swerdlow et al. 1992).

Die schwere Cholera kann in dramatischer Geschwindigkeit auch bei Erwachsenen zu einer lebensbedrohlichen Erkrankung führen. Innerhalb weniger Stunden können Patienten durch den massiven Volumenverlust von 500–1.000 ml/h (bis zu 25 l/Tag) sehr schnell mehr als 10% ihres Körpergewichtes verlieren und vom Tode bedroht sein. Sofern schnell eine adäquate Rehydratation eingeleitet wird, ist mit ca. 2 Tagen schweren Diarrhöen zu rechnen, die nach 4–6 Tagen sistieren. Der gesamte Volumenverlust kann durchaus dem des gesamten Körpergewichts entsprechen.

26.4.1 Komplikationen

Die Komplikationen der schweren Cholera sind die Folgen des massiven Volumenverlustes, aber auch des Elektrolytverlustes. Neben einem prärenalen Nierenversagen ist mit einer metabolischen Azidose und allen Komplikationen als Folge der schweren Hypokaliämie zu rechnen. Hierzu gehören v. a. ventrikuläre Arrhythmien, aber auch ein Ileus und vielfach schwere Wadenkrämpfe. Im Gegensatz zur metabolischen Azidose als Folge anderer Gastroenteriditiden muss bei der Cholera auch mit einer erhöhten Anionenlücke gerechnet werden, als Folge einer Hypoperfusion mit Laktatazidose, einer Hyperalbuminämie und einer Hyperphosphatämie (Wang et al. 1986). Versterben die Patienten innerhalb weniger Stunden, in denen das Blut so eingedickt ist, dass kein Serum mehr zu gewinnen war, so spricht man von einer Cholera siderans, und versterben die Patienten, bevor sich überhaupt eine Diarrhö entwickelt hat, von einer Cholera sicca. Unbehandelt führt die klassische Cholera in 50–70% zum Tode, während bei dem Biotyp El Tor mit einer Letalität von 15–30% zu rechnen ist. In Endemiegebieten ist das Risiko, an einer Cholera zu versterben, bei Kindern ca. 10fach höher als bei Erwachsenen, ebenso wie bei schwangeren Frauen mit einer 50%igen fetalen Sterblichkeit während des 3. Trimesters zu rechnen ist. Bei adäquater Behandlung sinkt die Letalität unter 1%.

Gegen Choleravibrionen bildet sich eine lokale Immunität aus, aber auch systemisch sind Agglutinine und IgG-Antikörper im Serum zu finden. Letztere wurden bereits 1890 identifiziert, spielen klinisch bei der Abwehr der Cholerainfektion jedoch keine Rolle. Hingegen verhindern spezifische IgA-Antikörper die Anheftung sowohl der Choleravibrionen an deren Rezeptoren, auch die Bindung des Choleratoxins an seine spezifischen Rezeptoren.

26.5 Diagnostik

Bei allen schweren wässrigen Diarrhöen, insbesondere mit Dehydratation, sollte eine Cholera mit erwogen werden. Dies gilt vor allen Dingen bei Dehydratation im Erwachsenenalter und wenn mit einer gezielten Reiseanamnese ein

Aufenthalt in Endemiegebieten mit möglichem Kontakt bzw. Verzehr von suspektem Wasser oder ungekochten Muscheln zu eruieren ist. Gerade bei Kindern können mildere Formen der Cholera nicht von anderen wässrigen Diarrhöen bei EHEC-Infektionen, bakteriellen Lebensmittelvergiftungen oder viralen Gastroenteritiden unterschieden werden. Jeder auch nur vage Choleraverdacht muss eine Behandlung vor Sicherung der Diagnose nach sich ziehen. Der Schwerpunkt der Diagnose einer Cholera liegt auf der mikroskopischen Untersuchung des Stuhls und der Anzucht des Erregers mit Spezifizierung durch die Anti-O-Antikörper. Wenn immer möglich, sollte deshalb der Stuhl vor der ersten Antibiotikagabe gewonnen werden. Allein das Grampräparat kann massenhaft gebogene gramnegative Stäbchen zeigen, da bei unbehandelten Cholerapatienten mit 10^6–10^8 Bakterien/ml Stuhl gerechnet werden kann. Neben dem Stuhl können die Erreger auch aus Erbrochenem bzw. Duodenalsaft isoliert werden, die ebenso wie die Stuhlproben wegen der Gefahr der Austrocknung entweder sofort zu verarbeiten sind oder mit besonderen Transportmedien zu verschicken sind. Die Laboratorien sind sofort zu benachrichtigen, die verpflichtet sind, zum Schutz vor Einschleppung der Cholera jederzeit das sog. Choleranotfallbesteck bereitzuhalten. Dies besteht aus

- alkalischem Peptonwasser,
- Thiosulfat-Citrat-Gallensalz-Saccharose-Agar (TCBS) oder Choleramedium und
- polyvalentem Cholera-Anti-O-Serum.

Für den Geübten kann mit Hilfe der mikroskopischen Untersuchung in aller Regel die Diagnose bereits gestellt werden: Zum einen enthält der Stuhl bei der Cholera kein Blut oder Granulozyten, und sowohl im Dunkelfeld- als auch bei der Phasenkontrastmikroskopie oder im sog. hängenden Tropfen zeigen sich zumeist massenhaft kommaförmige, höchst beweglich Stäbchen, die einzeln oder gemeinsam das Bild eines »shooting stars« oder »Schwarm von tanzenden Mücken« zeigen. Die Zugabe von 0:1-spezifischem Antiserum führt zu einer Hemmung dieser Beweglichkeit der Vibrionen, so dass bereits hiermit eine Diagnose als gesichert angesehen werden kann. Das im Notfallbesteck befindliche Peptonwasser mit einem pH von ca. 8,6 trägt nicht nur dem Bedürfnis der Choleravibrionen Rechnung, sondern verhindert auch als Selektivnährmedium das Wachsen anderer (Entero-)Bakterien. Zur weiteren biochemischen und serologischen Prüfung können die Bakterien dann auf geeigneten Selektivnährmedien ausgestrichen werden. Von anderen Enterobakterien unterscheiden sich die Vibrionen durch ihre positive Oxidasereaktion und die Fähigkeit, Sacharose zu spalten und Ornithin und Lysin zu decarboxylieren.

Agglutinieren die Choleravibrionen gegen die Antiseren O1 bzw. O139, so ist die Diagnose der klassischen Cholera bzw. Cholera El Tor gestellt. Alle anderen Vibrionen heißen nichtagglutinierbare Vibrionen (NAG) bzw. Nicht-Cholera-Vibrionen.

26.6 Therapie

Die Behandlung der Cholera besteht vorwiegend in dem Vermeiden einer Dehydratation oder einer Rehydratation des Patienten und einer erst in zweiter Linie erforderlichen antibiotischen Behandlung. Umfang und Art der Rehydratation ist nach dem Schweregrad (WHO) zu bemessen, wie in ◘ Tab. 26.1 aufgeführt.

◘ Tab. 26.1. Einschätzung des Schweregrades der Dehydratation bei Patienten mit Diarrhö

Untersuchung	Keine Dehydratation	Geringe Dehydratation	Schwere Dehydratation
Mentaler Status	Gut, adäquat	Unruhig, leicht verwirrt	Somnolent oder bewusstlos, gelegentlich inadäquat, kindisch
Augen	Normal	Eingesunken	Deutlich eingesunken und trocken
Tränenflüssigkeit	Vorhanden	Nicht vorhanden	Nicht vorhanden
Mund/Zunge	Feucht	Trocken	Sehr trocken
Durst	Trinkt normal, nicht durstig	Durstig, trinkt gierig	Trinkt wenig oder ist nicht in der Lage zu trinken
Verschieblichkeit der Haut	Geht schnell zurück	Geht langsam zurück	Geht nur sehr langsam zurück
Puls	Normal	Schneller als normal	Sehr schnell, schwach oder nicht tastbar
Fontanelle	Normal	Eingesunken	Sehr eingesunken
Einschätzung des Grads der Dehydratation	Kein Zeichen für Dehydratation (weniger als 2,5% des Körpergewichts)	Bei mehr als 2 Zeichen einschließlich mindestens eines wesentlichen Zeichens besteht zumindest geringe Dehydratation (zwischen 2,5 und 10% des Körpergewichts).	Bei mindestens 2 Zeichen einschließlich eines wesentlichen Zeichens besteht eine schwere Dehydratation (mehr als 10% des Körpergewichts)

Bei der Rehydratation ist zwischen der oralen und intravenösen Form zu unterscheiden. Eine intravenöse Rehydratation sollte in jedem Fall durchgeführt werden, wenn Patienten mehr als 10% ihres Körpergewichts verloren haben oder wegen Erbrechen bzw. Verwirrtheit nicht mehr in der Lage sind, zu trinken. Immer sollte jedenfalls gleichzeitig oder sobald wie möglich mit einer oralen zusätzlichen Rehydratation begonnen werden. Für die orale Rehydratation steht die Oral Rehydratation Solution (ORS) oder orale Rehydratation Formula zur Verfügung, die nach WHO pro Liter Wasser

- 3,5 g Natriumchlorid, 2,9 g Trinatriumcitrat oder 2,5 g Natiumbikarbonat,
- 1,5 g Kaliumchlorid und
- 20 g Glukose oder 40 g Succrose enthalten soll.

Versuche mit einer niedriger osmolaren oralen Rehydratationslösung haben in klinischen Studien keine Verbesserung, jedoch vermehrt asymptomatische Hyponaträmien gezeigt (Alam et al. 1999). Entsprechend ◘ Tab. 26.1 können mit einer solchen oralen Rehydratationslösung (Notfall: Coca Cola und Salzstangen) Patienten nach ◘ Tabelle 26.2 behandelt werden, wenn der Verlust des Körpergewichts unter 2,5% bzw. max. unter 10% ist und der Patient kooperativ ist und noch sitzen und laufen kann.

Alle Patienten, die mehr als 10% ihres Körpergewichts bereits verloren haben oder sich sehr schnell verschlechtern, sollten sicherheitshalber immer intravenös anbehandelt werden. Als Lösung der ersten Wahl wird von der WHO hierbei Ringer-Laktat empfohlen, deren Elektrolytkonzentration pro Liter am ehesten dem Verlust/Körpergewicht entspricht. Nach WHO gelten die folgenden Richtlinien zur intravenösen Rehydratation bei schwer dehydrierten Patienten (WHO 1990):

- Für Kinder unter 12 Monaten: 30 ml/kg KG in den ersten 4 h. Dies kann so lange wiederholt werden, wie der Radialispuls noch sehr schwach ist bzw. nicht ertastet werden kann. Ansonsten erfolgt der Flüssigkeitsersatz mit 70 ml/kg KG über 5 h.
- Für ältere Kinder und Erwachsene: 30 ml/kg KG in 30 min, gefolgt von 70 ml/kg KG innerhalb der nächsten 2,5 h.

Neben Ringer-Laktat stehen in den verschiedenen Entwicklungsländern oft nur andere, unterschiedliche Lösungen zur Dehydratationsbehandlung zur Verfügung. Zu beachten ist hierbei, dass bei Therapie mit Natriumchloridlösungen 0,9 und 0,45%ig natürlich kein Bikarbonat- und Kaliumausgleich erfolgt. Selbstverständlich sind Glukoselösungen allein nicht geeignet, da sie ebenfalls nicht in der Lage sind, den Natriumbikarbonat- und Kaliumverlust auszugleichen. Auch bei gleichzeitiger anzustrebender oraler Rehydratation ist eine Flüssigkeitsüberladung nur selten zu befürchten (cave akutes Nierenversagen), vielmehr ist eher mit einer zu geringen Rehydratation zu rechnen.

Eine antibiotische Behandlung der Cholera ist nicht unbedingt erforderlich, wenn die Patienten eine adäquate Rehydratationsbehandlung erhalten, jedoch kann mit der gleichzeitigen Antibiotikagabe erreicht werden, dass der Flüssigkeitsverlust und die Diarrhöfrequenz um etwa die Hälfte gesenkt wird und die Ausscheidung von Vibrionen ebenfalls auf 1 Tag beschränkt bleibt. Somit können nicht nur die Behandlungszeiten verkürzt, sondern auch die Übertragungsraten reduziert werden. Die orale antibiotische Behandlung sollte begonnen werden, sobald kein Erbrechen mehr vorliegt. Eine intravenöse oder eine intramuskuläre Gabe ist nicht erforderlich. Die Auswahl der Substanzen richtet sich nach den Empfindlichkeitstestungen bzw. nach den bekannten oder zu erwartenden Resistenzen. Prinzipiell sind sowohl Doxycyclin, Tetracycline, Erythromycin und andere Makrolide sowie Ciprofloxacin bzw. Levofloxacin zur Behandlung geeignet. Während einer Epidemie können Choleravibrionen gegen Doxycyclin resistent werden. Cotrimoxazol und Furazolidon

◘ Tab. 26.2. Richtlinien für die orale Rehydratation von Patienten mit keiner oder geringer Dehydratation

Grad der Dehydratation	Rehydratationstherapie (innerhalb der ersten 4 h)	Flüssigkeitsersatz bei Diarrhö[a]	Spezielle Ernährungsbehandlung
Keine Dehydratation	Keine	10 ml/kg KG oder ½–1 Tasse von ORS/Stuhlentleerung und Wasser nach Bedarf	*Kleinkinder:* Stillen nach Bedarf oder halb bis ganz laktosehaltige Milch oder unverdünnte laktosefreie Lösungen Kinder und *Erwachsene:* normale Ernährung, jedoch unter Vermeidung von vorwiegend zucker- oder fetthaltigen Nahrungsmitteln
Geringe Dehydratation	ORS 100 ml/kg KG oder mehr nach Bedarf, ggf. Wiederholung nach 4 h oder früher bei Verschlechterung	Wie oben	Wie oben

[a]Nach jedem wässrigen Durchfall während der Rehydratation und Folgetherapie.

wurden früher vielfach zur Behandlung der Cholera empfohlen. Jedoch sind heute die meisten Vibrio-Cholera-O139-Stämme resistent gegen diese Antibiotika, ebenso wie viele O1-El-Tor-Stämme in Indien und Bangladesch (Yamamoto et al. 1995). In aller Regel kann bereits eine einmalige Dosis ausreichend sein, jedoch ist eine 3-Tages-Behandlung bei gleicher Empfindlichkeit, wie Studien zeigen konnten, wirksamer. Bei älteren Kindern und Erwachsenen sollte die Behandlung deshalb mit Doxycyclin 2-mal täglich 0,1 g oder z. B. mit Ciprofloxacin 2-mal täglich 250 mg erfolgen. In der Schwangerschaft und bei Kleinkindern sind Tetracycline und Doxycyclin ebenso nicht indiziert wie Chinolone bei Kindern, weshalb in diesen Fällen Makrolide verabreicht werden können. Hierzu sind sowohl Erythromycin (10 mg/kg KG) 3-mal täglich für 3 Tage ebenso geeignet wie ggf. Azithromycin, das in vitro sogar um ein vielfaches aktiver gegen O1- und O139-Stämme ist als Erythromycin.

26.7 Prävention

Die Cholera gehört zu den 3 verbliebenen Quarantänekrankheiten der WHO (Cholera, Pest und Gelbfieber). Bei Verdacht auf eine Cholera ist die Quarantäne auf 5 Tage festgesetzt worden. Nach deutschem Infektionsschutzgesetz § 6 ist die Cholera bei Verdacht, Erkrankung und Tod namentlich zu melden, ebenso wie von den mikrobiologischen Laboratorien der direkte und indirekte Nachweis von Vibrio cholerae O1 und O139 nach § 7.

Jegliche Prävention hat selbstverständlich auf der allgemeinen Ebene eine Unterbrechung der fäkalen/oralen Übertragung und damit in der Regel eine Sanierung der öffentlichen Wasserversorgung zur Aufgabe. Auf der individuellen Ebene sollten Reisende in entsprechende Endemiegebiete von Durchfallerkrankungen die Vorsorgerichtlinien beachten. Diese beinhalten die Vermeidung von nicht abgekochtem Wasser, kein Essen von sog. Street Food oder generell von rohen oder nicht ausreichend gekochten See- und Meerestieren und von rohem Gemüse. Eine Wasseraufbereitung zur Vermeidung von Cholera kann entweder durch Chlorierung, durch Filtration oder Kochen erfolgen. Eine Antibiotikaprophylaxe wird generell nicht empfohlen, kann jedoch bei bekanntem Kontakt zu Erkrankten erwogen werden. Eine parenterale Schutzimpfung aus abgetöteten Choleravibrionen wird derzeit nicht mehr empfohlen, da sie nur eine ca. 50%ige Schutzwirkung mit einer 3- bis max. 6-monatigen Wirksamkeit zeigt und nicht effektiv ist gegen Cholerastämme O139 (▶ Kap. 53.4). Eine auch vermeintlich etwas besser verträgliche Lebendschluckimpfung ist bisher in Deutschland noch nicht zugelassen, diese erwies sich jedoch in einer in den Jahren 2003–2004 in Beira (Mozambique) durchgeführten Studie als äußerst effektiv (Lucas et al. 2005).

Literatur

Alam NH, Majumder RN, Fuchs GJ: Efficacy and safety of oral rehydration solution with reduced osmolarity in adults with cholera: A randomised double-blind clinical trial. Lancet 345: 296 (1999)

Bart KJ, Huq Z, Khan M, Mosley WH: Seroepidemiologic studies during a simultaneous epidemic of infection with El Tor Ogawa and classical Inaba Vibrio cholerae. J Infect Dis 121 (Suppl): 17 (1970)

Butterton JR, Calderwood SB: Vibrio cholerae O1. In: Infections of the Gastrointestinal Tract, Blaser MJ, Smith PD, Ravdin JI et al. (eds), Raven Press, New York, p 649 (1995)

Cash RA, Music SI, Liponati JP et al.: Response of man to infection with Vibrio cholerae. I. Clinical, serologic, bacteriologic responses to a known inoculum. J Infect Dis 129: 45 (1974)

Gerichter CB, Sechter I, Cohen J, Davies AM: A serological survey for cholera antibodies in the population of Jerusalem and surroundings. Isr J Med Sci 9: 980 (1973)

Gilman AG: Proteins and dual control of adenylate cyclase. Cell 36: 577 (1984)

Heidelberg JF, Eisen JA, Nelson WC, Clayton RA, Gwinn ML et al.: DNA sequence of both chromosomes of the cholera pathogen Vibio cholerae. Nature 406: 477 (2000)

Holmgren J: Actions of cholera toxin and the prevention an treatment of cholera. Nature 292: 413 (1981)

Hornick RB, Music SI, Wenzel R et al.: The Broad Street pump revisited: response of volunteers to ingested cholera vibrios. Bull N Y Acad Med 47: 1181 (1971)

Lucas MES, Deen JL, von Seidlein L et al.: Effectiveness of mass oral cholera vaccination in Beira, Mozambique. N Engl J Med 352: 757–767 (2005)

Morris, JG: Non-O group 1 Vibrio cholerae: at the epidemiology of an occasional pathogen. Epidemiol Rev 12: 179 (1990)

Oseasohn R, Ahmad S Islam MA, Rahman ASSM: Clinical and bacteriological findings among families of cholera patients. Lance 1: 340 (1966)

Peterson JW, Ochoa LG: Role of prostaglandins and cAMP in the secretory effects of cholera toxin. Science 245: 857 (1989)

Rabbani GH, Greenough WB 3rd: Pathophysiology and clinical aspects of cholera. In: Cholera, Barua D, Greenough WBI (eds), Plenum Press, New York, p 209 (1992)

Snow J: On the mode of communication of cholera. John Churchill, London (1849)

Swerdlow DL, Mintz ED, Rodriguez M et al.: Waterborne transmission of epidemic cholera in Trujillo, Peru: Lessons for a continent at risk. Lancet 340: 28 (1992)

Wald A, Gotterer GS, Rajendra GR et al: Effect of indomethacin on cholera-induced fluid movement, unidirectional sodium fluxes, and intestinal cAMP. Gastroenterology 72: 106 (1977)

Wang F, Butler T, Rabbani GH, Jones PK: The acidosis of cholera: Contributions of hyperproteinemia, lactic acidemia, and hyperphosphatemia to an increased serum anion gap. N Engl J Med 315: 1591 (1986)

Woodward WE, Moseley WH: The spectrum of cholera in rural Bangladesh: II: Comparison of El Tor, Ogawa and classical Inaba infection. Am J Epidemiol 96: 342 (1972)

World Health Organization: A manual for the treatment of diarrhea. Geneva: Programme for Control of Diarrheal Diseases. Publication WHO/CCD/SER/80.2 rev 2 (1990)

Yamamoto T, Nair G, Albert MJ et al.: Survey of in vitro susceptibilities of Vibrio cholerae O1 and 0139 to antimicrobial agents. Antimicrob Agents Chemother 39: 241 (1995)

Listeria monocytogenes/Listeriose

J. Stein, H.R. Brodt

Der Nachweis des Erregers aus Blut, Liquor sowie von Abstrichen von Neugeborenen ist meldepflichtig!

Listeria monocytogenes (L. monocytogenes) ist als Infektionserreger seit 1926 bekannt (Erstbeschreibung durch Murray als »Bacterium monocytogenes«). An Listeriose erkranken v. a. Kinder, ältere Menschen, immungeschwächte Patienten und Schwangere (12fach höheres Risiko!). Nach den Aufsehen erregenden Listerioseepidemien der 80er-Jahre hat die gezielte Suche eine überraschend weite Verbreitung des Erregers ergeben (Hof 2003). Trotz der nur niedrigen Fallzahlen wird der Listeriose wegen der Schwere der Infektion – ca. 10–30% enden tödlich – eine große Bedeutung beigemessen.

27.1 Epidemiologie

Während bis zum Jahr 2000 nur die Fälle der neonatalen Listeriose meldepflichtig waren, werden heute zusätzlich Fälle von Septikämien und Menigoenzephalotiden erfasst. In den Jahren 2001 und 2002 wurden 222 bzw. 216 Fälle gemeldet (Hartung 2004). In den europäischen Nachbarländern mit obligatorischer Meldepflicht liegt die Inzidenz in der Normalbevölkerung bei 0,7/100.000 pro Jahr. Alte Menschen haben ein deutlich höheres Risiko. So steigt die Inzidenz auf 2,1/100.000 bei den über 70-Jährigen. Bei immunsupprimierten Patienten liegt die Inzidenz gar bei 700/100.000.

27.2 Ätiologie und Pathogenese

Der Erreger, L. monocytogenes, ist ein grampositives, bewegliches Stäbchenbakterium. Aufgrund serologischer Antigentypisierung lassen sich mehrere Serovare unterscheiden, von denen 1/2a und 4b die größte Bedeutung als Krankheitserreger zukommt (Krauss et al. 2004, Schlech 2000).

27.2.1 Infektionsquellen und -dosis

Die Infektion geht in der Regel vom Darm aus und ist Folge der Aufnahme von kontaminierten Lebensmitteln (Molkereiprodukte, Fleischwaren, unverarbeitetes Gemüse und Salate). Bereits 100 Listerien pro Gramm Lebensmittel sind für eine Infektion ausreichend. In der Mehrzahl der Fälle wird diese Dosis überschritten. Je nach aufgenommener Erregerdosis werden Inkubationszeiten von 3–70 Tagen angetroffen. Epidemiologische Untersuchungen ergaben, dass Erdboden und minderwertige, schlecht gereifte Mais-, Gras-, Roggen-, Hafer- und Leguminosesilage, nicht dagegen Rübenblattsilage, eine zentrale Rolle als Erregerreservoir spielen (Harris 2004, Hof 2003, Krauss et al. 2004).

Infizierte Patienten können den Erreger über den Stuhl für mehrere Monate ausscheiden. Bei Müttern infizierter Neugeborener sind die Keime in Lochialsekreten und Urin etwa 7–10 Tage post partum nachweisbar (Harris 2004, Hof 2003, Krauss et al. 2004).

27.2.2 Resistenzen

Listerien sind sehr widerstandsfähig gegen äußere Einflüsse. Als problematisch erweist sich die ausgesprochene **Psychrotrophie** des Erregers, d. h. auch eine sehr lang andauernde Kühllagerung (>3–4 Wochen) von Lebensmitteln bei ±0°C erweist sich als risikoreich. Auch gegenüber Hitze sind die Erreger relativ resistent (Pasteurisierung!), was die Infektion über Milchprodukte (insbesondere Käse) erklärt (Harris 2004, Hof 2003, Krauss et al. 2004).

27.2.3 Pathogenitätsmechanismen und Virulenzfaktoren

Je nach Eintrittsort und Immunstatus des Patienten unterscheidet man lokale und systemische Listeriose (Harris 2004, Krauss et al. 2004, Mielke u. Hahn 2004).

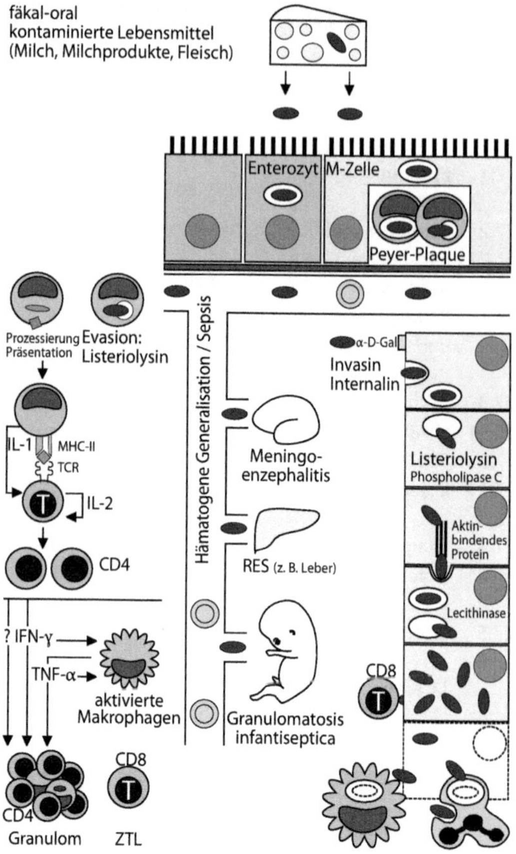

Abb. 27.1. Pathogenese und Rolle der Virulenzfaktoren bei Listeriose. (Aus Mielcke u. Hahn 2004). Farbige Wiedergabe ► Farbteil

Lokale Listeriose

Patienten mit lokaler Listeriose infizieren sich, meist berufsbedingt (Fleischer, Molkereifachkräfte), beim Umgang mit kontaminierten Lebensmitteln. Eintrittspforte sind in der Regel kleine Verletzungen der Haut (z. B. Schnittverletzungen) oder über die Konjunktiven. Neben einer eitrigen örtlichen Entzündung kommt es in der Regel zum Anschwellen der lokoregionären Lymphknoten (okuloglanduläre Form).

Systemische Listeriose

Patienten mit systemischer Listeriose sind in aller Regel immungeschwächt (Alte, Feten und Neugeborene, Transplantierte). Der Darm stellt über die Aufnahme kontaminierter Nahrung (v. a. Milch und Milchprodukte) die hauptsächliche Eintrittspforte dar. Die Erreger dringen entweder über die M-Zellen der Peyer-Plaques des Dünndarms oder direkt durch Invasion von Enterozyten in den Organismus ein (Abb. 27.1). Nach Vermehrung in den regionären Lymphknoten kommt es über den Ductus thoracicus zum Übertritt in den Blutkreislauf.

Der bedeutsamste **Virulenzfaktor** von L. monocytogenes ist das **Listeriolysin**. Es erzeugt Poren in der Membran der Phagosomen und bahnt dem Bakterium freien Zugang zum Zytoplasma. Nach Eintritt in das Zytoplasma führt die polare Bindung eines aktinbindenden Proteins zur Anhäufung wirtszellulären Aktins und induziert darüber Ausstülpungen zwischen benachbarten Zellen. Es kommt so zur Ausbreitung innerhalb der Zellen, ohne dass die Erreger in Kontakt mit extrazellulären Abwehrmechanismen kommen [»intrazellulärer Parasitismus« (Doganay 2003, Mielke u. Hahn 2004, Southwick u. Purich 1996)].

27.3 Klinik

Die Gefahr einer manifesten Erkrankung besteht hauptsächlich für abwehrgeschwächte Personen. Die manifeste Listeriose äußert sich mit grippeähnlichen Symptomen, wie Fieber und Muskelschmerzen, unter Umständen mit den Zeichen einer Gastroenteritis. Je nach Eintrittspforte und Immunstatus unterscheidet man die lokale von der systemischen Listeriose (Dalton et al. 1997, Doganay 2003, Hof 2001).

27.3.1 Lokale Listeriosen (Doganay 2003, Krauss et al. 2004, Schlech 2000)

Je nach Eintrittspforte des Erregers kommen folgende Formen der lokalen Listeriose vor:

- Die **zervikoglanduläre** Form:
  Sie entsteht, wenn die Erreger oral aufgenommen werden, und ist charakterisiert durch Lymphknotenschwellungen im Hals- und Rachenbereich.
- Die **okuloglanduläre** Form:
  Sie äußert sich als eitrige Konjunktivitis und entwickelt sich beim Kontakt der Erreger mit der Augenbindehaut.
- Die **kutane** Form:
  Bei der lokalen Listeriose der Haut kommt es zu eitrig-pustulösen Hautveränderungen mit Lymphadenitis (McLauchlin u. Low 1994).

27.3.2 Sepsis/Meningitis

Die Listeriensepsis mit einer Letalität von 50% unterscheidet sich im klinischen Ablauf nicht von anderen Septikämien. Eine positive Anzucht gelingt in diesen Fällen häufig.

Im Rahmen einer bakteriämischen Streuung kann sich auch eine Meningitis entwickeln, die nach den üblichen Kriterien einer bakteriellen Meningitis verläuft. Der Erreger lässt sich aus dem Liquor anzüchten. Die Letalität beträgt 24–43% und ist besonders hoch beim Auftreten einer Rhombenzephalitis oder eines Hirnabszesses.

27.3.3 Listeriose in der Schwangerschaft

Erfolgt die Infektion in der Schwangerschaft, ist eine transplazentäre Übertragung auf den Fötus bzw. Embryo möglich. Dagegen sind aszendierende Infektionen mit Kontamination des Fruchtwassers oder direkter Kontakt intra partum eher selten. Je nach Erregerdosis und Stadium der Schwangerschaft, in dem das Kind infiziert wird, kommt es zum Absterben der Frucht, zur sog. **Granulomatosis infantiseptica**, oder zum Auftreten einer **Neugeborenenmenigoenzephalitis**.

27.4 Diagnostik

Diagnostisches Mittel der Wahl ist die Anzucht des Erregers in Blut und anderen Körpersekreten (Liquor, Eiter, Hauteffloreszenzen, Fruchtwasser etc.). Da die direkte Erregerisolierung besonders bei Untersuchungsmaterialien (z. B. Stuhlproben), die auch andere Bakterien enthalten, nicht immer gelingt, werden für den Nachweis von L. monocytogenes Selektivmedien verwendet (Harris 2004, Hof et al. 1997, Krauss et al. 2004).

Dagegen haben serologische Methoden zum Nachweis einer Listerieninfektion keinen allgemeinen Eingang in die Routinediagnostik gefunden (Harris 2004, Hof et al. 1997, Krauss et al. 2004).

27.4.1 Differenzialdiagnostik

Bei der **Neugeborenenlisteriose** sind insbesondere Toxoplasmose, Zytomegalie, Neugeborenenikterus, Meningitis durch Escherichia coli oder Streptokokken der Serogruppe B auszuschließen. Bei der **glandulären** Form sind infektiöse Mononukleose, Toxoplasmose und Yersiniose abzugrenzen, während bei der enzephalomeningitischen Form an andere bakterielle Infektionen (z. B. Streptococcus pneumoniae, Neisseria meningitidis etc.) zu denken ist. Differenzialdiagnosen zur **kutanen** Listeriose sind Dermatitiden durch Infektionen mit Streptokoken, Staphylokokken, Candida spp. und Zerkarien (Harris 2004, Hof et al. 1997, Krauss et al. 2004).

27.5 Therapie und Prophylaxe

Eine Impfung steht derzeit nicht zur Verfügung. Präventive Maßnahmen beruhen auf der Einhaltung von Hygienemaßnahmen beim Umgang mit Lebensmitteln, die alle Prozessbereiche von der Gewinnung bis hin zur Zubereitung betreffen. Kochen, Braten (Hof et al. 1997, Krauss et al. 2004) und Pasteurisieren töten die Bakterien ab. Die genannten Risikogruppen, insbesondere Schwangere, sollten auf den Verzehr von Rohmilchprodukten, rohen Wurst- und Fleischwaren sowie vorgeschnittenen Salaten verzichten. Die Rinde von Käse sollte vor dem Verzehr entfernt werden. Obst, Gemüse und Salate sind vor der Zubereitung und dem Verzehr gründlich zu waschen. Die Zubereitung von Fleisch, Fisch und Geflügel sollte auf getrennten Arbeitsflächen erfolgen. **Besondere Maßnahmen für Kontaktpersonen sind nicht angezeigt.** Schwangere Frauen, die ein mit L. monocytogenes infiziertes Kind zur Welt gebracht haben, sollten bezüglich ihres Trägerstatus untersucht werden. **Die Eindämmung von Ausbrüchen beruht auf der Identifizierung und Vernichtung kontaminierter Lebensmittel.**

Cave: Im Gegensatz zu vielen anderen Lebensmittelinfektions- und -intoxikationserregern ist eine Aufbewahrung von Lebensmitteln im Kühlschrank grundsätzlich kein hinreichender Schutz gegen eine Vermehrung. Listerien haben die Eigenschaft, sich auch bei Kühlschranktemperatur (bis <4°C) zu vermehren (FDA/Center for Food Safety and applied Nutrition 2004)!

Wenn notwendig, d. h. bei klinischem Verdacht auf Ingestion, sollten immunkompromittierte Patienten (s. oben) und Schwangere mit *Ampicillin* (Erwachsene: 2 g/Tag; Kinder: 200 mg/kg KG über 6 Gaben/Tag) i.v. über 4 Wochen und *Gentamycin* (5–7 mg/kg KG auf 3 Gaben/Tag) i.v. über 2 Wochen behandelt werden. Gleich wirksam und insbesondere empfohlen bei β-Lactam-Antibiotikaunverträglichkeit ist die Therapie mit Cotrimoxazol (15–20 mg TMP + 75–100 mg SMZ/kg KG/Tag) in 3–4 gleichen Dosen/Tag, i.v. über 4 Wochen. Die Wirksamkeit anderer Antibiotika ist unsicher (Hof et al. 1997, Krauss et al. 2004).

Literatur

Dalton CB, Austin CC, Sobel J et al. (1997) An outbreak of gastroenteritis and fever due to Listeria monocytogenes in milk. N Engl J Med 336: 100–105

Doganay M (2003) Listeriosis: clinical presentation. FEMS Immunol Med Microbiol 35: 173–175

FDA/Center for Food Safety and applied Nutrition UFSalSCfDcaP (2004) Quantitative assessment of relative risk to public health from foodborne Listeria monocytogenes among selected categories of ready-to-eat foods. http://www.cfsan.fda.gov/-dms/lmr2-toc.html (August 2004)

Harris JH (2004) Listeria monocytogenes. In: Cliever DO, Riemann HP (eds) Foodborne diseases. Academic Press. Elsevier Science, Amsterdam Boston London New York, pp 137–150

Hartung M (2004) Deutscher Trendbericht über den Verlauf und die Quellen von Zoonosen-Infektionen nach der Zoonosen-RL (92/117EWG) für 2002 (2003). Bundesinstitut für Risikobewertung (BfR).(http://www.bfr.bund.de/cm/222/bericht_ueber_die_epidemiologische_situation_der_zoonosen_in_deutschland_fuer2002.pdf (August 2004)

Hof H (2001) Listeria monocytogenes: a causative agent of gastroenteritis? Eur J Clin Microbiol Infect Dis 20: 369–373

Hof H (2003) History and epidemiology of listeriosis. FEMS Immunol Med Microbiol 35: 199–202

Hof H, Nichterlein T, Kretschmar M (1997) Management of listeriosis. Clin Microbiol Rev 10: 345–357

Krauss H et al. (2004) Listeriose. In: Krauss H, Weber A, Appel M et al. (eds) Zoonosen. Deutscher Ärzte-Verlag, pp 254–257

McLauchlin J, Low JC (1994) Primary cutaneous listeriosis in adults: an occupational disease of veterinarians and farmers. Vet Rec 135: 615–617

Mielke H, Hahn H (2004) Anthropozoonoseerreger ohne Familienzugehörigkeit: Listerien, Brucellen, Francisellen und Erysipelothrix. In: Hahn H, Falke D, Kaufmann SHE, Ullmann U (eds) Medizinische Mikrobiologie und Infektiologie. Springer, Berlin, pp 330–342

Schlech WF, III (2000) Foodborne listeriosis. Clin Infect Dis 31: 770–775

Southwick FS, Purich DL (1996) Intracellular pathogenesis of listeriosis. N Engl J Med 334: 770–776

Shigellenenteritis

J. Stein, M. Kist

1898 gelang es Shiga in Japan und unabhängig 2 Jahre später Kruse Shigellen (gramnegative, unbegeißelte Stäbchenbakterien) als Erreger der Ruhr nachzuweisen (Shiga-Kruse-Ruhrbakterien), die heute als Shigella dysenteriae, Typ 1, bezeichnet werden. Etwa zur gleichen Zeit fand Flexner die nach ihm benannte Art (S. flexneri). Zur Gattung Shigella zählen 4 Spezies: Shigella dysenteriae (Tropen, Subtropen), Shigella flexneri (weltweit), Shigella boydii (Vorderasien, Nordafrika) und Shigella sonnei (weltweit). Die Unterschiede zwischen den Shigellenspezies mit etwa 40 einzelnen Serotypen beruhen auf biochemischen Eigenschaften und Verschiedenheiten des O-Antigens (Edwards 1999, Garcia-Fulgueiras 2001).

28.1 Epidemiologie

Diese meldepflichtige Erkrankung kommt in Deutschland überwiegend als **Importinfektion** vor. Im Jahr 2004 wurden 1.137 Erkrankungen in Deutschland gemeldet [in den Vorjahren 800–1.600 Fälle (Robert Koch-Institut 2005)]. Davon sind die meisten Infektionen durch S. sonnei (75–80%) und S. flexneri (15–18%) verursacht. Erkrankungen an S. boydii und S. dysenteriae liegen bei etwa 5%. Die Shigellose tritt sporadisch oder als Epidemie auf. Fäkal verunreinigtes Wasser und kontaminierte Nahrungsmittel sind wichtige Vektoren der Erregerübertragung. Daneben spielt die Übertragung von Mensch zu Mensch eine nicht zu unterschätzende Rolle (Acheson u. Keusch 1995).

28.2 Ätiologie und Pathogenese

28.2.1 Infektionsquelle und -dosis

Als Infektionsquelle kommen in fäkal verunreinigtem Wasser gewaschenes Obst, Gemüse, Salate und Kräuter in Betracht sowie Lebensmittel, die durch erkrankte oder gerade wieder genesene Menschen kontaminiert wurden und ohne vorheriges Erhitzen verzehrt werden. So erkrankten in Spanien Mitte der 90er-Jahre 200 Personen durch Käse, den nachweislich ein erkrankter Mitarbeiter kontaminiert hatte. Eine Kontamination von Lebensmitteln durch Fliegen ist eher unwahrscheinlich. Daneben spielt die Übertragung der Infektion von Mensch zu Mensch eine große Rolle. Erkrankt ein Mitglied einer Gruppe (Familie, Kindergarten), sind Sekundärerkrankungen häufig (20% bezogen auf alle Altersgruppen, ca. 40% bezogen auf die 1- bis 4-Jährigen). Die hohe Zahl der Sekundärinfektionen erklärt sich durch eine geringe erforderliche Infektionsdosis [ca. 10–200 lebende Keime

(Acheson and Keusch, 1995)]. Es erkranken überwiegend Kinder, Erwachsene werden meist von Kindern angesteckt.

28.2.2 Pathogenitätsmechanismen und Virulenz

Shigellen sind zum einen **enteroinvasive** Erreger, die wie alle Enterobacteriaceae **Endotoxine** besitzen, aber auch zur Bildung von **Exotoxinen** fähig sind. Pathogenetisch ausschlaggebend ist v. a. die Fähigkeit der Keime, in die **Darmschleimhaut** einzudringen. Die invasive Fähigkeit ist auf das terminale Ileum und das Kolon beschränkt. Die Invasion des Erregers in die Kolonozyten verläuft über direkte Phagozytose, gefolgt von einer raschen intrazellulären Vermehrung im Zytoplasma. Die befallenen Epithelzellen und angrenzende Zellen werden lytisch zerstört (Phalipon u. Sansonetti 2003, Sansonetti et al. 1999). Die nachfolgende Einwanderung von Neutrophilen führt zur Bildung von Mikroabszessen, aus denen sich ulzerative Läsionen in der Mukosa entwickeln, die innerhalb 1 Woche wieder abheilen (◘ Abb. 28.1).

Neben den Endotoxinen, die Shigellen wie alle Enterobacteriaceae besitzen, bilden S. dysenteriae und andere Shigellen verschiedene **Exotoxine**. Das von S. dysenteriae Serovar 1 gebildete »**Shiga-Toxin**«, ein hitzelabiles, gegen proteolytische Enzyme anfälliges Polypeptid von 70 kD, kann als extraintestinale Komplikation ein hämolytisch-urämisches Syndrom auslösen, aber auch zu zentralnervösen Störungen (Lethargie, Krampfanfälle) führen (»Neurotoxin«, ► Kap. 3). Ob es als Enterotoxin beim Zustandekommen der Ruhr eine Rolle spielt, ist nicht geklärt. Die diarrhoische Wirkung eines weiteren Zytotoxins ist ebenfalls unklar. Sie ist zumindest nicht cAMP- oder cGMP-mediiert (Cherla et al. 2003, Phalipon u. Sansonetti 2003).

28.2.3 Hitzeresistenz und Tenazität

Hitzeresistenz und Tenazität entsprechen in etwa denen von Escherichia coli und Salmonella. Bei pH ≤4,0 sterben Shigellen schnell ab, wenn das kontaminierte Lebensmittel bei Raumtemperatur gelagert wird. Bei Kühllagerung (4°C) hingegen überleben die Erreger bei pH 3,5–4,0 mindestens 20 Tage lang; in mäßig sauren Lebensmitteln (Käse, Quark, schwach gesäuertem Kartoffelsalat mit pH 5,4–5,6) wochenlang. In vorzerkleinerten Salaten und Gemüsen halten sich S. sonnei und S. flexneri auch in Fertigpackungen mit Schutzatmosphäre bis zum Ende der – in der Regel 7-tägigen – Mindesthaltbarkeit infektionstüchtig

28.3 Klinik

Die **Inkubationszeit** beträgt 1–7 Tage. Die Krankheitsdauer beträgt durchschnittlich 7 Tage (1 Tag bis 1 Monat). Die Symptomatik der Shigellenenteritis wird durch die Wanderung des Erregers durch den Gastrointestinaltrakt und die Interaktionen des Erregers mit dem erreichten Darmabschnitt bestimmt. Bereits 12 h nach oraler Aufnahme virulenter Shigellen vermehren diese sich vorwiegend im Dünndarm (10^7–10^9 lebende Erreger pro Milliliter Darminhalt), mit besonderer Besiedlungsdichte

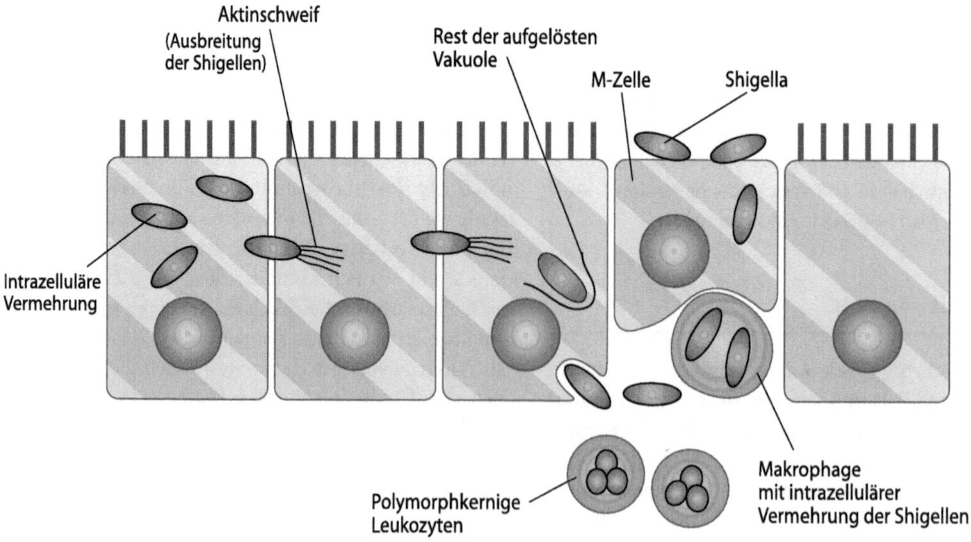

◘ **Abb. 28.1.** Pathogenese der Shigellenruhr (nach Hahn u. Bockemühl 2005). Farbige Wiedergabe ► Farbteil

im Ileum. Es wird vermutet, dass die primäre Wirkung von Enterotoxinen im Dünndarm dafür verantwortlich ist, dass die Shigellenruhr initial häufig mit wässrigen Durchfällen beginnt. Nach Penetration in die Epithelzellen des terminalen Ileums und des Kolons kommt es zu ulzerösen Läsionen und blutigen Diarrhöen. An der Entstehung der hämorrhagischen Kolitis bei S. dysenteriae ist wahrscheinlich das Shiga-Toxin beteiligt. Hauptsymptome sind Tenesmen mit Stuhldrang und initial profusen, später blutig-schleimigen, kleinvolumigen Durchfällen. Bei schwerem Verlauf kann Fieber bis 40°C vorhanden sein (Lampel u. Maurelli 2002, Maurelli u. Lampel 2001). Wie bei der Salmonellose kann sich als mögliche extraintestinale Komplikation das Reiter-Syndrom entwickeln (Hill Gaston u. Lillicrap 2003).

28.4 Diagnostik

Labordiagnostisch dient in der Regel ein kultureller Erregernachweis zur Sicherung der Diagnose. Als Untersuchungsmaterial eignen sich frische Stuhlproben oder frisch entnommene Rektalabstriche. Shigellen, v.a. S. dysenteriae und manche Stämme von S. flexneri, **sterben in Stuhlproben leicht ab**, wozu die im Stuhl reichlich vorhandenen Bakteriophagen beitragen. Daher sollten die Proben unmittelbar nach der Gewinnung im Laboratorium verarbeitet werden; ist dies nicht möglich, muss ein gepuffertes **Transportmedium** verwendet werden, das 30% Glyzerin in 0,6%iger NaCl-Lösung enthält (auch Rektalabstriche müssen in Transportmedien gegeben werden). Mit für Salmonellen und Shigellen geeigneten Kulturmedien gelingt die Anzüchtung des Erregers mit ausreichender Sicherheit. Ein Nachweis mittels PCR ist möglich, aber keine Routinemethode. **Eine serologische Untersuchung ist unzuverlässig und wird deshalb nicht durchgeführt** (June et al. 1993).

Zur Aufdeckung von Infektionsquellen und Nachverfolgung von Infektionswegen sind Verfahren zur Feintypisierung erforderlich (z. B. Phagenlysotypie oder PFGE) die nur in Speziallaboratorien (► Anhang) verfügbar sind.

28.5 Therapie

Bei Patienten in gutem Allgemeinzustand kann eine symptomatische Therapie mit Bettruhe und suffizienter oraler – ggf. intravenöser – Rehydratation ausreichend sein. Ob eine **antibiotische Therapie** indiziert ist, hängt vom Erreger und Schweregrad der Erkrankung ab. Die Indikation wird wegen der guten Wirksamkeit, aber auch aus seuchenhygienischen Gründen vergleichsweise großzügig gestellt. Mittel der Wahl sind *Chinolone* (z. B. *Ciprofloxacin* 2-mal 0,5 g für 3–5 Tage. Bei frühzeitigem Einsatz reicht evtl. auch eine einzige Gabe. Bei Kindern Cotrimoxazol (2-mal 10–15 mg/kg KG) oder Ampicillin 1-mal 50 mg/kg KG). Wirksam ist weiterhin *Doxycyclin* (Erwachsene täglich 1 g, Kinder 50 mg/kg KG). Motilitätshemmer sind auch hier kontraindiziert.

Cave: Die zunehmende Antibiotikaresistenz gegen Sulfonamide, Ampicillin, Cotrimoxazol und Tetracycline, aber auch Chinolone, macht es erforderlich, dass die Behandlung – wenn immer möglich – nach Antibiogramm erfolgt.

28.6 Prophylaxe

In allen Fällen, in denen Lebensmittel als Infektionsvehikel in Betracht kamen, sind Kontaminationen durch den Menschen wahrscheinlich gewesen bzw. nachgewiesen worden. Die Beachtung allgemeiner Hygienevorschriften – Personalhygiene, Abwasserhygiene, Toilettenhygiene und Vermeidung jedweden Kontaktes mit Fäzes (*cave:* Fliegen, Insekten) – ist die einzige sinnvolle prophylaktische Maßnahme. Eine Impfung ist nicht möglich.

Im Fall einer **Krankenhausbehandlung** sollte in Anbetracht der hohen Kontagiosität eine Isolierung des Patienten erfolgen (Einzelzimmer, möglichst mit eigener Toilette, Händedesinfektion etc.).

Personen, die an Shigellenruhr **erkrankt** sind oder bei denen der **Verdacht** auf eine Erkrankung besteht, dürfen keinerlei Tätigkeiten ausüben, bei denen sie Kontakt mit Lebensmitteln haben (§42 IfSG). Die Wiederaufnahme der beruflichen Tätigkeit erfolgt in der Regel – nach einer Entscheidung des Gesundheitsamtes – nach dem Vorliegen von 2–5 negativen bakteriologischen Stuhluntersuchungen.

In **Gemeinschaftseinrichtungen** dürfen an Shigellose Erkrankte nach §34 IfSG keine betreuende Tätigkeit ausüben bzw. die Gemeinschaftseinrichtung nicht besuchen. Eine Wiederzulassung zu Gemeinschaftseinrichtungen ist nach klinischer Genesung und Vorliegen von 3–5 negativen bakteriologischen Stuhluntersuchungen im Abstand von 1–2 Tagen möglich (RKI/BgVV 1997; s. auch: Shigellenruhr – Merkblatt für Ärzte, aktualisiert 2001, www.rki.de)

> Gemäß §6 IfSG ist der Verdacht auf oder die Erkrankung an akuter infektiöser Gastroenteritis meldepflichtig, wenn eine Person betroffen ist, die im Lebensmittelbereich tätig ist, oder 2 oder mehr gleichartige Erkrankungen auftreten, bei denen ein epidemischer Zusammenhang wahrscheinlich ist oder vermutet wird. Nach §7 ist jeglicher Nachweis von Shigella sp. unverzüglich, spätestens jedoch innerhalb 24 h durch das untersuchende Labor dem für den Einsender zuständigen Gesundheitsamt zu melden.

Literatur

Acheson DWK, Keusch GT (1995) Shigella and enteroinvasive E. coli. In Infections of the Gastrointestinal Tract, Blaser MJ, Smith PD, Ravdin JI, Greenberg HB, Guerrant RL (eds) Raven Press, New York

Cherla RP, Lee SY, Tesh VL (2003) Shiga toxins and apoptosis. FEMS Microbiol Lett 228: 159–166

Edwards BH (1999) Salmonella and Shigella species. Clin Lab Med 19: 469–487

Garcia-Fulgueiras ASSGJJMBAANC (2001) A large outbreak of Shigella sonnei gastroenteritis asociated with consumption of fresh pateurised milk cheese in spain. Europ J Epidemiology 533–538

Hahn H, Bockemühl BJ (2005) Enterobakterien. In Medizinische Mikrobiologie und Infektiologie, H.Hahn, D.Falke, S.H.E.Kaufmann, U.Ullmann (eds), Springer, Berlin Heidelberg New York Tokyo, pp 250–286

Hill Gaston JS, Lillicrap MS (2003) Arthritis associated with enteric infection. Best Pract Res Clin Rheumatol 17: 219–239

June GA, Sherrod PS, Amaguana RM, Andrews WH, Hammack TS (1993) Effectiveness of the Bacteriological Analytical Manual culture method for the recovery of Shigella sonnei from selected foods. J AOAC Int 76: 1240–1248

Lampel KA, Maurelli AT (2002) Shigella. In Foodborne diseases. Academic Press, Amsterdam Boston New York, pp 69–77

Maurelli AT, Lampel KA (2001) Shigella. In: Cliver DO, Riemann HP (eds) Foodborne Disease Handbook. Marcel Dekker, New York, Basel, pp 323–344

Phalipon A, Sansonetti PJ (2003) Shigellosis: innate mechanisms of inflammatory destruction of the intestinal epithelium, adaptive immune response, and vaccine development. Crit Rev Immunol 23: 371–401

Robert Koch-Institut (2005) Meldepflichtige Infektionskrankheiten: Aktuelle Statistik 53. Woche 2004. Epidemiologisches Bulletin 3: 18–19

Sansonetti PJ, Tran VN, Egile C (1999) Rupture of the intestinal epithelial barrier and mucosal invasion by Shigella flexneri. Clin Infect Dis 28: 466–475

Arcobacter

J. Stein, H.R. Brodt

Die Angehörigen dieses Anfang der 90er-Jahre neu eingeführten Genus sind mit den Vertretern der Gattung Campylobacter nah verwandt. Die gramnegativen, s-förmig oder spiralig gekrümmten Stäbchen wachsen jedoch im Gegensatz zu Campylobacter sp. auch bei 15°C und vermehren sich bei 30°C auch aerob [1, 2].

29.1 Epidemiologie

Arcobacter butzleri und A. cryaerophilus sind von Diarrhöpatienten in Deutschland, Frankreich, Italien, den USA, Kanada und Südostasien isoliert worden.

29.2 Ätiologie und Pathogenese

29.2.1 Infektionsquelle und -dosis

Als Infektionsquelle spielt Geflügelfleisch, in Entwicklungsländern Trinkwasser eine Rolle. Arcobacter butzleri ist auch in Trinkwasserreservoiren in Ostdeutschland isoliert worden [1, 3, 4].

29.2.2 Pathogenitätsmechanismen und Virulenz

Über Virulenzfaktoren ist wenig bekannt. Bei nahezu allen Stämmen lässt sich ein gegen Verozellen aktives Zytotoxin nachweisen, das sich von dem bei Campylobacter nachgewiesenen **C**ytolethal **d**istending **t**oxin (Cdt) unterscheidet [5].

29.3 Klinik

Vor allem bei immungeschwächten Personen sind durch A. butzleri schwere Diarrhöverläufe beschrieben worden, bei Kleinkindern gar Septikämien [6, 7].

29.4 Diagnostik

Zum Erregernachweis eignet sich die Methode nach Johnson-Murano bzw. neuerlich der Nachweis mittels PCR [3, 8, 9].

29.5 Therapie und Prophylaxe

Flüssigkeits- und Elektrolytersatz. Nur bei länger anhaltenden, rezidivierenden Diarrhöen oder bei Sepsis und

Risikopatienten sind antibiotische Therapiemaßnahmen erforderlich. Die Erreger sind meist empfindlich gegen Chinolone (z. B. Ciprofloxacin 2-mal 0,5 g). Resistenzen bestehen gegen Penicilline, Makrolidantibiotika, Chloramphenicol, Trimethoprim und Vancomycin. Als Reservesubstanz eignet sich Imipinem (2-mal 500 mg/Tag) [10].

Einhaltung von Vorsichtsmaßnahmen beim Verzehr von Lebensmitteln und Getränken (Verzicht auf Rohmilch und unzureichend erhitzte Geflügelprodukte) ist die beste und sinnvollste Prophylaxe, ferner Beachtung allgemein gültiger Hygienemaßnahmen.

Literatur

1. Atabay HI, Corry JE. The prevalence of campylobacters and arcobacters in broiler chickens. J Appl Microbiol 1997; 83: 619–26
2. On SL. Taxonomy of Campylobacter, Arcobacter, Helicobacter and related bacteria: current status, future prospects and immediate concerns. Symp Ser Soc Appl Microbiol 2001; 1S–15S
3. Golla SC, Murano EA, Johnson LG, Tipton NC, Cureington EA, Savell JW. Determination of the occurrence of Arcobacter butzleri in beef and dairy cattle from Texas by various isolation methods. J Food Prot 2002; 65: 1849–53
4. Meng J, Doyle MP. Emerging issues in microbiological food safety. Annu Rev Nutr 1997; 17: 255–75
5. Johnson LG, Murano EA. Lack of a cytolethal distending toxin among Arcobacter isolates from various sources. J Food Prot 2002; 65: 1789–95
6. Lerner J, Brumberger V, Preac-Mursic V. Severe diarrhea associated with Arcobacter butzleri. Eur J Clin Microbiol Infect Dis 1994; 13: 660–2
7. Vandamme P, Pugina P, Benzi G et al. Outbreak of recurrent abdominal cramps associated with Arcobacter butzleri in an Italian school. J Clin Microbiol 1992; 30: 2335–7
8. de Boer E, Tilburg JJ, Woodward DL, Lior H, Johnson WM. A selective medium for the isolation of Arcobacter from meats. Lett Appl Microbiol 1996; 23: 64–6
9. Marshall SM, Melito PL, Woodward DL, Johnson WM, Rodgers FG, Mulvey MR. Rapid identification of Campylobacter, Arcobacter, and Helicobacter isolates by PCR-restriction fragment length polymorphism analysis of the 16S rRNA gene. J Clin Microbiol 1999; 37: 4158–60
10. Fera MT, Maugeri TL, Giannone M et al. In vitro susceptibility of Arcobacter butzleri and Arcobacter cryaerophilus to different antimicrobial agents. Int J Antimicrob Agents 2003; 21: 488–91

Aeromonas hydrophilia

M. Kist, J. Stein

Aeromonas hydrophilia wurde erstmals 1984 von der US-amerikanischen Food and Drug Administration (FDA) als »*new foodborne pathogen*« eingestuft. Nach epidemiologischen Studien kommen noch weitere Stämme dieser aufgrund von molekulargenetischen Studien neu eingerichteten Familie in Betracht. Es handelt sich hierbei um gramnegative, fakultativ anaerobe oxidasepositive Stäbe, von denen derzeit 14 Genospezies und 10 Phenospezies bekannt sind [1–4].

30.1 Ätiologie und Pathogenese

30.1.1 Infektionsquelle und -dosis

Bei den bisherigen Ausbrüchen sind Austern und andere Meeresfrüchte, Fischfilets, Schnecken und Eiersalat als Infektionsquelle ermittelt worden. Ob Erregern im Stuhl erkrankter Patienten und in inkrimierten Lebensmitteln eine Rolle zukommt, gilt eher als unwahrscheinlich. Die minimale Infektionsdosis ist unbekannt.

30.1.2 Pathogenitätsmechanismen und Virulenz

Über die Pathogenitätsmechanismen ist derzeit noch wenig bekannt. Als Virulenzfaktoren werden ein hitzelabiles, ein hitzestabiles (ALT und AST) wie auch ein zytotoxisches (ACT) Enterotoxin diskutiert [5–7].

30.2 Klinik

Die Infektionen verlaufen mit teils wässrigen, teils schleimig-blutigen, bis zu 2 Wochen anhaltenden Durchfällen, gelegentlich mit leichtem Fieber. Auch hier sind vornehmlich Risikogruppen (Kinder, Ältere, Immunsupprimierte) betroffen [5].

30.3 Diagnostik

Zum Nachweis dient die Anzucht des Erregers auf Glutamat-Stärke-Penicillin-Agar.

30.4 Therapie und Prophylaxe

Entscheidend sind auch hier zunächst Flüssigkeits- und Elektrolytersatz. Nur bei länger anhaltenden, rezidivierenden Diarrhöen oder bei Sepsis und Risikopatienten sind antibiotische Therapiemaßnahmen erforderlich. Mittel der Wahl ist Cotrimoxazol (2-mal 960 mg/Tag p.o. über 3–5 Tage). Alternativen (z. B. bei Unverträglichkeit) sind Ciprofloxacin (2-mal 500 mg/Tag p.o.) oder Doxycyclin (2-mal 100 mg/Tag p.o. [8]).

Literatur

1. Isonhood JH, Drake M. Aeromonas species in foods. J Food Prot 2002; 65: 575–582
2. Joseph SW, Carnahan AM. Update on the genus Aeromonas. ASW News 2000; 66: 218–223
3. Abeyta C, Palumbo SA, Stelma GH. Aeromonas hydrophylia. In: Hui YH, Pierson MD, Gorham JR (eds) Foodborne Disease Handbook. Marcel Dekker, New York Basel 2001: 35–60
4. Kirov SM. Aeromonas and Plesiomonas species. In: Doyle MP, Beuchat LR, Montville TJ (eds) Food Microbiology: Fundamentals and Frontiers. American Society for Microbiology Press, Washington 2001: 301–327
5. Albert JM. Prevalence of enterotoxin genes in Aeromonas spp. isolated from children with diarrhea, healthy controls, and the environment. J Clin Microbiol 2000; 38: 3785–3790
6. Sha J, Kozlova EV, Chopra AK. Role of various enterotoxins in Aeromonas hydrophila-induced gastroenteritis: generation of enterotoxin gene-deficient mutants and evaluation of their enterotoxic activity. Infect Immun 2002; 70: 1924–1935
7. Chopra AK, Houston CW. Enterotoxins in Aeromonas-associated gastroenteritis. Microbes Infect 1999; 1: 1129–1137
8. Ko WC, Chiang SR, Lee HC, Tang HJ, Wang YY, Chuang YC. In vitro and in vivo activities of fluoroquinolones against Aeromonas hydrophilia. Antimicrob Agents Chemother 2003; 47: 2217–2222

VI

Plesiomonas shigelloides

J. Stein, H.R. Brodt

Als potenziell pathogener Keim ist Plesiomonas shigelloides seit 1978 bekannt, nachdem 2 Ausbrüche mit etwa 1.000 Erkrankungen durch Trinkwasser verursacht wurden. In Japan wurde danach eine mehrere 100 Personen betreffende, durch den Genuss von Tintenfischsalat verursachte Epidemie beschrieben [1–3]. Dennoch wird die Bedeutung des Keims als Auslöser von Lebensmittelinfektionen als gering eingeschätzt. Die meisten Stämme gelten als apathogen.

31.1 Epidemiologie

31.2 Ätiologie und Pathogenese

Plesiomonas shigelloides ist ein gramnegatives, fakultativ anaerobes, oxidasepositives, glukosefermentierendes Stäbchen, das durch 2–7 unipolar angeordnete Geißel aktiv beweglich ist [1].

31.2.1 Infektionsquelle und -dosis

Die minimale Infektionsdosis ist unbekannt. Bei einem Freiwilligenversuch, bei dem bis zu 10^9 KbE eines von einem erkrankten Kind isolierten Stammes verabreicht wurden, erkrankte keiner der Probanden.

Als hauptsächliches Reservoir gelten Binnen- und Küstengewässer, insbesondere in den Tropen und Subtropen, in den gemäßigten Zonen ist der Keim v. a. im Sommer daraus zu isolieren. In Lebensmitteln findet sich der Erreger folgerichtig v. a. in Fisch und Meeresfrüchten [1].

31.2.2 Pathogenitätsmechanismen und Virulenz

Diskutiert werden zytotoxische, enterotoxische wie auch lipopolysaccharidvermittelte Endotoxinwirkungen, deren zugrunde liegende Mechanismen nicht näher erforscht sind (► Kap. 3).

31.2.3 Hitzeresistenz

Konkrete Angaben zur Hitzeresistenz finden sich in der Literatur nicht. Die im Rahmen der Pasteurisierung üblichen Temperaturen töten die Keime sicher ab [1].

31.3 Klinik

Nach 1- bis 2-tägiger Inkubation setzt ein wässriger, bisweilen mit Schleim und Blut durchsetzter Durchfall ein, der in der Regel 1–7 Tage dauert und regelhaft mit Koliken und Erbrechen einhergeht [1, 4].

31.4 Diagnostik

Für den Nachweis im Stuhl eignet sich Inositol-Brillantgrün-Gallesalz-Agar, auf dem der Keim nach 48-stündiger Inkubation bei 37°C wie Pseudomonaden rote bis rosafarbene Kolonien bildet [1].

31.5 Therapie und Prophylaxe

VI

Flüssigkeits- und Elektrolytersatz. Nur bei länger anhaltenden, rezidivierenden Diarrhöen oder bei Sepsis und Risikopatienten sind antibiotische Therapiemaßnahmen erforderlich. Die Erreger sind meist empfindlich gegen eine Reihe von Antibiotika. Als Mittel der Wahl gelten *Chinolone* (z. B. Ciprofloxacin 2-mal 0,5 g).

Prophylaxe: Einhaltung von Vorsichts- bzw. Hygienemaßnahmen beim Verzehr von Fisch und Muscheln.

Literatur

1. Kirov SM. Aeromonas and Plesiomonas species. In: Doyle MP, Beuchat LR, Montville TJ (eds) Food Microbiology: Fundamentals and Frontiers. American Society for Microbiology Press, Washington 2001, pp 301–27
2. Okawa Y, Ohtomo Y, Tsugawa H, Matsuda Y, Kobayashi H, Tsukamoto T. Isolation and characterization of a cytotoxin produced by Plesiomonas shigelloides P-1 strain. FEMS Microbiol Lett 2004; 239: 125–30
3. Plaut AG. Clinical pathology of foodborne diseases: notes on the patient with foodborne gastrointestinal illness. J Food Prot 2000; 63: 822–6
4. Bai Y, Dai YC, Li JD, Nie J, Chen Q, Wang H et al. Acute diarrhea during army field exercise in southern China. World J Gastroenterol 2004; 10: 127–31

Tuberkulöse Enterokolitis

H.R. Brodt

Noch zu Beginn des 20. Jahrhunderts war die Tuberkulose des Gastrointestinaltraktes eine häufige und gefürchtete Erkrankung. Sie galt als unheilbar, und wenn es doch zu einer Heilung kam, zweifelte man eher die Diagnose an, als dies auf die gute Behandlung bzw. das Glück des Patienten zurückzuführen. Mittlerweile zählt die tuberkulöse Enterokolitis zu den seltenen Komplikationen einer Tuberkulose und wird daher mehr unerwartet als erwartet diagnostiziert.

32.1 Epidemiologie und Pathogenese

Vor der Einführung einer effektiven antituberkulösen Therapie war die intestinale Tuberkulose die häufigste Komplikation einer Lungentuberkulose. In unterschiedlichen Studien wurden Raten zwischen 3 und 33% angenommen, worunter sich jedoch bis zur Erstbeschreibung vermutlich auch Patienten mit einem Morbus Crohn befanden [10]. Mit Elimination von Mycobacterium bovis aus der Nahrungskette in industrialisierten Ländern und einer effektiven Tuberkulosetherapie sind abdominelle oder intestinale Tuberkulosen heute vorwiegend ein Problem der Entwicklungsländer, aber damit auch der Emigranten sowie von immunsupprimierten Patienten (Patienten nach Transplantation oder mit HIV-Infektion). Bei dem meist foudroyanten Verlauf einer Tuberkulose bei HIV-infizierten Patienten ist in etwa 5–25% auch mit einer gastrointestinalen Beteiligung zu rechnen.

Die tuberkulöse Enterokolitis kann sowohl die Folge einer primären Infektion des Gastrointestinaltraktes als auch Folge einer sekundären Infektion an anderer Stelle, vorwiegend der Lunge, sein. Definitionsgemäß schließt die **primäre** tuberkulöse Enterokolitis eine Erkrankung der Lungen aus. Die wahrscheinlichen Mechanismen der Infektion des Darmes können sowohl die direkte Ingestion von Tuberkelbakterien über infiziertes Sputum oder Milchprodukte, eine hämatogene Streuung aus Infektionsherden an anderer Stelle, die infizierte Gallenflüssigkeit oder eine Ausbreitung der Infektion von Nachbarorganen sein [8]. Die häufige Assoziation von tuberkulöser Laryngitis mit einer Darmtuberkulose sowie der Rückgang der tuberkulösen Enterokolitis (Mycobacterium bovis) nach Pasteurisierung der Milch und Einführung der Antituberkulotika spricht für die Ingestion als häufigsten Infektionsweg. Aber auch bei jeder Miliartuberkulose muss durch eine hämatogene Streuung eine Beteiligung des Darms mit in Erwägung gezogen werden. ◘ Tab. 32.1 zeigt, dass die Tuberkulose vom Mund-Rachen-Raum bis zum Anus alle Regionen des Gastrointestinaltraktes betreffen kann.

Tab. 32.1. Anatomische Verteilung der abdominellen Tuberkulose

Lokalisation	Häufigkeit	
	Autopsie [%]	Klinische Berichte [%]
Ösophagus	0,14	0,3
Magen	0,69	2
Duodenum	2,5	0,3
Jejunum	24,3	35[a]
Ileum	72,0	
Ileozökal	66,1	42
Appendix	25,2	1
Kolon	53,8	12
Anorektum	11,9	7

[a] Jejunum und Ileum zusammen.

In der überwiegenden Mehrzahl ist bei der tuberkulösen Enterokolitis das Ileum bzw. die Ileozökalregion betroffen. Diese durch Autopsie als auch klinische Befunde bewiesene Prädeliktionsstelle der intestinalen Tuberkulose ist vermutlich Folge des dort befindlichen lymphoiden Gewebes (der Peyer-Plaques) mit einer erhöhten physiologischen Stase, einer erhöhten Rate von Flüssigkeits- und Elektrolytabsorption und erniedrigter digestiver Aktivität mit der Folge einer längeren Kontaktzeit zwischen den Bakterien und der Mukosa. Auch die Peyer-Plaques selbst könnten eine aktive Rolle durch die mit ihnen assoziierten M-Zellen spielen. Elektronenmikroskopische Untersuchungen haben gezeigt, dass z. B. BCG ohne Nachweis einer epithelialen Entzüngungsreaktion durch M-Zellen aufgenommen wird und zu antigenpräsentierenden Zellen der Lymphfollikeln transportiert werden.

Die **pathologischen Veränderungen** lassen sich in Abhängigkeit von dem Stadium der Entzündungsreaktion morphologisch charakterisieren als **ulzerative, ulzerohypertrophe oder hypertrophe Erkrankung** mit oder ohne Beteiligung der mesenteralen Lymphknoten. Diese resultieren aus einer komplexen Interaktion zwischen der individuellen Immunabwehr und der mykobakteriellen Virulenz.

32.1.1 Ulzerative intestinale Tuberkulose

Die ulzerative intestinale Tuberkulose zeigt eine Induration und ein Ödem des betroffenen bzw. erkrankten Segmentes mit oft großen Ulzerationen, die transvers verlaufen oder die gesamte Zirkumferenz betreffen und vermutlich Folge eines Zusammenschlusses vieler kleiner Ulzerationen sind. Diese sind oft verdickt, infiltriert, z. T. mit Arealen einer normal erscheinenden Mukosa versehen. Die Ulzerationen entstehen wahrscheinlich langsam und durchbrechen üblicherweise nicht die Muscularis propria. Dies und der oft zu beobachtende Entzündungswall vor den sich vergrößernden Ulzerationen sind vermutlich die Ursache, dass es nur sehr selten zu Perforationen kommt. Die Heilung solcher Ulzerationen geht zumeist mit einer deutlichen Fibrosierung einher, die dann zu Strikturen und obstruktiven Symptomen führen kann.

32.1.2 Hypertrophe Form intestinaler Tuberkulose

Die hypertrophe Form (etwa 10% der Patienten) der intestinalen Tuberkulose ist charakterisiert durch eine massive Entzündungsreaktion und Fibrosierung der Submukosa und Subserosa. Nicht selten hat dies Verklebungen von Darm, Mesenterium und regionalen Lymphknoten mit Bildung eines Konglomerattumors zur Folge.

32.1.3 Ulzerohypertrophe Intestinaltuberkulose

Die ulzerohypertrophe Intestinaltuberkulose (ca. 30% der Patienten) vereinigt beide Charakteristika der vorangehenden Stadien. Abweichend von diesen Formen kann es auch selten zu einer diffusen Kolitis kommen, die endoskopisch nur schwer von einer ulzerösen Kolitis zu unterscheiden ist. Enteroenteritische, enteroversikale und enterokutane Fisteln sind zumeist eine Konsequenz der sekundären bakteriellen Infektion von nekrotischem Gewebe, die zu penetrierenden Abszessformationen führt [2, 11]. Das histologische Bild kann gelegentlich schwer von einem Morbus Crohn zu unterscheiden sein, wenn keine verkäsenden Granulome zu finden sind. Neben diesen Granulomen, die beweisend für eine Tuberkulose sind, findet sich im Gegensatz zum Morbus Crohn auch immer eine massive Entzündungsreaktion um die Granulome. Hingegen fehlt bei der Tuberkulose die für den Morbus Crohn typische transmurale follikuläre Hyperplasie. Zusätzliche Befunde der tuberkulösen Enteritis sind Cluster von Epitheloidzellen und Langerhans-Riesenzellen sowie eine chronische unspezifische Entzündungsreaktion. Alle diese Reaktionen können bei der HIV-Infektion histopathologisch fehlen oder nur spärlich ausgebildet sein. Eine sorgfältige Analyse der Biopsien ist erforderlich, um säurefeste Stäbchen bei der tuberkulösen Enterokolitis nachweisen zu können. Diese sind gelegentlich in der Darmwand, aber viel sicherer in den regionalen Lymphknoten nachzuweisen.

32.2 Klinik

Die intestinale Tuberkulose ist charakterisiert durch das Fehlen pathognomonischer Symptome und Befunde. Männer und Frauen in allen Altersgruppen können betroffen sein. Jegliche abdominelle Symptomatik bei einer nachgewiesenen Lungentuberkulose muss den Verdacht auch auf eine intestinale Tuberkulose lenken. Wie ◘ Tab. 32.2 zeigt, finden sich in gleicher Häufigkeit lokalisierte als auch konstitutionelle Symptome und Befunde. Die Untersuchung des Abdomens zeigt zumeist einen Druckschmerz im rechten unteren Quadranten, und bei 25–50% der Patienten lässt sich auch ein Konglomerattumor ertasten. Ein gespanntes Abdomen mit dem Bild einer erhöhten peristaltischen Aktivität ist oft assoziiert mit einer intestinalen Obstruktion. Auch Zeichen einer Peritonitis können zu finden sein, nicht zuletzt nach freier Perforation ins Abdomen. Die Untersuchung des Perineums kann gelegentlich Fissuren, Kryptitis, perianale Abszesse und Analfisteln zeigen.

Laboruntersuchungen sind mit den Zeichen einer chronisch entzündlichen Erkrankung kaum richtungsweisend. Mit der Ausnahme von Perforationen sind die Leukozyten in aller Regel normal, viele Patienten zeigen eine leichte Anämie, jedoch nur wenige mit einem Eisenmangel. Während die Transaminasen weitgehend unauffällig normal sind, finden sich nicht selten AP- und Gamma-GT-Erhöhungen. Das Serumalbumin ist meist erniedrigt, und es finden sich selten Gerinnungsstörungen, wenn keine Sekundärinfektionen auftreten. Auch die Stuhluntersuchung zeigt nur selten okkultes Blut oder Leukozyten in den Fäzes.

◘ Tab. 32.2. Intestinaltuberkulose: Symptome und Befunde

Symptome	Häufigkeit [%]
Abdominelle Schmerzen	60
Gewichtsverlust	59
Fieber	47
Schwäche	45
Übelkeit	44
Appetitlosigkeit	38
Erbrechen	38
Distension	24
Nachtschweiß	23
Obstipation	21
Diarrhö	18
Amenorrhö	18
Blutungen	4

32.3 Diagnose

In nichtendemischen Regionen besteht der wichtigste Schritt der Diagnostik darin, an eine intestinale Tuberkulose überhaupt zu denken. Auf der anderen Seite ist bei Patienten aus endemischen Gebieten immer eine Tuberkulose auszuschließen, bevor die Diagnose eines Morbus Crohn gestellt wird. Wesentliche andere Differenzialdiagnosen sind in der ► Übersicht »Differenzialdiagnosen zur tuberkulösen Enterokolitis« dargestellt.

Differenzialdiagnosen zur tuberkulösen Enterokolitis

- **Infektionen:**
  - Yersinienenterokolitis
  - Histoplasmose
  - Aktinomykose
  - Amöbenkolitis
  - Periappendizitis
  - Lymphogranuloma venerum
- **Andere Erkrankungen:**
  - Morbus Crohn
  - Maligne Lymphome
  - Andere Neoplasien
  - Vaskuläre Insuffizienz
  - Sarkoidose

Unabhängig von Anzahl und Umfang der im Folgenden dargestellten Untersuchungsmethoden muss immer mit einem signifikanten Anteil von Patienten gerechnet werden, bei denen eine definitive Diagnose nicht gestellt werden kann und eine empirische Therapie der einzige Weg ist, um die Diagnose einer tuberkulösen Enterokolitis ohne invasive chirurgische Maßnahmen zu sichern. An erster Stelle der Diagnostik stehen mikroskopische und kulturelle Untersuchungen des Stuhls auf Mykobakterien. Einschränkend kann hierbei die Mikroskopie nicht zwischen Tuberkulosebakterien und ubiquitär vorkommenden Mykobakterien unterscheiden. Auch der Nachweis von Tuberkulosebakterien im Stuhl allein rechtfertigt bei nachweislich offener Lungentuberkulose noch nicht die Diagnose einer intestinalen Beteiligung.

Alle diagnostischen radiologischen Verfahren wie das Enteroklysma, der Kolonkontrasteinlauf, die Sonographie und die Computertomographie des Abdomens können zwar richtungsweisende Befunde ergeben, jedoch nur selten die Diagnose sichern. Zu diesen typischen zu erhebenden Befunden gehören – in Abhängigkeit von den gewählten Untersuchungsverfahren – eine beschleunigte Transitzeit von Barium, der Nachweis verdickter Darmwände und Ulzerationen, der fehlende Bariumbeschlag im betroffenen Darmsegment, entzündliche Veränderungen sowohl vor als auch nach der Ileozökalklappe sowie der Nachweis von vergrößerten Lymphknoten mit gelegentlich zentraler Einschmelzung, peripankreatisch, portal, mesenterial oder auch retroperitoneal. Hingegen besteht der einfachste und direkteste Weg zur Sicherung der Diagnose einer intestinalen Tuberkulose in der Durchführung einer Koloskopie. Die Möglichkeiten der Endoskopie mit Durchführung von Biopsien aus der Mukosa bieten klare Vorteile gegenüber allen radiologischen Verfahren und sind unter adäquaten Vorsichtsmaßnahmen, die auch die Desinfektion betreffen, sowohl für den Patienten als auch für Mitpatienten und das Personal ungefährlich [7]. Endoskopisch zeigt sich dann zumeist die Ileozökalklappe ödematös oder deformiert, oft mit kleinen, 2–4mm großen Knötchen und oberflächlichen Ulzerationen versehen. Auch im Zökum sind diese Knötchen mit oft violett scheinender Oberfläche zu sehen, die sich mit Ulzerationen abwechseln. Zusätzlich können sich auch Pseudopolypen, Strikturen und tuberkulöse ulzerierende polypöse Tumoren nachweisen lassen, die dann nicht immer endoskopisch passierbar sind. Der Nachweis einer Tuberkulose durch Biopsie gelingt mit einem Prozentsatz zwischen 30 und 80%. Es wird deshalb empfohlen, von jedem Patienten jeweils 8–10 Biopsien zur histologischen und 3–4 Biopsien zur kulturellen Untersuchung zu entnehmen [3, 4, 9]. Neben diesen Methoden stehen zur Probengewinnung noch die koloskopisch oder perkutan durchgeführte Feinnadelaspirationszytologie zur Verfügung, die jedoch den Fällen vorbehalten bleiben sollte, in denen keine Koloskopie durchgeführt werden kann. Die Bedeutung der diagnostischen Laparatomie oder Laparaskopie hat wesentlich abgenommen und bleibt ebenfalls den Patienten vorbehalten, bei denen auch koloskopisch keine Sicherung der Diagnose möglich ist.

Bei einer **tuberkulösen Peritonitis** kann die Diagnose oft bereits mit Hilfe einer Parazentese gestellt werden. Die Aszitesflüssigkeit kann hierbei nicht selten blutig tingiert sein und entspricht meist einem Exsudat mit mehr als 2,5 mg Protein/dl. Bei Vorliegen einer Leberzirrhose ist jedoch auch mit weniger Eiweiß zu rechnen. Sofern keine Tuberkulosebakterien mikroskopisch oder kulturell nachweisbar sind, gelingt in der Regel mit der direkten laparoskopischen Inspektion und Biopsie des Peritoneums eine Diagnose bei 80–95% aller Patienten. Die Biopsie der charakteristischen multiplen gelblich weißen miliaren Knötchen auf dem viszeralen und parientalen Peritoneum zeigt in ca. 75% säurefeste Stäbchen und verkäsende Granulome sogar in 85–90% [5, 12].

32.4 Therapie

Die Behandlung einer tuberkulösen Enterokolitis oder auch tuberkulösen Peritonitis unterscheidet sich grundsätzlich nicht von einer anderen extrapulmonalen Tuberkulose. Auch die gegenüber der Behandlung einer Lungentuberkulose häufig empfohlene verlängerte Therapiedauer um zusätzlich 3–6 Monate basiert nicht auf klinischen Studien und liegt vermutlich darin begründet, dass es sich bei einer tuberkulösen Enterokolitis oft um ein schweres Krankheitsbild und nicht selten um den Ausdruck einer disseminierten Tuberkulose handelt. Im Gegensatz z. B. zu einer kavernösen Lungentuberkulose ist sogar bei einer tuberkulösen Enterokolitis davon auszugehen, dass die medikamentöse Therapie bei guter Gewebeperfusion sogar eher ihr Ziel erreichen kann. In der Regel ist deshalb eine tuberkulöse Enterokolitis mit einem allseits sensiblen Tuberkulosestamm mit einer Standardtuberkulosetherapie, die Rifampicin, Isoniazid und Pyrazinamid beinhaltet, auch in 6 Monaten heilbar (◘ Tab. 32.3). Die Therapiedauer sollte verlängert werden bei Resistenz gegen eines dieser Standardantituberkulotika, bei Unverträglichkeit gegen eine der Substanzen

◘ **Tab. 32.3.** Antituberkulotika (Standard- und Ersatzsubstanzen) und ihre Dosierungen einschließlich notwendiger Kontrolluntersuchungen

Medikament	Abkürzung	Dosis pro Tag		Therapiedauer	Kontrolle	
		mg/kg KG	max.		Untersuchungen	Intervall
Isoniazid	INH	5 mg	300 mg	6–9 Monate	OT, PT, γ-GT, AP, Bili, Blutbild	14 Tage
Rifampicin	RMP	10 mg	750 mg	6–9 Monate	OT, PT, γ-GT, AP, Bili	14 Tage
Ethambutol	EMB	20 mg	1.600 mg	6–9 Monate	Farbsehen	30 Tage
Pyrazinamid	PZA	25 mg	2.500 mg	2 Monate	OT, PT, Harnsäure	30 Tage
Streptomycin	SM	15 mg	1.000 mg	bis 30 g Geamtdosis	Krea, HST, Vestib. + Hörprüfungen	14 Tage
Rifabutin	RBT	5 mg	300 mg	6–9 Monate	OT, PT, γ-GT, AP, Bili	14 Tage
Prothionamid	PTH	5–10 mg	750 mg	6–9 Monate	Blutbild, OT, PT	14 Tage
Levofloxacin	LFL		500–1.000 mg	6–9 Monate	OT, PT, γ-GT, AP, Bili, Blutbild	14 Tage
Cycloserin	CCS	15 mg	1.000 mg	3 Monate	Cave ZNS-Nebenwirkungen	

oder auch bei großen Abszessformationen. Eine chirurgische Intervention erscheint nur indiziert bei einer Obstruktion, einer freien oder gedeckten Perforation, Fistelbildungen oder Strikturen. Wenn immer möglich, sollte vor der chirurgischen Intervention eine medikamentöse Vorbehandlung abgewartet werden, weil es nicht selten hierunter bereits zu einer Rückbildung von Fisteln und Strikturen kommen kann und andererseits der chirurgische Behandlungserfolg optimiert werden kann [1, 6].

Literatur

1. Anand BS, Nanda R, Sachdev GK. Response of tuberculous stricture to antituberculous treatment. Gut (1988) 29: 62–69
2. Balikian JP, Uthmann SM, Kabakian HA. Tuberculous colitis. Am J Protocol (1977) 28: 75–79
3. Bhargava BK, Shriniwas MD, Chopra P, Nijhawan S, Dasarathy S, Kushwaha AKS. Peritoneal tuberculosis: Laparoscopic patterns and its diagnostic accuracy. Am J Gastroenterol (1992) 87: 109–112
4. Bhargava BK, Tandon HD, Chawla TC et al. Diagnosis of ileocecal and colonic tuberculosis by colonoscopy. Gastrointest Endosc (1985) 31: 68–70
5. Bhargava BK Shriniwas MD, Chopra P, Nijhawan S, Dasarathy S, Kushwaha AKS. Peritoneal tuberculosis: Laparoscopic pattern and ist diagnostic accuracy. Am J Gastroenterol (1992) 87: 109–112
6. Conjalka M, Usselman J. Successful medical treatment of a tuberculosis B-E fistula. Mt Sinai J Med (1980) 47: 283–284
7. Kalvaria I, Kottler RE, Marks IN. The role of colonoscopy in the diagnosis of tuberculosis. J Clin Gastroenterol (1988) 10: 516–523
8. Marshall JB. Tuberculosis of the gastrointestinal tract and peritoneum. Am J Gastroenterol (1993) 88: 989–999
9. Medina E, Orti E, Tome A, Quiles F, Canelles P, Mertinez A. Segmental tuberculosis of the colon diagnosed by colonscopy. Endoscopy (1990) 22: 188–190
10. Mitchell RS, Bristol LJ. Intestinal tuberculosis: An analysis of 346 cases diagnosed by routine intestinal radiography on 5529 admissions for pulmonary tuberculosis, 1929–1949. Am J Med Sci (1954) 227: 241–249
11. Theoni RF, Margulis AR. Gastrointestinal tuberculosis. Semin Roentgenol (1979) 14: 283–294
12. Wolfe JHN, Behn AR, Jackson BT. Tuberculous peritonitis and role of diagnostic laparoscopy. Lancet (1979) 1: 852–853

Atypische Mykobakterien

C. Schieferstein

33.1 Epidemiologie

Atypische Mykobakterien werden in der internationalen Literatur auch als »nontubercolous mycobacteria« (NTM) oder »mycobacteria other than tuberculosis« (MOTT) bezeichnet. Anders als ihre verwandten Spezies M. tuberculosis, M. bovis und M. leprae handelt es sich um frei lebende Bakterien, die ubiquitär in der Umwelt zu finden sind und aus Wasser, Erde, Haus- und Wildtieren, aus Milch und Nahrungsmitteln isoliert werden konnten (Chapman 1971, Goslee 1976, Wolinsky 1968). Bis heute wurden mehr als 95 unterschiedliche Spezies identifiziert, von denen nur eine Minderheit überhaupt für Erkrankungen verantwortlich ist, wenn auch mit Abnahme der Tuberkuloseerkrankungen die Zahl der identifizierten atypischen Mykobakteriosen steigt.

Mit Ausnahme der Identifizierung bei AIDS- und HIV-Patienten fehlen bisher zuverlässige epidemiologische Studien zu Erkrankungen an atypischen Mykobakterien. Die Prävalenz wird in den USA auf 1,8 pro 100.000 geschätzt, wobei Infektionen mit M. avium (60%), mit M. fortuitum (10%) und M. kansasii (10%) nach einer Schweizer Studie als überwiegende Pathogene isoliert werden konnten (Debrunner 1992, O'Brien 1987).

Im Gastrointestinaltrakt spielt vornehmlich M. avium complex eine Rolle – selten M. kansasii, das häufiger pulmonale Infektionen auslöst. Mycobacterium avium complex oder MAC umfasst die beiden langsam wachsenden Bakterien M. avium und M. intracellulare.

Keine Bedeutung im Gastrointestinaltrakt haben die deutlich selteneren, langsam wachsenden Spezies wie M. marinum, M. xenopi, M. simiae, M. malmoense und M. ulcerans sowie die schnell wachsenden Erreger M. abscessus, M. fortuitum und M. chelonae (◘ Tab. 33.1; Katoch 2004).

Die disseminierte MAC-Infektion war vor Beginn der AIDS-Epidemie sehr selten und trat nur bei schwerst Immunsupprimierten auf. Prädestiniert waren insbesondere Patienten mit Haarzellleukämie (Bennett 1986, Greene 1982, Macher 1983, Weinstein 1981).

Bei Immunkompetenten, v. a. bei Kindern, kann eine zervikale Lympadenitis durch MAC hervorgerufen werden, eine disseminierte Infektion kommt nicht vor. Der größte Risikofaktor für eine MAC-Infektion ist die fortgeschrittene HIV-Infektion mit weniger als 50–100 CD4-Zellen/µl. Mit Beginn des Einsatzes von hochaktiven antiretroviralen Medikamenten (HAART) hat die Prävalenz der Erkrankung bei HIV-Patienten stark abgenommen, in einer amerikanischen Kohorte

Tab. 33.1. Organmanifestationen bei Erkrankungen durch atypische Mykobakterien

Lokalisation	M. avium complex	M. kansasii	M. scrofula-ceum	M. fortuitum	M. ulcerans	M. marinum
Lunge	+	+	-		-	-
Haut/Wunde	-	+	+	+	+	+
Gastrointestinaltrakt	+	+		-	-	-
Urogenitaltrakt	+		-	-	-	-
Augen	-		-	+/-	-	-
Lymphknoten	+	-	+	-	-	-
Disseminiert	+	-	-	+	-	-

von 16% vor der HAART-Ära bis auf 4% nach 1996 (Karakousis 2004).

33.2 Ätiopathogenese

Disseminierte Erkrankungen durch MAC sind Folge einer Streuung von einem gastrointestinalen Fokus. Die Erreger werden oral aus der Umgebung aufgenommen (Horsburgh 1991), alternativ können sie durch Herunterschlucken bei pulmonaler Erkrankung oder durch hämatogene Streuung in den Gastrointestinaltrakt gelangen. Dort treten sie in die Peyer-Plaques und in die mesenterialen Lymphknoten ein. Sie werden von Makrophagen und anderen retikulendothelialen Zellen phagozytiert, es gelingt diesen Zellen jedoch nicht, sie abzutöten, was zum »Platzen« der Zelle und zur Freilassung von vielen Mykobakterien führt (Horsburgh 1999). Der spezielle Defekt, der dazu führt, dass der Wirt die MAC-Infektion nicht kontrollieren kann, ist nicht genau bekannt, angenommen wird eine Beteiligung von Zytokinen sowie die verminderte humorale Antwort bei massiver Immunsupprimierung. AIDS-Patienten bilden aufgrund des schweren Immundefektes keine Antikörper gegen diese Mykobakterien.

Histologisch können in der Lamia propria des Darmes Schaumzellen nachgewiesen werden. Tuberkulosetypische histologische Veränderungen wie Granulome mit Langerhans-Riesenzellen und verkäsende Nekrosen werden typischerweise bei der MAC-Infektion des Darmes nicht gesehen. Die Erkrankung ist meist diffus verteilt und kann an jedem Ort des Gastrointestinaltraktes auftreten, am häufigsten sind der Dünndarm mit den mesenterialen Lymphknoten und das Rektum betroffen. Das Kolon ist selten primärer Fokus, jedoch häufig im Rahmen einer disseminierten Infektion betroffen. Die Kolonschleimhaut ist ödematös und erythematös verändert, in der akuten Phase finden sich Erosionen bzw. Ulzerationen, die zu einer blutigen Diarrhö führen können. Patienten mit intestinaler MAC-Infektion leiden in der Regel an einem ausgeprägten Gewichtsverlust, der nicht allein durch Diarrhö und Malabsorption erklärt zu sein scheint. Neben dem Darm und den entsprechenden Lymphknoten sind weitere Organe wie Leber, Milz und Knochenmark betroffen (Horsburgh u. Nelson 1996).

33.3 Klinisches Bild

Mycobacterium-avium-complex-Infektionen bei HIV-positiven Patienten unterscheiden sich von Infektionen bei HIV-negativen Patienten. Bei nichtimmunsuprimierten Erwachsenen tritt eine MAC-Infektion in der Regel als blande Lungenerkrankung auf. Es ist häufig schwierig, zwischen Kommensal und Pathogen zu unterscheiden (Wolinsky 1992). Bei Kindern betreffen MAC-Infektionen häufig isoliert die zervikalen Lymphknoten und können durch Lymphknotenentnahme ohne weitere Therapie geheilt werden (Wolinsky 1992).

Die Symptome einer disseminierten MAC-Infektion sind unspezifisch: Allgemeinzustandsverschlechterung mit Fieber, Nachtschweiß, Myalgien, Anorexie, massiver Gewichtsverlust und Diarrhö (Havlik 1992, Kalayian 1995). Auch abdominelle Schmerzen treten auf. Beteiligung von Leber, Milz und Knochenmark sind häufig. Anämie, generalisierte Lymphknotenschwellung und Hepatosplenomegalie sind typische Untersuchungsbefunde (Benson 1993). Vergrößerte abdominelle Lymphknoten oder eine Darmwandverdickung können selten zur Invagination oder zum Ileus führen.

Die Infektion tritt bei HIV-Infizierten bei weit fortgeschrittenem Immundefekt mit weniger als 50 CD4-Zellen/μl auf (Brodt 1997, Crowe 1991). Laborchemisch auffällig ist neben einer bei Knochenmarkbefall bestehenden Anämie eine häufig isoliert erhöhte alkalische Phosphatase (Benson 1993). Die Diagnose wird in der Regel klinisch gestellt, bestätigt durch positive Blutkulturen, die aber erst nach mehreren Tagen/Wochen positiv sind (▶ Abschn. 33.4). Positive Stuhlkulturen können eine beginnende klinische Erkrankung anzeigen (Chin 1994).

Ergänzend können endoskopische Untersuchungen mit Biopsieentnahme durchgeführt werden. Makroskopisch finden sich diffuse oder lokalisierte Veränderungen: verdickte Darmwand, gelbe Verfärbungen der Mukosa, ähnlich wie bei Morpus Whipple, und bei ca. 1/3 der Patienten sind kleine, ca. 1–4 mm große noduläre Strukturen nachweisbar (Horsburgh 2002, s. unten).

Die disseminierte M.-kansasii-Infektion ist klinisch von der MAC-Infektion nicht zu unterscheiden, generell ist häufiger die Lunge betroffen (Klein 1998).

Aufgrund der antiretroviralen Therapie sind hierzulande disseminierte MAC-Infektion bei HIV-Patienten selten geworden, häufiger treten lokalisierte Formen wie schwer heilende Lymphknotenabszesse (in jeglichen Lymphknoten: zervikal, inguinal und abdominal), Hautläsionen oder Osteomyelitiden auf (Hoffmann 2005).

33.4 Diagnostik und Differenzialdiagnostik

Die **Diagnose** einer disseminierten MAC-Infektion ist schwierig. Die MAC sind säurefest und lassen sich lichtmikrokopisch nicht von M. tuberculosis unterscheiden. Im Gegensatz zu M. tuberculosis oder M. bovis, bei denen jeder kultureller Nachweis auch nur einer einzigen Kolonie immer klinisch relevant ist, können die atypischen Mykobakterien jederzeit und auch für längere Dauer Haut und Schleimhaut besiedeln und sich so in unterschiedlichsten (primär nicht sterilen) Körpersekreten nachweisen lassen, ohne dass dies bereits einer Infektion oder gar einer Erkrankung entspricht. Erschwerend kommt hinzu, dass aufgrund ihres ubiquitären Vorkommens in Staub oder Wasser die atypischen Mykobakterien sehr häufig medizinisches Probenmaterial und Kulturen kontaminieren können.

Die Proben aus sterilem Gewebe (z. B. Blutkultur, Knochenmark) werden entweder in Spezialmedien für Lysiszentrifugation oder in radiometrischem Kulturmedium kulturell verarbeitet. Dies verkürzt die Nachweiszeit, die durch molekularbiologische Methoden in der Speziesbestimmung (Gensonden) zusätzlich beschleunigt werden kann. Der direkte Nachweis der Erreger mittels PCR aus dem Primärmaterial ist möglich, hat jedoch in der klinischen Diagnostik kaum eine Bedeutung. Zu groß ist die Möglichkeit der Kontamination und Kolonisierung. Bis zu einer weiteren Verbesserung der Diagnostik muss in der Regel heute bis zum negativen kulturellen Nachweis, d. h. Ausschluss von Mykobakterien in den Proben, etwa die gleichen Zeiten wie für M. tuberculosis kalkuliert werden, wenn auch die Zeit bis zum ersten Nachweis auch bei den langsam wachsenden Spezies heute oft schon weniger als 3 Wochen beträgt. Ohne klinischen Bezug ist die Beurteilung eines mikrobiologischen Nachweises von UVM nicht möglich. Aufwendige und kostenintensive Resistenztestungen sind deshalb nur gezielt und in Absprache mit dem Kliniker sinnvoll.

Grundstein zur Diagnose bei disseminierten Infektionen ist daher die Blutkultur, sie ist bei den meisten symptomatischen Patienten positiv. Diese sollte mehrfach abgenommen werden (Heparinblut). Weitere Kulturen sollten von primär sterilen Geweben wie Lymphknoten, Knochenmark (v. a. bei Anämie/Zytopenie), Leber angelegt werden. Ergänzend können endoskopisch aus dem Gastrointestinaltrakt Biopsien entnommen werden. Zusätzlich kann Sputum und Stuhl untersucht werden. Im Ultraschall/CT Abdomen können vergrößerte Lymphknoten oder Darmwandverdickungen nachgewiesen werden.

Das klinische Bild ist sehr unspezifisch, **differenzialdiagnostisch** kommen in Betracht: abdominelles Lymphom, HIV-Wasting, Infektionen durch Erreger wie Salmonellen, Campylobacter, Kryptosporidien, Mikrosporiden, Miliartuberkulose, Morbus Whipple, Morbus Crohn.

33.5 Therapie

Zur Therapie einer MAC-Infektion ist in der Regel eine langfristige Kombinationstherapie analog zur Tuberkulose notwendig. Die Kombination zwischen Rifabutin (Dosierung: 1-mal 300 mg), Ethambutol (1-mal 1.200 mg) und einem Makrolid (Clarithromycin, 2-mal 500 mg, oder Azithromycin, 1-mal 600 mg) für 1 Jahr oder länger ist aktuell die Therapie der Wahl (Ward 1998, Stille 2005). Bei AIDS-Patienten hat man die Therapie früher zum Teil lebenslang durchführen müssen, heute sollte die Behandlung mindestens 6 Monate dauern und bis zu einem HAART-vermittelten Anstieg auf über 100 CD4-Zellen/µl fortgeführt werden (Hoffmann 2005). Ein deutlicher Überlebensvorteil konnte im Vergleich zwischen der Dreifach- (Clarithromycin, Rifabutin, Ethambutol) und einer Zweifachkombiantion (Clarithromycin plus Rifabutin oder Clarithromycin plus Ethambutol) gezeigt werden (Benson 2003). Alternativpräparate, die in eine Kombinationstherapie eingeschlossen werden können, sind Clofazimin, Ciprofloxacin oder Amikacin. Die Verträglichkeit muss regelmäßig überprüft werden und Interaktionen (v. a. Rifabutin/Clarithromycin), insbesondere bei gleichzeitiger antiretroviraler Therapie, müssen sorgfältig bedacht werden. Mycobacterium-kansasii-Infektionen sollten mit Isoniazid, Rifampicin und Ethambutol behandelt werden, alternativ können Clarithromycin, Azithromycin und Levofloxacin als Teil der Kombinationstherapie verwendet werden (Stille 2005). Bei allen atypischen Mykobakteriosen kann die Erregerempfindlichkeit selbst innerhalb einer Art stark variieren, v. a. bei nicht zum M. avium complex gehörenden Mykobakterien, daher sollte eine Resistenztestung durchgeführt werden (Stille 2005). Ohne Therapie ist die Prognose sehr schlecht, die mediane Überlebensdauer liegt bei wenigen Monaten.

33.6 Prävention

Da die Mykobakterien ubiquitär vorhanden sind, ist eine Prävention schwierig. Theoretisch bietet die BCG-Impfung Schutz gegen MAC, hierzu gibt es jedoch keine Daten. BCG als Lebendvakzine kann bei AIDS-Patienten eine Erkrankung hervorrufen und ist daher kontraindiziert. Die wichtigste Strategie ist die Verbesserung der Immunität mit der Gabe von HAART bei AIDS-Patienten. Ist dies nicht möglich, so kann bei Patienten mit CD4-Zellzahlen <100/µl eine antibiotische Prophylaxe z. B. mit Rifabutin oder Makroliden in Erwägung gezogen werden (Lange 2004). Vor allem in den USA zeigten Studien bei HIV-Patienten eine wesentliche Senkung der Morbidität und Mortalität. In Europa ist die MAC-Prävalenz niedriger, so dass auch aus Sorge um Resistenz, Adhärenz und Wechselwirkungen eine Primärprophylaxe nur selten eingesetzt wird (Lundgren 1997).

Literatur

Bennett C, Vardiman J, Golomb H (1986) Disseminated atypical mycobacterial infection in patients with hairy cell leukemia. Am J Med 80 (5): 891–896

Benson CA, Ellner JJ (1993) Mycobacterium avium complex infection and AIDS: advances in theory and practice. Clin Infect Dis17 (1): 7–20

Benson CA, Williams PL, Currier JS et al. (2003) A prospective, randomized trial examining the efficacy and safety of clarithromycin in combination with ethambutol, rifabutin, or both for the treatment of disseminated Mycobacterium avium complex disease in persons. Clin Infect Dis 37: 1234–1243

Brodt HR, Enzensberger R, Kamps BS et al. (1997) Impact of disseminated Mycobacterium avium-complex infection on survival of HIV-infected patients. Eur J Med Res 2 (3): 106–110

Chapman, JS (1971) The ecology of the atypical mycobacteria. Arch Environ Health 22: 41

Chin DP, Hopewell PC, Yajko DM et al. (1994) Mycobacterium avium complex in the respiratory or gastrointestinal tract and the risk of M. avium complex bacteremia in patients with human immunodeficiency virus infection. J Infect Dis169 (2): 289–295

Crowe SM, Carlin JB, Stewart KI et al. (1991) Predictive value of CD4 lymphocyte numbers for the development of opportunistic infections and malignancies in HIV-infected persons. J Acquir Immune Defic Syndr 4 (8): 770–776

Debrunner M, Salfinger M, Brandli O et al. (1992) Epidemiology and clinical significance of nontuberculous mycobacteria in patients negative for human immunodeficiency virus in Switzerland. Clin Infect Dis 15: 330

Goslee S, Wolinsky E. (1976) Water as a source of potentially pathogenic mycobacteria. Am Rev Respir Dis 113: 287

Greene JB, Sidhu GS, Lewin S et al. (1982) Mycobacterium avium-intracellulare: a cause of disseminated life- threatening infection in homosexuals and drug abusers. Ann Intern Med 97 (4): 539–546

Havlik JA jr., Horsburgh CR jr, Metchock B et al. (1992) Disseminated Mycobacterium avium complex infection: clinical identification and epidemiologic trends. J Infect Dis 165 (3): 577–580

Hoffmann C (2005) Atypische Mykobakteriose (MAC) 2005. In: Hoffmann, Rockstroh, Kamps (Hrsg) HIV.NET 2005. Steinhäuser, Wuppertal. http: //www.hiv.net/2010/buch/oi/mac.htm

Horsburgh CR jr (1999) The pathophysiology of disseminated Mycobacterium avium complex disease in AIDS. J Infect Dis, Suppl 3: S461–465

Horsburgh CR jr, Nelson AM (2002) Mycobacterial disease of the gastrointestinal tract. In: Blaser J, Ravdin JI, Smith PD, Greenberg HB, Guerrant LR (eds) Infections of the gastrointestinal tract, 2nd ed. Lippincott Williams & Wilkins, pp 831–846

Kalayjian RC, Toossi Z, Tomashefski JF jr et al. (1995) Pulmonary disease due to infection by Mycobacterium avium complex in patients with AIDS. Clin Infect Dis 20 (5): 1186–1194

Karakousis PC, Moore RD, Chaisson RE (2004) Mycobacterium avium complex in patients with HIV infection in the era of highly active antiretroviral therapy. Lancet Infect Dis 4 (9): 557–565

Katoch VM (2004) Infections due to non-tuberculous mycobacteria (NTM). Indian J Med Res 120 (4): 290–304

Klein JL, Corbett EL, Slade PM et al. (1998) Mycobacterium kansasii and human immunodeficiency virus co-infection in London. J Infect 37 (3): 252–259

Lange CG, Woolley IJ, Brodt RH (2004) Disseminated mycobacterium avium-intracellulare complex (MAC) infection in the era of effective antiretroviral therapy: is prophylaxis still indicated? Drugs 64 (7): 679–692

Lundgren JD, Phillips AN, Vella S et al. (1997) Regional differences in use of antiretroviral agents and primary prophylaxis in 3122 European HIV-infected patients. J Acquir Immune Defic Syndr Hum Retrovirol 16: 153–160

Macher AM, Kovacs JA, Gill V et al. (1983) Bacteremia due to Mycobacterium avium-intracellulare in the acquired immunodeficiency syndrome. Ann Intern Med 99 (6): 782–785

O'Brien RJ, Geiter LJ, Snider DE (1987) The epidemiology of nontuberculous mycobacterial diseases in the United States: Results from a national survey. Am Rev Respir Dis 135: 1007

Stille W, Brodt HR, Groll AH, Just-Nübling G (Hrsg) (2005) Mykobakterien-Infektionen. In: Antibiotika-Therapie. 11. Aufl. Schauttauer, Stuttgart

Ward TT, Rimland D, Kauffman C et al. (1998) Randomized, open-label trial of azithromycin plus ethambutol vs. clarithromycin plus ethambutol as therapy for Mycobacterium avium complex bacteremia in patients with HIV infection. Clin Infect Dis 27: 1278–1285

Weinstein RA, Golomb HM, Grumet G et al. (1981) Hairy cell leukemia: association with disseminated atypical mycobacterial infection. Cancer 48 (2): 380–383

Wolinsky E (1992) Mycobacterial diseases other than tuberculosis. Clin Infect Dis 15 (1): 1–10

Wolinsky E, Rynearson TK (1968) Mycobacteria in soil and their relation to disease-associated strains. Am Rev Respir Dis 7: 1032

Antibiotikaassoziierte Diarrhö und pseudomembranöse Kolitis

J. Stein, O. Schröder

Die antibiotikaassoziierte Diarrhö bezeichnet eine akute entzündliche Darmstörung, die bei und nach Anwendung von Antibiotika auftritt. Das klinische Spektrum reicht von einer passageren leichten Erhöhung der Stuhlfrequenz bis hin zur pseudomembranösen Kolitis, dem Auftreten eines toxischen Megakolons bis zu letalen Ausgängen (Bartlett 2002).

34.1 Epidemiologie

Die Inzidenz der AAD schwankt in Abhängigkeit von Antibiotikaeinnahme und Patientengut (ambulant vs. stationär) zwischen 12 und 25%. Obwohl sich in nur etwa 20% einer AAD C. difficile nachweisen lässt, gilt der Keim in der Mehrzahl der Fälle als Auslöser der Kolitis (Bartlett 2002).

Die Inzidenz nosokomialer C.-difficile-Infektionen in den USA und Kanada lag Ende der 90er-Jahre des vorigen Jahrhunderts zwischen 38 und 95 Erkrankungen pro 100.000 Patiententage. In etwa vergleichbare Daten gibt es aus europäischen Ländern wie England und Schweden, wo die Inzidenz im Jahr 1998 58 pro 100.000 Patiententage betrug (Karlstrom 1998). In Deutschland dürfte die Situation nicht viel anders sein. Da zudem nur schwere Verläufe einer Kolitis gemeldet werden und lediglich ca. 20% einer milden antibiotikaassoziierten Kolitis C.-difficile-positiv sind, dürfte die wahre Inzidenz deutlich höher liegen.

Die Mortalität einer C.-difficile-Infektion wird mit 1–2% angegeben. Die Prävalenz der Erkrankung schwankt in Abhängigkeit von Morbidität und Alter zwischen 7 und 11% bei stationären (McFarland et al. 1989, Samore et al. 1994) und ca. 2% bei ambulanten Patienten (Aronsson et al. 1985, Viscidi et al. 1981). In einer in der Region Quebec (Kanada) für den Zeitraum 1991–2003 durchgeführten retrospektiven Untersuchung fand sich ein 10facher Anstieg der Inzidenz bei Patienten >65 Jahre (Pépin et al. 2004, Pépin et al. 2005a). Als weitere Risikofaktoren gelten Art und Dauer der Antibiose (s. unten). So fand sich in einer von 1984 bis 1994 in den USA durchgeführten Studie eine zeitliche Koinzidenz zwischen AAD und dem perioperativen Einsatz von Cephalosporinen.

34.2 Ätiologie und Pathogenese

Grundsätzlich können alle Antibiotika – mit unterschiedlichem Risiko – zum Auftreten einer antibiotikaassoziierten Diarrhö führen. Zu den v. a. früher gefürchteten Lincosamiden – erster Vertreter war Lincomycin, von dem das semisynthetische Derivat Clindamycin abgeleitet wurde – und Aminopenicillinen sind die neueren Makrolide, Chinolone und Cephalosporine – insbesondere der 3. Generation – hinzugekommen (Pépin et al. 2005b, Riley 2004). Ein erhöhtes Risiko besteht auch bei Antibiotikakombinationen, die Cotrimoxazol oder Cephalosporine enthalten (◘ Tab. 34.1). Während v. a. Clindamycin für die schweren Verläufe in Form einer pseudomembranösen Kolitis verantwortlich ist, sind die meisten Fälle einer antibiotikaassoziierten Kolitis auf die wesentlich häufiger verschriebenen Cephalosporine oder Breitbandpenicilline zurückzuführen (Bliss et al. 1998, McFarland et al. 1989b, Poutanen u. Simor 2004). Als möglicher weiterer Risikofaktor wird insbesondere bei kritisch Kranken zunehmend eine unkritisch lange Einnahme von Protonenpumpenblockern diskutiert (Cunningham et al. 2003).

Aufgrund pathogenetischer Überlegungen lassen sich derzeit **3 klinische Entitäten** zuordnen, die sich nach Schweregrad, antibiotischer Therapie und Verlauf unterscheiden. Neben der häufigen, oftmals ohne das Bild einer Kolitis verlaufenden Diarrhö und der in der Regel mit einer Superinfektion mit C. difficile einhergehenden pseudomembranösen Kolitis stellt die **segmental-hämorrhagische Kolitis** ein zunehmend beschriebenes drittes Krankheitsbild dar (◘ Abb. 34.1).

34.2.1 Antibiotikaassoziierte Diarrhö ohne Kolitis

Es handelt sich um einen unproblematischen, meist selbstlimitierenden Prozess, der inzwischen fast als therapeutische Normalität empfunden und ohne weitere differenzialdiagnostische Überlegung akzeptiert wird. Der der Entstehung der Diarrhö zugrunde liegende pathophysiologische Mechanismus ist bis heute noch nicht endgültig geklärt. Neben einer direkten Schleimhautalteration (Dobbins et al. 1968, Goldhill et al. 1996) und Änderungen der Motilität (Caron et al. 1991) durch einzelne Antibiotika (z. B. Neomycin) werden als Folge eines veränderten mikrobiellen Gleichgewichtes **Änderungen des mikrobiellen Kohlenhydrat- und/oder Gallensäurenstoffwechsels** im Kolon als vorrangige Ursachen diskutiert.

Unter physiologischen Bedingungen werden durch die bakterielle Fermentation ca. 20–50 g Kohlenhydrate/Tag

◘ **Tab. 34.1.** Inzidenz von antibiotikaassoziierten Diarrhöen in Abhängigkeit vom verwendeten Antibiotikum

Häufig (bis 20%): »the big three«	Gelegentlich (<2%)	Selten
Ampicillin/Amoxicillin Clindamycin Cephalosporine	Erythromycin Penicillin Trimethoprim/Sulfametoxazol Chinolone Lincomycin	Aminoglykoside Doxycyclin Bacitracin Rifampicin Isoniazid Metronidazol Vancomycin

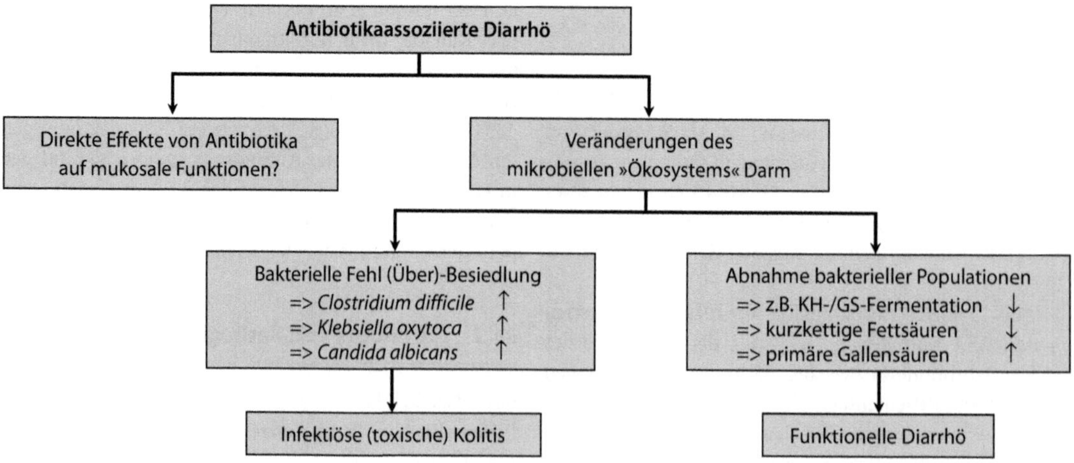

◘ **Abb. 34.1.** Faktoren, die zur Entwicklung einer Kolonisation mit C. difficile bzw. einer manifesten Diarrhö führen. (Mod. nach Johnson u. Gerding 1998)

abgebaut, aus denen 200–700 mmol kurzkettige Fettsäuren (SCFA) entstehen. Bei Patienten mit antibiotikaassoziierter Diarrhö führt der antibiotische Eingriff in die anaerobe Kolonflora zu einer Abnahme der bakteriellen Fermentation, erkennbar an einer Verminderung der H_2-Bildung. Als Folge der Störung des bakteriellen Kohlenhydratmetabolismus kommt es zu einer drastischen Verminderung der SCFA-Produktionsrate um bis zu 70% (Clausen et al. 1991, Rao et al. 1988) und konsekutiv zu einer Zunahme unverstoffwechselter Kohlenhydrate im Stuhl, die wiederum aufgrund ihrer **osmotischen Aktivität** zu einer Bindung von Wasser im Kolonlumen mit nachfolgender Diarrhö führt. Die Durchfälle sind in der Regel geringgradig ausgeprägt mit Volumina <500 g/Tag (Bartlett 2002).

Inwieweit eine Abnahme der bakteriellen **7α-Dehydroxylase-Aktivität** nach Einnahme von Antibiotika (z. B. Ampicillin) und der damit verbundene Anstieg der sekretagogen Chendeoxycholsäure von klinischer Bedeutung ist, wird kontrovers diskutiert (Hofmann 1977, Takamine u. Imamura 1995).

34.2.2 Clostridium-difficile-assoziierte Kolitis

Der stäbchenförmige, sporenbildende Keim ist bei ca. 2% der symptomfreien Erwachsenen und bei 25–50% der Kinder <2 Jahren im Stuhl nachzuweisen. Kinder erkranken aus bisher noch unklaren Gründen weitaus seltener. Wichtigste Infektionsquelle im Erwachsenenalter ist die stationäre Krankenhausaufnahme (Barlett 2002, McFarland 1989). Die Inzidenz einer C.-difficile-assoziierten Diarrhö unter antibiotischer Therapie wird mit 5–21% angegeben, jedoch scheint der Keim dabei nicht die ausschlaggebende Rolle zu spielen, da C. difficile mit 7–25% auch bei Patienten, die keine Diarrhö bekommen, deutlich häufiger vorkommt als bei der erwachsenen Normalbevölkerung. Clostridium difficile verursacht 1/3 aller antibiotikaassoziierten Diarrhöen und ist somit der häufigste Erreger einer nosokomialen Diarrhö.

Es gilt als pathogenetisch gesichert, dass der antibiotikabedingte Verlust der Kolonisationsresistenz, der zu einer noch ungeklärten Virulenzsteigerung des Keims führt, den ersten Schritt in der Pathogenese der pseudomembranösen Kolitis darstellt.

Als primäre Virulenzfaktoren von C. difficile wurden 2 relativ große einsträngige Toxine mit einem Molekulargewicht von 308 kDa (Toxin A) bzw. 270 kDa (Toxin B) charakterisiert (◘ Tab. 34.2). Beide Toxine zeigen eine Sequenzhomologie von etwa 50% und eine ähnliche Primärstruktur. Trotz dieser großen Ähnlichkeit besitzen die Toxine unterschiedliche biologische Wirkungen (Just u. Gerhard 2004).

Die morphologischen Veränderungen, die durch beide Toxine hervorgerufen werden, sind charakterisiert durch Zerstörung des Zytoskeletts, Kugelung der Zellen und eine dramatische Retraktion des Zellkörpers (► Kap. 3). Der molekulare Wirkmechanismus der C.-difficile-Toxine kann ihre zytotoxische Wirkung vollständig erklären, die sekretorische Diarrhö und v. a. die proinflammatorische Wirkung sind bisher jedoch noch weitgehend unverstanden. Die vielfach beschriebe Öffnung der »tight junctions« führt zu einem Verlust der Barrierefunktion der Enterozyten und damit zu einem Flüssigkeitsverlust. Die teilweise massive sekretorische Diarrhö lässt sich über diesen Mechanismus jedoch nicht erklären. Es wird diskutiert, dass die C.-difficile-Toxine ähnlich dem Choleratoxin über eine Stimulation des enteralen Nervensystems eine sekretorische Diarrhö auslösen (◘ Abb. 34.2).

◘ Tab. 34.2. Pseudomembranöse Kolitis: Toxine

Toxin A	Toxin B
Enterotoxin	Zytotoxin
308 kDa	270 kDa
Intrazellulärer Ca^{2+}-Anstieg G-Protein-vermittelt	Direkte Alteration des Zytoskeletts (Umlagerung des F-Aktins)
Stimulierung der Cl^--Sekretion Proinflammatorisch: Neutrophilenchemotaxis (CD11, CD18, ICAM-1)	Rho-A-vermittelt (smg-Protein)
Erhöhung der intestinalen Permeabilität (mäßig, indirekt)	Erhöhung der intestinalen Permeabilität

34.2.3 Segmental-hämorrhagische penicillinassoziierte Kolitis (SHK)

Nur 4 Jahre nach der Identifizierung von C. difficile als Erreger der pseudomembranösen Kolitis wurde über ein klinisch, endoskopisch, histologisch und prognostisch hiervon klar abgrenzbares Krankheitsbild berichtet.

Die **Ätiologie** dieser durch Penicillin und seiner Derivate induzierten Kolitis ist noch weitgehend unbekannt. Der endoskopische Befund, der dem Bild einer ischämischen Kolitis gleicht, wie sie im Rahmen eines Perfusions-Reperfusions-Schadens nach kardialen Eingriffen, bei generalisierter Arteriosklerose, nach Langläufen (»runners disease«) oder Vaskulitiden auftreten kann, ließ zunächst an eine vaskuläre Ursache, z. B. durch auf dem Boden einer allergischen Reaktion entstandene Mikrothromben denken. Histologische Untersuchungen schlossen jedoch durch Mikrothromben bedingte Gefäßveränderungen aus. Der Einfluss endotoxinbildender Keime wie Escherichia-coli-Serotyp-O157:H7 oder Aeromonasspezies, die ebenfalls eine ischämische, segmentale Kolitis verursachen, wurde durch wiederholte negative Stuhlresultate ebenfalls ausgeschlossen.

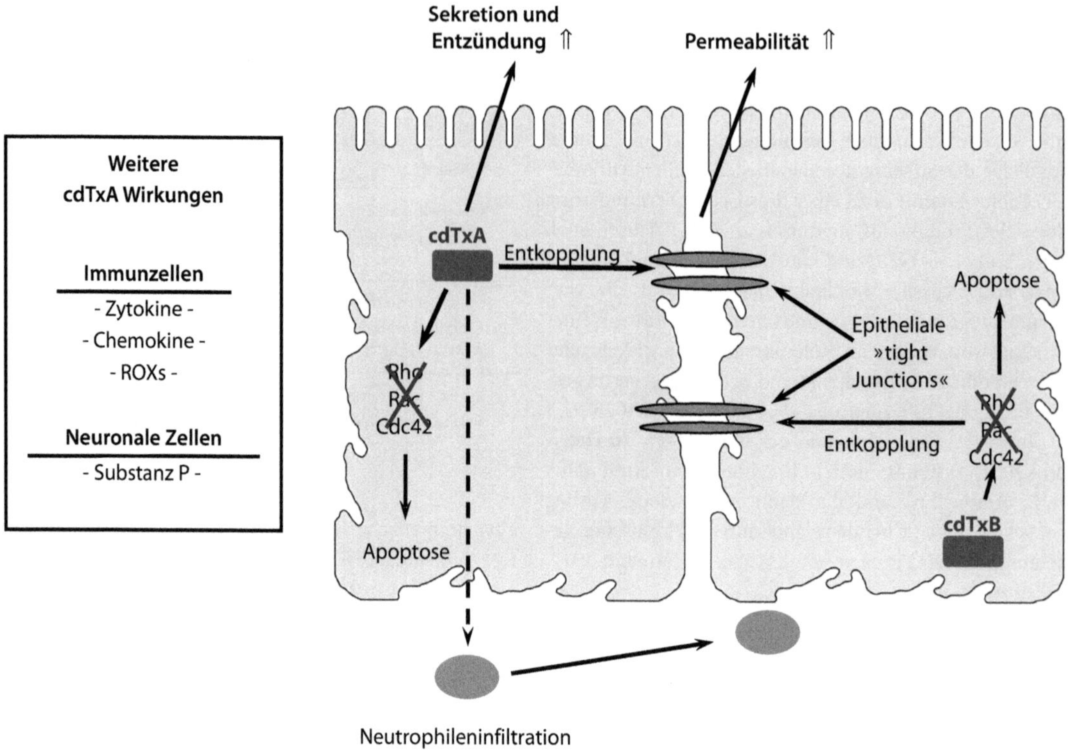

Abb. 34.2. Subzelluläre Signaltransduktionswege, die zur C.-difficile-induzierten Diarrhö/Kolitis führen: Beide Toxine modifizieren und inaktivieren Rho, Rac und Cdc42 mittels Glukosylierung mit konsekutiver Aktinkondensation und Apoptose der Epithelzellen (cdTB → cdTA). cdTA führt zudem zu einer IL-8-vermittelten Neutrophileninfiltration (»Kolitis«), zur Synthese von Substanz P in subepithelial gelegenen Neuronen und zur Bildung von Zytokinen und reaktiven Sauerstoffradikalen (ROS) in subepithelialen Immunzellen. (Mod. nach Voth u. Ballard 2005). Farbige Wiedergabe ► Farbteil

1979 beschrieben Sakuri et al. erstmals Klebsiella oxytoca bei Patienten mit SHK. In einer neueren prospektiven Studie konnte bei C.-difficile-negativen Patienten mit AAD ein überproportional häufiges Auftreten von Klebsiella oxytoca nachgewiesen werden (Beaugerie et al. 2003). Zumindest für diese Stämme ließ sich wiederholt eine toxinvermittelte Zytotoxizität als möglicher Pathomechanismus nachweisen (Beugerie et al. 2003, Higaki et al. 1990, Minami 1994). Im Gegensatz zur C.-difficile-Infektion handelt es sich jedoch um einen selbstlimitierenden Prozess, bei dem es wahrscheinlich über eine (penicillininduzierte) transiente Verschiebung des mikrobiellen Ökosystems zur Überwucherung mit Klebsiella oxytoca mit nachfolgender ischämischer Schleimhautalteration kommt (Beugerie et al. 2003).

Da die Behandlung bei den meisten Patienten ursprünglich wegen eines respiratorischen Infektes erfolgte, wurde eine Interaktion von Erregern des oberen Respirationstrakts mit Aminopenicillinen im Sinne einer »Hypersensitivitätsreaktion« diskutiert. Negative Lymphozytenstimulationstests, fehlende Schleimhautveränderungen nach rektaler Applikation sowie andere klinische Hinweise für einen allergischen Mechanismus stellen diese Hypothese jedoch in Frage (Moulis u. Vender 1994, Mrowka et al. 1990).

34.2.4 Candida-spp.-assoziierte Diarrhö (CAD)

In vereinzelten Publikationen sind Beobachtungen einer antibiotikaassoziierten, C.-difficile-negativen Diarrhö bei kritisch kranken und älteren Patienten beschrieben worden, die auf Candida albicans (>10^6 KFE/g Stuhl) zurückgeführt wurden, da sie innerhalb von 5 Tagen auf eine Nystatintherapie (1 Mio. IE) ansprachen. Es handelte sich hierbei stets um eine sekretorische, unblutige, wässrige Diarrhö mit unauffälligem endoskopischem Befund (Danna et al. 1991, Gupta u. Ehrinpreis 1990, Krause et al. 2001). Allerdings konnte für die bisher bekannten Candidavirulenzfaktoren Saps (»secreted aspartyl proteinase«) und Phospholipase keine kausale Rolle bei der CAD nachgewiesen werden (Krause u. Reisinger 2005). Möglichweise ist eine »Candidaüberwucherung« lediglich eine *Folge* der unter Antibiotikaeinnahme beobachteten drastischen Abnahme intraluminaler SCFAs und sekundärer Gallensäuren, die auf die Hefe einen wachstumshemmende Wirkung haben (Young u. Schmidt 2004).

34.3 Klinik

Die Symptome beginnen meist im Verlauf einer Antibiotikatherapie, bei 1/3 der Patienten erst 1–10 Tage nach Therapie.

Klinische Manifestationen können sich in einem weiten Spektrum bewegen, vom einfachen Durchfall bis zur fulminanten Kolitis mit blutigen Diarrhöen, Bauchschmerzen, Fieber, Leukozytose und einer Enteropathie mit Proteinverlust. Bei schwersten Fällen können Dehydratation, Hypotension, ein toxisches Megakolon und eine Kolonperforation auftreten (◘ Tab. 34.3). Betroffen sind v. a. schwerkranke, multimorbide oder postoperative Patienten unter Antibiotikagabe, aber auch bei gesunden Patienten mit Bagatellinfektionen kann sich eine pseudomembranöse Kolitis etablieren. In der Regel findet sich eine wässrige Diarrhö mit z. T. blutigen Stühlen, abdominellen Krämpfen, Fieber und Leukozytose. Die mittlere Krankheitsdauer beträgt ca. 10–12 Tage.

In der Regel verlaufen pseudomembranöse Kolitiden nach Absetzen des auslösenden Antibiotikums selbstlimitierend, bei einem nicht unerheblichen Teil der Patienten kommt es jedoch zu einem deutlich protrahierten Verlauf, bei ca. 25% stellen sich Rezidive ein. In einigen wenigen Fällen entwickeln sich mit Perforation, Sepsis oder toxischem Megakolon Komplikationen, die zu einem letalen Ausgang führen können. Die Faktoren, die zu den unterschiedlichen Krankheitsverläufen führen, sind unbekannt (Bartlett 2002, Poutanen u. Simor 2004).

34.3.1 Penicillinassoziierte segmental-hämorrhagische Kolitis

Die klinischen Befunde bei den bisher beschrieben 35 Patienten sind in ◘ Tabelle 34.4 zusammengestellt. In allen Fällen trat eine hämorrhagische Diarrhö mit einer Frequenz von 10–15 Stühlen/Tag im Mittel 4 Tage nach oraler Penicillingabe auf. Nach Absetzen des Antibioti-

◘ **Tab. 34.4.** Klinische Befunde bei Patienten mit penicillinassoziierter, hämorrhagischer Kolitis (Patienten: 16–86 Jahre; 18 männlich, 17 weiblich). (Nach Dietrich et al. 2000)

Auslöser	Amoxicillin	40%
	Amipicillin	50%
	Penicillin	10%
Klinik	Symptombeginn	1–7 Tage
	Blutige Diarrhö	94%
	Bauchkrämpfe	87%
Lokalisation	Colon ascendens	70%
	Colon transversum	77%
	Colon descendens	50%
	Colon sigmoideum	25%
	Rektum	15%

◘ **Tab. 34.3.** Klinisches Spektrum der antibiotikaassoziierten Diarrhö. (Mod. nach Bartlett 2002)

Charakterisitika	C.-difficile-assoziierte Diarrhö	Nicht-C.-difficile-assoziierte Diarrhö
Häufigste Antibiotika	Clindamycin, Cephalosporine, Penicilline	Clindamycin, Cephalosporine, Amoxicillin/Clavulansäure
Anamnese	Normalerweise keine Antibiotikaunverträglichkeit in der Vorgeschichte	Oftmals AAD in der Vorgeschichte
Klinik		
Diarrhö	Floride Verläufe möglich, Kolitis mit abdominellen Krämpfen, Leukozyten im Urin postiv	Normalerweise eher moderate Verläufe ohne Kolitiszeichen
Bildgebende Diagnostik	Deutliche Zeichen einer Kolitis	Schleimhaut normal
Komplikationen	Hypoalbuminämie, Anasarka, toxisches Megakolon, Rezidive nach Behandlung mit Metronidazol oder Vancomycin	Gelegentlich Dehydratation
Toxinnachweis	Positiv	Negativ
Epidemiologie	Epidemien oder Endemien in Krankenhäusern möglich	Sporadisches Auftreten
Therapie		
Absetzen der Antibiose	Selbstlimitierende Verläufe eher selten, persistierende fortschreitende Verläufe	Selbstlimitierend
Motilitätshemmende Pharmaka	Kontraindiziert	Oftmals hilfreich
Metronidazol/Vancomycin oral	Promptes Ansprechen	Nicht indiziert

kums kam es im Mittel nach 3 Tagen zum sistieren der klinischen Beschwerden bei lediglich symptomatischer Therapie. Das Auftreten nach einer parenteralen Penicillinapplikation oder fulminante Krankheitsverläufe wie bei der pseudomembranösen Kolitis sind bisher nicht beschrieben worden (Mrowka et al. 1990).

34.4 Diagnostik

Die Diagnose einer antibiotikabedingten Kolitis sollte bei jedem Patienten erwogen werden, der eine Diarrhö bis zu 6 Wochen nach Absetzen der Antibiotika entwickelt (Bartlett 2002, Poutanen u. Simor, 2004).

Die Sicherung der Diagnose erfordert Stuhlkulturen auf C. difficile oder Proben zum Nachweis ihres Toxins (Delmée et al. 2005). Der direkte Toxinnachweis gilt vielerorts als Methode der Wahl, da Stuhlkulturen zum Nachweis von C. difficile relativ anspruchsvoll und in vielen klinischen Labors nicht verfügbar sind.

Der **Toxinnachweis** (Toxin A und B) im Stuhl ist heute mittels eines Latex-Ag-Agglutinationstests bzw. ELISA relativ rasch möglich und hat daher den direkten Keimnachweis in der klinischen Routinediagnostik weitgehend verdrängt. Die Häufigkeit eines positiven Toxinnachweises steigt mit der Schwere einer Kolitis (um 20% bei einer unkomplizierten Diarrhö nach Antibiotikatherapie, bis >90% bei einer pseudomembranösen Kolitis). Die Spezifität neuerer Testsysteme wird mit 95–100% angegeben, was allerdings zu Lasten einer eher unzureichenden Sensitivität von nur 65–85% geht (Massey et al. 2003, Turgeon et al. 2003, Übersicht bei Poutanen u. Simor 2004). Als problematisch erweist sich hierbei auch die relative Instabilität der Toxine im Stuhl bei Raumtemperatur. Aus diesem Grund, aber auch zur Resistenztestung und zur Ribotypisierung in Ausbruchssituationen sollte stets neben dem Toxinnachweis auch eine Anzüchtung des Keims angestrebt werden (◘ Tab. 34.5).

Die endoskopische Abklärung ist, insbesondere bei unklarem mikrobiologischen Befund, ein unabdingbares Muss in der Differenzialdiagnostik einer Kolitis, ist jedoch bei einem fulminanten Verlauf obsolet (Perforationsgefahr). Die Pseudomembranen – der Schleimhaut aufgelagerte gelbgrünliche Ablagerungen aus Fibrinzelldetritus, Leukozyten und Schleim, die der Erkrankung ihren Namen gaben – sind nicht in jedem Fall nachweisbar. In vielen Fällen werden sie durch die im Rahmen der Vorbereitung zur Koloskopie notwendige Darmspülung bereits ausgewaschen. Aus diesem Grund ist stets auch eine histologische Diagnostik gewonnener Biopsate anzustreben. Histologisch finden sich granulozytäre Infiltrate in der Lamina propria, ein submuköses Ödem sowie Gefäßdilatationen. Abdomenübersichtsaufnahmen zeigen ein Schleimhautödem und ein abnormes Haustrenmuster (◘ Abb. 34.3).

34.4.1 Segmental-hämorrhagische Kolitis (SHK)

Endoskopisch zeigt sich bei der *SHK* ein scharf von unauffälliger Schleimhaut abgegrenzter segmentaler Befall (Dietrich et al. 2000, Heer et al. 1989). Es finden sich

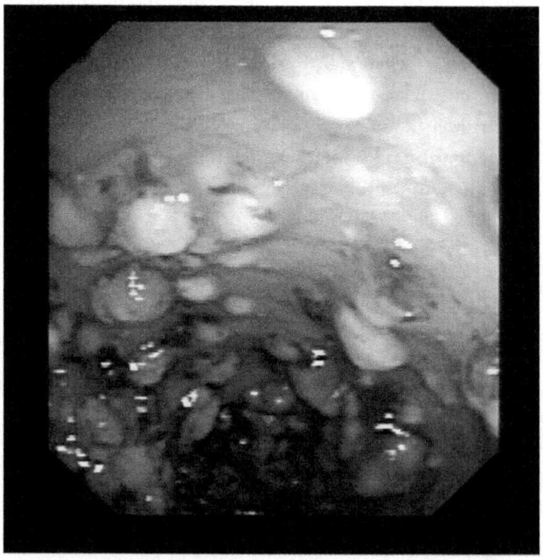

◘ **Abb. 34.3.** Endoskopisches Bild einer pseudomembranösen Kolitis. Farbige Wiedergabe ► Farbteil

◘ **Tab. 34.5.** Diagnostische Verfahren zum Nachweis der C.-difficile-assoziierten Diarrhö. (Nach Poutanen u. Simor 2004)

Zytotoxinassay	Ausgezeichnete Spezifität (99–100%)	Schlechtere Sensitivität (80–90%), Testergebnis erst nach 48 h, erfordert Zell-/Gewebekulturlaborausstattung, nur Toxin-B-Bestimmung
Immunoassay zum Nachweis von Toxin A und B	Gute Spezifität (95%–100%), Testergebnis innerhalb von 4 h, einfache Durchführbarkeit	Unzureichende Sensitivität (65–85%) im Vergleich zum Zytotoxinassay
Stuhlkultur mit nachfolgendem Zytotoxinassay	Ausgezeichnete Sensitivität (>90%) und Spezifität (>98%), ermöglicht Resistenzbestimmung und Subtypisierung bei Ausbrüchen	Testergebnis frühestens nach 72–96 h (hoher Zeit- und Laboraufwand), erfordert Zell-/Gewebekulturausstattung

ausgeprägte submuköse Hämorrhagien (87%) sowie ödematöse Schleimhautrötungen (52%), ggf. auch aphtöse Ulzerationen. Hinsichtlich des endoskopischen Bildes muss differenzialdiagnostisch eine ischämische Kolitis ausgeschlossen werden.

Sonographisch zeigt sich eine zur gesunden Umgebung gut abgrenzbare ausgeprägte, z. T. asymmetrische Wandverdickung des befallenen Kolonabschnitts mit Aufhebung der Darmwandschichtung (Dietrich et al. 2000). Der diagnostische Wert von Röntgenaufnahmen ist begrenzt, da sowohl normale als auch unspezifische Wandveränderungen beschrieben wurden. Stuhlkulturen auf C. difficile sind stets negativ. Eine spezifische Laborkonstellation ist ebenfalls nicht bekannt (mäßige Leukozytose bei unauffälligem Differenzialblutbild).

34.5 Therapie

34.5.1 Allgemeinmaßnahmen

Falls eine signifikante Diarrhö während einer Antibiotikatherapie auftritt, sollte die Einnahme sofort gestoppt werden – es sei denn, die Gabe ist unerlässlich. Medikamente, die die Peristaltik hemmen (z. B. Diphenoxylat), sollten vermieden werden, da sie die Krankheit verlängern können, indem sie die Kontaktzeit der Kolonschleimhaut mit diesem Reizstoff verlängern.

> Unkomplizierte antibiotikaassoziierte Diarrhöen ohne Nachweis einer floriden Kolitis oder Toxizität oder die beschriebene pencillinassoziierte segmental-hämorrhagische Kolitis heilen innerhalb weniger Tage nach Absetzen des Antibiotikums aus.

In der Regel ist keine weitere spezielle Therapie erforderlich. In wenigen Fällen (Kinder, konsumierende Grundkrankheit, ältere Patienten) wird eine, über die ansonsten ausreichende orale Flüssigkeitsgabe hinausgehende, parenterale Flüssigkeits- und Elektrolytsubstitution erforderlich.

34.5.2 Medikamentöse Primärtherapie

Als **Indikationen** zur medikamentösen Behandlung der antibiotikaassoziierten Diarrhö – bei der seltenen hämorrhagischen Variante muss stets nur das Antibiotikum abgesetzt werden, da sie mit C. difficile nichts zu tun hat – gelten postiver Toxinnachweis mit Zeichen einer floriden Kolitis (Fieber, Leukozytose, typische endoskopische Schleimhautveränderungen), Persistenz der Diarrhö trotz Aussetzen der Antibiotikamedikation bzw. die klinische Notwendigkeit zur Fortsetzung der Antibiose (Bartlett 2002).

Metronidazol vs. Vancomycin

Bei gleicher Ansprechrate (90–97%) sollte insbesondere bei Erstbehandlung leichterer und mittelschwerer Verläufe Metronidazol (3-mal 400 mg/Tag) gegenüber dem in der Vergangenheit empfohlenen Vancomycin (4-mal 125 mg/Tag) der Vorzug gegeben werden (Bartlett 2002, McFarland et al. 2005).

Die durchschnittliche *Therapiedauer* beträgt 10 (5–14) Tage. *Für Metronidazol* spricht neben den deutlich geringeren Behandlungskosten auch das signifikant niedrigere Risiko vancomycinresistenter Stämme (Bartlett 2002, McFarland 2005). Darüber hinaus verfügt Metronidazol im Gegensatz zu Vancomycin über eine zumindest ebenso hohe therapeutische Effizienz nach **parenteraler** Gabe (Friedenberg et al. 2001). Vancomycin wird oral in einer Dosierung von 4-mal 125 mg/Tag gegeben; höhere Dosierungen erweisen sich in der Initialtherapie nicht als wirkungsvoller (◘ Tab. 34.6) und sollten daher für schwerste oder resistente Verläufe sowie für die Rezidivtherapie (▶ Abschn. 34.5.3) reserviert bleiben. In der Rezidivbehandlung erwies sich Vancomycin bzgl. der Toxinelimination gegenüber Metronidazol als signifikant wirksamer (89% Toxinelimination in der Vancomycineinnahme vs. 59% bei Metronidazoleinnahme; McFarland et al. 2002).

Argumente gegen Metronidazol sind die bei wiederholten Therapien zunehmende Resistenzentwicklung (McFarland et al. 2002, Pelaez et al. 2002) sowie eine nicht unerhebliche Unverträglichkeit (Metallgeschmack, Übelkeit, periphere Neuropathie) bei längerer Einnahme (Beloosesky et al. 2000).

Teicoplanin (Targocid)

Vergleichbar gute initiale Responseraten von 96% wurden für Teicoplanin (2-mal 400 mg) erzielt. Mit einer Rezidivrate von »nur« 7% erwies sich die Substanz Vancomycin und Metronidazol deutlich überlegen (Bricker et al. 2005, Wenisch et al. 1996).

Fusidinsäure (Fucidine) und Bacitracin (Angiomacin)

In 2 randomisierten Studien fand sich für Fusidinsäure (500 mg 3-mal täglich über 10 Tage) eine Eradikationsrate von 93 bzw. 83%, allerdings mit einer im Vergleich zu Metronidazol und Vancomycin deutlich höheren Rezidivrate von 28 bzw. 27% (Wenisch et al. 1996, Wullt u. Odenholt 2004).

Rifampicin (z. B. Rimactan)

Zur Wirksamkeit von Rifampicin (2-mal 600 mg) existieren nur Fallberichte (Nomura et al. 2004) bzw. kleine, nichtrandomisierte Studien bei Patienten mit rezidivierenden Verläufen (Buggy et al. 1987).

Tab. 34.6. Prospektiv randomisierte Studien zur Wirksamkeit und Rezidivhäufigkeit einer C.-difficile-assoziierten Kolitis nach Therapie der Ersterkrankung

Autor	Antibiotikum	Dosierung[a]	Dauer [Tage]	Patienten [n]	Therapieerfolg [%]	Rezidivrate [%]
Wenisch et al. 1996	Teicoplanin	400 mg b.i.d.	10	28	96	7
	Fusidinsäure	500 mg t.i.d.	10	29	93	28
	Vancomycin	500 mg t.i.d.	10	31	94	16
	Metronidazol	400 mg t.i.d.	10	31	94	16
de Lalla et al. 1992	Teicoplanin	400 mg b.i.d.	10	26	96	8
	Vancomycin	500 mg q.i.d.	10	20	100	20
Fekety et al. 1989	Vancomycin	125 mg q.i.d.	10	24	100	21
	Vancomycin	500 mg q.i.d.	10	22	100	18
Dudley et al. 1986	Bacitracin	25.000 IE q.i.d.	10	15	80	33
	Vancomycin	500 mg q.i.d.	10	15	93	20
Young et al. 1985	Bacitracin	25.000 IE q.i.d.	10	21	76	24
	Vancomycin	125 mg q.i.d.	10	21	86	29
Teasley et al. 1983	Vancomycin	500 mg q.i.d.	10	52	100	11
	Metronidazol	250 mg q.i.d	10	42	95	5

[a] b.i.d. 2-mal täglich; t.i.d. 3-mal täglich; q.i.d. 4-mal täglich.

Alternative Therapieansätze

Probiotika

Im Gegensatz zur Rezidivprophylaxe (s. unten) ist die Wirksamkeit einer Mono- bzw. Kombinationstherapie von Probiotika in der Primärtherapie derzeit nicht erwiesen

Topische Behandlung mit gesundem »Spenderstuhl«

In zahlreichen Fallberichten wird die Effizienz einer rektalen Applikation von Stuhl darmgesunder Spender beschrieben (Persky u. Brandt 2000). Randomisierte, plazebokontrollierte Studien fehlen bisher.

Adsorbenzien, »Toxinbinder«

Die früher unter der Vorstellung einer Toxinbindung zusätzlich empfohlene Gabe von Colestyramin (3-mal 4 g/Tag) ist zumindest bei Verabreichung von Vancomycin nicht empfehlenswert, da es zur luminalen Bindung mit konsekutivem Abfall der Vancomycinkonzentration kommt (Bartlett 2002a, McFarland 2005). Die Daten zur Wirksamkeit einer Monotherapie mit Colestyramin bleiben widersprüchlich (Ariano et al. 1990).

Die Wirksamkeit neuerer Polymere (Synsorb 90, Tolevamer) bleibt abzuwarten (Davidson et al. 2004, Heerze et al. 1994).

Immunologische Strategien

Kyne et al. konnten wiederholt zeigen, dass v. a. Patienten nach stattgehabter AAD mit niedrigem Serum-IgG-Antitoxin A-Spiegel vermehrt zu Rezidiven neigen (Kyne et al. 2001). Mehrere kleinere Studien konnten bei Patienten mit rezidivierenden Krankheitsverläufen die Wirksamkeit einer intravenösen Gabe von Immunglobulinen (200–550 mg/kg KG alle 2–3 Wochen) wiederholt belegen (Beales 2002, Leung et al. 1991, Salcedo et al. 1997, Wilcox 2004). Bei auch hier fehlenden randomisierten Studien sollte die intravenöse Gabe von Immunglobulinen rezidivierenden, therapierefraktären Verläufen vorbehalten bleiben (Tab. 34.7).

Ein weiterer vielversprechender Ansatz scheint die orale Gabe von mit Immunglobulin angereichertem Trockenmilchpulver aus der Milch von zuvor mit C. difficile immunisierten Kühen zu sein (van Dissel et al. 2005). Die Ergbnisse kontrolierter randomisierter Studien stehen auch hier aus.

34.5.3 Rezidivtherapie

In der Regel kommt es bei 20–25% der Patienten nach Absetzen der antibiotischen Therapie (Metronidazol oder Vancomycin) im Zeitraum von 3 Tagen bis 3 Wochen zu

■ Tab. 34.7. Therapeutisches Vorgehen bei Clostridium-difficile-Diarrhö und Kolitis

1. Allgemeine Maßnahmen (oftmals ausreichend)	2. Spezifische Maßnahmen	3. Rezidivtherapie
– Absetzen (ggf. Umsetzen) der Antibiotikatherapie, supportive Maßnahmen wie Korrektur des Flüssigkeits- und Elektrolythaushaltes, keine Antidiarrhoika	– Wenn die Diagnose C.-difficile-Diarrhö gesichert ist, orale Gabe von Metronidazol (3-mal 400 mg/Tag oral oder ggf. 3-mal 500 mg/Tag i.v.) als Therapie der ersten Wahl – Wenn die Diagnose C.-difficile-Diarrhö wahrscheinlich und der Patient ernstlich krank ist, frühzeitige Gabe von Metronidazol – Vancomycin (4-mal 125 mg/Tag oral über 7–14 Tage) erst, wenn - der Patient nicht auf Metronidazol anspricht, - es sich um einen metronidazolresistenten Stamm handelt, - eine Metronidazolunverträglichkeit vorliegt, - eine Schwangerschaft vorliegt oder der Patient jünger als 10 Jahre ist, - es sich um eine fulminante Verlaufsform handelt, - es Hinweise gibt, dass es sich um Staphylococcus aureus als Erreger handelt	– Überprüfung und Bestätigung der Diagnose – Absetzen jeglicher Therapie, die eine Diarrhö verursachen könnte (z. B. Prokinetika) – Vorgehen wie unter Punkt 2 – Nach Behandlung eines Rezidivs über mindestens 2 Monate keine Antibiotika – Bei erneutem Rezidiv oder Persistenz: - Vancomycin oder Metronidazol (wie unter 2) oral über 10–14 Tage, - gefolgt von Colestyramin (3-mal täglich 4 g) plus Lactobacillus (1 g 4-mal/Tag) über 3–4 Wochen, - Vancomycin plus Rifampicin für 7–14 Tage, Saccharomyces boulardii (2-mal 250 mg/Tag) plus Metronidazol oder Vancomycin (wie unter 2), danach absteigende Dosen 4-mal 125 mg/Tag ≥1-mal 125 mg/Tag über 2 Wochen bzw. alternierende Gaben (250 mg jeden 2. Tag) über 3-4 Wochen - Immunglobulingabe (400 mg/kg KG i.v. alle 3 Wochen)

Rezidiven (Bartlett 2002, McFarland et al. 2002, McFarland 2005). Hier erwiesen sich bei erneuter Therapieindikation absteigende Dosen von Vancomycin 4-mal 125 mg bis 1-mal 125 mg über 2 Wochen, v. a. aber alternierende Gaben (250 mg jeden 3. Tag) über 3–4 Wochen als wirksam (McFarland et al. 2002).

Etwas weniger effektiv ist die Kombination von Saccharomyces boulardii (2-mal 500 mg/Tag) mit Vancomycin (4-mal 250 mg/Tag) oder Metronidazol (3-mal 400 mg/Tag). Die Studie zeigte, dass im Fall von Rezidiven eine Kombinationsbehandlung aus Saccharomyces boulardii mit Metronidazol (oder Vancomycin) der alleinigen Antibiotikabehandlung überlegen ist (■ Tab. 34.7). Eine vergleichbare Wirksamkeit wurde für die Einnahme von 12 g Oligofruktose beschrieben. Hier bleiben allerdings weitere Studien abzuwarten (Lewis et al. 2005). Der Stellenwert einer generellen Kombinationsbehandlung oder gar einer Monotherapie mit Saccharomyces boulardii bei schweren Verläufen ist jedoch derzeit noch nicht eindeutig geklärt (Bartlett 2002, Bleichner et al. 1997, McFarland et al. 2002, McFarland 2005).

Bei schweren therapierefraktären Verläufen ist oftmals eine subtotale Kolektomie oder eine verlagerte Ileostomie als lebenserhaltende Maßnahme unumgänglich.

34.5.4 Prävention

Behandlung asymptomatischer Träger in Risikobereichen

Asymptomatische C.-difficile-Träger wurden wiederholt als Ausgangspunkt neuer nosokomialer Erkrankungen identifiziert. Die Ergebnisse daraufhin durchgeführter Behandlungen asymptomatischer Träger in Risikobereichen zur Reduktion von Infektionen blieben jedoch widersprüchlich (McFarland et al. 1989, Shim et al. 1998).

Erfolgreicher erwies sich in mehreren Studien die Einhaltung meist einfacher **Hygienemaßnahmen**, wie angepasste Händehygiene im Sinne einer konsequenten Händedesinfektion, Tragen von Handschuhen (Zafar 1998), der Einsatz sporozider Desinfektionsmittel sowie Kontaktisolierung (Gerding et al. 1995, Guerrant et al. 2001, Mayfield et al. 2000, Thomas et al. 2002, Wilcox 2003).

Restriktiver Einsatz von Antibiotika, insbesondere von Clindamycin (Climo et al. 1998, McNulty et al. 1997, Pear et al. 1994) und von Cephalosporinen, führte zu einer bis zu 50%igen Reduktion der AAD (Khan u. Cheesbrough 2003, Ludlam et al. 1999, Wilcox 2004).

Bei einer nach AAD erneut notwendigen Antibiotikatherapie erwies sich eine gleichzeitige Gabe von Probiotika wie z. B. S. boulardii (Bleichner et al. 1997, Kotowska et al. 2005, McFarland et al. 1994, McFarland et al. 2002) oder Lactobacillus GG (Gorbach et al. 1987, McFarland et al. 2002) wiederholt als erfolreich. So ließ sich in mehreren Studien bei gleichzeitiger Einnahme von S. boulardii (2-mal 250 mg/Tag) die Häufigkeit des Auftretens einer β-Lactam-antibiotikaassoziierten Diarrhö signifikant senken (Gorbach et al. 1987, McFarland et al. 2002). Allerdings versagt der Keim in der Therapie einer bereits aufgetretenen AAD. In 3 kürzlich publizierten Metaanalysen (Cremonini et al. 2002, D'Souza et al. 2002, Szajewska u. Mrukowicz 2005) wird klar der

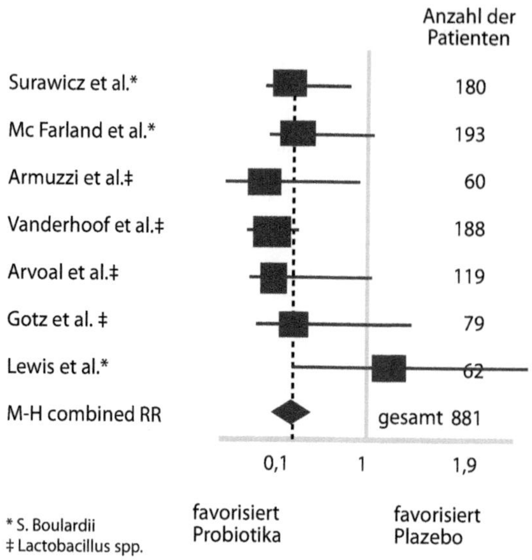

Abb. 34.4. Metaanalyse (log Odds-ratio) von Studien zum Einsatz von Probiotika in der Prävention der antibiotikaassoziierten Kolitis. *M-H* Mantel-Haenszel, *RR* relatives Risiko. (Mod. nach Cremonini 2002)

Stellenwert probiotisch wirkender Therapeutika in der Prävention der AAD hervorgehoben (Abb. 34.4).

Als vielversprechender neuer prophylaktischer Ansatz erwies sich in einer ersten Pilotstudie die Impfung mittels einer gegen Toxin A und B gerichteten Vakzine (Sougioultzis et al. 2005).

Literatur

Aboudola S, Kotloff KL, Kyne L et al. (2003) Clostridium difficile vaccine and serum immunoglobulin G antibody response to toxin A. Infect Immun 71: 1608–1610

Apisarnthanarak A, Razavi B, Mundy LM (2002) Adjunctive intracolonic vancomycin for severe Clostridium difficile colitis: case series and review of the literature. Clin Infect Dis 35: 690–696

Ariano RE, Zhanel GG, Harding GK (1990) The role of anion-exchange resins in the treatment of antibiotic-associated pseudomembranous colitis. CMAJ 142: 1049–1051

Aslam S, Hamill RJ, Musher D (2005) Treatment of Clostridium difficile-asociated disease: old therapies and new strategies. Lancet Infect Dis 5: 549–557

Barbut F, Richard A, Hamadi K, Chomette V Burghoffer B, Petit JC (2000) Epidemiology of recurrences or reinfections of Clostridium difficile-associated diarrhea. J Clin Microbiol 38: 2386–2388

Bartlett JG (2002) Clinical practice. Antibiotic-associated diarrhea. N Engl J Med 346: 334–339

Beales IL (2002) Intravenous immunoglobulin for recurrent Clostridium difficile diarrhoea. Gut 51: 456

Bellaiche G, Le Pennec MP, Choudat L (1997) Value of rectosigmoidoscopy with bacterial culture of colonic biopsies in the diagnosis of post-antibiotic hemorrhagic colitis related to Klebsiella oxycota. Gastroenterol Clin Biol 21: 910–915

Beloosesky Y, Grosman B, Marmelstein V, Grinblat J (2000) Convulsions induced by metronidazole treatment for Clostridium difficile-associated disease in chronic renal failure. Am J Med Sci 319: 338–339

Bergogne-Bérézin E (2004) Treatment and prevention of antibiotic-associated colitis. In: Guglietta A (ed) Pharmacotherapy of Gastrointestinal Inflammatio. Birkhäuser, Basel Boston Berlin, pp 77–92

Berrington A, Brriello P, Brazier J et al. (2004) National Clostridium difficile Standards Group: report to the department of health. J Hosp Infect 56 (Suppl. 1): 1–38

Beugerie L, Metz M, Barbut F et al. (2003) Klebsiella oxytoca as an agent of antibiotic-associated hemorrhagic colitis. Clin Gastroenterol Hepatol 1: 370–376

Bleichner G, Blehaut H, Mentec H, Moyse D (1997) Saccharomyces boulardii prevents diarrhea in critically ill tube-fed patients. A multicenter, randomized, double-blind placebo-controlled trial. Intensive Care Med 23: 517–523

Bliss DZ, Johnson S, Savik K et al. (1998) Acquisition of Clostridium difficile and Clostridium difficile-associated diarrhea in hospitalized patients receiving tube feeding. Ann Intern Med 129: 1012–1019

Bolton RP, Culshaw MA (1986) Faecal metronidazole concentrations during oral and intravenous therapy for antibiotic associated colitis due to Clostridium difficile. Gut 27: 1169–1172

Borriello SP, Hammes WP, Holzapfel W et al. (2003) Safety of probiotics that contain lactobacilli or bifidobacteria. Clin Infect Dis 36: 775–780

Bricker E, Garg R, Nelson R et al. (2005) Antibiotic treatment for Clostridium difficile-associated diarrhea in adults. Cochrane Database Syst Rev 25: CD004610

Brown E, Talbot GH, Axelrod P, Provencher M, Hoegg C (1990) Risk factors for Clostridium difficile toxin-associated diarrhea. Infect. Control Hosp Epidemiol 11: 283–290

Buggy BP, Fekety R, Silva J jr (1987) Therapy of relapsing Clostridium difficile-associated diarrhea and colitis with the combination of vancomycin and rifampin. J Clin Gastroenterol 9: 155–159

Caron F, Ducrotte P, Lerebours E et al. (1991) Effects of amoxicillin-clavulate combination on the motility of the small intestine in human beings. Antimicrob Agents Chemother 35: 1085–1088

Clausen MR, Bonnen H, Tvede M et al. (1991) Colonic fermentation to short-chain fatty acids is decreased in antibiotic-associated diarrhea. Gastroenterology 101: 411–417

Climo MW, Israel DS, Wong ES et al. (1998) Hospital-wide restriction of clindamycin: effect on the incidence of Clostridium difficile-associated diarrhea and cost. Ann Intern Med 128: 989–995

Cremonini F, Di Caro S, Nista EC et al. (2002) Meta-analysis: the effect of probiotic administration on antibiotic-associated diarrhoea. Aliment Pharmacol Ther 16: 1461–1467

Cunningham R, Dale B, Undy B, Gaunt N (2003) Proton pump inhibitors as a risk factor for Clostridium difficile diarrhoea. J Hosp Infect 54: 243–245

de Lalla F, Nicolin R, Rinaldi E et al. (1992) Prospective study of oral teicoplanin versus vancomycin for therapy of pseudomembraneous colitis and Clostridium difficile-associated diarrhea. Antimicrob Agents Chemother 36: 2192–2196

Delmée M, Vandercam B, Avesani V, Michaux JL (1987) Epidemiology and prevention of Clostridium difficile infections in a leukemia unit. Eur J Clin Microbiol 6: 623–627

Delmée M, Van Broeck J, Simon A, Janssens M, Avesani V (2005) Laboratory diagnosis of Clostridium difficile-associated diarrhoea: a plea for culture. J Med Microbiol54: 187–191

Dietrich CF, Lembcke B, Seifert H et al. (2000) Sonographische Diagnostik der Penicillin-induzierten segmentär-hämorrhagischen Colitis. Dtsch Med Wschr 125: 755–760

Dobbins WO 3rd, Herrero BA, Mansbach CM (1968) Morphologic alterations associated with neomycin induced malabsorption. Am J Med Sci 255: 63–77

Donskey CJ (2004) The role of the intestinal tract as a reservoir and source for transmission of nosocomial pathogens. Clin Infect Dis 39: 219–226

D'Souza AL, Rajkumar C, Cooke J, Bulpitt CJ (2002) Probiotics in prevention of antibiotic associated diarrhoea: meta-analysis. BMJ 324: 1361

Dudley MN, McLaughlin JC, Carrington G, Nightingale CH, Quintiliani R (1986) Oral bacitracin vs vancomycin therapy for Clostridium difficile-associated diarrhea. A randomized double-blind trial. Arch Intern Med 146: 1101–1104

Fekety R (1997) Guidelines for the diagnosis and management of Clostridium difficile-associated diarrhea and colitis. American College of Gastroenterology, Practice Parameters Committee. Am J Gastroenterol 92: 739–750

Fekety R, Silva J, Kauffman C et al. (1989) Treatment of antibiotic-associated Clostridium difficile colitis with oral vancomycin: comparison of two dosage regimens. Am J Med 86: 15–19

Fernandez A, Anand G, Friedenberg F (2004) Factors associated with failure of metronidazole in Clostridium difficile-associated disease. J Clin Gastroenterol 38: 414–418

Friedenberg F, Fernandez A, Kaul V et al. (2001) Intravenous metronidazole for the treatment of Clostridium difficile colitis. Dis Colon Rectum 44: 1176–1180

Fuhrman MP (1999) Diarrhea and tube feeding: The treatment of diarrhea in tube-fed patients. Nutr Clin Pract 14: 84–87

Garbutt JM, Littenberg B, Evanoff BA et al. (1999) Enteric carriage of vancomycin-resistant Enterococcus faecium in patients tested for Clostridium difficile. Infect Control Hosp Epidemiol 20: 664–670

Gerding DN (2000) Treatment of Clostridium difficile-associated diarrhea and colitis. Curr Top Microbiol Immunol 250: 127–139

Gerding DN, Johnson S, Peterson LR et al. (1995) Clostridium difficile-associated diarrhea and colitis. Infect Control Hosp Epidemiol 16: 459–477

Goldhill JM, Rose K, Percy WH (1996) Effects of antibiotics on epithelial ion transport in the rabbit distal colon in-vitro. J Pharm Pharmacol 39: 555–558

Gorbach SL, Chang TW, Goldin B (1987) Successful treatment of relapsing Clostridium difficile colitis with Lactobacillus GG. Lancet 2: 1519

Guerrant RL, Van Gilder T, Steiner TS et al. (2001) Practice guidelines for the management of infectious diarrhea. Clin Infect Dis 32: 331–351

Heer M, Sulser H, Hany A (1989) Segmental hemorrhagic colitis following amoxicillin therapy. Schweiz Med Wochenschr 119: 733–735

Heerze LD, Kelm MA, Talbot JA, Armstrong GD (1994) Oligosaccharide sequences attached to an inert support (SYNSORB) as potential therapy for antibiotic-associated diarrhea and pseudomembranous colitis. J Infect Dis 169: 1291–1296

Higaki M, Chida T, Takano H et al. (1990) Cytotoxic component(s) of Klebsiella oxytoca on HeEp-2 cells. Microbiol Immunol. 21: 764–767

Hofmann AF (1977) Bile acids, diarrhea, and antibiotics: data, speculation, and a unifying hypothesis. J Infect Dis 135 (Suppl.): S126–S132

Jarvis WR (1998) Epidemiology, appropriateness, and cost of vancomycin use. Clin Infect Dis 26: 1200–1203

Johnson S, Gerding DN (1998) Clostridium difficile-associated diarrhea. Clin Infect Dis 26: 1027–1036

Johnson S, Homann SR, Bettin KM et al. (1992) Treatment of asymptomatic Clostridium difficile carriers (fecal excretors) with vancomycin or metronidazole. A randomized, placebo-controlled trial. Ann Intern Med 117: 297–302

Johnson S, Samore MH, Farrow KA et al. (1999) Epidemics of diarrhea caused by a clindamycin-resistant strain of Clostridium difficile in four hospitals. N Engl J Med. 341: 1645–1651

Johnson S, Sanchez JL, Gerding DN (2000) Metronidazole resistance in Clostridium difficile. Clin Infect Dis 31: 625–626

Just I, Gerhard R (2004) Large clostridial cytotoxins. Rev Physiol Biochem Pharmacol 152: 23–47

Karlstrom O, Fryklund B, Tullus K et al. (1998) Swedish C. difficile study group: A prospective nationwide study of Clostridium difficile-associated diarrhea in Sweden. Clin Infect Dis 26: 141–145

Kerr RB, McLaughlin DI, Sonnenberg LW (1990) Control of Clostridium difficile colitis outbreak by treating asymptomatic carriers with metronidazole. Am J Infect Control 18: 332–335

Khan R, Cheesbrough J (2003) Impact of changes in antibiotic policy on Clostridium difficile-associated diarrhoea (CDAD) over a five-year period in a district general hospital. J Hosp Infect 54: 104–108

Kotowska M, Albrecht P, Szajewska H (2005) Saccharomyces boulardii in the prevention of antibiotic-associated diarrhoea in children: a randomized double-blind placebo-controlled trial. Aliment Pharmacol Ther 21: 583–590

Krause R, Reisinger EC (2005) Candida and antibiotic-associated diarrhoea. Clin Microbiol Infect 11: 1–2

Krause R, Schwab E, Bachhiesl D et al. (2001) Role of Candida in antibiotic-associated diarrhea. Infect Dis 184: 1065–1069

Kyne L, Warny M, Qamar A, Kelly CP (2001) Association between antibody response to toxin A and protection against recurrent Clostridium difficile diarrhoea. Lancet 357: 189–193

Leung DY, Kelly CP, Boguniewicz M et al. (1991) Treatment with intravenously administered gamma globulin of chronic relapsing colitis induced by Clostridium difficile toxin. J Pediatr 118: 633–637

Lewis S, Burmeister S, Brazier J (2005) Effect of the Prebiotic Oligofructose on Relapse of Clostridium difficile-Associated Diarrhea: A Randomized, Controlled Study. Clin Gastroenterol Hepatol 3: 442–448

Ludlam H, Brown N, Sule O, Redpath et al. (1999) An antibiotic policy associated with reduced risk of Clostridium difficile-associated diarrhea. Age Aging 28: 578–580

Massey V, Gregson DB, Chagla AH et al. (2003) Clinical usefulness of components of the Triage immunoassay, enzyme immunoassay for toxins A and B, and cytotoxin B tissue culture assay for the diagnosis of Clostridium difficile diarrhea. Am J Clin Pathol 119: 45–49

Mayfield JL, Leet T, Miller J, Mundy LM (2000) Environmental control to reduce transmission of Clostridium difficile. Clin Infect Dis 31: 995–1000

McFarland LV (2005) Alternative treatments for Clostridium difficile disease: what really works? J Med Microbiol 54: 101–111

McFarland LV, Mulligan ME, Kwok RY, Stamm WE (1989) Nosocomial acquisition of Clostridium difficile infection. N Engl J Med 320: 204–210

McFarland LV, Surawicz CM, Greenberg RN et al. (1994) A randomized placebo-controlled trial of Saccharomyces boulardii in combination with standard antibiotics for Clostridium difficile disease. JAMA 271: 1913–1918

McFarland LV, Elmer GW, Surawicz CM (2002) Breaking the cycle: treatment strategies for 163 cases of recurrent Clostridium difficile disease. Am J Gastroenterol 97: 1769–1775

McNulty C, Logan M, Donald IP et al. (1997) Successful control of Clostridium difficile infection in an elderly care unit through use of a restrictive antibiotic policy. J Antimicrob Chemother 40: 707–711

Minami J, Saito S, Yoshida T et al. (1992) Biological activities and chemical composition of a cytotoxin of Klebsiella oxytoca. J Gen Microbiol 138: 1921–1927

Moulis H, Vender RJ (1994) Antibiotic-associated hemorrhagic colitis. J Clin Gastroenterol 18: 227–231

Mrowka C, Munch R, Rezzonico M Greminger P (1990) Acute segmental hemorrhagic penicillin-associated colitis. Dtsch Med Wochenschr 115: 1750–1753

Nomura K, Matsumoto Y, Yoshida N et al. (2004) Successful treatment with rifampin for fulminant antibiotics-associated colitis in a patient with non-Hodgkin's lymphoma. World J Gastroenterol 10: 765–766

Pear SM, Williamson TH, Bettin KM et al. (1994) Decrease in nosocomial Clostridium difficile-associated diarrhea by restricting clindamycin use. Ann Intern Med 120: 272–277

Pelaez T, Alcacia L, Alonso R et al. (2002) Reassessment of Clostridium difficile susceptibility to metronidazole and vancomycin. Antimicrob Agents Chemother 28: 1647–1650

Pépin J, Valiquette L, Alary ME et al. (2004) Clostridium difficile-associated diarrhea in a region of Quebec from 1991 to 2003. A changing pattern of disease severity CMAJ 17: 466–472

Pépin J, Alary ME, Valiquette L et al. (2005a) Increasing risk of relapse after treatment of Clostridium difficile colitis in Quebec, Canada. Clin Infect Dis 40: 1591–1579

Pépin, J, Saleh N, Coulombe MA et al. (2005b) Emergence of fluoroquinolones as the predominat risk factor for clostridium difficile-associated diarrhea: a cohort study during an epidemic in Quebec. Clin Infect Dis 40: 1254–1260

Persky SE, Brandt LJ (2000) Treatment of recurrent Clostridium difficile-associated diarrhea by administration of donated stool directly through a colonoscope. Am J Gastroenterol 95: 3283–3285

Pochapin M (2000) The effect of probiotics on Clostridium difficile diarrhea. Am J Gastroenterol 95: S11–S13

Poutanen SM, Simor AE (2004) Clostridium difficile-associated diarrhea in adults. CMAJ 171: 51–58

Rao SS, Edwards CA, Austen CJ et al. (1988) Impaired colonic fermentation of carbohydrate after ampicillin. Gastroenterology 94: 928–932

Riley TV (2004) Nosocomial diarrhea due to Clostridium difficile. Curr Opin Infect Dis 17: 323–327

Rupnik M, Dupuy B, Fairweather NF et al. (2005) Revised nomenclature of Clostridium difficile toxins and associated genes. J Med Microbiol 54: 113–117

Sakurai Y, Tsuchiya H, Ikegami F et al. (1979) Acute right-sided hemorrhagic colitis associated with oral administration of ampicillin. Dig Dis Sci 24: 910–915

Salcedo J, Keates S, Pothoulakis C et al. (1997) Intravenous immunoglobulin therapy for severe Clostridium difficile colitis. Gut 41: 366–370

Shim JK, Johnson S, Samore MH et al. (1998) Primary symptomless colonization by Clostridium difficile and decreased risk of subsequent diarrhea. Lancet 351: 633–636

Sougioultzis S, Kyne L, Drudy D et al. (2005) *Clostridium difficile* toxoid vaccine in recurrent *C. difficile*-associated diarrhea. Gastroenterology 128: 764–770

Surawicz CM, McFarland LV, Elmer G, Chinn J (1989) Treatment of recurrent Clostridium difficile colitis with vancomycin and Saccharomyces boulardii. Am J Gastroenterol 84: 1285–1287

Surawicz CM, McFarland LV, Greenberg RN et al. (2000) The search for a better treatment for recurrent Clostridium difficile disease: use of high-dose vancomycin combined with Saccharomyces boulardii. Clin Infect Dis 31: 1012–1017

Szajewska H, Mrukowicz J (2005) Meta-analysis: non-pathogenic yeast Saccharomyces boulardii in the prevention of antibiotic-associated diarrhoea. Aliment Pharmacol Ther 22: 365–372

Takamine F, Imanura T (1995) Isolation and characterization of bile acid 7-dehydroxylating bacteria from human feces. Microbiol Immunol 39: 11–18

Teasley DG, Gerding DN, Olson MM et al. (1983) Prospective randomised trial of metronidazole versus vancomycin for Clostridium difficille-associated diarrhea and colitis. Lancet 2: 1043–1046

Thomas C, Stevenson M, Williamson DJ, Riley TV (2002) Clostridium difficile-associated diarrhea: epidemiological data from Western Australia associated with a modified antibiotic policy. Clin Infect Dis 35: 1457–1462

Thomas C, Stevenson M, Riley TV (2003) Antibiotics and hospital-acquired Clostridium difficile-associated diarrhoea: a systematic review. J Antimicrob Chemother 51: 1339–1350

Turgeon DK, Novicki TJ, Quick J et al. (2003) Six rapid tests for direct detection of Clostridium difficile and its toxins in fecal samples compared with the fibroblast cytotoxicity assay. J Clin Microbiol 1: 667–670

van Dissel JT, de Groot N, Hensgens CM et al. (2005) Bovine antibody-enriched whey to aid in the prevention of a relapse of Clostridium difficile-associated diarrhoea: preclinical and preliminary clinical data. J Med Microbiol 54: 197–205

Voth DE, Ballard JD (2005) Clostridium difficile Toxins: Mechanism of action and role in disease. Clin Microbiol Rev 18: 247–263

Wenisch C, Parschalk B, Hasenhundl M et al. (1996) Comparison of vancomycin, teicoplanin, metronidazole, and fusidic acid for the treatment of Clostridium difficile-associated diarrhea. Clin Infect Dis 22: 813–818

Wilcox MH (2003) Gastrointestinal disorders and the critically ill. Clostridium difficile infection and pseudomembranous colitis. Best Pract Res Clin Gastroenterol 17: 475–493

Wilcox MH (2004) Descriptive study of intravenous immunoglobulin for the treatment of recurrent Clostridium difficile diarrhoea. J Antimicrob Chemother 53: 882–884

Wilcox MH, Fawley WN, Settle CD, Davidson A (1998) Recurrence of symptoms in Clostridium difficile infection--relapse or reinfection? J Hosp Infect 38: 93–100

Wilkins TD, Lyerly DM (2003) Clostridium difficile testing: after 20 years, still challenging. J Clin Microbiol 41: 531–534

Wistrom J, Norrby SR, Myhre EB et al. (2001) Frequency of antibiotic-associated diarrhoea in 2462 antibiotic-treated hospitalized patients: a prospective study. J Antimicrob Chemother 47: 43–50

Wullt M, Odenholt I (2004) A double-blind randomized controlled trial of fusidic acid and metronidazole for treatment of an initial episode of Clostridium difficile-associated diarrhoea. J Antimicrob Chemother 54: 211–216

Wullt M, Hagslatt ML, Odenholt I (2003) Lactobacillus plantarum 299v for the treatment of recurrent Clostridium difficile-associated diarrhoea: a double-blind, placebo-controlled trial. Scand J Infect Dis 35: 365–367

Young VB, Schmidt TM (2004) Antibiotic-associated diarrhea accompanied by large-scale alterations in the composition of the fecal microbiota. J Clin Microbiol 42: 1203–1206

Young GP, Ward PB, Bayley N et al. (1985) Antibiotic-associated colitis due to Clostridium difficile: Double-blind comparison of vancomycin with bacitracin. Gastroenterology 89: 1038–1045

Zafar AB, Gaydos LA, Furlong WB et al. (1998) Effectiveness of infection control program in controlling nosocomial Clostridium difficile. Am J Infect Control 26: 588–593

Bakterielle Überbesiedlung

W.F. Caspary, J. Stein

35.1 Definition

Die bakterielle Überbesiedlung des Dünndarms ist ein Syndrom, das durch eine Malabsorption als Folge einer quantitativen (>10^5 Keime/ml) und/oder qualitativen Über- bzw. Fehlbesidlung des Dünndarms charakterisiert ist. Andere gebräuchliche Bezeichnungen dafür sind **Blind-Loop-Syndrom, Dünndarmstase, bakterielle Überwucherung.** Patienten mit bakterieller Überbesiedlung des Dünndarms können asymptomatisch sein oder ein oder mehrere Symptome haben wie Bauchschmerzen, wässrige Durchfälle, Dyspepsie und Gewichtsverlust.

35.2 Pathophysiologie

Das **mikrobiologische Kriterium** der bakteriellen »Fehlbesiedlung« des Dünndarms ist das Auftreten sog. »Fäkalkeime« im Dünndarm, in der Regel obligat anaerober Spezies bzw. coliformer Keime in einer Dichte >10 Keime/ml Jejunalaspirat.

35.2.1 Bakterienflora des Gastrointestinaltraktes

Mikroflora des Gesunden

Mit der Geburt beginnt die Besiedlung des Intestinaltraktes des Neugeborenen durch Bakterien aus seiner Umgebung. Bei den ersten Besiedlern handelt es sich überwiegend um fakultativ anaerobe oder aerotolerante Bakterien (Enterobakterien, Laktobazillen, Enterokokken und Staphylokokken). Fakultative Anaerobier wie Escherichia coli tragen dazu bei, Bedingungen zu schaffen, die es auch strikt anaeroben Bakterien erlauben, sich anzusiedeln (▶ Kap. 4). Nach 3 Wochen nimmt die Anzahl der Colibakterien ab, Bacteroides werden zum vorherrschenden Keim im Kolon (Bishop u. Anderson 1967, Sherman u. Lichtman 1987). Insbesondere bei gestillten Säuglingen findet man in der Regel zunächst eine zahlenmäßige Dominanz von Bifidobakterien. Allerdings nimmt bis zum Ende des 1. Lebensjahres die Stabilität und auch die Diversität der intestinalen Mikroflora zu – der Gastrointestinaltrakt besitzt in der Regel ca. 500 verschiedene Bakterienspezies – und erlangt dadurch zunehmend die Funktion einer wirksamen Barriere gegenüber pathogenen Bakterien (Gorbach et al. 1967).

Bakterien des Magens und proximalen Dünndarms

Magen und proximaler Dünndarm sind beim Menschen im nüchternen Zustand nur spärlich mikrobiell besiedelt. Eine Besiedlung mit nur Lactobazillen, Enterokokken, grampositiven Aerobiern bzw. fakultativen Anaerobiern sowie Hefen mit 10^{4-5} Keimen/ml ist als transient-physiologische Flora zu bezeichnen.

Terminales Ileum

Das terminale Ileum ist mit einer Keimdichte von 10^{5-9} Keimen/ml Darminhalt als Übergangszone zum Dickdarm zu bezeichnen. Meist handelt es sich um Enterobakterien und Colibakterien. Dysfunktion oder chirurgische Resektion der Ileozökalklappe führen über Aszendenz im terminalen Ileum zu einer Baktienflora wie im Kolon.

Kolon

Die Anzahl der Bakterien liegt bei 10^{12} Keimen/g Stuhl. Führend sind nichtsporenbildende Anaerobier der Genera Bacteroides, Bifidobacterium, Eubacterium, Propionobacterium (Bouhnik et al. 1999), während Laktobazillen, Streptokokken, Enterokokken und Escherichia coli mit einer Keimzahl von 10^{3-4}/g Stuhl von untergeordneter Bedeutung sind (ausführliche Darstellung ▶ Kap. 4).

Bakterien und Dünndarmfunktion

Keimfreiheit des Darmes bewirkt hohe Zotten, niedrige Krypten, weniger und kleinere Peyer-Plaques, minimale Infiltration der Mukosa mit Leukozyten und eine reduzierte Regeneration. Bei Einbringen einer Bakterienflora verändern sich die Morphologie und die Funktion rasch zum physiologischen Status (Cebra 2000, Gorbach 2000, Rolfe 1984).

Enterale Bakterien haben wichtige physiologische Funktionen (▶ Kap. 4):

- Energierückgewinnung im Kolon durch Hydrolyse nicht resorbierter Disaccharide und Fermentation von Kohlenhydraten zu kurzkettigen Fettsäuren, die im Kolon rückresorbiert werden.
- Produktion von Nährstoffen und Vitaminen wie Folsäure und Vitamin K.
- Nichtpathogene Bakterien sind wahrscheinlich von Bedeutung als Schutz des Wirts, indem sie die Kolonisation pathogener Keime verhindern. Die Interaktion zwischen dem Immunsystem des Wirts und luminalen Antigenen wird durch die Gegenwart enteraler Bakterien beeinflusst.
- Der bakterielle Metabolismus von Medikamenten im Darmlumen ist essentiell für ihre Wirkung: z. B. die Aufspaltung von Sulfasalazin in 5-Aminosalicylsäure und Sulfapyridin.

35.2.2 Kontrollmechanismen

Verschiedene Mechanismen schützen den Menschen gegen eine bakterielle Überbesiedlung:

- Die propagative Peristaltik verhindert die Anlagerung aufgenommener Bakterien.
- Magensäure zerstört viele Bakterien, bevor sie den Magen verlassen.
- Proteolytische Enzyme zerstören Bakterien im Gastrointestinaltrakt.
- Die Schleimbarriere der Mukosa fängt Bakterien auf (»Fliegenfänger«).
- Eine intakte Ileozökalklappe verhindert die retrograde Aszension von Bakterien aus dem Kolon in den Dünndarm.
- Das Immunsystem hat eine wichtige Schutzfunktion, da bei Immundefekten (z. B. IgA-Mangel, Hypogammaglobulinämie) häufig eine bakterielle Überwucherung des Dünndarms entsteht (Rordan et al. 2001).

35.3 Ätiologie und Pathogenese

Störungen, die zu einer bakteriellen Überbesiedlung führen können sind in ▶ Übersicht »Ursachen einer bakteriellen Überbesiedlung des Dünndarms« aufgeführt. Nach neuesten Berichten kommt die bakterielle Überbesiedlung am häufigsten (>90%) bei Motilitätsstörungen des Gastrointestinaltraktes vor (Kumar et al. 1996). Früher war ihr Vorkommen nach Resektionen am Magen und Darm häufiger (Husebye 1999). Die Ursachen für das häufige Vorkommen einer bakteriellen Überbesiedlung bei der chronischen Pankreatitis (40%) sind wohl multifaktoriell: Motilitätsstörungen bei Schmerz/Schmerztherapie, Entzündungen, Stenosen, postoperative Folge, Narkotika (Trespi u. Ferrieri 1999).

Ursachen einer bakteriellen Überbesiedlung des Dünndarms

- **1 Intestinale Stase**
  - *Stase durch Behinderung der Ingestapassage:*
    - Mechanische Obstruktion durch Striktur (primär, postoperativ oder radiogen), entzündliche oder neoplastische Stenosen (z. B. bei Morbus Crohn, Lymphom, Karzinoid),
    - Motilitätsstörungen des Dünndarms (bei diabetischer Neurogastroenteropathie, Sklerodermie, Amyloidose, intestinaler Pseudoobstruktion, als Folge radiogener Schädigung oder nach Vagotomie) mit Unterbrechung der sog. Housekeeperfunktion des interdigestiven myoelektrischen Komplexes und möglicherweise auch durch langfristige Einnahme motilitätshemmender Pharmaka (z. B. Morphinpräparate, Anticholinergika),
    - Megaduodenum bei Ehlers-Danlos-Syndrom, Malrotation;
  - *Stasebezirke in Blindsäcken und ausgeschalteten Schlingen:*
    - Duodenal- und Jejunaldivertikel,

▼

- chirurgisch angelegte blinde Schlingen (Billroth-II-Anastomose, intestinale Bypasschirurgie, enteroenterale Anastomosen),
- enteroenterale, enterokolische Fisteln.
- **2 Hypo- bzw. Anazidiät**
  - Chronisch atrophische Gastritis (perniziöse Anämie),
  - nach Vagotomie,
  - medikamentös bedingt,
  - bei betagten Patienten (?).
- **3 Immunologische Faktoren**
  - Hypo- und Agammaglobulinämie,
  - erworbenes Immunmangelsyndrom (Aids).
- **4 Extraintestinales Reservoir/nichtklassifizierbare Ursachen**
  - Cholangitis, enterokolische Fistel,
  - dekompensierte Leberzirrhose, Alkoholismus,
  - chronische Pankreatitis,
  - Mukoviszidose.

Eine bakterielle Fehlbesiedlung findet sich zudem in >60% der Patienten mit Leberzirrhose (Chang et al. 1998, Gunnarsdottir et al. 2003, Morencos et al. 1995) und nichtalkoholischer Steatohepatitis (Wigg et al. 2001). Das häufige Vorkommen bei Patienten mit Leberzirrhose wird am ehesten auch durch eine Motilitätsstörung des Darms erklärt und begünstigt das Auftreten einer spontan-bakteriellen Peritonitis (Guarner u. Soriano 2005).

Zudem zeigt sich eine zunehmende Häufung mit steigendem Lebensalter (Riordan et al. 1997). Ursächlich diskutiert werden eine Hypo-/Anazidität, Protonenpumpenblocker, Motilitätsstörungen und die Abnahme mikrobizider Gallensäuren im oberen Dünndarm (Fried et al. 1994, Madrid et al. 2001, Saltzmann et al. 1994).

In Abhängigkeit des erzielten pH-Anstiegs (H2-Blocker << Protonenpumpenblocker) führt die Einnahme von »Säureblockern« zu einer 100- bis 1.000fachen Zunahme der Bakterienzahl im Magen- bzw. Duodenalaspirat (Verdu et al. 1994, Williams et al. 2005; ◘ Abb. 35.1).

35.3.1 Pathogenese des Malabsorptionssyndroms

Eine Malabsorption ist bei der bakteriellen Überbesiedlung entweder durch eine luminale Maldigestion oder durch eine zelluläre Malabsorption durch Schädigung der Zottenepithelzellen bedingt. Fakultative Anaerobier vermögen die Zellen durch direkte Adhärenz an die Zelloberfläche und Endotoxinproduktion zu schädigen. Aerobe Bakterien bilden Enzyme und Stoffwechselprodukte, die die Epithelzellen ebenfalls zu schädigen vermögen (▶ Übersicht »Ursachen einer bakteriellen Überbesiedlung des Dünndarms«). **Darüber hinaus muss prinzipiell mit Veränderungen der Bioverfügbarkeit und des Metabolismus von Medikamenten gerechnet werden.**

Die heute vorliegenden pathophysiologisch-klinischen Daten und experimentellen Untersuchungen lassen eine pathogenetische Rolle folgender Mechanismen für die Entstehung des Malassimilationssyndroms bei der bakteriellen Überbesiedlung erkennen (◘ Abb. 35.2; ◘ Tab. 35.1):

- Eine bereits im Dünndarm eintretende *vorzeitige* Dekonjugation konjugierter Gallensäuren (Glykochol-, Taurochol- und Chenodesoxycholsäure) führt zu einem Unterschreiten der kritischen mizellaren Konzentration von Gallensäuren. Da dekonjugierte Gallensäuren im Gegensatz zu konjugierten Gallensäuren bereits im oberen Dünndarm resorbiert werden können, steht für eine Mizellenbildung zu wenig Gallensäure zur Verfügung. Zudem bewirkt die entstehende

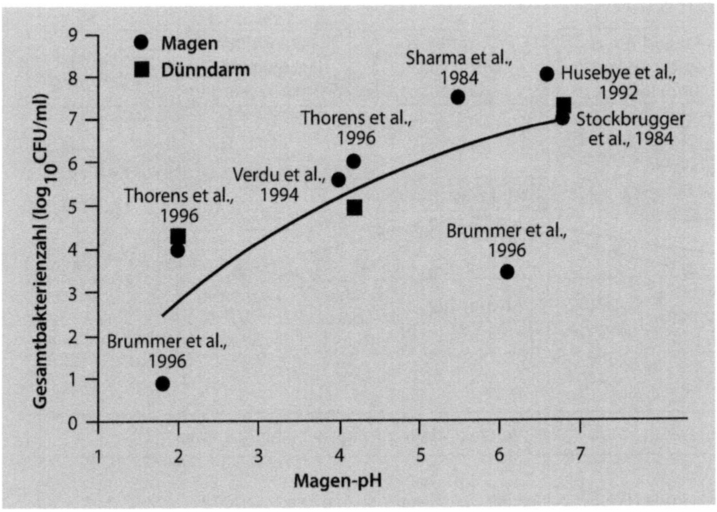

◘ **Abb. 35.1.** Beziehung zwischen gastraler bzw. duodenaler (Thorens et al. 1996, Stockbrugger et al. 1984) Bakterienzahl (TBC) und erhöhtem pH-Wert unterschiedlicher Genese (nach Verdu et al. 1994): Sharma et al. 1984: gesunde H.-pylori-negative Freiwillige unter 30 mg Omeprazol; Thorens et al. 1996: Patienten unter 20 mg Omeprazol oder 800 mg (niedriger pH-Wert); Brummer et al. 1985: Patienten unter 20 mg Omeprazol oder Nizadin 300 mg (niedriger pH-Wert); Stockbrugger et al. 1984: Patienten mit perniziöser Anämie; Husebye et al. 1992: Gastritispatienten mit Hypochlorhydrie

Deoxycholsäure eine Schädigung des Enterozyten. Die Folge ist eine *Steatorrhö* und ein Mangel fettlöslicher Vitamine (Shindo et al. 1998).

- Morphologische Mukosaschäden (partielle Zottenatrophie) als Folge der toxischen Wirkung dekonjugierter Gallensäuren.
- Bakterielle Metabolisierung ungesättigter Fettsäuren zu Hydroxyfettsäuren kann zur *Mukosaschädigung* beitragen und *wässrige Durchfälle* (sekretagoge Laxanzienwirkung) auslösen.
- *Abnahme der Disaccharidasenaktivitäten* in der enterozytären Bürstensaummembran, verursacht durch dekonjugierte Gallensäuren wie auch bakterielle Proteasen sowie eine endoluminale bakterielle Utilisierung von Kohlenhydraten mit Entstehung kurzkettiger Fettsäuren (Butyrat, Azetat, Propionat, Laktat), H_2, Methan und CO_2 im proximalen Dünndarm, was zu den klinischen Symptomen von Durchfällen mit saurem pH, Flatulenz und Blähbauch führt (Hoverstad et al. 1985, Sherman et al. 1985). Das dabei entstehende Laktat kann zur Laktatazidose führen. Dieser Effekt ist Grundlage für die nichtinvasiven Testverfahren: ^{14}C- oder ^{13}C-D-Xylose Atemtest, Glukose-H_2-Atemtest, Laktulose-H_2-Atemtest.
- Bakterielle Degradation von Eiweiß und die Resorptionshemmung von Aminosäuren führen zur Proteinmalabsorption. Selten kann es zu einem enteralen Eiweißverlustsyndrom kommen (King u. Toskes 1981).
- Verminderung der Vitamin-B_{12}-Resorption als Folge bakterieller Bindung (Brandt et al. 1977, Welkos et

Tab. 35.1. Diagnostische Tests bei bakterieller Überbesiedlung

Tests		Nachteile – Probleme – Limitation
Anzahl der Bakterien und Kultur aus Dünndarmaspirat		Invasiv, Kontamination durch Mundflora, Schwierigkeiten beim Transport anaerober Kulturen, Überbesiedlung des distalen Dünndarms kann übersehen werden
^{14}C-D-Xylose-Atemtest		Radioaktives Isotop
^{13}C-D-Xylose-Atemtest		Sehr hohe Substratkosten (~50 € pro Test), Massenspektrometrie
H_2-Atemtests	Glukose-H_2	Bis zu 15% sind sog. Non-Hydrogen-Producer
	Laktulose-H_2	Unsicher bei bakterieller Überbesiedlung des distalen Dünndarms, da »Dünndarmpeak« mit physiologischem »Kolonpeak« überlappen kann

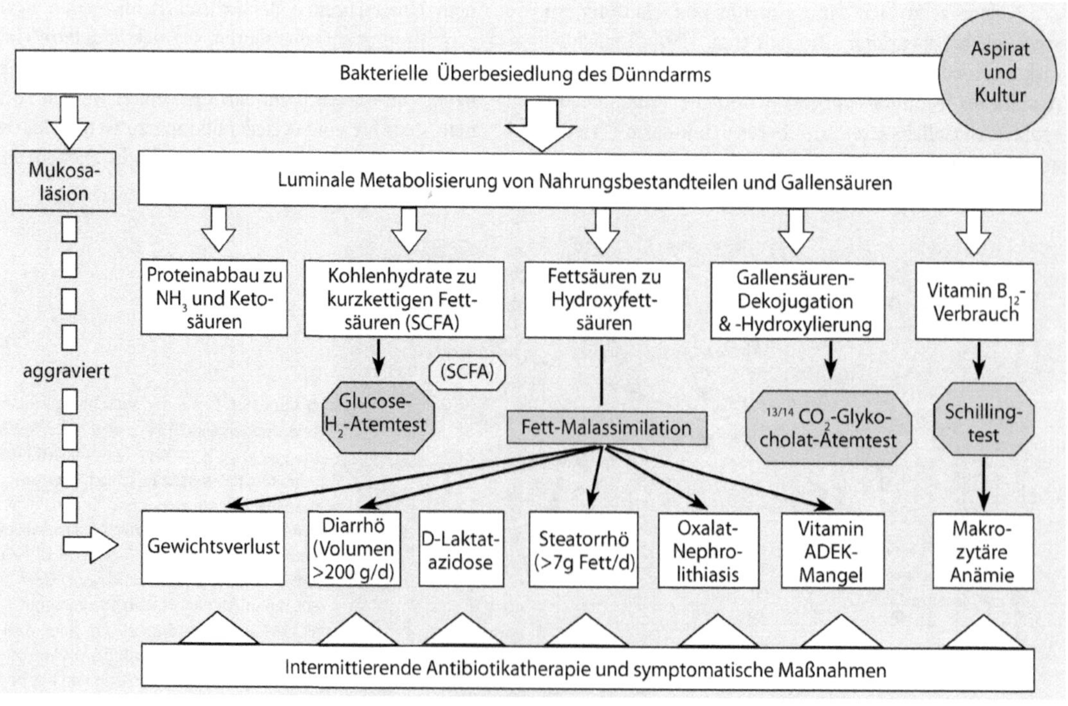

Abb. 35.2. Pathophysiologie und Klinik der bakteriellen Fehlbesiedlung des Dünndarmes (Stein u. Lembcke 2004)

al. 1981). Die Folge ist ein Vitamin-B_{12}-Mangel mit makrozytärer Anämie und neurologischen Störungen. Nur Anaerobier vermögen den Intrinsic-factor-Vitamin-B_{12}-Komplex zu binden. Normalisierung eines pathologischen Schilling-Tests nach Antibiotikatherapie ist beweisend dafür, dass eine bakterielle Überbesiedlung vorgelegen hat (◘ Tab. 35.1).

35.4 Klinische Symptomatik

Die klinischen Symptome hängen vom Ausmaß der Krankheit und der zugrunde liegenden Ursache ab. Die Symptome können unspezifisch sein, wie Bauchschmerzen, wässrige Durchfälle, Dyspepsie und Gewichtsverlust. Bei schweren Fällen – meist nach Jejunum-Ileum-Bypass oder beim Kurzdarmsyndrom – können Tetanie, Dermatitis, Arthritis und Leberschädigungen auftreten (► Übersicht »Klinische Manifestation der bakteriellen Überbesiedlung«). Die häufigsten Symptome bei einer Analyse von 100 Patienten waren Diarrhö, Gewichtsverlust, Blähbauch und Flatulenz. Bauchschmerzen, Übelkeit und Steatorrhö traten seltener auf (Li 1999, Lin 2004). Bei der klinischen Untersuchung ist auf Operationsnarben zu achten. Das Abdomen imponiert distendiert mit Palpation flüssigkeitsgefüllter Dünndarmschlingen. Eine Neuropathie kann bei schwerem Vitamin-B_{12}-Mangel auftreten.

Klinische Manifestation der bakteriellen Überbesiedlung

- Diarrhö
- Steatorrhö
- Malnutrition
- Makrozytäre Anämie
- Bauchschmerzen
- Periphere Neuropathie
- Tetanie
- Osteomalazie
- Nachtblindheit
- Dermatitis
- Leberschädigung
- Nephrotoxizität
- Arthritis (bei Jejunum-Ileum-Bypass)

Der klinische Verdacht hat einen hohen Stellenwert bei Patienten mit prädisponierenden Krankheiten (► Übersicht »Ursachen einer bakteriellen Überbesiedlung des Dünndarms«). Klinische Verschlechterung bei diesen Patienten – z. B. Morbus Crohn, Sklerodermie – kann durch eine bakterielle Überbesiedlung bedingt sein und nicht notwendigerweise durch einen Schub der Grunderkrankung (Gregg u. Toskes 2002).

35.4.1 Reizdarmsyndrom

Eine bakterielle Überbesiedlung des Dünndarms führt zu erheblicher Beeinträchtigung digestiver und resorptiver Prozesse, in deren Folge subjektive Beschwerden (Blähungen, Flatulenz, Durchfälle) – ähnlich denen des Reizdarmsyndroms - auftreten können (Lin 2004). In einer Studie fanden sich bei 84% der Reizdarmpatienten pathologische Laktuloseatemtests gegenüber 20% in der Kontrollgruppe (Pimentel et al. 2003), in einer weiteren Untersuchung hatten 31% der Reizdarmpatienten gegenüber 4% des gesunden Vergleichskollektivs positive Glukoseatemtests. Dabei wiesen v. a. die Reizdarmpatienten vom Diarrhötyp Zeichen einer bakteriellen Überbesiedlung auf (Lupascu et al. 2005). Durch die Gabe von Metronidazol kam es zu einer deutlichen Verbesserung der reizdarmassoziierten Symptome (Nayak et al. 1997), in der neueren Studie von Pimentel et al. (2003) führte die Verabreichung von Neomycin sowohl zu einer Normalisierung des Atemtests im Sinne einer Abnahme von Wasserstoff bzw. Methangas in der Atemluft als auch zu einer deutlichen Verbesserung der Reizdarmsymptomatik. Daraus wurde geschlossen, dass die bakterielle Überbesiedlung bei den meisten Patienten ursächlich an der gastrointestinalen Problematik beim Reizdarmsyndrom beteiligt und durch Antibiotikagabe effektiv zu therapieren sei. Als Ursache für die bakterielle Überbesiedlung wurde u. a. eine Hypomotilität des Dünndarms angeführt (Pimentel et al. 2003).

Als problematisch erweist sich zumindest bei einem Teil der Arbeiten der methodische Ansatz. Auch lässt sich mit dem Laktosetest nur schwerlich zwischen einer im Dünndarm und einer im Kolon stattfindenden bakteriellen Wasserstoffbildung unterscheiden. Hier wären zukünftig Untersuchungen mit ^{13}C-Xylose als Testsubtanz wünschenswert.

35.5 Diagnostik

Die Labordiagnostik zeigt meist eine makrozytäre Anämie durch Vitamin-B_{12}-Mangel. Folsäurespiegel sind normal oder sogar erhöht, da Bakterien im Dünndarm resorbierbare Folsäure bilden.

Eine Dünndarmröntgenuntersuchung (Enteroklysma nach Sellink) gehört zur Basisdiagnostik. Motilitätsstörungen (Hypomotilität), Stenosen oder Divertikel lassen an eine bakterielle Überbesiedlung denken. Eine Duodenalbiopsie ist nicht diagnostisch zu verwerten, hilft jedoch beim Ausschluss anderer Ursachen einer Malabsorption. Bei Patienten mit Vitamin-B_{12}-Mangel kann die Wiederholung des vorher pathologischen Schilling-Tests nach Antibiotikatherapie retrospektiv eine bakterielle Überbesiedlung sehr wahrscheinlich machen. Einige Kliniker setzen eine symptomatische Antibiotikatherapie bei Verdacht auf eine bakterielle Überbesiedlung als diagnostischen Test ein. Da jedoch Antibiotika selbst Durchfälle induzieren können, sollte man sich um eine exakte Diagnose bemühen (Gregg u. Toskes 2002).

Aspirat aus dem Jejunum

Der diagnostische Goldstandard ist die Bestimmung der Bakterienkonzentration im Aspirat aus dem Jejunum, das entweder endoskopisch oder mit einer Sonde unter Röntgenkontrolle entnommen wurde (Corazza et al. 1990). Eine Bakteriendichte von 10^5 Keimen/ml Aspirat wird als diagnostisch angesehen (◘ Tab. 35.2).

Leider ist die quantitative Keimbestimmung in ihrer diagnostischen Aussage limitiert.

- Kulturen anaerober Keime erfordern eine subtile mikrobiologische Technik.
- Kontaminationen aus oropharyngealer Flora können das Ergebnis beeinträchtigen.
- Die bakterielle Überbesiedlung kann umschrieben oder weiter distal vorkommen, dadurch wird sie durch eine einzelne Kultur nicht erfasst.

Eine Reihe von Aspirationsmethoden wurden bisher eingesetzt: Sterile und unsterile Sonden, die Kapselmethode, direkte Nadelaspiration von Darminhalt und der Fadentest.

Die endoskopische Aspiration hat sich als nützlich erwiesen, wenn ein steriler Aspirationskatheter durch einen »Overtube« durch den Biopsiekanal des Endoskops in das Duodenum platziert wurde. Das Aspirat sollte sofort in ein anaerobes Kulturgefäß transferiert werden, der Inhalt sollte auf Anaerobier und Aerobier untersucht werden (Bardham et al. 1992).

◘ Tab. 35.2. Häufigkeit und Bakterienzahl im Jejunalaspirat von 20 Patienten mit bakterieller Fehlbesiedlung. (Nach Ghoshal et al. 2003)

Bakterienspezies	Häufigkeit	Mittlere Kolonienzahl pro ml Aspirat
Aerobier		
Escherichia coli	12	10^5
Streptococcus species	12	$>10^5$
Klebsiella pneumoniae	3	8-mal 10^4
Enterococcus fecalis	3	10^5
Enterococcus fecium	1	$>10^5$
Staphylococcus aureus	5	$>10^5$
Pseudomonas aeruginosa	3	10^5
Acinetobacter baumanii	3	6-mal 10^2
Citrobacter freundii	1	10^4
Proteus mirabilis	1	10^3
Anaerobier		
Bacteroides melaninogenicus	1	$>10^5$

Indirekte Tests

Indirekte Tests basieren auf der Detektion von bakteriellen Metabolisationsprodukten (H_2 oder markiertes $^{13}CO_2$ oder $^{14}CO_2$) in der Atemluft oder im Urin. Die diagnostische Wertigkeit ist variabel. In den USA ist der 1g-^{14}C-D-Xylosetest der einzige nichtinvasive Test für die Diagnostik der bakteriellen Überbesiedlung (King u. Toskes 1980, Rumessen et al 1995), der für die Routinediagnostik vom Clinical Efficacy Committee of the American College of Physicians zugelassen ist. Aus Gründen der Strahlenbelastung durch das langlebige radioaktive Isotop ^{14}C ist der Test in Deutschland nicht durchführbar. Die Alternative wäre der ^{13}C-D-Xylose Atemtest, dessen Einsatz jedoch wegen zu hoher Substratkosten für die mit dem stabilen Isotop ^{13}C markierte D-Xylose (Dellerert et al. 1997) derzeit nur wenig eingesetzt wird (◘ Tab. 35.1).

H_2-Atemtests

Mit dem D-Glukose- oder Laktuloseatemtest wird die gesteigerte bakterielle H_2-Produktion im Darm aus den applizierten Kohlenhydraten erfasst. Beide Tests sind dem $^{13/14}$C-D-Xylosetest unterlegen. In einer Studie im Vergleich mit der Bakterienbestimmung im Duodenalaspirat als Goldstandard fanden sich eine Sensitivität und Spezifität für den Glukose-H_2-Atemtest von 62 bzw. 83%, für den Laktulose-H_2-Atemtest von 68 bzw. 44% (Kerlin und Wong 1988, Riordan et al. 1996).

Folgende **Hinweise** sind bei der Durchführung von H_2-Atemtests zu beachten (Romagnuolo et al. 2002):

- Bestimmte Nahrungsmittel sollten nicht vor der Testung verzehrt werden, wie Brot, Teigwaren, Ballaststoffe, da sie zu einer prolongierten H_2-Bildung führen.
- Zigarettenrauchen oder Belastungen, die zur Hyperventilation führen, sollten mindestens 2 h vor Testung nicht erfolgen.
- Orale Bakterien können zu einem frühen H_2-Peak führen. Mundausspülung mit einem Aseptikum kann den frühen Peak verhindern.
- Es sollten stets 2 nacheinander folgende H_2-Messungen pro Messzeitpunkt vorgenommen werden.

Falsch positive H_2-Atemtest können auftreten:

- bei zu rascher Passage des Testsubstrats in das Kolon beim Kurzdarmsyndrom;
- der frühe H_2-Peak beim Laktuloseatemtest kann oft nicht unterschieden werden vom normalen H_2-Peak, der aus der Kohlenhydratfermentation im Kolon resultiert.

Falsch negative H_2-Atemtest können auftreten:
- ca. 12–15% der Patienten mit bakterieller Überbesiedlung produzieren keinen Wasserstoff (sog. Non-Hydrogen-Producer).

35.6 Therapie

Die Therapie besteht aus **3 Säulen**:
1. ursächliche Behandlung oder Korrektur der verursachenden Grunderkrankung (d. h. ggf. rechtzeitige chirurgische Maßnahmen),
2. Behandlung der bakteriellen Überbesiedlung,
3. Behandlung des Malabsorptionssyndroms und der Ausgleich von Mangelzuständen.

35.6.1 Medikamentöse Therapie

Antibiotika

Die Mehrzahl der Patienten benötig eine Antibiotikatherapie. Patienten mit Malabsorption durch bakterielle Überbesiedlung werden mit Breitbandantibiotika jeweils 1 oder 2 Wochen pro Monat behandelt (Vanderhoof et al. 1998). Die Antibiotika sollten sowohl gegen Aerobier wie auch gegen Anaerobier wirksam sein (◘ Tab. 35.3), d. h. sie müssen wirksam sein gegen Bacteroides, Escherichia coli und Klebsiellen. Traditionell gelten Tetrazykline (250 mg p.o. 4-mal/Tag) oder Metronidazol (400–500 mg p.o. 2-mal/Tag) als Therapie der 1. Wahl. Da sich jedoch rasch Resistenzen gegen diese Monotherapie entwickeln, sprechen die Patienten bei wiederholter Therapie zunehmend schlechter an. Als vergleichsweise wirksam erwiesen sich Norfloxacin (2-mal 400 mg/Tag) sowie die Kombination von Amoxicillin-Clavulansäure (2-mal 875 mg/Tag). Allerdings treten bei 20–40% Durchfälle auf (Attar et al. 1999). Ebenfalls wirksame Alternativen sind:
- Kombination eines Cephalosporins wie Cephalexin (250 mg 4-mal//Tag) oder Trimethoprim-Sulfamethoxazol (Doppeldosis 2-mal/Tag) mit Metronidazol (250 mg 3-mal/Tag)
- Gentamycin oral (80 mg/Tag) und Metronidazol (500 mg 3-mal/Tag)
- Rifaximin 3-mal 800 mg/Tag (cave»blind loop syndrome«)

Insbesondere bei zugrunde liegenden Motilitätsstörungen erwies sich Rifaximin, ein nicht resorbierbares Rifampicinderivat, als den bisherigen Substanzen hinsichtlich Eradikationsraten und Verträglichkeit deutlich überlegen (Lauritano et al. 2005, Di Stefano et al. 2005)

Da viele Patienten zu Rezidiven neigen, werden sie entweder nach Bedarf oder regelmäßig (7–10 Tage pro Monat) antibiotisch behandelt. Rotierende Antibiotikaregime können die Resistenzentwicklung verhindern (s. folgende 2 Regime):
- Tetracyclin (250 mg 4-mal/Tag) oder Trimethoprim (200 mg 2-mal/Tag)
- Ciprofloxacin (250 mg 2-mal/Tag
- Amoxicillin-Clavulansäure (500 mg 2-mal/Tag)
- Metronidazol (250 mg 3-mal/Tag)
- Ciprofloxacin (500 mg 2-mal/Tag)
- Doxycyclin (100 mg 2-mal/Tag)
- Metronidazol (250 mg 3-mal/Tag)

◘ **Tab. 35.3.** Empfindlichkeit von Bakterienstämmen auf Antibiotika (Amoxicillin-Clavulansäure). (Nach Bouhnik et al. 1999)

Getestete Stämme	Anzahl	%	Sensitivität
Mikroaerophil	**141**		
Streptokokken	60	42,6	85
Staphylokokken	13	9,2	62
Micrococcus	8	5,7	75
Neisserien	3	2,1	100
Escherichia coli	36	25,5	76
Klebsiellen	11	7,8	100
Proteus	5	3,5	100
Enterobacter	3	2,1	0
Acinetobacter	2	1,4	0
Anaerob	**117**		
Bacteroides	39	33,3	100
Clostridien	20	17,1	100
Lactobacillus	25	21,4	100
Fusobakterien	10	8,5	100
Veilonella	13	11,1	92
Peptostreptococcus	10	8,5	90

Prokinetika

Bei zugrunde liegenden Motilitätsstörungen (diabetische Neuropathie, CIPO) ließen sich teilweise Erfolge mit Cisaprid (3-mal 20 mg/Tag) erzielen. Das Medikament wurde jedoch wegen kardialer Nebenwirkungen Anfang 2000 vom Markt genommen.

Das Makrolidantibiotikum Erythromycin (4-mal 250 mg/Tag) führt als Motilinagonist zusätzlich zur Zunahme der gastroantralen und duodenalen Kontraktilität (distale Darmabschnitte bleiben bei abnehmender Rezeptordichte unbeeinflusst), wobei es allerdings nach 2–3 Wochen zu einer Abnahme der Wirkung kommt.

Bei 5 Patienten mit Sklerodermie und bakterieller Überbesiedlung hatte das Somatostatinanalogon, *Sandostatin* (50–100 μg s.c. abends) in Kombination mit Erythromycin 4-mal 250 mg/Tag), einen günstigen Effekt auf die Symptomatik wie auch auf die Induktion der Phase III des migrierenden Motorkomplexes (MMC) – somit auf die intestinale propagative Peristaltik – und Verbesserung der Nüchtern-H_2-Werte wie auch des Glukose-H_2-Atemtests (Soudah et al. 1991).

VI

Ernährungstherapie

Der Ausgleich von Mangelzuständen ist erforderlich: Substitution von Kalzium, Vitamin B_{12} oder Vitamin K. Da bei vielen Patienten mit bakterieller Überbesiedlung eine Laktoseintoleranz besteht, sollte eine laktosearme Kost verordnet werden. Der kalorische Austausch von Kohlenhydraten zugunsten von Fetten ist ratsam, um die Nebenwirkungen der Kohlenhydratmalabsorption zu vermeiden: Laktatazidose, Blähbauch und Flatulenz.

Probiotika

Probiotika werden heute vielfach eingesetzt in der Therapie gastrointestinaler Infektionen, da man annimmt, dass die nichtpathogenen Bakterien endogene protektive Abwehrmechanismen stärken. Ihr Wirkungseffekt ist bei der bakteriellen Überwucherung nicht bewiesen (Attar et al. 1999, Stotzer et al. 1996). Bei 3 Kindern mit bakterieller Überbesiedlung durch ein Kurzdarmsyndrom hatte eine Therapie mit Lactobacillus plantarum (Vanderhoof et al. 1997) einen günstigen therapeutischen Effekt, während eine doppelblinde Cross-over-Studie bei 17 Erwachsenen mit bakterieller Überbesiedlung Lactobacillus fermentum ohne günstige Wirkung auf Symptome, H_2-Exhalation und Stuhlfrequenz war (Stotzer et al. 1996).

35.6.2 Chirurgische Therapie

Divertikel und Blindsackbildungen können zu mechanischen Komplikationen wie Perforationen, Torquierung oder Blutungen führen; in diesem Fall besteht eine chirurgisch zu behandelnde Notfallsituation.

Die elektive Resektion eines Blindsacks kommt beim Versagen der internistischen Therapie in Frage, wenn gute Erfolgsaussichten (Solitärdivertikel oder umschriebene Divertikulose, unproblematische Resektabilität mit der Möglichkeit einer End-zu-End-Anastomose) bestehen. Eine weitere Indikation ist die rasche Größenzunahme des Blindsacks. Da die alleinige Resektion des Blindsacks bzw. Divertikels die Möglichkeit des Rezidivs in sich birgt, ist eine Resektion des betroffenen Darmabschnitts mit End-zu-End-Anastomose anzustreben. Im speziellen Fall des Blindsacksyndroms nach Magenresektion mit Billroth-II-Anastomose besteht die Möglichkeit der Umwandlung in einen Typ Billroth I oder der Verlagerung der abführenden Schlinge an das Duodenum nach Soupault-Bacaille. Bei Notfalleingriffen wegen Perforation oder Blutung besteht allerdings eine Mortalität von 10%.

Literatur

Attar A, Flourie B, Rambaud JC et al. (1999) Antibiotic efficacy in small intestinal bacterial overgrowth-related chronic diarrhea: A cross-over, randomized trial. Gastroenterology 117: 794–799

Bardham FK, Gyr K, Beglinger C et al. (1992) Diagnosis of bacterial overgrowth after culturing small bowel aspirate obtained during routine upper gastrointestinal endoscopy. Scand J Gastroenterol 27: 253–258

Bishop RF, Anderson CM (1967) Bacterial flora of the stomach and small inestine in children with intestinal obtruction. Arch Dis Child 35: 487–489

Bjorneklett A, Fausa O, Midtvedt T (1983) Small bowel bacterial overgrowth in the postgastrectomy syndrome. Scand J Gastroenterol 18: 277–287

Bjorneklett A, Fausa O, Midtvedt T (1983) Bacterial overgrowth in jejunal and ileal disease. Scand J Gastroenterol 18: 289–298

Bouhnik Y, Alain S, Attar A (1999) Bacterial populations contaminating the upper gut in patients with small intestinal bacterial overgrowth syndrome. Am J Gastroenterol 94: 1327–1331

Brandt LJ, Bernstein LH, Wagle A (1977). Production of vitamin B_{12} analogues in patients with small-bowel bacterial overgrowth. Ann Intern Med 87: 546–551

Brummer RJ, Armbrecht U, Bosaeus I et al. (1985) The hydrogen (H_2) breath test. Sampling methods and the influence of dietary fibre on fasting level. Scand J Gastroenterol 20: 1007–1013

Caspary WF, Reimold WV (1976). Klinische Bedeutung des ^{14}C-Glykocholat-Atemtests in der gastroenterologischen Diagnostik bei Erkrankungen mit gesteigerter Dekonjugation von Gallensäuren. Dtsch Med Wschr 101: 353–360

Chang CS, Chen GH, Lien HC, Yeh HZ (1998) Small intestine dysmotility and bacterial overgrowth in cirrhotic patients with spontaneous bacterial peritonitis. Hepatology 28: 1187–1190

Corazza GR, Menozzi MG, Strocchi A et al. (1990) The diagnosis of small bowel bacterial overgrowth. Reliability of jejunal culture and inadequacy of breath hydrogen testing. Gastroenterology 98: 302–309

Dellert SF, Nowicki MJ, Farrell MK et al. (1997) The ^{13}C-xylose breath test for the diagnosis of small bowel bacterial overgrowth in children. J Pediatr Gastroenterol Nutr 25: 153–158

Di Stefano M, Malservisi S, Veneto G et al. (2000) Rifaximin versus chlortetracycline in the short-term treatment of small intestinal bacterial overgrowth. Aliment Pharmacol Ther 14: 551–556

Di Stefano M, Miceli E, Missanelli A et al. (2005) Absorbable vs. non-absorbable antibiotics in the treatment of small intestine bacterial overgrowth in patients with blind-loop syndrome. Aliment Pharmacol Ther 21: 985-992

Fried M, Siegrist H, Frei R et al. (1994). Duodenal bacterial overgowth during treatment in outpatients with omeprazole. Gut 35: 23–26

Ghoshal U, Ghoshal UC, Ranjan P et al. (2003) Spectrum and antibiotic sensitivity of bacteria contaminating the upper gut in patients with malabsorption syndrome from the tropics. BMC Gastroenterol 3: 9

Gorbach SL, Nahas L, Lerner PI, Weinstein L (1967) Studies of intestinal microflora. I. Effects of diet, age, and periodic sampling on numbers of fecal microorganisms in man. Gastroenterology. 53: 845–855

Gregg CR, Toskes PP (2002) Enteric bacterial flora and small bowel bacterial overgrowth syndrome. In: Feldman M, Scharschmidt BF, Sleisenger MH (eds) Gastrointestinal and liver disease. W.B. Saunders, Philadelphia, pp 1783–1793
Guarner C, Soriano G (2005) Bacterial translocation and its consequences in patients with cirrhosis. Eur J Gastroenterol Hepatol 17: 27–31
Gunnarsdottir SA, Sadik R, Shev S et al. (2003) Small intestinal motility disturbances and bacterial overgrowth in patients with liver cirrhosis and portal hypertension. Am J Gastroenterol 98: 1362–1370
Hoverstad T, Bjoneklet A, Fausa O, Midtvedt T (1985) Short-chain fatty acids in the small-bowel bacterial overgrowth syndrome. Scand J Gastroenterol 20: 492–499
Husebye E (1995) Gastrointestinal motility disorders and bacterial overgrowth. J Intern Med 237: 419–427
Husebye E, Skar V, Hoverstad T, Melby K (1992) Fasting hypochlorhydria with gram positive gastric flora is highly prevalent in healthy old people. Gut 33: 1331–1337
Kerlin P, Wong L (1988) Breath hydrogen testing in bacterial overgrowth of the small intestine. Gastroenterology 95: 982–987
King CE, Toskes P (1981) Protein-losing enteropathy in the human and experimental rat blind loop syndrome. Gastroenterology 80: 504–511
King CE, Toskes PP, Guilarte TR, Lorenz E, Welkos SL (1980) Comparison of the one-gram D-[^{14}C]xylose breath test to the [^{14}C]bile acid breath test in patients with small intestinal bacterial overgrowth. Dig Dis Sci 25: 53–58
Lauritano EC, Gabrielli M, Lupascu A et al. (2005) Rifaximin dose-finding study for the treatment of small intestinal bacterial overgrowth. Aliment Pharmacol Ther 22: 31–35
Li E (1999) Bacterial overgrowth. In: Yamada T, Alpers DH, Laine L, Owyang C, Powell DW (eds) Textbook of Gastroenterology. Lippincott Williams & Wilkins, Philadelphia, pp 1697–1703
Lichtman SN, Keku J, Schwab JH, Sartor RB (1991) Hepatic injury associated with small bowel bacterial overgrowth in rats is prevented by metronidazole and tetracycline. Gastroenterology 100: 512–519
Lin HC (2004) Small intestinal bacterial overgrowth: A framework for understanding irritable bowel disease. JAMA 292: 852–858
Lupascu A, Gabrielli M, Lauritano EC et al. (2005) Hydrogene glucose breath test to detect small intestinal bacterial overgrowth: a prevalence case-control study in irritable bowel syndrome. Aliment Pharmacol Ther 22: 1157–1160
Madrid AM, Hurtado C, Venegas M et al. (2001) Long-Term treatment with cisapride and antibiotics in liver cirrhosis: effect on small intestinal motility, bacterial overgrowth, and liver function. Am J Gastroenterol 96: 1251–1255
Morencos FC, de las Heras Castano G, Martin Ramos L (1995). Small bowel bacterial overgrowth in patients with alcoholic cirrhosis. Dig Dis Sci 40: 1252–1256
Nayak AK, Karnad DR, Abraham P et al. (1997) Metronidazole relieves symptoms in irritable bowel syndrome: the confusion with so-called »chronic amebiasis«. Indian J Gastroenterol 16: 137–139
Pelosini I, Scarpignato C (2005) Rifaximin, a peculiar rifamycin derivative: established and potential clinical use outside the gastrointestinal tract. Chemotherapy 51: 122–130
Pimentel M, Soffer E, Chow EJ et al. (2002) Lower frequency of MMC is found in IBS subjects with abnormal lactulose breath test, suggesting bacterial overgrowth. Dig Dis Sci 47: 2639–2643
Pimentel M, Chow EJ, Lin HC (2003) Normalization of lactulose breath testing correlated with symptom improvement in irritable bowel syndrome: a double-blind, randomized, placebo-controlled study. Am J Gastroenterol 98: 412–419
Riordan SM, McIver CJ, Walker BM et al. (1996) The lactulose breath tests and small intestinal overgrowth. Am J Gastroenterol 91: 1795–1799
Riordan SM, McIver CJ, Wakefield D et al. (1997) Small intestinal bacterial overgrowth in the symptomatic elderly. Am J Gastroenterol 92: 47–51
Romagnuolo J, Schiller D, Bailey RJ (2002) Using breath tests wisely used in a gastroenterology practice: an evidence-based review of indications and pitfalls in interpreatation. Am J Gastroenterol 97: 1113–1116
Rumessen JJ, Gudmand-Hoyer E, Bachmann E, Justesen T (1985) Diagnosis of bacterial overgrowth of the small intestine. Comparison of the ^{14}C-D-xylose breath test and jejunal cultures in 60 patients. Scand J Gastroenterol 20: 1267–1275
Saltzman JR, Kowdley KV, Pedrosa MC et al. (1994) Bacterial overgrowth without clinical malabsorption in elderly hypochlorhydric subjects. Gastroenterology 106: 615–623
Scott LD, Cahall DL (1982) Influence of the interdigestive myoelectric complex on enteric flora in the rat. Gastroenterology 82: 737–745
Sharma BK, Santana IA, Wood EC et al. (19984) Intragastric bacterial activity and nitrosation before, during, and after treatment with omeprazole. Br Med J 289: 717–719
Sherman P, Lichtman S (1987) Small bowel bacterial overgrowth syndrome. Dig Dis. 5: 157–171
Sherman P, Wesley A, Forstner GG (1985) Sequential disaccharidase loss in rat intestinal blind loops: impact of malnutrition. Am J Physiol 248: G626–G632
Shindo K, Machida M, Koide K et al. (1998) Deconjugation ability of bacteria isolated from the jejunal fluid of patients with progressive systemic sclerosis and its gastric pH. Hepatogastroenterology 45: 1643–1650
Solomons NW, Schoeller DA, Wagonfeld JB, Ott D, Rosenberg IH, Klein PD (1977) Application of a stable isotope (^{13}C)-labeled glycocholate breath test to the diagnosis of bacterial overgrowth. J Lab Clin Med 90: 431–439
Soudah HC, Hasler WI, Owyang C (1991) Effect of octreotide on intestinal motility and bacterial overgrowth in scleroderma. New Engl J Med 325: 1461–1467
Stein J, Lembcke B (2004) Bakterielle Fehlbesiedlung. In: Caspary WF, Mössner J, Stein J (Hrsg) Therapie gastroenterologischer Krankheiten. Springer, Berlin Heidelberg New York, S 232–238
Stockbruegger RW, Cotton PB et al. (1984) Pernicious anaemia, intragastric bacterial overgrowth, and possible consequences. Scand J Gastroenterol 19: 355–364
Stotzer PO, Blomberg L, Conway PL et al. (1996) Probiotic treatment of small bacterial overgrowth by Lactobacillus fermentus KLD. Scand J Infect Dis 28: 615
Thorens J, Froehlich F, Schwizer W et al. (1996) Bacterial overgrowth during treatment with omeprazole compared with cimetidine: a prospective randomised double blind study. Gut 39: 54–59
Trespi E, Ferrieri A (1999) Intestinal bacterial overgrowth during chronic pancreatitis. Curr Med Res Opin 15: 47–52
Vanderhoof JA, Young RJ (1997) Probiotic therapy in children with short bowel syndrome and bacterial overgrowth (abstract). Gastroenterology 112: A916
Vanderhoof JA, Young RJ, Murray N, Kaufmann SS (1998) Treatment strategies for small bowel bacterial overgrowth. J Pediatr Gastroenterol Nutr 27: 155–160
Wigg AJ, Roberts-Thomson IC, Dymock RB et al. (2001) The role of small intestinal bacterial overgrowth, intestinal permeability, endotoxaemia, and tumour necrosis factor alpha in the pathogenesis of non-alcoholic steatohepatitis. Gut 48: 206–211
Williams C, McColl KEL (2005) Proton pump inhibitors and bacterial overgrowth. Aliment Pharmacol Ther 23: 3–10
Yang C-Y, Chang C-S, Chen G-H (1998) Small-intestinal bacterial overgrowth in patients with liver cirrhosis, diagnosed with glucose H_2 or CH_4 breath test. Scand J Gastroenterol 33: 867–871
Welkos SL, Toskes PP, Baer H, Smith GW (1981) Importance of anaerobic bacteria in the cobalamin malabsorption of the experimental rat blind loop syndrome. Gastroenterology 80: 313–320

Appendizitis

E. Hanisch

Bei der akuten Appendizitis werden verschiedene Stadien unterschieden, wobei im Frühstadium lediglich eine vermehrte Gefäßzeichnung der Tunica serosa erkennbar ist. Im weiteren Verlauf kommt es zu einer Fibrinexsudation an der serösen Oberfläche. Mit dem Fortschreiten der Entzündung nimmt die Schwellung der Appendix zu. *Abszesse* und flächenhafte Fibrinbeläge auf der Appendixoberfläche sowie auf dem Mesenteriolum und dem angrenzenden Peritoneum sind zu beobachten. Schließlich können ausgedehnte *Nekrosen* zur Perforation und Ausbildung einer *kotig-eitrigen Peritonitis* führen. Ist der entzündete Appendixbereich abgekapselt und abszediert, spricht man vom *perityphlitischen Abszess.*

36.1 Epidemiologie

Die Inzidenz der Appendizitis beträgt durchschnittlich 110 Fälle pro 100.000 Einwohner pro Jahr. Die höchste Inzidenz (233/100.000 pro Jahr) findet sich in der Altersgruppe der 10- bis 19-Jährigen (Addiss et al. 1990).

Die berechnete Wahrscheinlichkeit, während seines Lebens an einer Appendizitis zu erkranken, beträgt für Männer 8,6% und für Frauen 6,7%. Frauen werden allerdings wegen der großen Anzahl negativer Appendektomien fast 2-mal häufiger als Männer appendektomiert (Addiss et al. 1990).

Die Letalität der Appendektomie wegen akuter Appendizitis liegt in Mitteleuropa bei 0,2% und steigt bei perforierter Appendizitis bis auf 2% (Baigrie et al. 1995, Horntrich et al. 1990). Bei älteren Patienten mit perforierter Appendizitis und Peritonitis kann die Letalität 30% erreichen (Käufer et al. 1989).

36.2 Ätiologie und Pathogenese

In den meisten Fällen einer akuten Appendizitis steht die Obturation der Appendixlichtung am Anfang. Ursächlich kommen hierfür im Wesentlichen Lageanomalien, fokale Narbenstenosen, eine lymphatische Hyperplasie, Tumoren sowie eingedickte Kotmassen, Kotsteine und Fremdkörper in Frage. Dies führt zu einer **ischämischen Wandschädigung**, die zur Eintrittspforte für eine bakterielle Infektion wird. Eine primär virale Schädigung der Schleimhaut kann jedoch ebenfalls vorliegen, wie aus Beobachtungen von Aids-Patienten mit CMV-Infektion zu beobachten ist (Gerharz u. Gabbert 1997).

36.3 Klinik

Von wesentlicher Bedeutung für die Zuordnung klinischer Symptome ist die Kenntnis der möglichen **Lagevarianten** der Appendix. Liegt die Appendix an der Seite des Colon ascendens oder in der Fossa iliaca, sind die lokalen Beschwerden am ausgeprägtesten. Liegt sie hinter dem Zäkum oder hinter dem distalen Ileum oder Mesenterium, wird die klinische Symptomatik maskiert. Eine **abgeschwächte** klinische **Symptomatik** ist aber auch im **höheren Lebensalter** anzutreffen. Das gleiche gilt für immunsupprimierte Patienten. Lageveränderungen der Appendix, hervorgerufen durch eine Schwangerschaft, erschweren erheblich die Zuordnung des Schmerzgeschehens zu einem Organsystem. Die allgemeine Erfahrung lehrt, dass die Diagnose Appendizitis beim älteren Menschen, während der Schwangerschaft und beim immunkompromittierten Patienten verspätet gestellt wird.

Grundsätzlich gibt es eine **Reihenfolge der Symptome**, wie sie klassischerweise bei der Appendizitis auftreten:

1. Anfänglich epigastrische oder paraumbilikale Schmerzen, dann, in der Regel erst nach einigen Stunden, im rechten Unterbauch
2. Übelkeit oder Erbrechen
3. Druckempfindlichkeit im Abdomen oder Becken
4. Fieber

36.4 Diagnostik und Differenzialdiagnose

Appendizitis ist eine klinische Diagnose, die nur selten durch zusätzliche diagnostische Tests (Laboruntersuchungen, Sonographie, Abdomenübersicht) ergänzt werden muss.

Die **klassischen Appendizitiszeichen** sind

- Provokations- oder Druckschmerz und Loslassschmerz im rechten Unterbauch am **McBurney-Punkt** (Mitte der Verbindungslinie zwischen Nabel und vorderer oberer Spina des Darmbeines);
- **Blumberg-Zeichen**: bei Druck und bei Loslassen der kontralateralen Seite entsteht Schmerz im Appendixbereich;
- **Rosving-Zeichen**: Verstärkung des Schmerzes bei retrogradem Ausstreichen des Kolons.

Weiterhin finden sich Zeichen einer peritonealen Abwehrspannung und bei der rektalen Untersuchung ein Druckschmerz im Douglas.

Eine axilläre-rektale Temperaturdifferenz ist nicht obligat für eine Appendizitis, dies gilt auch für eine Leukozytose. Erythrozyten im Urin (Differenzialdiagnose: Ureterstein) schließen eine Appendizitis nicht aus.

Besonders im **Kindesalter** treten differenzialdiagnostische Probleme auf. Folgende Richtlinien haben sich dabei bewährt.

- Im Säuglingsalter tritt eine Appendizitis sehr selten auf.
- Im Kleinkindesalter müssen *Enteritis*, *Invagination* und *Volvulus* abgegrenzt werden.
- Beim älteren Kind kann z. B. ein Morbus Crohn vorliegen.
- Eine Pneumonie und sog. Kinderkrankheiten verlaufen nicht selten mit einer peritonealen Reizsymptomatik.

Einen Überblick über die Differenzialdiagnose der Appendizitis nach Lage der Appendix gibt ◘ Tab. 36.1.

Ehe man in den Tropen eine Appendizitis diagnostiziert, sind auszuschließen: Amöbentyphlitis, perforierter Leberabszess, Hepatitis und Malaria.

Eine genaue Anamnese und klinische Untersuchung sind wegweisend für die Diagnose Appendizitis.

Die Wertigkeiten der für die Appendizitis geltenden Charakteristika sind in ◘ Tab. 36.2 zusammengstellt.

◘ Tab. 36.2. Wertigkeit klinischer Zeichen bei Verdacht auf Appendizitis

Klinisches Zeichen	Sensitivität	Spezifität
Rechter Unterbauchschmerz	0,81	0,53
Abwehrspannung	0,27	0,83
Schmerzwanderung	0,64	0,82
Psoaszeichen	0,16	0,95
Fieber	0,67	0,79
Loslassschmerz	0,63	0,69
Douglas-Schmerz	0,41	0,77
Anorexie	0,68	0,36
Übelkeit	0,58	0,37
Erbrechen	0,51	0,45

◘ Tab. 36.1. Differenzialdiagnose der Appendizitis nach Lage der Appendix

Appendixlage	Differenzialdiagnosen
Retro- oder parazäkale Lage	Cholezystitis, perforierte Gallenblase, florides Ulcus duodeni, Pyelitis, Nieren- oder Ureterstein, perinephritischer Abszess
Iliakale Lage	Perforiertes Ulcus duodeni, Morbus Crohn, Karzinom der Ileozäkalgegend, unspezifische Adenitis (Yersiniainfektion), Psoasabszess, Ureterstein, Meckel-Divertikel
Pelvine Lage (beim Mann)	Dickdarm-/Dünndarmileus (z. B. Karzinom), Divertikulitis, tiefsitzender Ureterstein, Gastroenteritis
Pelvine Lage (bei der Frau)	Dysmenorrhö, drohender Abort, Stieldrehung, Entzündung oder Ruptur einer Ovarialzyste oder Torsion eines normalen oder leicht vergrößerten Ovars, Extrauteringravidität, Salpingitis oder Pyosalpinx, Endometriose

Eine Reihe von Studien hat gezeigt, dass der Einsatz der **Sonographie** die Treffsicherheit der klinischen Diagnose »akute Appendizitis« verbessert. So kann gewöhnlich mit hochauflösenden Schallköpfen die entzündete Appendix direkt dargestellt werden. Dabei wird eine Sensitivität von 80–95%, eine Spezifität von 95–100% und eine Richtigkeit von 91–95% erreicht (Schwerk et al. 1989). Die Sonographie senkt auf diese Weise die Rate der negativen Laparotomien. Besonders junge Frauen mit der Differenzialdiagnose »Salpingitis« profitieren davon.

Neuerdings wird gar der routinemäßige Einsatz der Computertomographie gefordert, um Kosten zu senken, die durch nichtindizierte Laparotomien entstehen (Rao et al. 1998).

36.5 Therapie

Patienten, bei denen die Diagnose Appendizitis nicht sicher ist, werden stationär aufgenommen und parenteral ernährt. Eine sorgfältige und engmaschige klinische Kontrolle durch den Erstuntersucher ist in diesen Fällen obligat.

Nehmen die Beschwerden im Sinne einer typischen Appendizitis zu, wird in jedem Fall **laparotomiert**. Alternativ steht die **laparoskopische Appendektomie** zur Verfügung, die jedoch noch kontrovers diskutiert wird (Becker et al. 1997; ◘ Tab. 36.3). Eine generelle Empfehlung für oder gegen die laparoskopische Appendektomie abzugeben ist derzeit noch nicht statthaft (McCall et al. 1997, Memon 1997).

Die laparoskopische Vorgehensweise wird zum jetzigen Zeitpunkt für folgende Situationen vorgeschlagen:
- Alle Patienten mit unsicherer Verdachtsdiagnose
- Weibliche Patienten
- Ältere Patienten
- Adipöse Patienten

Die größte Patientengruppe, die eindeutig von der laparoskopischen Operation profitiert, sind junge Frauen mit Unterbauchbeschwerden und der Verdachtsdiagnose »akute Appendizitis«. Die bis zu 45% hohe negative Laparotomierate gerade in dieser Patientengruppe könnte mit dieser Vorgehensweise sicher deutlich gesenkt werden.

Obwohl die durchschnittliche Letalität bei entsprechender Therapie <1% beträgt, hat der ältere Mensch ein deutlich höheres Risiko (5–15%).

Einen Überblick über die Letalität und Morbidität der Appendizitis gibt ◘ Tab. 36.4.

Die negative Laparotomierate (d. h. bei der Operation wird keine Appendizitis festgestellt) beträgt in den meisten Studien 15–35%. Bisher wurde diese Tatsache akzeptiert, um rechtzeitig Perforationen zu erfassen. Neuere Studien zeigen jedoch, dass hohe negative Appendektomieraten nicht mehr länger akzeptabel sind und die Perforation nicht ein Problem der verzögerten Indikationsstellung, sondern ein Problem der verspäteten Patientenvorstellung ist. Eine negative Appendektomierate von 15% ist als akzeptabel anzusehen (Colson et al. 1997).

◘ Tab. 36.3. Kontraindikationen der laparoskopischen Appendektomie (Becker 1997)

Allgemeine	Spezielle
Schwere kardiopulmonale Begleiterkrankungen	Zökumwandphlegmone
Therapierefraktäre Gerinnungsstörungen	Basisnahe Perforation
Schwerer Ileus	Ungenügende Sanierungsmöglichkeit bei Perforation oder Abszess
4-Quadranten-Peritonitis	Unzureichende Exposition der Appendix bei Lageanomalie
(Schwangerschaft)	Verdacht auf Appendixtumor (Karzinoid, Karzinom)
	Makroskopisch normale Appendix

◘ Tab. 36.4. Komplikationen der Appendektomie (Graffeo u. Counselmann 1996)

	Komplikationen [%]	Sepsis [%]	Wundinfekt [%]	Reoperation [%]	Letalität [%]
Negativ	16	6	6	0	0
Akut	4	0	3	0	0
Gangränös	11	3	10	0	0
Perforiert	23	9	13	6	1
Gesamt	11	3	7	6	0,3

Literatur

Addiss DG, Shaffer N, Fowler BS, Tauxe RV (1990) The epidemiology of appendicitis and appendectomy in the US. Am J Epidemiol 132: 910–925

Baigre RJ, Dehn TC, Fowler SM, Dunn DC (1995) Analysis of 8651 appendicectomies in England and Wales during 1992. Br J Surg 82: 933–933

Becker H, Neufang H (1997) Appendektomie 1997 – Offen oder geschlossen? Chirurg 68: 17–29

Colson M, Skinner KA, Dunnington G (1997) High negative appendicectomy rates are no longer acceptable. Am J Surg 174: 723–7

Cope Z (1989) Frühdiagnose beim akuten Abdomen. Thieme, Stuttgart, New York

Gerharz CD, Gabbert HE (1997) Pathomorphologische Aspekte der akuten Appendicitis. Chirurg 68: 6–11

Graffeo CS, Counselman FL (1996) Appendicitis. Emergency Medicine Clinics of North America 14: 653–71

Horntrich J, Schneider W (1990) Die Appendizitis aus epidemiologischer Sicht. Zentralbl Chir 115: 1521–1529

Käufer C, Franz I, Löblich HJ (1989) Appendicitis – Wandel des Krankheitsbildes? Chirurg 60: 501–507

Kocher Th, Wiesener W Harder F (2003) Appendizitis (inkl. Laparoskopischer Techniken). In: Harder F, Oertli D, Marti WR (Hrsg) Praxis der Viszeralchirurgie. Springer,Berlin Heidelberg New York, S. 557-569

McCaa JL, Sharples K, Jadallah F (1997) Systematic review of randomized controlled trials comparing laparoscopic with open appendicectomy. Br J Surg 84: 1045–50

Memon MA (1997) Review. Laparoscopic appendicectomy: current status. Ann R Coll Surg Engl 79: 393–402

Rao PM, Rhea JT, Novelline RA, Mostafavi AA, McCabe CJ (1998) Effect of computed tomography of the appendix on treatment of patients and use of hospital resources. N Engl J Med 338: 141–6

Schwerk WB, Wichtrup B, Rothmund M, Ruschoff J (1989) Ultrasonography in the diagnosis of acute appendicitis: a prospective study. Gastroenterology 97: 630–9

VI

Divertikulitis

W.F. Caspary

Divertikel des Darms sind Ausstülpungen der Mukosa und der Submukosa durch die Ringmuskulatur des Darmes. Bei angeborenen (echten) Divertikeln stülpt sich die gesamte Darmwand aus, bei erworbenen (falschen) Divertikeln stülpt sich die Darmschleimhaut durch Lücken in der Muskelschicht. Divertikel kommen im Dünn- und Dickdarm vor, deutlich häufiger jedoch im Dickdarm, wo sie auch häufiger zu Komplikationen führen.

- *Divertikulose*: Vorhandensein von Kolondivertikeln ohne klinische Symptome.
- *Divertikulitis*: entzündliche Veränderungen der Divertikel mit Übergreifen der Entzündung lokal als Peridivertikulitis, fortschreitend auf angrenzende Strukturen mit konsekutiven Komplikationen.

Vor Beginn des 20. Jahrhunderts war die Divertikulose des Dickdarms fast unbekannt, in den letzten Jahrzehnten wird sie jedoch insbesondere in modernen westlichen Ländern immer häufiger festgestellt. Die meisten Patienten mit Divertikulose des Dickdarmes bleiben asymptomatisch, ca. 20% erleiden jedoch Komplikationen wie Entzündung und Blutungen, die konservativ oder chirurgisch behandelt werden müssen.

37.1 Epidemiologie

Dünndarmdivertikel kommen im Duodenum am häufigsten (Duodenum 79%, Jejunum 18%, in allen 3 Segmenten 3%) vor und sind dort meist asymptomatisch. Duodenaldivertikel kommen nach ERCP-Studien bei 7% vor. Die meisten Duodenaldivertikel liegen extraluminal nahe der Papille (61%), innerhalb von 2 cm von der Papille entfernt. Jejunoileale Divertikel kommen – meist multipel im proximalen Jejunum – zu 1–2% der Gesamtbevölkerung vor.

Die **Dickdarmdivertikulose** ist im jungen Lebensalter selten, steigt jedoch konstant mit steigendem Alter (im Alter von über 80 Jahren 50–60%). Autopsiestudien haben ergeben, dass die Dickdarmdivertikulose von ca. 5% im Jahr 1910 auf fast 50% zugenommen hat. Der Anstieg der Prävalenz korreliert mit dem Alter und Ländern mit hohem Lebensstandard. Die Zunahme der Prävalenz der Divertikulose bei japanischen Immigranten in Hawai und afrikanischen Schwarzen, die in Städten wohnen, stützt eher einen Umweltfaktor als eine genetische Prädisposition. Die Häufigkeit der Divertikulose in verschiedenen Ländern ist in ◘ Tab. 37.1 angegeben. Große Bedeutung bei der Entwicklung der Divertikulose wurde und wird dem Verlust an pflanzenfaserreicher Nahrung (sog. Fibrehypothese) zugemessen. Divertikel kommen selten vor dem 40. Lebensjahr, bei 90-Jährigen findet sich eine Prävalenz von bis zu 60%.

VI

Tab. 37.1. Häufigkeit der Dickdarmdivertikulose in verschiedenen Ländern

Land		Häufigkeit [%]
USA		22
England		35
Frankreich		40
Finnland		12
Schweden		16
Thailand		4
Israel	Ashkenazi	18
	Sepharden	12
	Araber	5
Jordanien		4
Südafrika	Farbige	2
	Weiße	20

37.2 Pathologie und Pathogenese

Extraluminale Duodenaldivertikel sind häufiger mit Gallengangsteinen assoziiert. Meist handelt es sich dabei um Pigmentsteine. Es wird angenommen, dass ihr häufiges Vorkommen durch bakterielle Kontamination des Gallengangs aufgrund der Stase im Duodenaldivertikel entsteht. Die Bakterien dekonjugieren Bilirubinglukuronid, was die Pigmentsteinbildung fördert. Intraluminale Duodenaldivertikel sind meist angeboren. Sie liegen als Sack in Papillennähe.

Divertikel des Jejunums und Ileums bestehen meist aus Mukosa und Submukosa oder auch aus allen drei Schichten des Jejunums und Ileums. Sie kommen gehäuft bei Krankheiten mit intestinalen Motilitätsstörungen vor: progressive Systemsklerose, viszerale Neuropathien und Myopathien. Bei viszeralen Myopathien führen die Atrophie der Jejunalwand und der erhöhte intraluminale Druck zur Protrusion der Dünndarmmukosa durch Defekte der Lamina muscularis mucosae zum Auftreten von Divertikeln.

Bei der Mehrzahl der **Divertikel des Dickdarms** handelt es sich histologisch um:

- **Pseudodivertikel:** Herniationen der Mukosa und Submukosa durch die Muskelschicht.
- **Echte Divertikel**, die alle Schichten der Darmwand enthalten, kommen als angeborene Anomalien vor.

Divertikel entstehen in einer Zone der anatomischen **Wandschwäche der Ringmuskulatur** des Dickdarms an der **Durchtrittsstelle der Gefäße** (Vasa recta) in die Submukosa. Gefäße aus dem Hauptarterienstamm versorgen die Muscularis am Divertikelhals. Fast alle Divertikel befinden sich zwischen der mesenterialen und lateralen Taenia coli. Die **Hauptlokalisation** ist im **Sigma** und im **Colon descendens**. Veränderungen der glatten Muskulatur finden sich bei ca. 70% der Patienten mit spastischer Divertikulose des Sigmas oder Colon descendens. Die Wand des distalen Kolons ist oft erheblich verdickt, das Lumen ist eingeengt durch konzentrische Hypertrophie der Ringmuskulatur. Sowohl die Ringmuskulatur wie auch die Längsmuskulatur (Taenien) erscheinen verdickt und verkürzt, was man als **Myochose** bezeichnet. Die Verkürzung der Taenien kann möglicherweise durch ein vermehrtes Vorkommen von **Elastin** erklärt werden, das sich nur in den Taenien, nicht aber in der Ringmuskulatur nachweisen lässt. Die Einengung des Lumens kann erklärt werden durch eine Verkürzung der Muskulatur des Sigmas wie auch durch eine perikolische Fibrose.

Bei ca. 30% der Patienten mit distaler Divertikulose finden sich jedoch selten oder sogar überhaupt keine Hinweise für eine Muskelhypertrophie. Die Entstehung der Divertikel des Dickdarms wird auf eine Erhöhung des **intraluminalen Drucks** zurückgeführt. Ein erhöhter Innendruck kann durch einen Mangel an Faserstoffen in der Nahrung und dadurch bedingte kleine Stuhlvolumina entstehen. Dadurch entstehen vermehrt nichtpropulsive motorische Bewegungen im distalen Kolon, wo das Lumen ohnehin enger ist als im proximalen Kolon. Mit der Zeit kommt es zur Hypertrophie der glatten Muskulatur, der intraluminale Druck steigt an und begünstigt eine Herniation. Eine strukturelle **Schwäche der Dickdarmwand** mit zunehmendem Alter sowie der **erhöhte Innendruck** durch die Muskelhypertrophie begünstigen die Divertikelbildung. Entzündungen der Divertikel können zur Divertikulitis führen.

37.2.1 Divertikulitis

Eine Divertikulitis tritt dann auf, wenn die Öffnung eines Divertikels durch Stuhl verschlossen bleibt. Sie tritt bei ca. 25% der Patienten mit einer seit mindestens 10 Jahren bekannten Divertikulose auf (**Abb. 37.1**). Die Divertikulitis entsteht durch eine Entzündung und nachfolgende

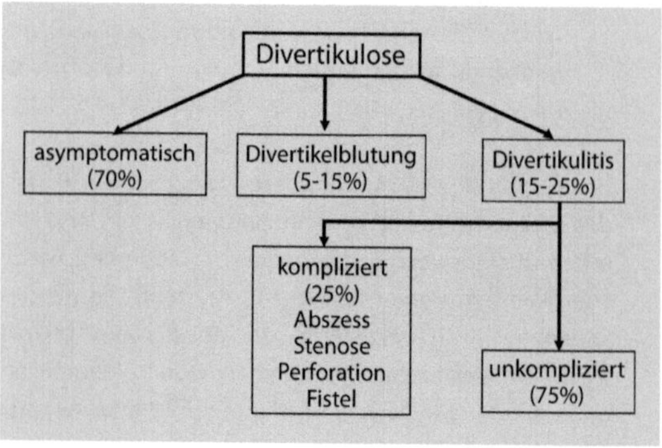

Abb. 37.1. Natürlicher Verlauf der Divertikulose und Divertikulitis

Perforation eines Dickdarmdivertikels. Das initiale Ereignis ist eine Mikroperforation des Darms durch ein Divertikel, was zu einer Peridivertikulitis und/oder einer Phlegmone führt *(unkomplizierte Divertikulitis)*. Eine **komplizierte Divertikulitis** entsteht dann, wenn das entzündliche und septische Geschehen mit Stenose, freier Perforation, Fistelbildung und Abszessen einhergeht.

Die Entzündung beginnt an der Spitze des Divertikels und breitet sich in das benachbarte mesenteriale und perikolische Gewebe aus. Die **Peridivertikulitis** bleibt oft lokalisiert, es können sich aber auch peridivertikulitische **Abszesse** bilden. Treten rezidivierende Schübe auf, dann entwickelt sich häufig eine **Fibrose** und eine **Stenose**. **Perforationen** können zu Fistelbildungen in Nachbarorgane (Harnblase mit den klinischen Symptomen einer Pneumaturie oder Fäkalurie, Vagina, Dünndarm) führen oder zur Perforation in die freie Bauchhöhle mit Peritonitis. Am häufigsten kommen **kolovesikale Fisteln** (65%) vor.

37.3 Klinische Symptomatik

37.3.1 Duodenaldivertikel

Obstruktion, Perforation und Blutung sind seltene Komplikationen extraluminaler Duodenaldivertikel. Eine Divertikulitis kann vorkommen und äußert sich klinisch mit Schmerzen im mittleren Epigastrium oder periumbilikal, Übelkeit und Fieber. Diese Diagnose wird klinisch meist nicht Betracht gezogen.

37.3.2 Divertikel des Jejunums und Ileums

Sie werden meist (42%) durch Zufall entdeckt und bleiben zu 80% asymptomatisch. Etwa 40% haben leichte abdominelle Beschwerden: Malabsorption oder chronische Schmerzen, bei ca. 18% entstehen starke Beschwerden, die zu 50% zur Operation führen. Die wichtigste Manifestation ist eine Malabsorption, bedingt durch eine bakterielle Überbesiedlung des Dünndarms. Klinische Symptome sind: frühes Sättigungsgefühl, Meteorismus und chronische Oberbauchbeschwerden. Divertikulitis, Perforation und Blutung sind erheblich seltener als bei der Dickdarmdivertikulose.

37.3.3 Dickdarmdivertikulose

Die Divertikulose des Dickdarmes bereitet in der Regel keine Beschwerden oder nur so geringe Beschwerden, dass die Patienten deshalb nicht den Arzt aufsuchen *(asymptomatische Divertikulose)* (◘ Abb. 37.2). Einige Patienten geben gelegentliche abdominelle Schmerzen, Völlegefühl, Flatulenz und Stuhlunregelmäßigkeiten an. Häufig besteht anamnestisch eine habituelle chronische Obstipation mit schafskotähnlichen Stühlen und Schleimabgängen.

Die **Symptome** der asymptomatischen Divertikulose sind unspezifisch und können auch auf das irritable Kolon hinweisen. Die schmerzhafte Divertikelkrankheit ist charakterisiert durch krampfartige abdominelle Schmerzen unterschiedlicher Intensität, die meist im linken Unter-

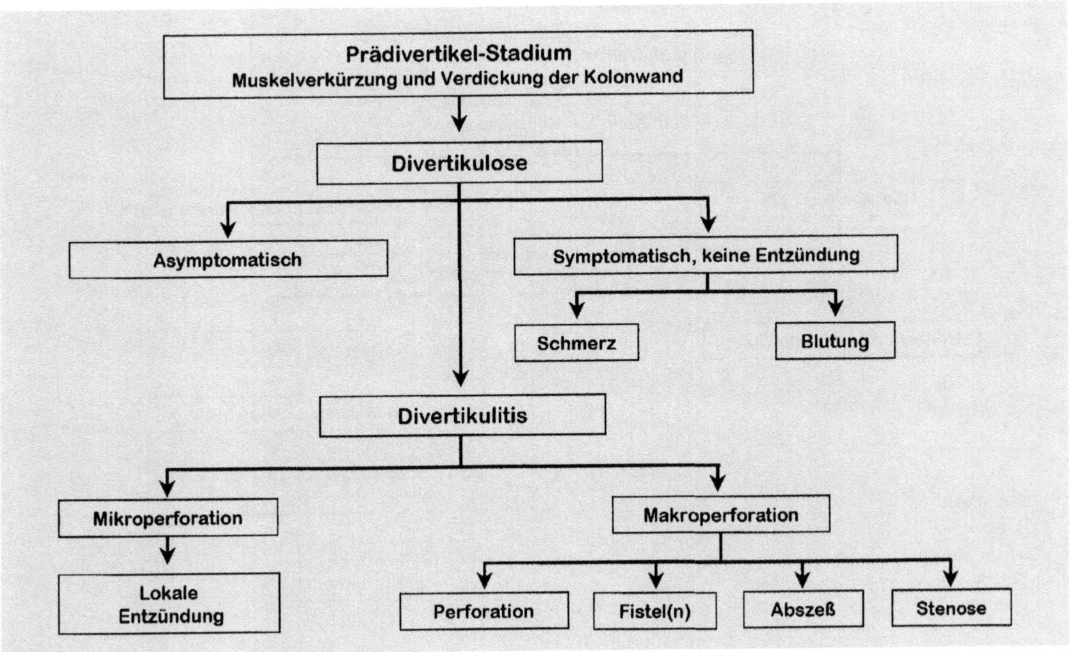

◘ **Abb. 37.2.** Divertikelkrankheit – Klassifikation und Komplikationen. (Aus Caspary u. Stein 1999)

bauch auftreten. Diese Symptome können Stunden bis Tage anhalten, gehen häufig mit einer Druckempfindlichkeit einher, nehmen nach der Mahlzeit zu, bessern sich nach dem Abgang von Stuhl und Flatus. Auch diese Symptome ähneln dem Colon irritabile und sind am ehesten durch eine abnorme motorische Aktivität des Kolons bedingt.

37.3.4 Divertikelblutung

Die enge Nachbarschaft von Divertikeln und kaliberstarken Blutgefäßen erklärt das Auftreten massiver Blutungen ohne begleitende Divertikulitis. Die Divertikelblutung ist bei Patienten über 60 Jahre die häufigste Form einer unteren Gastrointestinalblutung.

Schmerzlose rektale Blutungen *(Hämatochezie)* sind zu 15–40% mit der Divertikulose assoziiert. Im Gegensatz zur Häufigkeitsverteilung der Divertikel findet sich die Quelle einer Divertikelblutung in 70% der Fälle im rechtsseitigen Kolon.

In der Regel ist die Blutung harmlos, jedoch bei ca. 5% treten schwere Blutungen auf. Eine andere Blutungsursache sollte aber auch beim Patienten mit Divertikulose endoskopisch ausgeschlossen werden (kolorektales Karzinom, Colitis ulcerosa). Die Divertikulose kommt so häufig insbesondere bei älteren Patienten vor, so dass die Divertikelblutung eine Ausschlussdiagnose werden muss. **Angiodysplasien** als Blutungsquelle kommen ebenso häufig vor wie Divertikelblutungen. Sowohl Angiodysplasien wie auch Divertikelblutungen treten überwiegend im rechtsseitigen Kolon auf. Die Therapie mit NSAR kann eine Divertikelblutung auslösen.

37.3.5 Diagnostik

Die notfallmäßig durchgeführte **Koloskopie** ist die diagnostische Methode der Wahl, da sie ggf. auch therapeutisch eingesetzt werden kann: Elektrokoagulation, Unterspritzung mit Adrenalin oder Klipp-Applikation. Der endoskopisch negative Befund schließt eine Divertikelblutung nicht aus, da durch die Lavage Blutungsstigmata entfernt sein können bzw. eine Blutung aus dem Innern des Divertikels nicht mehr vom Lumen her erkannt werden kann (◘ Abb. 37.3).

In anderen Ländern (USA) wird die **Notfallangiographie** als erste diagnostische Methode eingesetzt. Beim Blutverlust 0,5–1,0 ml/min hat die Angiographie einen hohen diagnostischen Wert und erlaubt in 60–90% der Fälle die Lokalisation der Blutungsquelle. Zunächst wird die A. mesenterica superior dargestellt, da die Divertikelblutungen meist im rechten Kolon sind, danach die

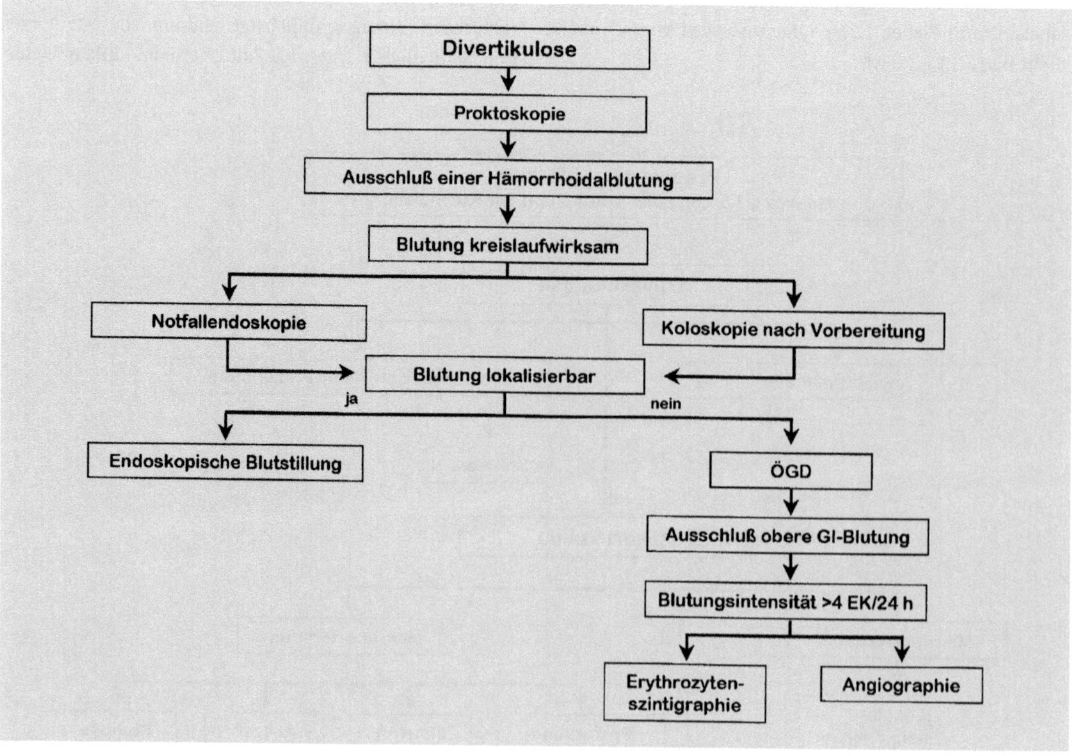

◘ **Abb. 37.3.** Diagnostische Strategie bei Hämatochezie und Verdacht auf Divertikelblutung (ÖGD Ösophagogastroduodenoskopie). (Aus Caspary u. Stein 1999)

A. mesenterica inferior, dann der Truncus coeliacus, um eine mögliche obere Gastrointestinalblutung zu erfassen.

Bei 75–80% der Patienten sistiert die Divertikelblutung spontan, nur selten sind Bluttransfusionen erforderlich. Häufig gelingt die endoskopische Blutstillung. Die Behandlung sollte bei entsprechend ausgeprägtem Abfall des Hämoglobins auf der Intensivstation erfolgen. Jeder 4. Patient erleidet jedoch mindestens ein Blutungsrezidiv.

Persistierende Divertikelblutungen und häufige Blutungsrezidive sollten operativ behandelt werden. Dabei ist das chirurgische Vorgehen jedoch – insbesondere, wenn die Lokalisation der Blutungsquelle nicht bekannt ist – schwierig. Am ehesten entscheidet man sich auch heute wie früher zur subtotalen Kolektomie, die jedoch mit einer hohen Mortalitätsrate verbunden ist.

37.3.6 Dickdarmdivertikulitis

Die Manifestation der Symptome der Divertikulitis reicht von leichten abdominellen Beschwerden bis zur perforierten Divertikulitis mit fäkaler Peritonitis, Sepsis und Tod. Vom klinischen und therapeutischen Standpunkt aus teilt man die Divertikulitis in eine unkomplizierte und eine komplizierte Divertikulitis ein:

- Die *unkomplizierte oder einfache Divertikulitis* tritt zu 75% auf, geht ohne Komplikationen einher, die Mehrzahl der Patienten sprechen auf eine konservative Therapie erfolgreich an.
- Die *komplizierte Divertikulitis* betrifft das Bestehen einer Perforation, Stenose, Abszess- oder Fistelbildung beim ersten Schub, fast alle Patienten müssen operiert werden.

Der typische Patient mit akuter Divertikulitis klagt über Schmerzen im linken Unterbauch (93–100%), hat Fieber (57–100%) und eine Leukozytose (69–83%).

Zusätzlich bestehen häufig: Übelkeit, Erbrechen, Obstipation, Diarrhö, Dysurie sowie Drang zum Wasserlassen (▶ Übersicht »Symptome und Befunde bei Divertikulitis des Dickdarms«).

Symptome und Befunde bei Divertikulitis des Dickdarms

- Tenesmen
- Übelkeit, Erbrechen
- Akuter Stuhlverhalt oder Diarrhö
- Akute Schmerzen und Abwehrspannung
- Leukozytose
- Fieber
- Harnverhalt
- Subileus/Ileus
- Tastbare Resistenz

Die **Divertikulitis** kann sich als hochakutes Krankheitsbild mit umschriebener Peritonitis, heftigen Schmerzen im linken Unterbauch, Abwehrspannung, walzenförmiger Resistenz, Fieber und Leukozytose präsentieren (▶ Übersicht »Symptome und Befunde bei Divertikulitis des Dickdarms«). Da eine Divertikulitis meist am Sigma-Descendens-Übergang auftritt, spricht man auch von der **»Linksseitenappendizitis«**. Eine Divertikulitis des rechten Kolons ist selten und tritt nur zu 1,5% auf. In Asien ist die Divertikulitis des rechten Kolons jedoch sehr häufig (75%) und muss dort als Differenzialdiagnose zur Appendizitis angesehen werden. Mit einem atypischen, symptomenarmen Verlauf ist bei alten und bei immunsupprimierten Patienten zu rechnen

37.4 Diagnostik

37.4.1 Dünndarmdivertikulose

Der Beginn einer Malabsorption beim älteren Patienten ohne positive Anamnese kann als Hinweis auf eine Dünndarmdivertikulose angesehen werden. Der Nachweis erfolgt durch ein Enteroklysma, das auch auf die dabei häufig begleitende Motilitätsstörung hinweist.

37.4.2 Dickdarmdivertikulose

Die Diagnostik erfolgt bei der **Divertikulose des Dickdarms**

- *endoskopisch* (Koloskopie) oder
- *radiologisch* (Kontrasteinlauf),

bei der **akuten Divertikulitis** (◘ Abb. 37.4) wegen der Perforationsgefahr zuerst:

- **Sonographie** mit 5- oder/und 7,5-MHz-Schallkopf: Wandverdickungen, dilatierter prästenotischer Dickdarm, Abszedierung, Fistelbildungen). Die Darstellung eines druckschmerzhaften Kolonsegments über eine Länge von mindestens 5 cm mit einer echoarmen Wandverdickung (Aufhebung der typischen Schichtung) mit echoreichem Halozeichen als Ausdruck der Peridivertikulitis sind typische sonographische Zeichen der Divertikulitis. In mehreren prospektiven Untersuchungen erreichte die Sonographie eine Sensitivität von 85–98% sowie eine Spezifität von 80–98%. Der Nachteil der Sonographie liegt an der Untersucherabhängigkeit der Methode.
- **Computertomographie** (CT): Die CT ist dem Kontrasteinlauf überlegen. Bei oraler und rektaler Kontrastmittelfüllung erreicht die CT eine höhere Sensitivität als der Kontrasteinlauf (93% vs. 80%). Sie muss heute als Standard angesehen werden, ob sie jedoch der Sonographie eindeutig überlegen ist, bleibt noch

often. Sonographie und CT erfassen besser als der Kontrasteinlauf oder die Endoskopie den peridivertikulitischen Entzündungsprozess.

- **Magnetresonanztomographie** (NMR): Die Erfahrungen sind noch zu spärlich, insbesondere, ob die Darstellung von Fisteln in Analogie zu den Analfisteln mit der NMR besser ist als die CT oder die Sonographie.
- **Röntgen** (Einfachkontrasteinlauf mit wasserlöslichem Kontrastmittel): Engstellung des betroffenen Darmsegments, Unregelmäßigkeiten der Schleimhaut sowie Kontrastmittelaustritt aus dem Darmlumen sind die diagnostischen Kriterien der Divertikulitis. Bei akuter Divertikulitis lediglich Einfachkontrasteinlauf mit wasserlöslichem Kontrastmittel (Gastrografin). Bariumapplikation ist kontraindiziert (Bariumperitonitis)! Die Schwere der Divertikulitis wird jedoch beim Kontrasteinlauf zu 40% unterschätzt, da über das Ausmaß des peridivertikulitischen Entzündungsgrades keine zuverlässige Aussage möglich ist.
- Die **Endoskopie** (Koloskopie) ist mit einer erhöhten Perforationsgefahr verbunden und sollte daher bei der akuten Divertikulitis nicht durchgeführt werden.

Labor: Meist besteht bei der Divertikulitis eine deutliche **Leukozytose** mit Linksverschiebug, CRP-Erhöhung und eine **BSG-Beschleunigung**.

Komplikationen: Perforation, Abszedierung, Sepsis, Stenosierung des befallenen Darmabschnittes, Blutung.

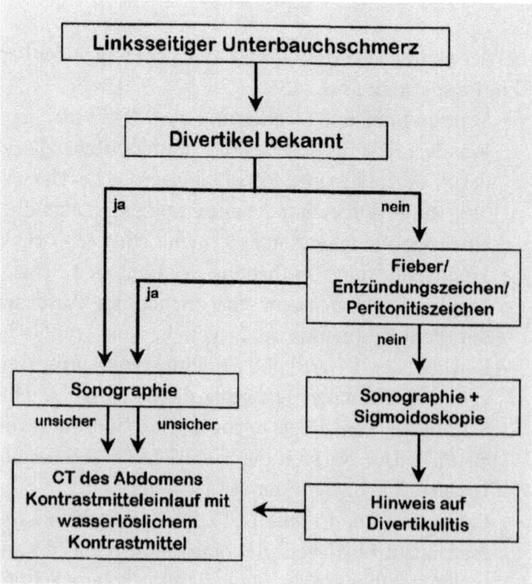

Abb. 37.4. Diagnostische Strategie bei linksseitigem Unterbauchschmerz und Verdacht auf Divertikulitis (CT Computertomographie). (Aus Caspary u. Stein 1999)

Die Differenzialdignose der akuten Divertikulitis ist in ► Übersicht »Differenzialdiagnose der Divertikulitis« aufgeführt.

Differenzialdiagnose der Divertikulitis
- Appendizitis (besonders bei rechtsseitiger Divertikulitis)
- Morbus Crohn
- Colitis ulcerosa
- Gynäkologische Erkrankungen:
  - Adnexitis,
  - rupturierte Ovarialzyste,
  - Endometriose
- Kolorektales Karzinom
- Colon irritabile

37.5 Therapie

37.5.1 Dünndarmdivertikulose

Die chirurgische oder laparoskopische Resektion des betroffenen Darmsegments ist dann indiziert, wenn eine Divertikulitis, eine Perforation oder massive Blutung vorliegt. Patienten mit Malabsorption durch bakterielle Überbesiedlung werden mit Breitbandantibiotika jeweils 1 oder 2 Wochen pro Monat behandelt. Die Antibiotika sollten sowohl gegen Aerobier wie auch gegen Anaerobier wirksam sein. Traditionell werden Tetrazykline (250 mg 4-mal/Tag) oder Metronidazol (400–500 mg 2-mal/Tag) eingesetzt. Da sich jedoch rasch Resistenzen gegen diese Monotherapie entwickeln, sprechen die Patienten auf diese Therapie im Wiederholungsfall schlecht an.

Besser eignen sich zur Therapie:
- Amoxicillin-Clavulansäure (875 mg 2-mal/Tag). Hierbei treten jedoch bei 20–40% Durchfälle auf
- Norfloxacin (800 mg/Tag)
- Gentamycin oral (80 mg/Tag) und Metronidazol (500 mg 3-mal/Tag)

Da viele Patienten zu Rezidiven neigen, werden diese entweder nach Bedarf oder regelmäßig (5–10 Tage pro Monat) antibiotisch behandelt. Rotierende Antibiotikaregime können die Resistenzentwicklung verhindern (s. folgende 2 Regime):
- Tetracyclin (250 mg 4-mal/Tag) oder Trimethoprim (200 mg 2-mal/Tag)
  Ciprofloxacin (250 mg 2-mal/Tag
  Amoxicillin-Clavulansäure (500 mg 2-mal/Tag)
  Metronidazol (250 mg 3-mal/Tag)
- Ciprofloxacin (500 mg 2-mal/Tag)
  Doxycyclin (100 mg 2-mal/Tag)
  Metronidazol 250 mg 3-mal/Tag

37.5.2 Dickdarmdivertikulose

Bei **asymptomatischer Divertikulose** ist zur Stuhlregulation und Verhinderung von Komplikationen eine ballastreiche Kost unter Zusatz von *Weizenkleie* (20–30 g, 3-mal 2 Esslöffel/Tag) oder Quellmitteln (Mucofalk, Agiocur) angezeigt. Bei Schmerzen sind lokale Wärme und Spasmolytika indiziert.

37.5.3 Divertikulitis

Die **akute Divertikulitis** wird beim ersten Schub meist entsprechend dem klinischen Schweregrad unter *Konsultation des Chirurgen* zunächst **konservativ** behandelt: Bettruhe, Nahrungskarenz, parenterale Flüssigkeitszufuhr, Antibiotika (◘ Tab. 37.2).

Als orale Antibiotika kommen *Ciprofloxacin* (500 mg 2-mal/Tag) und/oder *Metronidazol* (500 mg 3-mal/Tag) in Frage. Ciprofloxacin erreicht nach oraler Gabe ähnliche Blutspiegel wie nach intravenöser Gabe, besitzt ein weites Spektrum gegen gramnegative Keime und muss nur 2-mal/Tag verabreicht werden. Metronidazol wird zusätzlich bei intensiverer Symptomatik gegeben.

Mit einem Ansprechen ist innerhalb von 48–72 h zu rechnen. 70–85% der Patienten können auf diese Weise konservativ behandelt werden.

Bei fehlendem Ansprechen auf diese Therapie oder häufigen Rezidiven ist die **Operation** indiziert.

◘ Tab. 37.2. Therapie der Divertikelkrankheit

Maßnahmen	Schmerzhafte Divertikulose	Divertikulitis
Diät	Ballaststoffe	Keine Ballaststoffe, Nahrungskarenz
Quellmittel	Nützlich	Nicht indiziert
Schmerzmittel	Kein Morphin	Kein Morphin
	Meperidin gut geeignet	Meperidin gut geeignet
Spasmolytika	N-Butyl-Scopolaminbromid	Keine Indikation
Antibiotika	Nicht indiziert	Oral: Ciprofloxacin (2-mal 500 mg/Tag) Metronidazol (3-mal 500 mg/Tag)
		Parenteral: Cefotaxim (4–6 g/Tag) Metronidazol (3-mal 500 mg/Tag

3 Verläufe sind möglich:
- Besserung,
- Fehlendes Ansprechen,
- Verschlechterung.

Besserung

Eine klinische Besserung mit Nachlassen der Schmerzen, des Druckschmerzes, Fiebers und der Leukozytose sollte innerhalb von 24–48 h eintreten. Bis zu 70% der Patienten, die erfolgreich bei einem ersten Schub einer Divertikulitis behandelt werden, werden kein Rezidiv erleiden, 30–40% werden völlig asymptomatisch bleiben, 30–40% haben gelegentlich abdominelle Schmerzen ohne Hinweise auf eine akute Divertikulitis, aber ca. 30% werden einen zweiten Schub einer Divertikulitis erleiden. Die orale Nahrungszufuhr kann wieder aufgenommen werden, wenn die Druckschmerzhaftigkeit aufgehört hat. Die weitere Diagnostik (Koloskopie) kann nach 2–6 Wochen ambulant durchgeführt werden. Ballaststoffgabe kann möglicherweise vor Rezidiven schützen.

Fehlendes Ansprechen

Bei fehlendem Ansprechen auf die Antibiotikatherapie ist daran zu denken, dass die Diagnose nicht korrekt war oder dass Komplikationen der Divertikulitis bestehen: Abszedierung, Peritonitis, Fistelbildung oder eine Obstruktion. Eine Sonographie oder ein CT sollten durchgeführt werden. Abszesse können durch perkutane Drainage therapiert werden. Die Laparotomie ist indiziert, wenn keine Besserung eintritt, wenn der Abszess nicht durch perkutane Drainage behandelt werden kann oder wenn die Drainage zu keiner Besserung führt.

Verschlechterung

Bei Verschlechterung des klinischen Zustands (zunehmender Schmerz, Zunahme der lokalisierten Peritonitis, diffuser Druckschmerz, Zunahme der Leukozytose) sollte umgehend operiert werden.

Bei **Abszedierung** oder **diffuser Peritonitis** sind **Breitspektrumantibiotika** notwendig. Unter diesen Umständen werden folgende Antibiotika eingesetzt:
- *Ampicillin* (1–2 g i.v. alle 4–6 h), *Gentamycin* (1,5–2 mg/kg KG i.v. alle 8 h) und *Metronidazol* (500 mg i.v. alle 8 h)
- *Imipenem/Cilastatin*, Zienam (500 mg i.v. alle 6 h)
- *Piperacillin-Tazabactam*, Pipril, Tacobac (3,375–4,5 g i.v. alle 6 h)

Die Antibiotika sollten gegenüber gramnegativen und anaeroben Keimen wirksam sein. Eine Monotherapie mit einem Antibiotikum gegen gramnegative und anaerobe Keime (Cefoxitin oder Pireracillin-Tazobactam) ist ebenso wirksam wie eine Kombinationstherapie (Gentamycin und Clindamycin).

Bei der Therapie der Schmerzen sollte kein Morphin gegeben werden, da es den Druck im Kolon erhöht.

37.5.4 Operative Therapie der Sigmadivertikulitis

Das Therapieziel der Operation ist die Entfernung des septischen Herdes durch Resektion des Kolons, die Therapie von Stenosen oder Fisteln, die Wiederherstellung der Darmkontinuität bei minimaler Morbidität und Mortalität.

20–29% der Patienten mit dem ersten Schub einer akuten Divertikulitis werden operiert. Die meisten Patienten haben eine komplizierte Divertikulitis. Die Mortalitätsrate der Operation liegt bei 1,3–5%.

Die Therapie der Sigmadivertikulitis hängt von der Schwere der Symptome, der Dauer der Erkrankung, der assoziierten Komorbidität und der zugrunde liegenden Immunkompetenz des Patienten ab. Indikationen für die operative Therapie sind in ◘ Tab. 37.3 aufgelistet.

Es wird geschätzt, dass 20% der Patienten mit einer Divertikulitis sich einem chirurgischen Eingriff unterziehen müssen. Septische Komplikationen aufgrund von Abszessformationen oder freier Perforation sind die häufigsten Gründe für eine akute operative Intervention. Da der Verlauf der Erkrankung in bestimmten Fällen schwerer ist, wird bei folgenden Patientengruppen ein **frühzeitigeres operatives Vorgehen** empfohlen:

- bei Patienten unter 50 Jahren,
- bei immunkompromittierten Patienten,
- bei Patienten mit rechtsseitiger Divertikulitis.

Präoperative Vorbereitung

Alle Patienten erhalten präoperativ Antibiotika (Cephalosporine der 2. oder 3. Generation, andere Breitbandantibiotika). Beispiele:

- Cephazolin (1 g i.v. alle 8 h) plus Metronidazol (500 mg i.v. alle 8 h),
- Ampicillin-Sulbactam (1,5 g i.v. alle 8 h) oder
- Ticarcillin-Clavulansäure (3,1 g i.v. alle 6 h).

Operatives Vorgehen

Die chirurgischen Optionen lassen sich in **ein-, zwei- und dreizeitige Verfahren** unterteilen. Beim dreizeitigen Verfahren wird im ersten Schritt ein Anus praeter angelegt und das involvierte Darmsegment drainiert. In einer zweiten Operation wird dieses dann reseziert. Nach Abheilung der Anastomose wird schließlich der Anus praeter zurückverlegt und die Darmpassage wiederhergestellt.

Das dreizeitige Verfahren ist heute zugunsten des zweizeitigen Vorgehens verlassen worden, nachdem in großen Studien gezeigt werden konnte, dass die Letalität im ersteren Fall bei 12–32% liegt, während sie bei der Resektion des betroffenen Darmanteils bei der ersten Operation 1–12% beträgt (i.e. zweitzeitiges Verfahren).

Neuere Arbeiten plädieren sogar für das einzeitige Verfahren, d. h. für die primäre Resektion mit gleichzeitiger Rekonstruktion ohne Anlage eines Anus praeter. Das mehrzeitige Vorgehen im Sinne einer Hartmann-Operation wird nur noch für Hochrisikopatienten oder bei gleichzeitig vorliegender schwerer Peritonitis empfohlen.

Fisteln

Interne Fisteln entwickeln sich bei ca. 2% aller Patienten mit einer Divertikulitis, die Verteilung auf die betroffenen Organe geht aus ◘ Tab. 37.4 hervor. Die Therapie besteht in der Resektion der betroffenen Organareale.

Stand der laparoskopischen Operationsverfahren

Im Gegensatz zum Kolonkarzinom, bei dem eine erhebliche kontroverse Diskussion zum Einsatz der laparoskopischen Operation geführt wird, ist deren Stellenwert für

◘ Tab. 37.3. Operationsindikationen bei Divertikulitis

Absolut	Relativ
Komplikationen der Divertikulitis: Peritonitis, Sepsis Abszess nach erfolgloser perkutaner Drainage Fistel Stenose Klinische Verschlechterung unter konservativer Therapie Rezidivierende Schübe Konservativ nicht therapierbare Symptome Unmöglichkeit, ein Karzinom auszuschließen	Symptomatische Stenose Immunsuppression Rechtsseitige Divertikulitis

◘ Tab. 37.4. Lokalisation von Fisteln bei Divertikulitis

Fisteltyp	Häufigkeit [%]
Kolovesikal	65
Kolovaginal	25
Koloenterisch	7
Kolouterin	3

die elektive Chirurgie der Sigmadivertikulitis bei folgenden Indikationen etabliert:

- Rezidivierende Attacken einer unkomplizierten Divertikulitis (zweimalige Divertikulitis oder einmalige Erkrankung eines Patienten <50 Jahre)
- Fistelassoziierte Divertikulitis, bei der ein Karzinom ausgeschlossen werden muss
- Elektive Resektion nach interventionell drainiertem Abszess
- Erstmalige Erkrankung bei einem Patienten mit immunsuppressiver Medikation

Wichtig erscheint das Resektionsausmaß: Um Rezidiven vorzubeugen, sollte die distale Resektionsgrenze unterhalb der peritonealen Umschlagsfalte zu liegen kommen.

Literatur

Benn P, Wolff B, Ilstrup D (1986) Level of anastomosis and recurrent colonic diverticulitis. Am J Surg 151: 122–124

Burkitt DP, Walker ARP, Painter RS (1974) Dietary fiber and disease. JAMA 229: 1068–1072

Caspary WF, Hanisch E (1999) Divertikulose – Divertikulitis. In: Caspary WF, Stein J (Hrsg) Darmkrankheiten. Springer, Berlin Heidelberg, S 499–505

Cummings JH (1996) Diverticular disease and your mother's diet. Gut 39: 489–490

Decani C, Varela G (1995) Complications of diverticular disease. Curr Opin Gastroenterol 11: 43–48

Eijsbonts QAL, Cuesta MA, de Brauer LM, Sietses C (1997) Elective laparoscopic-assisted sigmoid resection for diverticular disease. Surg Endosc 11: 750–750

Freeman SR, McNally PR (1993) Diverticulitis. Med Clinics North America 77: 1149–1167

Investigators of the Piperacillin/Tacobactam Intraabdominal Infection Study Group (1994). Results of the North American trial of piperacillin/tazobactam compared with clindamycin and gentamycin in the treatment of severe intraabdominal infections. Eur J Surg Suppl 573: 61–67

Kellum JM, Sugarman HJ, Coppa GF et al. (1992). Randomized, prospective comparison of cefoxitin and gentamycin-clindamycin in the treatment of acute colonic diverticulitis. Clin Ther 14: 376–382

Kongara KR Soffer EE (2000) Intestinal motility in small bowel diverticulosis: A case report and review of the literature J Clin Gastroenterol 30: 84–89

Larson DM, Masters SS, Spiro HM (1976) Medical and surgical therapy of diverticular disease. A comparative study. Gastroenterology 71: 734–740

Mendeloff AI (1986) Thoughts on the epidemiology of diverticular disease. Clin Gastroenterol 15: 855–877

Morson BC (1975) Pathology of diverticular disease of the colon. Clin Gastroenterol 4: 37–45

Painter NS, Burkitt DP (1975) Diverticular disease of the colon: a 20th-century problem. Clin Gastroenterol 4: 3–25

Rothenberger DA, Wiltz O (1993) Surgery for complicated diverticulitis. Surg Clin N Amer 73: 975–992

Schwerk WB, Schwarz S, Rothmund M (1992) Sonography in acute colonic diverticulitus. Dis Colon Rectum 35: 1077–1083

Siewert JR, Huber FT, Brune IB (1995) Frühelektive Chirurgie der akuten Divertikulitis des Colons. Chirurg 66: 1182–1189

Stabile BE, Puccio E, van Sonnenberg E, Neff CC (1990) Preoperative percutaneous drainage of diverticular abscesses. Am J Surg 159: 99–104

Tsiotos GG, Farnell MB, Ilstrup DM (1994) Nonmeckelian jejunal or ileal diverticulosis. An analysis of 112 cases and review of the literature. Surgery 116: 726–731

Vogt W, Schölmerich J (1996) Divertikelkrankheit. Dtsch Med Wochenschr 121: 411–415

Wald A (1992) Colonic diverticulosis. In: Winawer SJ (ed) Management of gastrointestinal diseases, Gower Medical Publishing, New York, 34.1–34.18

Whiteway J, Morson BC (1985) Elastosis in diverticular disease of the sigmoid colon. Gut 26: 258–266

Woods RJ, Lavery IC, Fazio VW, Jagelman DG, Weakley FL (1998) Internal fistulas in diverticular disease. Dis Colon Rectum 31: 591–596

Yacoe ME, Jeffrey RB (1994). Sonography of appendicitis and diverticulitis. Radiol Clin N Amer 32: 899–912

Infektionen des Peritoneums

M. Sachs, J. Stein

Die »*Peritonitis*« (abgeleitet aus dem Griechischen περιτόναιον, »das Herumgespannte«; Suffix -ιτησ, Ausdruck der Ähnlichkeit, medizinisch: Entzündungen) ist auch heute noch eine Erkrankung von großer klinischer Problematik, da die Letalität von Patienten mit Bauchfellentzündung trotz Fortschritten in der chirurgischen Behandlung und in der Intensivmedizin, abhängig von Ätiologie und Erkrankungsstadium, zwischen 10 und 40% beträgt. Da es sich bei dem klinischen Syndrom »Peritonitis« nur um einen Sammelbegriff für ätiologisch, pathophysiologisch und morphologisch unterschiedliche Erkrankungen handelt, ist es bisher in der Literatur nicht gelungen, eine allgemein akzeptierte, einheitliche und klinisch praktikable Klassifikation der verschiedenen Peritonitisformen aufzustellen. Die Therapie der primären Peritonitis (spontane bakterielle Peritonitis, CAPD-Peritonitis) ist konservativ (Antibiotika), der viel häufigeren sekundären Peritonitis aber grundsätzlich chirurgisch (Beseitigung der Ursache, Spülung der Bauchhöhle).

38.1 Peritonitis

38.1.1 Definition

Es handelt sich bei der Peritonitis um eine diffuse oder lokalisiert auftretende und in der Regel klinisch akut verlaufende Entzündung des Peritoneums (◘ Abb. 38.1), die meist bakteriell oder chemisch-toxisch bedingt ist.

38.1.2 Ätiologie und Pathogenese

In ◘ Tab. 38.1 sind die häufigsten Ursachen der primären und der sekundären Peritonitiden aufgeführt. Während bei der **primären Peritonitis** im Abdominalraum **kein Krankheitsherd** nachweisbar ist *(spontane bakterielle Peritonitis)* und die Infektion vermutlich auf hämatogenem oder lymphogenem Wege ausgelöst wird, ist die **sekundäre Peritonitis** die Folge einer **Grunderkrankung im Abdominalbereich**.

Primäre Peritonitis

Die **primäre Peritonitis** im **Kindesalter** wird in der Regel hämatogen nur durch einen Erreger ausgelöst, früher v. a. durch Pneumokokken oder β-hämolysierende Streptokokken, heute durch Staphylokokken und Enterobakterien. Bei der primären Peritonitis im Erwachsenenalter finden sich zu 70% ebenfalls Moninfektionen. Das Keimspektrum weist mit 70% eine Dominanz von Enterobakterin (Escherichia coli) auf, seltener sind mit etwa 20% Grampositive (Streptokokken, Enterokokken), während sich Aerobier in 1–10% nachweisen lassen. Die spontane bakterielle Peritonitis (SBP) betrifft v. a. Patienten

VI

Tab. 38.1. Einteilung der Peritonitis nach der Ätiologie

Primäre Peritonitis	Sekundäre Peritonitis
Keine Ursache für die Peritonitis im Abdominalraum nachweisbar; Bauchdecken meist teigig-weich; sie entsteht meist hämatogen oder lymphogen bei einer systemischen Infektion bei Risikopatienten (Leberzirrhose und Aszites). Meist Monoinfektion (in abnehmender Häufigkeit: Escherichia coli, Streptokokken, Pneumokokken, Staphylokokken, Gonokokken, Anaerobier, Pseudomonas)	Folge einer Grunderkrankung im Abdominalbereich (meist Perforations- oder Durchwanderungsperitonitis). Es liegt immer eine Mischinfektion zugrunde (Escherichia coli, Enterokokken, Bacteroides fragilis u. a. Anaerobier) nach Hohlorganperforation; zunächst chemisch-toxische Peritonitis, nach 6–12 h bakterielle Peritonitis gallig (z. B. nach Gallenblasenperforation bei akuter Cholezystitis, meist infizierte Galle) nach Darminfarkt (Durchwanderungsperitonitis infolge embolischen Verschlusses der A. mesenterica superior oder Mesenterialvenenthrombose) infolge Organentzündungen (z. B. Durchwanderungsperitonitis bei Ileus, Divertikulitis, Colitis ulcerosa, Morbus Crohn) bei nekrotisierender Pankreatitis [im Retroperitoneum (»Retroperitonitis«) oder lokalisiert in der Bursa omentalis] postoperativ (meist infolge Nahtinsuffizienz) posttraumatisch (nach Messerstich- oder Schussverletzungen der Darmwand); sekundäre Perforation bei stumpfem Bauchtrauma nach Bestrahlungen (meist chronische, sterile Peritonitis) tuberkulöse Peritonitis (heute meist AIDS-Patienten)

mit Leberzirrhose und Aszites (portal dekompensierte Leberzirrhose), insbesondere mangelernährte Patienten mit vorwiegend alkoholbedingter Zirrhose. Als weitere Risikofaktoren finden sich akut durchgeführte Sklerosierungstherapie sowie Varizenblutungen. Die Infektionsraten sind nach Sklerosierungstherapie deutlich höher als nach Bandligatur (17,2% vs. 3,3%).

Die wahrscheinlichste Keimquelle ist der Gastrointestinaltrakt. Bei Patienten mit Leberzirrhose findet sich in etwa 60% eine bakterielle Fehlbesiedlung des oberen Dünndarms, wobei das Vorliegen von Aszites zur bakteriellen Fehlbesiedlung zu prädisponieren scheint. So findet sich bei Patienten mit bakterieller Fehlbesiedlung in 31%, bei solchen ohne nur in 9% eine SBP (Fleig et al. 2004, Hall 1998).

Als weiteres Erregerreservoir kommt bei Frauen auch der Urogenitaltrakt in Frage. Auch eine Keimaszension über die Tuben wird diskutiert.

Eine **Sonderform** der primären Peritonitis ist die sog. **CAPD-Peritonitis** (Continuos Ambulatory Peritoneal Dialysis; Austin 1987). Die sog. CAPD-Peritonitis kann bei Patienten mit Peritonealdialysebehandlung auftreten. Die Zunahme dieses Dialyseverfahrens in den letzten Jahren hat auch die Chirurgen mit diesem neuen Krankheitsbild konfrontiert. Die Peritonealdialyseperitonitis wird meist durch Bakterien hervorgerufen. Am häufigsten sind Staphylococcus epidermidis und Staphylococcus aureus verantwortlich, seltener können auch Streptokokken, Enterobacter, Pseudomonas, Escherichia coli oder Enterokokken nachgewiesen werden. Ursachen sind Kontaminationen beim Beutelwechsel oder Infektionen im Bereich der Austrittstelle des Tenckhoff-Peritonealdialysekatheters und seines Tunnels durch die Bauchwand. Diskutiert wird auch eine enterogene Durchwanderung beispielsweise bei Divertikulitis. Das wichtigste Frühzeichen ist die Trübung

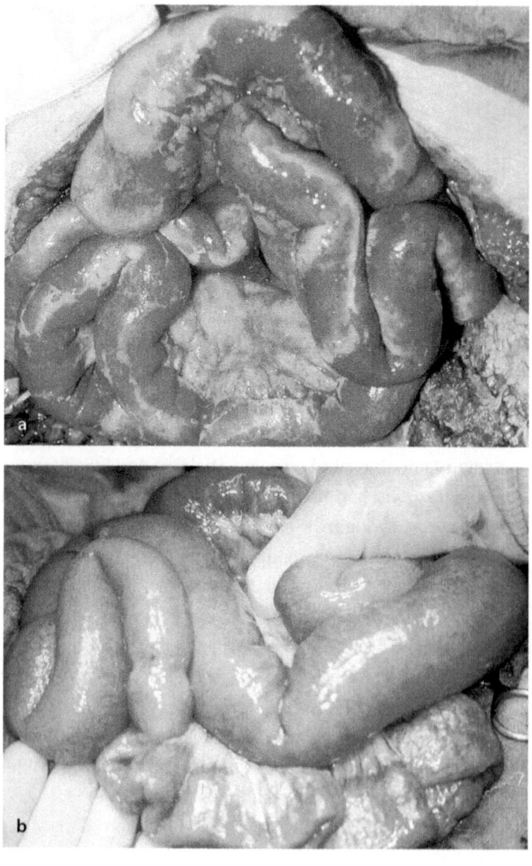

Abb. 38.1. a Diffuse, eitrige Peritonitis (2 Tage nach Perforation eines Ulcus ventriculi) bei einer 55-jährigen Patientin mit bekannter PCP, die wegen eines »Schocks unklarer Genese und Laktatazidose« 2 Tage lang symptomatisch auf einer Intensivstation behandelt wurde; Exitus letalis im Multiorganversagen am 4. postoperativen Tag. **b** Zum Vergleich spiegelnde, glatte Serosa bei einem Patienten mit Bridenileus ohne Zeichen einer Peritonitis. (Aus Caspary et al. 2005)

des drainierten Dialysats infolge Leukozytenkonzentrationen von >100/mm^3 Dialysat; Konzentrationen von unter 50/mm^3 gelten als unauffällig. Aufgrund des hohen Anteils an Staphylokokken als Erreger der CAPD-Peritonitis kann sofort mit einer Therapie mit Oxacillin oder Cephalosporinen begonnen werden; Cefotaxim (2- bis 3-mal 2 g/Tag), Dicloxacillin, Cefazolin und Gentamicin werden bei der CAPD-Peritonitis auch intraperitoneal appliziert (Austin 1987). Im Falle einer Tunnelinfektion muss auch bei einer sonst asymptomatischen CAPD-Peritonitis der infizierte Katheter entfernt werden, und nach Abheilung der Peritonitis wird an anderer Stelle ein neuer Katheter eingelegt. Bei schwerer CAPD-Peritonitis (mit systemischen Symptomen: Fieber, Leukozytose im Blutbild, Organinsuffizienzen) sollten je nach intraabdominellem Befund mehrere Peritonealkatheter zur kontinuierlichen maschinellen Peritoneallavage eingelegt werden.

Sekundäre Peritonitis

Die Ursachen einer sekundären Peritonitis sind (◘ Tab. 38.1):

- Perforierte Ulzera (40%)
- Appendizitis (20%)
- Darmgangrän oder Gallenblasenperforation (15%)
- Postoperative Anastomoseninsuffizienz (10%)

Auf molekularer Ebene wird die endotoxinbedingte Freisetzung von Mediatoren für die systemischen Effekte (Temperaturerhöhung, vermehrter Volumenbedarf bei weitgestellter Gefäßperipherie, DIC, ARDS, MOF) bei Peritonitis verantwortlich gemacht. Bakterien oder bakterielle Stoffwechselprodukte führen nach Kontakt mit Leukozyten oder Endothelzellen zu einer Aktivierung dieser Zellen, wodurch Mediatoren freigesetzt werden: Prostaglandine, Leukotriene, Thromboxane, Leukozytenelastase, Komplementfaktoren, O_2-Radikale, Histamin, Serotonin, Kinine. In zahlreichen experimentellen Untersuchungen wurde die Bedeutung jedes dieser Faktoren herausgestellt. Klinische Relevanz könnte die Bestimmung des Endotoxinspiegels haben; die Konzentration von Endotoxin im Plasma und besonders im Peritonealexsudat weist eine Korrelation zum Schweregrad der Erkrankung und zum klinischen Verlauf (unkomplizierte Peritonitis, septischer Schock) auf. Das entzündete Bauchfell wirkt offenbar als biologische Barriere, denn hohe Endotoxinkonzentrationen im peritonealen Exsudat sind mit vergleichsweise niedrigen Konzentrationen im Plasma verbunden.

38.1.3 Klassifikation und Einteilung

Das klinische Syndrom »Peritonitis« ist zu vielseitig und vielgestaltig, um sich in ein Schema zwängen zu lassen. Grundsätzlich beruhen die bisher publizierten, klinisch anwendbaren Peritonitisklassifikationen auf 5 verschiedenen Einteilungskriterien:

- Klinischer Verlauf (akute bzw. chronische Peritonitis)
- Pathologisch-anatomischer Befund (◘ Abb. 38.1) aufgrund der Natur (▶ Übersicht »Pathologisch-anatomische Einteilung der Peritonitis«) bzw. der Ausdehnung (◘ Tab. 38.2) des entzündlichen Exsudats in der Bauchhöhle. Bei unterschiedlicher Ätiologie und Pathogenese ist die Reaktion des Peritoneums unspezifisch
- Ätiologische Faktoren (◘ Tab. 38.1)
- Klinischer Zustand des Patienten bei der Diagnosestellung, bzw. Stadieneinteilung nach dem Schweregrad der Erkrankung (◘ Tab. 38.3). Eine solche Einteilung ist wichtig für Therapievergleiche verschiedener Kliniken, denn ein solcher Vergleich setzt hinsichtlich der Schwere der Krankheitsbilder und der Anzahl der Risikofaktoren ähnliche Patientenkollektive voraus. Unter den bisher entwickelten Scoresystemen, die sich allerdings in der Praxis nicht durchgesetzt haben, werden der APACHE II und der MPI (Mannheimer Peritonitis-Index) für wissenschaftliche Fragestellungen häufig verwendet (◘ Tab. 38.4)
- Mikrobiologischer Befund: Klinisch sinnvoll erscheint nur die grobe Einteilung (bakterielle Peritonitis bzw. nicht bakteriell bedingt; ◘ Tab. 38.5). Die Einteilung der Peritonitiden nach den verursachenden Erregern hat sich klinisch nicht bewährt, weil meistens eine Mischinfektion vorliegt.

◘ Tab. 38.2. Pathologisch-anatomische Einteilung der Peritonitis nach der Ausdehnung des Befundes (mod. nach Mikulicz 1889)

Peritonitis diffusa	Ausbreitung in der gesamten Bauchhöhle, »4-Quadranten-Peritonitis«
Peritonitis circumscripta	Auf die Umgebung der Infektionsquelle beschränkt
Intraabdomineller Abszess	Zum Beispiel subheptisch, perithyphlitisch

◘ Tab. 38.3. Stadieneinteilung der Peritonitis (nach Teichmann 1986)

Stadium I	Ohne nachweisbaren Organausfall
Stadium II	Funktionseinschränkung (Organinsuffizienz) eines Organs nachweisbar
Stadium III	Manifeste Insuffizienz von 2 oder mehreren Organen (respiratorisch, renal, hämodynamisch)

VI

Tab. 38.4. Mannheimer Peritonitis-Index (nach Linder et al. 1987) für die intraoperativ zu stellende Prognose eines Patienten mit »Peritonitis im engeren Sinne«, d. h. unter Ausschluss von Patienten mit besonders günstiger (Peritonitis infolge Appendizitis) oder ungünstiger (Peritonitis infolge Mesenterialinfarkt, Pankreatitis) Prognose

Risikofaktor		Ladung des Faktors
Alter		5
Geschlecht weiblich		5
Organversagen		7
Malignom		4
Präoperative Peritonitisdauer >24 h		4
Ausgangspunkt nicht Dickdarm		4
Ausbreitung diffus		6
Exsudat (nur eine Antwort)	klar	0
	trüb-eitrig	6
	kotig-jauchig	12
Summe = Peritonitisindex (maximal 47)		

Beziehung des auf diese Weise ermittelten Peritonitisindex zur postoperativen Letalität (als prognostische Wahrscheinlichkeit errechnet):

Peritonitisindex	Postoperative Letalität
<15	unter 2%
>15>21	unter 6%
>29	über 50%

Tab. 38.5. Einteilung der Peritonitis nach der Mikrobiologie des Peritoneums bzw. des Exsudates

Chemisch-toxische Peritonitis	Reizung des Peritoneums mit primär sterilem Material, das sich aber sekundär meist infiziert: Galle, Pankreassaft, Barium, Urin
Bakterielle Peritonitis	Bakterielle Besiedlung des Peritoneums – infolge einer Hohlorganperforation, – Durchwanderung von Keimen aus dem Darmlumen durch die Darmwand bei Entzündungen oder bei Durchblutungsstörungen, – infolge hämatogener Besiedelung (Streptokokkenperitonitis bei Patienten mit Leberzirrhose), – bei Aszension durch die Tube (Gonokokken)

Pathologisch-anatomische Einteilung der Peritonitis nach dem makroskopischen Befund des Exsudates

- Peritonitis serosa
- Peritonitis fibrinosa
- Peritonitis haemorrhagica
- Peritonitis purulenta (eitrig)
- Peritonitis putrida (jauchig, d. h. mit Gasbildung durch Zersetzung)
- Peritonitis sterkorale (kotig)
- Peritonitis gallig (»Cholaskos«)
- Peritonitis adhaesiva (mit flächenhaften Adhäsionen)

38.1.4 Klinik

Das Krankheitsbild der SBP ist häufig uncharakteristisch. Etwa 2/3 der Patienten haben Fieber, nur ca. 50–60% klagen über abdominelle Beschwerden. Generell muss eine sonst nicht erklärliche Verschlechterung des klinischen Bildes mit zunehmender Leberinsuffizienz, therapierefraktärem Aszites, Enzephalopathie und zunehemender Nierenfunktionsstörung an eine SBP denken lassen.

Bei der **sekundären** Peritonitis weist fast jeder Patient mit einer Peritonitis das klinische Bild eines **»akuten Abdomens«** auf. Die obligat vorhandenen Symptome des akuten Abdomens sind zunächst subjektiver Art und deshalb schlecht zu objektivieren: Spontane oder erst bei Palpation bzw. bei Perkussion auftretende Bauchschmerzen und eine durch Reizung des parietalen Peritoneums entstehende Abwehrspannung der Bauchdeckenmuskulatur (»defense musculaire«). Das (subjektive) Erfühlen der abdominellen Abwehrspannung bleibt trotz Fortschritten in der apparativen Diagnostik eine der großen Herausforderungen des Chirurgen, da bis heute kein klinisch anwendbares (objektives) Messverfahren hierfür entwickelt werden konnte. Als fakultative Symptome des akuten Abdomens können bei den betroffenen Patienten eine Störung der Darmperistaltik (mit den klinischen Folgen Stuhlverhalt, Übelkeit, Singultus, Erbrechen) oder Zeichen eines Schockzustandes (Tachykardie) nachweisbar sein. Dieser Schockzustand ist zunächst Folge eines ausgeprägten Volumenmangels durch Verschiebungen von mehreren Litern intravasaler Flüssigkeit in die Peritonealhöhe.

38.1.5 Diagnostik

Diagnostik bei der sekundären Peritonitis muss schnell die Frage beantworten, ob eine sofortige operative Intervention notwendig ist. Die gezielt erhobene Anamnese und die wiederholte, sorgfältige klinische Untersu-

■ Tab. 38.6. Differenzialdiagnose der SBP durch diagnostische Parazentese (mod. nach Rimola et. al. 2001)

Konstellation	Bezeichnung (Häufigkeit)
>250 neutrophile Granulozyten/µl, *postive* Kultur (in der Regel *ein* Keim)	*»Spontan-bakterielle Peritonitis«* strictu sensu (ca. 30%)
>250 neutrophile Granulozyten/µl, *negative* Kultur	Kulturell negativer *»neutrozytärer Aszites«* (ca. 55%)
<250 neutrophile Granulozyten/µl, *positive* Kultur (in der Regel *ein* Keim)	*»Bacteraszites«* = monomikrobieller nichtneutrozytärer Aszites (ca. 15%)

chung haben mit Abstand die größte Bedeutung bei der Beurteilung und Diagnose eines Patienten mit akutem Abdomen bzw. Peritonitis. Sonographie bzw. Computertomographie (Nachweis von freier Luft bzw. freier Flüssigkeit), Röntgendiagnostik (Nachweis freier Luft in der Abdomenübersichtsaufnahme in Linksseitenlage) und Laboruntersuchungen (Leukozyten im Blutbild, CRP, α-Amylase, Laktat im Serum) unterstützen die klinische Diagnostik und helfen, die verursachende Erkrankung zu ermitteln. Allerdings ist für den Patienten nicht die genaue Organdiagnose, sondern die rechtzeitige Indikationsstellung zur Laparotomie entscheidend (Encke u. Sachs 1993).

Im Hinblick auf eine vereinfachte Diagnosestellung hat sich die in Einteilung der SBP nach dem Vorhandensein von Keimen und/oder Granulozyten im Aszites bewährt (■ Tab. 38.6).

38.1.6 Medikamentöse Therapie

Primäre Peritonitis

So wenig eine antibiotische Therapie schon bei klinischem Verdacht auf eine SBP ohne Vorliegen einer Asziteszellzahl hilfreich ist, so gefährlich ist es, den Beginn der Therapie auf den Zeitpunkt des Keimnachweises zu verschieben (Fleig et al. 2004).

Wegen des zu erwartenden Keimspektrums (meist Monoinfektion, ■ Tab. 38.1) gibt man am besten Cefotaxim (2-mal 2 g i.v./Tag) über 5 (bis 7) Tage, alternativ bietet sich die Einmalgabe von Ceftriaxon (2 g i.v.) an. Beide Cephalosporine weisen eine Wirksamkeit von ca. 85% (Neutrophilenzahl <250/µl) auf. Beim Nachweis einer Anaerobierinfektion wird die zusätzliche Gabe von Metronidazol (2-mal 400 mg p.o.) empfohlen, der zusätzliche Nutzen ist aber nicht belegt. Nach initialer i.v.-Gabe und anschließender oraler Applikation erweisen sich neueren Studien zufolge Gyrasehemmer (Ofloxacin, Ciprofloxacin) bei deutlich günstigeren Kosten als Cephalosporinen mindestens gleichwertig (Garcia-Tsao 2001, Hsieh et al. 1998, Movat u. Stanley 2001).

Beim Nachweis von Pseudomonas hat sich eine Kombination von Azlozillin (oder Piperacillin) und Tobramycin gut bewährt. Bei Vorliegen einer Staphylokokkeninfektion ist Imipenem und bei Nachweis von Enterokokken Mezlocillin indiziert (Austin 1987, Simon u. Stille 1997). Aminoglykoside sollten im Hinblick auf die in der Regel vorliegende renale Problematik gemieden werden (Garcia-Tsao 2001, Movat u. Stanley 2001).

Einer neueren Studie zufolge lässt sich durch gleichzeitige Gabe von Albumin die Letalität der SBP von 28% (antibiotische Therapie ohne Albumin) auf 10% reduzieren (Sort et al. 1999).

Prophylaxe

Die Rezidivrate der SBP gilt mit 43% nach 6 und 69% nach nach 12 Monaten als außerordentlich hoch (Tito et al. 1998), woraus sich die Notwendigkeit einer rechtzeitigen und konsequenten Rezidiv- bzw. Primärprophylaxe herleiten lässt.

Während im Internationalen Aszitesclub über eine Empfehlung zu **Primärprophylaxe** bei Patienten ohne gastrointestinale Blutung und mit niedrigem Aszitesprotein keine Einigkeit erzielt werden konnte, wird die Sekundärprophylaxe (nach vorausgegangener SBP) ebenso grundsätzlich empfohlen wie die Primärprophylaxe bei Patienten mit Leberzirrhose, Aszites und gastrointestinaler Blutung (Fleig et al. 2004, Rimola et al. 2000).

Als Therapie der Wahl in der Rezidivprophylaxe (■ Tab. 38.7) erweisen sich auch hier Gyrasehemmer (Garcia-Tsao 2000, Gines u. Navasa 1998, Movat u. Stanley 2002).

Sekundäre Peritonitis

Bei der viel häufigeren sekundären Peritonitis sollte die Antibiotikatherapie schon vor der Laparotomie beginnen. Da bei der sekundären Peritonitis praktisch immer eine Mischinfektion vorliegt, muss die Antibiotikatherapie das gesamte zu erwartende Erregerspektrum abdecken (■ Tab. 38.1). Folgende Antibiotikakombinationen haben sich bei sekundärer Peritonitis besonders bewährt (Simon u. Stille 1997):

- Cefotaxim + Metronidazol (z. B. Claforan und Clont),
- Cefoxitin + Piperacillin (z. B. Mefoxitin und Pipril),
- Ciprofloxacin + Metronidazol (z. B. Ciprobay und Clont),
- Imipenem + Gentamicin (z. B. Zienam und Refobacin).

Diese Antibiotika erreichen auch im entzündeten Peritoneum bei systemischer Applikation therapeutische Konzentrationen; eine intraperitoneale Anwendung ist wegen

Tab. 38.7. Prophylaxe und Therapie der SBP (Garcia-Tsao 2000, Movat u. Stanley 2002, Rimola et al. 2000)

Antibiotikum	Applikation	Dosierung	Dauer
Cefotaxime[a]	i.v.	2-mal 2 g	5 Tage
Ceftriaxone[a]	i.v.	1-mal 2 g	5 Tage
Amoxicillin-Clavulansäure[a]	i.v.	3-mal 1,2 g i.v. (2 Tage), danach 3-mal 625 mg (6–12 Tage)	8–14 Tage
Ofloxacin[b]	oral	2-mal 400 mg	5 Tage
Ciprofloxacin[b]	i.v., dann oral	2-mal 200 mg i.v. (2 Tage), danach 2-mal 500 mg oral über 5 Tage	7 Tage

[a]Initialtherapie.
[b]Rezidivprophylaxe.

VI

lokaler Reizerscheinungen oder zu schneller Resorption nicht sinnvoll. Die Behandlungsdauer sollte mindestens 14 Tage betragen. Nach Vorliegen des Antibiogramms muss die primär »blind« durchgeführte antibiotische Therapie ggf. korrigiert werden.

Eine weitere therapeutische Möglichkeit stellt die direkte Neutralisation der im Blut zirkulierenden Endotoxine durch parenterale Gabe von Immunglobulinen dar, die für die systemischen Erscheinungen bei septischen Patienten verantwortlich gemacht werden. Dieses Therapieprinzip ist besonders für Antikörper der IgM-Klasse experimentell gut belegt, jedoch fehlt bisher der klinische Nachweis einer Wirksamkeit dieser Maßnahmen bei Patienten mit Peritonitis.

38.1.7 Chirurgische Therapie

Die frühzeitige Laparotomie ist die Methode der Wahl bei allen Patienten mit sekundärer Peritonitis. Lediglich bei zirkumscripter Peritonitis infolge eines subphrenisches Abszesses, eines subhepatischen Abszesses oder bei Patienten mit einer Abszedierung im Douglas-Bereich ist die ultraschall- bzw. computertomographisch gesteuerte Punktion und Drainage mit speziellen Kathetern möglich (z. B. van-Sonnenberg-Sump, das ist ein dünner, doppellumiger Spül-Saug-Katheter). Die Ausdehnung des Eingriffs und die Auswahl der additiven chirurgischen Therapiemaßnahmen (kontinuierlich-geschlossene Peritonealspülung, Etappenlavage, offenes Abdomen und Spülung, s. entsprechende Abschnitte) hängen auch vom Allgemeinzustand und von der Grunderkrankung (fortgeschrittenes Tumorleiden?) des Patienten ab.

Ziele der chirurgischen Therapie bei Patienten mit sekundärer Peritonitis sind die Beseitigung der Ursache (z. B. durch Appendektomie bei perforierter Appendizitis, durch Übernähung einer Ulkusperforation oder durch Resektion eines ischämischen Darmsegments) und die Behandlung der Komplikationen der Bauchfellentzündung, beispielsweise durch anschließende Lavage des Abdomens mit mehreren Litern Spülflüssigkeit. Die Lavage des Peritonealraums bewirkt das Herauswaschen bzw. die Verdünnung von Bakterien, Toxinen, Fibrin, Fremdkörpern etc.aus der Bauchhöhle. Da eine vollständige Elimination von Bakterien oder des Exsudates bei der ersten Operation insbesondere bei Vorliegen einer diffusen Peritonitis in allen 4 Quadranten nicht gelingen kann, sind verschiedene additive chirurgische Therapiemaßnahmen nach der Primäroperation empfohlen worden:

- kontinuierlich-geschlossene Peritonealspülung,
- Etappenlavage (Teichmann et al. 1986) oder
- offenes Abdomen mit Spülung.

Gemeinsames Therapieprinzip aller 3 Verfahren sind die kontinuierliche Elimination des neugebildeten keimhaltigen Exsudats, die Verhinderung von Sekretstau und sekundärer Abszedierung. Die Spülungs- bzw. Drainagezeit richtet sich nach dem klinischen Verlauf und der Beschaffenheit (Aussehen, Keimzahl der eluierten Spülflüssigkeit). Mit diesen 3 unterschiedlichen (postoperativen) Vorgehensweisen wurden bei Patienten mit diffuser Peritonitis in verschiedenen chirurgischen Kliniken vergleichbare Ergebnisse bezüglich der Letalität erzielt. Dies weist darauf hin, dass eine niedrigere Letalität von Peritonitispatienten weniger vom verwendeten Operationsverfahren abhängig ist, sondern vielmehr von einer optimalen Spülbehandlung zur Keimreduktion und von einer konsequenten intensivmedizinischen Betreuung (Hämofiltration bei Niereninsuffizienz, künstliche Beatmung bei pulmonaler Insuffizienz, pharmakologische Kreislaufunterstützung). Auch die Art der Spülflüssigkeit scheint dabei nicht von großer Bedeutung zu sein, wichtig ist, gründlich und viel zu spülen (meist physiologische Kochsalzlösung mit oder ohne Zusatz von antiseptischen Substanzen, z. B. Taurolidin, Chloraminlösung). Peritonealspülungen mit Povidonjod (Polyvidonjod) sind wegen geringer Wirksamkeit und hoher Resorption von Jod und Povidon nicht indiziert.

Die Wahl des operativen Zugangweges bei Patienten mit Peritonitis ist von der Lokalisation des vermuteten zugrunde liegenden Krankheitsprozessen abhängig. Bei unklarer Peritonitisursache ist der Medianschnitt im Mittelbauch unter Linksumschneidung des Nabels am bewährtesten, er kann dann je nach intraoperativem Befund nach kranial oder kaudal verlängert werden.

Indikation zu postoperativen Lavageverfahren

Als Indikationen für die postoperativen Verfahren zur Peritoneallavage gelten heute:

- diffuse bakterielle Peritonitis,
- Oberbauchperitonitis mit Organkomplikationen nach Ulkusperforation,
- über 12 h alte Peritonitis

Geschlossene postoperative kontinuierliche Peritoneallavage

Bei diesem Verfahren werden die Bauchdecken primär verschlossen und die Peritonealhöhle mittels mehrerer doppellumiger Spül-Saug-Drainagen (Salem-Drainagen oder Tenckhoff-Katheter) kontinuierlich gespült (8–20 l/24 h). Vorteil dieser Spülbehandlung ist das kontinuierliche, atraumatische Herausspülen von Gewebenekrosen, von Keimen und von biologisch aktiven Stoffwechselprodukten (z. B. Endotoxine). Außerdem soll dadurch die postoperative Bildung von Adhäsionen vermindert werden. Durch dieses Verfahren konnten die Inzidenz von Relaparotomien und auch die Letalität von Peritonitispatienten deutlich gesenkt werden. Weitere Vorteile dieses Verfahrens sind, dass zu seiner Anwendung keine Narkosen benötigt werden und auch mit einer oralen Nahrungsaufnahme unter laufender Peritonealspülung begonnen werden kann. Als Nachteil dieses Verfahrens wird die Ausbildung von sog. Spülstraßen angesehen, so dass nicht mehr die gesamte Peritonealhöhle gespült wird; Abszedierungen sind dann die Folge. Ein weiteres Risiko ist die Bildung von drainagebedingten Läsionen am Darm (Blutung, Perforation). Allgemein verbreitet ist dieses Verfahren bei der sog. Bursalavage bei nekrotisierender Pankreatitis, wobei die Spüldrainagen in die Bursa omentalis platziert werden.

Technik der Ulmer Schule (Beger et al. 1985)

Vor Verschluss der Laparotomiewunde werden 2–4 Drainagen in die Bauchhöhle eingelegt, subphrenisch in den Oberbauch, in den Douglas-Raum/kleines Becken. Die Drainagen werden außerhalb der Wunde ausgeleitet, und die peritoneale Einmündungsstelle wird durch eine Tabaksbeutelnaht wasserdicht isoliert. Unmittelbar nach Beendigung der Operation wird mit der Lavage mittels einer handelsüblichen Peritonealdialyselösung (z. B. G1K-Lösung, Fa. Fresenius) begonnen (0,5 l/h meist über 2–5 Tage). Die Verwendung einer hyperosmolaren Lösung verringert das Risiko der Flüssigkeitsretention, es kann im Gegenteil dem Körper etwa 1 l Flüssigkeit entzogen werden. Intraperitoneale Drainagen (insbesondere die dicklumigen Spül-Saug-Drainagen) können aber auch zu Komplikationen führen: Arrosion von Blutgefäßen und Hohlorganen (inbesondere im Bereich von Anastomosen).

Etappenlavage (programmierte Relaparotomie)

Vorteile dieses Verfahrens mit Verschluss der Bauchdecken sind die chirurgische Säuberung der gesamten Bauchhöhle (4-Quadranten-Lavage) unter direkter Sicht in 1-tägigen oder 2-tägigen Abständen. So kann sehr wirksam die Bildung von Schlingenabszessen verhindert werden, ferner müssen keine Drainagen (ausgenommen Galle- oder Pankreasfisteln) eingelegt werden. Nachteil dieses Verfahrens ist die mehrfache Operations- und Narkosebelastung über einen längeren Zeitraum, dadurch kommt es zu einem verlängerten paralytischen Ileus und zu einem häufigeren Auftreten von Wundinfekten und Narbenhernien im Bereich der Bauchwand.

In einigen Kliniken wurde auch die Verwendung von sog. Reißverschlüssen (Schienengleitverband Ethizip, Fa. Ethicon) zum temporären Bauchdeckenverschluss vorgeschlagen (Teichmann et al. 1986). Dieser sog. Schienengleitverband wird fortlaufend an Faszie und Peritoneum fixiert. Das entstehende Exsudat kann an den offen gelassenen Wundpolen kontinuierlich abfließen. Der definitive Verschluss der Bauchdecke wird bei sauberer Abdominalhöhle vorgenommen, dies ist meist nach 3–5 Lavagen der Fall. Dieses Verfahren steht sozusagen als Übergang von der Etappenlavage zum offenen Abdomen. Die Etappenlavage kann als programmierte Relaparotomie schon bei der Erstoperation terminiert werden (in der Regel alle 24–48 h), oder es wird eine sog. Relaparotomie on demand durchgeführt: der Zeitpunkt des Zweiteingriffs wird dann vom Zustand des Patienten abhängig gemacht.

Offenes Abdomen und Spülung

Das Offenlassen der Laparotomiewunde (»Laparostomie«) ist ein Operationsverfahren, das ursprünglich für die Behandlung von Pankreasabszessen inauguriert wurde (Bolooki et al. 1968). Die Bauchdecken werden primär nicht verschlossen, sondern die Bauchhöhle wird nur mit feuchten Bauchtüchern abgedeckt. Dies ermöglicht eine tägliche Spülung der gesamten Peritonealhöle unter Sicht auf der Intensivstation. Nachteil dieses relativ traumatischen Verfahrens (hoher Flüssigkeitsverlust) ist ein entsprechend verlängerter Aufenthalt der Patienten auf der Intensivstation im Vergleich zur kontinuierlichen geschlossenen Peritonealspülung. Ferner bereitet der spätere Verschluss der Bauchdecken oft Schwierigkeiten, da die Faszien durch die offene Wundbehandlung und die Peritonitis atrophisch und wenig belastbar für eine Naht sind. Das Abdomen kann aber auch ohne operativen Verschluss sekundär zugranulieren, dies dauert aber etwa 2–3 Monate, und die Bildung von Bauchwandhernien ist dann die Regel.

Offene kontinuierliche Peritonealspülung (dorsoventrale Bauchspülung bei Abdomen apertum)

Sie stellt eine Kombination der geschlossenen kontinuierlichen Spülung und des offenen Abdomens dar (Pichlmayr et al.1983). Dadurch wird einerseits eine effektive Spülung erreicht, andererseits kommt es durch das offen gelassene Abdomen zu einer erheblichen Entlastung des erhöhten intraabdominellen Druckes und damit zu einer besseren Durchblutung der Abdominalorgane und zu einer Besserung der Beamtmungssituation. Nach Durchführung der chirurgischen Maßnahmen zur Herdsanierung werden 4 weiche Drainagen von dorsal in die Bauchhöhle plaziert, wovon 2 in den Oberbauch und 2 in den Unterbauch gelegt werden. Diese 4 Drainagen werden später als Spüldrainagen verwendet, der Ablauf erfolgt über 2 Saugdrainagen, die ventral parallel zum Verlauf der Inzisionsöffnung (mediane Laparotomie) gelegt werden. Die offene Peritonealspülung ist besonders pflegeintensiv, weil es häufig nicht gelingt, das Auslaufen von Spülflüssigkeit zu verhindern. Dies kann durch die Abklebung des Abdomens mittels einer durchsichtigen Klebefolie oder mittels Einnähen eines Vicrylnetzes an die Faszienränder erreicht werden, oder es müssen ständig die aufgelegten Bauchtücher gewechselt werden (Pichlmayr et al. 1983).

38.1.8 Prognose

Die Prognose eines Patienten mit dem klinischen Syndrom »sekundäre Peritonitis« ist – eine konsequente chirurgische Therapie vorausgesetzt – abhängig von deren Ursache (die beste Prognose haben Patienten mit Peritonitis infolge perforierender Appendizitis), von dem Alter der Peritonitis zum Zeitpunkt der Erstoperation, vom Erkrankungsstadium (d. h. ob zum Zeitpunkt der Primäroperation bereits Organinsuffizienzen nachweisbar sind) und natürlich von den Vorerkrankungen/Risikofaktoren und vom Alter des Patienten. Da physiologischerweise die besonders pathogenen gramnegativen Erreger und Anaerobier im Gastrointestinaltrakt von oral nach aboral zunehmen, gilt die Regel: Je proximaler die Kontaminationsursache gelegen ist, desto günstiger ist die Prognose der Patienten. Besonders gut untersucht sind die Risikofaktoren und die Letalität bei Peritonitispatienten infolge Ulkusperforation (Beger et al. 1985). Die Letalität dieser Patientengruppe korreliert

- mit dem Zeitintervall zwischen Schmerzereignis und Operation und damit mit der Ausdehnung der Peritonitis: Wird der Patient innerhalb von 6 h laparotomiert, so beträgt die mittlere Letalität unter 10%, im Intervall von 13–24 h steigt die Letalität auf etwa 25% an, nach 24 h ist sie bereits über 35%;
- mit der Größe der Perforationsöffnung;
- mit dem Alter der Patienten. Bei den bis 60-jährigen Patienten betrug die Letalität um 6%, bei den Patienten zwischen 60 und 70 Lebensjahren 18% und bei den über 70-Jährigen um 30%;
- mit dem Vorliegen von Begleiterkrankungen (Beger et al. 1985).

Obwohl schon lange versucht wird, die einzelnen für die Perforationsperitonitis aufgeführten klinischen Parameter mit der Prognose des einzelnen Peritonitispatienten auch bei anderer Genese zu korrelieren, ist es bis heute nicht gelungen, sicher reproduzierbare Parameter zur besseren Prognostizierung zu ermitteln.

Der sog. Mannheimer Peritonitis-Index ist ein solcher Versuch, die Prognose des einzelnen Patienten mit Peritonitis bereits intraoperativ zu ermitteln (Linder et al. 1987). In ▪ Tab. 38.4 sind die insgesamt 8 Riskofaktoren des Mannheimer Peritonitis-Index (MPI) aufgeführt, die bereits zum Zeitpunkt der Operation leicht errechnet werden können. Die Addition der »Ladungen« ergibt den Prognoseindex. Trägt man die Höhe des Prognoseindex gegen die postoperative Letalität auf ein Koordinatensystem, ergibt sich ein Kurvenverlauf vergleichbar mit der Michaelis-Menton-Enzymkinetik. Bis zu einem Prognoseindex von 15 (maximal erreichbar 47) ist die zu erwartende postoperative Letalität nahe Null, bei einem Index von 21 liegt das Letalitätsrisiko immer noch unter 6%. Die errechnete Sterbewahrscheinlichkeit übersteigt 50%, falls der Index der Patienten 29 übersteigt. Allerdings müssen die Peritonitispatienten mit besonders günstiger oder besonders ungünstiger Prognose von der Errechnung des Index ausgeschlossen werden: Besonders gute Prognose haben bekanntlich Patienten mit Peritonitis infolge Appendizitis und eine besonders schlechte Prognose ist bei Patienten mit postoperativer Peritonitis und bei Peritonitis infolge Mesenterialgefäßverschluss zu beobachten. Der Vorteil des MPI ist, dass bei einem bestimmten Patienten aus einem einfach zu berechnenden Index direkt ein prozentuales Letalitätsrisiko mit einer etwa 80% sicheren Vorhersage angegeben werden kann. Leider sind im Index die Begriffe »Organversagen« und »Malignom« nicht näher definiert worden.

Im Gegensatz zum MPI wird beim sog. APACHE-II-Index (Acute Physiology and Chronic Health Evaluation) der Schweregrad einer Erkrankung aus 12 Parametern errechnet, die routinemäßig auf einer Intensivstation apparativ gemessen werden: Rektaltemperatur, arterieller Mitteldruck, Herzfrequenz, Atemfrequenz, pO_2, arterieller pH, Serumkonzentrationen von Natrium, Kalium und Kreatinin, Hämatokrit, Leukozyten, neurologischer Zustand des Patienten nach dem Glasgow Coma Score; außerdem werden Alter des Patienten und nachweisbare Organinsuffizienzen mit berücksichtigt (Knaus et al. 1985). Ein solches Scoresystem ist Voraussetzung für zukünftige prospektive Therapiestudien bei Patienten mit Peritonitis, da nur bei einem auch im Schweregrad vergleichbaren Krankengut valide Aussagen gemacht werden können.

38.2 Intraabdominelle Abszesse

In den klassischen Lehrbüchern bzw. Operationslehren der Chirurgie des 20. Jahrhunderts (Kirschner-Nordmann; Bier-Braun-Kümmell; Garrè-Borchard-Stich-Bauer) wurden die unterschiedlichen »intraabdominelle Abszesse« jeweils am Schluss eines Kapitels unter dem Abschnitt »Komplikationen« der Grunderkrankung bzw. der chirurgischen Therapie abgehandelt. Erst seit der Einführung interventioneller Methoden – der Begriff wurde 1967 von dem amerikanischen Radiologen Alexander Rafailo Margulis (geb. 1921) geprägt – werden die verschiedenen intraabdominell gelegenen »*Abszesse*« zunehmend als klinische Entität erkannt, da trotz ihrer sehr unterschiedlicher Pathogenese gemeinsame Therapieprinzipien aufgestellt werden konnten. Während früher der Grundsatz »*ubi pus ibi evacua*« bei Vorliegen eines intraabdominell gelegenen Abszesses oft nur durch eine Laparotomie in Allgemeinnarkose befolgt werden konnte, kann dies heute in vielen Fällen weniger invasiv durch interventionelle perkutane Punktions- und Drainagemethoden unter Lokalanästhesie erreicht werden. Dieses neue Denken in der Medizin ist bereits in der belletristischen Literatur karikiert worden: »*There is no body cavity that cannot be reached with a # 14 needle and a good strong arm*« (S. Shem, The House of God, 1979).

38.2.1 Definition

Definitionsgemäß handelt es sich bei einem »*intraabdominellen Abszess*« um eine innerhalb der Abdominalhöhle gelegene, abgrenzbare Ansammlung von infiziertem (eitrigem) Material.

Zwei Gruppen von intraabdominellen Abszessen müssen unterschieden werden: Abszesse in **intraabdominell** gelegenen Organen (z. B. in der Leber oder in der Milz) und **intraperitoneale** »Abszesse«. Unter einem »*intraperitonealen Abszess*« wird eine abgrenzbare Ansammlung von Eiter verstanden, die allseits von Peritoneum umgeben ist. Terminologisch korrekt müsste in diesem Falle eigentlich von einem »intraabdominellen *Empyem*« gesprochen werden, da es sich definitionsgemäß um eine Eiteransammlung in einer präformierten Körperhöhle (Peritonealhöhle) handelt und nicht um einen durch Einschmelzung enstandenen eitergefüllten Gewebehohlraum (wie z. B. in der Leber).

38.2.2 Klinische Klassifikationen

Prinzipiell kann in jedem Abschnitt der in zahlreiche Kompartimente aufgeteilten Peritonealhöhle ein Abszess auftreten. Nach der Topographie wurden in den chirurgischen Lehrbüchern die in ◘ Tab. 38.8 aufgeführten typischen Abszesslokalisationen herausgestellt.

◘ Tab. 38.8. Klassifikation der Abszesse nach ihrer Lokalisation

I.	Eiteransammlungen (Abszesse) in intraabdominellen Organen	– Leber – Milz
II.	Intraperitoneal gelegene Eiteransammlungen (»Abszesse« bzw. Empyeme)	– subphrenisch rechts (suprahepatisch) – subphrenisch links (perilienal) – in der Bursa omentalis – subhepatisch rechts bzw. links – in der Mesenterialwurzel des Dünndarms – im Bereich des Zökums (perityphlitisch) – im Bereich des Colon sigmoideum (oft retroperitoneal) – in der Douglas-Höhle/im kleinen Becken – zwischen den Dünndarmschlingen (Schlingenabszesse)
III.	Retroperitoneal gelegene Abszesse	– perinephritische Abszesse [zwischen den beiden Blättern der Fascia renalis (Gerota) gelegen] – paranephritischer (retrofaszialer) Abszess (im sog. hinteren Retroperitoneum lokalisiert) – Abszess des sog. vorderen Retroperitoneums, »Psoasabszess« (hinter dem parietalen Peritoneum gelegen) – Pankreasabszess (infizierte Pseudozyste)

Nach ihrer Pathogenese bzw. Ätiologie können folgende Typen von Abszessen unterschieden werden, da unterschiedliche Therapieansätze bestehen:
- postoperative Abszesse (z. B. infolge Anastomoseninsuffizienz),
- Amöbenabszesse (Leber),
- Abszesse bei Patienten mit Morbus Crohn.

38.2.3 Klinische Symptomatik und Diagnostik

Die klinische Symptomatik der intraabdominell gelegenen Abszesse ist einheitlich: unspezifische Bauchschmerzen, Fieber (insbesondere abends), Leukozytose, Erhöhung der Konzentration bestimmter Entzündungsparameter im Serum (z. B. CRP). Nur bei oberflächlicher Lage sind die allgemeinen Entzündungszeichen (Rubor, Calor, Tumor) im Bereich der Bauchdecke nachweisbar. Klinisch besonders bewährt hat sich bei Patienten mit Verdacht auf intraabdominellen Abszess die Probepunktion (diagnostische Punktion) unter sonographischer Kontrolle: Bei Aspiration von Eiter kann eine bakteriologische Untersuchung durchgeführt werden, außerdem kann die gewonnene Flüssigkeit auf Bilirubin (Differenzialdiagnose: »Biliom«, »Serom«) oder auf Pankreasenzyme (infizierte Pankreasnekrose, Pankreasabszess) untersucht werden. Die am häufigsten dabei nachgewiesenen Erreger sind Staphylokokken, Enterokokken, Keime der Bacteroidesgruppe und »mikroaerophile« Streptokokken (Simon u. Stille 1997), seltener Escherichia coli, Morganella sp., Klebsielle sp. und Pseudomonas sp. und andere.

38.2.4 Bildgebende Diagnostik

Die Visualisierung von intraabdominellen Abszessen erfolgt mittels sonographischer, computertomographischer oder MR-tomographischer Techniken. Das sonomorphologische Erscheinungsbild der intraabdominell gelegenen Abszesse reicht von nahezu echofreien Raumforderungen über homogen echoarme bis zu gemischt reflexarmen/reflexreichen Herden. Bei gashaltigen Abszessen zeigen sich oft mobile Reflex- und Wiederholungsechos. Differenzialdiagnostisch müssen abgekapselter Aszites (»Serom«) und zerfallende Tumoren abgegrenzt werden. Abszessformationen innerhalb der Leber oder Milz müssen von Zysten, Kapselhämatomen, zerfallenden Tumoren differenziert werden. Eine sichere ätiologische Zuordnung ist mit sonomorphologischen Kriterien meist nicht möglich, hier müssen dann CT und MRT weiterhelfen. Ein wichtiges differenzialdiagnostisches Kriterium bei der Computertomographie ist die Kontrastmittelanreicherung im Randbereich der abgrenzbaren hypodensen Flüssigkeitsansammlung im Bereich der sog. Abszesskapsel (▪ Abb. 38.2). Nach den Befunden der bildgebenden Diagnostik können

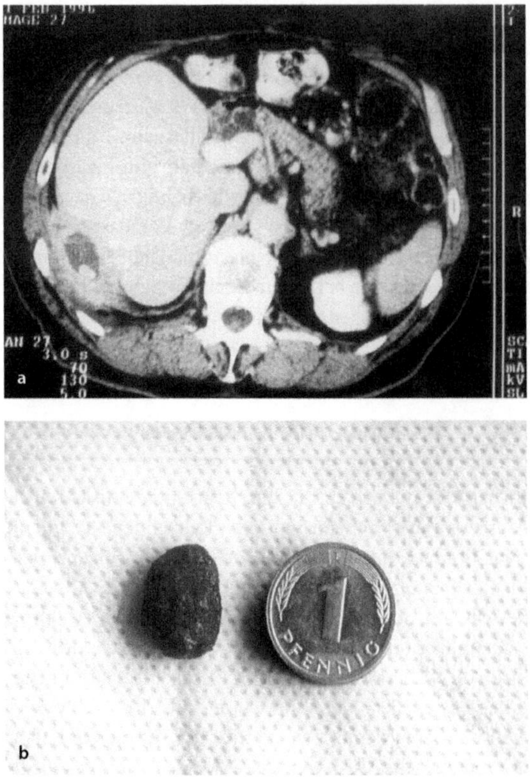

▪ **Abb. 38.2a,b.** Computertomographie des Oberbauches eines 71-jährigen Patienten mit einem subphrenischen Abszess 3 Jahre nach laparaskopischer Cholezystektomie. **a** Nachdem eine sonographisch gesteuerte Abszessdrainage (12-Charr-Spül-Saug-Drainage) den etwa 5×4×3 cm großen Abszess zwar drainieren, aber nicht sanieren konnte, wurde der Patient zur Laparotomie überwiesen. In dem Abszess fand sich ein 16×7 mm großer Gallenstein (**b**), der auch auf der Computertomographie zu erkennen ist. Mikrobiologisch konnten Escherichia coli, Morganella sp., Klebsielle sp. und Bacteroides sp. nachgewiesen werden. (Aus Caspary et al. 2005)

einfache, solitäre Leberabzesse in komplexen Herdbefunden differenziert werden, die durch multilokuläres Vorkommen, Septierungen und kapselnahe Lokalisation charakterisiert sind (Vogl u. Estifan 2001).

38.2.5 Chirurgische Therapie

Die Prinzipien der chirurgischen Therapie intraabdominell gelegener Abszesse wurden bereits in der Antike aufgestellt: Inzision der darüberliegenden Haut, vollständige Ausräumung der Eiteransammlung mit Hilfe des Fingers [z. B. Oribasios (Oreibasios, Ausgabe 1858; Collect Med. XLVI, 12)].

Drei verschiedene Therapieverfahren stehen dem Chirurgen heute zur Verfügung: offene chirurgische Abszessdrainageoperation (durch Laparotomie), perkutane

Abszessdrainage und/oder medikamentöse Behandlung. Diese Verfahren sind weniger miteinander konkurrierende, sondern eher sich ergänzende Verfahren, wie im Folgenden dargestellt werden soll.

Die Laparotomie ist auch heute noch Therapie der ersten Wahl bei denjenigen Abszessen, bei denen die Ursache der intraabdominellen Eiteransammlung mitentfernt werden sollte: divertikulitischer Abszess im Bereich des Colon sigmoideum (Abszessausräumung **und** Sigmaresektion), Schlingenabzess bei Morbus Crohn (Abszessausräumung **und** Fistelsanierung beispielsweise durch Dünndarmsegmentresektion, Anlage eines Ileostomas), perityphlitischer Abszess (Abszessausräumung **und** Appendektomie), Abszess bei postoperativer Anastomoseninsuffizienz (Abszessausräumung **und** Anastomosenneuanlage bzw. Anus-praeter-Anlage) (Krupski 1999).

Es sollten grundsätzlich weiche, dicklumige (über 12 Charr im Durchmesser messende) Drainagen zur Sekretableitung verwendet werden. Kombinierte Spül-Saug-Drainagen sollten bevorzugt werden. Intraperitoneale Drainagen können aber auch zu Komplikationen führen: Arrosion von Blutgefäßen und Hohlorganen (inbesondere im Bereich von Anastomosen) und möglicherweise auch zu einer Kontamination der Bauchhöhle von außen. Die ersten beiden Komplikationen werden seit der Verwendung von weichen Silikondrainagen (z. B. *»Easy-Flow-Drainagen«*) anstelle der früher üblichen starren Drains kaum noch beobachtet.

38.2.6 Interventionelle Therapie

Die perkutane Drainage unter sonographischer Kontrolle durch den Chirurgen bzw. unter computertomographischer Kontrolle durch den interventionellen Radiologen gilt heute als Therapie der ersten Wahl bei subphrenischen, subhepatischen und parakolischen Abszessen, d. h. lateral bzw. nahe an den Bauchdecken gelegene Abszesse. Ist ein Abszess perkutan nicht ohne Verletzung der Pleura (Pneumothorax, Pleuraempyem) oder wichtiger Organe (Darm) oder Gefäße erreichbar, sollte die perkutane Punktion unterbleiben. Kontraindiziert sind die Drainageverfahren bei Amöbenabzessen und Echinokoccuszysten (Vogl u. Estifan 2001).

Die Grundätze der chirurgischen und perkutanen Drainagebehandlung sind dabei gleich: Es soll die Drainage am tiefsten Punkt des Abszesses platziert werden, und die Entfernung von der Drainagenspitze zur Haut sollte möglichst kurz sein.

Besonders klinisch bewährt hat sich die nach ihrem Erfinder benannte zweilumige *»van-Sonnenberg-Drainage«*, die einen dünnen Spülkanal und einen dickeren Abflusskanal aufweist. Peripher von der Spitze (Pigtail-Konfiguration) finden sich große Perforationen. Die Drainage kann mit einem festen Führungsstab oder in Seldinger-Technik nach einer Hautinzision in Lokalanästhesie eingelegt werden. Diese Drainagen sollte unter sonographischer (oder computertomographischer) Kontrolle platziert werden. Zwei Techniken stehen hierzu zur Verfügung: die freie Punktion nach vorheriger sonographischer Markierung (die Nadellage wird dann seitlich der Nadel mit dem Schallkopf kontrolliert) und die Verwendung spezieller Punktionsschallköpfe (Linearschallköpfe mit zentralem Führungskanal).

Der Katheter muss entweder kontinuierlich oder mindestens 2-mal täglich mit physiologischer Kochsalzlösung gespült werden. Er sollte erst nach Sistieren der putriden Sekretion (Cave Drainagendislokation oder -Verlegung) wieder entfernt werden. Im Zweifelsfall kann Kontrastmittel über die Drainage instilliert werden und radiologisch eine Lagekontrolle durchgeführt werden.

38.2.7 Medikamentöse Therapie

Eine primäre medikamentöse Therapie der intrabdominell gelegenen Abszesse wird heute nur bei Amöbenabzessen und kleineren tuberkulösen Abszessen durchgeführt. Eine zusätzliche antibiotische Therapie nach Antibiogramm sollte in der Regel bei allen intrabdominell gelegenen Abszessen durchgeführt werden, um die Gefahr des Auftretens eines Rezidivs zu verringern. Bei dem zu erwartenden Keimspektrum haben sich die bei der Peritonitistherapie (▶ Abschn. 38.1.6) angewandten Antibiotikakombinationen besonders bewährt:

- Cefotaxim + Metronidazol (z. B. Claforan und Clont),
- Cefoxitin + Piperacillin (z. B.Mefoxitin und Pipril),
- Ciprofloxacin + Metronidazol (z. B. Ciprobay und Clont),
- Imipenem + Gentamicin (z. B.Zienam und Refobacin).

38.2.8 Differenzierte Therapie bei Patienten mit Leberabszessen

Ein Vergleich dieser 3 Therapieverfahren in Literaturrecherchen ist problematisch, da bei der Therapieplanung ätiologische Faktoren sowie die klinische Symptomatik erfasst werden müssen. Am Beispiel der pyogenen Leberabzesse konnte an Hand einer Literaturrecherche gezeigt werden, dass die Erfolgsrate der perkutanen Abszessdrainage bei Patienten mit singulären Leberabszessen und jeweils sicheren Drainagerouten zwischen 70 und 93% angegeben wurde bei einer Komplikationsrate zwischen 1 und 15% (Bulfalari et al. 1996, Gohl et al. 1999, Vogl u. Estifan 2001). Die Erfolgsraten der offenen chirurgischen Drainagebehandlung lagen dagegen etwas niedriger (zwischen 50 und 70%) bei höheren Komplikationsraten (zwischen 10 und 40%). Dabei muss aber berücksichtigt werden, dass v. a. komplizierte Abszesse (gekammert, multiples Auftreten, unsichere Drai-

Tab. 38.9. Differenzierte Therapie bei pyogenen Leberabszessen

1.	Indikationen zur perkutanen Abszessdrainage	Nur bei sicherer Drainageroute (keine größeren Blutgefäße bzw. Pleura im Bereich der Drainageroute)
		Wenn kein Aszites nachweisbar ist
2.	Indikationen zur offenen chirurgischen Abszessdrainage bzw. Lebersegmentresektion	Unsichere perkutane Drainageroute
		Nicht erfolgreiche perkutane Drainage
		Infizierte Echinococcuszyste
		Leberabszess als Folge einer akuten Cholezystitis
		Infizierte nekrotische Lebertumoren
3.	Indikationen zur primär medikamentösen Abszessbehandlung (nach diagnostischer Punktion und Erregernachweis)	Amöbenabszesse
		Multiple kleinere Leberabszesse

VI

nagerouten) einer chirurgischen Behandlung zugeführt werden und dass bisher keine prospektiv-randomisierten Studien vorliegen. Die differenzierte Therapie pyogener Leberabzesse ist in Tab. 38.9 zusammengefasst.

Literatur

Austin R (ed) (1987) Peritonitis in CAPD (Contributions to Nephrology, Vol. 57). Karger, Basel et al., pp 130–134

Beger HG, Bitter R, Weidemann H, Schießler A, Haase T (1985) Die Peritonitis nach Ulkusperforation. In: Ungeheuer E (Hrsg) Die Komplikationen der Ulkuskrankheit. Urban & Schwarzenberg, München Wien Baltimore, S 53–63

Bolooki H, Jaffe B, Gliedman ML (1968) Pancreatic abscess and lesser omental sac collections. Surg Gyn Obstet 126: 1301–1308

Bufalari A, Giustozzi G, Moggi L (1996) Postoperative intraabdominell abscesses: percutaneous versus surgical treatment. Acta Chir Belg 96: 197–200

Caspary WF, Mössner J, Stein J (Hrsg) (2005) Therapie gastroenterologischer Krankheiten. Springer, Heidelberg

Encke A, Sachs M (1993) Akutes Abdomen: Leitsymptome und rationelles diagnostisches Vorgehen. In: Classen M, Siewert JR (Hrsg) Gastroenterologische Diagnostik. Leitsymptome, Entscheidungsprozesse, Differentialdiagnostik. Schattauer, Stuttgart New York, S 649–656

Evans LT, Kim WR, Poterucha JJ, Kamath PS (2003) Spontaneous bacterial peritonitis in asymptomatic outpatients with cirrhotic ascites. Hepatology 37: 897–901

Fleig WE, Grothe W, Lotterer E, Behl S (2004) Spontane bakterielle Peritonitis (SBP). Restrospektive und prospektive Daten einer multizentrischen Studie zu Prävalenz, Diagnostik und Therapie in Deutschland. DMW 129: 1792–1797

Garcia-Tsao G (2001) Current management of the complications of cirrhosis and portal hypertension: variceal hemorrhage, ascites, and spontaneous bacterial preitonitis. Gastroenterology 120: 726–748

Gines P, Navasa M (1998) Antibiotic prophylaxis for spontaneous bacterial peritonitis: how and whom? J Hepatol 29: 490–494

Gohl J, Gmeinwieser J, Gusinde J (1999) Intraabdominelle Abszesse. Interventionelle versus chirurgische Therapie. Zentralbl Chir 124: 187–194

Hall JC, Heel KA, Papadimitriou JM, Platell C (1998) The pathobiology of peritonitis. Gastroenterology 114: 185–196

Hsieh WJ et al. (1998) The effect of ciprofloxacin in the prevention of bacterial infection in patients with cirrhosis after upper gastrointestinal bleeding. Am J Gastroenterol 93: 962–966

Knaus WA, Draper EA, Wagner DP, Zimmerman JE (1985) APACHE II: A severity of disease classification system. Crit Care Med 13: 818–829

Krupski G (1999) Interventionelle chirurgische Radiologie sive interventionelle Chirurgie. In: Kremer K, Lierse W, Platzer W et al. (Hrsg) Chirurgische Operationslehre, Ergänzungs- und Registerband. Thieme, Stuttgart, S 138–164

Linder MM, Wacha H, Feldmann U, Wesch G, Streifensand RA, Gundlach E (1987) Der Mannheimer Peritonitis-Index. Ein Instrument zur intraoperativen Prognose der Peritonitis. Chirurg 58: 84–92

Mikulicz J (1889) Weitere Erfahrungen über die operative Behandlung der Perforationsperitonitis. Arch Klin Chir 39: 756–784

Movat C, Stanley AJ (2002) Spontaneous bacterial peritonitis-diagnosis, treatment and prevention. Aliment Pharmacol Ther 15: 1851–1859

Navasa M et al. (1996) Randomized, comparative study of oral ofloxacin versus intravenous cefotaxime in spontaneous bacterial peritonitis. Gastroenterology 111: 1011–1017

Oreibasios (Ausgabe 1858) Oevres d'Oribase, text grec, en grand partie inédit, collationé sur les manuscrits (...) par le docteurs (U.C.) Bussemaker et (Ch. V.) Daremberg. Tome Troisième. L'imprimerie Impériale, Paris, p 585

Pichlmayr R, Lehr L, Pahlow J, Guthy E (1983) Postoperativ kontinuierliche offene dorso-ventrale Bauchspülung bei schweren Formen der Peritonitis. Chirurg 54: 299–305

Rimola A, Garcia-Tsao G, Navasa M et al. (2000) Diagnosis, treatment and prophylaxis of spontaneous bacterial peritonitis: a consensus document. J Hepatol 32: 142–153

Simon C, Stille W (1997) Antibiotika-Therapie in Klinik und Praxis. 9. Aufl. Schattauer, Stuttgart New York, S 448–450

Sort P, Navasa M, Arroyo V et al. (1999) Effect of intravenous albumin on renal impairment and mortality in patients with cirrhosis and spontaneous bacterial peritonitis. N Engl J Med 341: 403–409

Teichmann W, Wittmann DH, Andreone PA (1986) Scheduled reoperations (Etappenlavage) for diffuse peritonitis. Arch Surg 121: 147–152

Tuncer I, Topcu N, Durmus A, Turkdogan, MK (2003).Oral ciprofloxacin versus intravenous cefotaxime and ceftriaxone in the treatment of spontaneous bacterial peritonitis. Hepatogastroenterology 50: 1426–1430

Vogl T J, Estifan F (2001) Pyogener Leberabszess: Interventionelle versus chirurgische Therapie: Technik, Ergebnisse und Indikationstellung. Fortschr Röntgenstr 173: 663–667

Tito,L, Rimola A, Gines P et al (1998) Recurrence of spontaneous bacterial peritonitis in cirrhosis: frequency and predictive factors. Hepatology 8: 27–31

Sexuell übertragbare Erkrankungen des Anorektums

F.R. Ochsendorf, H. Schöfer

Sexuell übertragbare Erkrankungen durch Bakterien, Viren, Protozoen oder Helminthen (Tab. 39.1) können die Haut und Schleimhaut in der Analregion bzw. das Rektum befallen. Übertragen werden sie durch Schmierinfektionen, v. a. aber durch Analverkehr. Dieser wird nicht nur von homosexuellen Männern, sondern auch von etwa 10% heterosexueller, sexuell aktiver Amerikaner (Schätzungen von 5 bis 30%) praktiziert (Seidman u. Rieder 1994). Trotz der AIDS-Epidemie wussten in einer Studie 90% der Männer und Frauen nicht, dass während des Analverkehrs Kondome verwendet werden sollten (O'Donnell et al. 1994). Homosexuelle Männer, primäre Zielgruppe der AIDS-Aufklärung in den 80er-Jahren, verwendeten initial vermehrt Kondome mit dem Effekt, dass die Inzidenz der rektalen Gonorrhö und Syphilis abnahm. Die Rate der HIV-Infektionen verminderte sich jedoch nicht, da verschiedene Gründe, wie stabile Paarbeziehung, fehlende Vorbereitung auf die Situation oder andere psychosoziale Faktoren, die Männer zu ungeschützten sexuellen Hochrisikopraktiken veranlasste (Ross 1990). Inzwischen nehmen auch die klassischen STD-Erkrankungen (»sexually transmissible diseases«) Gonorrhö und Syphilis wieder zu (Fenton et al. 2004).

Bei der Diagnostik der im Folgenden dargestellten Erkrankungen ist immer zu bedenken, dass Mischinfektionen mit unterschiedlich langer Inkubationszeit und verschiedener Suszeptibilität auf die verwendeten Antibiotika vorliegen können. Bei jeder Behandlung ist der Patient darauf hinzuweisen, dass Wiedervorstellungen zur Überprüfung der erfolgreichen Therapie erforderlich sind, Sexualkontakte erst wieder nach tatsächlicher Abheilung erlaubt sind und weitere STD-Erkrankungen mit längeren Inkubationszeiten noch auftreten können. Schließlich muss man versuchen, die Ansteckungsquelle und weitere potenziell infizierte Kontaktpersonen zu identifizieren, zu untersuchen und zu behandeln (»contact tracing«).

Mit dem Inkrafttreten des Infektionsschutzgesetzes, das am 1.1.2001 das »Gesetz zur Bekämpfung der Geschlechtskrankheiten« ersetzte, haben sich die Regeln zur Meldepflicht der klassischen Geschlechtskrankheiten geändert. Im vorliegenden Text wurden die aktuellen Therapieempfehlungen der Deutschen STD-Gesellschaft, Ausgabe 2005 (Schöfer et al. 2005), berücksichtigt.

39.1 Untersuchungsgang

Bei Beschwerden im Analbereich muss eine genaue Sexualanamnese erhoben werden, die auch Fragen nach sexuellen Praktiken und dem Gebrauch von Kondomen einschließt. Es folgt eine Inspektion der Analregion. Eine sorgfältige Lagerung des Patienten, am einfachsten

Tab. 39.1. Übersicht über die wichtigsten sexuell übertragbaren Erkrankungen des Anorektums

Erreger	Symptome	Endoskopie/ Proktoskopie	Labor	Therapie
Gonorrhö	Sekretion aus Rektum Schmerzen Tenesmen Obstipation	Proktitis mit Schleimsekretion Analkanal nicht beteiligt	Gramfärbung Kultur auf Thayer-Martin-Agar	Ceftriaxon 250 mg i.m. 1-mal *oder* Cefixim 400 mg p.o. 1-mal
Chlamydien	Anorektale Schmerzen, Tenesmen Sekretion aus Rektum Rektale Strikturen	Verletzliche, ulzerierende Schleimhaut; knotig/ pflastersteinartig	Kultur Direkte Immunofluoreszenz Enzymimmunoassay Serotypen D–K PCR (Serovar L_1, L_2, L_3)	Doxycyclin 100 mg p.o. 2-mal/ Tag über 10 Tage *oder* Azithromyzin p.o. 1 g 1-mal *oder* Ofloxazin 300 mg p.o. 2-mal/ Tag 7 Tage
Syphilis	Rektaler Schmerz Schmerzhafte Defäkation Eitrige Sekretion aus Rektum	Stadium I: Ulkus mit hartem Rand Stadium II: Proktitis, Condylomata lata	Dunkelfeldmikroskopie VDRL-Serologie TPHA/TPPA IgM-Tests	ProcainBenzylpenizillin 1,2 Mio. IE i.m. 1-mal/Tag über 14 Tage *oder* Benzathin-Benzylpenizillin 2,4 Mio IE i.m.
Herpes-simplex-Virus	Anorektaler Schmerz Pruritus ani Sekretion Hämatochezie	Bläschen, Ulzera Leicht verletzliche, rote oder diffus ulzerierte Mukosa	Tzanck-Test des Ulkusgrunds Viruskultur Antigentests	Acyclovir 5-mal 400 mg/Tag p.o. Sitzbäder
Humane Papillomviren	Asymptomatisch oder Pruritus, Hämatochezie	Warzen in feuchtem Areal, Gruppen gestielter Knoten, Begleitekzeme	Ausschluss Syphilis, HIV Biopsie	Podophyllotoxin topisch Kryotherapie Imiquimod
CMV	Rektale Schmerzen Hämatochezie	Anale und perianale Ulzera	Biopsie PCR	Ganciclovir Foscarnet, Cidofovir
Entamoeba histolytica	Asymptomatisch, Diarrhö oder Ulzera	Verletzliche, ödematöse Mukosa; Ulzera	Drei unterschiedliche Stuhlproben auf Amöbenzysten mikroskopieren	Metronidazol 750 mg 3-mal/ Tag 5–10 Tage; im Lumen wirkende Substanzen

in Linksseitenlage mit in Richtung Kinn angezogenen Knien, und eine ausreichende Ausleuchtung des Untersuchungsgebietes ist unabdingbar. Nach der Inspektion der Perianal- und Analregion wird diese bezüglich Resistenzen und Druckschmerz abgetastet. Es folgt eine digitale Untersuchung des unteren Rektums und ggf. eine Proktoskopie. Bestehen akut entzündliche Veränderungen, kann diese Untersuchung wegen der Schmerzhaftigkeit nicht oder nur mit einer Anästhesie möglich sein. Je nach Befund können Abstriche zur Erregerdifferenzierung oder Probeexzisionen, meist in Lokalanästhesie, erforderlich sein.

39.2 Differenzialdiagnose

Die Diagnose wird nach dem klinischen Bild, der Anamnese (Sexualkontakte, Inkubationszeit) und den Ergebnissen der Zusatzuntersuchungen gestellt. Eine Vielzahl von Infektionserregern kommen für entzündliche Reaktionen in Betracht. Neben Gonokokken, Treponemen und Herpesviren kommen bei Männern, die Sex mit Männern haben, seit 2004 auch gehäuft anale Infektionen durch Chlamydien (Chlamydia trachomatis → Lymphogranuloma venereum) vor (Nieuwenhuis 2004). Neoplastische Erkrankungen, die in ihrer klinischen Symptomatik (Schmerz, Tenesmen, Juckreiz, Blutung) Infektionkrankheiten imitieren können, müssen ausgeschlossen werden. Insbesondere sind hier Kaposi-Sarkome, Non-Hodgkin-B-Zell-Lymphome und Plattenepithelkarzinome, verursacht durch humane Papillomviren, v. a. HPV 16 und 18, zu nennen (Horster et al. 2003, Kreuter 2003). Langdauernde Immundefizienz (Organtransplantation, HIV-Erkrankung) führt zu einer erheblichen Inzidenzsteigerung dieser Tumoren. Weiterhin können mechanische Manipulationen im Rahmen sexueller Praktiken, wie Einbringen von Fremdkörpern, zu traumatischen Entzündungen führen.

39.3 Bakterielle Infektionen

39.3.1 Gonorrhö

Epidemiologie

Nach einer Abnahme der Inzidenz der Gonorrhö in den letzten Jahren durch »Safer-Sex«-Praktiken gibt es Hinweise, dass, entgegen diesem Trend, in den USA Gonorrhö bei bestimmten ethnischen Gruppen sowie der wirtschaftlich armen heterosexuellen Stadtbevölkerung wieder vermehrt auftritt. Auch in Amsterdam verdoppelte sich die Zahl anorektaler Gonorrhö zwischen 1998 und 1999 (Fennema et al. 2000). Beim Screening symptomatischer homosexueller sowie HIV-positiver Männer wurde in bis zu 16% Neisseria gonorrhoea kulturell aus Rektumabstrichen nachgewiesen (Goldberg et al. 1994). Die Übertragung geschieht über Anilingus, rezeptiven Analverkehr, perineale Kontamination oder, bei Frauen, über eine lokale Ausbreitung infizierter Sekrete der Zervix (McMillan et al. 2000). An einer rektalen Gonorrhö erkranken daher v. a. Frauen oder homosexuelle Männer.

Mikrobiologie

Der Erreger der Gonorrhö, Neisseria gonorrhoea, ist ein gramnegativer Diplokokke, der sich paarweise anordnet (»Brötchenform«). Der einzige Wirt ist der Mensch. Er kann Säulen- oder Übergangsepithelien infizieren, also auch das Epithel des Rektums proximal der anorektalen Linie. Über nach extrazellulär abgegebene Enzyme werden die Wirtszellen geschädigt, daneben besitzt der Erreger komplexe Resistenzmechanismen (Stern u. Meyer 1987). Die Inkubationszeit bis zum Auftreten von Beschwerden liegt bei 1–14 Tagen, im Mittel bei 3–5 Tagen. Die Kultur erfolgt auf einem Selektivagar (bei 37°C und 5–10% CO_2-angereicherter Atmosphäre). Das Material sollte möglichst direkt auf die vorgewärmten Nährböden übertragen werden. Nach 24–36 h sieht man kleine, glatte, transparente oder opake Kolonien, die sich durch Oxidation nach Betupfen mit 1%igem Dimethylparaphenylendiamin schwarz verfärben (positive Peroxidasereaktion). Eine weitere Differenzierung ist über den Zuckervergärungstest (Neisseria gonorrhoea verwertet nur Dextrose) oder durch immunologische Differenzierung (z. B. Phadebact) möglich.

Der Erreger zeigt in größeren Regionen ein unterschiedliches und wechselndes Resistenzverhalten, das sowohl über Plasmide als auch chromosomal vermittelt wird. So waren in Indonesien 89% der Stämme penizillinresistent (durch Penicillinasebildung) und zu 98% auch resistent gegenüber Tetrazyklinen und Spectinomyzin, aber gut sensibel auf Chinolone. Demgegenüber lag in Hawaii bei 24% der Stämme eine Chinolonresistenz vor (Heise 2001). Die Behandlung muss also den jeweiligen örtlichen Gegebenheiten angepasst werden.

Klinik und Diagnose

Frauen erkranken oft asymptomatisch mit einer stummen Beteiligung der Zervix (Coghill u. Young 1989), aber auch sonst sind asymptomatische Infektionen, insbesondere anorektal, häufig (◘ Tab. 39.2). Mögliche Symptome sind Obstipation, anorektaler Schmerz, Tenesmen oder mukopurulente oder blutige Sekretionen. Hierdurch kann die Perianalregion sekundär irritiert werden. Juckreiz und perianale Dermatitis sind die Folge. Selten wurden Durchfall, Fieber und allgemeines Krankheitsgefühl beobachtet.

Bei der Inspektion findet man entweder eine perianale Rötung oder die Absonderung von unterschiedlich gefärbtem, typischerweise eitrigem/blutigem Schleim (◘ Abb. 39.1). Bei der Proktoskopie ist der Analkanal unauffällig (Plattenepithel, das nicht infiziert wird). Im distalen Rektum ist die Mukosa gerötet, erhöht verletzlich, evtl. ulzeriert (selten) und sezerniert ein eitriges Sekret. Der Bereich der Analkrypten und der Morgagni-Falten kann leicht bluten, aus den Krypten kann eitriges Sekret exprimiert werden.

Die Diagnose wird durch den Nachweis intrazellulärer gramnegativer Diplokokken in neutrophilen Leukozyten und den kulturellen Erregernachweis gestellt. Hierbei ist die Nachweisrate höher, wenn das eitrige Sekret unter Sicht abgestrichen wird (Nachweisrate 79%), als wenn dies »blind« erfolgt (Nachweisrate 53%; Deheragoda 1977). Ein positiver Direktnachweis reicht aus, um die Therapie zu beginnen, noch bevor das Kulturergebnis vorliegt (◘ Tab. 39.3). Für eine erfolgreiche kulturelle Anzüchtung ist es sehr wichtig, den gegen Austrocknung und Abkühlung sehr empfindlichen Erreger direkt auf ein vorgewärmtes Kulturmedium zu überimpfen oder ein spezielles Transportmedium mit CO_2-Anreicherung (z. B. Transgrow) zu verwenden. Alternativ können Antigentests (Fluoreszenzmikroskopie oder Enzymimmuno-

◘ **Tab. 39.2.** Häufigkeit asymptomatischer Infektionen bei Gonorrhö und Sensitivität des Direktpräparats. (Nach Heise 2001)

Infektion	**Häufigkeit** [%]
Urethritis des Mannes	<20
Urethritis/Zervizitis der Frau	>50
Proktitis (Männer und Frauen)	85
Pharyngitis	90
Sensitivität der Gramfärbung	
Symptomatische Männer	90–95
Asymptomatische Männer	56–75
Frauen endozervikal	37–56
Frauen urethral	20

assay) für den Direktnachweis eingesetzt werden. Diese haben jedoch den Nachteil, dass keine Resistenzprüfung erfolgen kann. Die Serologie ist zum Nachweis einer akuten Infektion nicht hilfreich (Hedges et al. 1999).

Bei etwa 2% der Männer mit homosexuellen Kontakten war Neisseria meningitidis aus dem Rektum nachzuweisen. Die klinische Relevanz dieses Erregers im Anorektum ist jedoch unklar (Judson et al. 1978).

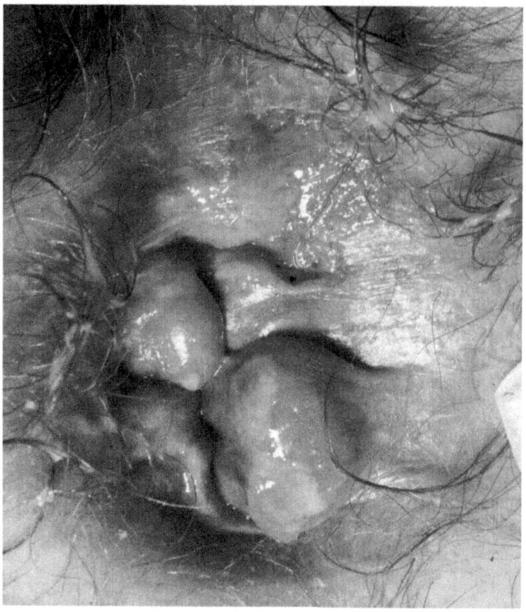

Abb. 39.1. Anale Mischinfektion: Gonorrhö (eitriges Sekret), Herpes analis (flache Ulzera) und Perianalthrombose bei HIV-infizierten Patienten. Farbige Wiedergabe ► Farbteil

Behandlung

Bei der Behandlung müssen die jeweilige örtliche Resistenzsituation, Begleitinfektionen und die Complicance des Patienten berücksichtigt werden.

Die aktuellen Empfehlungen der Deutschen STD-Gesellschaft sind in Tab. 39.3 aufgeführt. Spezielle Empfehlungen zur rektalen Gonorrhö finden sich hier nicht. Die angegebenen Einmaltherapien haben sich aber als effektiv erwiesen (Coker et al. 1989. Der Sexualpartner sollte, nach Untersuchung und entsprechender Aufklärung, prophylaktisch mitbehandelt werden.

39.3.2 Chlamydia trachomatis

Epidemiologie

Als Ursache rektaler Chlamydieninfektionen sind die Serotypen L1–L3, die das Lymphogranuloma venereum (Lymphogranuloma inguinale, LGV-Typen) verursachen, von den Serotypen D–K, den Erregern anderer Erkrankungen, zu unterscheiden.

Das Lymphogranuloma venereum ist eine sehr seltene Erkrankung in Europa. Dagegegen konnten Infektionen mit den Serotypen D–K in STD-Kliniken bei 16% symptomatischer HIV-Patienten, bei 8–15% asymptomatischer homosexueller Männer und bei 21% heterosexueller Frauen aus dem Rektum isoliert werden (Goldberg et al. 1994, Quinn et al. 1981. Die Infektion erfolgt über Analverkehr, bei Frauen auch durch die Verschleppung des Erregers aus der Genitalregion. Seit 2004 wird bei Männern, die Sex mit Männern haben, in mehreren europäischen Großstädten ein endemisches Auftreten der Proktitis durch Chlamydia trachomatis

Tab. 39.3. Therapie der Gonorrhö in Mitteleuropa. (Nach Heise 2001)

Unkomplizierte Gonorrhö (urethral, zervikal, rektal, pharyngeal)	Spectinomyzin *oder*	2 g	Einmalig i.m.
	Ceftriaxon	0,25 g	Einmalig i.m.
	Alternativ:		
	Cefixim *oder*	400 mg	Einmalig
	Ciprofloxazin *oder*	500 mg	Einmalig p.o.
	Ofloxazin *oder*	400 mg	Einmalig p.o.
	Azithromyzin	1 g	Einmalig p.o.
Komplizierte Infektionen (wie disseminierte Gonokokkeninfektion)	Ceftriaxon	1–2 g i.m. oder i.v.	1-mal/Tag über 7 Tage
	Cefotaxim	1–2 g i.v.	3-mal/Tag über 7 Tage
Bei â-Lactam Allergie	Ciprofloxazin	500 mg	2-mal/Tag über 7 Tage
	Ofloxazin	400 mg	2-mal/Tag über 7 Tage
	Spectinomyzin	2 g i.m.	2-mal/Tag über 7 Tage
	Erythromyzin	500 mg i.v.	4-mal/Tag über 7 Tage

(Lymphogranuloma venereum) beobachtet (Nieuwenhuis et al 2004, RKI 2004)

Mikrobiologie

Die Erreger sind selektiv humanpathogen, obligat intrazellulär und besitzen einen charakteristischen Vermehrungszyklus. Die klinischen Symptome korrelieren mit den Serotypen (Boisvert et al. 1999).

Klinik und Diagnose

Die **LGV-Serotypen** sind virulenter als die anderen Typen. Sie führen 2–6 Wochen nach der Infektion zu Fieber, Schmerzen, Tenesmen und einer serösen/blutigen Sekretion. Die initial auftretende, dann ulzerierende Seropapel wird meist übersehen. Auffälliger sind die meist einseitigen, entzündlich geschwollenen Lymphknoten perirektal und/oder paraaortal. Diese kann man evtl. auf der Innenseite der Beckenschaufel tasten. Im Laufe der Zeit können diese Lymphknoten ulzerieren. Unbehandelt führt die Erkrankung über eine Proktitis zu perianalen Abszessen, rektovaginalen, rektovesikalen und/oder ischiorektalen Fisteln und Rektumstrikturen mit Stenosierung des Enddarms und Darmentleerungsstörungen (»anorektaler Symptomenkomplex«; Scieux et al. 1989).

Bei den **Serotypen D–K** verläuft ein Großteil der Infektionen asymptomatisch. Beschwerden entstehen durch eine Entzündung des Anorektums mit Rötung, schleimig-eitrigem Ausfluss und ein evtl. entstehendes reaktives Analekzem. Im Darm erkennt man eine Rötung der Schleimhaut mit Sekretauflagerung, evtl. auch kleine Erosionen (Thompson et al. 1989).

Bei der Proktoskopie können die Befunde mit denjenigen von chronisch entzündlichen Darmerkrankungen verwechselt werden (knotige Infiltrate, Pflastersteinmuster, erhöhte Verletzlichkeit, Ulzera (Quinn et al. 1981). Auch der histologische Befund kann dem eines Morbus Crohn ähneln (Granulome, Abszesse, Riesenzellen).

Die klinische Verdachtsdiagnose wird bei LGV-Typen serologisch durch einen Titeranstieg von mindestens 4 Titerstufen oder einen hohen Anti-Chlamydienantikörper-Titer (KBR) bestätigt. Direktnachweise mittels Nukleinsäureamplifikationsverfahren (z. B. PCR) sind möglich, werden aber nur in wenigen Speziallaboratorien durchgeführt.

Bei den **Serotypen D–K** ist der Direktnachweis am sensitivsten mit DNA-Amplifikationsverfahren (Polymerasekettenreaktion, Ligasekettenreaktion; Sensitivität 100%) und damit sensitiver als die Zellkultur (Sensitivität ca. 80%). Früher wurde auch ein direkter Immunfluoreszenztest empfohlen, der es erlaubt, die Abstrichqualität zu beurteilen, dessen Beurteilung aber großer Erfahrung bedarf. Die Serologie ist wenig hilfreich (Näher 2001b). Ausführliche Informationen zur Erregerdiagnostik finden sich auf der Webseite der WHO (www.int/std_diagnostics).

Therapie

Die Therapieempfehlungen finden sich in ◘ Tabelle 39.4. Resistenzen gegen Tetrazykline oder Erythromyzin sind bisher nicht aufgetreten.

Bei Resorptionsstörungen müssen die Präparate parenteral verabreicht werden. Auch andere Makrolide (Roxithromyzin 2-mal 150 mg/Tag) über 10 Tage oder Sulfamethoxazol 2-mal 800 mg/Tag über 10 Tage wurden erfolgreich eingesetzt (Näher 2001b), hier fehlen aber größere Erfahrungen. In der Schwangerschaft wird Erythromyzinäthylsuccinat (4-mal 500 mg über 21 Tage) empfohlen (Näher 2001a).

Eine Untersuchung des Sexualpartners und prophylaktische Mitbehandlung wird empfohlen (Näher 2001b, CDC 1998, Group 1999).

◘ Tab. 39.4. Empfohlene Behandlung der genitalen Chlamydieninfektion. (Nach Näher 2001a, Näher 2001b)

Serotypen	Präparat	Dosierung	Behandlungsdauer
Chlamydia trachomatis D–K	Doxycyclin *oder*	2-mal 100 mg p.o.	7 Tage
	Azithromyzin	1.000 mg p.o.	Einmalig
	Alternativen:		
	Tetrazyklin-HCL *oder*	4-mal 500 mg p.o.	7 Tage
	Erythromyzin *oder*	4-mal 250 mg	14 Tage
	Erythromyzin *oder*	4-mal 500 mg	7 Tage
	Ofloxazin	2-mal 200 mg	7 Tage
Chlamydia trachomatis L1–L3: Lymphogranuloma venerereum	Doxyzyklin	2-mal 100 mg	21 Tage
	Tetracyclin-HCL	4-mal 500 mg	21 Tage

39.3.3 Syphilis

Epidemiologie

Nach einer deutlichen Abnahme zwischen 1980 und 1998 steigt die Zahl der Syphiliserkrankungen wieder deutlich an. In einigen deutschen Großstädten hat sich die Zahl der Neuinfektionen seit 2000 verzehnfacht (Brockmeyer 2001, Fennema et al. 2000, Hamouda 2005).

Mikrobiologie

Erreger der Syphilis ist das humanspezifische 5–15 µm lange spiralige Bakterium Treponema pallidum. Der Erreger ist lichtmikroskopisch nicht zu erkennen und mit Standardmethoden nicht anfärbbar. Der Teilungszyklus beträgt rund 30 h, was bei der Therapie berücksichtigt werden muss.

Klinik und Diagnose

An der Eintrittsstelle des Erregers entwickelt sich nach durchschnittlich 21 Tagen (10–90 Tage) ein meist schmerzloses, im Analbereich gelegentlich schmerzhaftes Ulkus (1–2 cm im Durchmesser) mit einem harten, aufgeworfenem Randwall (◘ Abb. 39.2). Das klinische Bild kann aber auch variieren und Flecken, Ulzera, Exkoriationen und Fissuren imitieren. Die regionalen und/oder inguinalen Lymphknoten sind indolent verdickt. Treten multiple Ulzera auf, können diese mit einem Ulcus molle, Hämorrhoiden, Fissuren, Fisteln oder Abszessen verwechselt werden, die Lymphknotenschwellung mit einem Lymphom. Subjektive Beschwerden umfassen schmerzhafte Defäkation, eitrigen Fluor oder Hematochezie.

Das Ulkus heilt spontan nach etwa 3 Wochen ab. Im Sekundärstadium können neben den klassischen Veränderungen (allgemeines Krankheitsgefühl, generalisierte Lymphknotenschwellung, Syphilide) im Analbereich die hochinfektiösen syphilitischen Papeln (»Condylomata lata«) auftreten. Es handelt sich um feuchte, weiche, graurote, teils verruköse, flache Papeln (◘ Abb. 39.3). Gelegentlich wurde auch eine Proktitis (Sekretion, Brennen und dumpfer Schmerz im Analkanal) beschrieben. Im Rahmen der HIV-Infektion sind klinisch abnorme Verläufe möglich (Schöfer 2004, Schöfer u. Ochsendorf 2005).

Zum Erregernachweis wird ein Reizsekret gewonnen und mittels Dunkelfeldmikroskopie sofort beurteilt. Bei antiseptischer Vorbehandlung ist diese Untersuchung meist negativ. Deshalb wird die Diagnose serologisch durch den Nachweis

1. *spezifischer Antikörper*: Treponema-pallidum-Hämagglutinationstest (TPHA-Test), Treponema-pallidum-Partikelagglutinationstest (TPPA-Test), Fluoreszenz-Treponema-Antikörper-Absorptionstest (FTA-Abs-Test), IgM-Fluoreszenz-Treponema-Antikörper-Absorptionstest (19-S-IgM-FTA-Abs-Test), Enzyme-linked-immunosorbent-Assay (ELISA) oder Westernblot-Analyse und
2. *unspezifischer Antikörper*: Veneral-Disease-Research-Laboratories-(VDRL-)Test oder Rapid-Plasma-Reagin-(RPR-)Test

bestätigt (MIQ 2001, Müller 1998, Schöfer et al. 2005). Die letztgenannten Tests können bei Autoimmunerkrankungen, Schwangerschaft und Malignomen falsch positiv ausfallen, erlauben aber eine Therapiekontrolle, während die spezifischen Tests bezüglich der IgG-Antikörper meist lebenslang reaktiv bleiben. Treponemenspezifische IgM-Antikörper verlieren sich einige Monate nach erfolgreicher Therapie, können aber bis zu einem Jahr persistieren. Im Rahmen der HIV-Infektion können die serologischen Tests schwer beurteilbar, ja sogar falsch ausfallen (Schöfer et al. 1996).

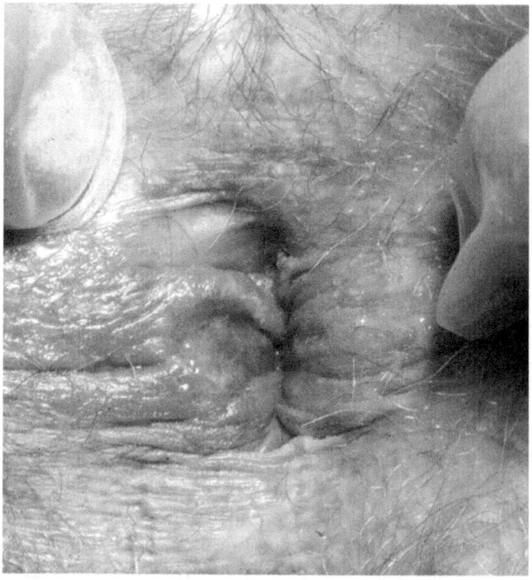

◘ **Abb. 39.2.** Perianaler Primäraffekt (Ulcus durum) bei einem homosexuellen Patienten. Farbige Wiedergabe ▶ Farbteil

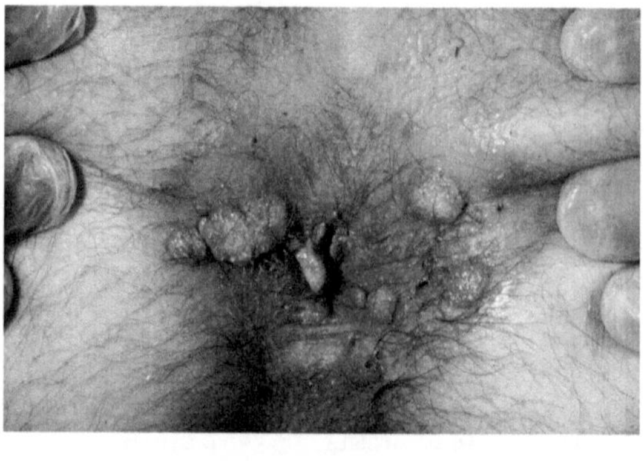

◘ **Abb. 39.3.** Condylomata lata: sekundäre Syphilis perianal (hochinfektiöses Stadium!). Farbige Wiedergabe ▶ Farbteil

Therapie

Da bis heute keine Resistenzen von Treponema pallidum gegenüber Penizillin bekannt wurden, ist Penizillin G das Mittel der Wahl (◘ Tab. 39.5).

Sexualpartner sollten klinisch und serologisch sofort und nach 6 Wochen untersucht werden. Das Übertragungsrisiko wird bei einmaligem ungeschütztem Sexualkontakt auf 10–60% geschätzt. Nach der Behandlung sind serologische Kontrollen nach 3, 6, 9 und 12 Monaten anzuraten: Bei HIV-Infektion werden weitere Kontrollen in jährlichem Abstand empfohlen.

39.3.4 Weitere bakterielle STD-Erreger

Ulcus molle

Dieses durch das gramnegative Stäbchen Haemophilus ducreyi hervorgerufene »weiche Schanker« ist in Afrika und Südostasien endemisch, in Deutschland wird es durch Ferntouristen in Einzelfällen importiert.

Etwa 2–6 Tage nach einem Sexualkontakt entwickeln sich ein oder mehrere schmerzhafte Ulzera mit irregulärem, weichen Rand, gelegentlich mukopurulenten Belägen. Die regionären Lymphknoten sind schmerzhaft geschwollen und können selten ulzerieren.

Die klinische Diagnose kann durch Anzüchtung des Erregers auf Spezialmedien oder eine Polymerasekettenreaktion (PCR) gesichert werden (Korting 2001). Das Direktpräparat (Unna-Pappenheim-Färbung) ist dagegen wenig spezifisch und sensitiv. Der Erreger zeigt eine zunehmende Resistenzentwicklung (Behandlungsempfehlung ◘ Tab. 39.6).

Granuloma inguinale

Auch diese Erkrankung (Synonyme: Granuloma venereum, Donovanosis) kommt v. a. in den Tropen und Subtropen vor. Ausgelöst wird das Granuloma inguinale durch das gramnegative Stäbchen Calymmatobacterium granulomatis. Hauptlokalisation der Erkrankung ist die Genitalregion, die Analregion bei bis zu 10% der Fälle. Nach einer Inkubationszeit von 1–2 Wochen (Angaben variieren bis zu 80 Tagen) entwickelt sich eine fleischige Papel, die ulzeriert und sich entweder in leicht blutende

◘ **Tab. 39.6.** Therapie des Ulcus molle. (Nach Korting 2001)

Präparat	Dosierung	Behandlungsdauer
Azithromyzin	1 g p.o.	Einmalig
Ceftriaxon	0,25 g i.m.	Einmalig
Ciprofloxazin	2-mal 500 mg/Tag p.o.	3 Tage
Erythromyzin	4-mal 500 mg/Tag p.o.	7 Tage

◘ **Tab. 39.5.** Behandlung der Frühsyphilis. (Nach Schöfer et al. 2005)

	Präparat	Dosierung	Behandlungsdauer
Frühsyphilis (bis Ende des 1. Jahrs nach Infektion)	Benzathin-Benzylpenizillin (Pendysin, Tardocillin[a]) Procain-Benzylpenizillin (Bipensaar)	1-mal 1,2 Mio. I.E./Tag i.m.	14 Tage
	Alternativtherapie:		
	Doxycyclin	2,4 Mio. I.E. i.m. gluteal links/ rechts je 1,2 Mio. I.E.	Einmalig oder
		2-mal 100 mg/Tag p.o.	14 Tage
	Erythromyzin	4-mal 0,5 g/Tag p.o.	14 Tage
	Ceftriaxon[a]	1–2 g/Tag i.v., Kurzinfusion 30 min	10 Tage
Spätsyphilis (ab 2. Jahr nach Infektion)	Benzathin-Benzylpenicillin (Pendysin, Tardocillin[a]) Procain-Benzylpenizillin (Bipensaar)	1-mal 1,2 Mio. I.E./Tag i.m.	21 Tage
	Alternativtherapie:		
	Doxycyclin	2,4 Mio. I.E. i.m., gluteal links/ rechts je 1,2 Mio. I.E	Tag 1, 8 und 15 oder
		2-mal 100 mg/Tag p.o.	21 Tage
	Tetrazyklin	4-mal 500mg/Tag p.o.	14 Tage

[a]Off-Label-Use

Ulzera, hypertrophe vegetierende Läsionen oder sklerotische narbenähnliche Strukturen umwandelt (Richens 1991). Die Veränderungen breiten sich entlang warmer, feuchter Hautfalten bis in die Analregion aus.

Die Diagnose erfolgt mittels Nachweis intrazellulär in Makrophagen gelegener bipolar angefärbter kokkoider Strukturen (Donovan-Körperchen; Giemsa-Färbung) in einem Quetsch- bzw. Kürrettagepräparat oder histologisch im Material einer Probebiopsie. Die Behandlung sollte über 3 Wochen bzw. bis zur Abheilung der Läsionen erfolgen (◘ Tab. 39.7).

Shigellen, Salmonellen, Campylobacter, Mykoplasmen, Streptokokken

Diese Erreger werden durch direkten oder indirekten oral-analen Kontakt über die Fäzes übertragen (Quinn et al. 1983). Die Diagnose wird jeweils durch Stuhlkulturen gestellt.

Die gramnegativen Stäbchen, Shigella sonnei oder Shigella flexneri, führen zu Entzündungen des distalen Dickdarms. Leitsymptom sind akut auftretendes Fieber, Erbrechen, Diarrhöen (wässrig oder blutig) mit krampfartigen Bauchschmerzen. Die Diagnose wird durch den kulturellen Erregernachweis gestellt. Die Behandlung ist

1. *symptomatisch*: zur Verhinderung einer Dehydratation sowie
2. *antibiotisch*: Verhinderung einer Ausbreitung mit Ciprofloxazin (2-mal 500 mg/Tag p.o.), Trimethoprim-Sulfamethoxazol (2-mal 160/800 mg/Tag p.o.) oder Ampicillin (4-mal 500 mg/Tag p.o.) jeweils über 7 Tage.

Salmonellen werden nur in Ausnahmefällen sexuell übertragen. Bei AIDS- Patienten wurde eine sexuell übertragene Salmonellenbakteriämie beobachtet (Laughon et al. 1988). Die Behandlung ist symptomatisch, bei AIDS-Patienten wegen der Bakteriämie antibiotisch (Amoxicillin 3-mal 1 g/Tag p.o über 3–14 Tage, Trimethoprim-Sulfamethoxazol (2-mal 160/800 mg/Tag über 14 Tage) oder Ciprofloxazin (2-mal 500 mg/Tag über 7 Tage).

Campylobacter jejuni bzw. campylobacterähnliche Organismen können eine Proktitis hervorrufen, am häufigsten aber sind Dickdarmentzündungen (Quinn et al. 1983). Die Behandlung schwerer Infektionen erfolgt mit Erythromyzin (4-mal 500 mg p.o. 7 Tage) oder Ciprofloxazin (2-mal 500 mg p.o. 7 Tage).

Mycoplasma hominis wird selten bei Frauen anorektal nachgewiesen, wo der Erreger selten eine Proktitis hervorrufen kann (Munday et al. 1981).

Streptokokken der Gruppe B wurden ebenfalls bei Frauen im Anorektalbereich nachgewiesen. Es wurde jedoch keine assoziierte Proktitis beobachtet (Philipson et al. 1995). Bei Kindern kann eine chronische perianale Zellulitis durch diese Erreger bedingt sein (Wright u. Butt 1994).

39.4 Viruserkrankungen

39.4.1 Herpes-simplex-Virus (HSV)

Epidemiologie

Die Durchseuchungsrate mit Herpesvirus Typ 1 (HSV 1) liegt bei 70–80% der Erwachsenen, mit HSV 2 bei 20–30%. HSV 2 soll bei den symptomatischen Patienten einer STD-Klinik in 20–50% der Fälle ursächlich für die Beschwerden sein (Quinn et al. 1983). Wegen der Schwierigkeit der sicheren Diagnosestellung wird eine Herpesproktitis vermutlich zu selten diagnostiziert, zumal 1/3 der HSV-Infizierten Koinfektionen mit anderen pathogenen Erregern aufweisen (Goodell et al. 1981). In den letzten Jahren wurde eine Zunahme genitoanaler Infektionen durch HSV 1 beobachtet, das bei bis zur Hälfte der Fälle als Erreger nachweisbar war.

Mikrobiologie

Die DNS-Viren HSV 1 und HSV 2 vermehren sich in Haut bzw. Schleimhaut an der Inokulationsstelle. Nach der Erstinfektion erreichen die Viren über die sensorischen Nervenbahnen die Nervenzellen des regionalen

◘ Tab. 39.7. Therapie des Granuloma inguinale. (Nach Näher 2001c)

Präparat	Dosierung	Behandlungsdauer
Azithromyzin *oder*	1-mal 1 g/ Woche p.o.	3 Wochen
Erythromyzin *oder*	4-mal 500 mg/Tag p.o.	21 Tage
Ciprofloxazin *oder*	2-mal 750 mg/Tag p.o.	21 Tage
Norfloxazin *oder*	2-mal 400 mg/Tag p.o.	21 Tage
Doxycyclin	2-mal 100 mg p.o.	21 Tage
Trimethoprim-Sulfamethoxazol	2-mal (160 mg/800 mg)/Tag p.o.	21 Tage

Ganglions. Dort sind sie lebenslang latent vorhanden und werden durch mechanische Faktoren, Stress und passagere oder chronische Abwehrschwäche reaktiviert.

Klinik und Diagnose

Vor Auftreten der typischen gruppierten Bläschen auf gerötetem Grund kann Brennen oder perianaler Juckreiz bestehen. Berichtet wurden bei herpetischer Proktitis auch Tenesmen, Obstipation, Krankheitsgefühl und Fieber. Durch den Nervenbefall wurden bei der Hälfte der Patienten Harnverhalt, Unterbauchschmerzen, Hüftschmerzen, Parästhesien perineal bzw. am Gesäß oder sogar eine Erektionsschwäche beobachtet, die 2–14 Tage nach den Symptomen der Proktitis auftraten und trotz Abheilung persistierten (Goodell et al. 1983).

Klinisch typisch sind zunächst gruppierte Bläschen perianal und/oder im Analkanal. Diese ulzerieren und formen polyzyklische, »ausgestanzte« Ulzera mit ausgepräger Schmerzhaftigkeit (Schöfer u. Ochsendorf 1992).

Die Diagnose wird in der Regel klinisch vermutet. Zur Sicherung erfolgt der direkte Erregernachweis in einem Tzanck-Test (zytologischer Nachweis von vielkernigen Riesenzellen am Grund der Bläschen/Ulzera), Kultur, direkten Antigentest (fluoreszenzmarkierte monoklonale Antikörper) oder Enzymimmunoassay oder mit molekularbiologischen DNS-Methoden. Wichtig ist die korrekte Materialentnahme (Zellen aus dem Blasen- bzw. Ulkusgrund) und der korrekte Transport (geeignetes Medium, rascher Transport). Serologische Verfahren spielen wegen der hohen Durchseuchungsrate keine Rolle (Petzoldt 2001).

Therapie

Bei Immunkompetenten ist die Erkrankung selbstlimitiert. Bei Patienten mit Abwehrschwäche kann die Erkrankung schwerer bzw. protrahiert verlaufen. Therapie der Wahl der Erstmanifestation einer HSV-Proktitis ist die Gabe von Aciclovir (5-mal 400 mg/Tag p.o. über 10 Tage). Rezidive werde mit 5-mal 200 mg/Tag, 3-mal 400 mg/Tag oder 2-mal 800 mg/Tag Aciclovir über 5 Tage behandelt. Bei mehr als 6 Rezidiven pro Jahr vermindert eine kontinuierliche Dauertherapie (3-mal 400 mg/Tag p.o.) die Rezidivrate um 75%. Auch bei klinisch erscheinungsfreien Personen findet man an ca. 2% aller Tage eines Jahres HSV auf intakten Schleimhäuten (Virus-Shedding). Dieses wird durch eine Dauersuppression nicht verhindert. Es besteht das Risiko der Entwicklung resistenter HSV-Stämme (Schöfer u. Ochsendorf 1992). Therapie bei klinischer Aciclovirresistenz ist eine Hochdosisinfusion von Aciclovir (10 mg/kg KG alle 8 h; Schöfer u. Ochsendorf 1992) oder von Foscarnet i.v. (Hardy 1989).

39.4.2 Humane Pappilomviren (HPV)

Epidemiologie

HPV-bedingte Warzen im Anogenitalbereich werden in den USA und Europa bei 1% der der sexuell aktiven Erwachsenen nachgewiesen. Subklinische HPV-Infektionen findet man mittels zytologischer oder kolposkopischer Techniken bei ca. 4%, latente HPV-Infektionen ohne jede Auffälligkeit bei 10% (Koutsky 1997). Humane Papillomviren (HPV) verursachen ein weites Spektrum an Erkrankungen: Condylomata acuminata, verruköse Veränderungen, subklinische Infektionen, intraepitheliale Dysplasien und Karzinome. Von perianalem Befalls sind v. a. homosexuelle Männer, die anorezeptiven Analverkehr praktizieren, betroffen. Anale HPV-Infektionen können aber auch bei heterosexuellen Männern und Frauen ohne Analverkehr auftreten. Allerdings beobachtet man anale HPV-Infektionen bei HIV-positiven und -negativen homosexuellen Männern häufiger als solche am Penis (Kiviat et al. 1990). Bei HIV-positiven Patienten waren als Folge der HPV-Infektionen Analkarzinome 40-mal häufiger als in der Allgemeinbevölkerung (Melbye et al. 1994).

Mikrobiologie

Es sind mehr als 80 verschiedene HPV-Typen bekannt. Über 35 davon können Infektionen im Anogenitalbereich hervorrufen. Sichtbare anogenitale Warzen sind meist durch HPV 6 oder 11 bedingt und benigne. Die onkogenen HPV-Subtypen 16 und 18 (sowie einige andere »High-risk«-HPV-Typen) werden regelmäßig in Zervixkarzinomen und dessen Vorstufen nachgewiesen, weniger oft in Karzinomen des äußeren Genitale und der Analregion. Die Typen 31, 33 und 35 besitzen ein intermediäres Risiko zur malignen Transformation (Zaki et al. 1992). Zur kompletten Replikation benötigen HP-Viren die Differenzierung der Keratinozyten in Plattenepithel. HPV infiziert zunächst die epidermalen Basalzellen der Haut, evtl. auch der Pubes- und Perianalhaare (Boxman et al. 1999). Möglicherweise sind mechanische Traumen, wie beispielsweise bei sexueller Aktivität, Voraussetzung für das Eindringen in die Epidermis und das Erreichen der basalen Epithelzellen. Infektiöse Viruspartikel finden sich nur in den oberflächlichen Epithelschichten und werden mit der ständigen Hauterneuerung an die Umgebung abgegeben.

Klinik und Diagnose

Nach einer Inkubationszeit von mindestens 3 Wochen (bis über 8 Monate) können HPV-bedingte Warzen weiter subklinisch und asymptomatisch sein oder vom Patienten getastet werden und sich durch Juckreiz oder Blutung nach der Defäkation manifestieren. Das klinische Erscheinungsbild ist vielgestaltig (◘ Abb. 39.4), folgt aber folgenden Grundmustern (Gross 2001):

- spitze Warzen (Feigwarzen, Condylomata acuminata)
- keratotische Warzen
- papulöse, warzenähnliche Effloreszenzen
- flache, makulöse Effloreszenzen

Die Farbe kann hautfarben, rot oder grau sein. Die Ausdehnung ist äußerst variabel von solitären Knötchen bis zu blumenkohlartig vegetierenden und lokal destruierenden Läsionen (Buschke-Löwenstein-Tumor). Bei jedem Genitalbefall muss die Analregion (und vice versa) mituntersucht werden. Kondylome proximal der Linea dentata sind extrem selten. Bei jeder 5. Frau mit bestehenden Kondylomen der Vulva finden sich diese auch im Analbereich. Bei Frauen ist eine gynäkologische Untersuchung zum Ausschluss einer zervikalen oder vaginalen Dysplasie erforderlich.

Die **Diagnose** erfolgt überwiegend durch das Erkennen der typischen Klinik. Klinisch zweifelhafte Veränderungen, wie pigmentierte, leukoplakieähnliche oder ulzerierte warzenähnliche Veränderungen, sollten biopsiert werden, um histologisch die charakteristischen zytopathischen Effekte [perinukleäre Vakuolisierung der Zellen des Stratum spinosum und granulosum (Koilozyten)] zu erkennen. Auch lassen sich hier intraepithelilale und invasive Neoplasien eindeutig von benignen Warzen differenzieren (Rock et al. 1992). Subklinische Formen lassen sich durch den Essigsäuretest (3- bis 5-minütige Applikation von 3–5%iger Essigsäure; im positiven Fall scharf begrenzte Weißfärbung mit sichtbaren, unregelmäßig konfigurierten Gefäßen) erkennen. Der Test kann auch bei entzündlichen Dermatosen unspezifisch positiv sein. Da subklinische Infektionen durch HPV 16 oder 18 ein entscheidender Faktor bei der Entwicklung eines Analkarzinoms sein können, ist deren Identifikation wichtig (Palefsky 1994). Eine Inspektion des Enddarms zum Erkennen eines Mitbefalls ist nötig, sollte allerdings erst nach Entfernung der perianalen Condylome erfolgen (Gross 2001).

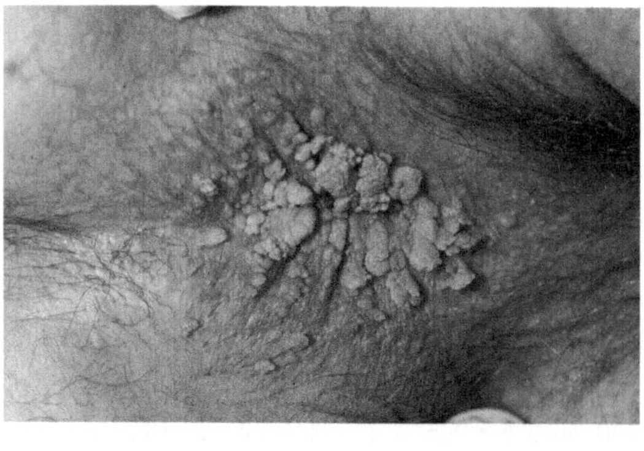

◘ **Abb. 39.4.** Perianale Condylomata acuminata. Farbige Wiedergabe ► Farbteil

Eine wichtige **Differenzialdiagnose** sind Condylomata lata, die meist runder und flacher sind, aber auch von erfahrenen Venerologen nicht immer sicher abgegrenzt werden können. Eine Syphilisserologie gehört daher obligat zu den Basisuntersuchungen bei HPV-Infektionen. Ebenso wichtig ist der die unterschiedlichen Inkubationszeiten berücksichtigende serologische Ausschluss einer Hepatitis B und einer HIV-Infektion.

Eine Erregertypisierung ist zurzeit nur über molekularbiologische Methoden, PCR und In-situ-Hybridisierung möglich. Für klinische Fragestellungen haben diese Verfahren zurzeit noch keine Bedeutung, das gleiche gilt für die Serologie.

Therapie

Die Behandlung ist wegen der hohen Rezidivneigung oft frustrierend. Auch bei zunächst erfolgreicher Therapie neigen anogenitale Warzen häufig zum Wiederauftreten (20–70% in kontrollierten Studien; Gross 2001). Ursache ist vermutlich der HPV-Befall der Haut in der Umgebung der klinisch sichtbaren Condylome (Ferenczy et al. 1985).

Bei kleinen Herden ist eine Selbsttherapie des Patienten möglich (◘ Tab. 39.8). Die Abheilungsraten lagen zwischen 45 und 88% mit Rezidivraten von 33–60% (Bonnez et al. 1994, Syed et al. 1994). Auch Imiquimod kann selbst appliziert werden. Dieses Präparat zerstört nicht, wie die übrigen Verfahren, die virusbefallenen Zellen, sondern eliminiert die Viren durch Stimulation des loka-

◘ **Tab. 39.8.** Therapieverfahren bei anogenitalen HPV-Infektionen. (Nach Gross 2001)

Selbsttherapie	Ärztliche Therapie
Podophyllotoxin (0,15% Creme, 0,5% Lösung)	Trichloressigsäure (<85% Lösung)
Imiquimod-Creme (5% Creme)	Kryotherapie
Interferon Beta Gel (0,1 Mio. I.E./g) adjuvant	Elektrochirurgie/Laser/Kürettage
	Interferon intraläsional oder Interferon systemisch (zyklisch) und adjuvant

Eine Partneruntersuchung und -behandlung bei klinisch sichtbaren HPV-Läsionen wird empfohlen.

len Immunsystems der betroffenen Haut und Induktion einer Apoptose infizierter Zellen. Dies erklärt die geringe Rezidivrate von 6–13%. Für die intraanale Applikation wurden Tampositorien mit jeweils 6,25 mg Imiquimod entwickelt, die der Patient 3-mal/Woche jeweils zur Nacht selbst applizieren kann. Mit einer einsetzenden Remission ist im Mittel nach 4–12 Wochen zu rechnen. Kommerziell stehen diese Suppositorien jedoch noch nicht zur Verfügung (Schommer et al. 2000).

Die übrigen in ◘ Tabelle 39.8 genannten Verfahren werden vom Arzt angewendet. Bei ausgedehnten Herden ist ein chirurgischer Ansatz erforderlich. Am einfachsten ist die Kryotherapie mit einer Effektivität von 63–88% und Rezidivraten zwischen 21 und 39% (Dodi et al. 1982). Interferone werden in der Regel adjuvant bzw. als Nachbehandlung nach vorheriger Operation eingesetzt. Auch Imiquimod wurde erfolgreich postoperativ zur Rezidivprophylaxe eingesetzt.

39.4.3 Zytomegalievirus (CMV)

Epidemiologie und Mikrobiologie

Die Seroprävalenz von Zytomegalieviren liegt je nach Population zwischen 30 und 100%, bei homosexuellen Männer bei über 95%. Erkrankungen bei AIDS-Patienten entstehen durch eine Reaktivierung, weniger durch primäre Infektionen (Jacobson u. Mills 1988). Die Übertragung erfolgt bei engem Kontakt über oropharyngeale, vaginale und zervikale Sekretionen, aber auch über Urin, Brustmilch, Samen und Blut (Handsfield et al. 1985). Ähnlich wie bei anderen sexuell übertragbaren Erkrankungen vermitteln Mikrotraumen im Rahmen von Vaginal- oder Analverkehr die Virusübertragung. Die akute Infektion ist in der Regel asymptomatisch, aber im Rahmen der lebenslangen Latenzphase können über eine Reaktivierung Erkrankungen ausgelöst werden. Bei HIV-Positiven sind CMV-Infektionen unter den häufigsten opportunistischen Erkrankungen; jeder 5. AIDS-Patient soll CMV-bedingte gastrointestinale Beschwerden entwickeln (Gallant et al. 1992). Gefürchtet ist die unbehandelt zur Erblindung führende CMV-Retinitis. Die genaue Pathogenese der CMV-Infektion ist noch nicht vollständig aufgeklärt (Grundy 1990).

Klinik und Diagnose

Nach rezeptivem Analverkehr wurde bei Immunkompetenten eine selbstlimitierte CMV-Proktokolitis beschrieben (Surawicz u. Myerson 1988). CM-Viren können bei Immunsupprimierten Veränderungen im gesamten Intestinaltrakt von Ösophagus bis Rektum hervorrufen, im Anorektalbereich Ulzera, Perforationen, neoplasieähnliche Veränderungen oder eine diffuse Proktokolitis (Diepersloot et al. 1990, Lewis-Jones et al. 1990). Symptome umfassen rektale Schmerzen, Fieber, Gewichtsverlust oder Bauchschmerzen. Obwohl CMV verhornendes Plattenepithel eigentlich nicht infiziert, finden sich anale und perianale Ulzera (Kamel 1992).

Zur Diagnose sind oft mehrere Verfahren erforderlich. Histologisch finden sich intranukleäre Einschlusskörper in Endothelien, Histiozyten und Makrophagen (»Eulenaugenzellen«; Sensitivität: 92%; Cuipepper-Morgan et al. 1987). Der kulturelle Nachweis auf menschlichen Fibroblasen kann, bei geringen Virusmengen, bis zu 6 Wochen benötigen. Der PCR-Nachweis ist schnell und sensitiv, differenziert aber nicht zwischen pathogenetischer Relevanz und bloßem Vorhandensein des Erregers im Sinne einer Latenz. Serologisch ist ein IgG-Nachweis wegen der Viruslatenz aber nicht gleichbedeutend mit einer aktiven Infektion, auch IgA- oder IgM-Antikörper helfen nicht, eine (therapiebedürftige) CMV-Erkrankung zu erkennen. Bei mehr als 100 CD4-Zellen/µl sind CMV-Erkrankungen auch bei HIV-Infizierten eine Rarität. Unter einer wirksamen antiretroviralen Therapie mit niedriger HI-Viruslast (unter 1.000 Kopien/ml) schließen auch CD-Zahlen um 50/µl eine CMV-Infektion nahezu aus.

Therapie

Bei Immunkompetenten sind CMV-Erkrankungen selbstlimitiert. Bei dauernder Abwehrschwäche ist eine antivirale Therapie indiziert, da die Erkrankung progressiv verläuft. Die Therapie mit Ganciclovir (10–15 mg/kg KG 3-mal/Tag i.v. über 3 Wochen, dann 5 mg/kg KG/Tag Erhaltungstherapie) besserte die klinischen Symptome und endoskopisch sichtbaren Veränderungen (Dieterich et al. 1993a). Da die Erkrankung aber nur symptomatisch behandelt, aber nicht geheilt wird, sind Rezidive häufig und resistente CMV-Stämme wurden beschrieben (Drew et al. 1991). Als Alternativen stehen Foscarnet (Dieterich et al. 1993b) und Cidofovir (Brodt et al. 2000) zur Verfügung.

39.5 Parasitäre Infektionen

39.5.1 Protozoen

Amöben

Epidemiologie

Etwa 10% der Weltbevölkerung sind Träger des Parasiten Entamoeba histolytica (E. histolytica), v. a. in Asien, Afrika sowie Mittel- und Südamerika. Der Erreger wird fäkal-oral übertragen, insbesondere unter schlechten sanitären Verhältnissen. Aber auch oral-anale Sexualpraktiken wurden als Übertragungswege nachgewiesen (Philips et al. 1981). Etwa ein Viertel der Homosexuellen und AIDS-Patienten waren in einer Untersuchung von Allason-Jones et al. (1986) mit Amöben infiziert, aber die meisten dieser Stämme waren apathogen. Mit speziellen Techniken lassen sich pathogene von nichtpathogenen E.-histolytica-Stämmen differenzieren (Abd-Alla et al. 1993).

Klinik und Diagnose

Eine Amöbiasis kann asymptomatisch verlaufen, wenn nur die Zysten den Darm passieren, oder zu Durchfall, chronischer Kolitis oder Ulzera führen. Die Patienten leiden an Schmerzen, Tenesmen, abdominalen Krämpfen, Fieber, Krankheitsgefühl und blutigem Stuhl. Endoskopisch findet man eine normale oder ödematöse, leicht verletzliche Schleimhaut, gelegentlich mit Ulzera. Der Befund kann differenzialdiagnostisch schwer von anderen entzündlichen Darmerkrankungen oder infektiösen Enteritiden abgrenzbar sein.

Die Diagnose wird durch den Nachweis von Trophozoiten oder E.-histolytica-Zysten im Stuhl gestellt, alternativ in einem Feuchtpräparat einer Rektumbiopsie. Die Stuhluntersuchung auf bewegliche Trophozoiten sollte, wegen deren rascher Inaktivierung, innerhalb von 20 min erfolgen (Sensitivität bei erfahrenem Personal: 90%). Falsch positive Befund sind wegen der Verwechslung mit Leukozyten möglich. Serologisch sind 85–95% der Patienten mit invasiver Erkrankung positiv, diese Tests werden innerhalb von 6–12 Monaten negativ (Ravdin 1994).

Therapie

Empfohlen werden 750 mg Metronidazol 3-mal/Tag über 5–10 Tage. Zusätzlich sind Substanzen, die im Lumen wirken, nötig, um Zysten, gegen die Metronidazol nicht wirkt, zu beseitigen. In Frage kommen Iodoquinol 650 mg 3-mal/Tag über 20 Tage oder Paromomyzin 500 mg 3-mal/Tag über 10 Tage. Asymptomatische Zystenträger werden, wenn überhaupt, mit den im Lumen wirkenden Substanzen behandelt, da 95% der kulturpositiven E.-histolytica-Träger innerhalb eines Jahres negativ wurden (Anand et al. 1993).

Giardiasis

Giardia lamblia ist ebenfalls ein Darmparasit, der gelegentlich bei oral-analen Sexualkontakten übertragen werden kann. Er ließ sich bei bis zu 14% homosexueller Männer nachweisen (Quinn et al. 1983). Der Erreger bevorzugt das Duodenum und verursacht selten Proktitissymptome. Die Diagnose erfolgt über den Trophozoiten- oder Zystennachweis im Stuhl. Behandelt wird mit Metronidazol oder Quinacrin.

39.5.2 Helmintheninfektionen

Enterobius vermicularis

Der Nematode Enterobius vermicularis tritt v. a. bei Kindern auf, über Infektionen bei Homosexuellen nach Anilingus wurde berichtet (Cook 1990). Nach oraler Aufnahme der Eier entwickeln sich im Kolon infektiöse Larven. Der weibliche Wurm wandert nachts zur Perianalhaut und legt dort Eier ab. Symptome sind Juckreiz, Irritation und gelegentlich Superinfektion. Der Nachweis erfolgt bei klinischem Verdacht durch den Einachweis in einem morgendlichen Tesafilmabriss, wobei wiederholte Untersuchungen an verschiedenen Tagen die Treffsicherheit erhöhen (Cook 1994). Behandelt wird mit Mebendazol 100 mg p.o. einmalig, Wiederholung nach 1 Woche, alternativ mit Albendazol oder Piperazin.

39.6 Schlussbemerkung

In Einzelfällen lässt sich, trotz aller diagnostischen Bemühungen, insbesondere bei HIV-Patienten keine definierte Ätiologie einer Proktitis oder anorektaler Ulzera identifizieren (Law et al. 1992, Wilcox u. Schwartz 1994). Die Behandlung erfolgt dann symptomatisch und die diagnostischen Maßnahmen sollten, bei fehlender Besserung, später wiederholt werden. Der besondere Stellenwert histopathologischer Untersuchungen bei ungeklärter Diagnose muss hier noch einmal besonders betont werden.

Literatur

Abd-Alla MD, Jackson TFHG, Gathiram V, El-Hawey AM Ravdin JI (1993) Differentiation of pathogenic and non-pathogenic Entamoeba histolytica infection by detection of galactose-inhibitable adherence protein antigen in sera and feces. J Clin Microbiol 31: 2845–2850

Allason-Jones E, Mindel A, Sargeaunt PG Williams P (1986) Entamoeba histolytica as a commensal intestinal parasite in homosexual men. N Engl J Med 315: 353–356

Anand BS, Tuteja MD, Kaur M et al. (1993) Entamoeba histolytica cyst passers: clinical profile and spontaneous eradication of infection. Dig Dis Sci 38: 1825–1830

Boisvert JF, Koutsky LA, Suchland RJ Stamm WE (1999) Clinical features of chlamydia trachomatis rectal infection by sevor among homosexually active men. Sex Transm Dis 26: 392–398

Bonnez W, Elswick RKJ, Bailey-Farchione A et al. (1994) Efficacy and safety of 0,5% podofilox solution in the treatment and suppression of anogenital warts. Am J Med 96: 420–425

Boxman IL, Hogewoning A, Mulder LH, Bouwes Bavinck JN ter Schegget J (1999) Detection of human papillomavirus types 6 and 11 in pubic and perianal hair from patients with genital warts. J Clin Microbiol 37: 2270–2273

Brodt HR, Helm EB Kamps BS (2000) AIDS 2000. Steinhäuser, Wuppertal

CDC (1998) Guidelines for treatment of sexually transmitted diseases. Morbidity and Mortality Weekly Report RR-1: 53–59

Coghill DV Young H (1989) Genital gonorrhea in women: a serovar correlation with concomitant rectal infection. J Infect 18: 131–141

Coker DM, Ahmed-Jushuf I, Arya OP, Chessbrough JS Pratt BC (1989) Evaluation of single dose ciprofloxacin in the treatment of rectal and pharyngeal gonorrhoea. J Antimicrob Chemother 24: 271–272

Cook GC (1990) Parasitic disease in clinicl practice. Springer, London

Cook GC (1994) Enterobius vermicularis infection. Gut 35: 1159–1162

Cuipepper-Morgan JA, Kotler DP, Scholes JW Tierney AR (1987) Evaluation of diagnostic criteia for mucosal cytomegalic inclusion disease in the acquired immunodeficiency syndrome. Am J Gastroenterol 82: 1264–1270

Deheragoda P (1977) Diagnosis of anorectal gonorrhea by blind anorectal swabs compared with direct vision swabs taken by proctoscope. Br J Vener Dis 53: 311–314

Dieterich DT, Kotler DP, Busch DF et al. (1993a) Ganciclovir treatment of cytomegalovirus colitis in AIDS: a randomized, double blinded, placebo controlled multicenter study. J Infect Dis 167: 278–292

Dieterich DT, Poles MA, Dicker M, Tepper R Lew E (1993b) Foscarnet treatment of CMV gastrointestinal infections in AIDS patients who have failed ganciclovir induction. Am J Gastroenterol 88: 542–548

Dodi G, Infantino A, Moretti R, Scalco G Lise M (1982) Cryotherapy of anorectal warts and condylomata. Cryobiology 19: 287–288

Drew WL, Miner RC, Busch DF (1991) Prevalence of resistance in patients receiving ganciclovir for serious cytomegalovirus infections. J Infect Dis 163: 716–719

Fennema JS, Cairo I Coutinho RA (2000) Substantial increase in gonorrhea and syphilis among clients of Amsterdam Sexually Transmitted Diseases Clinic. Ned Tijdschr Geneeskd 25: 602–603

Fenton KA, Lowndes CM and the European surveillance of sexually transmitted infections (ESSTI) network (2004) Recent trends in the epidemiology of sexually transmitted infections in the European Union. Sex Transm Infect 80: 255–263

Ferenczy A, Mitao M, Nagain N, Silverstein SJ Crum CP (1985) Latent papillomavirus and recurring genital warts. New Engl J Med 313: 784–788

Gallant JE, Moore RD, Richman DD et al. (1992) Zidovudine epidemiology study group. Incidence and natural history of cytomegalovirus disease in patients with advanced HIV disease treated with zidovudine. J Infect Dis 166: 1223

Goldberg GS, Orki BA, Smith LE (1994) Microbiology of human immunodeficiency virus anorectal disease. Dis Colon Rectum 37: 439–443

Goodell SE, Quinn TC, Mkrtichian EE (1981) Herpes simplex virus: an important cause of acute proctitis in homosexual men. Gastroenterology 80: 1159

Goodell SE, Quinn TC, Mkrtichian EE, Schuffler MD, Holmes KK, Corey L (1983) Herpes simplex virus proctitis in homosexual men: clinical, sigmoidoscopic and histopathological features. N Engl J Med 308: 868–871

Gross G (2001). HPV-Infektionen. In: Petzoldt D, Korting HC (Hrsg) Diagnostik und Therapie sexuell übertragbarer Krankheiten. Springer, Berlin Heidelberg New York, S 66–77

Group CE (1999) National guideline for the management of chlamydia genital tract infection. Sex Transm Inf 75 (Supp. 1): 4–8

Grundy JE (1990) Virologic and pathogenic aspects of cytomegalovirus infection. Rev infect Dis 12: S711–719

Hamouda O, Marcus U (2005) Syphilis auf dem Vormarsch. Hautarzt 56: 124-132

Handsfield HH, Chandler SH, Caine VA et al. (1985) Cytomegalovirus infections in sex partners: evidence for sexual transmission. J Infect Dis 151: 344–348

Hardy WD (1989) Foscarnet treatment of acyclovir-resistant herpes simplex virus infection in patients with acquired immunodeficiency syndrome: preliminary results of a controlled, randomized, regimen-comparative trial. Am J Med 92

Hedges SR, Mayo MS, Mestecky J, Hook EW, Russel MW (1999) Limited local and systemic antibody responses to Neisseria gonorrhoeae during uncomplicated genital infections. Infect Immun 67: 3937–3946

Heise H (2001) Gonorrhö. In: Petzoldt D, Korting HC (Hrsg) Diagnostik und Therapie sexuell übertragbarer Krankheiten. Springer, Berlin Heidelberg New York, S 31–38

Horster S, Thoma-Greber E, Siebeck M, Bogner JR (2003) Is anal carcinoma a HAART-related problem? Eur J Med Res 8: 142–146

Jacobson MA, Mills J (1988) Serious cytomegalovirus disease in the acquired immunodeficiency syndrome: clinical findings, diagnosis, and treatment. Ann Intern Med 109: 108–115

Kamel PL (1992) Cytomegalovirus-associated perianal ulceration in AIDS. J Clin Gastroenterol 14: 105–108

Kiviat N, Rompalo AM, Bowden R et al. (1990) Anal human papillomavirus infection among human immunodeficiency virus seropositive and seronegative men. J Infect Dis 162: 358–361

Korting HC (2001) Ulcus molle. In: Petzoldt D, Korting HC (Hrsg) Diagnostik und Therapie sexuell übertragbarer Krankheiten. Springer, Berlin Heidelberg New York, S 115–118

Koutsky L (1997) Epidemiology of genital human papillomavirus infection. Am J Med 102: 3–8.

Kreuter A, Reimann G, Esser S et al. (2003) Screening und Therapie der analen intraepithelialen Neoplasie (AIN) und des Analkarzinoms bei HIV-infizierten Patienten. Dtsch Med Wochenschr 128: 1957–1962

Laughon BE, Druckman DA, Vernon A et al. (1988) Prevalence of enteric pathogens in homosexual men with and without acquired immunodeficiency syndrome. Gastroenterology 94: 984–993

Lewis-Jones HG, Ward RG, Garvey C (1990) Cytomegalovirus infection masquerading as colonic neoplasia. Br J Radiol 63: 573–74

McMillan A, Young H, Moyes A (2000) Rectal gonorrhoea in homosexual men: source of infection. In J STD AIDS 11: 284–287

Melbye M, Cote TR, Kessler L, Gail M, Bigger RJ (1994) High incidence of anal cancer among AIDS patients. The AIDS/Cancer Working Group. Lancet 343: 636–639

MIQ 16 (2001) Qualitätsstandards in der mikrobiologisch-infektiologischen Diagnostik: Syphilis (erarbeitet von H.-J. Hagedorn). Urban u. Fischer, München Jena, S 1–40

Müller F, Hagedorn HJ (1998) Syphilis. In: Thomas L (Hrsg) Labor und Diagnose. TH-Books, Frankfurt/Main, S 1232–1241

Munday PE, Furr PM, Taylor-Robinson D (1981) The prevalence of Ureaplasma urealyticum and Mycoplasma hominis in the cervix and anal canal of women. J Infect Dis 147: 253–257

Näher H (2001a). Lymphogranuloma venereum. In: Petzoldt D, Korting HC (Hrsg) Diagnostik und Therapie sexuell übertragbarer Krankheiten. Springer, Berlin Heidelberg New York, S 82–85

Näher H (2001b). Genitale Chlamydia-trachomatis Infektionen. In: Petzoldt D, Korting HC (Hrsg) Diagnostik und Therapie sexuell übertragbarer Krankheiten. Springer, Berlin Heidelberg New York, S 6–12

Näher H (2001c). Granuloma inguinale. In: Petzoldt D, Korting HC (Hrsg) Diagnostik und Therapie sexuell übertragbarer Krankheiten. Springer, Berlin Heidelberg New York, S 39–41

Nieuwenhuis RF, Ossewaarde JM, Gotz HM et al. (2004) Resurgence of lymphogranuloma venereum in Western Europe: an outbreak of Chlamydia trachomatis serovar L2 proctitis in the Netherlands among men who have sex with men. Clin Infect Dis 39: 996–1003

O'Donnell L, San Doval A, Vornfett R, O'Donnell CR (1994) STD prevention and the challenge of gender and cultural diversity: knowledge, attitudes, and risk behaviors among black and hispanic inner-city STD clinic patients. Sex Trasm Dis 21: 137–148

Palefsky JM (1994) Anal human papillomavirus infection and anal cancer in HIV-positive individuals: an emerging problem. AIDS 8: 283–295

Petzoldt D (2001) Herpes genitalis. In: Petzoldt D, Korting HC (Hrsg) Diagnostik und Therapie sexuell übertragbarer Krankheiten. Springer, Berlin Heidelberg New York, S 52–57

Petzoldt D, Korting HC (2001) Diagnostik und Therapie sexuell übertragbarer Krankheiten. Springer, Berlin Heidelberg New York

Philips SC, Mildvan D, William DC, Gelb AM, White MC (1981) Sexual transmission of enteric protozoa and helminths in a venereal disease clinic population. N Engl J Med 315: 353–356

Philipson EH, Palermino DA, Robinson A (1995) Enhanced antenatal detection of group B streptococcus colonization. Obstet Gynecol 85: 437–439

Quinn TC, Goodell SE, Mkrtichian EE et al. (1981) Chlamydia trachomatis proctitis. New Engl J Med 305: 195–200

Quinn TC, Stamm WE, Goodell SE et al. (1983) The polymicrobial origin of intestinal infections in homosexual men. New Engl J Med 309: 576–582

Ravdin JI (1994) Diagnosis of invasive amebiasis – time to end the morphology era. Gut 35: 1018–1021

Richens J (1991) The diagnosis and treatment of donovanosis (granuloma inguinale). Genitourin Med 67: 441–452

Rock B, Schah KV, Farmer ER (1992) A morphologic, pathologic, and virologic study of anogential warts in men. Arch Dermatol 28: 495–500

Ross MW (1990) Reasons for non-use of condoms by homosexually active men during anal intercourse. Int J STD AIDS 1: 432–434

Schöfer H, Ochsendorf FR (1992) Genitoanale Ulzera bei HIV-Infektion. Urologe (B) 32: 173–180

Schöfer H, Ochsendorf FR (2005) Syphilis. In: Hoffmann C, Rockstroh JK, Kamps BS (Hrsg) HIV.NET 2005. Steinhäuser, Wuppertal, S 565–576Schöfer H (2004) Syphilis – Klinik der Treponema pallidum-Infektion. Hautarzt 55: 112–119

Schöfer H, Imhof M, Thoma-Greber E (1996) Active syphilis in HIV infection: a multicentre retrospective survey. The German AIDS Study Group (GASG). Genitourin Med 72 (3): 176–81

Schöfer H, Brockmeyer NH, Hagedorn HJ et al. (2005) Syphilis – Leitlinie der DSTDG zur Diagnostik und Therapie. Hautarzt 56: 1084–1100 (online: www.awmf-online.de)

Schommer M, Kapp A, Brodersen JP (2000) Anorectal application of imiquimod (Aldara) by supositories efficiently prevents recurrences after ablation of condyloma. Eur J Med Res 5: 534

Scieux C, Barnes R, Bianchi A, Casin I, Morel P, Perol Y (1989) Lymphogranuloma venerum: 27 cases in paris. J Infect Dis 160: 662–668

Seidman SN, Rieder RO (1994) A review of sexual behavior in the United States. J Psychiatry 151: 330–341

Stern A, Meyer TF (1987) Common mechanism controlling phase and antigenic variation in pathogenic Neisseriae. Mol Microbiol 1: 5–12

Surawicz CM Myerson D (1988) Self-limited primary cytomegalovirus colitis in immunocompetent individuals. Gastroenterology 94: 194–199

Syed TA, Lundin S, Ahmad SA (1994) Topical 0,3% and 0,5% podophyllotoxin cream for self-treatment of condylomata acuminata in women. A placebo-controlled, double-blind study. Dermatology 189: 142–145

Thompson CI, macAulay AJ, Sith IW (1989) Chlamydia trachomatis infections in the female rectum. Genitourin Med 65: 269–273

Wilcox CM, Schwartz DA (1994) Idiopathic anorectal ulceration in patients with human immunodeficiency virus infection. Am J Gastro 89: 599–604

Wright JE, Butt HL (1994) Perianal infection with beta-haemolytic streptococcus. Arch Dis Child 70: 145–146

Zaki SR, Judd R, Coffield LM, Greer P, Rolston F, Evatt BL (1992) Human papillomavirus infection and anal carcinoma. Retrospective analysis by in situ hybridization and the polymerase chain reaction. Am J Pathol 140: 1345–1355

Teil VII Parasitäre Infektionen des unteren Gastrointestinaltraktes

Amöbiasis

C. Schieferstein, G. Just-Nübling

Parasitosen gehören zu den häufigsten Infektionen weltweit. Sie stellen ein relevantes Gesundheitsproblem in Entwicklungsländern und auch in Industrieländern dar, in Letzteren v. a. durch erkrankte Reiserückkehrer aus Gebieten mit niedrigem hygienischem Standard. Die geschätzte Häufigkeit einer Auswahl parasitärer Infektionen zeigt ◘ Tab. 40.1.

Parasitosen werden in Protozoen und Helminthen unterteilt. Die wichtigsten humanpathogenen intestinalen Protozoen sind Amöben, Giardia sowie die Gruppe der Kokzidien und Mikrosporidien. Helminthen werden weiter klassifiziert in Nematoden (Rundwürmer), Trematoden (Saugwürmer) und Zestoden (Bandwürmer).

Die klinische Symptomatik der unterschiedlichen Parasitosen ist vielfältig und wird u. a. bestimmt durch die Lokalisation der Infektion im Intestinaltrakt (◘ Tab. 40.2). Bei den meisten Parasitosen stehen jedoch gastrointestinale Symptome (Diarrhö, abdominelle Schmerzen, Übelkeit) im Vordergrund.

Zur Diagnosestellung parasitärer Infektionen ist das klinische Bild sowie eine sorgfältige Anamneseerhebung unter Einbeziehung der Reisetätigkeit und möglicher Grunderkrankungen wie z. B. einer Immunschwäche wichtig.

◘ Tab. 40.1. Geschätzte Häufigkeit parasitärer Infektionen weltweit (mod. nach Kennedy 2000)

Askariasis	1.000 Mrd.
Hakenwurminfektion	900 Mio.
Amöbiasis	500 Mio.
Trichuriasis	400 Mio.
Malaria	300 Mio.
Schistosomiasis	200 Mio.
Leishmaniose	12 Mio.

40.1 Durch Protozoen bedingte Infektionen: Entamoeba histolytica

Im Jahre 1875 beschrieb Fedor Lösch in St. Petersburg erstmalig einen Fall von fataler Amöbiasis und identifizierte Amöben als auslösendes Agens (Lösch 1875, Ma et al. 1990). Amöbiasis ist eine der häufigsten Parasiteninfektionen des Menschen, sie wird hervorgerufen durch die orale Aufnahme von Zysten des einzelligen Parasiten Entamoeba histolytica. Neben der pathogenen Art gibt es die lichtmikroskopisch nicht unterscheidbare nichtpathogene Entamoeba dispar. Das klinische Spektrum reicht von asymp-

VII

Tab. 40.2. Lokalisation und Leitsymptome einer Auswahl intestinaler Parasitosen

Lokalisation	Parasitose	Spezies	Klinisches Bild
Dünndarm	Protozoen	Giardia lamblia	Malabsorption, voluminöse, oft übelriechende Stühle
	Nematoden	Ascaris lumbricoides	Gastrointestinale Beschwerden, intestinale Obstruktion
		Ancylostoma duodenale, Necator americanus	Anämie
		Strongyloides stercoralis	Hyperinfektionssyndrom
		Capillaria philipinensis	Abdominelle Schmerzen, wässrige Diarrhö
		Trichinella spiralis	Myalgien
	Zestoden	Taenia spp. Hymenolepsis nana	Meist asymptomatisch
		Diphyllobothrium latum	Perniziöse Anämie
		Dipylidium caninum	Meist asymptomatisch
	Trematoden	Fasciolopsis buski	Meist asymptomatisch
	Kokzidien	Isospora belli, Cryptosporidium parvum, Cyclospora cayetanensis	Wässrige Diarrhö
	Mikrosporidien	Enterocytozoon bieneusi, Encephalitozoon intestinalis	Wässrige Diarrhö
	Sonstige Protozoen	Dientamoeba fragilis	Meist asymptomatisch, abdominelle Beschwerden
		Blastocystis hominis	Diarrhö
Kolon/Rektum	Protozoen	Entamoeba histolytica	Blutige Diarrhö, Kolitis
	Nematoden	Enterobius vermicularis	Analer Pruritus
		Trichuris trichuria	Meist asymptomatisch, Rektumprolaps, blutige Diarrhö (Kinder)
	Trematoden	Schistosoma mansoni, japonicum, mekongi, intercalatum	Diarrhö, portale Hypertension
	Kokzidien	Isospora belli	Wässrige Diarrhö, krampfartige abdominelle Beschwerden
	Mikrosporidien	Encephalitozoon intestinalis	Wässrige Diarrhö
	Sonstige Protozoen	Dientamoeba fragilis	Meist asymptomatisch
		Blastocystis hominis	Meist asymptomatisch, Diarrhö bei Immunschwäche
		Balantidium coli	Meist asymptomatisch, blutige Diarrhö
Gallenwege/-blase	Trematoden	Fasciola hepatica, Opisthorchis spp.	Meist asymptomatisch, Obstruktion der Gallenwege
	Nematoden	Ascaris lumbricoides	Cholangitis durch Obstruktion
	Kokzidien	Cryptosporidium parvum, Cyclospora cayetanensis, Isospora belli	Akalkulöse Cholezystitis, Cholangitis
	Mikrosporidien	Enterocytozoon bieneusi, Encephalitozoon intestinalis	

tomatischen Infektionen bis zu akuten bis hochakuten und chronischen Verläufen. Das vorwiegend betroffene Organ ist das Kolon, in der Leber oder in anderen extraintestinalen Organen können sich Amöbenabszesse bilden.

Es gibt apathogene Amöben, die als Kommensalen den Darm bewohnen [Entamoeba (E.) dispar, E. coli, E. hartmanni, E. moshkovskii, Endolimax nana, Jodamoeba bütschlii], fakultativ pathogene [Blastocystis hominis, Entamoeba gingivalis (Mundschleimhaut), Dientamoeba fragilis] und frei lebende Amöben, die hochpathogen sein können und lebensgefährliche Menigoenzephalitiden nach Thermalbadbesuch (Naegleria fowleri) und Keratididen insbesondere bei Kontaktlinsenträgern (Acanthamoeba) auslösen können.

Epidemiologie

In den 20er-Jahren brachte der Franzose Brumpt erstmals den Gedanken auf, dass 2 makroskopisch nicht unterscheidbare Spezies der Entamöben existieren – Entamoeba histolytica als pathogene Erreger und Entamoeba dispar als apathogene Kommensal ohne die Fähigkeit, invasiv in Gewebe einzudringen. Dieser Gedanke fand zu dieser Zeit bei seinen Zeitgenossen kein Gehör. Erst in den letzten 15–20 Jahren wurde diese Vorstellung wieder aufgegriffen und ist heute, unterstützt durch die Analyse der Enzymmuster (Zymodemes) und der DNA, allgemein akzeptiert. Man geht davon aus, dass ca. 90% aller intestinalen Amöbeninfektionen durch die harmlose Entamoeba dispar hervorgerufen werden (Clark 1998, Stanley 2003).

E. histolytica kommt weltweit vor, ist endemisch in Ländern mit schlechten sozioökonomischen Verhältnissen und damit hygienischen Verhältnissen. Insbesondere bevölkerungsreiche Regionen Afrikas, Asiens und Mittel- und Südamerikas sind davon betroffen. Insgesamt erkranken jährlich 40–50 Mio. Menschen, wovon schätzungsweise 40.000 sterben (Walsh 1986, Walsh 1988). Eine Studie über deutsche Reisende in den Tropen zeigte eine Prävalenz von 0,3% von pathogenen Entamoeba-histolytica-Infektionen (Weinke et al. 1990)

Hauptreservoir der Amöben ist der Mensch. Zu einer Infektion kommt es fäkal-oral auf direktem Wege oder durch mit menschlichen Fäkalien kontaminierte Nahrungsmittel oder Wasser; die fäkal-orale Übertragung beim Geschlechtsverkehr ist selten. Hauptüberträger sind asymptomatische Zystenträger. Abwasser- und Trinkwasserhygiene, Düngemethoden (mit menschlichen Fäkalien) und Gesundheitserziehung haben einen starken Einfluss auf die Prävalenz von Amöbiasis einer Bevölkerung (Fleischer u. Tannisch 2000).

Risikogruppen sind Reisende, Immigranten, Patienten mit Immunschwäche, Homosexuelle, Gefangene und Bewohner von Gemeinschaftseinrichtungen. Von schweren Infektionen sind v. a. Kleinkinder, Schwangere, Unterernährte und Patienten unter Kortikosteroidtherapie betroffen. Patienten, die an AIDS leiden, haben kein erhöhtes Risiko, schwere Infektionen zu bekommen.

Pathogenese/Pathologie

Entamoeba histolytica kann fast jedes Gewebe des menschlichen Körpers zerstören, an erster Stelle die intestinale Schleimhaut und die Leber. Die Minutaformen der Trophozoiten lassen sich zunächst im Kolon nieder, bei Anwesenheit von Bakterien wandeln diese sich in gewebeinvasive Magnaformen um. Diese können die Schleimhautbarriere überwinden. Durch rasche Zellinfiltration in der Umgebung der eindringenden Amöben kommt es zu einer schnellen Lyse und Gewebenekrose der Entzündungszellen. In Biopsien finden sich daher oft keine Entzündungszellen. Die Ulzerationen in der Kolonmukosa können bis auf die Submukosa fortschreiten und zu Perforationen – am häufigsten im Zäkumbereich – führen. In einigen Fällen entwickeln sich die Granulationen im Ulkusbereich zu einem Amöbom, das makroskopisch leicht mit einem Kolonkarzinom verwechselt werden kann. Zusätzlich zur Fähigkeit, invasiv in Gewebe einzudringen, lösen Trophozoiten durch Stimulation der intestinalen Sekretion Diarrhöen aus (McGowan u. Donowitz 1998, McGowan et al. 1983).

Über die Pfortader gelangen die Trophozoiten in die Leber und bilden dort bevorzugt im rechten Leberlappen Nekrosen, die sich zu einer Art Abszesshöhle ausbreiten. Die Trophozoiten befinden sich am Rand, im Zentrum ist destruiertes, lysiertes Gewebe mit lila-bräunlich-rahmigem Aussehen, oft mit Anchovisoße verglichen. In einem Drittel der Fälle sind multiple Leberabszesse nachweisbar (Fleischer u. Tannisch 2000). Über hämatogene Aussaat können auch andere Organe befallen werden. Rezidive der Erkrankung finden sich nur selten, man nimmt an, dass die Bildung von schützenden Antikörpern eine Rolle spielt (De Leon 1970).

Lebenszyklus

Während des Lebenszyklus der Entamöben werden 2 Formen gebildet: Zyste und Trophozoit. Die orale Aufnahme einer einzigen magensaftresistenten Zyste über fäkalienverunreinigte Nahrungsmittel (Salat, Trinkwasser) genügt, um eine Infektion hervorzurufen. In der neutralen oder alkalischen Umgebung des Dünndarms wird die Amöbe in der Zyste aktiv. Durch Enzyme im Lumen des Darms wird die Zystenwand verdaut. Die Amöbe separiert sich von der Zystenwand und teilt sich in 4 Organismen. Es folgt die weitere Teilung in 8 Trophozoiten und dann der Abschluss der Reifung im Zäkum. Die Vermehrung der Trophozoiten erfolgt asexuell durch binäre Fission, der einzelne Kern teilt sich durch modifizierte Mitose (Minutaform). Aus den Minutaformen bilden sich, bei Anwesenheit von Bakterien, Magnaformen mit histolytischen Eigenschaften, die in die Mukosa eindringen. Bei der weiteren Passage von Minutaformen im Kolon kommt es zum Enzystieren durch Austrocknung, die Zysten werden mit dem Stuhl ausgeschieden. Zysten sind im Stuhl oder Wasser für mehrere Tage lebendig und infektiös, sterben bei Austrocknen ab. Da die Trophozoiten nicht magensaftresistent sind und außerhalb des Körpers sofort degenerieren, sind nur die Zystenformen infektiös.

Klinisches Bild

Das klinische Bild reicht von der sehr häufigen asymptomatischen Infektion mit Ausscheidung von Zysten im Stuhl bis hin zu lebensbedrohlichen Komplikationen (◘ Tab. 40.3; Haque et al. 2003).

Intestinale Form (Amöbenruhr)

Die Inkubationszeit liegt zwischen 1 Woche und vielen Monaten. Klinisch zeigen sich langsam einsetzende, häufige (bis 12-mal am Tag), ungeformte, nichtwässrige

Stühle. Diese sind zum Teil assoziiert mit Absetzen von Blut und Schleim (himbeergeleeartige Durchfälle). Fieber tritt selten auf. Die Beschwerden dauern weniger als 1 Monat, Rezidive können über Jahre auftreten. Selten kommt es zu einer fulminanten Kolitis mit schwerster blutiger Diarrhö und Fieber. Schwangere Frauen, Kinder und Patienten unter Steroidtherapie sind besonders betroffen. Insbesondere Letztere können dann auch ein letal endendes toxisches Megakolon entwickeln.

Eine gefürchtete Komplikation ist die Perforation. Das Abdomen von Patienten mit einer akuten Amöbenruhr sollte daher mindestens 2-mal täglich vorsichtig untersucht werden. Gelegentlich als Masse tastbar sind Amöbome, die im Zäkum und am Übergang zwischen Sigmoid und Rektum zu finden sind.

Extraintestinale Form

Die häufigste extraintestinale Manifestation ist der Leberabszess mit einer Inkubationszeit zwischen Monaten und Jahren. Der Leberabszess kann ohne vorherige Episode einer Amöbenruhr auftreten. Nur in einem Drittel der Fälle findet man Zysten im Stuhl. Anders als bei der intestinalen Form der Amöbiasis sind Männer deutlich häufiger betroffen. Symptome sind Fieber, Unwohlsein und Schmerzen in der Leberregion, die in die rechte Schulter ausstrahlen. Husten oder Hämoptysen sind Symptome einer Lungenbeteiligung. Die Leber kann vergrößert sein, laborchemisch zeigen sich eine Leukozytose bzw. erhöhte Leberenzyme (insbesondere die alkalische Phosphatase). In seltenen Fällen kommt es durch Kompression der Gallenwege zu einem Ikterus. Eine bakterielle Superinfektion ist prognostisch ungünstig. Der Röntgen-Thorax kann einen Pleuraerguss, Atelektasen und Zwerchfellhochstand zeigen. Komplikationen sind die Ruptur in den Pleuraraum (10–20%), ins Peritoneum (2–7%) und ins Perikard (selten, nur bei Abzessen im linken Leberlappen). Eine bronchopulmonale Fistel zeigt sich durch produktiven Husten von nekrotischem Material und war vor der Chemotherapeutikaära Zeichen einer spontanen Heilung durch Abzessdrainage via Lunge.

Seltene Manifestationen sind Gehirnabzesse mit sehr hoher Mortalität, Lungenabszesse, kardiale Beteiligung, perinephritische oder Milzabszesse sowie vaginale oder uterine Beteiligung, rektovaginale Fisteln und Amöbenhautabszesse. Die pleuropulmonale wie auch die kardiale Beteiligung sind meist sekundär bei vorhandenen Leberabszessen. Verschiedene Studien zeigen, dass bis zu 90% der Zystenträger von pathogenen E. histolytica innerhalb eines Jahres die Infektion ausheilen. Das klinische Bild der Amöbeninfektion geht aus ◘ Tab. 40.3 hervor (Farthing et al. 2003).

Diagnostik

Beweisend ist der Nachweis motiler Trophozoiten mit phagozitierten Erythrozyten, sog. Magnaformen (Größe von ca. 25×20 µm) im frischen, warmen Stuhl (◘ Tab. 40.4). Wenn möglich, gewinnt man die Probe aus dem blutigschleimigen Anteil des Stuhles oder aus Material einer rektalen Biopsie (cave: bei fulminanter Kolitis). Im Gegensatz zur bakteriellen Diarrhö beinhaltet der Stuhl in der Regel wenige bzw. keine Leukozyten.

Lichtmikroskopisch sind E. dispar und E. histolytica nicht unterscheidbar. Die Zysten haben eine Größe von 10–15 µm mit 1–4 Kernen mit einem zentralem Karyosom und Chromatoidkörperchen.

Ein Antigen-ELISA weist Trophozoitenantigene, nicht jedoch Zystenantigene im Stuhl nach. Findet man in Gebieten mit nur geringer Durchseuchung Zysten im Stuhl, können serologische Antikörpertests (ELISA oder IHA) zeigen, ob es sich bei der Infektion um invasive Formen handelt, da es nur bei Infektionen mit E. histolytica zu einer Antikörperbildung kommt. Diese Tests haben v. a. beim Leberabszess eine gute Sensitivität (IHA: Leberabszesse 90–100%, bei symptomatischen intestinalen Infektionen 75–90%, bei asymptomatischen Infektionen positiv 5–50%). Zu Beginn der Infektion kann der Antikörpertest zunächst negativ sein (Li u. Stanley 1996). Die PCR auf Entamoeba-histolytica-DNA aus Stuhl zeigte in einer Studie eine gute Sensitivität und Spezifität und war

◘ **Tab. 40.3.** Klinik der Amöbeninfektion

	Klinisches Bild	Komplikationen
Intestinale Form	Häufige nichtwässrige Diarrhö Mikro-/makroskopisch Blut im Stuhl Abdominelle Schmerzen Fieber	Fulminante Kolitis Toxisches Megakolon Perforation
Extraintestinale Form	Akuter Beginn Fieber Leberdruckschmerz Hepatomegalie Leukozytose Erhöhte Leberenzyme Diarrhö (<30%) Selten Ikterus (<10%)	Pleuraerguss Atelektasen Zwerchfellhochstand Ruptur in: Peritoneum Pleura Perikard (nur bei Abszessen im linken Leberlappen)

der Mikroskopie überlegen, sie wird evtl. in Zunkunft in der Routine eingesetzt werden können (Blessmann et al. 2002, Prakash et al. 2000).

Bei unklarer Diagnose ist eine Spiegelung des Rektums und Sigmoids mit Entnahme von Biopsien indiziert, möglichst ohne vorherige Abführmaßnahmen, um die Chancen zu erhöhen, Trophozoiten zu finden. Bei Patienten mit akuter Amöbenruhr ist die Indikation zur Koloskopie wegen Perforationsgefahr zurückhaltend zu stellen.

Zur Diagnose des Amöbenleberabszesses sind bildgebende Verfahren wie Sonographie und die Computertomographie (CT) erforderlich. Die Serologie ist eine ergänzende Methode, insbesondere bei Patienten aus nichtendemischen Gebieten. Bei der sonographischen Verlaufskontrolle ist zu beachten, dass viele Abszesse zunächst unter amöboizider Therapie sich vergrößern, um dann langsam (über Monate) kleiner zu werden. Ca. 10% der Patienten zeigen nach 1 Jahr noch Auffälligkeiten im Ultraschall. Der Nachweis von Trophozoiten im Abszesspunktat gelingt nur selten, da sich die Trophozoiten am Rande des Abszesses befinden und in der Abszesshöhle vorwiegend nekrotisches Material vorhanden ist. Der Nachweis von Entaemoeba-histolytica-DNA mittels PCR aus dem punktierten Abszessmaterial zeigt hohe Sensitivität (Cheesbrough 1998, Haque et al. 1998, Jackson et al. 1985, Zaman et al. 2000).

Tab. 40.4. Diagnostik der Amöbeninfektion

Intestinale Form	Direkter Nachweis	– Trophozoiten im warmen Stuhl (<1 h)/aus Biopsie – Zysten im Mikroskop (allerdings keine Unterscheidung zwischen apathogenen E. dispar/pathogenen E. histolytica) – Kopro-Antigen-ELISA – PCR (experimentell)
	Indirekter Nachweis	– Antikörper-ELISA (unterscheidet nicht zwischen durchgemachter und frischer Infektion)
Extraintestiale Formen	– Sonographie – Computertomographie – Magnetresonanztomographie – Antikörper-ELISA – Mikroskopischer Nachweis von Trophozoiten im Abszesspunktat (gelingt nur selten) – PCR aus Abszesspunktat	

Differenzialdiagnostik

Die wichtigsten Differenzialdiagnosen zur intestinalen Amöbiasis sind Infektionen durch enteroinvasive E. coli, Shigellen, Campylobacter, Clostridium difficile, Zytomegalievirus bzw. ischämische Kolitis, prolongierte Verläufe chronisch entzündlicher Darmerkrankungen. Beim Amöbenleberabszess kommen bakterielle Leberabszesse, zerfallendes Hepatom und Echinokokkuszysten differenzialdiagnostisch in Betracht.

Therapie

Das Mittel der Wahl für eine akute Amöbiasis ist Metronidazol mit einer Ansprechrate von 90% (Tab. 40.5). Je nach Schwere der Erkrankung kann es oral oder parenteral verabreicht werden. Nebenwirkungen sind v. a. Übelkeit, Schwindel, Kopfschmerzen, metallischer Geschmack und gastrointestinale Beschwerden, selten kommt es zu neurologischen Beschwerden wie Ataxien, Schlaflosigkeit, Verwirrung und Parästhesien und zu Blutbildveränderungen. Als Wechselwirkung tritt eine Alkoholintoleranz auf. Teratogene Effekte sind in vitro festgestellt worden, konnten in vivo jedoch nicht beobachtet werden. Dennoch sollten Schwangere nicht damit therapiert werden. Resistenzen gegen Metronidazol sind bis heute nicht bekannt. Alternative zu Metronidazol ist Tinidazol, je nach Verfügbarkeit auch Ornidazol und Nimorazol. Dehydroementin und Chloroquin sind wegen der kardiotoxischen Wirkung bzw. wegen der häufigeren Rezidivrate Mittel der zweiten Wahl.

Der Amöbenleberabszess wird in gleicher Dosierung behandelt, wobei man Metronidazol zunächst in der Regel parenteral verabreicht. In der überwiegenden Mehrzahl der Fälle reicht eine medikamentöse Behandlung aus, in wenigen Fällen ist es notwendig, durch Punktion oder Drainage den Abszess zu entlasten (► Übersicht »Indikationen zur Abszessdrainage«; Hanna et al. 2000). Eine Punktion sollte immer unter Metronidazolschutz erfolgen, um eine Amöbenperitonitis durch Verschleppung von Erregern in den Bauchraum zu verhindern.

Tab. 40.5. Therapie bei intestinaler Amöbiasis

	Medikament	Dosierung	Therapiedauer
Akute Kolitis/Leberabszess	Metronidazol (z. B. Clont, Flagyl)	500–750 mg 3-mal täglich	10 Tage
	Tinidazol (Simplotan)	2 g/Tag	2–3 Tage
Zystenausscheider	Diloxanidfuroat (Furamide)	500 mg 3-mal täglich	10 Tage
	Paromomycin (Humatin)	500 mg 3-mal täglich[a]	7 Tage[a]

[a] Triadafilopoulos 1997

Indikationen zur Abszessdrainage (Farthing et al. 2003)
- Abszesse linker Leberlappen mit erhöhter Rupturgefahr
- Kein Ansprechen nach 72 h konservativer Behandlung
- Differenzialdiagnose bakterieller Abszess
- Rupturgefahr

Metronidazol und Tinidazol wirken vorwiegend auf die Trophozoiten, weniger auf die Zysten, daher sollte sich eine Behandlung der Zysten mit Diloxanidfuroat oder Paromomycin anschließen. Sie werden fast gar nicht resorbiert und haben deswegen nur geringe Nebenwirkungen (gastrointestinale Beschwerden). Paromomycin kann auch zur Behandlung der Amöbenkolitis in der Schwangerschaft eingesetzt werden (Triadafilopoulos 1997). In Deutschland ist es nur über die internationale Apotheke zu erhalten. Die Frage, ob asymptomatische Zystenausscheider behandelt werden sollten, ist kontrovers. Bei gesicherter E.-histolytica-Infektion ist eine Behandlung zu empfehlen.

Prophylaxe

Zysten bleiben für mehrere Tage im Stuhl lebendig und infektiös, können im Boden wenigstens 8 Tage bei 34–38°C und 1 Monat bei 10°C, unter Fingernägeln 45 min, auf der Handfläche weniger als 1 min überleben. Zerstört werden sie bei Temperaturen >68°C, insbesondere durch Kochen für 10 min, durch Jodid, nicht dagegen durch Chlor im Wasser. Auch in Süßwasser, Meerwasser und Abflusswasser bleiben sie infektiös.

Die beste Prophylaxe ist die Vermeidung von fäkalienverseuchtem Trinkwasser und Lebensmitteln. Für Reisende in endemische Länder gilt der Spruch »peel it, cook it or forget it«.

In endemischen Ländern kann eine Verbesserung der sanitären Anlagen mit einer strikten Trennung zwischen Fäkalien und Trinkwasser, Verzicht auf Düngung mit Fäkalien zusammen mit einer verstärkten Gesundheitserziehung (zur Verhinderung der fäkal-oralen Übertragung) eine Verringerung der Infektionen bewirken.

Literatur

Blessmann J, Buss H, Nu PA et al. (2002) Real time PCR for detection and differentiation of Entamoeba histolytica and Entamoeba dispar in fecal samples. J Clin Microbiol 40: 4413–7

Cheesbrough M (1998) District Laboratory Practice in Tropical Countries, Part 1, Tropical Health Technology, Doddington

Clark CG (1998) Entamoeba dispar, an organism reborn. Transactions of the Royal Society of Tropical Medicine 92: 361–364

De Leon A (1970) Pronóstico tardío en el absceso hepático amibiano. Arch Invest Med 1: 205–206

Drugs for Parasitic Infections (2004) Medical Lett Drugs Ther (Online: www.medletter.com/freedocs/parasitic.pdf)

Farthing MJG, Cevallos AM, Kelly P. (2003) Chapter 77. Intestinal protozoa. In: Cook, GC (ed) Manson's Tropical Diseases, 21st ed. W.B. Saunders, London, pp 1373–1410

Fleischer K, Tannisch E (2000) Amöbiasis und andere Amöbeninfektionen. In: Lang W, Löscher T (Hrsg) Tropenmedizin in Klinik und Praxis, 3. Aufl. Thieme, Stuttgart, S 68–85

Hanna RM, Dahniya MH, Badr SS et al. (2000) A percutaneous catheter drainage in drug-resistant amoebic liver abscess. Trop Med Int Health 5: 578–81

Haque R, Ali IKM, Akther S et al. (1998): Comparision of PCR, isoenzyme analysis, and antigen detection for diagnosis of Entaemobia histolytica infection. Journal of Clinical Microbiology 36: 889–893

Haque R, Huston CD, Hughes M et al. (2003) Amebiasis. N Engl J Med 348: 1565–73

Jackson TFHG, Gathiram V, Simjee AE (1985) Seroepidemiogical study of antibody responses to the zymodemes of Entamoebia histolytica. Lancet 1: 716–719

Kennedy D (2000) Emerging infections and relation to travel. In: Lockie C, Walker E, Clavert L et al. (eds) Travel medicine and migrant health. 1th ed. Churchill Livingstone, London, pp 24–36

Li E, Stanley SL jr (1996) Protozoa. Amoebiasis. Gastroenterol Clin North Am 3: 471–492

Lösch F (1875) Massenhafte Entwicklung von Amöben im Dickdarm. Archiv für Pathologische Anatomie und Physiologie und Klinische Medizin von Rudolf Virchow 65: 196–211

Ma P, Visvesvara GS, Martinez AJ et al. (1990) Naegleria and Acanthamoeba infections: review. Rev Infect Dis 12: 490–513

Mc Gowan K, Kane A, Asarkof N et al (1983) Entamoebia histolytica causes intestinal secretion: Role of serotonin. Sciene 221: 762–764

Mc Gowan K, Donowitz M (1998): Secretagogues of Entamobea histolytica: Role in diarrhea. In: Ravdin JI (ed) Amebiasis: Human infection by entamoebia histolytica. Wiley, New York, pp 283–296

Prakash A, Chakraborti A, Mahajan RC et al. (2000) Entamoeba histolytica: Rapid detection of indian isolates by cysteine proteinase gene-specific polymerase chain reaction. Exp Parasitol 95: 285–287

Reed SL, Ravdin JI (1995) Amoebiasis. In: Blaser MJ, Smith PD, Ravdin JI (eds) Infections of the gastrointestinal tract, 1th ed. Raven Press, New York, pp 1065–1080

StanleySL Jr (2003) Amoebiasis. Lancet 361: 1025–34

Triadafilopoulos G (1997) Parasitic infections of the intestine. In: La Mont JT (ed) Gastrointestinal infections. Diagnosis and management. Marcel Dekker, New York, pp 327–359

Walsh JA (1986) Problems in recognition and diagnosis of amebiasis: estimation of the global magnitude of morbidity and mortality. Rev Infect Dis 8: 228–238

Walsh JA (1988) Prevalence of Entamoeba histolytica infection. In: Ravdin JI (ed) Amebiasis: human infection by Entamoeba histolytica. Wiley and Sons, New York, pp 93–105

Weinke T, Friedrich-Janicke B, Hopp P et al. (1990) Prevalence and clinical importance of Entamoeba histolytica in two high-risk groups: Travelers returning form the tropics and male homosexuals. J Infect Dis 161: 1029

Zaman S, Khoo J, Ng SW et al. (2000) Direct amplification of Entamoeba histolytica DNA from amoebic liver abscess pus using polymerase chain reaction. Parasitol Res 86: 724–8

Giardia lamblia

C. Schieferstein, G. Just-Nübling

Im Jahre 1681 entdeckte Leeuwenhoek im eigenen diarrhöischen Stuhl zum ersten Mal Parasiten, deren Beschreibung ähnlich der heute als Giardia lamblia bezeichneten Parasiten ist. Detailliert beschrieben und klassifiziert wurden diese Parasiten erstmals von Lambl im Jahre 1859, von Blanchard 1888 und Stile 1915. Die Erkrankung und das ursächliche Agens wurden benannt zu Ehren des französischen Biologen und Parasitologen Alfred Giard (Salfelder 1987).

Giardia (G.) lamblia (Synonyme G. intestinalis, G. duodenalis, Lamblia intestinalis) ist ein flagellierter Parasit, der den Dünndarm von Mensch und Säugetier bewohnt. Die durch fäkal-orale Übertragung hervorgerufene Giardiasis hat ein breites klinisches Spektrum mit unterschiedlichen Verläufen – von der asymptomatischen Infektion in mehr als zwei Drittel der Fälle, der akuten Infektion bis hin zu chronischen Verläufen.

Bis heute bleiben viele Aspekte der Biologie von G. lamblia und der Interaktionen mit dem Wirt unbeantwortet. Es wurden weder spezifische Virulenzfaktoren gefunden, noch gibt es eine genaue Erklärung der Pathogenese und der Breite des klinischen Spektrums (Farthing 1995, Farthing et al. 1996).

41.1 Durch Protozoen bedingte Infektionen: Giardia lamblia

Epidemiologie

Giardiasis kommt weltweit vor, die Prävalenz wird zwischen 2 und 5% in Industrieländern und zwischen 20 und 30% in Entwicklungländern angegeben. Bei schlechten hygienischen Bedingungen kann es zu Ausbrüchen mit sehr hohen Fallzahlen bis hin zu Epidemien kommen. Giardia lamblia wird fäkal-oral durch die Aufnahme von 10–100 Zysten über verunreinigtes Trinkwasser, Nahrungsmittel, direkt von Person zu Person, z. B. bei Kindern durch Schmierinfektion oder beim homosexuellen Geschlechtsverkehr, übertragen. Die Übertragung der Infektion in Schwimmbädern ist selten. Der Mensch selbst und kontaminiertes Oberflächenwasser sind Hauptreservoire der Infektion. Zu den Risikogruppen gehören:

- Kleinkinder und Kinder (sehr selten in den ersten 6 Monaten), insbesondere unterernährte Kinder,
- Reisende,
- Immunsupprimierte, insbesondere mit Antikörpermangelsyndromen (IgA, IgM): Hypogammaglobulinämie, Agammaglobulinämie; zystische Fibrose,
- Patienten mit Hypochlorhydrie (z. B. nach BII-Resektion des Magens, reduzierte Magensäure),
- Homosexuelle,

- Menschen mit bestimmten HLA-Typen, z. B. HLA A1, HLA A2, HLA B8, HLA B12.
- Bei Reisenden in tropische Länder ist die Giardiasis eine der häufigsten Ursachen der akuten und chronischen Diarrhö, wobei neben der bereisten Region auch die Dauer des Aufenthaltes eine wichtige Rolle spielt. So konnte bei deutschen Reisenden mit langer Aufenthaltsdauer auf dem indischen Subkontinent die höchste Prävalenz einer Giardiasis beobachtet werden (Jelinek u. Löscher 2000).

Es wird angenommen, dass Giardia lamblia ausschließlich menschenpathogen ist. Offenbar haben Tierreservoire eine Bedeutung, da Haustierbesitzer eine höhere Prävalenz von Giardiainfektionen zeigen (Winsland et al. 1989). Ein Impfstoff für Hunde und Katzen zur Verringerung der Übertragung wurde kürzlich entwickelt (Olson et al. 2000). Andere Giardiaarten, wie z. B. Giardia muris bei Nagern, Giardia agilis bei Amphibien, sind für Menschen apathogen.

Pathogenese/Pathologie

Die pathogene Form ist der Trophozoit, die Übertragungsform die Zyste. Trophozoiten kolonialisieren im proximalen Dünndarm und sind dort die Ursache für Diarrhö und Malabsorption.

Der Trophozoit ist 12–15 µm lang und 5–9 µm breit, hat 2 Kerne und 4 symmetrisch angeordnete Flagella. Die ovalen Zysten mit 4 Kernen haben eine Länge von 8–14 µm und eine Breite von 6–10 µm.

Im Gegensatz zur Entamoeba histolytica dringen Giardiatrophozoiten nicht invasiv in die Darmwand ein (Farthing 1996). Histologisch findet man bei symptomatischen Patienten eine milde bis moderate Zottenatrophie. Assoziiert mit der Zottenatrophie ist eine leichte Vertiefung der Krypten. Elektronenmikroskopisch können Verkürzungen und Unterbrechungen der Struktur der Mikrovilli nachgewiesen werden. Wahrscheinlich korreliert das Ausmaß der mukosalen Abnormalitäten mit der Schwere der Erkrankung. Man findet eine Verminderung der Aktivitäten der Disaccharidasen, wie z. B. Laktase, Sucrase und Maltase. Die Pathogenese der Diarrhö ist bis heute nicht klar verstanden. Man geht von einem multifaktoriellen Geschehen aus, bei dem bakterielle Überwucherung, Dekonjugation der Gallensalze, die Aufnahme der Gallensalze durch die Parasiten und eine Induktion der Pankreasenzyme eine Rolle spielen.

Patienten mit Agammaglobulinämie bzw. IgA-Mangel erkranken häufiger an einer Giardiasis. Deshalb ist anzunehmen, dass das humorale Immunsystem bei der Abwehr der Infektion eine wichtige Funktion hat.

Lebenszyklus

Der Lebenszyklus von Giardia lamblia umfasst 2 Stadien, die Zystenform und Trophozoitenform. Der oralen Aufnahme der Zysten folgt eine Exzystierung im proximalen Dünndarm, die durch den niedrigen pH im Magen, Sekrete des Duodenums und des Pankreas getriggert wird. Aus einer Zyste bilden sich 2 Trophozoiten mit jeweils 2 Kernen und multiplen Flagella. Die weitere Vermehrung erfolgt asexuell durch binäre Fission. Die Trophozoiten heften sich mit Hilfe eines Saugnapfes (»adhesive disk«) an der Mukosa der Krypten von Duodenum und Jejunum an, ohne jedoch invasiv in die epitheliale Mukosa einzudringen (Fleischer et al. 2000).

Passieren die Trophozoiten den Dickdarm, kommt es meist zur Enzystierung. Da die Parasiten nicht in der Lage sind, eigene Phospholipide zur Synthetisierung der Zystenmembran zu bilden, müssen konjungierte Gallensalze aufgenommen werden, die die Enzystierung triggern. Bei schwerer Diarrhö mit schneller Darmpassage sind neben den Zysten oft auch Trophozoiten im Stuhl nachweisbar. Rund 20.000–150.000 Zysten pro Gramm Stuhl können pro Tag ausgeschieden werden, die sofort infektiös sind und in kalter und v. a. feuchter Umgebung mehrere Wochen, möglicherweise auch mehrere Monate überleben können, jedoch gegenüber Austrocknung sensibel sind.

Klinisches Bild

In endemischen Gebieten ist die asymptomatische Trägerschaft die häufigste Manifestation der Giardiainfektion. Die Inkubationszeit einer akuten Infektion liegt zwischen 1 und 45 Tagen. Die klinische Symptomatik dauert in der Regel zwischen 3 und 20 Tagen. In einem Viertel der Fälle bestehen die Beschwerden länger als 7 Wochen. Die Virulenz des jeweiligen Giardiaisolates, die Anzahl der Parasiten, die Immunantwort und noch andere unbekannte Faktoren bestimmen das klinische Bild der Infektion (Leder u. Weller 2004).

Symptomatische Patienten (Tab. 41.1) zeigen rezidivierende Attacken von initial meist wässriger, faulig riechender Diarrhö mit starkem Stuhldrang, insbesondere nach dem Essen. Zudem treten Übelkeit, Aufstoßen, obere abdominelle Schmerzen sowie starke Flatulenz auf. Fieber ist in der Regel nicht vorhanden. IgE-vermittelte Hypersensitivitätsphänomene sind wie Cholezystitis, Cholangitis, granulomatöse Hepatitis und Verminderung der exokrinen Pankreasfunktion sehr selten. In einigen Fällen kommt es zum Persistieren der Diarrhö mit Malabsorbtionssyndrom für Kohlenhydrate, insbesondere D-Xylose und Laktose, Fette und fettlösliche Vitamine und Vitamin B12. Der Gewichtsverlust kann 10–20% des Körpergewichts betragen. Bei Kindern kann dies bei schon bestehender Unterernährung zu Wachstumsrückstand, Vitaminmangelsymptomen und daraus folgend zu Anämie führen. Langanhaltende Zystenausscheidung (bis zu 6 Monaten) ist auch bei asymptomatischen Infektionen bekannt. Koinfektionen mit anderen Enteritiserregern sind häufig (Casemore 1990).

Diagnostik (◘ Tab. 41.2)

Die Laborwerte wie Entzündungsparameter, Leukozyten und Eosinophile sind im Normbereich. Im Stuhl sind im Gegensatz zu bakteriellen Infektionen keine Leukozyten nachweisbar. Stuhlfettmenge und andere Labortests für Malabsorption können pathologisch sein. Makroskopisch ist der Stuhl oft hell, fetthaltig, schwimmt auf Wasser und hat einen charakteristischen, unangenehmen Geruch.

In frischem, normal geformten Stuhl lassen sich meist Zysten nachweisen, Trophozoiten jedoch nur bei schwerer Diarrhö. Sie werden initial für einige Tage in hoher, dann für einige Wochen in geringer Anzahl ausgeschieden. Für die Stuhlmikroskopie mit Kochsalzlösung oder Lugol-Lösung sollte möglichst frischer Stuhl (vom selben Tag) verwendet werden. Spezielle Konzentrationstechniken, z. B. mit Formolether oder Zinksulphat (Fleischer et al. 2000) erhöhen die Nachweisrate. Kommerzielle Antigentests [Immunofluoreszenz (IF), Enzym-linked immunosorbent assay (ELISA)] eignen sich gut zum Nachweis von Giardiaantigen im Stuhl. Antigentests haben eine hohe Sensitivität und Spezifität (> 90%; Chan et al. 2000). Die Präsenz von Antigen im Stuhl zeigt eine aktive Infektion an. In einer Studie zeigte sich, dass der Antigentest im Gegensatz zur Mikroskopie bis zu 30% mehr Fälle von Giardiasis entdeckte (Rosoff et al. 1989). Diese Untersuchungsmethode stellt somit eine wichtige Ergänzung zur konventionellen Stuhlmikroskopie dar (Leder u. Weller 2004).

Die Anzahl der mikroskopisch gefundenen Parasiten (Trophozoiten oder Zysten) korreliert nicht mit dem Schweregrad der Infektion; auch bei klinisch inapparenten Infektionen werden in der ersten Woche viele Zysten ausgeschieden.

◘ Tab. 41.1. Klinisches Bild der Giardiainfektion

Akute Form	Chronische Form
Stuhldrang Flatulenz Häufige übelriechende, wässrige bis breiige Stühle Hyperperistaltik Abdominelle Schmerzen Steatorrhö Gewichtsverlust Anorexie Selten Fieber Schwefelhaltiges Aufstoßen Sehr selten: Hypersensitivitätsphänomene Cholezystitis, Cholangitis Granulomatöse Hepatitis Verminderung der exokrinen Pankreasfunktion	Steatorrhö Gewichtsverlust Malabsorptionssyndrom (dadurch bedingter Vitamin-B12-, Vitamin-A-Mangel) Sekundäre Laktoseintoleranz

◘ Tab. 41.2. Diagnostik der Giardiainfektion

Technik	Material	Methode	Kommentar
Mikroskopie	Stuhl	Nachweis von Zysten im Stuhl (nativ mit NaCl, Lugol-Lösung	Insbesondere initial erfolgreich
	Stuhl	Nachweis von Trophozoiten	Gelingt selten, meist nur bei wässriger Diarrhö im frischen Stuhl
	Duodenal-flüssigkeit	Nachweis von Trophozoiten	Wenn bei mehrfachen Untersuchungen im Stuhl nichts gefunden wurde
Histologie	Endoskopische Bürstenzytologie	Giemsa, Grocott, Eisen Hämtoxylin	-
Antigen-ELISA	Stuhl	Immunofluoreszenz (IF) Enzymimmunoassay (EIA)	Hohe Sensitivität (>90%) und Spezifität (>90%)
PCR	Stuhl	-	Nicht in der Routinediagnostik
Kultur	Stuhl	-	Nicht in der Routinediagnostik
Antikörper-ELISA	Serum	Indirekter Fluoreszenzantikörpertest (IFAT) Enzym-linked immunoabsorbent assay (ELISA) Radioimmunoassay (RIA)	Keine Bedeutung in der Diagnostik einer akuten Infektion

Findet man trotz klinischen Verdachts nach gründlicher Untersuchung des Stuhls weder Parasiten – die Trefferquote liegt bei 3-maliger Untersuchung des Stuhls bei 70–85% (Fleischer et al. 2000, Goka et al. 1990) –, kann ein Duodenalaspirat zum Nachweis motiler Trophozoiten gewonnen werden. Zysten findet man nicht im Dünndarm, da diese erst im weiteren Verlauf der Passage gebildet werden.

Der Nachweis von Giardiaantikörpern im Serum z. B. mit indirekten Fluoreszenzantikörpertests (IFAT), ELISA oder Radioimmunoassays (RIA) spielt in der Routinediagnostik der akuten Giardiasis keine Rolle. Der Nachweis von IgG kann nicht zwischen aktiver und früherer Infektion unterscheiden. IgM-Antikörper sind nur am Anfang einer Infektion erhöht und fallen schnell nach Eradikation der Infektion ab. Die Antikörperdiagnostik hat lediglich Bedeutung für epidemiologischen Studien.

Die kulturelle Anzüchtung von Giardia lamblia ist seit Anfang der 70er-Jahre möglich. Sie ist schwierig und deshalb für die Routinediagnostik nicht geeignet, wie auch die Polymerasekettenreaktion, deren zukünftige Bedeutung das Screening auf Kontamination von Wasserbehältern sein könnte.

Differenzialdiagnose

Infektionen mit anderen Durchfallerergern, z. B. Viren, nichtinvasive Bakterien und andere Darmparasiten wie Cryptosporidium parvum, Cyclospora cayetanensis, Isospora belli sowie nichtinfektiöse Ursachen von Malabsorption, z. B. Sprue.

Therapie

Mittel der Wahl für eine akute Giardiasis sind Nitroimidazole (◘ Tab. 41.3) mit den im Kapitel Amöbiasis beschriebenen typischen Nebenwirkungen (▶ Kap. 40). Die Ansprechraten für Metronidazol liegen bei 80–95% (Gardner 2001). Alternativ kann Nimorazol bzw. die Einmalgabe von Tinidazol gegeben werden. In einer Cochrane-Erhebung über 34 Studien wurden keine signifikanten Unterschiede zwischen einer mehrtägigen Therapie mit Metroniadazol oder Nimorazol und einer Einzeldosistherapie mit z. B. Tinidazol festgestellt. Höchste Heilungsraten unter den mehrtägigen Therapien zeigte Metronidazol. Weiterhin wurde gezeigt, dass die Einzelgabe von Tinidazol die höchstens Heilungsraten bei nur geringen Nebenwirkungen hatte (Zaat et al. 2000). Mit Albendazol wurden sehr unterschiedliche Heilungsraten (zwischen 50 und 96%) beobachtet (Dutta et al. 1994, Misra et al. 1995, Penggabean et al.1998, Pengsaa et al. 1999); die Substanz ist in Deutschland für diese Indikation nicht zugelassen.

In der Schwangerschaft sind Nitroimdiazole kontraindiziert. Bei behandlungsbedüftiger Infektion kann Paromomycin, ein nichtabsorbierbares Aminoglykosid, gegeben werden (Drugs for Parasitic Infections 2004, Leder u. Weller 2004). Die Heilungsraten liegen zwischen 60 und 70% (Hill u. Nash 1999).

In den meisten Fällen ist Giardiasis eine selbstlimitierende Erkrankung. Die Gabe von Medikamenten reduziert die Schwere der Symptome und verkürzt die Dauer der Erkrankung. Bei Reiserrückkehrern sollte man sowohl die symptomatische als auch die asymptomatische Giardiasis behandeln, da diese Ausgangspunkt von Neuinfektionen sein können. In Endemiegebieten sollten wegen der hohen Reinfektionsrate nur symptomatische Patienten behandelt werden, Ausnahmen bilden z. B. Nahrungsmittelhändler.

Sollten die Beschwerden mit Diarrhö persistieren, kann es sich um eine passsagere Laktoseintoleranz handeln, eine ca. 1-monatige Laktosekarenz sollte erfolgen.

Prophylaxe

Zysten sind, sobald sie ausgeschieden werden, infektiös, sie können in einer kalten, feuchten Umgebung Wochen und sogar Monate überleben. In endemischen Gebieten ist die beste Prophylaxe die konsequente Verbesserung der sanitären Anlagen und die Einhaltung persönlicher Hygiene. Damit wird verhindert, dass Nahrungsmittel,

◘ **Tab. 41.3.** Therapie bei Giardiasis

Präparat	Dosierung Erwachsene	Therapiedauer	Kommentar
Metronidazol (z. B. Clont oder Flagyl)	400 mg 2-mal/Tag oder	7 Tage	–
	1.000 mg 2-mal/Tag	3 Tage	–
Tinidazol (Simplotan)	2 g	Einmalgabe	–
Nimorazol (Esclama)	500 mg 2-mal/Tag oder	7 Tage	–
	1.000g 2-mal/Tag	3 Tage	–
Albendazol (Eskazole)	400 mg 1-mal/Tag	5 Tage	In Deutschland nicht zugelassen für diese Indikation
Paromomycin (Humatin)	500 mg 3-mal/Tag	7 Tage	Ausweichpräparat in Schwangerschaft

Wasser und Hände mit zystenhaltigem Stuhl kontaminiert werden. Für Reisende gilt wie bei allen reiseassoziierten Durchfallerkrankungen die Vermeidung der fäkal-oralen Übertragung. Wasser sollte entweder für 10 min abgekocht oder filtriert werden.

41.2 Balantidium coli

Einführung und Epidemiologie

Balantidium coli ist das größte humanpathogene Protozoon und der einzige humanpathogene Ziliat, er kommt weltweit insbesondere in Zentralamerika, Papua-Neuguinea und Asien vor. Hauptreservoir ist das Schwein, der Mensch ist zufälliger Wirt und wird eher selten durch Aufnahme der infektiösen Zysten infiziert. Im Darm kommt es zur Exzystierung und die Trophozoiten gelangen in das Darmlumen. Sie verbleiben im Lumen des Kolons oder dringen in die Kolonmukosa ein.

Klinisches Bild

Das klinische Bild einer Balantidiasis kann von der überwiegend asymptomatischen Trägerschaft bis hin zur tödlichen blutigen Diarrhö reichen. Symptomatische Infektionen ähneln einer Amöbenkolitis mit abdominellen Schmerzen, blutig-schleimigem Durchfall, Fieber, Gewichtsverlust. Eine Eosinophilie tritt nicht auf. Auch chronische Kolitiden sind beschrieben. Selten können schwerwiegende bis tödliche Komplikationen wie Kolonblutungen oder Perforationen auftreten. Nur sehr selten kommt es zu einer extraintestinalen Beteiligung (Leber, Lunge, Lymphknoten; Kain u. Keystone 1995).

Diagnostik

Die Diagnose beruht auf dem Nachweis von Trophozoiten im Stuhl (50–200×40–70 µm); Zysten (50–70 µm) findet man selten.

Therapie

Symptomatische Patienten sollten mit Tetrazyklin 500 mg 4-mal täglich über 10 Tage behandelt werden (Drugs for Parasitic Infections 2004, Weller 2004). Alternativ kann man Iodoquinol 650 mg 3-mal täglich über 20 Tage oder Metronidazol 750 mg 3-mal täglich über 5 Tage geben.

41.3 Blastocystis hominis

Blastocystis (B.) hominis, früher zu den Hefen gerechnet, ist ein häufiges Protozoon des menschlichen Kolons. Seine Rolle als humaner Krankheitserreger ist kontrovers und noch nicht gelöst (Zierdt 1991).

Epidemiologie

Blastocystis hominis ist weltweit verbreitet mit erhöhter Prävalenz in den Tropen und Subtropen. Fäkal-oral werden Immunkompetente und Immunsupprimierte infiziert. Häufig finden sich Koinfektionen mit anderen Darmparasiten. Blastocystis hominis wird als eine Ursache von HIV-assoziierter Diarrhö angesehen (Brites et al. 1997, Cotte et al. 1993); B.-hominis-Infektionen sind häufiger in Stuhlproben von HIV-Patienten als bei HIV-negativen nachweisbar (Mendez et al. 1994).

Klinisches Bild

Die Dauer der Erkrankung kann von wenigen Tagen bis zu mehreren Monaten oder Jahren reichen. Symptome, die einer B.-hominis-Infektion zugerechnet werden, sind Diarrhö, abdominelle Schmerzen, Krämpfe, Meteorismus, Fieber, Übelkeit und Anorexie. Man findet häufig asymptomatische Träger (Zierdt 1991).

Diagnostik

Die Diagnose wird gestellt durch den Nachweis von B. hominis im Stuhl mit Hilfe von Hämatoxylin- oder Trichromfärbung. In der Regel zeigen Biopsien des Kolons und der makroskopische Aspekt des Kolons keine pathologischen Besonderheiten.

Therapie

Das Ansprechen auf Antibiotikatherapie ist unterschiedlich. In einer Studie in der Türkei mit 53 Patienten wurde gezeigt, dass Cotrimoxazol (Dosierung 6 mg/kg TMP – 30 mg/kg SMX bei Kindern, 2-mal 960 mg Cotrimoxazol bei Erwachsenen täglich für 7 Tage) effektiv ist (Ok et al. 1999). Weiterhin sollen auch Metronidazol und Pentamidin sowie Emetin (therapierefraktäre Infektionen) wirksam sein (Zierdt 1991). Weitere Studien sind – insbesondere auch bezüglich der Eradikation der Erreger – notwendig.

41.4 Dientamoeba fragilis

Dientamoeba (D.) fragilis wurde 1909 erstmals von Wenyon entdeckt und 1918 von Jepps und Dobell als amöboider Organismus beschrieben (Jepps 1918). Auf der Basis von elektronenmikrokopischen und immunologischen Untersuchungen wurde es als Flagelat neu klassifiziert. Bis auf das Fehlen des Flagellums ist D. fragilis Histomonas und Trichomonas sehr ähnlich.

Es ist bis heute nicht genau geklärt, ob D. fragilis wirklich die Ursache von Durchfallerkrankungen ist, lange Zeit wurde es als harmloser Kommensal angesehen, verschiedene Studien zeigen jedoch einen Zusammenhang zwischen Infektion und Krankheitssymptomen (Ayadi u. Bahri 1999, Grendon et al. 1995, Windsor u. Johnson 1999).

Epidemiologie

Die Verbreitung ist weltweit, Kinder zwischen 5 und 9 Jahren und Frauen sind häufig betroffen. Koinfektionen mit Enterobius (E.) vermicularis kommen gehäuft vor, so dass eine gemeinsame fäkal-orale Übertragung – möglicherweise über die E.-vermicularis-Eier – angenommen wird (Windsor u. Johnson 1999, Yang u. Scholten 1977).

Lebenszyklus

Ein Zystenstadium konnte bis heute nicht gefunden werden, es ist unwahrscheinlich, dass die Trophozoiten erfolgreich außerhalb des Wirtes überleben können, was die hohe Rate der Koinfektionen mit E. vermicularis erklären könnte (Windsor u. Johnson 1999). Die Dientamöben kommen v. a. im Zäkum und im aufsteigenden Kolon vor, sie sind nichtinvasiv.

Klinisches Bild

Neben asymptomatischen Verläufen sind abdominelle Schmerzen, Diarrhö, Appetitverlust, Erbrechen, Gewichtsverlust, Müdigkeit und Meteorismus Symptome, die der Balantidium-coli-Infektion zugeordnet werden. Daneben kann es zu Urtikaria und analem Pruritus – evtl. durch die Koinfektion mit E. vermicularis – kommen, eine begleitende Eosinophilie kann auftreten.

Diagnostik

Insbesondere bei Patienten mit gastrointestinalen Symptomen und nachgewiesener E.-vermicularis-Infektion sollte an eine Dientamöbiasis gedacht werden und dies dem Labor mitgeteilt werden. Die Diagnose beruht auf dem Nachweis von 5–15 µm großen Trophozoiten im z. B. mit Trichromfärbung gefärbten Stuhl. Im ungefärbten Stuhl sind sie nicht nachweisbar. In der Regel sind sie an den 2 Kernen zu erkennen, es kann jedoch wegen der Ähnlichkeit zu Verwechslungen mit den nichtpathogenen Amöben Endolimax nana oder Entamoeba hartmanni kommen.

Therapie

In symptomatischen Fällen ist die Therapie der Wahl Iodoquinol (650 mg, 3-mal täglich über 20 Tage), Paramomycin (500 mg 3-mal täglich für 7 Tage) oder Tetrazykline (500 mg 4-mal täglich für 10 Tage), alternativ Metronidazol (Drugs for Parasitic Infections 2004).

Literatur

Ayadi A, Bahri I (1999) Dientamoeba fragilis: pathogenic flagellate? Bull Soc Pathol Exot 92: 299–301

Brites C, Barberino MG, Bastos MA et al. (1997) Blastocystis hominis as a potential cause of diarrhea in AIDS patients: a report of six cases in Bahia, Brazil. Braz J Infect Dis 1: 91–94

Casemore DP (1990) Foodborne protozoal infection. Lancet 336: 1427–1432

CDC (2004) www.dpd.cdc.gov/dpdx/HTML/Dientamoeba.htm

Chan R, Chen J, York MK, Setijono N, Kaplan RL, Graham F, Tanowitz HB (2000) Evaluation of a combination rapid immunoassay for detection of Giardia and Cryptosporidium antigens. J Clin Microbiol 38 (1): 393–394

Cotte L, Rabodonirina M, Piens MA et al. (1993) Prevalence of intestinal protozoans in french patients infected with HIV. J Acquir Immune Defic Syndr 6: 1024–1029

Drugs for Parasitic Infections (2004) Medical Lett Drugs Ther (online: www.medletter.com/freedocs/parasitic.pdf)

Dutta AK, Phadke MA, Bagade AC et al. (1994) A randomized multicentre study to compare the safety and efficacy of albendazole and metronidazole in the treatment of giardiasis in children. Indian J Pediatr 61: 689

Farthing MJG (1995) Giardia lamblia. In: Blaser MJ, Smith PD, Ravdin JI, Greenberg HB, Guerrant RL (eds) Infections of the intestinal tract, 1th ed. Raven Press, New York, pp 1081–1105

Farthing MJG (1996) Giardiasis. Gastroenterol Clin North Am 3: 493–515

Farthing MJG, Cevallos A, Kelly P (1996) Intestinal protozoa. In: Cook GC (ed) Manson's tropical diseases. W.B. Saunders, London, pp 1255–1290

Fleischer K, Burchard G, Jantischke K (2000) Giardiasis und andere intestinale Protozoeninfektionen. In: Lang W, Löscher T (Hrsg) Tropenmedizin in Klinik und Praxis, 3. Aufl. Thieme, Stuttgart, S 86–89

Gardner TB, Hill DR (2001) Treatment of giardiasis. Clin Microbiol Rev 14: 114–128.

Goka AKJ, Rolston DDK, Mathan VI et al. (1990) The relative merits of faecal and duodenal juice microscopy. Trans R Soc Trop Med Hyg 84: 66–67

Grendon JH, DiGiacomo RF, Frost FJ (1995) Descriptive features of Dientamoeba fragilis infections. J Trop Med Hyg 98: 309–315

Hashmey R, Genta RM, White AC jr. (1996) Parasites and diarrhea. I: Protozoans and diarrhea. J Travel Med 4: 17–31

Hill DR, Nash TE (1999) Intestinal flagellate and cilliate infections. In: Guerrant RL, Walker DA, Weller PF (eds) Tropical infectious diseases: principles, pathogens and practice, Vol. 1, 1th ed. W.B. Saunders, Philadelphia, pp 703–720

Janitschke K, Kimming P, Seitz HM et al. (1998) Parasitosen. 4/1998. Qualitätsstandards in der mikrobiologisch-infektiologischen Diagnostik. Gustav Fischer, Stuttgart Jena Lübeck Ulm

Jelinek T, Löscher T (2000) Epidemiology of giardiasis in german travelers. J Travel Med 7 (2): 70–73

Jepps MW, Dobell C (1918) Dientamoeba fragilis, ng, nsp, a new intestinal amoeba from man. Parasitology 10: 352–367

Kain KC, Keystone (1995) Chapter 74. Intestinal infection with other protozoa. In: Blaser MJ, Smith PD, Ravdin JI (eds) Infections of the gastrointestinal tract. Raven Press, New York, pp 1141–1152

Leder K, Weller PF (2004) Giardiasis. UptoDate. Vol. 12.3

Mendez OC, Szmulewicz G, Menghi C et al. (1994) Comparison of intestinal parasite infestation indexes among HIV positive and negative populations. Medicina (B Aires) 54: 307–310

Misra PK, Kumar A, Agarwal V et al. (1995) A comparative clinical trial of albendazole versus metronidazole in giardiasis. Indian Pediatr 32: 291

Ok UZ, Girginkardesler N, Balcioglu C et al. (1999) Effect of trimethoprim-sulfamethaxazole in Blastocystis hominis infection. Am J Gastroenterol 94: 3245–3247

Olson ME, Ceri H, Morck DW (2000) Giardia vaccination. Parasitol Today 16 (5): 213–217

Penggabean M, Norhayati, Oothuman P et al. (1998) Efficacy of albendazole in the treatment of Trichuris trichuria and Giardia intestinalis infection in rural Malay communities. Med J Malaysia 53 (4): 408–12

Pengsaa K, Sirivichayakul C, Pojjaroen-anant C et al. (1999) Albendazole treatment for Giardia intestinalis infections in school children. Southeast Asian J Trop Med Public Health 30 (1): 78–83

Rosoff JD, Sanders CA, Sonnad SS et al. (1989) Stool diagnosis of giardiasis using a commercially available enzyme immunoassay to detect Giardia-specific antigen 65 (GSA 65). J Clin Microbiol 27: 1997

Salfelder K (1987)(ed) Protozoan infections in man: colour atlas. Schwer, Stuttgart, pp 65–68

Triadafilopoulos G (1997) Parasitic infections of the intestine. In: La Mont JT (ed) Gastrointestinal infections. Diagnosis and management. Marcel Dekker, New York, pp 327–359

Weller PF (2004) Balantidium coli infection. Uptodate Vol. 12.3 2004

Windsor JJ, Johnson EH (1999) Dientamoeba fragilis: the unflagellated human flagellate. Br J Biomed Sci 56 (4): 293–306

Windsor JJ, Johnson EH (1999) More laboratories should test for Dientamoeba fragilis infection. BMJ 318: 735

Windsor JJ, Johnson EH (1999) Dientamoeba fragilis: the unflagellated human flagellate. Br J Biomed Sci 56: 293–306

Winsland JKD, Nimmo S, Butcher PD et al. (1989) Prevalence of Giardia in dogs and cats in the United Kingdom: survey of an Essex veterinary clinic. Trans R Soc Trop Med Hyg 83: 791–792

Yang J, Scholten T (1977) Dientamoeba fragilis: a review with notes on its epidemiology, pathogenicity, mode of transmission, and diagnosis. Am J Trop Med Hyg 26: 16–22

Zaat JO, Mank TG, Assendelft WJ (1997) A systematic review on the treatment of giardiasis. Trop Med Int Health 2 (1): 63–82

Zaat JO, Mank T, Assendelft WJ (2000) Drugs for treating giardiasis. Cochrane Database Syst Rev (2): CD000217

Zierdt CH (1991) Blastocystis hominis – past and future. Clin Microbiol Rev 4: 61–79

Kokzidien und Mikrosporidien

C. Schieferstein, G. Just-Nübling

Kokzidien sind humanpathogene, intrazelluläre Protozoen mit weltweiter Verbreitung. Sie bilden Sporen, die mit den Oozysten ausgeschieden werden. Die Oozysten sind wegen ihrer festen Wand sehr umweltresistent, insbesondere auch chlorresistent, was – bedingt durch den fäkal-oralen Übertragungsweg – zu trinkwasser- und nahrungsmittelassoziierten Ausbrüchen geführt hat. Die hier beschriebenen Arten (Cryptosporidium parvum, Isospora belli, Cyclospora cayetanensis und Sarcocystis spp.) rufen gastrointestinale Erkrankungen mit wässriger Diarrhö hervor. Hauptbetroffene sind neben Reisenden insbesondere Immunsupprimierte wie z. B. AIDS-Patienten (Ausnahme Sarcocystis spp.). Daher haben diese Erreger seit Beginn der HIV-/AIDS-Epidemie durch die Zunahme an Infizierten an Bedeutung gewonnen (Chen et al. 2002).

42.1 Cryptosporidium parvum

Kryptosporidien sind kleine intrazelluläre Protozoen, die eine häufige Ursache von wässriger Diarrhö bei Immunsupprimierten und Immunkompetenten darstellen.

Epidemiologie

Kryptosporidien sind weltweit verbreitet, im Jahre 1976 wurde der erste Fall einer Kryptosporidose beschrieben, zu Beginn der AIDS-Epidemie stieg die Zahl der Fälle enorm. Die routinemäßige Stuhluntersuchung zeigt in Europa und Nordamerika in 1–3% einen positiven Nachweis von Kryptosporidiumoozysten, wohingegen in Entwicklungsländern der positive Nachweis zwischen 5% und 10% liegt (Casemore 1990, Current u. Garcia 1991, Jelinek et al. 1997, Ungar 1990). Seroprävalenzraten liegen in manchen Entwicklungsländern zwischen 65 und 95% (Ungar et al. 1988, Ungar 1989). Hauptbetroffene sind Kinder, Bewohner von Gemeinschaftseinrichtungen, Reisende (Länder mit niedrigen hygienischen Bedingungen) und Patienten mit zellulären oder humoralen Immundefekten, wie AIDS-Patienten, Organtransplantierte, Patienten unter medikamentöser Immunsuppression, IgA-Defizit und anderen Hypogammaglobulinämien (Fayer u. Ungar 1986). Die Prävalenz bei AIDS-Patienten lag in den 80er-Jahren und frühen 90er-Jahren bei bis zu 20% in den Vereinigten Staaten. Durch die Möglichkeit der Behandlung der HIV-Infektion mit antiretroviralen Therapien ist die Prävalenz in den Industrieländern deutlich zurückgegangen (Le Moing et al. 1998).

Hauptinfektionsquelle sind kontaminiertes Trink- und Schwimmwasser (Atherton et al. 1995), insbesondere weil die Chlorierung des Wassers die Oozysten nicht abtötet (Smith u. Rose 1990). Haus- und Nutztiere wie Katzen, Rinder, Schafe, Ziegen etc. sind wahrscheinlich Reservoire, eine Übertragung von Rind auf Mensch ist beschrieben und es wird vermutet, das diese häufig für die Verunreinigung des Oberflächenwassers und damit für die Ausbrüche und Epidemien durch verunreinigtes Wasser ursächlich sind. Studien zeigen, dass in städtischer Umgebung die fäkal-orale Übertragung von Mensch zu Mensch eine große Rolle spielt, insbesondere in Hausgemeinschaften, zwischen Sexualpartnern, Kindern und Menschen in Gemeinschaftseinrichtungen und zwischen Homosexuellen. Vor allem sind Kinder in den ersten 5 Jahren des Lebens betroffen. Kryptosporidose kommt gehäuft in warmen, feuchten Monaten vor. Nach Versuchen an Freiwilligen liegt die mittlere infektiöse Dosis bei 132 Oozysten (Dupont et al. 1995).

Erreger

Es gibt mehr als 10 verschiedene Kryptosporidienarten, die eine Reihe von Tieren, z. B. Säugetiere, Reptilien, Vögel und Fische, infizieren (Leder u. Weller 2004a). Cryptosporidium (C.) parvum wurde in 2 separate Arten, C. hominis (vorher C. parvum genotype 1) und C. parvum (vorher C. parvum genotype 2) eingeteilt. Cryptosporidium hominis infiziert nur Menschen, während C. parvum auch andere Säugetiere infizieren kann (Leder u. Weller 2004a, Xiao et al. 2004). Die säurefesten Oozysten sind 4–6 µm groß.

Pathogenese

Die pathologischen Veränderungen können sehr unterschiedlich sein: Bei schweren Infektionen findet man eine Zottenatrophie, eine Kryptenhyperplasie sowie eine Infiltration der Lamina propria mit Leukozyten, Lymphozyten und Plasmazelllen (Current 1989, Genta et al. 1993). Die pathophysiologische Ursache der Diarrhö ist nicht ganz geklärt, man nimmt eine durch Mediatoren vermittelte Steigerung der intestinalen Sekretion von Chlor und Wasser an, sowie eine verminderte Absorption von Vitamin B12 und D-Xylose bei erhöhter Permeabilität für organische Moleküle (Clayton et al. 1994, Goodgame 1995).

Die Rolle der Immunantwort ist unklar, neben der humoralen Immunität scheint die zellvermittelte Immunität eine Rolle zu spielen. Es werden sekretorische Antikörper vom Typ IgM, IgG und IgA gebildet, sie interferieren mit der Anheftung der Sporozoiten an den Epithelzellen. In epidemiologischen Studien zeigt sich, dass Bewohner endemischer Gebiete mildere Symptome zeigen und damit evtl. eine protektive Immunität bilden. Bei AIDS-Patienten führt hingegen die Bildung von Antikörpern nicht zur Heilung (Benhamou et al. 1995). Bei HIV-Patienten ist die CD4-Zellzahl der beste Marker zur Beurteilung der Fähigkeit, die Infektion ausheilen zu können (Flanigan 1994).

Lebenszyklus

Der Infizierte scheidet Oozysten mit 4 Sporozoiten im Stuhl aus. Diese sind sofort infektiös, werden von dem passendem Wirt aufgenommen, exzystieren sich und lassen 4 Sporozoiten frei, die in die Epithelzellen im Jejunum und Ileum eindringen. Sie sind dort intrazellulär jedoch extrazytoplasmatisch gelegen. Die Parasiten vergrößern sich zu Trophozoiten und teilen sich, indem sie Schizonten mit 4–8 Merozoiten bilden. Wenn die Merozoiten ins Lumen freigelassen werden, können sie wiederum Wirtszellen in der Umgebung infizieren. Ein Teil der Merozoiten entwickelt sich in sexuelle Formen, in weibliche Makrogameten und männliche Mikrogameten, es entsteht eine Zygote und in der Folge entwickeln sich die Oozysten, die ausgeschieden werden. Da die Oozysten schon im Wirt sporulieren, kann es zu Autoinfektionen kommen. Etwa 80% haben eine dicke Wand, sie werden im Stuhl ausgeschieden, 20% der Oozysten haben eine dünne Wand, man nimmt an, das diese zu Autoinfektion führen (Hashmey et al. 1997).

Klinisches Bild

Die Inkubationszeit beträgt 7–10 Tage, das klinische Bild reicht von asymptomatisch bis zu einer tödlichen Erkrankung. Bei Immunkompetenten ist der Beginn in der Regel plötzlich mit wässrigen, auch voluminösen Stühlen (2–10 Entleerungen pro Tag), abdominellen Schmerzen mit Krämpfen, selten zusätzlich Übelkeit und Erbrechen. Durch die lang anhaltende Diarrhö kann es zu Dehydrierung, Gewichtsverlust, Anorexie und Malabsorption kommen (Hasmey et al. 1997). Gelegentlich treten subfebrile Temperaturen auf. Der Stuhl hat normalerweise weder Schleimbeimengungen noch Leukozyten oder Blut. Bei Immunkompetenten ist die Erkrankung in der Regel innerhalb von 10–14 Tagen selbstlimitierend, sie kann jedoch – v. a. allerdings bei Immunsupprimierten – persistieren und gehört zu den häufigsten Ursachen von chronischer Diarrhö. Die Oozysten werden 1–2 Wochen nach Beendigung der Krankheitssymptome ausgeschieden. Asymptomatische Ausscheider sind beschrieben (Mahtan et al. 1985).

Bei Immunsupprimierten beginnt die Erkrankung schleichend, über Wochen und Monate kann die wässrige Diarrhö zunehmen, begleitet von abdominellen Beschwerden und Krämpfen. Dies kann zu schweren Gewichtsverlusten und Dehydration mit lebensgefährlichen Verläufen führen. Die Infektion persistiert, solange keine Verbesserung des Immunstatus eintritt. In 10–30% der AIDS-Patienten kommt es zu einer Beteiligung des Gallentraktes, die zu einer akalkulösen Cholezystitis oder sklerosierenden Cholangitis führen kann (Groß et al. 1986, Soave u. Johnson1988). Die Kryptosporidose gehört zu den Aids-definierenden Erkrankungen.

Weiterhin könnten Lunge oder Konjunktiven befallen sein.

Diagnostik

Die Diagnostik beruht auf dem mikroskopischen Nachweis von Oozysten oder von Kryptosporidienantigen im Stuhl. Zur Identifikation führt man eine Ziehl-Neelsen-Färbung durch. Da oft nur wenige und nicht zu jeder Zeit Oozysten ausgeschieden werden, sind mehrere Stuhluntersuchungen und Konzentrationstechniken notwendig. Weiterhin können die Erreger im Duodenalaspirat, Gallensekret, aus Sekreten aus dem Respirationstrakt oder Biopsien nachgewiesen werden.

Mit Hilfe von monoklonalen Antikörpern kann man Immunofluoreszenztests zum Nachweis von Oozystenantigen im Stuhl durchführen. Diese Techniken haben im Vergleich zum mikroskopischen Nachweis im Stuhl eine höhere Sensitivität und Spezifität. Die PCR bietet eine Alternative zu den konventionellen Nachweismethoden sowohl für die Diagnose der Infektion beim Menschen als auch für die Untersuchung von Wasserproben auf Kontamination, hat aber bestimmte Limitationen für den Einsatz als Routinemethode, wie z. B. falsch positive Ergebnisse durch nichtlebende Organismen oder durch Labor- oder Umgebungskontamination (Fayer et al. 2000). Mittels Biopsie lassen sich die Gewebeformen nachweisen.

Serologische Methoden (ELISA, IFT) sind zur akuten Diagnose nicht sinnvoll, da die Antikörper lange nach Infektion persisitieren.

Therapie

Es gibt keine spezifische Antibiotikatherapie der Kryptosporidiose. Wichtig ist der Ausgleich des Flüssigkeitshaushalts, eine symptomatische Therapie mit motilitätshemmenden Mitteln wie z. B. Loperamid ist häufig sinnvoll. Ein Behandlungsversuch mit der kaum resorbierten Substanz Paromomycin (Dosierung 500 mg oral 3-mal/Tag bzw. 10 mg/kg KG bei Kindern) für 3–4 Wochen kann durchgeführt werden. 2002 wurde von der FDA für Kinder von 1 bis 11 Jahren Nitazoxanid (Kinder 1–3 Jahre 100 mg 2-mal/Tag für 3 Tage, 4–11 Jahre 200 mg 2-mal/Tag für 3 Tage; Amadi et al. 2002, Drugs for Parasitic Infections 2004, Rossignol et al. 2001) zugelassen. Bei HIV-Patienten hat die Verbesserung der Immunität mit antiretroviraler Therapie einen erheblichen Einfluss auf den klinischen Verlauf der Infektion (Carr et al. 1998, Maggi et al. 2000) und ist der einzige gute Therapieansatz, denn weder Paromomycin noch Nitazoxanid sind wirksamer als Placebo (Amadi et al. 2002, Hewitt 2000).

Prophylaxe und Kontrolle

Die Oozysten sind resistent gegenüber vielen Desinfektionsmitteln, insbesondere der Chlorierung im Wasser, sie werden verlässlich durch Abkochen, Tiefgefrieren, Austrocknung und hohe Konzentrationen von Formalin inaktiviert. Auch die Verwendung von Filtern ist zu empfehlen.

HIV-Infizierte und andere Patienten mit verminderter T-Zell-Funktion (z. B. Kinder mit »severe combined immunodefiency« (SCID), Patienten mit spezifischen T-Zell-Defiziten) sollten über Vorsichtsmaßnahmen aufgeklärt werden: Händewaschen ist die wichtigste prophylaktische Maßnahme, Wasser abkochen, Eiswürfel nur aus abgekochtem Wasser herstellen, kein Leitungswasser trinken, Vorsicht im Umgang mit Tieren, beim Baden kein Wasser verschlucken oder Swimmingpools meiden und insbesondere die Einhaltung dieser Verhaltensregeln auf Reisen (NN 1999).

42.2 Cyclospora cayetanensis

Zyklosporiasis, eine Erkrankung mit wässriger Diarrhö bei Immunkompetenten und Immunsupprimierten, wird durch das vor kurzer Zeit identifizierte, einzellige, intrazellulär lebende Kokzidium Cyclospora cayetanensis hervorgerufen (Himy et al. 1993). Die ersten Fälle wurden in den 70er- und 80er-Jahren bei Patienten mit wässriger Diarrhö diagnostiziert (Herwaldt 2000).

Epidemiologie

Zyklosporiasis kommt weltweit vor, die ersten Fälle wurden von Bewohnern oder Reisenden aus Südostasien, Indien, Nepal, Osteuropa, Lateinamerika, den Karibischen Inseln und Australien beschrieben. Es sind verschiedene wasser- und nahrungsmittelassoziierte Ausbrüche insbesondere auch in den USA und Kanada in den 90er-Jahren bekannt geworden (Herwaldt 2000). Im Jahre 2000 kam es in Südwestdeutschland durch kontaminierten Salat zu einem Ausbruch, bei dem 34 von 40 Personen erkrankten (Doller et al. 2002). Die Oozysten von Cyclospora sind mit 9–10 μm etwas größer als die von Cryptosporidium. Die Übertragung geschieht fäkal-oral durch die Aufnahme der Oozysten, insbesondere im Sommer sind Ausbrüche durch kontaminierte Wasserquellen beschrieben.

Lebenszyklus

Der Lebenszyklus entspricht dem von Cryptosporidium parvum, es werden ebenfalls Oozysten gebildet, die im Gegensatz zu anderen Kokzidienarten bei Ausscheidung noch nicht infektiös sind, da die Sporulation erst nach Tagen oder Wochen in der Umgebung stattfindet.

Pathologie

Im Dünndarm kommt es zu einer diffusen entzündlichen Reaktion mit Erhöhung der Leukozyten sowie einer Zottenatrophie und Kryptenhyperplasie. Der Mechanismus der Diarrhö ist nicht vollständig geklärt.

Klinisches Bild

Nach einer durchschnittlichen Inkubationszeit von 1 Woche beginnt eine wässrige Diarrhö mit abdominellen Krämpfen, Übelkeit und Erbrechen. Myalgien, leichtes Fieber, Müdigkeit, Gewichtsverlust und Anorexie können hinzukommen. Asymptomatische Infektionen kommen vor. Die Dauer der Infektion ist variabel, bei Immunkompetenten dauern die Symptome in der Regel mehrere Wochen, bei AIDS Patienten kommt es zu prolongierten chronischen Diarrhöen, Rückfälle kommen vor. Die Dauer der Symptome korreliert mit der Ausscheidung der Oozysten im Stuhl.

Diagnostik

Die mikroskopische Identifikation der Oozysten im Stuhl ist die Methode der Wahl mittels spezieller Färbungen z. B. auf Säurefestigkeit, Phasenkontrastmikroskopie oder Autofluoreszenz (Ortega et al. 1998). Mehrfache Untersuchungen mit 2–3 Tagen Abstand mit Hilfe von Konzentrationstechniken sind zu empfehlen, da bei manchen Infektionen die Oozysten nur intermittierend ausgeschieden werden.

Therapie

Cotrimoxazol (960 mg) 2-mal täglich für 7 Tage ist die Therapie der Wahl. Ciprofloxacin zeigte sich in einer randomisierten, kontrollierten Studie bei HIV-Patienten etwas weniger wirksam, es ist eine Alternative bei Patienten mit Cotrimoxazolintoleranz. Eine Sekundärprophylaxe sollte bei HIV-Patienten durchgeführt werden (Looney 1998). Cotrimoxazol ist als Sekundärprophylaxe wirksam (Drugs for Parasitic Infections 2004, Verdier et al. 2000).

Prophylaxe und Kontrolle

Wegen der Chlorresistenz ist es schwierig, Trinkwasser oozystenfrei zu machen. Es gelten die Prophylaxeempfehlungen wie für Kryptosporidiose.

42.3 Isospora belli

Isospora belli, 1915 erstmals beschrieben (Marshall et al. 1997) ist ein Kokzidium, das bei Immunkompetenten in der Regel vorübergehende, bei Immunsupprimierten auch persistierende gastrointestinale Erkrankungen auslöst. Der Lebenszyklus entspricht dem der Kryptosporidien.

Epidemiologie

Die Infektion mit Isospora belli wird durch die orale Aufnahme von Oozysten über mit menschlichem Fäzes kontaminierte Nahrungsmittel und Wasser verursacht, weiterhin wird eine direkte Übertragung von Mensch zu Mensch angenommen. Infektionen kommen weltweit vor, sie sind insbesondere in tropischen und subtropischen Ländern häufig.

Betroffen sind v. a. Immunsupprimierte wie HIV-Patienten mit fortgeschrittenem Immundefekt. Die Isosporidose gehört zu den AIDS-definierenden Erkrankungen. Die Infektionsraten variieren von 0,2% bis 3% bei AIDS-Patienten in den USA, 8 bis 20% in Haiti und Afrika (Marshall et al. 1997). Ob es Tierreservoire gibt, ist nicht klar (Lindsay et al. 1997).

Lebenszyklus

Die oral aufgenommenen Oozysten enthalten 2 Sporozysten mit je 4 Sporozoiten. Werden diese freigesetzt, so dringen sie in die intestinalen Epithelzellen ein. Eine sexuelle (Gametogonie) und eine asexuelle Teilung (Merogonie) findet dort statt. Da die Sporulation erst außerhalb des Wirtes stattfindet, sind ausgeschiedene Oozysten nicht sofort infektiös (Dupont 1995).

Pathologie

Die Infektion mit Isospora belli betrifft den Dünn- und den Dickdarm. In der Mukosa zeigen sich Verkürzungen der Zotten, Kryptenhyperplasie und eine Vermehrung der Plasmazellen, Lymphozyten, Granulozyten.

Klinisches Bild

Hauptsymptome sind nach einer Inkubationszeit von wenigen Tagen akute Diarrhö, krampfartige abdominelle Beschwerden, Fieber, Steatorrhö, Kopfschmerzen, Übelkeit, Erbrechen, Dehydration, Gewichtsverlust. Klinisch lässt sich die Infektion nicht von anderen gastrointestinalen Infektionen unterscheiden. Der Verlauf ist abhängig vom Immunstatus des Patienten. Bei Immunkompetenten ist der Verlauf in der Regel selbstlimitierend, selten kommt es zu prolongierten Verläufen über Wochen mit Malabsorption und Gewichtsverlust. Bei immunsupprimierten Patienten treten häufig schwerste chronische Diarrhöen mit Gewichtsverlust auf, die auch nach Therapie zu Rezidiven neigen. Auch akalkulöse Cholezystiden und reaktive Arthriden können auftreten (De Hovitz et al. 1986, Marshall et al. 1997). Eine Eosinophilie kann auftreten, dies unterscheidet Isospora von anderen Protozoeninfektionen (Junod 1988).

Diagnostik

Die Diagnose wird gestellt durch den mikroskopischen Nachweis der 20–30×10–19 μm großen ovalen Oozysten im Stuhl, die mit säurefesten Färbungen oder Fluoreszenztechniken sichtbar gemacht werden müssen (Varea et al. 1998), da sie in Routinestuhluntersuchungen in der Regel nicht entdeckt werden. Weiterhin können die Parasiten in Biopsien nachgewiesen werden.

Therapie

Cotrimoxazol (Trimethoprim und Sulfamethoxazol) ist das Medikament der Wahl (Drugs for Parasitic Infections 2004, Marshall et al. 1997, Verdier et al. 2000) und sollte bei Immunkompetenten für 10 Tage in einer Dosierung von 2-mal 960 mg gegeben werden, alternativ Pyrimethamin 75 mg/Tag über 3–4 Wochen (Weller 2004). Bei Immunsupprimierten sind höhere Dosen und eine längere Therapie notwendig (Cotrimoxazol 4-mal 960 mg/Tag für 10 Tage, gefolgt von 2-mal 960 mg für 3 Wochen). Bei AIDS-Patienten sollte wegen der hohen Rezidivrate eine Langzeiterhaltungstherapie bis zur Verbesserung der Immunitätslage gegeben werden, die der Prophylaxe der Pneumocystis-carinii-Pneumonie entspricht (3 Tabletten Cotrimoxazol forte in der Woche). Patienten, die eine Cotrimoxazolprophylaxe gegen Pneumocystispneumonie durchführen, zeigen ein vermindertes Risiko, eine Isospora-belli-Infektion zu erwerben. Alternativ kann bei Cotrimoxazolunverträglichkeit 500 mg Sulfadoxin und 25 mg Pyrimethamin 1-mal pro Woche gegeben werden (Ebrahimzadeh u. Bottone 1996).

Prophylaxe und Kontrolle

Entspricht den für Kryptosporidien beschriebenen Verhaltensregeln.

42.4 Sarcocystis spp.

Epidemiologie

Die Sarkozystose ist eine seltene Zoonose. Sie wird durch die erstmalig von Kartoulis im Jahre 1893 beschriebenen Sarcocystis spp. hervorgerufen. Es handelt sich um intrazelluläre Kokzidien, mit der Besonderheit, dass der Mensch sowohl Zwischen- als auch Endwirt sein kann. Sie sind weltweit, v. a. in Südostasien verbreitet. Die Prävalenz und Inzidenz ist nicht genau bekannt, jedoch häufiger als ursprünglich angenommen.

Lebenszyklus

Sarkozysten benötigen 2 verschiedene Wirte, in der Regel einen Pflanzenfresser (Zwischenwirt) und einen Fleischfresser (Endwirt). Der Mensch wird durch die Aufnahme von nicht genügend gekochtem oder rohem Fleisch mit Sarkozysten infiziert. Man unterscheidet 2 Arten: Sarcocystis bovihominis im Rind und Sarcocystis suihominis im Schwein. Im Darm des Endwirtes kommt es zur sexuellen Vermehrung und der Bildung von sporulierten Oozyten. Der Zwischenwirt – dazu kann auch der Mensch gehören – nimmt diese auf, es kommt zur asexuellen Vermehrung mit Bildung von Merozoiten. Die Merozoiten wandern in die gestreifte Muskulatur und bilden dort Sarkozysten. Beim Menschen kann dies zu einer Gewebesarkozystose führen. Sie kommt v. a. in Südostasien vor.

Klinisches Bild

Das Spektrum der intestinalen Erkrankung reicht von asymptomatisch bis zu einer nekrotisierenden Enteritis mit intestinaler Obstruktion. Freiwillige zeigten wenige Stunden nach Aufnahme des mit Sarkozysten infizierten Fleisches eine abdominelle Schmerzsymptomatik mit Übelkeit und Diarrhö. Die Ausscheidung der Oozysten 2–3 Wochen später wurde dann von einer milden Schmerzsymptomatik und Diarrhö begleitet (Dubey u. Fayer 1983). Schwerere Verläufe werden gelegentlich beobachtet. Die Gewebesarkozystose kann eine akute Erkrankung mit Fieber, Myalgien, subkutanen Knoten und Bronchospasmus, juckendem Exanthem mit Eosinophilie und erhöhter Kreatininkinase hervorrufen (Arness et al. 1999).

Diagnostik

Die Diagnose der intestinalen Sarkozystose wird durch den mikroskopischen Nachweis von Oozysten oder freien Sporozysten (16×10 μm) im Stuhl 2–3 Wochen nach Infektion oder durch den Nachweis des sexuellen Stadiums in Darmbiopsien gestellt.

Therapie

Eine antibiotische Therapie ist nicht bekannt, schwere Infektionen können zu einer Darmresektion führen.

42.5 Mikrosporidien

Epidemiologie

Mikrosporidien sind welweit verbreitete, obligat intrazelluläre, sporenbildende Protozoen, sie wurden erstmalig 1857 als Ursache von Erkrankungen bei Tieren identifiziert. Mehr als 1.200 Arten können neben dem Menschen eine große Anzahl von Tieren infizieren, davon sind 14 als humanpathogen bekannt. Erreger von intestinalen Infektionen, sind Enterocytozoon bieneusi und Encephalitozoon intestinalis (früher als Septata intestinalis bezeichnet). Die Sporen werden fäkal-oral, direkt von Mensch zu Mensch, von Tier zu Mensch, über Wasser oder als Aerosol übertragen (Bryan 1995, Canning u. Hollister 1990, Didier 1998). Schwere Erkrankungen kommen v. a. bei Immunsupprimierten, insbesondere Patienten mit AIDS vor.

Lebenszyklus

Die infektiöse Form der Mikrosporidien ist eine resistente Spore, die für lange Zeit in der Umgebung überleben kann. Die Sporen bringen ein infektiöses Sporoplasma in die Wirtszelle ein und vermehren sich dort. Während der Sporogonie wird eine dicke Wand um die Sporen geformt, wodurch sie resistent gegenüber Umweltfaktoren werden. Die Sporen durchbrechen die Wirtszellmembran, werden so in das Lumen freigelassen und mit dem Fäzes ausgeschieden.

Klinisches Bild

Die Mikrosporidiose stellt in zunehmendem Maße eine opportunistische Infektion bei Patienten mit schweren Immundefekten v. a. bei AIDS-Patienten in Afrika und Lateinamerika dar. Infektionen treten auch bei Immunkompetenten, z. B. bei Reisenden, auf (Sandfort et al. 1994), klinisch zeigt sich eine Diarrhö (Fournier et al. 1998). Enterocytozoon bieneusi und Encephalitozoon intestinalis (synonym Septata intestinalis) sind Auslöser von Infektionen des Gastrointestinaltraktes, andere Erreger lösen v. a. Infektionen der Augen, z. B. Keratokonjunktividien, muskuläre Infektionen oder disseminierte Infektionen aus. Das klinische Bild bei Immunsupprimierten wird bestimmt von lange anhaltenden wässrigen Durchfällen, die mit Fett- und Kohlenhydratmalabsorption und als Folge mit Gewichtsverlust einhergehen. Es können abdominelle Krämpfe, Übelkeit und Erbrechen auftreten. Durch Infektion der biliären Mukosa kommt es zu Cholangitis und akalkulöser Cholezystitis (Pol et al. 1993). Encephalitozoon intestinalis kann disseminieren, Beteiligung des Respirationstraktes, der Leber und der Niere sind beschrieben (Dore et al. 1995).

Diagnostik

Der lichtmikroskopische Nachweis der Sporen in den Stuhlproben mit Spezialfärbungen (z. B. Trichromfärbung) ist die einfachste und schnellste Methode, Goldstandard ist die elektronenmikroskopische Untersuchung, die auch zur Identifikation der verschiedenen Mikrosporidienarten dient. Fluoreszenzmethoden (z. B. Uvitex 2B oder Fungiqual A) haben ähnliche Sensitivitäten und Spezifitäten wie die Trichromfärbung (Leder u. Weller 2004b). Weitere nicht routinemäßig eingesetzte Methoden sind indirekter Immunfluoreszenztest, serologische Methoden, Kultivierung oder PCR (Marshall et al. 1997).

Therapie

Bei Encephalitozoon-intestinalis-Infektionen ist Albendazol 800 mg täglich über 4 Wochen wirksam. Für Enterocytozoon-bieneusi-Infektionen ist bisher keine wirksame antibiotische Therapie bekannt. HIV-Infizierten mit Mikrosporidose sollten wenn möglich eine effektive antiretrovirale Therapie erhalten (Maggi et al. 2000).

Literatur

Amadi B, Mwiya M, Musuku J et al. (2002) Effect of nitazoxanide on morbidity and mortality in Zambian children with cryptosporidiosis: a randomised controlled trial. Lancet 360: 1375–80

Arness MK, Brown JD, Dubey JP et al. (1999) An outbreak of acute eosinophilic myositis attributed to human Sarcocystis parasitism. Am J Trop Med Hyg 61: 548–53

Atherton F, Newman CP, Casemore DP (1995) An outbreak of waterborne cryptosporidiosis associated with a public water supply in the UK. Epidemiol Infect 115: 123–31

Benhamou Y, Kapel N, Hoang C et al. (1995) Inefficacy ot intestinal secretory immune response to Cryptosporidium in acquired immunodefiencysyndrome. Gastroenterology 108: 627

Bryan RT (1995) Microsporidosis as an AIDS-related opportunistic infection. Clin Infect Dis 21: 62

Canning ES, Hollister WS (1992): Human infections with Microsporidia. Rev Med Microbiol 3: 35–44

Carr A, Marriott D, Field A et al. (1998) Treatment of HIV-1-associated microsporidiosis and cryptosporidiosis with combination antiretroviral therapy. Lancet 351: 256–61

Casemore DP (1990) Epidemiological aspects of human cryptosporidosis. Epidemiol Infect 104: 1

CDC 2004: http: //www.dpd.cdc.gov/dpdx/HTML/Isosporiasis.htm

CDC 2004: http: //www.dpd.cdc.gov/dpdx/HTML/microsporidosis.htm

Chen XM, Keithly JS, Paya CV et al. (2002): Cryptosporidiosis. N Engl J Med 346: 1723–31

Clayton F, Heller T, Kotler DP (1994) Variation in the enteric distribution of cryptosporidia in aquired immune defiency syndrome. Am J Clin Pathol 102: 420

Current WL (1989) Cryptosporidium spp. In: Walzer PD, Genta RM (eds) Parasitic infections in the compromised host. Marcel Dekker, New York, pp 281–341

Current WL, Garcia LS (1991) Cryptosporidosis. Clin Microbiol Rev 4: 325

Curry A, Smith HV (1998) Emerging pathogens: Isospora, Cyclospora and microsporidia. Parasitology 117: 143–59

De Hovitz JA, Pape JW, Boncy M, (1986) Clinical manifestations and therapy of Isospora belli in patients with the acquired immune defiency syndrome. N Engl J Med 315: 87

Didier ES (1998) Microsporidosis. Clin Infect Dis 27: 1

Doller PC, Dietrich K, Filipp N et al. (2002): Cyclosporiasis outbreak in Germany associated with the consumption of salad. Emerg Infect Dis 8: 992–4

Dore GJ, Marriott DJ, Hing MC et al. (1995): Disseminated microsporidosis due to Septata intestinalis in nine patients infected with the human immunodefiency virus: response to therapy with albendazole. Clin Infect Dis 21: 70

Drugs for Parasitic Infections (2004) Medical Lett Drugs Ther (online: www.medletter.com/freedocs/parasitic.pdf)

Dubey JP, Fayer R (1983) Sarcocystosis. Br Vet J 139: 371–377

Dupont HL, Chappell CL, Sterling CR et al. (1995) The infectivity of Cryptosporidium parvum in healthy volunteers. N Engl J Med 332: 855–859

Eberhard ML, Pieniazek NJ, Arrowood MJ (1997) Laboratory diagnosis of Cyclospora infections. Arch Pathol Lab Med 121: 792–797

Ebrahimzadeh A, Bottone EJ (1996) Persistent diarrhea caused by Isospora belli: therapeutic response to pyrimethamine and sulfadiazine. Diagn Microbiol Infect Dis 26: 87–89

Farthing MJ.G., Cevallos A., Kelly P (1996) Intestinal Protozoa. In: Cook GC (ed) Manson's Tropical Diseases. W.B. Saunders, London, pp 1255–1290

Fayer R, Morgan U, Upton S. (2000) Epidemiology of Cryptosporidium: transmission, detection and identification. Int J Pathol 30: 1305–1322

Fayer R, Ungar BL (1986) Cryptosporidium spp. and cryptosporidosis. Microbiol Rev 50: 458

Flanigan TP (1994) Human immunodefiency virus infection and cryptosporidosis: protective immune responses. Am J Trop Med Hyg 50: 29–35

Fleischer K, Burchard G, Jantischke K (2000) Giardiasis und andere intestinale Protozoeninfektionen. In: Lang W, Löcher T (Hrsg) Tropenmedizin in Klinik und Praxis. Thieme, Stuttgart, S 86–94

Fournier S, Liguory O, Garrait V et al. (1998) Microsporidosis due to Enterocytozoon bieneusi infection as possible cause of traveller's diarrhoe. Eur J Clin Microbiol Infect Dis 17: 743

Genta RM, Chappel CL, White AC jr et al. (1993) Duodenal morphology and intensity of infection in AIDS-related cryptosporidosis. Gastroenterol 105: 1769–1775

Goodgame RW, Kimball K, Ou C-N et al. (1994) Intestinal function and injury in acquired immunodefiency syndrome related cryptosporidosis. Gastroenterology 106: 28

Gross TL. Wheat J, Bartlett M et al. (1986) AIDS and multiple system involvement with cryptosporidium. Am J Gastroentererol 81: 456

Haberkorn A (1996) Chemotherapy of human and animal coccidioses: state and perspectives. Parasitol Res 82: 193–9

Hashmey R, Genta RM, White jr AC (1997) Parasites and Diarrhea. I: Protozoans and Diarrhea. J Travel Med 4: 17–31

Herwaldt BL (2000) Cyclospora cayetanensis: a review, focusing on the outbreaks of cyclosporiasis in the 1990s. Clin Infect Dis 31: 1040–1057

Hewitt RG, Yiannoutsos CT, Higgs ES et al. (2000) Paromomycin: no more effective than placebo for treatment of cryptosporidiosis in patients with advanced human immunodeficiency virus infection. AIDS Clinical Trial Group. Clin Infect Dis 31: 1084–92

Himy R, Villard O, Kremer M (1993) Cyclosporidia: a review. J Travel Med 2: 33–36

Janitschke K, Kimming P, Seitz HM et al. (1998) Parasitosen. 4/1998. Qualitätsstandards in der mikrobiologisch-infektiologischen Diagnostik. Gustav Fischer, Stuttgart Jena Lübeck Ulm

Jelinek T, Lotze M, Eichenlaub S et al. (1997) Prevalence of infection with Cryptosporidium parvum and Cyclospora cayetanensis among international travelers. Gut 41: 801

Junod C (1988) Isospora belli coccidiosis in immunocompetent subjects (a study of 40 cases seen in Paris). Bull Soc Pathol Exot Filiales 81: 317–325

Kain KC (1995) Chapter 74. Intestinal Infection with other Protozoa. In: Blaser MJ, Smith PD, Ravdin JI (eds) Infections of the gastrointestinal tract. Raven Press, New York, pp 1141–1152

Kuhls TL, Mosier DA, Crawford DL et al. (1994) Seroprevalence of cryptosporidial antibodies during infancy, childhood, and adolescence. Clin Infect Dis 18: 731

Le Moing V, Bissuel F, Costagliola D et al. (1998) Decreased prevalence of intestinal cryptosporidosis in HIV-infected patients concomitant to the widespread use or protease inhibitors (letter). AIDS 12: 1395

Leder K, Weller PF (2004a): Cryptosporidiosis. UptoDate Vol. 12.3

Leder K, Weller PF (2004b): Microsporidosis. UptoDate Vol. 12.3

Lindsay DS, Dubey JP, Blagburn BL (1997) Biology of Isospora spp. from humans, nonhuman primates, and domestic animals. Clin Microbiol Rev 10: 19–34

Looney WJ (1998) Cyclospora species as a cause of diarrhoea in humans. Br J Biomed Sci 55: 157–61

Maggi P, Larocca AM, Quarto M et al. (2000) Effect of antiretroviral therapy on cryptosporidiosis and microsporidiosis in patients infected with human immunodeficiency virus type 1. Eur J Clin Microbiol Infect Dis 19: 213–7

Marshall MM, Naumovitz D, Ortega Y (1997) Waterborne protozoan pathogens. Clin Microbiol Rev 10: 67–85

Mathan MM, Venkatesan S, George R et al. (1985) Cryptosporidosis and diarrhoe in southern Indian children. Lancet 2: 1172–1175

NN (1999) www.cdc.gov/ncidod/diseases/crypto/hivaids.htm

No authors listed (1999) Cryptosporidium in water and the immunocompromised. Commun Dis Rep CDR Wkly 9: 289–292

Ortega YR, Sterling CR, Gilman RH (1998) Cyclospora cayetanensis. Adv Parasitol 40: 399–418

Pieniazek NJ, Herwaldt BL (1997) Reevaluating the molecular taxonomy: Is human-associated Cyclospora a mammalian Eimeria species? Emerging Infect Dis 3: 381–383

Pol S, Romana C, Richard S (1993) Micorsporidia infection in patients with AIDS and unexplained cholangitis. N Engl J Med 328: 95–99

Rossignol JF; Ayoub A; Ayers MS (2001) Treatment of diarrhea caused by Cryptosporidium parvum: a prospective randomized, double-blind, placebo-controlled study of Nitazoxanide. J Infect Dis 184: 103–106

Sandfort J, Hannemann A, Gelderblom H et al. (1994) Enterocytozoon bieneusi infection in an immunocompetent patient who had acute diarrhea and who was not infected with the Human Immunodefiency Virus. Clin Infect Dis 19: 514–516

Smith HV, Rose JB (1990) Waterborne cryptosporidosis. Parasitol Today 6: 8–12

Soave R, Johnson WD jr. (1988) Cryptosporidium and Isospora belli infections. J Infect Dis 157: 225

V et al. (1989) Cryptosporidosis in a rural community in central Mexico. J Infect Dis 159: 1160–1163

Ungar BL, Gilman RH, Lanata CF et al. (1988) Seroepidemiology of Cryptosporidium infection in two Latin American populations. J Infect Dis 157: 551

Ungar BL, Mulligan M, Nutman TB (1989) Serologic evidence of Cryptosporidium infection in US volunteers before and during Peace Corps service in Africa. Arch Intern Med 149: 894

Ungar BLP (1990) Cryptosporidosis in humans (Homo sapiens). In: Dubey JP, Speer CA, Fayer R (eds) Cryptosporidosis of man and animals. CRC Press, Boca Raton, FL, pp 59–82

Varea M, Clavel A, Doiz O et al. (1998) Fuchsin fluorescence and autofluorescence in Cryptosporidium, Isospora and Cyclospora oocysts. Int J Parasitol 28: 1881–3

Verdier RI, Fitzgerald DW, Johnson WD et al. (2000) Trimethoprim-sulfamethoxazole compared with ciprofloxacin for treatment and prophylaxis of Isospora belli and Cyclospora cayetanensis infection in HIV-infected patients. A randomized, controlled trial. Ann Intern Med 132: 885–888

Weller PF (2004): Isospora belli Infection. UptoDate 2004. Vol 12.3

Wilairatana P, Radomyos P, Radomyos B et al. (1996) Intestinal sarcocystosis in Thai laborers. Southeast Asian J Trop Med Public Health 27: 43–6

Xiao L, Fayer R, Ryan U et al. (2004): Cryptosporidium taxonomy: recent advances and implications for public health. Clin Microbiol Rev 17: 72–97

Bandwurminfektionen (Zestoden)

C. Schieferstein, G. Just-Nübling

Infektionen mit Zestoden sind insgesamt seltener als Nematoden- oder Trematodeninfektionen, aber von medizinischer Bedeutung, da sie schwerwiegende Krankheitsbilder auslösen können. Zestoden sind Bandwürmer, sie bestehen aus einem Kopf (Skolex) mit entsprechenden Halteorganen wie Saugnäpfen oder Haken und einem Band aus Proglottiden (Strobila), in denen die gebildeten Eier samt Reproduktionsapparat liegen. Durch die Aneinanderreihung von mehreren hermaphroditen Proglottiden bilden sich zwischen 2 mm und 20 m lange Ketten, daher der Name Bandwürmer. Der Entwicklungszyklus umfasst einen oder 2 Zwischenwirte, je nach Art kann der Mensch Endwirt, Zwischenwirt oder beides gleichzeitig sein (Janitschke 2001).

43.1 Echinokokkose

Man unterscheidet 4 humanpathogene Echinokokkenspezies: den Erreger der zystischen Echinokokkose Echinococcus granulosus (Hundebandwurm), den Erreger der alveolären Echinokokkose Echinococcus multilocularis (Fuchsbandwurm) und die beiden sehr seltenen Erreger der polyzystischen Echinokokkose Echinococcus vogeli, Echinococcus oligartrus. Der Mensch ist bei diesen Erkrankungen der Fehlzwischenwirt. In verschiedenen Organen – insbesondere in der Leber, auch in der Lunge – bilden sich hydatide Zysten, die verdrängend bzw. infiltrativ (alveoläre Echinokokkose) wachsen und mitunter eine sehr ernste Prognose haben.

Epidemiologie

Echinococcus granulosus ist weltweit mit einer Inzidenz zwischen 1 und 220 pro 100.000 Einwohner pro Jahr verbreitet. Hauptvorkommensgebiete sind West- und Süd-/Südosteuropa, Russland, Ostafrika, Nordafrika, Südafrika, Indien, Zentral- und Südamerika, China und Australasien.

Die Übertragung auf Hunde ist v. a. durch das Fressen von kontaminierten Schlachtabfällen der Zwischenwirte bedingt (Ammann 1995). Der Mensch infiziert sich durch die orale Aufnahme von Eiern durch Kontakt mit Hunden.

Echinococcus multilocularis ist in der nördliche Hemisphäre, in Deutschland (insbesondere Rhön, Schwarzwald), in Ostfrankreich, in der Schweiz und in Teilen Österreichs, in Osteuropa, Asien und Nordamerika zu Hause. Die Inzidenz liegt zwischen 0,03 und 1,2 pro 100.000 Einwohner pro Jahr. Trotz des sehr häufigen Vorkommens von E. multilocularis beim Hauptwirt, dem Fuchs, kommt die alveoläre Echinokokkose beim Menschen aus ungeklärter Ursache sehr selten vor (Pawlowksi 1993, Schantz 1995).

Erreger und Pathogenese

Die adulten Würmer des Echinococcus granulosus (Hundebandwurm) befinden sich im Darm von Kaniden, sie sind 3–6 mm lang und haben 3–5 Proglottiden. Die Larvenstadien (Finnen) entstehen in der zwischen 1 und 15 cm großen Hydatide (lat. Wasserblase), eine mit Flüssigkeit gefüllte »Blase«. Sie besteht aus einer äußeren azellulären Laminarschicht, an deren Innenschicht sich die Keimzellschicht befindet. Dort enstehen asexuell in sog. Brutkapseln die als Protoskolizes bezeichneten Larven, sie stellen die Kopfanlagen des zukünftigen adulten Wurmes dar. Punktiert man diese Flüssigkeit, so finden sich in fertilen Zysten Brutkapseln und Protoskolizes. Die Hydatide ist von einer aus Wirtsbindegewebe bestehenden Perizyste umgeben.

In mehr als zwei Dritteln der Fälle befinden sich die hydatiden Zysten von E. granulosus in der Leber, in ca. 20% in der Lunge. Prinzipiell kann fast jedes Organ betroffen sein, z. B. Peritonealzysten, Knochen- und ZNS-Zysten.

Die adulten Würmer des Echinococcus multilocularis (Fuchsbandwurm) sind mit 1–3 mm Länge etwas kleiner, sie haben 3–5 Proglottiden. Die Hydatiden kommen fast ausschließlich in der Leber vor, die Zysten zeigen wie ein maligner Tumor infiltratives, destruierendes Wachstum. Die zahlreichen Zysten mit einer Größe von 1–20 mm sind von Granulations- und Bindegewebe umschlossen, sie bilden eine alveoläre Struktur, daher der Name alveoläre Echinokokkose. Durch hämatogene oder lymphogene Streuung kann es zu einer Metastasierung kommen.

Die Zysten wachsen langsam, aber kontinuierlich mit einer Wachstumsrate zwischen 1 und 31 mm pro Jahr (Romig 1990), manche sterben nach kurzer Zeit ab und kalzifizieren.

Lebenszyklus (◘ Abb. 43.1)

Der adulte E. granulosus lebt im Darm des Hundes, des Wolfes, des Löwen etc. (1). Die Eier werden mit dem Kot ausgeschieden. Der Zwischenwirt – Rinder, Schweine, Schafe oder als Fehlzwischenwirt der Mensch – infiziert sich über die orale Aufnahme der Eier (4). Da der Mensch nicht von einem Endwirt gefressen wird, bricht der Zyklus ab. Im Menschen findet sich das Larvenstadium, es kommen keine adulten Würmer vor.

Im Darm des Zwischenwirtes schlüpfen die sog. Onkosphären aus dem Ei, durchdringen die Darmwand, über die Mesenterial- oder Lymphgefäße gelangen sie in andere Organe (6). Aus diesen bilden sich die Hydatiden (Metazestodenzysten). Von der Aufnahme der Eier bis zur Bildung von Protoskolizes dauert es mindestens 10–12 Monate (Ammann 1995). Der Zyklus schließt sich, wenn das Tier mitsamt den Protoskolizes vom Endwirt, z. B. dem Hund, gefressen wird. Im Darm des Hundes entwickeln sich daraus die adulten Würmer (2). Die am häufigsten befallenen Organe sind Leber (60–70%), Lunge (ca. 20%) und Peritoneum, selten das ZNS.

Beim Fuchsbandwurm (E. multilocularis) fungieren Nagetiere als Zwischenwirte. Hauptquelle der menschlichen Ansteckung sind mit Fuchslosung verunreinigte Waldbeeren. In 95% der Fälle erfolgt bei der alveolären Echinokokkose im Menschen keine Bildung von Protoskolizes, die Zysten sind somit steril (Kern u. Löscher 2000).

Klinisches Bild

Die Inkubationszeit kann sehr variabel zwischen wenigen Monaten und mehreren Jahren sein. Viele Zysten verkalken im Verlauf und sind asymptomatisch. Bei der überwiegenden Mehrzahl der Patienten ist nur ein Organ betroffen, es bildet sich meist nur eine solitäre Zyste. Oft zeigen sich unspezifische Symptome wie z. B. bei Leberbefall Oberbauchbeschwerden, es kommt zur Hepatomegalie, wobei insbesondere der rechte Leberlappen betroffen ist, bei Verschluss der Gallengänge durch die Hydatide zum Verschlussikterus. Der Befall der Lunge kann sich durch Husten, Hämoptysen und thorakale Druckschmerzen bemerkbar machen. Die Ruptur einer Hydatide kann wegen des Antigenreizes zu schweren allergischen Reaktionen mit anaphylaktischem Schock und durch Aussaat zu einer Sekundärechinokokkose führen. Eine Sekundärechinokokkose kann auch durch hämatogene Streuung entstehen. Die Zysten können sich bakteriell superinfizieren. Knochenzysten können Auslöser von pathologischen Frakturen sein.

Diagnostik

Die bildgebende und die serologische Diagnostik ergänzen sich. Der Ultraschall ist das bildgebende Verfahren der Wahl zur Diagnose, Verlaufsbeurteilung und Stadieneinteilung der Echinokokkose (WHO CE 1–5, ◘ Tab. 43.1). Die Sonographie hat eine Sensitivität von 93–98% (Caremani 1997), typische Zeichen sind der Nachweis von Hydatiden – Sand, Tochterzysten oder wie Honigwaben angeordnete multiseptierte Zysten. Alternativ ist die Computertomographie gut etabliert. Die Beurteilbarkeit von Verkalkungen ist im MRT hingegen geringer.

Antikörpertests werden mit IHA oder ELISA durchgeführt, die Sensitivitiät des IgG-ELISA-Suchtests mit E.-granulosus-Antigen liegt im WHO-Stadium CE 1–3 bei ca. 90%, in den späten Stadien deutlich niedriger bei <50%. Kreuzreaktionen z. B. mit Taenia solium können vorkommen. Ein Bestätigungstest (Immunoblot) mit hoher Spezifität schließt sich an.

Ergänzend ist die ERCP bei erhöhten Cholestaseparametern und vor einer PAIR indiziert, sie kann eine Gallengangobstruktion und Cholangitis, z. B. durch Tochterzysten, die die Gallengänge verlegen, und Fisteln zwischen Zyste und GW-System nachweisen.

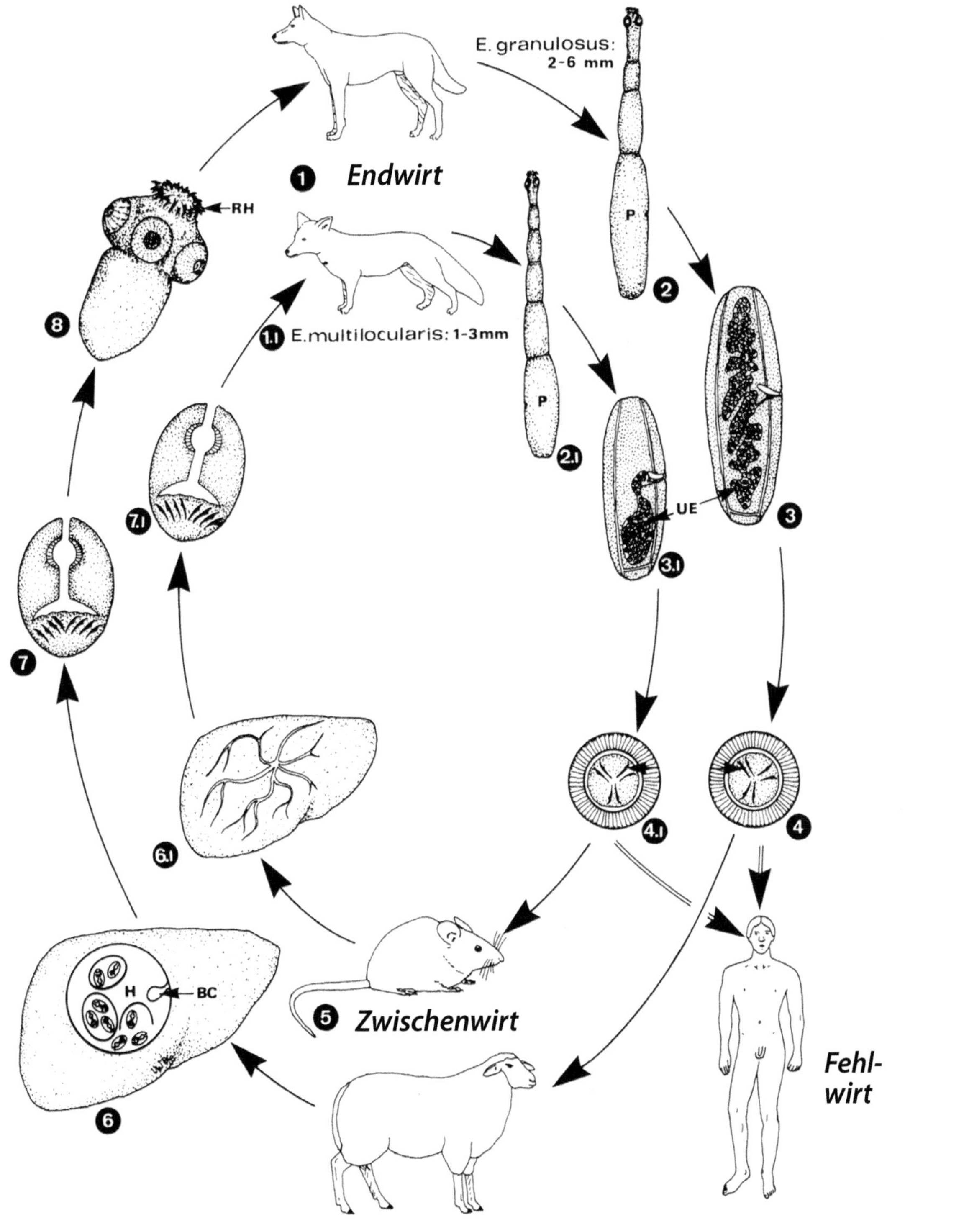

Abb. 43.1. Lebenszyklus von Echinococcus granulosus (*1–8*) und Echinococcus multilocularis (*1.1–7.1*). *1* Endwirt Hund (E. granulosus), *1.1* Fuchs (E. multilocularis). *2–3.1* Der adulte Wurm lebt im Dünndarm des Endwirtes und kann an der Größe der terminalen Proglottiden (*P*), der Form des Uterus (*UE*) und der Größe der rostellaren Haken differenziert werden. *4, 4.1* Embryonierte Eier mit infektisierter Onkosphäre. *5, 5.1* Die Eier werden oral vom Zwischenwirt Nagetier oder akzidentiell vom Menschen (Fehlwirt) mit kontaminierter Nahrung aufgenommen. *6, 6.1* Im Wirt schlüpfen die Onkosphären und gehen durch die Darmwand über das Blut in die Organe. Zysten werden v.a. in Leber und Lunge geformt. *7–8.1* In der Brutkapsel werden Protoskolizes geformt. Die Endwirte werden durch Fressen von Organen des Zwischenwirtes infiziert. *BC* Brutkapsel, *H* Hydatide, *P* Proglottiden, *RH* rostellare Haken, *UE* Uterus mit Eiern (Aus Mehlhorn 2001)

Tab. 43.1. WHO-Stadieneinteilung (WHO 1996, WHO – Informal Working Group on Echinococcosis 2001)

WHO-Stadium	Sonographie	Aktivität
CE 1	Unilokuläre, echofreie Zyste mit Hydatidensand, Zystenwand sichtbar	Aktiv
CE 2	Multivesikuläre, multiseptierte Zyste: Honigwabenähnliche Struktur (Tochterzysten), Zystenwand sichtbar	Aktiv
CE 3a CE 3b	Unilokuläre Zyste, evtl. mit Tochterzysten, echofreier Inhalt, Wasserlilienzeichen, Übergangsstadium Zyste kann degenieren oder Tochterzysten entwickeln	Übergangsstadium
CE 4	Inaktiv, heterogene echoarmer/echoreicher degenerativer Inhalt, keine Tochterzysten »Wollknäuel«	Inaktiv
CE 5	Kalzifizierte Wand mit Schallschatten, unterschiedlicher Grad der Kalzifikation	Inaktiv, Parasit ist tot

Beweisend für eine Echinokokkeninfektion ist der direkte Parasitennachweis in der Punktatflüssigkeit oder die histologische Untersuchung des Zystengewebes.

Differenzialdiagnose

Differenzialdiagnostisch kommen andere zystische Raumforderungen der Leber, pyogene oder Amöbenleberabszesse in Frage.

Therapie

Die Behandlung der Echinokokkose sollte interdisziplinär in spezialisierten Zentren erfolgen. Die Entscheidung, welche Therapie durchgeführt wird, ist individuell je nach Alter, Klinik und Zustand des Patienten zu treffen.

Operatives Vorgehen

Die Operation kann durch völlige Entfernung der Echinokokkose zu einer Heilung führen. Indikationen zur Operation (nach WHO) sind:

- große Leberzysten mit multiplen Tochterzysten,
- einzelne oberflächlich lokalisierte Leberzysten mit Rupturgefahr,
- infizierte Zysten,
- Zysten, die Verbindung zum Gallenwegssystem haben/Druck auf angrenzende Organe ausüben,
- Lungen-, ZNS-, Nieren-, Knochenzysten und Zysten in anderen Organen.

Kontraindikationen sind:

- allgemeine Kontraindikationen eines chirurgischen Eingriffs,
- abgestorbene Zysten,
- teilweise oder völlig verkalkte Zysten,
- multiple Zysten,
- schwer zugängliche Zysten,
- sehr kleine Zysten.

Bei der Operation muss unter allen Umständen eine sekundäre Echinokokkose durch Aussaat der Erreger vermieden werden. Neben der Radikaloperation mit totaler Perizystektomie oder partieller Hepatektomie kann auch eine offene Zystektomie oder palliativ die einfache Drainage einer infizierten oder kommunizierenden Zyste durchgeführt werden.

Eine begleitende Chemotherapie mit Benzimidazolen zur Verhinderung einer sekundären Echinokokkose sollte mindestens 4 Tage vor dem Eingriff begonnen werden und für 1 Monat (Albendazol) bzw. 3 Monate (Mebendazol) fortgesetzt werden. Bei der Operation muss mit der Möglichkeit einer anaphylaktischen Reaktion durch Freisetzung von Echinokokkusantigen und in 2–25% der Fälle mit einer sekundären Echinokokkose durch Streuung gerechnet werden (WHO – Arbeitsgruppe zur Echinokokkose 1997).

PAIR/PEVAC

Eine weitere Therapiemöglichkeit stellt das seit 1986 (Ben Amor 1987, Filice 1990, Gargouri 1990, Khuroo 1997) durchgeführte PAIR-Verfahren dar: perkutane, ultraschallgesteuerte **P**unktion, **A**spiration von Zystenflüssigkeit (Prüfung auf Bilirubinspuren, wegen möglicher Kommunikation zu Gallengängen), **I**njektion einer protoskoliziden Substanz (nur wenn Bilirubin negativ) und **R**easpiration nach 15 min. Auch hier sollte eine adjuvante Chemotherapie durchgeführt werden (Beginn 4 Tage vor Punktion; Smego 2003). PAIR ist bei Patienten mit Zysten im WHO-Stadium 1 und 3a indiziert. Kontraindiziert ist die Behandlung von oberflächlichen und nicht zugänglichen Zysten, multiplen septierten Zysten, inaktivierten Zysten, verkalkten Läsionen, Lungenzysten und wegen des Risikos der chemischen Cholangitis mit Gallengängen kommunizierenden Zysten.

Eine abgewandelte Methode ist PEVAC (»**p**ercutaneous **eva**cuation of **c**yst content«). Hier wird ein großer Katheter (14–18 F) mit Sog eingebracht (Schipper 2002).

Chemotherapie

Indikationen für eine Chemotherapie sind: inoperable Patienten, Patienten mit multiplen Zysten in 2 oder mehreren Organen, Peritonealzysten. In einer Studie mit über 1.000 Fällen konnte bei ca. 30% eine Heilung, bei ca. 30–50% Besserung nach 12 Monaten festgestellt werden (WHO – Arbeitsgruppe zur Echinokokkose 1997). Als Mittel der Wahl stehen Albendazol und Mebendazol zu Verfügung. Albendazol wird in einer täglichen Dosis von 10–15 mg/kg KG in 2 Dosen verabreicht. Man kann einen 1-monatigen Therapiezyklus mit 14-tägigen Pausen abwechseln. In der Regel gibt man 3–6 Behandlungszyklen.

Mebendazol gibt man in einer täglichen Dosierung von 40–50 mg/kg KG auf 3 Dosen verteilt für 3–6 Monate. Beide Medikamente sollten mit möglichst fettreichen Mahlzeiten gegeben werden, dadurch kann die Resorption bis auf das 8fache erhöht werden. Albendazol scheint Mebendazol überlegen zu sein (Franchi 1999).

Es sollten regelmäßige – zu Beginn in 2-wöchigem Abstand, bei Lebervorerkrankungen auch häufiger – laborchemische Kontrollen insbesondere des Blutbildes und der Transaminasen bei den bekannten Nebenwirkungen wie Hepatotoxizität, Neutro- und Thrombozytopenie durchgeführt werden. Weiterhin sind Serumspiegelkontrollen sinvoll. Insbesondere in den frühen Stadien der Schwangerschaft ist die Behandlung wegen embryotoxischer Wirkung in Tierversuchen kontraindiziert.

Bei Patienten mit verkalkten Zysten (WHO-Stadium 4, 5) ist »watch und wait« die Option der Wahl, da hier keine Aktivität mehr vorliegt und der Parasit häufig schon tot ist (Stadium 5). Regelmäßige sonographische Kontrollen, ob eine Aktivität der Zyste vorhanden ist, sollten erfolgen.

Alle Patienten sollten in regelmäßigen Abständen, je nach Stadium und Aktivität, sonographisch kontrolliert werden.

Alveoläre Echinokokkose

Die radikale Operation bei operablen Fällen ist die Behandlung der Wahl, zusätzlich gibt man eine postoperative Chemotherapie über mindestens 2 Jahre. Inoperable Fälle oder nichtkurabel operierte Fälle oder lebertransplantierte Patienten benötigen eine Chemotherapie über mehrere Jahre. Die Dosierung entspricht der bei zystischer Echinokokkose. Bei Nichtansprechen der Therapie kann Albendazol auch ohne Therapieunterbrechungen verabreicht werden (Reuter 2000). Als ultima ratio können die Patienten lebertransplantiert werden (WHO – Arbeitsgruppe zur Echinokokkose 1997).

Prognose

Die zystische Echinokokkose hat eine gute Prognose, die Letalität liegt zwischen 2 und 4%, Rezidive nach Operation zeigen sich in 2–25% der Fälle (Morris 1992, Romig 1990).

Echinococcus-multilocularis-Infektionen haben eine ernste Prognose, die 10-Jahres-Überlebensrate hat sich in den letzten Jahren durch Chemotherapie/Operation allerdings deutlich von ca. 6–25% auf 80–83% verbessert (Kern et al. 2000).

Prophylaxe

Es gilt die orale Aufnahme der Eier zu verhindern (Kontamination mit Hunde- bzw. Fuchskot). Beeren oder heruntergefallenes Obst, die mit Kot kontaminiert sein könnten, sollten nicht gegessen werden. Hunde sollten keinen Kontakt mit Innereien von Schlachttieren haben bzw. diese sollten vorher gekocht oder tiefgefroren werden (3 Tage bei -18°C). Eine regelmäßige Entwurmung des Hundes ist effektiv. Im feuchten Millieu sind die Eier sehr widerstandsfähig, durch Austrocknung sowie Erhitzung über 75°C werden sie inaktiviert.

43.2 Taenia saginata/Taenia solium

Rinderbandwurm- (Taenia saginata-) und Schweinebandwurminfektionen (Taenia solium) werden durch den Verzehr von rohem oder nicht ausreichend gekochtem Rind- bzw. Schweinefleisch, das infektiöse Zystizerkuslarven enthält, hervorgerufen. Der Mensch ist Endwirt, kann bei T. solium auch Zwischenwirt sein (Zystizerkose).

Epidemiologie

Taenia saginata (■ Abb. 43.2) ist weltweit in Ländern verbreitet, in denen Rindfleisch verzehrt wird. Etwa 50 Mio. Menschen sind infiziert. Hohe Infektionsraten sind insbesondere in Ostafrika, Lateinamerika, Zentralasien und im Mittleren Osten bekannt (Schantz 1996). Taenia solium kommt in Ländern mit schlechten hygienischen Bedingungen vor, wo Menschen in engem Kontakt mit Schweinen leben und nicht genügend gekochtes Schweinefleisch essen; ca. 6 Mio. Menschen sind infiziert (Kern u. Löscher 2000). In islamischen Ländern ist diese Erkrankung sel-

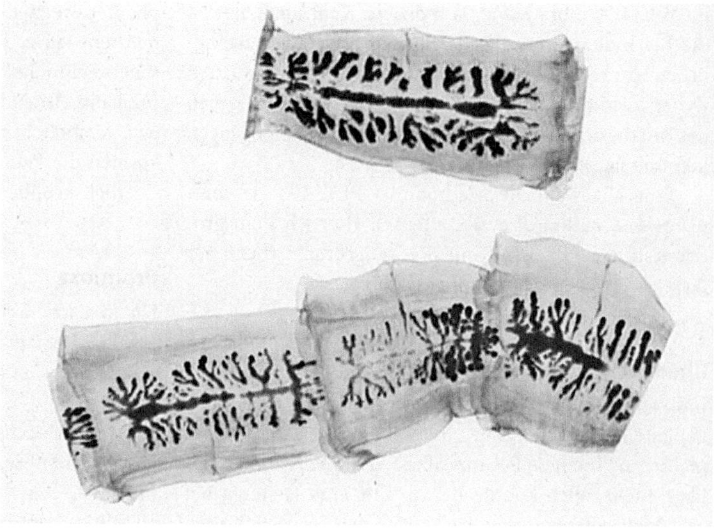

Abb. 43.2. Taenia saginata. Proglottiden, Anfärbung der Uterusschläuche. (Unvergrößert; aus Caspary u. Stein 1999). Farbige Wiedergabe ► Farbteil

ten. Hauptendemiegebiete sind Mittel- und Südamerika, südliches Afrika, China, Indien, Chile, Brasilien, Papua-Neuguinea und nichtislamische Länder Südostasiens.

Erreger (Abb. 43.3)

Der adulte 6–10 m lange Taenia saginata besteht aus ca. 1.000–2.000 Proglottiden. Unterscheiden kann man beide Taeniaarten an den nur bei Taenia solium vorhandenen Haken am Kopf. Taenia solium hat weniger Proglottiden (ca. 1.000) und ist daher auch etwas kürzer (3–7 m). Taenia saginata ist wirtspezifisch, der Mensch ist der einzige Endwirt, bei T. solium sind neben dem Menschen andere Tierarten wie Affen oder Hamster Endwirte. Die ovalen bis runden, 30×35 µm großen Eier sind von einer dicken, radiär strukturierten Membran umgeben, beide Arten sind lichtmikroskopisch nicht zu unterscheiden.

Lebenszyklus

Der adulte Taenia saginata befindet sich im Dünndarm des Menschens. Die Eier befinden sich in den Uterusverzweigungen der Proglottiden (ca. 10^5 Eier pro Proglottid). Pro Tag werden ca. 7 reife Proglottiden abgestoßen, die im Stuhl ausgeschieden werden oder mit Hilfe aktiver Bewegungen den Anus passieren. Die Eier werden aus den Proglottiden entweder im Darm oder in der Umgebung freigesetzt, sind sofort infektiös und können Monate bis Jahre in der Umgebung überleben. Rinder und andere Pflanzenfresser werden durch die Aufnahme von kontaminierter Vegetation infiziert. Im Rinderdarm werden Onkosphären freigesetzt, die die intestinale Wand durchdringen und in die gestreifte Muskulatur wandern. Dort entwickeln sie sich zum Zystizerkus, der nach ca. 5 Monaten infektiös ist und mehrere Jahre im Tier überleben kann. Der Mensch infiziert sich durch die Aufnahme von rohem oder nicht ausreichend gekochtem Rindfleisch. Innerhalb von 2–4 Monaten entwickelt sich der Zystizerkus in einen adulten Wurm mit einer Lebenserwartung von bis zu 30 Jahren. In der Regel ist nur ein adulter Wurm im Dünndarm des Menschens vorhanden.

Der Lebenszyklus von T. solium entspricht dem von T. saginata mit 2 Ausnahmen: der Zwischenwirt ist das Schwein und der Mensch kann – abhängig vom Stadium, das aufgenommen wird – entweder End- und/oder Zwischenwirt der Erkrankung sein. Nimmt der Mensch mit dem Schweinefleisch das Larvenstadium (Zystizerken) auf, entwickelt sich wie bei T. saginata der adulte Wurm im Dünndarm. Werden T.-solium-Eier oral durch Autoinfektion über die Hände, durch Aufnahme von mit T.-solium-Eiern verunreinigten Nahrungsmitteln oder selten durch interne Autoinfektion, indem Proglottiden durch reverse Peristaltik in den Magen gelangen, aufgenommen, entwickeln sich die Eier zu invasiven Larven. Sie werden via Blutfluss ins Gehirn, ins subkutane Gewebe und in die Muskeln transportiert. Symptomatisch ist in der Regel die Neurozystizerkose durch Zystizerken im ZNS. Wie oft eine intestinale Taeniasis durch T. solium zu dieser Erkrankung führt, ist nicht genau bekannt. Studien zeigen bei Diagnose einer Neurozystizerkose einen gleichzeitigen intestinalen Befall zwischen 5 und 40% (Kalra 1994, Minguetti 1983, Schantz 1996). Die klinische Symptomatik wird insbesondere durch das Absterben der Tiere hervorgerufen, lebende Zystizerken im Gewebe sind meistens asymptomatisch.

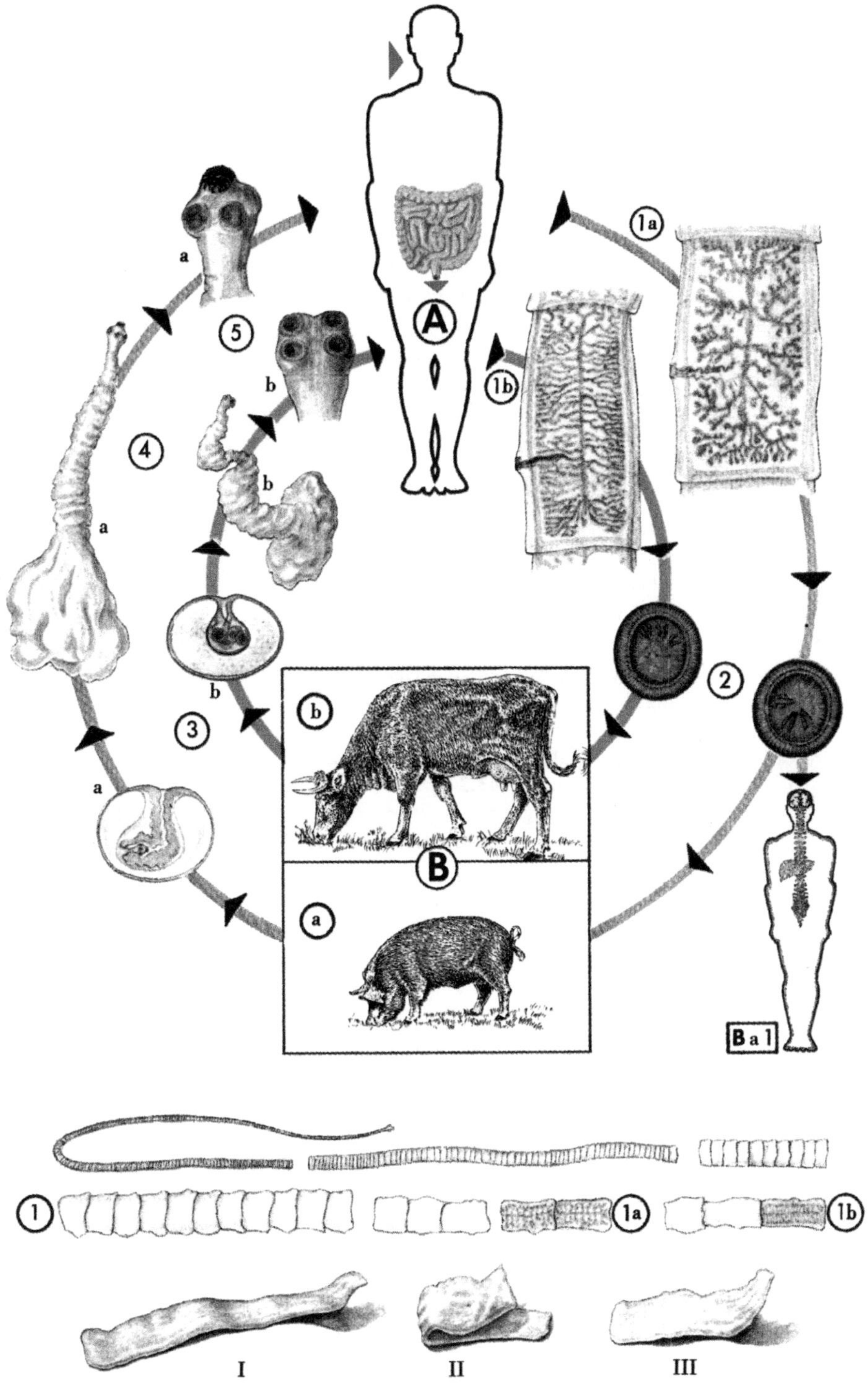

■ **Abb. 43.3.** Lebenszyklus von Rinderbandwurm (Taenia saginata) und Schweinebandwurm (Taenia solium): *1a* Schweinebandwurm, *1b* Rinderbandwurm. **A** Endwirt (nur Mensch! Bandwurm im Dünndarm): *1* Bandwurm, *1a* reife Proglottide von T. solium, *1b* reife Proglottide von T. saginata; *2* Bandwurmei (Embryophore mit 6-Haken-Larve) (Arten morphologisch schwer differenzierbar). **B** Zwischenwirte: *a* Schwein, ausnahmsweise auch Mensch (Cysticercose!); *b* Rind; *b3-4* Finnen in verschiedenen Stadien der Umstülpung des Scolex: *3a* Cysticercus cellulosae von T. solium (mit Hakenkranz und 4 Saugnäpfen), beginnende Umstülpung; *3b* Cysticercus bovis von T. saginata (nur mit 4 Saugnäpfen); *4* ausgestülpte Finnenstadien von T. solium (*a*) und T. saginata (b); *5* Kopf, *a* des Schweinebandwurms (mit Hakenkranz), *b* des Rinderbandwurms (ohne Hakenkranz). *I-III* Bewegungsphasen frisch abgetrennter Proglottiden. (Aus Piekarski 1987). Farbige Wiedergabe ▶ Farbteil

Klinisches Bild

Insbesondere zu Beginn einer Infektion, während des Wachstums des Bandwurms, kann es – häufiger beim Rinderbandwurm – zu unspezifischen Symptomen wie Hungergefühl, Diarrhö, Gewichtsabnahme und perianalem Pruritus kommen. Sehr selten kann es durch wandernde Proglottiden zu einer Appendizitis oder Cholangitis kommen. Oft findet man nur die passierenden Proglottiden als einzigen Ausdruck der Infektion. Das klinische Bild der Zystizerkose ist abhängig von der Immunreaktion um den meist degenerierenden Zystizerkus, epileptische Anfälle sind das häufigste Symptom. Weiterhin können neben subkutanen Knoten eine akute Enzephalitis, eine Rückenmarkkompression oder eine chronische Meningitis auftreten, auch der okuläre Befall kommt vor.

Diagnostik

Beweisend ist der mikroskopische Nachweis von Eiern oder Proglottiden im Stuhl. Die Eier der beiden Spezies sind lichtmikroskopisch nicht zu unterscheiden, ebenso nicht von den Eier von Echinococcus spp., diese sind nie im menschlichen Stuhl zu finden. Zur Unterscheidung der Eier kann man eine Ziehl-Neelsen-Färbung auf Säurefestigkeit durchführen, T.-saginata-Eier sind im Gegensatz zu T.-solium-Eiern säurefest. Findet man Proglottiden, so kann man die beiden Spezies anhand der Zahl ihrer Uterusseitenäste differenzieren, T.-saginata-Proglottiden haben mehr als 13 Seitenäste, T. solium weniger als 13.

Bei leichten Infektionen empfiehlt es sich, mehrere Stuhlproben zu untersuchen und Konzentrationstechniken anzuwenden. Weiterhin kann man mittels ELISA Taenia-Copro-Antigen nachweisen (Rodriguez-Canul 1999, Allan 1992, Allan 1993, Deplazes 1991). Wie bei der Enterobius-vermicularis-Infektion kann man mittels Abklatschpräparat von der perianalen Haut Eier gewinnen. Bei der Behandlung der Proben sollten immer Handschuhe getragen werden, die Aufnahme von Eiern von T. solium kann eine Zystizerkose hervorrufen.

Zur Diagnose einer Zystizerkose sind bildgebende Verfahren (cCT, cMRT) wichtig. Weiterhin kann eine Röntgenaufnahme der Muskeln zur Feststellung der Muskelkalzifikationen sowie eine Biopsie subkutaner Knoten oder des Gehirns durchgeführt werden. Serologische Methoden (Immunoblot) aus Serum und Liquor stehen zur Verfügung (Garcia 2000).

Therapie

Mittel der Wahl für die intestinale Taeniasis ist Praziquantel (Einmaldosis 10 mg/kg KG), alternativ, aber weniger wirksam 2 g Niclosamid (Kern u. Löscher 2000).

Die Behandlung der Neurozystizerkose sollte unter einer stationären Überwachung insbesondere in den ersten 4 Tagen durchgeführt werden. Die asymptomatische Neurozystizerkose wird in der Regel nicht behandelt, da die Behandlung eine Exazerbation durch Immunreaktion auf sterbende Zystizerken hervorrufen kann.

Man kann Albendazol in einer Dosierung von 15 mg/kg KG in 2 Einzeldosen für 8–30 Tage oder Praziquantel in einer Dosierung von 50 mg/kg KG in 3 Einzeldosen für 30 Tage geben. Eine zusätzliche Therapie mit Steroiden sowie evtl. mit Antikonvulsiva ist unter Umständen empfehlenswert (Drugs for Parasitic Infections 2004, Garcia 2002, Garcia 2004). Manche Patienten müssen chirurgisch behandelt werden.

Drei Monate nach Therapie der intestinalen Taeniasis sollte zur Kontrolle Stuhl auf Eier untersucht werden.

Prophylaxe und Kontrolle

Vermeidung von rohem oder nicht ausreichend gekochtem Fleisch; Erhitzung auf 56°C oder Tiefgefrieren über 10 Tage tötet die Zystizerken ab. In Mitteleuropa wurde T. solium durch Fleischinspektion eliminiert. Toilettenbenutzung und die Behandlung von Infizierten sowie Gesundheitserziehung sind wichtige Maßnahmen zur Vorbeugung.

43.3 Hymenolepis

Epidemiologie und Erreger

Hymenolepiasis wird durch 2 Zestodenarten hervorgerufen: durch den Zwergbandwurm Hymenolepis nana, dem mit 15–40 mm kleinsten Bandwurm, und durch den 20–60 cm langen Rattenbandwurm Hymenolepis diminuta, der selten beim Menschen vorkommt, eigentliche Wirte sind Nagetiere. Beide kommen weltweit insbesondere in warmen Klimazonen vor. Infektionen mit H. nana sind die häufigsten Bandwurminfektionen des Menschens, v. a. bei Kindern. Hymenolepis nana ist der einzige humanpathogene Zestode, der keinen Zwischenwirt benötigt, der Mensch ist bei der Hymenolepiasis gleichzeitig End- und Zwischenwirt.

Lebenszyklus und Pathogenese

Die Infektion wird erworben durch die Aufnahme von Eiern über mit Fäzes kontaminiertes Essen, Wasser oder Hände. Im Dünndarm werden die Onkosphären freigelassen, sie dringen in die Zotten des Duodenums ein und entwickeln sich zu Zystizerkoidlarven, durch Ruptur der Zotte kehrt der Zystizerkoid in das intestinale Lumen zurück und attachiert sich an einer Zotte im Ileum zur weiteren Entwicklung in einen adulten Wurm. Nach 2–4 Wochen beginnt die Produktion direkt infektiöser Eier, diese können bis zu 10 Tage in der Umgebung überleben. Ein weiterer Infektionsweg ist neben der exogenen Autoinfektion durch orale Aufnahme der selbst ausgeschiedenen Eier die endogene Autoinfektion – schon im Darm schlüpfen die Onkosphären und entwickeln sich zu Zystizerkoidlarven. Die Lebenserwartung der Adulten liegt bei Wochen bis wenigen Monaten, durch Autoinfektion kann die Infektion jedoch über Jahre bestehen. Zusätzlich ist eine Weiterentwicklung der H. -nana-Eier zu Zystizerkoiden auch durch Aufnahme der Eier durch Insekten möglich, die Ansteckung erfolgt durch die orale Aufnahme des Insekts durch den Menschen oder das Nagetier. Bei H. diminuta ist dies der einzige Übertragungsweg, sie benötigen einen Arthropoden als Zwischenwirt, der dann vom Nagetier und seltener vom Mensch aufgenommen wird.

Klinisches Bild

In der Regel sind die Infektionen asymptomatisch. Schwere Infektionen mit H. nana können insbesondere bei Kindern gastrointestinale Beschwerden, Diarrhö, Kopfschmerzen, Anorexie und allgemeine Schwäche hervorrufen.

Diagnostik

Die Diagnose beruht auf der Demonstration der 40–50 µm großen direkt infektiösen Eier im Stuhl unter Zuhilfenahme von Konzentrationstechniken und wiederholten Untersuchungen.

Therapie

Praziquantel ist in einer Einmaldosis von 25 mg/kg KG sowohl wirksam gegen Adulte als auch gegen Zystizerkoide. Niclosamid (Yomesan) stellt eine Alternative dar, wirkt aber nur gegen Adulte und muss daher über 7 Tage (2 g am ersten Tag, dann 1 g die nächsten Tage) mit einer Wiederholung nach 3 Wochen gegeben werden (Kern u. Löscher 2000).

Prophylaxe

Persönliche Hygiene, insbesondere das Händewaschen, die Verwendung von Toiletten, die Vermeidung von rohen Nahrungsmitteln beugen der Infektion vor.

43.4 Diphyllobothrium latum

Epidemiologie und Erreger

Der Fischbandwurm Diphyllobothrium latum ist mit bis zu 20 m Länge der größten Parasit des Menschen. Der Mensch ist Endwirt. Hauptvorkommengebiete sind Europa, Westasien, Afrika, Ostasien, Australien und Südamerika. Als Tierreservoire sind Hunde, Katzen und Bären bekannt.

Lebenszyklus und Pathogenese

Der adulte Wurm bewohnt den oberen Dünndarm des Menschen, aus den mehr als 3.000 Proglottiden werden pro Tag mehr als 100.000 unreife Eier in den Stuhl abgegeben. Innerhalb von 4 Wochen reift das Ei im Süßwasser heran. Ein Korazidium schlüpft, wird von einem passenden Zwischenwirt, einem Kleinkrebs (Cyclops), gefressen und entwickelt sich dort zu einem Prozerkoiden. Wird der Krebs von einem Süßwasserfisch gefressen, migriert die Prozerkoidlarve in die Fischmuskulatur und wird zu einer Plerozerkoidlarve (Sparganum). Wird der zweite Zwischenwirt wiederum von einem weiteren Süßwasserfisch gefressen, wandert die Plerozerkoidlarve in die Muskulatur dieses Zwischenwirtes. Der Mensch als Endwirt wird bei der Nahrungsaufnahme von rohem oder nicht gekochtem Süsswasserfisch infiziert. Die Präpatenzzeit beträgt ca. 18–24 Tage. Die Lebenserwartung der adulten Würmer beträgt mehrere Jahre, der Mensch ist meist nur mit einem Wurm infiziert.

Klinisches Bild

In der Regel sind die Infektionen asymptomatisch, es treten gastrointestinale Beschwerden, Diarrhö, Erbrechen und Gewichtsverlust auf. Der Fischbandwurm absorbiert Vitamin B12, ca. 40% der Patienten haben einen reduzierten Vitamin-B12-Gehalt im Blut, bei ca. 2% entwickelt sich eine megaloblastäre Anämie, selten kann eine funikuläre Myelose – unter Umständen auch ohne Anämie – auftreten (Schantz 1996). Seltene Komplikationen sind intestinale Obstruktion sowie Cholezystitis oder Cholangitis durch Migration von Proglottiden.

Diagnostik

Beweisend ist der mikroskopische Nachweis der charakteristischen, ca. 70×50 µm großen Eier oder der Proglottiden im Stuhl.

Therapie

Praziquantel (Einmaldosis 10 mg/kg KG) ist das Mittel der Wahl, alternativ kann man eine Einmaldosis Niclosamid (2 g) verabreichen. Substitution von Vitamin B12 ist indiziert bei Vitamin-B12-Mangel und einer perniziösen Anämie.

Prophylaxe

Kein Verzehr von rohem Fisch oder Tiefgefrierung vor Verzehr (-18°C für 2 Tage) beugen der Infektion vor.

43.5 Dipylidium caninum

Epidemiologie und Erreger

Dipylidium caninum ist weltweit, insbesondere in Europa, auf den Philippinen, in China, in Japan, in Argentinien und den USA verbreitet. Es handelt sich um einen hauptsächlich bei Hunden und Katzen verbreiteten Parasiten, der nur selten beim Menschen vorkommt. Der Mensch infiziert sich durch das Verschlucken von Hunde- oder Katzenflöhen.

Lebenszyklus und Pathogenese

Der Bandwurm hat eine Länge von ca. 60 cm und lebt im Dünndarm des Wirts. Larvenstadien des Hunde- oder Katzenflohes (Ctenocephalides spp.) nehmen die Eier auf, es entwickeln sich Zystizerkoidlarven. Der Endwirt infiziert sich durch die orale Aufnahme des Flohs, im Darm des Endwirts entwickelt sich innerhalb von 1 Monat der adulte Wurm.

Klinisches Bild

Die Infektion ist meist asymptomatisch. Milde gastroin testinale Beschwerden, Analpruritus und Diarrhö treten insbesondere bei Kindern auf.

Diagnostik

Nachweis von meist noch beweglichen Proglottiden oder Eipaketen im Stuhl.

Therapie

Praziquantel (z. B. Biltricide, Cesol, Cysticide) ist als Einmalgabe (10 mg/kg KG) wirksam, alternativ Niclosamid (Yomesan).

Prophylaxe

Entwurmung und Bekämpfung der Ektoparasiten von Hunden und Katzen.

Literatur

Allan JC, Craig PS, Garcia NJ et al. (1992) Coproantigen detection for the immunodiagnosis of echinococcosis and taeniasis in dogs and humans. Parasitology 104: 347–355

Allan JC, Mencos F, Garcia-Noval J et al. (1993) Dipstick dot ELISA for the detection of Taenia coproantigens in humans. Parasitology 107: 79–85

Ammann R, Eckert J (1995) Clinical diagnosis and treatment of echinococcis in humans. In: Thompson RCA, Lymbery AJ (eds) Echinococcus and hydatid disease. CAB International, Oxon, pp 411–463

Ammann R, Eckert J (1996) Cestodes: Echinococcus. Gastroenterology Clinics of North America 25: 655–689

Ben Amor N, Kchouk H, Ayachi K et al. (1987) Treatment of a case of parietal hydatid cyst by puncture. Journal Belge de radiologie 70: 333–336

Caremani M, Benci A, Maestrini R et al. (1997) Ultrasound imaging in cystic echinococcosis. Proposal of a new sonographic classification. Acta Trop 67: 91–105

Cheesbrough M (1998) District laboratory practice in tropical countries, part 1. Tropical Health Technology, Doddington

Deplazes P, Eckert J, Pawlowski ZS et al. (1991) An enzyme-linked immunosorbent assay for the diagnostic detection of Taenia saginata copro-antigens in humans. Transact R Soc Trom Med Hyg 85: 391–396

Drugs for Parasitic Infections (2004) Medical Lett Drugs Ther (online: www.medletter.com/freedocs/parasitic.pdf)

Filice C, Pirola F, Brunetti E et al. (1990) A new therapeutic aproach for hydatid liver cysts. Aspiration and alcohol infektion under sonographic guidance. Gastroenterology 98: 1366–1368

Filice C, Brunetti E, D'Anrea F et al. (1997) Minimal invasive treatment for hydatid abdominal cysts: PAIR (puncture, aspiration, injection, reaspiration) – state of the art. WHO/CTD/SIP/97.3 unpublished WHO document

Franchi C, Di Vico B, Teggi A (1999) Long-term evaluation of patients with hydatidosis treated with benzimidazole carbamates. Clin Infect Dis 29: 304–309

Garcia HH, Del Brutto OH (2000) Taenia solium cysticercosis. Infect Dis Clin North Am 14: 97–119

Garcia HH, Pretell EJ, Gilman RH et al. (2004) A trial of antiparasitic treatment to reduce the rate of seizures due to cerebral cysticercosis. N Engl J Med 350: 249–258

Garcia HH, Evans CA, Nash TE et al. (2002) Current consensus guidelines for treatment of neurocysticercosis. Clin Microbiol Rev 15: 747–756

Gargouri M et al. (1990) Percutaneous treatment of hydatid cysts (Echinococcus granulosus). Cardiovascular and interventional radiology 13: 169–173

http://www.dpd.cdc.gov/dpdx/HTML/Diphylobothriasis.htm

http://www.dpd.cdc.gov/dpdx/HTML/Echinococcosis.htm

http://www.dpd.cdc.gov/dpdx/HTML/Hymenolepiasis.htm

Janitschke K (2001) Echinococcus. In: Hahn H, Falke D, Kaufmann SHE, Ullmann U (Hrsg) Medizinische Mikrobiologie und Infektiologie, 4. Aufl. Springer, Berlin Heidelberg New York et al.

Janitschke K, Kimming P, Seitz HM et al. (1998) Parasitosen. 4/1998. Qualitätsstandards in der mikrobiologisch-infektiologischen Diagnostik. Gustav Fischer, Stuttgart Jena Lübeck Ulm

Kalra V, Suri M, Jaikhani BL (1994) A profile of childhood neurocysticercosis. Ind J Pediatr 61: 33–42

Kern P, Löscher T (2000) Zestodeninfektionen. In: Lang W, Löcher T (Hrsg) Tropenmedizin in Klinik und Praxis. Thieme, Stuttgart, S 165–180

Kern P, Kratzer W, Reuter S (2000) Alveoläre Echinokokkose: Therapie. Dtsch Med Wsch 125: 7–89

Khuroo MS, Wani NA, Javid G (1997) Percutaneous drainage compared with surgery for hepatic hydatid cysts. N Engl J Med 337: 81–7

Mehlhorn H (ed) (2001) Encyclopedic reference of parasitology, 2nd edn. Springer, Heidelberg New York Tokio

Minguetti G, Ferreira MVC (1983) Computed tomography in neurocysticercosis. J Neurol 46: 36–942

Morris DL, Richards KS (1992) Hydatid disease: current medical and surgical management. Butterworth-Heinemann, Oxford

Pawlowski ZS (1993) Critical points in the clinical management of cystic echinococcosis. In: Andersen FL, Chai J, Liu F (eds) Compendium on cystic echinococcosis with special reference to the Xinjiang Uygur Autonomous Region of the People`s Republic of China. Brigham Young University, Provo, UT, pp 119–131

Piekarski G (1987) Medizinische Parasitologie, 3. Aufl. Springer, Heidelberg New York London Paris Tokio

Reuter S, Jensen B, Buttenschoen K (2000) Benzimidazoles in the treatment of alveolar echinococcosis: a comparative study and review of the literature. J Antimicrob Chemother 46: 451–456

Rodriguez-Canul R, Fraser A, Allan JC et al. (1999) Epidemiological study of Taenia solium taeniasis/cysticercosis in a rural village in Yucatan state, Mexico. Ann Trop Med Parasitol 93: 57–67

Romig T (1990) Beobachtungen zur zystischen Echinokokkose des Menschen im Turkana-Gebiet, Kenia. Dissertation, Facultät II (Biologie), Universität Hohenheim

Schantz PM (1995) Epidemiology and control of hydatid disease. In: Thompson RCA, Lymbery AJ (eds) Echinococcus and hydatid disease. Wallingford, Oxon, UK, CAB International, pp 233–331

Schantz PM (1996) Tapeworms (Cestodiasis). Gastroenterology Clinics of North America 25: 637–653

Schipper HG, Lameris JS, van Delden OM et al. (2002) Percutaneous evacuation (PEVAC) of multivesicular echinococcal cyst with or without cystiobilary fistulas which contain non-drainable material: first results of a modified PAIR method. GUT 50: 718–723

Smego RA jr, Bhatti S, Khaliq AA (2003) Percutaneous aspiration-injection-reaspiration drainage plus albendazole or mebendazole for hepatic cystic echinococcosis: a meta-analysis. Clin Infect Dis 37: 1073–83

WHO (1996) Guidelines for treatment of cystic and alveolar echinococcosis in humans. Bulletin of the World Health Organization 74: 231–242

WHO-Arbeitsgruppe zur Echinokokkose (1997) Richtlinien zur Behandlung der zystischen und alveolären Echinokokkose beim Menschen. Chemotherapie Journal, 6. Jahrgang, Heft 3/1997

WHO – Informal Working Group on Echinococcosis (2001) PAIR. Puncture Aspiration Injection Reaspiration. An option for the treatment of Cystic echinococcosis. WHO/CDS/CSR/APH/2001.6

Saugwürmer (Trematoden)

C. Schieferstein, G. Just-Nübling

Trematoden (Saugwürmer) sind nach den Nematoden die häufigste Wurmgruppe. Sie werden insbesondere in tropischen Ländern mit niedrigen hygienischen Standards übertragen. Der Entwicklungszyklus umfasst einen oder 2 Zwischenwirte, erster Zwischenwirt ist eine spezifische Schneckenart, der Mensch ist stets Endwirt. Die Übertragung geschieht entweder wie bei der Schistosomiasis direkt über in die Haut eindringende Zerkarien oder durch die orale Aufnahme von Metazerkarien, die sich im zweiten Zwischenwirt oder an Wasserpflanzen befinden.

44.1 Schistosoma species

Schistosomiasis (griech. gespaltener Körper), synonym Bilharziose, ist in Bezug auf sozioökonomische Aspekte die weltweit wichtigste menschliche Wurminfektion und nach Malaria die zweitwichtigste Parasitose (Taylor 1997). Man unterscheidet die intestinale Schistosomiasis, hervorgerufen durch Schistosoma mansoni, Schistosoma japonicum oder selten durch Schistosoma mekongi oder Schistosoma intercalatum, von der urogenitalen Schistosomiasis (Schistosoma haematobium; ◻ Tab. 44.1).

Hieroglyphische Schriften zeigen – wie auch der Nachweis von Schistosomaantigen bei einer 5.000 Jahre alten ägyptischen Mumie –, dass die Schistosomiasis in Ägypten schon seit der Zeit der Pharaonen bekannt ist (Grove 1990, Ourna 1991).

Erstmals entdeckt wurden die adulten Würmer im Jahre 1851 in Kairo durch Theodor Bilharz (1825–1862), einem deutschen Pathologen, der in Kairo arbeitete. Er gab der Krankheit den Namen.

Epidemiologie

Weltweit gibt es mehr als 200 Mio. Infizierte, davon ca. 120 Mio. mit symptomatischen Infektionen, ca. 20 Mio. davon leiden an schweren Folgen, ca. 20.000 sterben insbesondere in Subsaharaafrika jährlich daran. Die Endemiegebiete sind an das Vorkommen der Zwischenwirte (Süßwasserschnecken) gebunden. In den letzten 40 Jahren wurde durch den Bau von Staudämmen und durch landwirtschaftliche Bewässerungsprojekte mehr Lebensraum für die Zwischenwirte geschaffen, wodurch die Zahl der Schistosomeninfektionen drastisch zunahm.

Man unterscheidet verschiedene geographische Verteilungen der Schistosomiasis. Die intestinale Schistosomiasis durch Schistosoma mansoni ist in 53 Ländern Afrikas, des Nahen Ostens, der Karibik und Südamerikas endemisch. Schistosoma intercalatum kommt in 10 zentralafrikanischen Ländern vor. Asiatische intestinale Schistosomiasis, durch die S.-japonicum-Parasitengruppe (mit S. mekongi

Tab. 44.1. Schistosomenarten (Cheesbrough 1998, Löscher 2000)

	Schistosomenart	Vorkommen	Eier	Zwischenwirt
Intestinale Schistosomiasis	Schistosoma mansoni	Afrika, Südamerika, Karibik, Mittlerer Osten	Ca. 150×60 µm Gelb-braun Oval Lateraler Stachel	Biomphalaria spp.
	Schistosoma japonicum	Japan, China, Philippinien	Ca. 90×65 µm Farblos oder blass gelb-braun Rundelliptisch Meist ohne sichtbaren Stachel	Oncomelania spp.
	Schistosoma intercalatum	West- und Zentralafrika	Ca. 180×60 µm Blass gelb-braun Langestreckt Charakteristischer, langer terminaler Stachel	Bulinus spp.
	Schistosoma mekongi	Laos PDR, Kambodscha, Thailand	Ca. 56×66 µm Wie das Ei von Schistosoma japonicum; etwas runder und schmaler Kleiner terminaler Stachel	Neotricula spp.
Urogenitale Schistosomiasis	Schistosoma haematobium	Afrika, Naher Osten	Ca. 145×55 µm Blass gelb-braun Oval Schmaler, endständiger Stachel	Bulinus spp.

in der Gegend des Mekongflusses) hervorgerufen, ist in 7 Ländern Südostasiens und der Westpazifikregion verbreitet. Urogenitale Schistosomiasis (S. haematobium) ist in 54 Ländern (Afrika, Naher Osten) endemisch.

Interessanterweise kommen Schistosomen (S. haematobium) auf dem indischen Kontinent nur in einer kleinen Region an der indischen Westküste vor (Löscher 2000).

Bei den 3 Spezies S. mansoni, haematobium und intercalatum stellt der Mensch das einzige bedeutende Reservoir dar. Als Tierreservoire sind für S. japonicum viele Wirbeltiere, darunter auch Haustiere und Rinder (Peters 1995) bekannt, bei S. mekongi ist der Hund als Reservoir bekannt (Löscher 2000).

In endemischen Gebieten sind die Infektionsraten bei Kindern am höchsten, es sind vermehrt Jungen betroffen (Cheesbrough 1998). Die Folgen und Komplikationen der Infektion treten v. a. im späteren Lebensalter auf. Die Prävalenz und Intensität der Infektion nimmt ab dem 5. Lebensjahr stetig zu, das Maximum liegt zwischen dem 10. und 19. Lebensjahr, danach nimmt die Intensität der Infektion stetig ab, bedingt möglicherweise durch die Ausbildung einer Teilimmunität. Die Prävalenz hingegen nimmt erst nach dem 30. Lebensjahr ab (Löscher 2000). In manchen Gebieten findet man Prävalenzen bis zu 100%.

Erreger

Man unterscheidet 5 verschiedene Schistosomenarten. Die adulten Würmer sitzen je nach Art vorwiegend in den mesenterialen Venen (S. mansoni, S. japonicum, S. intercalatum, S. mekongi) oder in den vesikalen Venen (S. haematobium). Diese Verteilung ist jedoch nicht streng spezifisch.

Verschiedene Tierschistosomen können den Menschen gelegentlich infizieren, häufigste Form ist die bei Rindern, Schafen, Ziegen, Zebras und Antilopen in Südafrika, Zaire und Zimbabwe vorkommende S. mattheei (Cheesbrough 1998). Insbesondere in den Staaten des Mittelwestens in den USA, aber auch am Bodensee ist der »swimmer's itch« durch Infektion mit Schistosomen von Wasservögeln (Trichobilharziarten) bekannt, ohne dass es zu einer systemischen Infektion kommt (Elliot 1996).

Die adulten Würmer haben eine Länge von ca. 1–2 cm, sie sind getrenntgeschlechtlich, das Weibchen ist etwas länger als das Männchen, es lebt in einer vom Körper des Männchens gebildeten Rille (Canalis gynaecophorus), daher die Bezeichnung Pärchenegel.

Jedes Geschlecht hat eine Darmöffnung, sie dient gleichzeitig als Mund und Anus. Das Schistosoma besitzt einen oralen und einen ventralen Sauger, die beim Männchen besser entwickelt sind, so dass dieses v. a. für die Anhaftung an der Venenwand zuständig ist.

Haupternährung ist Blut, zudem können kleine Moleküle durch transtegumentale Absorption aufgenommen werden. Der Metabolismus erfolgt hauptsächlich durch anaerobe Glykolyse (Rumjanek 1987).

Je nach Schistosomenart produzieren die Weibchen zwischen 300 (S. haematobium und S. mansoni) und 3.000 (S. japonicum) Eier pro Tag. Die adulten Würmer leben zwischen 3 und 8 Jahren, vereinzelt bis zu 25 Jahre.

Das bedeutet, dass im Laufe ihres Lebens mehrere Millionen Eier in den Kreislauf abgegeben werden können. Eine Vermehrung der Würmer im menschlichen Organismus findet nicht statt.

Lebenszyklus

Gelangen die Schistosomeneier mit menschlichem Fäzes oder Urin in Süßwasser, schlüpfen bei entsprechenden Umweltbedingungen (Licht, Wärme) die Mirazidien (Wimpernlarven). Mit Hilfe ihrer Zilien bewegen sie sich und haben ca. 8–12 h Zeit, den passenden Zwischenwirt, je nach Schistosomenart und Region eine spezifische Süßwasserschnecke, zu finden (Davis 2003). In der Schnecke vermehren sich die Mirazidien ungeschlechtlich – aus einem einzigen Mirazidium können ca. 1.000 Zerkarien entstehen – und entwickeln sich über eine zweite Larvengeneration (Redien oder Sporozysten) abhängig von der Spezies und von den Umgebungsbedingungen innerhalb von ca. 4–6 Wochen zu Zerkarien. Bis zu 300 ca. 1 mm große Zerkarien können von einer Schnecke pro Tag freigesetzt werden, diese sind ca. 48 h lebensfähig. Sie können sich mittels ihres Gabelschwanzes aktiv bewegen und dringen mit Hilfe eines histolytischen Enzyms und unter Verlust ihres Schwanzes durch die Haut oder Mukosa des Endwirtes ein. Dies kann eine Zerkariendermatitis hervorrufen (▶ Abschn. »Klinisches Bild«). Das Schistosomulum verlässt nach 2–4 Tagen die Haut über das Lymphsystem oder über die venöse Zirkulation, wird in die Lunge transportiert, passiert die Lungenkapillaren und gelangt über das linke Herz in die arterielle Zirkulation. Ein einzelnes Schistosomulum kann mehrmals die pulmonale und systemische Zirkulation durchlaufen, bevor es den Weg in das Portalsystem findet. Die Reifung und Paarung findet in der Leber statt. Ab dem 26. Tag nach Infektion findet man dort gepaarte Würmer. Mit Hilfe der Saugnäpfe bewegen sich die Paare entgegen dem venösen Strom so weit wie möglich in die terminalen Äste des mesenterialen Venengeflechtes (S. mansoni insbesondere in die inferioren mesenterialen Venen, S. japonicum in die superioren mesenterialen Venen) bzw. wahrscheinlich über Anastomosen in die Venengeflechte des kleinen Beckens (S. haematobium). Die Eier werden ab dem 30. Tag im Gefäßlumen abgelegt. Sie können mit Hilfe des Stachels durch das Gewebe in das Lumen der entsprechenden Hohlorgane (Blase, Urether, Kolon) vordringen und werden im Urin bzw. Fäzes ausgeschieden. Erst bei Kontakt mit Süßwasser, nicht im unverdünnten Stuhl bzw. Urin, schlüpfen die Mirazidien.

Pathogenese/Pathologie

Die Hauptschädigung des Wirtes ist auf die Reaktion des Wirtes gegen die Eier zurückzuführen. Adulte Würmer dagegen entgehen weitestgehend der Immunantwort, indem sie Moleküle des Wirtes auf ihrer Oberfläche (z. B. Blutgruppenantigen) absorbieren, dadurch werden sie für das Wirtsimmunsystem unsichtbar (Löscher 2000).

Man unterscheidet verschiedene Stadien der Schistosomiasis und ihrer pathologischen Korrelate:

1. Invasion der Zerkarien durch die Haut (Zerkariendermatitis)
2. Schistosomula (Katayama-Fieber)
3. Ständige Eiablage der adulten Würmer
4. Spätstadium

Zerkariendermatitis. Es handelt sich hier um eine akute Hypersensitivitätsreaktion infolge Sensibilisierung bei wiederholter Exposition. Am ausgeprägtesten ist dies bei nicht humanpathogenen Schistosomen, z. B. von Wasservögeln, da das Schistosomulum nicht in der Lage ist, in die Zirkulation zu gelangen, und an der Eintrittsstelle abstirbt.

Katayama-Fieber. In der akuten Phase einer moderaten oder schweren Erstinfektion, insbesondere bei S. japonicum, seltener bei S. mansoni und fast nie bei S. haematobium, kann es mit Beginn der Eiablage zum Katayama-Fieber kommen, benannt nach der Präfektur in Hiroshima in Japan, wo diese Erkrankung sehr häufig vorkam. Die Bildung und Zirkulation von Antigen-Antikörper-Immunkomplexen, insbesondere IgM, provoziert eine Art Serumkrankheit, die durch eine Glomerulonephritis verkompliziert werden kann. Die Hauptsymptome sind Fieber und Urtikaria, es tritt eine Hypereosinophilie auf.

Klassische Symptome. Die Symptome der chronischen Schistosomiasis werden durch die große Anzahl an Eiern, die über die Jahre ausgeschieden werden und im Gewebe verbleiben, hervorgerufen.

Für die Eier gibt es 3 Möglichkeiten:

- Das Ei dringt mit Hilfe des Stachels durch das Endothel und wird nach ca. 2 Wochen, wenn das Mirazidium im Ei entwickelt ist, mit Urin bzw. Fäzes ausgeschieden.
- Das Ei erreicht das Lumen nicht, wie in ca. der Hälfte der Fälle, verbleibt im Gewebe und stirbt nach ca. 3 Wochen ab (Davis 2003, Löscher 2000). Um das Ei herum bilden sich Granulome, die bis zu 100-mal größer sein können als das ursprüngliche Ei. Es handelt sich hier um eine zellvermittelte Immunreaktion vom verzögerten Typ.
- Das Ei verbleibt intravasal und wird via Blutstrom in die intrahepatischen Äste des Portalvenensystems gespült. Aufgrund seiner Größe kann es die Sinusoide nicht passieren, es kommt zu Embolien und auch dort bilden sich Granulome. Man nimmt an, dass bei chronischer Schistosomiasis etwa 30% der Eier so in die Leber gelangen.

Die entstehende periportale Fibrose erinnert makroskopisch an einen Tonpfeifenstiel, daher der Name Tonpfeifenstielfibrose nach Symmers.

Es wird angenommen, dass die Granulombildung für die Eiausscheidung wesentlich ist und dass ein intaktes Immunsystem des Wirtes die Voraussetzung für die Ausscheidung der Eier ist. Studien an HIV-positiven Patienten zeigen, dass bei einer Infektion mit S. mansoni weniger Eier als bei HIV-Negativen ausgeschieden werden bei jedoch ähnlichen Antigenkonzentrationen (Fontanet et al. 2000).

Spätstadium. Es gibt sowohl eine humorale (IgG, IgA, IgM, IgE) als auch eine zelluläre Immunantwort. Studien zeigen, dass die Reinfektionsraten nach Therapie bei Kindern höher sind als bei Jugendlichen, was bedeutet, dass mit der Zeit eine Teilimmunität ausgebildet wird, die zumindest teilweise vor Re- bzw. Superinfektion schützt.

Klinisches Bild

Man unterscheidet verschiedene Stadien der Schistosomiasis und ihrer Klinik (◘ Tab. 44.2):

1. Zerkariendermatitis
2. Katayama-Fieber
3. Chronisches Stadium

Zerkariendermatitis. Bei dem Eindringen der Zerkarien – am ausgeprägtesten bei Zerkarien nichthumanpathogener Schistosomen – in die Haut kommt es innerhalb der ersten 3 Tage insbesondere nach erfolgter Sensibilisierung bei Reexposition zu einer akuten Hypersensitivitätsreaktion, der Zerkariendermatitis. Am Eintrittsort tritt für einige Tage ein makulopapulöses, gelegentlich auch pustulöses Exanthem mit Pruritus auf.

Nach ca. 3–10 Tagen kann es zu einer Schistosomularpneumonitis mit Husten und Giemen kommen (Passage der Schistosomula durch die Lunge).

Katayama-Fieber. Nach 3–10 Wochen treten v. a. bei Infizierten aus Nichtendemiegebieten die Symptome der akuten Schistosomiasis, dem Katayama-Fieber auf. Neben langsam zunehmendem Fieber und Urtikaria besteht oft ein allgemeines Krankheitsgefühl, Kopfschmerzen, Gliederschmerzen, Diarrhö, Oberbauchbeschwerden, Übelkeit, trockener Husten und Bronchitis sowie bei längerem Bestehen Kachexie. Auch eine Hepatosplenomegalie kann in diesem Stadium auftreten. Im Blut findet sich fast immer eine Hypereosinophilie (10–70%). Beschrieben wird eine Assoziation der akuten Schistosomiasis mit pyogenen Leberabszessen durch Staphylococcus aureus (Lambertucci 1998).

Chronisches Stadium. Das klinische Bild der chronischen Erkrankung wird bestimmt durch die Anzahl der

◘ **Tab. 44.2.** Klinisches Bild und Diagnostik der Schistosomiasis

Stadium	Zeit	Klinik	Labor	Diagnose	Hauptpathologika	Komplikationen/ Assoziation
Zerkariendermatitis	1.–3. Tag	Makulopapulöses Exanthem	–	Noch keine Eiausscheidung, Klinik	Akute Hypersensitivitätsreaktion, (nach Reexposition)	–
Katayama-Fieber	3–10 Wochen	Fieber, Urtikaria, Krankheitsgefühl, Diarrhö, Übelkeit, Husten, Bronchitis	Hypereosinophilie	Serologie, noch kein Einachweis	Serumkrankheit	Pyogene Leberabszesse (Staphylococcus aureus)
Intestinale Schistosomiasis	Ab 4 Wochen nach Infektion	Abdominelle Schmerzen, Diarrhö, Blut-/Eiweißverlust	IgE-Erhöhung	Einachweis, Serologie	Granulombildung, Fibrose, Kollagenaktivierung, Leberfibrose	Glomerulonephritiden, Salmonelleninfektionen, chronische Hepatitis B (regionale Unterschiede)
Hepatolienale Schistosomiasis	S. mansoni 5–15 Jahre S. japonicum 3–5 Jahre	Hepatospenomegalie, portale Hypertension, Ösophagusvarizen, Hypersplenismus mit Panzytopenie, Infektanfälligkeit, Cor pulmonale	Serumalbumin↓, Globulin↑, Aspartataminotransferase↑, BSG↑, Anämie	–	–	–

Würmer, die Immunantwort des Wirtes, den Sitz der adulten Würmer.

Intestinale Schistosomiasis

Sie ist insbesondere bei leichten Infektionen klinisch meist inapparent. Unspezifische Symptome wie abdominelle Schmerzen, Krämpfe, Diarrhö, Blut im Stuhl sind häufig. Bei der Passage der Eier durch die Mukosa können petechiale Hämorrhagien ausgelöst werden, was zu sichtbarem Blut im Stuhl führen kann. Große Ansammlungen von Eiern in der Mukosa führen zu hämorrhagischen Polypen. Es kommt zu Kolondysfunktion, Blut- und Eiweißverlusten mit Anämie und Ödemen. In seltenen Fällen kommt es durch Bilharziome, einer größeren Ansammlung von Granulomen, zu massiven Blutungen, Ileus, Invaginationen bis hin zum Rektumprolaps (Löscher 2000). Eine Assoziation mit gehäuftem Auftreten von Kolonkarzinomen konnte – im Gegensatz zur in manchen Regionen bekannten Assoziation der urogenialen Schistosomiasis mit Blasenkarzinomen – nicht nachgewiesen werden.

Hepatolienale Schistosomiasis

Die Entwicklung der Leberfibrose dauert je nach Spezies für S. japonicum etwa zwischen 3 und 5 Jahren, für S. mansoni zwischen 5 und 15 Jahren.

Bei der hepatolienalen Schistosomiasis kommt es im Spätstadium bei S. japonicum in ca. 10%, bei S. mansoni weniger häufig durch die Ausbildung einer Leberfibrose zur portalen Hypertension. Die Natur und Dynamik der Fibrose ist langsam, da durch die Verschiebung von portaler zu arterieller Versorgung der Leber eine ausreichende Oxygenierung des Leberparenchyms auch noch in der Spätphase der Krankheit sichergestellt wird. Daher bleibt die Parenchymstruktur der Leber und die Höhe des totalen hepatischen Blutflusses lange erhalten, und die Leberfunktionsparameter sind daher meist nur wenig verändert.

Folgen der portalen Hypertension sind die Ausbildung von portosystemischen Kollateralen, wie Ösophagusvarizen, mesenterikohämorrhoidale Kollaterale, umbilikale Kollaterale, Aszites, Spenomegalie mit Hyperssplenismus und Panzytopenie, sowie Begleitsymptome wie allgemeine Schwäche, Gewichtsverlust, Muskelatrophie, erhöhte Infektneigung, Ödeme. Die Ösophagusvarizen können zu Blutungen führen, was eine häufige Todesursache darstellt. Eine hepatische Enzephalopathie tritt wegen der oft noch guten Leberfunktion selten auf.

Insbesondere bei ausgeprägter Kollateralenbildung gelangen vermehrt Eier statt in die Leber in die Lunge, durch Endarteriitis führt dies zu einer pulmonalen Hypertension und daraus folgend zu einem Cor pulmonale. Symptome sind allgemeine Schwäche und je nach Ausprägung Belastungs- und dann auch Ruhedyspnoe (Maty 1995, Leder 2004).

Eier können via Blutstrom zu anderen Organen gelangen und dort Granulome bilden: in Lunge, Gehirn, Rückenmark, Uterus, Ovarien, Testis, Nieren, Konjunktiven, Pankreas, Herz, Magen, Haut etc. Klinisch relevant ist v. a. die Neuroschistosomiasis mit Läsionen im Gehirn, die Ursache fokaler Anfälle sein können, und im Rückenmark, die Auslöser einer transversen Myelitits sein können (Löscher 2000).

Kommt es bei Kindern zur Ausbildung einer hepatolienalen Schistosomiasis, so kann es zu Retardierung und Wachstumsrückstand kommen.

Es wird eine Assoziation zwischen S.-mansoni-Infektionen und Glomerulopathien beschrieben, die Inzidenz liegt bei 15% (Van Velthuysen 1996). Bei den Glomerulopathien handelt es sich überwiegend um mesangioproliferative und membranoproliferative Glomerulonephritiden, die durch antiparasitäre Therapie nicht beeinflusst werden (Brito 1999, Martinelli 1989). Im chronischen Stadium kommen gehäuft chronische Salmonelleninfektionen vor, durch die verminderte Abwehrlage und mutmaßlich durch Adhärenz der Salmonellen am Tegument der Würmer (Gendrel 1993).

In manchen Regionen, wie z. B. Ägypten, zeigt sich eine hohe Inzidenz von hepatolienaler Schistosomiasis durch S. mansoni und chronischer Hepatitis B, die oft mit einer aktiven Hepatitis und der raschen Entwicklung einer Leberinsuffizienz bzw. mit einem erhöhten Risiko, an einem hepatozellulärem Karzinom zu erkranken, verbunden ist (Badawi 1999). In Brasilien konnte hingegen in 2 Studien keine signifikante Veränderung des klinischen Verlaufs der Hepatitis-B-Infektion gefunden werden (Serufo 1998).

Urogenitale Schistosomiasis

Es finden sich submuköse Eigranulome in der Ureter- oder Blasenwand. In endemischen Gebieten haben 50–70% der infizierten Personen Symptome der urogenitalen Schistosomiasis, wie z. B. Hämaturie, Dysurie und Pollakisurie. Die Mikro- oder Makrohämaturie wird ausgelöst durch Eier, die die Blasenwand penetrieren, es besteht zudem eine Proteinurie. Unbehandelte Infektionen führen durch Eigranulome, kalzifizierte Eier und Fibrose zu Ureterobstruktion und Blasenwandverdickung. In der Folge treten eine abnormale Blasenfunktion mit Pollakisurie, Harnwegsinfektionen (Salmonella spp., Escherichia coli etc.) und Hydronephrose, die unbehandelt eine postrenale Niereninsuffizienz nach sich ziehen kann, auf. Die Eier sind häufig auch in anderen Beckenorganen, z. B. bei der Frau in Vulva und Vagina, sowie im Kolon und Rektosigmoid nachweisbar. Eine Assoziation mit Blasenkarzinomen und mit Nephrolithiasis ist in bestimmten Gebieten bekannt. Durch den kontinuierlichen Blutverlust findet sich v. a. bei niedriger Eisenaufnahme und Koinfektionen mit Hakenwürmern oder Malaria eine Anämie.

Diagnostik

Spezifische Diagnostik

Stuhl. Die Eier können nativ oder mittels SAF-Verfahren/Formoletheranreicherung mikroskopisch nach ca. 4–12 Wochen nach Infektion nachgewiesen werden. Des Weiteren kann das Mirazidienschlüpfverfahren angewandt werden. Dabei wird mittels kalter 0,9%iger Kochsalzlösung ein Stuhlsediment hergestellt. Eine helle Lichtquelle ist der Reiz für die Miraziden zu schlüpfen, dies geschieht innerhalb ca. 1 h und man kann dies im Mikroskop beobachten.

Urin. Eier sind am besten im Urinsediment des Mittagsurins zwischen 10 und 14 Uhr bzw. im 24-h-Sammelurin zu sehen, zusätzlich kann man Polycarbonatfilter einsetzen. Damit die Mirazidien nicht schlüpfen (s. oben), sollte der Urin möglichst lichtgeschützt transportiert werden. Sollte der Urin zu lange gestanden haben, schlüpfen die beweglichen Mirazidien. Die Anzahl der Eier kann ein Indikator für die Schwere der Infektion sein.

Oft werden auch bei Patienten mit starken Infektionen die Eier nur unregelmäßig ausgeschieden, so dass zum Ausschluss mehrere Stuhl-/Urinproben von verschiedenen Tagen untersucht werden sollten.

Serum. Die Serologie ist insbesondere in den ersten 3 Monaten einer Infektion von Bedeutung, wenn noch keine Eier ausgeschieden werden. Zur Verfügung stehen ELISA, IIF und IHA, die in 80–90% positiv sind. Bei Patienten aus Endemiegebieten sind die Titer oft niedrig oder negativ. Bei Erstexponierten ist die Sensitivität sehr hoch (>90%). Bei Patienten aus Endemiegebieten kann die Serologie trotz aktiver Infektion negativ sein.

Biopsien. Gelingt der mikroskopische Nachweis im Urin bzw. im Stuhl nicht, kann versucht werden, gewebeständige Eier sowohl von S. mansoni als auch von S. haematobium in einer Rektumbiopsie entweder im Quetschpräparat oder histologisch nachzuweisen.

Antigennachweis. Der Nachweis spezifischer Antigene [»circulating anodic antigen« (CAA), »circulating cathodic antigen« (CCA)] im Serum oder Urin ist nur bei Präsenz von adulten Wurmstadien positiv, diese Tests sind zur Therapiekontrolle einsetzbar (Janitschke 1998, van Lieshout 2000).

Labor. Laborchemisch findet sich bei der chronischen Schistosomiasis nur in ca. der Hälfte der Fälle eine Bluteosinophilie, oft sind IgE und IgG, BSG erhöht, durch Hypersplenie kommt es zu einer Anämie, Leukopenie und Thrombopenie und dadurch zu einer erhöhten Infektneigung. Das Albumin im Serum ist erniedrigt, Globulin erhöht, die Transaminasen und die alkalische Phosphatase erhöht, Bilirubin ist im Normbereich.

Sonographie. Die sonographische Untersuchung zeigt in der akuten Phase eine Hepatosplenomegalie sowie vergrößerte periportale Lymphknoten (Barata 1999). Bei der hepatolienalen Schistosomiasis zeigt sich in manchen Fällen eine Atrophie des rechten Leberlappens bei gleichzeitiger Hypertrophie des linken Leberlappens mit abgerundetem unterem Rand. Weiterhin zeigt sich die typische periportale Fibrose, Zeichen der portalen Hypertension (Umgehungskreisläufe, Splenomegalie) sowie Verdickungen der Gallenblasenwand.

Differenzialdiagnose

- *Zerkariendermatitis*: Dermatitiden anderer Genese, Allergien
- *Katayama-Fieber:* andere fieberhafte Erkrankungen wie z. B. Typhus, Malaria, Brucellose, virale Infektionen, Asthma
- *Chronische Erkrankung:* Brucellose, Tuberkulose, Amöbiasis, Echinokokkose, viszerale Leishmaniose, Lebererkrankungen, die mit einer Zirrhose einhergehen, z. B. nutritiv-toxische Lebererkrankungen, chronische Hepatitiden

Therapie

Der Nachweis von Schistosomaeiern ist beweisend und eine klare Therapieindikation. Der positive Antikörpertest ohne Klinik und ohne den Nachweis von Eiern sollte engmaschig kontrolliert werden. Eine klinische Symptomatik mit positiver Serologie ist eine Indikation zur Behandlung. Die Antikörper persistieren in der Regel trotz Therapie.

Praziquantel (Biltricide) ist wirksam gegen alle humanen Schistosomenarten und ist das Mittel der Wahl (◘ Tab. 44.3). Die Dosis beträgt 40 mg/kg KG als Einmalgabe oder aufgeteilt auf 2 Gaben innerhalb eines Tages, bei S.-japonicum-Infektionen erhöht man die Dosis auf 60 mg/kg KG aufgeteilt auf 3 Dosen an einem Tag.

Es ist gut verträglich, bei hoher Parasitenlast kann es allerdings zur Verstärkung der Nebenwirkungen kommen. Bei Patienten mit Katayama-Fieber können durch die Freisetzung von Schistosomenantigenen schwere Nebenwirkungen auftreten, hier sollte ein Steroidschutz gegeben werden. Eine erneute Behandlung sollte sich nach 3 Monaten anschließen. Liegt zusätzlich eine Neurozystizerkose vor, kann aufgrund der Wirksamkeit von Praziquantel auf Zystizerken ein Hirnödem auftreten.

Gibt man Praziquantel als Einzeldosis, so werden ca. 80% der Patienten parasitologisch geheilt und die Anzahl der ausgeschiedenen Eier im Fäzes nimmt um 90–95% ab.

Alternativen sind Oxaminiquin (nur gegen S. mansoni wirksam) und Metrifonat (Bilarcil, Bifural; nur gegen S.-haematobium-Infektionen wirksam; ◘ Tab. 44.3).

Nicht gegeben werden sollte die antiparasitäre Therapie in der Schwangerschaft.

■ Tab. 44.3. Antiparasitäre Therapie gegen Schistosomaspezies

Wirkstoff	Handelsname	Dosierung		Spezies
Praziquantel	Biltricide Cesol	40 mg/kg KG	Einzeldosis	Alle Schistosomenspezies
	Cysticide	60 mg/kg KG	3 Dosen an einem Tag	Erhöhte Dosis bei S. japonicum
Oxamniquin	Vansil	15–30 mg/kg KG	An 3 Tagen	Nur S. mansoni
Metriphonat	Bilarcil Bifural	7,5 mg/kg KG	3 Dosen in 1- oder 2-Wochen-Intervallen	Nur S. haemato bium

Die Medikamente sind gegen die adulten Würmer wirksam. Es können daher trotz Eliminiation der adulten Würmer noch bis ca. 4 Wochen nach Behandlung Eier ausgeschieden werden (Löscher 2000). Bei frischen Infektionen sollte man deshalb mit der Therapie entweder 2–3 Monate warten oder die Therapie nochmals wiederholen.

Bei intestinaler Schistosomiasis, insbesondere im jugendlichen Alter, kann die antischistosomale Chemotherapie die Pathologika umkehren. Bei Patienten mit hepatolienaler Schistosomiasis mit progressiver periportaler Fibrose und portaler Hypertension kann eine Therapie ebenfalls ein Benefit bringen. Bei ausgeprägten Ösophagusvarizen, Leberversagen oder Cor pulmonale kann die spezifische Chemotherapie die Pathologika nicht vollständig umkehren.

Weitere Behandlungsmöglichkeiten sind die entsprechenden Standardtherapien der Folgen, wie z. B. medikamentöse Senkung des Pfortaderdrucks, Sklerosierung der Ösophagusvarizen etc. (King 1995).

Prophylaxe und Kontrolle

Die Ansatzpunkte der Schistosomiasiskontrolle sind entsprechend dem Lebenszyklus: Verringerung der Übertragung durch die Verhinderung des Kontaktes von mit Eiern verseuchten Fäkalien mit von Zwischenwirten bewohntem Süßwasser. Dies ist mit der Verbesserung der sanitären Anlagen, Bereitstellung von sauberem Wasser sowie insbesondere mit entsprechender Gesundheitserziehung zu erreichen.

Weiterhin kann man mit der Kontrolle des Zwischenwirts z. B. durch Molluskizide oder die Veränderung des Lebensraums der Schnecke die Übertragungsrate senken.

Ein dritter Ansatzpunkt insbesondere auch zur Reduktion der Morbidität ist die Elimination des adulten Wurms aus dem menschlichen Körper durch Chemotherapie.

Zerkarien enthaltendes Wasser ist nicht mehr infektiös, wenn man es filtert, erhitzt, chloriert oder für 72 h stehen lässt.

Die individuelle Prävention insbesondere für den Reisenden besteht aus der konsequenten Vermeidung von Hautkontakten mit kontaminiertem Süßwasser insbesondere zu warmen Tageszeiten.

44.2 Fasciola hepatica

Epidemiologie

Die Infektion wird durch den Verzehr von mit Metazerkarien kontaminierten Wasserpflanzen, z. B. der Brunnenkresse, Minze und Petersilie, übertragen. Etwa 2,5 Mio. Menschen sind als Endwirt infiziert. Die in gemäßigten Gebieten und im Mittleren Osten, in Bolivien und in Kuba vorkommende Infektion mit Fasciola hepatica ist häufiger als die Infektion mit Fasciola gigantica, die v. a. in Asien, Afrika und Hawaii vorkommt. Bei Schafen und Rindern löst sie die Leberdistomatose mit großen ökonomischen Schäden in der Viehzucht aus.

Erreger

Die adulten, zwittrigen Würmer sind flach und haben eine Größe von ca. 2 cm. Die Eier sind groß (160×100 μm), gelb-braun und an einer Seite eingedrückt. Sie sind monatelang lebensfähig.

Lebenszyklus

Die adulten Leberegel befinden sich in den Gallengängen des Säugetierwirtes. Unreife Eier werden mit dem Stuhl ausgeschieden. Nach Entwicklung im Wasser schlüpft aus jedem Ei ein Mirazidium, es hat bis zu 3 Tage Zeit, die passende Schnecke als Zwischenwirt zu finden. Nach weiterer Entwicklung und Vermehrung zu Zerkarien verlassen diese die Schnecke, enzystieren an Wasserpflanzen und werden zu Metazerkarien. Säugetiere erwerben die Infektion durch die Aufnahme von Wasserpflanzen, die Metazerkarien enthalten. Im Duodenum exzystieren diese, migrieren durch die Darmwand, die Bauchhöhle und durch das Leberparenchym in die Gallengänge, dort reifen sie zu adulten Egeln heran, die 3–5 Jahre leben. Die Reifung von den Metazerkarien bis zu den adulten Würmern dauert ca. 3–4 Monate (CDC 2004a).

Klinisches Bild

Leichte Infektionen sind in der Regel asymptomatisch. Bei schweren Infektionen können die unreifen Egel während ihrer 4–6 Wochen dauernden Migration durch die Leber akute Erkrankungen mit schweren Leberschäden auslösen. Die über mehrere Monate persistierenden Symptome sind Fieber, abdominelle Schmerzen, Abgeschlagenheit, Erbrechen, Diarrhö, Husten, Asthma, Urtikaria und Schweißausbrüche und werden häufig von einer hohen Bluteosinophilie begleitet. Die Symptome der chronischen Phase werden durch die adulten Tiere, die in den proximalen Gallengängen leben, ausgelöst, es bilden sich chronisch entzündliche Veränderungen mit zystischen Erweiterungen und Stenosen der Gallenwege, dies führt zu intermittierenden Entzündungen und Obstruktionen. Die Folgen sind Hepatomegalie, Cholezystitis, Cholangitis und Leberabszesse, durch Hämobilie Anämie. Klinisch zeigen sich abdominelle Schmerzen, Erbrechen und Verschlussikterus. Gelegentlich wandern die Egel in andere Organe wie z. B. Peritoneum, Lunge, subkutanes Gewebe, pharyngeale Mukosa. Dort können sich Entzündungen oder Abszesse bilden.

Diagnostik

Insbesondere in der Migrationsphase findet sich eine ausgeprägte Eosinophilie, die Transaminasen können erhöht sein, das Bilirubin ist nur bei Obstruktion außerhalb des Normbereichs.

Die mikroskopische Identifikation der Eier im Stuhl nach 3–4 Monaten oder in der Duodenal- oder Gallenflüssigkeit ist richtungsweisend für die Diagnose des chronischen Stadiums. Eine Unterscheidung von Fasciolopsis-buski-Eiern ist nicht möglich. Man sollte den Patienten vor der Stuhluntersuchung eine tierleberfreie Diät einhalten lassen, da Eier im Stuhl auch durch eine kürzlich zurückliegende Mahlzeit mit Eier beinhaltender Tierleber zurückzuführen sein kann.

Der Nachweis von Antikörpern ab 4–8 Wochen nach Infektion (Janitschke 1998) ist hilfreich in der frühen invasiven Phase oder bei ektopischer Fasziolіasis, wenn noch keine Eier im Stuhl nachweisbar sind (CDC 2004a).

Eine Leberbiopsie zum Nachweis von Granulomen sollte man nur in sehr unklaren Fällen durchführen. Ergänzend sind bildgebende Verfahren (Sonographie, Computertomographie, ERCP) insbesondere bei Komplikationen hilfreich. Die ERCP kann sowohl diagnostisch als auch therapeutisch eingesetzt werden, da der Parasit evtl. dabei extrahiert werden kann.

Differenzialdiagnose

Schistosomiasis, biliäre Ascarisinfektion, Larva migrans visceralis, Leberabszesse, Differenzialdiagnosen cholestatischer Erkrankungen wie Hepatitis und Cholezystitis.

Therapie

Anders als bei anderen Trematoden ist bei Fasciola-hepatica-Infektionen Praziquantel nicht wirksam. Bei der Gabe von Bithionol (50 mg/kg KG an 10 alternierenden Tagen) wurden Todesfälle beschrieben. Mittel der Wahl ist das auch bei Tiersfaszioliasis angewandte Triclabendazol, man gibt postprandial 10 mg/kg KG, oft reicht die Einzeldosis aus (Apt 1995, Drugs for Parasitic Infections 2004). Dies ist aktuell nur in der Schweiz, nicht in Deutschland zu erhalten.

Prophylaxe und Kontrolle

Man sollte den Verzehr von Wasserkresse oder anderen ungekochten Wasserpflanzen, die infektiöse Metazerkarien enthalten, vermeiden. Wasserkresse sollte nur in fäkalienfreiem Wasser kultiviert werden. Zur Unterbrechung des Lebenszyklus kann eine Schneckenbekämpfung durchgeführt werden.

44.3 Fasciolopsis buski

Epidemiologie

Intestinale Trematodeninfektionen werden durch verschiedene Trematodenarten hervorgerufen, am bedeutendsten sind der große Darmegel Fasciolopsis buski, der kleine Darmegel sowie Heterophyes heterophyes. Sie kommen v. a. in Asien (China, Taiwan, Thailand, Bangladesh, Indien) vor.

Lebenszyklus

Die Übertragung der Infektion geschieht durch die Aufnahme von mit Metazerkarien kontaminierten Wasserpflanzen. Der Lebenszyklus entspricht bis auf die Lebermigration dem Zyklus von Fasciola hepatica, die Adulten leben im Duodenum und Jejunum.

Klinisches Bild

Die Mehrzahl der Infektionen sind in der Regel asymptomatisch. Symptome einer stärkeren Infektion sind Diarrhö, abdominelle Schmerzen bis hin zum schweren Malabsorptionssyndrom mit generalisierten Ödemen und Kachexie.

Diagnostik

Bei stärkeren Infektionen ist eine Eosinophilie und eine Leukozytose nachweisbar. Die mikroskopische Identifikation der Eier im Stuhl ist schwierig, da eine Unterscheidung von Fasciola-hepatica-Eiern nicht sicher möglich ist.

Therapie
Praziquantel ist die Therapie der Wahl (3-mal 25 mg/kg KG an einem Tag; Drugs for Parasitic Infections 2004).

Prophylaxe und Kontrolle
Siehe Fasciola hepatica

44.4 Clonorchiasis (Opisthorchiasis)

Epidemiologie
Die menschliche Opisthorchiasis (synonym Clonorchiasis) wird hervorgerufen durch die Infektion mit dem kleinen chinesischen Leberegel Opisthorchis sinensis, selten durch Infektionen mit Opisthorchis viverrini oder Opisthorchis felineus. In den endemischen Gebiete Asiens (China, Japan, Korea, Taiwan, Vietnam) sind ca. 35 Mio. Menschen infiziert (Lun 2005). Es handelt sich um eine Zoonose, Reservoir sind neben dem Menschen v. a. Katze, Hund, Schwein und Nagetier.

Lebenszyklus
Der adulte Egel (10–25 mm groß) bewohnt die kleinen Gallengänge. Embryonierte Eier (25–30 µm groß) werden über den Fäzes ausgeschieden. Nach der Aufnahme durch einen spezifischen Schneckenzwischenwirt beginnt die Vermehrung und es entstehen Zerkarien, diese enzystieren sich im subkutanen oder Muskelgewebe des zweiten Zwischenwirtes (Süßwasserfisch). Die Übertragung auf den Menschen geschieht durch die orale Aufnahme von rohem Fisch mit infizierten Metazerkarien. Es kommt im Duodenum zur Exzystierung, die unreifen Egel wandern die Gallengänge hinauf. In den kleinen Gallengängen findet die Reifung nach insgesamt 1 Monat ihren Abschluss, die adulten Würmer leben bis zu 25 Jahre.

Klinisches Bild
Die Symptome sind selten gefährlich. In der akuten Phase kommt es zu abdominellen Schmerzen, Übelkeit, Diarrhö sowie einer Bluteosinophilie. In endemischen Gebieten kann es bei schweren, chronischen Infektionen zu Cholangitis, Choledocholithiasis, Zirrhose und Pankreatitis kommen. Eine Assoziation mit Cholangiokarzinomen besteht (Lun 2005).

Diagnostik
Die Diagnose wird durch die mikroskopische Demonstration der Eier im Stuhl oder im Duodenalaspirat gestellt.

Therapie
Therapie der Wahl ist Praziquantel (3-mal 25 mg/kg KG, in leichten Fällen 40 mg/kg KG als Einzeldosis). Albendazol ist ebenfalls wirksam (Drugs for Parasitic Infections 2004).

Prophylaxe und Kontrolle
Erhitzen oder Einfrieren (-10°C für 5 Tage) der Fische tötet die Metazerkarien ab.

Literatur

A practical guide to the standardized use of ultrasonography for the assessment of schistosomiasis-related morbidity, Second international workshop, October 22–26, 1996, Niamey, Niger, UNDP/World Bank/WHO, Special programme for research and training in tropical diseases (TDR)

Apt W, Aguilera X, Vega F et al. (1995) Treatment of human chronic fascioliasis with triclabendazole: drug efficacy and serologic response. Am J Trop Med Hyg 52 (6): 532–535

Badawi AF, Michael MS (1999) Risk factos for hepatocellular carcinom in Egypt: the role of hepatitis-B viral infection and schistosomiasis. Anticancer Res 19: 4565–4569

Barata CH, Pinto-Silva RA, Lambertucci JR (1999) Abdominal ultrasound in acute schistosomiasis mansoni. Br J Radiol 72: 949–952

Brito TD, Nussenzveig I, Carneiro CR, et al. (1999) Schistosoma mansoni associated glomerulopathy. Rev Inst Med Trop Sao Paulo 41: 269–272

CDC (2004a) http://www.dpd.cdc.gov/dpdx/HTML/Fascioliasis.htm

CDC (2004b) http://www.dpd.cdc.gov/dpdx/HTML/Fasciolopsiasis.htm

CDC (2004c) http://www.dpd.cdc.gov/dpdx/HTML/Clonorchiasis.htm

Cheesbrough M (1998) District laboratory practice in tropical countries, part 1. Tropical Health Technology, Doddington

Davis A (2003) Schistosomiasis. In: Cook GC (ed) Manson's tropical diseases. W.B. Saunders, London, pp 1431–1469

Drugs for Parasitic Infections (2004) Medical Lett Drugs Ther (online: www.medletter.com/freedocs/parasitic.pdf)

Elliot DE (1996) Schistosomiasis. Pathophysiology, diagnosis, and treatment. Gastroenterolgy Clinics of North America 25: 599–623

Fontanet AL, Woldemichael T, Sahlu T et al. (2000) Epidemiology of HIV and Schistosoma mansoni infections among sugar-estate residents in Ethiopia. Ann Trop Med Parasitol 94: 145–155

Gendrel D (1993) Salmonella-Schistosoma interaction. Rev Prat 43: 450–452

Grove DI (1990) A history of human helminthology. CAB International, Wallingford, pp 1–848

http://www.dpd.cdc.gov/dpdx/HTML/ImageLibrary/Schistosomiasis_il.html

Janitschke K, Kimming P, Seitz HM et al. (1998) Parasitosen. 4/1998. Qualitätsstandards in der mikrobiologisch-infektiologischen Diagnostik. Gustav Fischer, Stuttgart Jena Lübeck Ulm

King C, Mahmoud AAF (1995) Schistosomiasis. In: Blaser MJ, Smith PD, Ravdin JI, Greenberg HB, Guerrant RL (eds) Infections of the gastrointestinal tract. Raven Press, New York, pp 1209–1222

Lambertucci JR, Rayes AA, Serufo JC et al. (1998) Schistosomiasis and associated infections. Mem Inst Oswaldo Cruz 93: 135–139

Lambertucci JR, Serufo JC, Gerspacher-Lara R et al. (2000) Schistosoma mansoni: assessment of morbidity before and after control. Acta Tropica 77: 101–109

Leder K, Weller OF (2004): Diagnosis and tretment of schistosomiasis. Up to Date 12.3

Löscher T, Ruppel A, Schubert S (2000) Schistosomiasis (Bilharziose) und andere Trematodeninfektionen. In: Lang W, Löcher T (Hrsg) Tropenmedizin in Klinik und Praxis. Thieme, Stuttgart, S 101–124

Lun ZR, Gasser RB, Lai DH et al. (2005) Clonorchiasis: a key foodborne zoonosis in China. Lancet Infect Dis 5: 31–41

Martinelli R, Noblat AC, Brito E et al. (1989) Schistosoma mansoni-induced mesangiocapillary glomerulonephritis: influence of therapy. Kidney Int 35: 1227–1233

Marty AM, Andersen EM (1995) Helminthology. In: Doerr W, Seifert G (eds) Tropical pathology. Spezielle pathologische Anatomie, vol. 8. Springer, Berlin Heidelberg New York, pp 801–982

Ourna JH, Fenwick A (1991) Animal reservoirs of schistosomiasis. In: Macpherson CNC, Craig PS (eds) Parasitic helminths and zoonoses in Africa. Unwin Hyman, London, pp 224–236

Peters W, Gilles HM (1995) Color atlas of tropical medicine and parasitology, 4th ed. Times Mirror International Publishers, London

Rumjanek FD (1987) Biochemistry and physiology. In: Rollinson D, Simpson JG (eds) The biology of schistosomes. From genes to latrines. Academic Press, London, pp 163–183

Saconato H, Atallah A (2000) Interventions for treating schistosomiasis mansoni (Cochrane Review). In: The Cochrane Library, 4, 2000. Oxford: Update Software

Serufo JC, Antunes CM, Pinto-Silva RA et al. (1998) Chronic carriers of hepatits B surface antigen in an endemic area for schistosomiasis mansoni in Brazil. Mem Inst Oswaldo Cruz 9: 249–253

Taylor MG (1997) Schistosomiasis. In: Palmer SR, Soulsby L, Simpson D (eds)»Zoonoses: biology, clinical practice and public health control. Oxford University Press, pp 717–729

Van Lieshout L, Polderman AM, Deelder AM (2000) Immunodiagnosis of schistosomiasis by determination of the circulating antigens CAA and CCA, in particular in individuals with recent or light infections. Acta Trop 77 (1): 69–80

Van Velthuysen MLF (1996) Glomerulopathy associated with parasitic infections. Parasitology Today 12: 102–107

Fadenwürmer (intestinale Nematoden)

C. Schieferstein, G. Just-Nübling

Nematoden (Fadenwürmer) gehören zu den häufigsten Parasiten des Menschen. Die getrenntgeschlechtlichen adulten Würmer entwickeln sich entweder nur im Darm oder im Verlauf einer Gewebeinvasion über 4 Larvenstadien aus dem Ei. Die adulten Würmer haben einfache Sinnesorgane und einfache Außenstrukturen, ihre Größe liegt zwischen wenigen Millimetern und einigen Zentimetern. Sie leben im Darmlumen, die Eier bzw. Larven werden im Stuhl ausgeschieden.

Zur Gruppe der Nematoden gehören außerdem die extraintestinal lebenden Filarien (z. B. Onchocerca volvulus, Loa loa, Wucheria bancrofti) und der Guineawurm (Dracunculus medinensis) sowie die Erreger der kutanen und der viszeralen Larva migrans, die im Menschen nicht zu adulten Würmern heranreifen können. Auf diese wird hier nicht näher eingegangen.

45.1 Askariasis

Epidemiologie

Infektionen mit Ascaris lumbricoides kommen weltweit vor, besonders häufig in Gebieten mit niedrigen Hygienestandards, mit höchster Prävalenz in Asien. Mehr als ein Viertel der Weltbevölkerung (1,4 Mrd. Menschen) sollen mit Askaris infiziert sein. Bis zu 2 Mio. Menschen zeigen klinische Symptome. Etwa 20.000–60.000 versterben jährlich an den Komplikationen der Infektion. Die Prävalenz und Intensität ist wegen des Infektionsmodus bei Kindern insbesondere um das 10. Lebensjahr am höchsten.

Erreger

Der Spulwurm Ascaris lumbricoides (gr. erdwurmartiger Wurm) gehört zu den Nematoden und lebt im Dünndarm des Menschen. Der Mensch ist der einzige Wirt, menschliche Infektionen mit dem morphologisch nicht unterscheidbaren Schweinespulwurm (Ascaris suum) sind bekannt, jedoch selten.

Die bis zu 30 cm langen, runden adulten Würmer ernähren sich vom Darminhalt des Wirtes und werden 1–2 Jahre alt. Von den 200.000 Eiern, die pro Tag von den Weibchen ausgeschieden werden, sind ca. 15% unbefruchtet. Die befruchteten Eier sind 50–75×30–50 μm groß, gelb-braun, oval oder rund. Sie haben eine dicke Innenwand und eine raue, goldbraune Oberfläche, die oft mit einer unregelmäßigen, aus einer Eiweißschicht bestehenden Schale bedeckt ist. Das unbefruchtete Ei ist länger, größer (90×45 μm), dunkler und hat eine dünnere Wand. Die inneren Strukturen sind nur wenig differenziert.

Die Eier sind sehr widerstandsfähig. Sie können in feuchter Umgebung bis zu 6 Jahre infektiös bleiben. Sie sind gegenüber direkter Sonnenbestrahlung, hohen Temperaturen und Austrocknung empfindlich.

Lebenszyklus und Pathogenese

Ausgeschiedene Eier reifen insbesondere auf schattigem Boden innerhalb von 10–14 Tagen zu embryonierten und damit infektiösen Wurmeiern heran. Die Infektion wird erworben durch die orale Aufnahme von diesen Wurmeiern, entweder über kontaminierte Nahrungsmittel, Trinkwasser oder insbesondere bei Kindern durch die Aufnahme von Wurmeiern vom Boden beim Spielen. Die Larve schlüpft im Darm, penetriert die Dünndarmwand und gelangt so in das Pfortadersystem. Sie migriert durch die Leber in die Lunge. Dort macht sie eine weitere Reifung durch und dringt in die Alveolen vor, kommt via Bronchus und Trachea in den Hypopharynx und wird dort heruntergeschluckt. Im Dünndarm reift sie zum adulten Wurm und findet bevorzugt im Jejunum ihren Platz. Die Präpatenzphase von der Aufnahme der Wurmeier bis zur ersten Eiabgabe des adulten weiblichen Wurmes liegt zwischen 2 und 3 Monaten.

Klinisches Bild

Die meisten Infektionen sind ohne klinisches Korrelat. Die pulmonale Askariasis, das sog. Löffler-Syndrom tritt insbesondere nach Reexposition zwischen 4 und 16 Tage nach Eiaufnahme auf. Bei der Passage der Larven durch die Lunge kommt es zu transienten eosinophilen Infiltraten. Die häufigsten Symptome sind trockener Husten, Atemnot, asthmatoide Anfälle, blutiges Sputum, Urtikaria, subfebrile Temperaturen; auch eine Hepatomegalie kann auftreten (Leder 2004a). Im Röntgen-Thorax können sich zu dieser Zeit runde oder ovale Infiltrate zeigen, insbesondere in Verbindung mit einer Bluteosinophilie über 10%. Die akuten Symptome sind meist innerhalb von 5–10 Tagen selbstlimitierend.

Oft findet man bei der intestinalen Askarisinfektion keine oder eine nur leichte klinische Symptomatik. Es können abdominelle Beschwerden mit Übelkeit, Diarrhö, Erbrechen auftreten. Bei hohem Wurmbefall kommt es zu einer erniedrigten Protein- und Fettabsorption, erniedrigter Laktaseaktivität und als Folge bei Kindern zu einem Vitamin-A-Defizit und einer Verstärkung einer vorbestehenden Mangelernährung.

Schwerwiegende Komplikationen durch eine große Anzahl der Würmer im Darm sind intestinale Obstruktion mit Dünndarmileus bis hin zur Darmperforation. Weiterhin können die Würmer den Pankreasgang und die Gallengänge verlegen, dies kann zu Cholangitis, Leberabszess und Pankreatitis führen. Selten kommt es zur Wanderung der Würmer in andere extraintestinale Organe wie z. B. in den Gehörgang oder in die Vagina.

Diagnostik

Die Diagnose einer intestinalen Askarisinfektion erfolgt durch den Nachweis von Askariseiern im Stuhl oder von über den Anus abgegangenen oder erbrochenen Würmern.

Mit Sicherheit kann man eine Askarispneumonie diagnostizieren, wenn man die Larven im Magensaftaspirat oder im Sputum nachweisen kann (Leder 2004a). Eier sind zu dieser Zeit, außer wenn eine Vorinfektion besteht, noch nicht im Stuhl nachweisbar. Eine Eosinophilie und das Gesamt-IgE sind v. a. in der Phase der Migration der Larven nachweisbar, jedoch auch in späteren Stadien.

Differenzialdiagnostik

- *Löffler-Syndrom*: Andere Formen der Pneumonie, Asthma
- Intestinale Askariasis: Andere erregerbedingte Erkrankungen mit intestinaler Symptomatik, Ileus, Cholangitiden und Leberabszesse anderer Genese

Therapie

Die pulmonale Manifestation erfordert in der Regel keine besondere Therapie. Der Bronchospasmus wird mit konventioneller Therapie behandelt, in schweren Fällen können Steroide eingesetzt werden. Das Mittel der Wahl der intestinalen Infektion ist Mebendazol in einer Dosierung von 2-mal 100 mg über 3 Tage oder 500 mg einmalig. Die Alternative ist Albendazol 400 mg als Einmaldosis. Kontraindiziert sind diese Medikamente in der Schwangerschaft (Albonico 1994, Drugs for Parasitic Infections 2004).

Prophylaxe

Persönliche Hygiene wie Händewaschen insbesondere vor dem Essen bzw. nach Kontamination mit Erde und der Verzicht auf den Verzehr ungekochter oder roher Nahrungsmittel ist die wichtigste Form der Prophylaxe für Reisende. In endemischen Gebieten steht die Verhinderung der fäkalen Verunreinigung der Erde durch Verbesserung der hygienischen Verhältnisse, Toilettenbenutzung, Verzicht auf Kopfdüngung und die Behandlung Infizierter im Vordergrund.

45.2 Trichinella spiralis

Epidemiologie

Trichinellose wird verursacht durch die Infektion mit Nematoden des Genus Trichinella. Neben der klassischen Art, Trichinella spiralis, kommen selten andere Trichinellaarten vor (T. pseudospiralis, T. nativa, T. nelsoni, T. britovi; CDC 2004).

Trichinella kommt weltweit, ausgenommen Australien und Südpazifik, vor, nur selten treten in Mitteleuropa Infektionen auf. Die Trichinellose ist eine Zoonose, Reservoir sind carni- und omnivore Haus- und Wildtiere, übertragen wird es durch den Verzehr von Schweinefleisch (Janitschke 1998), durch den gemeinsamen Verzehr von infiziertem Fleisch treten Gruppenerkrankungen auf (Ranque 2000).

Lebenszyklus

Die Aufnahme von rohem oder nicht ausreichend gekochtem trichinenlarvenhaltigem Fleisch führt zu einer Infektion. Im Magen schlüpfen die Larven und dringen in die Dünndarmmukosa ein. Dort entwickeln sie sich zu adulten Würmern (Weibchen ca. 3 mm, Männchen ca. 1,2 mm). Die viviparen Weibchen produzieren Larven, die die Mukosa durchdringen, in die Blutbahn gelangen und in die Skelettmuskulatur migrieren. Dort Enzystieren sie innerhalb von 4–5 Wochen und verkalken häufig. Sie können in diesem Zustand mehrere Jahre lebendig bleiben. Die Aufnahme von enzystierten Larven vervollständigt den Zyklus. Der Mensch stellt für Trichinella eine Sackgasse dar und ist daher nicht der natürliche Wirt.

Klinisches Bild

Leichte Infektionen sind asymptomatisch. Die intestinale Invasion kann von gastrointestinalen Symptomen begleitet werden (Diarrhö, Erbrechen, abdominelle Schmerzen), die nach 7–10 Tagen auftreten. Bei schweren Infektionen kann es zu einer ausgeprägten Enteritis kommen (Hashmey 1997b).

Die Migration der Larven in die Muskulatur kann Fieber, Ödeme (insbesondere periorbital und im Gesicht), Myalgien, Konjunktivitis, Exanthem hervorrufen. Eine begleitende Bluteosinophilie findet sich häufig.

Schwerste Infektionen mit weitgestreuter Migration der Larven kann schwere neurologische Manifestationen und tödliche Myokarditiden hervorrufen.

Die Enzystierung der Larven im Muskel ruft Myalgien und Muskelschwäche hervor, die Beschwerden können Wochen bis Monate anhalten und bilden sich meist spontan zurück.

Die enzystierten Larven sind mehrere Jahre bis Jahrzehnte lebensfähig (Janitschke 1998).

Diagnostik

Neben der Klinik mit Fieber, Ödemen oder Myalgien findet man eine Bluteosinophilie und eine Leukozytose sowie einen Anstieg der Kreatininkinase. In der Initialphase kann der direkte Parasitennachweis im Stuhl positiv sein. Die Larven sind manchmal während der Migrationsphase im Blut nachweisbar. Der serologische Antikörpernachweis, z. B. mittels ELISA, gelingt ab der 3.–6. Woche nach Infektion. Die Diagnose kann durch den Nachweis von Larven im Muskel im Quetschpräparat der Biopsie gestellt werden.

Differenzialdiagnostik

Gastroenteritiden, Katayma-Fieber, Strongyloidiasis, hypereosinophiles Syndrom bei Kollagenosen, Vaskulitiden, Myositiden/Muskelerkrankungen anderer Genese, Myokarditiden anderer Genese (Burchard 2000).

Therapie

Die Therapie der Wahl ist Albendazol 2-mal 400 mg über 2 Wochen, alternativ Mebendazol (400 mg 3-mal pro Tag) für 8–14 Tage. Steroide können die Schwere der Infektionen während der Migrationsphase der Larven reduzieren (Drugs for Parasitic Infections 2004, Watt 2000).

Prophylaxe

Die Larven werden abgetötet durch Abkochen oder Durchbraten von Fleisch, Einfrieren bei -15°C über 20 Tage. Wichtig ist die Trichinenschau von Schlachttieren.

45.3 Hakenwürmer

Epidemiologie

Die Klinik einer Hakenwurminfektion reicht von der häufigen asymptomatischen bis zur schweren Infektion mit lebensbedrohlicher Eisenmangelanämie, Hypoproteinämie und als Folge schwerem Entwicklungsrückstand bei Kindern.

Man schätzt, dass über 1 Mrd. Menschen mit Hakenwürmern infiziert sind, ca. 65.000 sterben jedes Jahr an den Folgen. Necator americanus kommt v. a. im feuchten Klima der Tropen vor: im tropischen Afrika, in Zentral- und Südamerika, im Fernen Osten, in Südasien und auf den Pazifischen Inseln. Ancylostoma duodenale ist in subtropischen und temperierten Gegenden beheimatet, wie z. B. im Mittleren Osten, in Ländern des Mittelmeers, in Nordchina, in Nordindien, aber auch zusammen mit N. americanus in West Afrika, in Südostasien, auf den Pazifischen Inseln und in Südamerika zu finden. Die höchste Prävalenz liegt im späten Kindesalter. Der Mensch stellt das einzige Reservoir dar (Hotez 2004).

Erreger

Die beiden Hakenwürmerarten Ancylostoma duodenale (■ Abb. 45.1) und Necator americanus sind blutsaugende Dünndarmparasiten des Menschen, die morphologisch unterschiedlich sind. Sie sind ca. 1 cm lang, leben im Durchschnitt 4–5 Jahre, maximal bis zu 18 Jahren.

Die Eier beider Spezies haben eine Größe von ca. 60×40 µm, sind farblos und von ovaler Form, lichtmikroskopisch sind sie identisch. Sie werden von einer dünnen Schale umgeben, die im Mikroskop als schwarze Linie erscheint (Beaver 1988, Burchard 2000, Cheesbrough 1998).

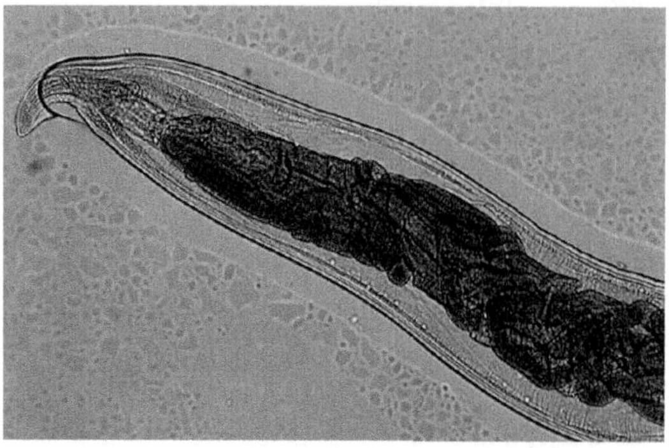

Abb. 45.1. Hakenwurm (Ancylostoma duodenale). Geschlechtsreife Würmer im Stuhl. (Vergr. 20:1; aus Caspary u. Stein 1999)

Lebenszyklus und Pathogenese

Eine Infektion mit Hakenwürmern wird durch das Eindringen von mindestens 3 filiformen Larven (Beaver 1955) durch die Haut beim Barfußlaufen über mit Fäkalien verunreinigten Boden oder bei A. duodenale zusätzlich über kontaminierte Lebensmittel erworben (Cheesbrough 1998). Die Larven migrieren in die Venolen, durch das Venensystem in die rechte Herzhälfte und in die Lunge. Dort wachsen sie heran, bevor sie von den Kapillaren in die Alveolen penetrieren. Über die Trachea werden sie weiter in den Pharynx transportiert, heruntergeschluckt und erreichen den Dünndarm. Die Reifung zu adulten Würmern findet hier ihren Abschluss. Sie heften sich an die Zotten der Jejunalwand und saugen Blut. Die Anämie wird durch den chronischen Blutverlust sowohl durch Blutnahrung als auch durch Blutungen an der Blutsaugestelle hervorgerufen.

Ein einziger A. duodenale kann pro Tag ca. 0,1–0,5 ml Blut, N. americanus ca. 0,03–0,25 ml pro Tag aufnehmen (Burchard 2000). Insgesamt dauert die Entwicklung von der Infektion bis zum geschlechtsreifen adulten Wurm ca. 1 Monat. Nach der Geschlechtsreife produziert das Weibchen bis zu 30.000 Eier pro Tag, die mit dem Stuhl ausgeschieden werden. In den noch nicht infektiösen Eiern reifen die rhabditiformen Larven heran und schlüpfen im Erdboden. Sie machen 2 weitere Reifungsstufen durch, bis sie innerhalb 1 Woche zu den eigentlichen filariformen, infektiösen Larven werden. Sie können einige Monate in der Erde überleben, bis sie den passenden Wirt finden, sind aber sehr anfällig gegenüber Trockenheit, niedrigen Temperaturen und direkter Sonneneinstrahlung.

Ancylostoma duodenale kann seine Entwicklung für einige Zeit stoppen und im Larvenstadium im Wirt verbleiben, bevor die Reifung zum adulten Wurm abgeschlossen wird (verzögerte Entwicklung) (Cheesbrough 1998, Nawalinski 1974).

Klinisches Bild

Erstes Zeichen einer Hakenwurminfektion kann eine juckende makulopapulöse Hautreaktion an der Eintrittsstelle der Larve sein. Sie ist ausgeprägter bei Reexposition. Während der Migration der Würmer durch die Lunge können sich milde respiratorische Symptome mit Eosinophilie entwickeln. Wie experimentelle Infektionen von Freiwilligen zeigen, ist die akute Infektion von gastrointestinalen Symptomen wie Übelkeit, Erbrechen, abdominellen Schmerzen, Meteorismus und Diarrhö begleitet (Cline 1984, Maxwell 1987, Ogilvie 1978, Weller 2004a).

Chronische Infektionen sind bei niedriger Wurmlast harmlos. Schwere, prolongierte Infektionen insbesondere bei A. duodenale können die Ursache für eine Eisenmangelanämie durch chronischen Blutverlust und inkomplette Reabsorption sein. Die Anämie kann sehr schwer – manchmal auch tödlich – sein, v. a. bei Patienten mit inadäquaten Eisenspeichern, niedriger Eisenaufnahme und Unterernährung. Die typischen Symptome sind Müdigkeit, Blässe, Dyspnoe, Myalgien, Atemnot, Ödeme, selten Dysphagie, Koilonychie, weiche rote Zunge. Langes Bestehen der Anämie kann zu Herzinsuffizienz führen. Durch intestinale Proteinverluste können Ödeme entstehen. Vor allem Schwangere haben ein erhöhtes Risiko, anämisch zu werden. Bei Kindern können prolongierte Infektionen zu Wachstumsrückstand und Entwicklungsstörungen führen. Nicht ganz klar ist, ob ein Malabsorptionssyndrom bei Infektionen mit Hakenwürmern auftritt (Gyatt 2000).

Eine effektive Immunantwort wird trotz Antikörperbildung gegen Hakenwurmantigene nicht erzeugt. Möglicherweise kommt es zu einer partiellen Immunität, da Erwachsene sowohl eine deutlich niedrigere Reinfektionsrate nach Behandlung als auch eine verminderte Anzahl an Würmern zeigen.

Diagnostik

Die Diagnostik einer Hakenwurminfektion beruht auf dem mikroskopischen Nachweis der typischen Hakenwurmeier im Stuhl, evtl. unter Zuhilfenahme von Konzentrationstechniken, z. B. Formoläther. In den ersten Wochen nach Penetration der Larve ist dieser Nachweis allerdings oft negativ. Man sollte daher mehrere Stuhluntersuchungen durchführen. Ancylostoma-duodenale- und N.-americanus-Eier sind morphologisch im Lichtmikroskop nicht zu unterscheiden; dies ist allerdings weder für die Klinik noch für die Therapie von Bedeutung. Die Stuhlprobe sollte weniger als 12 h alt sein, da sonst die Larve schlüpft und eine Unterscheidung von den morphologisch ähnlichen Strongyloideslarven schwierig ist. Der Test auf okkultes Blut ist in der Regel positiv. Die Infektion wird fast immer von einer milden Bluteosinophilie begleitet, die im Verlauf der Infektion in ihrer Höhe schwankt (Maxwell 1987). Verlässliche serologische Tests sind derzeit nicht verfügbar (Cheesbrough 1998, Weller 2004a).

Therapie

Die Behandlung besteht aus der Elimination der Parasiten und der Behandlung einer bestehenden Anämie. Therapie der Wahl ist Mebendazol in einer Dosierung von 100 mg 2-mal am Tag für 3 Tage. Es ist sehr effektiv gegen A. duodenalis und N. americanus (Drugs for Parasitic Infections 2004), Heilungsraten von 100% sind beschrieben worden. Die Behandlung der Anämie wird mit Eisensulfat oder Eisenglukonat 200 mg 3-mal am Tag durchgeführt. Nach Erreichen des normalen Hämoglobingehalts führt man zum Auffüllen der Eisenspeicher die Therapie für weitere 3 Monate durch; zusätzlich sollte wegen der gesteigerten Erythropoese noch Folsäure in einer Dosierung von 5 mg/Tag substituiert werden.

Bei Kindern sollten auch leichte asymptomatische Infektionen behandelt werden. Bei Erwachsenen in endemischen Gebieten behandelt man – wegen des weiterbestehenden Risikos einer Reinfektion – nur symptomatische Infektionen. Reisende sollten immer behandelt werden.

Prophylaxe

Das Tragen von Schuhen schützt vor der Penetration der in der Erde befindlichen Larven. Es sollte verhindert werden, dass Erde durch Fäzes kontaminiert wird. Dies wird durch die Verbesserung der sanitären Anlagen, insbesondere durch die Benutzung von Toiletten und auch durch entsprechende Gesundheitserziehung erreicht. Weiterhin sind Massenchemotherapien sowie Eisensubstitution effektiv.

45.4 Strongyloides stercoralis

Epidemiologie

Strongyloides ist weltweit, bevorzugt in feucht-heißen Klimazonen der Subtropen und Tropen, fokal auch in Südeuropa, verbreitet. Die Zahl der Infizierten wird auf ca. 80–100 Mio. geschätzt. Der Mensch ist neben seltenen Infektionen bei Affen und Hunden der einzige Wirt. Zur Infektion kommt es durch die Penetration der Larven durch die Haut, nach Migration lebt der adulte Wurm im menschlichen Dünndarm. Im Gegensatz zu anderen Würmern kann Strongyloides stercoralis seinen Lebenszyklus im Menschen selbst vollenden. Die Larven entwickeln sich innerhalb des Intestinums zu infektiösen Larven. Durch Autoinfektionen kann die Strongyloidesinfektion somit über Jahre persistieren und bei Immunsupprimierten durch eine hohe Wurmlast zu einem schwersten, oft tödlichen Hyperinfektionssyndrom führen (Liu 1993).

Erreger

Strongyloides stercoralis (■ Abb. 45.2) sind Zwergfadenwürmer, sie gehören zu den Nematoden. Die adulten Weibchen sind ca. 2 mm lang, die freilebenden Adulten sind etwas kleiner. Die Larven im Stuhl sind 200–300 ×15 µm groß. Neben Strongyloides stercoralis gibt es den bei Affen häufigen Erreger Strongyloides fuelleborni, der in Papua-Neuguinea und in Afrika auch bei Menschen vorkommt und bei Neugeborene tödliche Infektionen hervorrufen kann, die wahrscheinlich via Muttermilch übertragen werden (Gilles 2003b).

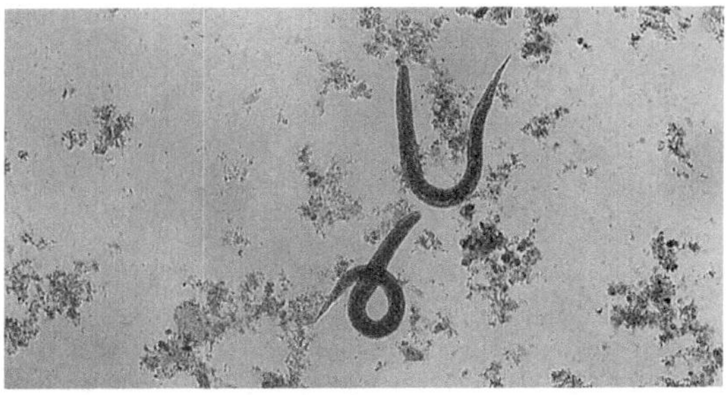

■ **Abb. 45.2.** Zwergfadenwurm (Strongyloides stercoralis). Geschlechtsreife Würmer im Stuhl. (Vergr. 20:1; aus Caspary u. Stein 1999)

Pathogenese

Die Erklärung des Hyperinfektionssyndroms ist unklar. Möglicherweise induzieren Steroide die Entwicklung von den rhabditiformen Larven zu den filariformen, infektiösen Larven.

Sowohl die humorale als auch die zelluläre Abwehr spielen eine Rolle, eine Immunität wird nicht ausgebildet, es kommt zu einem Gleichgewicht, das zu einer chronischen, aber leichten Infektion führt. Ist dieses Gleichgewicht z. B. bei Immunsupprimierten gestört, kann es zu einem Hyperinfektionssyndrom kommen (Genta 1992, Hagelskjaer 1994).

Lebenszyklus (■ Abb. 45.3)

Im Gegensatz zu anderen über den Boden übertragenen Würmern können sich Strongyloiden im Boden reproduzieren, wenn entsprechende warme und feuchte Umgebungsbedingungen vorhanden sind.

Die adulten Weibchen leben in der Mukosa des Dünndarms und produzieren parthenogenetisch (durch Jungfernzeugung) Eier. Die Eier schlüpfen in der Mukosa, im Stuhl werden die Larven ausgeschieden. Diese ausgeschiedenen rhabditiformen Erstlarven können sich innerhalb von wenigen Tagen entweder in filariforme, infektiöse Drittlarven entwickeln, die dann die Haut eines neuen Wirtes penetrieren. Oder sie reifen zu frei lebenden Weibchen und Männchen. Die Weibchen werden befruchtet und legen Eier, im Boden schlüpfen die rhabditiformen Larven, entwickeln sich in filariforme Larven, die wiederum durch die Haut penetrieren können. Der freilebende Zyklus kann mehrfach wiederholt werden.

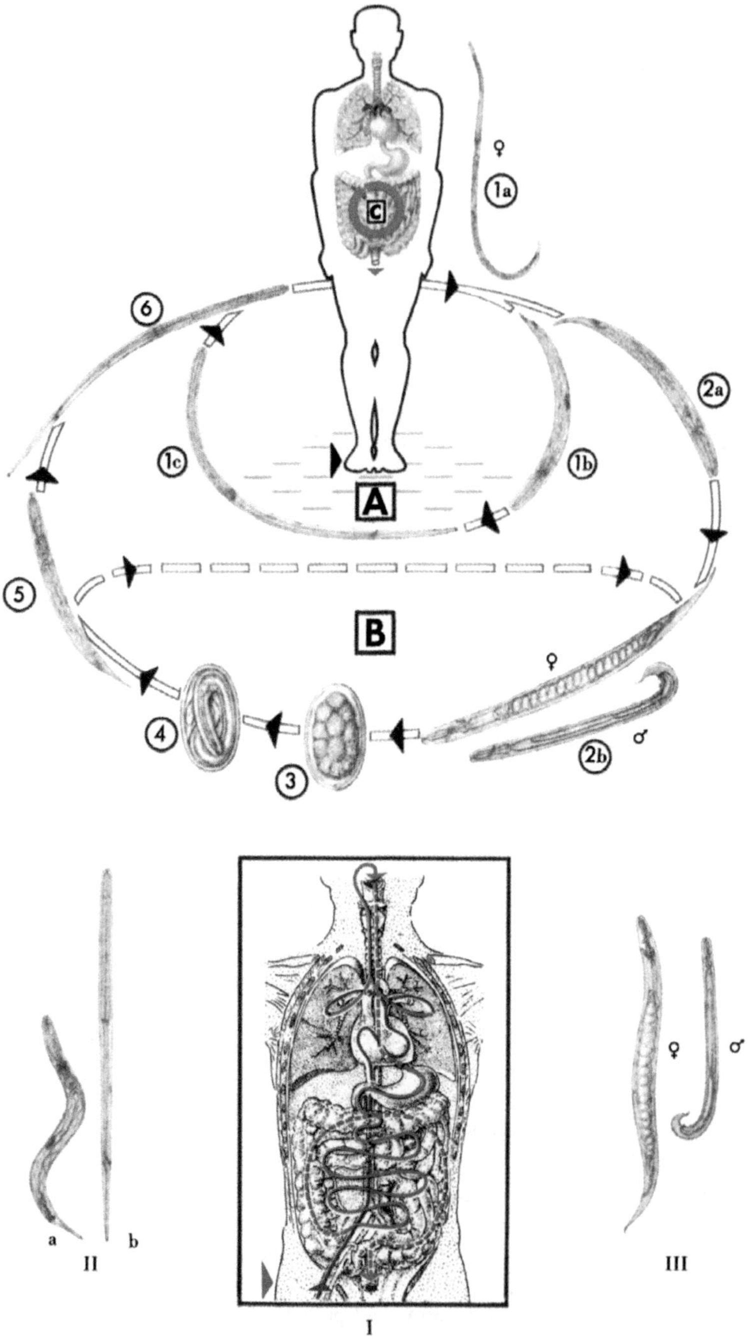

▫ Abb. 45.3. Lebenszyklus des Zwergfadenwurms (Strongyloides stercoralis). *1a* Parasitisches Weibchen, parthenogenetische Generation. **A** Direkte Entwicklung im Freien: *1b* Rhabditiforme Larve aus frischer Kotprobe; *1c* filariforme Larve (invasionsfähiges Stadium). **B** Indirekte Entwicklung im Freien: *2a* Rhabditiforme Larve aus frischer Kotprobe; *2b* getrenntgeschlechtliche Generation: Männchen – Weibchen; *3* Ei aus getrenntgeschlechtlicher Generation; *4* Ei mit Larve; *5* rhabditiforme Larve; *6* filariforme Larve. **C** Endo-Autoinvasion (*roter Kreis*): Rhabditiforme Larven der parthenogenetischen Generation werden schon im Darmlumen zu filariformen Larven, die wiederum in die Venen der Darmwand einwandern. *I* Wanderungsweg der Larven im Menschen: *Blau* Nach perkutaner Einwanderung der filariformen Larven in den Wirt gelangen diese über die Venen zum Herzen und von hier in die Lungen, wo sie in die Alveolen eindringen. *Rot* Aus den Alveolen wandern die Larven über die Luftwege aufwärts zum Schlund, werden abgeschluckt und erreichen über den Magen den Dünndarm (Sitz der geschlechtsreifen Würmer). *IIa* Rhabditiforme, *IIb* filariforme Larve (Vergr. ca. 50:1). *III* Geschlechtsreife Formen der freilebenden Generation. (Aus Piekarski 1987). Farbige Wiedergabe ► Farbteil

Wie bei der Hakenwurminfektion gelangen die Larven nach der Hautpenetration via Venen/Lymphgefäße in die Lunge, von den Alveolen in die Trachea, sie werden dann hochgehustet und heruntergeschluckt. Im Dünndarm findet die Reifung ihren Abschluss. Die Weibchen lassen sich in der Mukosa des Duodenums und des oberen Jejunums nieder. Männchen findet man hier nur gelegentlich. Die Präpatenzzeit ist 1 Monat und länger.

Chronisch persistierende Infektionen werden durch interne oder externe Autoinfektionen hervorgerufen. Zur internen Autoinfektion kommt es, wenn sich die rhabditiformen Larven im Intestinum zu filariformen Larven entwickeln und durch die Mukosa penetrieren. Die externe Autoinfektion geschieht durch das Eindringen von filariformen Larven durch die perianale Haut. Hyperinfektion: Insbesondere bei Immunsupprimierten unter Steroidtherapie können sehr viele filariforme Larven in die intestinale Mukosa eindringen und zu einem Hyperinfektionssyndrom führen.

Klinisches Bild

Die Penetration der Larve durch die Haut führt an der Eintrittsstelle neben Pruritus zu einer linearen, roten Eruption (Larva currens, diese wird durch die Wanderung der Larve unter der Haut hervorgerufen). Leichte Infektionen sind meist asymptomatisch. Es zeigt sich eine Bluteosinophilie, ein Pruritus analis und perianale Larva migrans. Die Migration der Larven durch die Lunge kann zu Husten, blutigem Auswurf, Dyspnoe und Fieber – entsprechend dem Löffler-Syndrom bei Ascaris – führen. Der intestinale Befall führt zu meist leichten Oberbauchbeschwerden mit episodischer Diarrhö. Schwere Infektionen führen zu Malabsorption, Steatorrhö und Schleimhautfibrose. Es findet sich oft eine starke Eosinophilie.

Manche Patienten mit chronischer Infektion haben wiederholte Episoden von Fieber und milder Pneumonitis, die klinisch wie eine bakterielle Pneumonie imponieren können.

Das Hyperinfektionssyndrom ist die Folge von Autoinfektionen mit massiver Parasitenlast. Es ist assoziiert mit einer verminderten zellulären Immunität: Steroidbehandlung, Mangelernährung, HTLV-1-Infektion und sonstiger Immunsuppression. Einzelne Fallberichte zeigen auch eine Assoziation bei AIDS-Patienten (Levi 1997). Das Hyperinfektionssyndrom kann auch ohne Eosinophilie vonstatten gehen, man findet in der Regel auch nur wenige Larven im Stuhl. Larven können dann in den unterschiedlichsten Geweben, wie Leber, Lunge, ZNS und im Darm gefunden werden. Eine ulzerierende Enterokolitis mit schweren blutigen Diarrhöen mit Malabsorption und Ödemen, Hepatomegalie, paralytischer Ileus, rektale Blutungen, gramnegative Sepsis und eitrige Meningitis können auftreten. Die Prognose ist sehr ernst, eine schnelle Diagnose und Behandlung kann lebensrettend sein.

Diagnostik

In der Regel besteht eine ausgeprägte Eosinophilie, die allerdings beim Hyperinfektionssyndrom fehlen kann. Der Nachweis von Larven im Stuhl oder Duodenalsaft sichert die Diagnose, die nicht immer einfach zu stellen ist, Konzentrationstechniken (nach Baermann) oder auch Stuhlkulturen (Harada-Mori) sind dabei hilfreich (Janitschke 1998, van der Feltz 1999). Weiterhin stehen serologische Untersuchung zum Nachweis von Antikörpern gegen Strongyloides stercoralis zur Verfügung, die allerdings nicht zwischen akuter und zurückliegender Infektion unterscheiden können. Die höchste Sensitivität zeigen Enzymimmunoassays (EIA; Genta 1988). Bei disseminierter Infektion können Larven im Sputum, in der Bronchiallavage und im Liquor nachgewiesen werden.

Differenzialdiagnostik

Hautsymptomatik: kutane Larva migrans, Allergien.

Abdominelle Symptomatik: alle intestinalen Erkrankungen, die mit unspezifischen abdominellen Beschwerden und/oder Diarrhö einhergehen; Ulkus, Pankreatitis.

Therapie

Zur Therapie kann Albendazol (2-mal 400 mg für 3–7 Tage, Wiederholung nach 3 Wochen; Archibald 1993) oder das besser wirksame, in Deutschland nicht zugelassene Ivermectin verabreicht werden (Marti 1996, Torres 1993). Die Dosierung liegt bei 200 µg/kg KG pro Tag für 1 oder 2 Tage. Das Medikament kann über die internationale Apotheke bestellt werden. Beim Hyperinfektionssyndrom sollte man länger behandeln, die Therapie wiederholen und regelmäßige Stuhlkontrollen durchführen. Generell sind Kontrolluntersuchungen (Klinik, Differenzialblutbild, 3 Baermann-Untersuchungen, Serologie) nach 1 und 3 Monaten sinnvoll.

Prophylaxe

Die Prophylaxe entspricht den bei Hakenwurminfektionen genannten Maßnahmen. Zusätzlich sei erwähnt, dass die Larven im Stuhl direkt infektiös sind, daher sollten bei der Untersuchung der Stuhlproben stets Handschuhe getragen werden.

45.5 Capillaria philippinensis

Epidemiologie

Intestinale Kapillariasis wird durch eine Dünndarminfektion mit Capillaria philippinensis durch die Aufnahme von larvenhaltigem Fisch hervorgerufen. Sehr selten kommt es zur menschlichen Infektion mit 2 anderen tierpathogenen Capillariaspezies. Capillaria hepatica ist

Ursache der menschlichen hepatischen Kapillariasis und Capillaria aerophila der pulmonalen Kapillariasis. Die Infektionen kommen v. a. auf den Philippinen und in Thailand vor.

Erreger

Die weiblichen adulten Würmer sind 2–5 mm lang, die männlichen 1,5–4 mm lang. Die gelb-braunen bipolaren Eier haben eine Größe von 45×21 µm und ein ähnliches Aussehen wie Trichuriaeier.

Lebenszyklus

Zwei Wochen nach Aufnahme findet man die adulten Würmer im Dünndarm, die nichtembryonierte Eier produzieren, die mit dem Fäzes ausgeschieden werden. Gelegentlich schlüpfen im Intestinum infektiöse Larven, die sich zu adulten Würmern entwickeln und – z. T. erhebliche Ausmaße annehmende– Autoinfektionen hervorrufen können. Die ausgeschiedenen Eier embryonieren innerhalb von 1–2 Wochen. Sie werden von Süßwasserfischen aufgenommen, die geschlüpften Larven wandern in die Muskulatur. Wird der Fisch gegessen, gelangen sie in den Menschen. Fisch fressende Vögel stellen wahrscheinlich den natürlichen Endwirt oder das Tierreservoir dar (CDC 2004a, Hashmey 1997b).

Klinisches Bild

Milde Infektionen rufen abdominelle Schmerzen und wässrige Diarrhöen hervor. Schwere Infektionen gehen mit sehr schweren wässrigen Durchfällen und einem Malabsorptionssyndrom einher. Dies kann eine schwere Exsikkose und Eiweißverlust nach sich ziehen und dadurch unter Umständen tödlich verlaufen.

Diagnostik

Der Nachweis von Eiern im Stuhl ist oft schwierig und man sollte Konzentrationstechniken anwenden. Weiterhin kann man auch Larven oder Adulte im Stuhl diagnostizieren. Es besteht meist eine Bluteosionphilie.

Differenzialdiagnostik

Infektiöse Gastroenteritiden, tropische Sprue, Strongyloidiasis.

Therapie

Die Mittel der Wahl sind Albendazol 1- bis 2-mal 400 mg für 10 Tage oder Mebendazol 2-mal 200 mg pro Tag für 20 Tage. Trotz Behandlung kommt es zu Relapsen (Bair 2004, Cross 1992, Hashmey 1997b, Drugs for Parasitic Infections 2004).

Prophylaxe

Verzicht auf den Verzehr von ungenügend gekochtem Fisch.

45.6 Enterobius vermicularis

Epidemiologie

Enterobiasis ist eine durch den Madenwurm Enterobius vermicularis (syn. Oxyuris vermicularis) hervorgerufene Nematodeninfektion des Darmes. Sie kommt weltweit mit einer Prävalenz von ca. 10% vor. Betroffen sind besonders Vor- und Schulkinder in übervölkerten Gebieten. Der Mensch ist das einzige Reservoir.

Erreger

Die weiblichen adulten Würmer sind 8–13 mm lang, die männlichen 2–5 mm lang. Die Eier haben eine Größe von 55×30 µm, sind an einer Seite etwas abgeflacht, oval und farblos mit einer dicken Wand.

Lebenszyklus

Die Eier werden oral durch fäkal kontaminierte Nahrung oder Trinkwasser oder direkt anal-oral (Autoinfektionszyklus) aufgenommen. Die Larven schlüpfen im Dünndarm und reifen innerhalb von 4 Wochen zu adulten Würmern. Sie leben im Lumen des menschlichen Kolons, insbesondere im Zäkum und in der Appendix. Dort findet die Begattung statt, nach der die männlichen Würmer sterben. In der Nacht wandern die schwangeren Weibchen in die perianale Region zur Ablage von ca. 10.000 gut haftenden embryonierten Eiern, sie sterben nach der Eiablage. Die Eier sind nach ca. 4 h infektiös. Zur Autoinfektion kommt es durch die Übertragung der infektiösen Eier vom Anus mit den Händen durch kontaminierte Fingernägel zum Mund, durch fäkal-orale Übertragung von Mensch zu Mensch, über kontaminierte Bettwäsche, Kleidung, Nahrungsmittel sowie durch Einatmen und Verschlucken der Eier. Die Eier können mehrere Wochen überleben, dies auch in Bettwäsche, Kleidung, Haushaltswaren und im Staub. Die Präpatenzzeit ist ca. 1 Monat. Die Lebenszeit der adulten Würmer beträgt 2 Monate.

Selten kommt es zu einer Retroinfektion, wenn die Larven aus den Eiern in der perianalen Region schlüpfen und zurück ins Intestinum migrieren, um dort zu adulten Würmern heranzuwachsen.

Klinisches Bild

Die meisten Infektionen sind asymptomatisch. Typische Symptome sind insbesondere nachts/früh morgens auftretender perianaler Pruritus, hervorgerufen durch Sekrete der Weibchen und der Eier. Kratzen führt zu Exkorationen und bakteriellen Superinfektionen. Manchmal kommt es durch Invasion in den weiblichen Genitaltrakt zur Vulvovaginitis, Endometritis oder peritonealen Granulomen. Weitere seltene Symptome können Übelkeit, abdominelle Schmerzen und evtl. Anorexie sein (CDC 2004b).

Diagnostik

Die mikroskopische Identifizierung der mittels eines perianalen Abklatsches gewonnenen Eier ist die Methode der Wahl. Dazu wird früh morgens ein durchsichtiger Klebestreifen auf die perianale Haut gedrückt, auf einen Objektträger geklebt und mikroskopiert. Bei negativem Befund wiederholt man es mehrmals. Manchmal findet man die Eier auch im Stuhl, im Urin oder in Vaginalabstrichen. Weiterhin kann der Nachweis adulter Würmer in der perianalen Gegend eine Enterobiasis beweisen.

Differenzialdiagnostik

Proktitis, Soor, Analekzeme, Analfisteln, Hämorrhoiden. Allergien, Infektionen mit Taenia saginata und Strongyloides stercoralis.

Therapie

Die Mittel der Wahl sind als Einmaldosis Mebendazol (100 mg) oder Albendazol (400 mg, Kinder 15 mg/kg KG); eine 2. und 3. Gabe sollte sich nach 2 und 4 Wochen anschließen, da keine Wirkung auf die bereits abgelegten Eier besteht. Alternativ kann Pyrantel (11 mg/kg KG) gegeben werden. Bei mehreren Erkrankungen in einer Familie sollte die komplette Familie behandelt werden. Sollte sich trotz mehrfacher Therapie kein Erfolg einstellen, muss nach Reinfektionsquellen in der Umgebung (Familie, Kindergarten etc.) gesucht werden. Mebendazol und Albendazol sollten in der Schwangerschaft nicht eingenommen werden (Leder 2004b, Drugs for Parasitic Infections 2004).

Prophylaxe

Wichtig ist die persönliche Hygiene und die entsprechende Gesundheitserziehung, wie konsequentes Händewaschen nach dem Stuhlgang, häufiges Kochen der Wäsche und Bettwäsche, bei kleinen Kindern Schneiden der Fingernägel etc., sowie Familien- bzw. Gruppenbehandlungen.

45.7 Trichuriasis (Trichuris trichiura)

Epidemiologie

Die Peitschenwürmer (Trichuris trichiura, syn. Trichocephalus dispar) sind Bewohner des menschlichen Kolons. Man nimmt an, dass ca. 800 Mio. Menschen (Bundy 1989) weltweit insbesondere in feucht-warmen tropischen Regionen mit niedrigen Hygienestandards infiziert sind, ca. 100.000 erkranken daran mit einer signifikanten klinischen Symptomatik. Die höchste Prävalenz ist im Kindesalter zwischen 5 und 10 Jahren. Der Mensch ist der wichtigste Wirt, gelegentlich sind Affen und Schweine infiziert.

Erreger

Die violetten adulten Würmer sind ca. 3 cm groß, haben ein verdicktes Hinterende, in dem sich die Genital- und Intestinalorgane befinden, und ein langes, dünnes Kopfende, welches zur Anhaftung an die Mukosa dient. Die adulten Wümer leben ca. 1–3 Jahre (Grencis 1996).

Die Eier sind goldbraun, 50×25 µm lang und haben ein charakteristisches fassförmiges Aussehen mit einer dicken Wand mit farblosen Knöpfen an beiden Enden.

Lebenszyklus

Die infektösen Eier werden über kontaminierte Finger, fäkalienkontaminierte Nahrung oder über kontaminierten Staub oder Erde aufgenommen (Janitschke 1998). Die Larven schlüpfen im Dünndarm und werden in den Dickdarm transportiert, dort beginnt ohne weitere Migration die Entwicklung zum adulten Wurm. Das fadenförmige Kopfende ist eingebettet in die Kolonmukosa. Die Würmer befinden sich v. a. im Zäkum, Colon ascendens und Rektum. Die vom Weibchen 3 Monaten nach Eiaufnahme produzierten und ins Lumen abgegebenen Eier werden mit dem Fäzes ausgeschieden. Sie reifen bei feuchten Bedingungen in der Erde und sind – abhängig von der Umgebungstemperatur – nach ca. 2–4 Wochen infektiös, es kommt daher zu keiner direkten Übertragung von Mensch zu Mensch. Die Eier können in schattiger, feuchter Umgebung bis zu 12 Monate überleben.

Klinisches Bild

Leichte Infektionen sind in der Regel symptomlos, ab ca. 100–200 Würmer zeigen sich klinische Symptome. Insbesondere bei Kindern können schwere Infektionen (>500 Würmer) die Ursache von chronischer Diarrhö, epigastrischen Schmerzen, intestinalen Ulzerationen mit Schleim- und Blutbeimengungen im Stuhl, Tenesmen, Eisenmangelanämie, Gewichtsverlust, Wachstumsretardierung und Rektumprolaps sein. Sehr massive Infektionen können tödlich verlaufen. Eine leichte Eosinophilie ist häufig. Die Invasion von anderen Organismen, insbesondere Entamoeba histolytica und Shigella spp., wird durch Trichurisinfektionen erleichtert. Selten können Trichuren Ursache einer Appendizitis sein. Trichurisinfektionen können persistieren.

Diagnostik

Die Diagnose wird gestellt durch die Identifikation von Eiern im Stuhl oder bei Beobachtung der Würmer beim Rektumprolaps. Serologische Untersuchungen sind wenig sensitiv (Janitschke 1998).

Therapie

Sowohl Albendazol als auch Mebendazol sind wirksam, Einzeldosen sind nicht so effektiv wie 3-tägige Gaben. Die Dosierung ist für Mebendazol 100 mg 2-mal am Tag über 3 Tage, für Albendazol 400 mg einmal täglich über 3 Tage (Drugs for Parasitic Infections 2004).

Prophylaxe

Wie bei allen fäkal-oral übertragenen Krankheiten ist die Verhinderung der fäkalen Kontamination von Nahrung und Umgebung die wichtigste Form der Prophylaxe.

Literatur

Albonico M, Smith PG, Hall A et al. (1994) A randomized controlled trial comparing mebendazole and albendazole against Ascaris, Trichuris and hookworm infections. Trans R Soc Trop Med Hyg 88: 585–589

Archibald LK, Beeching NJ, Gill GV et al. (1993) Albendazole is an effective tretatment for chronic strongyloidiasis. Quarterly Journal of Medicine 86: 191–195

Bair MJ, Hwang KP, Wang TE et al. (2004) Clinical features of human intestinal capillariasis in Taiwan. World J Gastroenterol 10: 2391–2393

Beaver PC (1955) Obervations on Necator infection resulting from exposure to three larvae. Rev Iberica Parasitol 1: 1

Beaver PC (1988) Light, long-lasting Necator infection in a volunteer. Am J Trop Med Hyg 39: 369

Bundy DA, Cooper ES (1988) The evidence for predisposition in trichuriasis in humans: Comparision of instituitinal and community studies. Ann Trop Med Parasit 82: 251–256

Bundy DAP, Cooper ES (1989) Trichuris and trichuriasis in humans. Adv Parasitol 28: 107

Burchard GD, Löscher T (2000) Intestinale und larvale Nematodeninfektionen. In: Lang W, Löcher T (Hrsg) Tropenmedizin in Klinik und Praxis. Thieme, Stuttgart, S 136–164

Caspary WF, Stein J (1999) Darmkrankheiten. Klinik, Diagnostik und Therapie. Springer, Berlin Heidelberg New York

CDC (2004a) www.dpd.cdc.gov/dpdx/HTML/Capillariasis.htm

CDC (2004b) www.dpd.cdc.gov/dpdx/HTML/Enterobiasis.htm

CDC (2004c) www.dpd.cdc.gov/dpdx/HTML/trichinellosis.htm

Cheesbrough M (1998) District laboratory practice in tropical countries, part 1. Tropical Health Technology, Doddington

Cline BL, Little MD, Bartholomew RK et al. (1984) Larvicidal activity of albendazole against Necator americanus in human volunteers. Am J Trop Med Hyg 33: 387

Cross JH (1992) Intestinal capillariasis. Clin Microbiol Rev 5: 120–129

Drugs for Parasitic Infections (2004) Medical Lett Drugs Ther (online: www.medletter.com/freedocs/parasitic.pdf)

Genta RM (1988) Predictive value of an enzyme-linked immunosorbent assay (ELISA) for the serodiagnosis of strongyloidiasis. Am J Clin Pathol 89: 391–394

Genta RM (1992) Dysregulation of strongyloidiasis: a new hypothesis. Clin Microbiol Rev 5: 345–355

Gilles HM (2003a) Soil-transmitted Helminths (Geohelminths). Chapter 83: Enterobiasis. In: Cook, GC (ed) Manson's tropical diseases, 21th ed. W.B. Saunders, London, pp 1527–1529

Gilles HM (2003b) Strongyloidiasis. In: Cook, GC (ed) Manson's tropical diseases, 21th ed. W.B. Saunders, London, pp 1545–1549

Grencis RK, Cooper ES (1996) Enterobius, Trichuris, Capillaria, and Hookworm including Ancylostoma caninum. Gastroenterology Clinics of North America 25: 579–597

Gyatt HL, Brooker S, Peshu N et al. (2000) Hookworm and anaemia prevalence. Lancet 356: 2101

Hotez PJ, Brooker S, Bethony JM et al. (2004) Hookworm infection. N Engl J Med 351: 799–807

Hagelskjaer LH (1994): A fatal case of systemic strongyloidiasis and review of the literature. Eur J Clin Microbiol Infect Dis 13: 1069–1074

Hashmey R, Genta RM, White AC jr (1997a) Parasites and Diarrhea. I: Protozoans and Diarrhea. J Travel Med 4 (1): 17–31

Hashmey R, Genta RM, White AC jr (1997b) Parasites and Diarrhea. II: Helminths and Diarrhea. J Travel Med 4 (2): 72–75

Janitschke K, Kimmig P, Seitz HM et al. (1998) MiQ. Parasitosen. Qualitätsstandards in der mikrobiologisch-infektiologischen Diagnostik. Fischer, Stuttgart Jena Lübeck Ulm

Khuroo MS (1996) Ascariasis. Gastroenterology Clinics of North America 25: 553– 577

Leder K, Weller PF (2004a) Ascariasis. UpToDate, Vol. 12, No 3

Leder K, Weller PF (2004b) Enterobiasis and trichuriasis. UpToDate, Vol. 12, No 3

Levi GC, Kallas EG, Ramos Moreira Leite K (1997) Disseminated Strongyloides stercoralis infection in an AIDS patient: the role of suppressive therapy. Braz J Infect Dis 1: 48–51

Liu LX, Weller P (1993) Strongyloidiasis and other intestinal nematode infections. Infectious disease clinics of North America. 7: 655–682

Marti HP, Haji HJ, Savioli L et al. (1996) A comparative tiral of a single-dose ivermectin versus three days of albendazole for treatment of Strongyloides stercoralis and other soli-transmitted helminth infections in children. Am J Trop Med Hyg 55: 477–481

Maxwell C, Hussain R, Nutmann TB et al. (1987) The clinical and immunologic responses of normal human volunteers to low dose hookworm (Necator americanus) infection. Am J Trop Med Hyg 37: 126

Nawalinski TA, Schad GA (1974) Arrested development in Ancylostoma duodenale: course of a self-induced infection man. Am J Trop Med Hyg 23: 895

Ogilvie BM, Bartlett A, Godfrey RC et al. (1978) Antibody response in self-infections with Necator americanus. Trans R Soc Trop Med Hyg 72: 66

Piekarski G (1987) Medizinische Parasitologie, 3. Aufl. Springer, Heidelberg, New York London Paris Tokio

Ranque S, Faugere B, Pozio E et al. (2000): Trichinella pseudospiralis outbreak in France. Emerg Infect Dis 6: 543–547

Torres JR, Isturiz R, Murillo J et al. (1993) Efficiacy of ivermectin in the treatment of stongyloidiasis complicating AIDS. Clin Inf Dis 17: 900–902

van der Feltz M, Slee PH, van Hees PA et al. (1999) Strongyloides stercoralis infection: how to diagnose best? Neth J Med 55: 128–131

Watt G, Saisorn S, Jongsakul K (2000) Blinded, placebo-controlled trial of antiparasitic drugs for trichinosis myositis. J Infect Dis 182: 371–374

Weller PF (2004a) Hookworm Infection. UpToDate, Vol. 12, No 3

Weller PF (2004b) Trichinosis. UpToDate, Vol. 12.3

Nichtpathogene Protozoen

C. Schieferstein, G. Just-Nübling

Oft werden im Stuhl – insbesondere in Stuhlproben von Reisenden oder von Bewohnern von Ländern mit niedrigem hygienischen Standards – nichthumanpathogene Protozoen gefunden. Insbesondere für die Entscheidung, ob eine Behandlung indiziert ist oder nicht, ist es wichtig, die nichtpathogenen von pathogenen Erregern unterscheiden zu können.

Unterscheidungsmerkmale sind die Zahl und die Struktur der Kerne, die Größe und Form der Zysten und Trophozoiten, charakteristisches Chromatin oder Einschlusskörperchen sowie das Nichtvorhandensein von Erythrozyten im Trophozoiten.
Nichthumanpathogene Amöben sind:

- Entamoeba hartmanni
- Entamoeba coli
- Entamoeba polecki
- Endolimax nana
- Iodamoeba bütschlii
- Entamoeba dispar

Nichthumanpathogene Flagellaten sind:

- Chilomastix mesnili
- Trichomonas hominis

Bis auf eine Ausnahme – Entamoeba dispar – sind diese Protozoen lichtmikroskopisch von den pathogenen zu unterscheiden. Entamoeba dispar ist mit Hilfe des Lichtmikrokops nicht von Entamoeba histolytica zu unterscheiden.

Ein Nachweis von nichtpathogenen Protozoen zeigt, dass der Patient mit Fäkalien verunreinigte Nahrungsmittel oder Wasser zu sich genommen hat, daher ist es möglich, dass der Patient noch andere, bei der Stuhluntersuchung nicht gefundene Erreger hat. Viele Erreger werden nicht permanent oder nur in kleinen Mengen ausgeschieden, daher sollten – insbesondere bei persistierender Symptomatik – mehrfache Untersuchungen sowie evtl. spezielle Untersuchungstechniken durchgeführt werden, da es sich um Protozoen handeln kann, die mit den Routinemethoden nicht oder nur schwer nachweisbar sind, wie z. B. Kokzidien.

Literatur

Kain KC, Keystone JS (1995) Chapter 74. Intestinal infection with other protozoa. In: Blaser MJ, Smith PD, Ravdin JI (eds) Infections of the gastrointestinal tract. Raven Press, New York, pp 1141–1152

Weller PF (2000) Nonpathogenic enteric protozoa. UpToDate, Vol. 12, No.2

Teil VIII Virale Infektionen, Prionenerkrankungen

Rotaviren

H.R. Brodt

Rotaviren waren neben den Norwalkviren mit die ersten viralen Partikel, die als Erreger einer viralen Gastroenteritis entdeckt wurden (Bishop et al. 1973). Sie gehören mit zu den häufigsten Erregern viraler Gastroenteritiden v. a. im Kleinkindalter (6 Monate bis 2 Jahre).

47.1 Erreger

Rotaviren gehören zur Familie der Reoviren und werden von anderen Viren v. a. durch ihre Morphologie (Rota: lat. Rad), ihre Größe mit einem ca. 70–100 nm großen »icosahedral capsid« und die segmentierte Doppelstrang-RNS unterschieden. Sie sind nichtumhüllte, strukturell dreischichtige RNA-Viren (Durchmesser etwa 75 nm), mit einem äußeren und inneren Kapsid sowie einer Core-Schale. Das virale Genom, bestehend aus einer doppelsträngigen RNA mit 11 diskreten Segmenten, kann z. B. bei Doppelinfektionen über einen Segmentaustausch zu neuen Rotavirusvarianten verändert werden.

Derzeit sind 7 Serogruppen A–G bekannt, von denen der Gruppe A weltweit die größte epidemiologische Bedeutung zukommt. Die Serogruppen werden in unterschiedliche Serotypen entsprechend ihrer Antigene (2 Oberflächenproteinen VP 4 und 7) nach einem binären System eingeteilt. Unter den 14 VP7-Serotypen und 20 VP4-Serotypen wird der größte Anteil aller Rotaviruserkrankungen (75%) durch den Serotyp G1P8 verursacht. Wie die Norwalkviren sind auch die Rotaviren sehr resistent gegenüber Säure und Hitze und damit gegenüber vielen Desinfektionsmitteln.

Nach dem Ablauf einer Rotavirusinfektion lässt sich eine im Wesentlichen serotypspezifische, humorale Immunität nachweisen.

47.2 Epidemiologie

Weltweit sind Rotaviren (vorwiegend Virustyp A, Typ B in China) für 50% der Fälle aller krankenhausbedürftigen kindlichen Diarrhöen als Erreger verantwortlich (Rodriguez et al. 1987, Waters et al. 2000). Jährlich rechnet man mit ca. 500 Mio. Erkrankungen in Afrika, Asien und Lateinamerika mit einer Letalität von 1–2% durch Rotavirusinfektionen. Der Altersgipfel liegt bei 6 Monaten bis zu 2 Jahren. In dieser Altersgruppe treten weltweit 800.000 Todesfälle/Jahr, insbesondere in den Entwicklungsländern, auf. Auch unter den nosokomialen Darminfektionen sind Rotaviren die Hauptursache auf Neugeborenen- und Kleinkinderstationen.

Im Erwachsenenalter sind Rotaviruserkrankungen selten und verlaufen meist milder als bei Kindern oder

z. B. durch Norwalkviren ausgelöste Infektionen. Sie können dann Ursache einer Reisediarrhö sein, bei Eltern erkrankter Kinder, bei immunsupprimierten Patienten oder im Rahmen von Ausbrüchen in Altenheimen auftreten (Echeverria et al. 1983, Keswick et al. 1982). So traten in Deutschland von 50.199 nach dem IfSG im Jahre 2001 gemeldeten Erkrankungsfällen 82,3% der Infektionen bei Kindern im Alter bis 5 Jahre und 5,3% im Alter über 60 auf.

Auch wenn Rotaviren bei Haus- und Nutztieren gefunden werden, so hat dies für die Infektion beim Menschen epidemiologisch keine Bedeutung. Das Haupterregerreservoir ist der Mensch, und die Rotaviren werden vorwiegend fäkal-oral besonders durch Schmierinfektion, aber auch durch kontaminiertes Wasser und Lebensmittel übertragen. In der akuten Krankheitsphase, in der Rotaviren sich im Gastrointestinaltrakt vermehren, können beim Erbrechen auch Aerosole entstehen, so dass auch eine aerogene Übertragung der Viren möglich ist. Dies gewinnt auch deshalb an Bedeutung, da bereits 10 Viruspartikel ausreichen, um eine Infektion beim Kleinkind auszulösen. Akut infizierte Patienten scheiden zwischen 100 und 1.000 Viruspartikel pro Gramm Stuhl aus. Auch subklinisch Erkrankte können als Überträger von Rotaviren auftreten (Champsaur et al. 1984, Pickering et al. 1988). Wie bei Norwalkvirusinfektionen ist die Erkrankungshäufigkeit in dem milden Klima der westlichen Industrienationen in den Wintermonaten am größten. Vermutlich ist dies Folge des engeren Kontaktes in geschlossenen Räumen.

Das Ausmaß der Virusausscheidung korreliert eng mit der kurzzeitigen Entwicklung von Krankheitssymptomen: Rotaviren können in der Regel sofort mit Beginn der Erkrankung oder auch bereits kurz zuvor im Stuhl nachgewiesen werden. Ein bis vier Stunden nach den ersten Symptomen findet sich Rotavirus in 94% der Stuhlproben, nach 4–8 Tagen noch in 76% der Proben, und nur noch gelegentlich, meist nach einem besonders schweren Verlauf, lassen sich Rotaviren auch noch 2–4 Wochen nach der Erkrankung nachweisen (Richardson et al. 1998).

47.3 Pathogenese

Die Pathophysiologie der Rotaviruserkrankung ist noch nicht hinreichend aufgeklärt. Die Beschreibung der histopathologischen Veränderungen resultieren von rotavirusinduzierten Gastroenteritiden mit peroral durchgeführten Dünndarmbiopsien, die 24–129 h nach Beginn der akuten Erkrankung gewonnen wurden. Auf der Mukosa des Jejunums und des Duodenums zeigen sich fleckförmige Veränderungen, mit Verkürzung der Villi und einer vermehrten Infiltration der Lamina propria mit mononukleären Zellen. Elektronenmikroskopisch lassen sich in den epithelialen Zellen zahlreiche Rotaviruspartikel nachweisen. Mit Hilfe der Immunfluoreszenz kann das Antigen von Rotaviren im Zytoplasma der Epithelzellen der terminalen Villi von Duodenum und Jejunum nachgewiesen werden, während Magen und Dickdarm davon ausgespart werden (Barnes u. Townlee 1973). Vier bis acht Wochen nach dem Erkrankungsbeginn zeigen Biopsien wieder histologisch eine normale Schleimhaut (Barnes u. Townlee 1973).

Bei der akuten Erkrankung findet man erniedrigte Spiegel der Bürstensaumenzyme wie Maltase und Laktase (Mavromichalis et al. 1977). Die eingeschränkte Aktivität dieser Enzyme spiegelt sich wieder in einer nachweislichen Laktose- und D-Xylose-Malabsorption mit geringem Substanznachweis im durchfälligen Stuhl bei akut infizierten Kindern (Graham et al. 1984). Dies konnte auch in Studien an experimentell infizierten Meerschweinchen nachgewiesen werden, bei denen sich mittels Immunfluoreszenz Rotavirusantigen in Zellen der atrophierten Villi zeigen ließ, verbunden mit erniedrigtem Nachweis von mukosaler Laktase und Na/K-ATPase sowie einer Laktosemalabsorption. Hieraus resultiert die pathogenetische Hypothese zur rotavirusinduzierten Diarrhö, dass es nämlich nach Infektion über eine Zerstörung der differenzierten villösen epithelialen Zellen zu einem Defizit der Bürstensaumenzyme kommt, in deren Folge dann eine komplexe Malabsorption von verschiedenen Zuckern auftritt, die verbunden ist mit einer osmotischen Diarrhö (Champsaur et al. 1984, Konno et al. 1978). Weil dies nicht alle Dünndarmabschnitte betrifft, kann deshalb auch die nachweislich wirksame orale Rehydratation überhaupt zu einem Erfolg führen (Graham et al. 1984).

Die **sekretorische Komponente** der Diarrhö wird neueren Untersuchungen zufolge einem Nichtstrukturprotein (NSP4) zugeschrieben, das über einen Ca^{2+}-vermittelten Signaltransduktionsweg zur Öffnung der intestinalen Schlussleisten (»tight junctions«) und so zu einer *»Leack-Fluss-Diarrhö«* führt. Darüber hinaus stimuliert das Virus über einen noch nicht geklärten Mechanismus sekretorische Motorneurone des enterischen Nervensystems (Widdowson et al. 2004).

47.4 Klinisches Bild

Infolge einer Rotavirusinfektion muss im Mittel nach einer Inkubationszeit von 1–3 Tagen mit dem Auftreten von Krankheitssymptomen gerechnet werden. Bei Kindern und immunsupprimierten bzw. älteren Patienten ist eher mit einem schwereren und protrahierteren Verlauf zu rechnen. Die meisten klinischen Beschreibungen und Studien liegen für Erkrankungen bei Kindern vor.

Das klinische Spektrum der Infektionen bei Kindern reicht von der asymptomatischen Virusausscheidung bis zu einer schweren Dehydratation mit Todesfolge (Bhan et al. 1988, Gurwith et al. 1981). Hinzu kommen mögliche

Folgeerkrankungen, die weiter unten zusammenfassend beschrieben werden, über deren Assoziation zu Rotavirusinfektionen allerdings noch vielfach Unklarheit besteht. Die Exkretion des Virus persistiert bei ca. 30% der Kinder über 3–8 Wochen (Richardson et al. 1998).

Die Hauptsymptome Erbrechen, Durchfall und Fieber sind zwar unspezifisch, jedoch sind sie bei hospitalisierten Kindern mit Gastroenteritis häufiger und schwerer, wenn sich auch Rotaviren nachweisen lassen (Brandt et al. 1986, Rodriguez et al. 1977, Rodriguez et al. 1987). Immerhin bei 30–50% aller infizierten Kinder lassen sich auch pulmonale Symptome nachweisen, wie ◘ Tab. 47.1 zeigt (Tallet et al. 1977).

Einschränkend muss allerdings festgestellt werden, dass Kinder nicht selten auch an Doppelinfektionen leiden können, was bei der Interpretation der Studien berücksichtigt werden sollte.

Rotavirusinfektionen führen in der Regel zu keinen nennenswerten oder auch typischen Laborveränderungen. Das periphere Blutbild ist zumeist normal, und nur bei Kindern mit nachweislicher Dehydratation findet sich zumeist eine Erhöhung des Harnstoffs und eine leichte metabolische Azidose (Grimwood et al. 1987, Pryor et al. 1987). In Einzelfällen ist auch eine Hypokalzämie und eine milde Transaminasenerhöhung beschrieben (Vollet et al. 1979).

Die Untersuchung des durchfälligen Stuhls zeigt diesen meist gelblich, wässrig ohne Blut und wenig Schleimbeimengungen. In etwa einem Drittel aller Stuhlproben lassen sich in geringer Anzahl auch Leukozyten nachweisen.

Bei Erwachsenen manifestieren sich Rotavirusinfektionen ähnlich wie bei Kindern, jedoch meist mit milderer Symptomatik und auffällig häufigem Erbrechen, wenn auch nicht immer schwere Diarrhöen mit Hypovolämie auszuschließen sind.

Bei immunsupprimierten Patienten kann es zu einem besonders schweren und prolongierten Verlauf der Rotavirusinfektion auch mit letalem Ausgang kommen, die v. a. bei Kindern mit T-Zell-Defekten, schwerem kombiniertem Immundefekt (SCID) und nach Knochenmarktransplantation beschrieben wurden (Fitts et al. 1995, Oishi et al. 1991). Bei diesen Patienten führt die Infektion zu einer prolongierten Replikation der Viren, die mit der Ausscheidung von Viren mit einer Reihe von ungewöhnlichen Genomveränderungen einhergehen kann (Grohmann et al. 1993). Im Gegensatz hierzu verlaufen Rotavirusinfektionen bei Kindern nach solider Organtransplantation zwar auch schwerer als bei immunkompetenten Kindern, sind aber doch in aller Regel selbstlimitierende Erkrankungen. Bei HIV-infizierten Patienten oder solchen mit AIDS und häufig auftretenden schweren, persistierenden Durchfallerkrankungen wurden Rotaviren nur selten als auslösendes Agens entdeckt.

Bei den sehr häufig vorkommenden Gastroenteritiden durch Rotavirusinfektionen werden immer wieder zusätzliche klinische Krankheitsbilder beschrieben, von denen zumeist aber unklar ist, ob die Virusinfektion selbst die auslösende Ursache ist. Hierzu zählen v. a. die nekrotisierende Enterokolitis, eine Invagination des Dünndarms, die biliäre Atresie oder auch zerebrale Manifestationen. Bei Neugeborenen wurde allerdings sicher eine Assoziation von nekrotisierender Enterokolitis mit nosokomialen Rotavirusinfektionen festgestellt: Während einer 4-monatigen Beobachtungsstudie auf einer neonatalen Intensivstation wurde nach dem ersten Auftreten einer frühkindlichen nekrotisierenden Enterokolitis mit Rotavirusinfektion unter 15 weiteren Patienten mit nekrotisierender Enterokolitis oder hämorrhagischer Gastroenteritis bei 11 von diesen ebenfalls eine Rotavirusinfektion gesichert (Mulcahy et al. 1982). Demgegenüber ließen sich nur bei 8 von 147 asymptomatisch bis leicht kranken Kindern Rotaviren nachweisen.

Im Zusammenhang mit Rotavirusinfektionen wurden bei einigen Fällen biliäre Atresien beschrieben, da dort auch Rotavirusantigen in Gallengangsgewebe nachgewiesen werden konnte (Riedel et al. 1996). Dies ließ sich bisher mit anderen Studien allerdings nicht bestätigen.

Im Rahmen von Rotavirusinfektionen wurden auch bei immunkompetenten Kindern protrahierte Diarrhöen und persistierende Gastroparesen beschrieben, die sich jedoch in epidemiologischen Studien in Verbindung mit Rotavirusinfektionen nicht bestätigen ließen (Bhardwaj et al. 1996). Mehrere Hinweise existieren jedoch hinsichtlich der Möglichkeit einer persistierenden Carbohydrat- und Laktaseintoleranz auch nach Verschwinden der Symptome bzw. der Diarrhö (Hyams 1981).

Das Syndrom der gastrointestinalen Obstruktion infolge einer Invagination des Dünndarms ist deshalb von besonderem Interesse, da es nicht nur bei Rotavirusin-

◘ Tab. 47.1. Häufigkeit der Symptome bei hospitalisierten Kindern mit Rotavirusinfektion und Gastroenteritis (Dauer der Symptome im Mittel 8 Tage!)

Studie	Erbrechen	Dehydratation	Fieber	Husten, Dyspnoe
Gurwith et al. 1981	48%	Nicht untersucht	34%	52%
Rodriguez et al. 1987	96%	83%	46%	26%
Kovacs et al. 1987	86%	87%	63%	22%

fektionen, sondern auch im Rahmen von Vakzinestudien mit einem Impfstoff aus lebend attenuierten Rhesusrotaviren auftrat. Aus diesen Gründen wurde im Übrigen dieser Impfstoff, obwohl er bereits eingeführt war, im Oktober 1999 vom Markt genommen. Invaginationen im Zusammenhang mit Gastroenteritiden durch Rotaviren wurden bereits kurz nach Entdeckung des Virus beschrieben (Murphy et al. 2001). Bis auf die Ereignisse im Rahmen der Impfungen konnte allerdings in nachfolgenden Studien kein direkter Zusammenhang mit Rotavirusinfektionen hergestellt werden (Rennels 2000). Eine mögliche Erklärung und auslösende Ursache könnte z. B. in einer virusinduzierten regionalen Lymphadenitis oder einem Dünndarmödem bestehen.

Wenig Zweifel besteht über eine mögliche Verbindung zwischen Rotavirusgastroenteritiden bei Kindern und ZNS-Erkrankungen wie (febrile) Krampfanfälle und Enzephalopathien, wobei es bisher immer mit Abklingen der Gastroenteritis auch zu einem Sistieren der Krampfanfälle kam (Schumacher 1999). Der Nachweis von Rotaviren im Liquor einiger Kinder lässt den Schluss zu, dass die ZNS-Symptome nicht nur durch eine Dehydratation ausgelöst wurden.

47.5 Diagnostik

Rotaviren lassen sich durch Elektronenmikroskopie, durch kulturelle Isolierung, mittels eines direkten Enzymimmuntests und mit Hilfe molekularbiologischer Untersuchungsverfahren (RT-PCR und Sequenzierung des Amplifikats) nachweisen. Wegen des hohen Aufwandes einer Elektronenmikroskopie ist allerdings in Deutschland die labordiagnostische Methode der Wahl der Nachweis eines gruppenspezifischen Antigens des inneren Kapsids aus dem Stuhl mit dem Enzymimmuntest. Üblicherweise detektieren diese Tests das Rotavirusgruppenantigen auf VP6 (Husain et al. 1995, Sanekata 1983). Diese Assays benutzen die Bindung des Rotavirusantigens an eine solide Phase mittels Antikörpern, gefolgt von einer Detektion mittels eines zweiten markierten Antikörpers. Auch die Polymerasekettenreaktion (PCR) wurde bereits vielfach zum Nachweis von Rotaviren im Stuhl eingesetzt (Kasempimolporn et al. 1988). Ein Vorteil dieser Methode besteht in der schnellen genotypischen Klassifikation der Viren auf der Basis der VP4- oder VP7-Sequenzen, mit deren Hilfe schnell Infektketten, z. B. im Krankenhaus, rekonstruiert werden können.

Die schwierige Virusanzüchtung direkt aus Stuhlproben in Zellkulturen bleibt besonderen Fragestellungen vorbehalten und ist keine Routinemethode. Ein besonderer Vorteil der Anzucht besteht in der Gewinnung von Virusisolaten, die dann zur Serotypisierung mittels Neutralisierung zur Verfügung stehen. Die Virusanzucht kann somit bei der Abklärung nosokomialer Probleme, aber auch zur Austestung von Desinfektionsmitteln eingesetzt werden. Andere Nachweismethoden aus Stuhlproben wie Hybridisierungstechnik und Polyacrylamidgelelektrophorese befinden sich im experimentellen Stadium bzw. haben sich bisher nicht bewährt (Pancini et al.1988).

47.6 Therapie und Präventivmaßnahmen

Eine virostatische **Therapie** gegen Rotaviren existiert nicht, weshalb sich die Behandlung auf die symptomatische Therapie beschränkt. In der Regel ist eine orale Substitution von Flüssigkeit und Elektrolyten ausreichend und eine Krankenhausbehandlung bei Erwachsenen nicht erforderlich. Diese kann bei Neugeborenen und Kleinkindern allerdings wegen drohender Dehydratation schneller erforderlich sein. Nur in seltenen Fällen besteht die Notwendigkeit einer intravenösen Flüssigkeitsapplikation. Antibiotika und Substanzen, die die Darmmotilität hemmen, sind nicht indiziert. Die hohe Zahl der Krankenhausbehandlungen unter den gemeldeten Fällen ist sicher Folge schwerer Verläufe, bei denen überhaupt die Rotavirusinfektionen diagnostiziert und gemeldet werden.

Nachdem Ende der 90er-Jahre ein Impfstoff gegen Rotaviren wegen tödlicher Komplikationen vom Markt genommen werden musste, haben sich 2 neue Vakzinen (Rotarix und Rotateq) in 2 Phase-III-Studien als sicher und effektiv erwiesen. Rotarix ist eine monovalente attenuierte vom häufigsten Serotyp G1P abgeleitete Lebendvakzine, während Rotateq ein modifizierter boviner Rotavirenstamm (WC3) ist, der mit 5 Antigenen der häufigsten beim Mensch auftretenden Rotavirusserotypen versehen wurde (Guillermo 2006, Vesikari 2006). Die positiven Ergebnisse werden vermutlich schnell zu einer Zulassung der Impfstoffe führen.

Nosokomiale Infektionen können nur durch strikte Einhaltung der Hygienevorschriften bzw. der Händedesinfektion vermindert werden, obwohl die Praxiserfahrung zeigt, dass nachfolgende Infektionen nur schwer zu vermeiden sind. Zum Windelwechsel u. Ä. sollten Einmalhandschuhe verwendet werden. Am besten werden infektiöse Patienten – soweit möglich – nicht in Gemeinschaftseinrichtungen aufgenommen. Nach dem Infektionsschutzgesetz dürfen deshalb auch Kinder mit nachgewiesener infektiöser Gastroenteritis oder allein bei Verdacht keine Gemeinschaftseinrichtungen besuchen.

Bei epidemischem Auftreten eines Serotyps mit aktuell hoher Pathogenität kann versucht werden, Frühgeborene durch die tägliche Gabe von 4-mal 500 mg humanem IgG vor einer Erkrankung zu schützen bzw. nach Zulassung zu impfen.

Zur Desinfektion sind nur Präparate mit nachgewiesener Viruswirksamkeit zulässig, zur Händedesinfektion sind dies Präparate auf der Basis von Chlor und bestimmten Alkoholen (s. Liste der vom RKI geprüften Desinfektionsmittel und -verfahren gemäß § 18 IfSG). Nach § 7 des Infektionsschutzgesetzes (IfSG) ist der direkte oder indirekte Nachweis von Rotaviren meldepflichtig, sofern der Nachweis auf eine akute Infektion hinweist. Nach § 6 Abs. 1 Ziff. 2 IfSG sind Krankheitsverdacht und Erkrankung meldepflichtig, wenn die erkrankte Person eine Tätigkeit im Sinne des § 42 ausübt oder wenn 2 oder mehr gleichartige Erkrankungen auftreten, bei denen ein epidemiologischer Zusammenhang wahrscheinlich ist. Treten in Krankenhäusern und anderen Gemeinschaftseinrichtungen gehäuft Rotavirusinfektionen auf, so müssen Infektionsquellen und mögliche Übertragungsfaktoren schnell ermittelt werden. Hierzu ist unverzüglich das zuständige Gesundheitsamt zu informieren.

Literatur

Barnes, GL, Townlee, RRW. Duodenal mucosal damage in 31 infants with gastroenteritis. Arch Dis Child 1973; 43: 343

Bhan, MK, Bhandari, N, Wvensson, L et al. Role of enteric adenoviruses and rotaviruses in mild and severe acute enteritis. Pediatr Infect Dis J 1988; 7: 320

Bhardwaj, A, Aggarwal, V, Chakravarty, A, Mittal, SK. Does Rotavirus infection cause persistent diarrhea in childhood? Trop Gastroenterol 1996; 17(1): 18

Bishop, RF, Davidson, GP, Holmes, IH, Ruck, BJ. Evidence for viral gastroenteritis. N Engl J Med 1973; 289: 1096

Brandt, CD, Kim, HW, Rodriguez, WJ et al. Simultaneous infections with different enteric and respiratory tract viruses. J Clin Microbiol 1986; 23: 177

Champsaur, H, Questiaux, E, Prevot, J et al. Rotavirus carriage, asymptomatic infection, and disease in the first two years of life I. virus shedding. J Infect Dis 1984; 149(5): 667

Echeverria, P, Blacklow, NR, Cukor, GG et al. Rotavirus as a cause of severe gastroenteritis in adults. J Clin Microbiol 1983; 18(3): 663

Fitts, SW, Green, M, Reyes, J et al. Clinical features of nosocomial rotavirus infection in pediatric liver transplant recipients. Clin Transplant 1995; 9(3 Pt 1): 201

Graham, DY, Sackman, JW, Estes, MK. Pathogenesis of rotavirus induced diarrhea. Dig Dis Sci 1984; 29: 1028

Grimwood, K, Coakley, JC, Hudson, IL et al. Serum aspartate aminotransferase levels after rotavirus gastroenteritis. J Pediatr 1987; 112: 597

Grohmann, GS, Glass, RI, Pereira, HG et al. Enteric viruses and diarrhea in HIV-infected patients. Enteric Opportunistic Infections Working Group. N Engl J Med 1993; 329(1): 14

Guillermo M, Ruiz-Palacios et al. Safety and efficacy of an attenuated vaccine against severe rotavirus gastroenteritis. NEJM 2006; 354:11–22

Gurwith, M, Wenman, W, Hinde, D et al. A prospective study of rotavirus infection in infants and young children. J Infect Dis 1981; 144(3): 218

Husain, M, Seth, P, Broor, S. Detection of group A rotavirus by reverse transcription and polymerase chain reaction in feces from children with acute gastroenteritis. Arch Virol 1995; 140: 1225

Hyams, JS, Krause, PJ, Gleason, PA. Lactose malabsorption following rotavirus infection in young children. J Pediatr 1981; 99: 916

Kasempimolporn, S, Lousririotchanul, S, Sinarachatanant, P et al. Polyacrylamide gel electrophoresis and silver staining for detection of rotavirus in stools from diarrheic patients in Thailand. J Clin Microbiol 1988; 26: 158

Keswick, GH, Blacklow, NR, Cukor, GC et al. Norwalk virus and rotavirus in travelers' diarrhea in Mexico. Lancet 1982; 1: 109

Konno, T, Suzuki, H, Imai, A et al. A long term serosurvey of rotavirus infection in Japanese children with acute gastroenteritis. J Infect Dis 1978; 138: 569

Mavromichalis, J, Evans, N, McNeish, AS et al. Intestinal damage in rotavirus and adenovirus gastroenteritis assessed by d-xylose malabsorption. Arch Dis Child 1977; 52: 589

Mulcahy, DL, Kamath, KR, deSilva, LM et al. A 2-part study of the aetiological role of rotavirus in intussusception. J Med Virol 1982; 9: 51

Murphy, TV, Gargiullo, PM, Massoudi, MS et al. Intussusception among infants given an oral rotavirus vaccine. N Engl J Med 2001; 344: 564

Oishi, I, Kimura, T, Murakami, T et al. Serial observations of chronic rotavirus infection in an immunodeficient child. Microbiol Immunol 1991; 35(1): 953

Pancini, DL, Brady, MT, Budde, CT. Polyacrylamide gel electrophoresis of RNA compared with polyclonal and monoclonal antibody based enzyme immunoassays for rotavirus. J Clin Microbiol 1988; 26: 194

Pickering, LK, Bartlett, AV, Reves, RR et al. Asymptomatic excretion of rotavirus before and after rotavirus diarrhea in children in day care center. J Pediatr 1988; 112: 361

Pryor, WM, Bye, WA, Curran, DH et al. Acute diarrhea in adults: A prospective study. Med J Austral 1987; 147: 490

Rennels, MB. The rotavirus vaccine story: A clinical investigator's view. Pediatrics 2000; 106: 123

Richardson, S, Grimwood, K, Gorrell, R et al. Extended excretion of rotavirus after severe diarrhea in young children. Lancet 1998; 351(9119): 1844

Riedel, F, Kroener, T, Stein, K et al. Rotavirus infection and bradycardia-apnoea-episodes in the neonate. Eur J Pediatr 1996; 155(1): 36

Rodriguez, WJ, Kim, HW, Arrobio, JO et al. Clinical features of acute gastroenteritis associated with human reovirus-like agent in infants and young children. J Pediatr 1977; 91(2): 188

Rodriguez, WJ, Kim, HW, Brandt, CD et al. Longitudinal study of rotavirus infection and gastroenteritis in families served by a pediatric medical practice: Clinical and epidemiologic observations. Ped Infect Dis 1987; 6: 170

Sanekata, T, Okada, H. Human rotavirus detection by agglutination of antibody-coated erythrocytes. J Clin Microbiol 1983; 17: 1141

Schumacher, RF, Forster, J. The CNS symptoms of rotavirus infections under the age of two. Klinische Padiatrie 1999; 211(2): 61

Tallet, S, MacKenzie, C, Middleton, P et al. Clinical, laboratory and epidemiologic features of viral gastroenteritis in infants and children. Pediatrics 1977; 60: 217

Vesikari T et al. Safety and efficacy of a pentavalent human-bovine (WC3) reassortant rotavirus vaccine. NEJM 2006; 354: 23–33

Vollet, JJ, Ericsson, CD, Gibson, G et al. Human rotavirus in an adult population with travelers diarrhea and its relationship to the location of food consumption. J Med Virol 1979; 4: 81

Waters V, Ford-Jones EL, Petric M et al (2000) Etiology of community-acquired pediatric viral diarrhea: a prospective longitudinal study in hospitals, emergency departments, pediatric practices, and child care centers during the winter outbreak, 1997 to 1998. Pediatr Infect Dis 19: 843-850

Widdowson MA, Bresee JS, Gentsch JR, Glass RI (2004) Rotavirus disease and its prevention. Curr Opin Gastroenterol 21: 26-31

Noroviren (Norwalk- und Norwalk-like-Infektion)

H.R. Brodt, W.F. Caspary

Die erste klinische Beschreibung einer Norovirusinfektion anhand ihrer typischen Symptome Diarrhö, Übelkeit und Erbrechen erfolgte bereits 1945, die infektiöse Genese durch Übertragungsversuche an Freiwilligen ist seit 1947 bekannt. Heute gelten Norovirusinfektionen als häufigste Ursache akuter Gastroenteritiden. Ihre epidemiologische Bedeutung wurde in den letzten Jahren durch mehrere Ausbrüche auf Kreuzfahrtschiffen, in Krankenhäusern, v. a. aber in Altersheimen deutlich

48.1 Erreger

Die Erreger, zunächst nach dem Ausbruch in der Stadt Norwalk als *Norwalk-Viren* benannt, repräsentieren heute gemäß einer Festsetzung des »International Committee on Taxonomy of Viruses« (ICTV) als *»Norwalk-like viruses«* (NLVs) neben den *»Sapporo-like viruses« (SLVs)* die humanpathogenen Vertreter der Familie der Caliciviridae und sind dort Vertreter einer Gruppe von *»small round structured viruses«* (SRSVs). Die Klassifikation dieser Viren wurde neu gestaltet und wird auf der Basis ihrer Nukleotidsequenz und ihrer genomischen Organisation vorgenommen (◘ Tab. 48.1). Die Familie der Caliciviridae wird außerdem erweitert durch 2 tierpathogene Genera.

◘ Tab. 48.1. Einteilung von Norwalk- und ähnlichen, kleinen Viren, die Gastroenteritiden auslösen können (Familie Caliciviridae)

Genus	Typ	Spezies, Serotypen, Isolate
Lagovirus	Kaninchen hämorrh. Virus	
Norovirus (ehemals Norwalk-like-Virus)	Norwalk-Virus	Lordsdale-Virus Mexiko-Virus Norwalk-Virus Hawaii-Virus Snow-Mountain-Virus Southampton-Virus
Sapovirusa (ehemals Sapporo-like-Virus)	Sapporo-Virus	Houston/86 Houston/86 London 29845 Manchester-Virus Parkville-Virus Sapporo-Virus
Vesivivirus	Vesikuläres-Exanthema-Schweinevirus (VESV)	Katzen-Calicivirus VESV San-Miguel-See-löwen-Virus (SMSV)

Kapikian und Mitarbeitern gelang 1972 anhand elektronenmikroskopischer Untersuchungen erstmals eine morphologische Beschreibung der Viren (Kapikian et al. 1972). Sie besitzen ein Plusstrang-RNA-Genom mit einer Größe von 7400–8300 Nukleotiden, das von einem ca. 27–40 nm großen Kapsid ummantelt ist. Das Fehlen einer Hüllmembran, wie sie z. B. bei Herpesviren vorkommt, ist ein Grund für die hohe Umweltresistenz der Noroviren. So sind Noroviren ausgesprochen resistent gegenüber vielen Desinfektionsmitteln und Umwelteinflüssen und lassen sich bisher nicht auf Kulturzellen züchten (Radford et al. 2004). Da die zur Vermehrung der infizierten Zelle notwendige RNA-Polymerase keinerlei »Korrekturfunktionen« besitzt, kommt es durch falsch eingebaute Nukleotide sehr schnell zum Auftreten von Mutationen, was zu einer **ausgeprägten Genomvariabilität** führt *(»antigenic shift«)*. Derzeit kennt man **5 Genogruppen**, die sich wiederum in wenigstens **20 Genotypen** unterteilen lassen (Schneider et al. 2005).

48.2 Epidemiologie

Noroviren sind weltweit verbreitet. Menschen sind das einzige bekannte Reservoir. Noroviren lassen sich zwar bei vielen Tieren wie Schweinen, Katzen oder Kaninchen nachweisen, jedoch ließ sich bisher kein Zusammenhang zwischen diesen Infektionen und Erkrankungen beim Menschen nachweisen. Der überwiegende Anteil aller nicht bakteriell bedingten Gastroenteritiden sowohl bei älteren Kindern (ca. 30%) als auch bei Erwachsenen (bis zu 50%) wird vermutlich Noroviren ausgelöst. Auch bei Säuglingen und Kleinkindern sind Noro- und Sapporo-Viren nach den Rotavirusinfektionen die zweithäufigste Ursache akuter Gastroenteritiden.

Norovireninfektionen betrafen früher hauptsächlich Kinder im Alter bis zu 4 Jahren sowie Erwachsene, die 70 und älter waren. Die Inzidenz, insbesondere in den Altersgruppen der über 74-Jährigen, war bei Frauen deutlich höher als bei Männern. Nicht selten kommt es zu kleinen endemischen Ausbrüchen von akuten Gastroenteritiserkrankungen in Gemeinschaftseinrichtungen, bei denen vorwiegend schlechte hygienische Bedingungen wie z. B. unzureichende Möglichkeiten zum Händewaschen und gemeinschaftliche Unterbringung der Erkrankten mit zunächst Gesunden hierfür verantwortlich gemacht werden. Hierzu zählen neben Alten- und Pflegeheimen, Kindergärten und Ferienlagern auch Restaurants und Kreuzfahrtschiffe (Hutson et al. 2004, Kaplan et al. 1982). Eine Zusammenfassung von Norovirus-Infektionen in den USA (Fankhauser et al. 2002) zeigte die in ■ Tab. 48.2 aufgeführten Lokalisationen und Übertragung für die Ausbrüche der Infektion.

Zwar können Infektionen mit Norwalk-Viren das ganze Jahr über auftreten, es zeigt sich jedoch in den westlichen Ländern eine **typische saisonale Häufung in den Wintermonaten** *(»winter vomiting disease«)*. Vorwiegend werden Noroviren fäkal-oral direkt von Mensch zu Mensch übertragen. Zusätzlich können Infektionen oder Ausbrüche auch von kontaminierten Speisen wie Salaten oder Meerestieren, aber auch von verunreinigtem Wasser ausgehen. Möglich sind auch Übertragungen durch kontaminierte Gegenstände. Aufgrund epidemiologischer Beobachtungen mit einer schnellen Ausbreitung in Gemeinschaftsunterkünften wird auch eine aerogene Übertragung durch Bildung virushaltiger Aerosole während des Erbrechens diskutiert.

Die hohe Viruskonzentration im Stuhl und Erbrochenem akut Kranker (>10^6 Viruspartikel/ml), eine niedrige Infektionsdosis (10–100 Viruspartikel) und hohe Umweltresistenz sowie das Fehlen einer längerfristigen Immunität sind für die sehr rasche Ausbreitung in Gemeinschaftseinrichtungen verantwortlich (■ Tab. 48.3). Die maximale Virusausscheidung im Stuhl – sofern elektronenmikroskopisch untersucht – erfolgt innerhalb der ersten 24–48 h nach der Erkrankung und kann nur selten noch 72 h nach Beginn von Durchfall und Erbrechen beobachtet werden (Dolin et al. 1982). Mit hoch sensibler ELISA-Tech-

■ **Tab. 48.2.** Epidemiologische Charakteristika von 233 Gastroenteritisausbrüchen in den USA (1997–2000). (Nach Fankhauser et al. 2002)

Ort	Anzahl (%) Ausbrüche	Art der Virusübertragung				
		Nahrung	Mensch zu Mensch	Trinkwasser	Nicht bekannt	Keine Angaben
Pflegeheime, Krankenhäuser	59 (25)	3	15	0	19	22
Restaurants, Catering	90 (39)	72	6	1	7	4
Schulen und Tagesheime	31 (13)	14	3	0	10	4
Ferienanlagen, Kreuzfahrtschiffe	24 (10)	6	2	2	4	9
Andere	17 (7)	6	2	2	2	5
Keine Angaben	12 (5)	0	0	0	0	12
Gesamt (%)	233 (100)	28 (16)	28 (16)	5 (3)	42 (24)	57

Tab. 48.3. Charakteristika der Norwalk-Viren, die immer wieder verantwortlich für häufige Erkrankungsepidemien sind

Charakteristika		Konsequenzen
Niedrige infektöse Dosis	<100 Viruspartikel	Erlaubt Tröpfcheninfektionen bzw. andere schnelle Übertragung von Mensch zu Mensch
Lange Zeit asymptomatische Replikation möglich	Bis zu 2 Wochen	Erhöhtes Risiko von Sekundärinfektionen
Große Umweltstabilität	Überlebt Chlorierung (bis 10 ppm Chlor), Erhitzen bis 60°C und Temperaturen <0°C	Wasser ist schwierig zu dekontaminieren; Viren überleben in Eis oder auch in »gekochten« Lebensmitteln wie Austern
Wesentliche Variabilität unter den Virusstämmen	Viele unterschiedliche genetische und antigenetische Virustypen	Schwierig diagnostisch in einem Test zu erfassen. Wiederholte Infektionen mit unterschiedlichen Virustypen möglich
Fehlende anhaltende Immunantwort	Reinfektionen sind immer wieder als Erkrankungen möglich	Infektionen in der Kindheit schützen nicht vor Erkrankungen Erwachsener; Vakzineentwicklung schwierig

nik und dem Gebrauch von hyperimmunem Tierserum wurden jedoch auch noch längere Ausscheidungszeiten nachgewiesen, deren Bedeutung allerdings noch unklar ist (Graham et al. 1994). Daten aus Epidemien lassen jedoch darauf schließen, dass evtl. in Einzelfällen auch eine Übertragung nach manifester Erkrankung möglich sein kann (Patterson et al. 1993).

48.3 Pathogenese

Da für die Gastroenteritis durch Noroviren kein Tiermodell existiert, ist man hinsichtlich der Pathogenese der Erkrankung vorwiegend auf Erkenntnisse durch experimentell induzierte Erkrankungen von gesunden Probanden angewiesen.

Eine akute Infektion mit Norwalk- oder Hawaii-Viren führt danach regelmäßig innerhalb von 24–48 h nach viraler Exposition zu gleichen, reversiblen histopathologischen Veränderungen im Jejunum unter Aussparung von Magen und Rektum (Schreiber et al. 1973, Widerlite et al. 1975). Hierbei zeigen sich die **Villi** bei sonst intakter Mukosa **abgestumpft**. In der Lamina propria kommt es zu mononukleären und polymorphonukleären Leukozyteninfiltrationen. Unter elektronenmikroskopischer Untersuchung sind die Epithelzellen bei erweitertem Intrazellularraum und verkürzten Mikrovilli intakt. Diese histopathologischen Veränderungen persistieren noch für einen unterschiedlichen Zeitraum nach Abklingen der Symptome und verschwinden in der Regel innerhalb von 14 Tagen, wenn auch in Einzelfällen noch nach 6 Wochen jejunale Veränderungen beobachtet wurden.

Der Mechanismus, mit dem Noroviren Durchfall und Erbrechen auslösen, ist noch nicht genau erklärt. Eine Diarrhö, die durch das Norovirus induziert wird, ist jedoch assoziiert mit einer transienten Malabsorption von D-Xylose und Fett (Blacklow et al. 1972) sowie mit einer verringerten Aktivität der Bürstensaummembranenzyme wie Alkalinphosphatase und Trehalase (Agus et al. 1973). Mit einer Rückkehr zur normalen Absorption sowie normalen Spiegeln der Bürstensaumenzyme ist jedoch 2 Wochen nach Infektion zu rechnen. Während der akuten Infektion kommt es zu einer unterschiedlichen Produktion intestinaler Sekretion, ohne dass bei Norwalk- oder Hawaii-Virus-Infektionen Enterotoxine nachweisbar waren. Auch die Messung der Adenylatzyklasespiegel in Jejunumbiopsien zeigt normale Werte während einer akuten Infektion (Levy et al. 1976).

Zwar ist die Magenentleerung bei normalen Erwachsenen nach Exposition mit Norwalk- oder Hawaii-Virus deutlich verlangsamt, jedoch korreliert diese Verzögerung nicht mit dem Schweregrad des Erbrechens. Auch bei Patienten mit einer akuten Norovirus-Enteritis kommt es zu keiner Veränderung in der basalen oder betazolstimulierten Sekretion von Salzsäure, Pepsin oder dem Intrinsic Factor (Meeroff et al. 1980).

Noch weniger ist die Pathogenese von Gastroenteritiden durch andere humane Caliciviren wie auch der Astroviren bekannt. Bei Infektionen von Tieren mit diesen Viren wurde eine Atrophie der intestinalen Mukosa mit geringfügiger entzündlicher Infiltration der Lamina propria beobachtet (Woode et al. 1978).

48.4 Klinisches Bild

Eine Infektion mit Noroviren ist am klinischen Bild nicht von Infektionen mit anderen Viren, z. B. Astroviren zu unterscheiden, wenn auch bei Noroviren das Erbrechen häufiger vorkommt. Alle Viren können eine unterschiedliche Erkrankung auslösen, die von einer milden subfebrilen Gastroenteritis mit wässrigen Durchfällen bis zu einer fieberhaften Erkrankung mit Erbrechen, Kopfschmerzen und konstitutionellen Symptomen reicht. Die Symptome unterscheiden sich auch nicht bei natürlich infizierten Patienten oder experimentell infizierten Probanden.

Mit dem Auftreten der ersten Symptome ist in der Regel nach einer Inkubationszeit von 24–48 h zu rechnen. Die Symptomatik kann plötzlich oder auch langsam mit abdominellen Krämpfen und Übelkeit beginnen. Wenn auch danach Durchfall und Erbrechen isoliert auftreten kann, so ist doch bei den meisten Patienten beides zu finden. Das Ausmaß der Durchfälle hält sich mit 4–8 wässrigen Stuhlentleerungen über 24 h meist in Grenzen. Die Norwalk-Gastroenteritis ist eine typische nichtentzündliche Dünndarminfektion mit unblutiger, leicht wässriger Diarrhö, bei der im Stuhl keine Leukozyten zu finden sind. An systemischen Manifestationen findet sich in etwa der Hälfte aller Fälle eine generalisierte Myalgie, Abgeschlagenheit, Kopfschmerzen und Fieber mit 38,3–38,9°C, ohne dass die Patienten einen schwer kranken Eindruck hinterlassen. Die Erkrankung dauert in der Regel 2–3 Tage an mit einer anschließenden schnellen und kompletten Erholung. Die üblichen Laboruntersuchungen sind – weil normal – nicht richtungsweisend. Gelegentlich ist zum Höhepunkt der Erkrankung eine relative Lymphopenie nachweisbar, und in seltenen Fällen kann es infolge einer Dehydratation zu einer leichten Erhöhung von Kreatinin und Harnstoff kommen.

Auch Astrovirusinfektionen, die vorwiegend Kinder betreffen, gehen – bei vermuteter etwas längerer Inkubationszeit von 3–4 Tagen – mit vergleichbarer Symptomatik einher. Diese währt oft länger über 2–3 Tage hinaus, wobei es seltener zu Erbrechen kommt (Glass et al. 1996). Bei experimenteller oraler Infektion mit filtrierten Astroviren gelingt es im Gegensatz zu Versuchen mit Noroviren nur selten, eine akute Gastroenteritis auszulösen, so dass man von einer deutlich geringeren Pathogenität der Viren beim Erwachsenen ausgehen kann (Midthun et al. 1993).

48.5 Diagnostik

Für den Nachweis von Noroviren oder anderen »*small round structured viruses*« (SRSVs) im Stuhl stehen wie bei Rotaviren und enteritischen Adenoviren bereits kommerziell erhältliche Testverfahren zur Verfügung. Bei der meist charakteristischen, milden und selbstlimitierenden Symptomatik besteht aus klinischen Gesichtspunkten hierfür häufig kein besonderer Bedarf, während aus epidemiologischen und seuchenhygienischen Gründen sowie zu Kontrolluntersuchungen bei vermehrtem Auftreten der Infektion ein virologischer Nachweis auch von Noroviren gelegentlich von Bedeutung ist. Zur raschen Aufklärung von Ausbrüchen sollte dann eine Virusdiagnostik bei ausgewählten Erkrankten angestrebt werden. Hierzu wurden eine Reihe von experimentellen Nachweistechniken entwickelt, die u.a. in Speziallaboratorien zur Verfügung stehen.

Zum Einsatz kommen dann v. a. die direkte Elektronenmikroskopie (▣ Abb. 48.1) oder die Immunelektronenmikroskopie sowie die Amplifikation viraler Nukleinsäuren (RT-PCR). Weitere Methoden wie Immunoassay mit Ag-Nachweis über monoklonale Antikörper sind verfügbar, wobei die unterschiedliche Sensitivität und Spezifität gegenüber den Caliciviren sowie Astroviren derzeit noch Probleme bereiten kann.

Mit Hilfe der Elektronenmikroskopie lassen sich ohne weitere Hilfsmittel wie Antisera solche Viren mit einer charakteristischen Morphologie, wie Rotaviren, Adenoviren und Astroviren, gut unterscheiden und im Stuhl nachweisen, wenn diese zum Höhepunkt der Erkrankung in großer Zahl mit dem Stuhl ausgeschieden werden (Dolin et al. 1982). Vor allem zur antigenetischen Charakterisierung und Nachweis von Noroviren wurde die Immunelektronenmikroskopie erfolgreich eingesetzt (Lewis et al. 1995).

Mit Hilfe der RT-PCR-Technik ist es am Beispiel der Noroviren vielfach erprobt, diese aufgrund der hohen Sensitivität nicht nur im Stuhl, sondern auch in Nahrungsmitteln und aus der Umwelt nachzuweisen (Ando et al. 1997, De Leon et al. 1992, Schwab et al. 1997). Diese Vorteile der Technik sollten insbesondere zur raschen Aufklärung von Ausbrüchen genutzt werden, indem diese Virusdiagnostik bei ausgewählten Erkrankten eingesetzt wird.

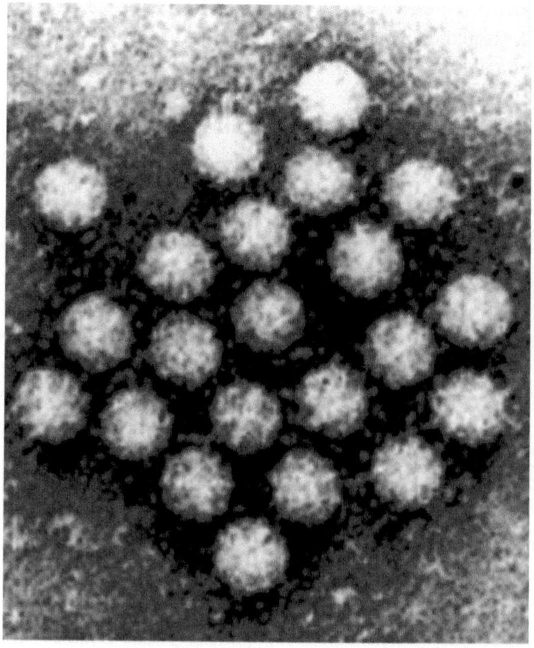

▣ **Abb. 48.1.** Elektronenmikroskopische Aufnahme von Noroviren aus dem Stuhl eines infizierten Menschen (Negativkontrastierung mit 2% Phosphor-Wolframsäure; Aufnahme von Prof. Rabenau)

48.6 Therapie und Prophylaxe

Eine **kausale antivirale Therapie** zur Behandlung aller Calicivirusinfektionen steht ebenso wie eine Impfung **nicht zur Verfügung**. In der Regel sind bei den selbstlimitierenden kurzen Erkrankungen auch keine besonderen Therapiemaßnahmen erforderlich. Eine Krankenhausbehandlung kann gelegentlich in besonderen Fällen bei sehr schwerem Verlauf, bei Kleinkindern oder Patienten mit schwerem Grundleiden erforderlich sein, sollte aber wenn möglich vermieden werden. **Die Therapie beschränkt sich dann unter Präventivmaßnahmen (◘ Abb. 48.2) auf eine symptomatische Behandlung mit Ausgleich des zum Teil erheblichen Flüssigkeits- und Elektrolytverlustes.** Bismuthsubsalicylat wirkte bei infizierten Freiwilligen nicht überzeugend: Krämpfe traten seltener auf, Erbrechen und Durchfälle waren jedoch nicht weniger als unter Plazebo (Steinhoff et al 1980). Erkrankte Personen sollten in der akuten Erkrankungsphase möglichst Bettruhe einhalten und bis zu 48 h nach Abklingen der klinischen Symptome den Kontakt mit anderen Personen möglichst vermeiden. Eine Ansteckungsfähigkeit besteht wahrscheinlich erst mit Beginn der akuten Erkrankung bzw. bei Auftreten der ersten gastrointestinalen Beschwerden, so dass für nicht erkrankte Kontaktpersonen keine Maßnahmen erforderlich sind.

Bei Ausbrüchen ist es wichtig, die Infektionsquelle schnell zu erkennen, weshalb der Anamnese und ggf. einer Umgebungsuntersuchung wesentliche Bedeutung zukommt. Zur Vermeidung einer fäkal-oralen Übertragung sind **umfangreiche Hygienemaßnahmen** (Tragen von Handschuhen und Schutzkitteln, Absonderung der erkrankten Personen, zusätzliche Reinigung der Toiletten, intensivierte Händehygiene, häufige Desinfektion der Bettwäsche) erforderlich, ohne dass damit in Anbetracht der hohen Kontagiosität der Noroviren (weniger als 100 Viren) und der Resistenz gegenüber vielen Desinfektionsmitteln diese Maßnahmen immer wirksam sind. In der Praxis wird immer wieder beobachtet, dass mit gründlichen Hygienemaßnahmen weitere Erkrankungen nicht immer verhindert werden können.

Erkranktes Personal in medizinischen und Pflegeberufen, in Schulen, der Gastronomie oder Ähnlichem sollte auch bei geringen gastrointestinalen Beschwerden von der Arbeit freigestellt werden und erst frühestens 2 Tage nach Ende der klinischen Symptomatik die Arbeit wie-

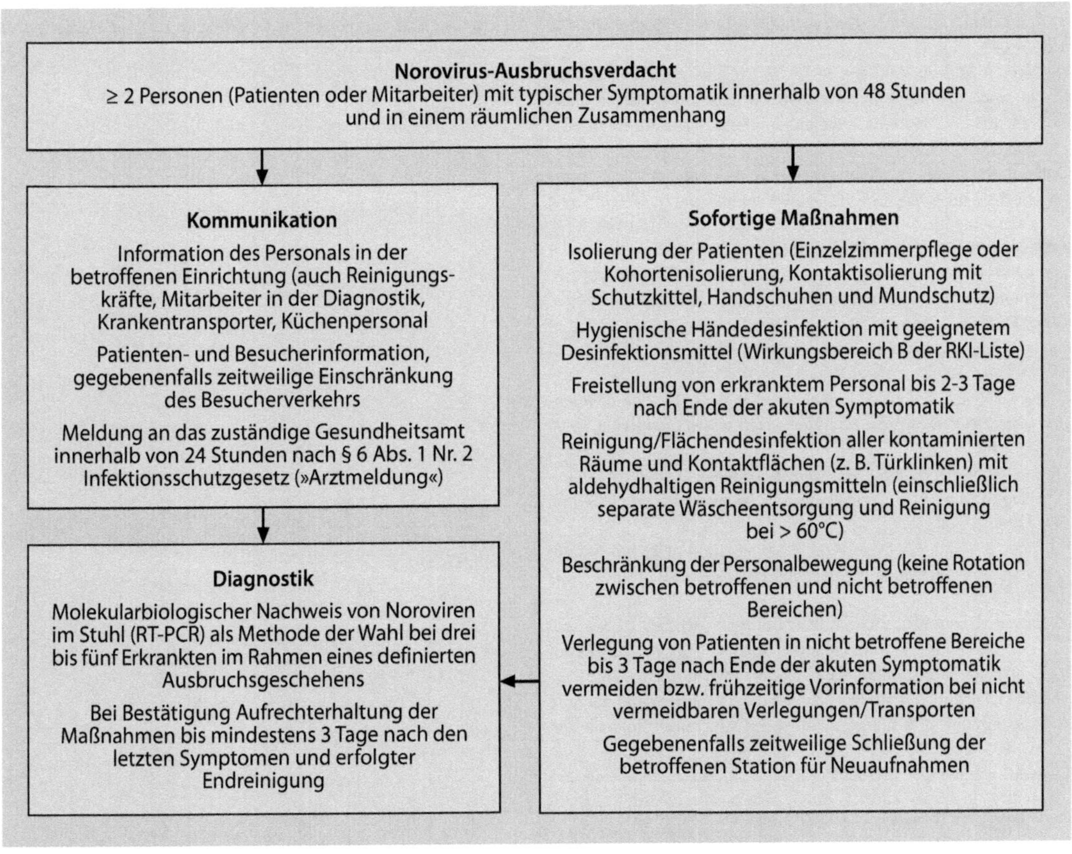

◘ **Abb. 48.2.** Präventivmaßnahmen bei Norovirusausbruchsverdacht (nach Schneider et al. 2005)

der aufnehmen. Nach § 34 Abs. 1 Infektionsschutzgesetz (IfSG) dürfen Kinder unter 6 Jahren, die an einer infektiösen Gastroenteritis erkrankt oder dessen verdächtig sind, Gemeinschaftseinrichtungen nicht besuchen.

Für Leiter von Laboratorien ist nach § 7 IfSG der direkte Nachweis von Noroviren aus dem Stuhl seit dem 1. Januar 2001 meldepflichtig. Für Ärzte sind nach § 6 IfSG Krankheitsverdacht und Erkrankung an einer akuten infektiösen Gastroenteritis meldepflichtig, wenn die erkrankte Person eine Tätigkeit im Sinne des § 42 (z. B. Tätigkeit in Küchen von Gaststätten und sonstigen Einrichtungen mit oder zur Gemeinschaftsverpflegung) ausübt oder wenn 2 oder mehr gleichartige Erkrankungen auftreten, bei denen ein epidemiologischer Zusammenhang wahrscheinlich ist oder vermutet wird.

Literatur

Agus, SG, Dolin, R, Wyatt, RG, et al. Acute infectious nonbacterial gastroenteritis: Intestinal histopathology. Ann Intern Med 1973; 79: 18

Ando, T, Monroe, SS, Joel, JS, Glass, RI. A one-tube method of reverse transcription-PCR to efficiently amplify a 3-kilobase region from the RNA polymerase gene to the poly(A) tail of small round-structured viruses (Norwalk-like viruses). J Clin Microbiol 1997; 35: 570

Blacklow, NR, Dolin, R, Feson, DS, et al. Acute infectious nonbacterial gastroenteritis: Etiology and pathogenesis. Ann Intern Med 1972; 76: 993

De Leon, R, Matsui, SM, Baric, RS, et al. Detection of Norwalk virus in stool specimens by reverse transcriptase-polymerase chain reaction and nonradioactive oligoprobes. J Clin Microbiol 1992; 30: 3151

Dolin, R, Reichman, RC, Roessner, KD, et al. Detection by immune electron microscopy of the Snow Mountain agent of acute viral gastroenteritis. J Infect Dis 1982; 146: 184

Fankhauser RL, Monroe SS, Noel JS et al. Epidemiologic and molecular trends of »Norwalk-like viruses« associated with outbreaks of gastroenteritis in the United States. J Infect Dis 2002; 186: 1–7

Glass, RI, Noel, J, Mitchell, D, et al. The changing epidemiology of astrovirus-associated gastroenteritis: a review. Arch Virol Suppl 1996; 12: 287

Graham, DY, Jian, X, Tanaka, T, et al. Norwalk virus infection of volunteers: New insights based on improved assays. J Infect Dis 1994; 170: 34

Hutson AM, Atmar RL, Estes MK. Norovirus disease: changing epidemiology and host susceptibility factors. Trends Microbiol. 2004 Jun; 12 (6): 279–87

Kapikian, Z, Wyatt, RG, Dolin, R, et al. Visualization of 27 nm particle associated infectious nonbacterial gastroenteritis. J Virol 1972; 10: 1075

Kaplan, JE, Gary, GW Jr, Baron, RC, et al. Epidemiology of Norwalk gastroenteritis and the role of the Norwalk virus in outbreaks of nonbacterial gastroenteritis. Ann Intern Med 1982; 96: 756

Lambden, PR, Caul, EO, Ashley, CR, Clarke, IN. Sequence and genome organization of a human small round-structured (Norwalk-like) virus. Science 1993; 259: 516

Levy, AG, Widerlite, L, Schwartz, CJ, et al. Jejunal adenylate cyclase activity in human subjects during viral gastroenteritis. Gastroenterology 1976; 70: 321

Lewis, D, Ando, T, Humphrey, CD, et al. Use of solid-phase immune electron microscopy for classification of Norwalk-like viruses into six antigenic groups from 10 outbreaks of gastroenteritis in the United States. J Clin Microbiol 1995; 33: 501

Meeroff, JC, Schreiber, DS, Trier, JS, Blacklow, NR. Abnormal gastric motor function in viral gastroenteritis. Ann Intern Med 1980; 92: 370

Midthun, K, Greenberg, HB, Kurtz, JB, et al. Characterization and seroepidemiology of a type 5 astrovirus associated with an outbreak of gastroenteritis in Marin County, California. J Clin Microbiol 1993; 31: 955

Patterson, T, Hutching, P, Palmer, S. Outbreak of SRSV gastroenteritis at an international conference traced to food handled by a post-symptomatic caterer. Epidemiol Infect 1993; 111: 157

Radford AD, Gaskell RM, Hart CA. Human norovirus infection and the lessons from animal caliciviruses. Curr Opin Infect Dis 2004 Oct; 17 (5): 471–8

Schneider T, Mankertz J, Jansen A, et al. Norovirusinfektionen – häufigste Ursache akuter Gastroenteritiden in den Wintermonaten. Dt Ärzteblatt 2005; 102: A2551–A2556

Schreiber, DS, Blacklow, NR, Trier, JS. The mucosal lesion of the proximal small intestine in acute infectious nonbacterial gastroenteritis. N Engl J Med 1973; 288: 1318

Schwab, KJ, Estes, MK, Neill, FH, Atmar, RL. Use of heat release and an internal RNA standard control in reverse transcription-PCR detection of Norwalk virus from stool samples. J Clin Microbiol 1997; 35: 511

Steinhoff MC, Douglas RG, Greenberg HB et al (1980) Bismuth subsalicylate therapy of viral gastroenteritis. Gastroenterology 78: 1495–1499

Widerlite, L, Trier, J, Blacklow, N, et al. Structure of the gastric mucosa in acute infectious nonbacterial gastroenteritis. Gastroenterology 1975; 70: 321

Woode, GN, Bridger, JC. Isolation of small viruses resembling astroviruses and caliciviruses from acute enteritis of calves. J Med Microbiol 1978; 11: 441

Adenoviren

H.R. Brodt

Adenoviren gehören zu einer Virusfamilie, die für viele febrile Erkrankungen bei Kleinkindern verantwortlich ist. Vorwiegend sind dies zwar Infektionen der oberen Luftwege, in geringerer Anzahl aber auch gastrointestinale, ophtalmologische, urogenitale und neurologische Manifestationen, wie in ◘ Tabelle 49.1 dargestellt. Neben ihrer Bedeutung als Infektionserreger sind Adenoviren zusätzlich Gegenstand intensiver Studien als Vektoren und »Fremdgenliferanten« für Gentherapien und Vakzine gegen andere pathogene Erreger (z. B. Gentherapie der zystischen Fibrose).

49.1 Erreger

Adenoviren sind unbehüllt und haben ein lineares doppelsträngiges DNA-Genom mit ca. 35 kb. Ein typisches Adenovirus hat einen Durchmesser von 60–90 nm, Fibern und einen ikosaedrischen Aufbau. Adenoviren werden in 2 Gattungen unterteilt, die Mastadenoviren, die Säugetiere infizieren können, und die Aviadenoviren, die in verschiedenen Vogelarten endemisch sind. Von den mehr als 100 serologischen Formen sind 51 humanpathogene Serotypen bekannt, die den Subgruppen A–F der Familie der Adenoviridae zugeordnet werden. Die Serotypen in allen Subgruppen sind auf der DNA-Ebene verwandt und teilen ähnliche biologische Eigenschaften. So verursachen die Viren der Subgruppe B mit den Serotypen 11, 34 und 35 vorwiegend eine hämorrhagische Zystitis, der Subgruppe D mit den Serotypen 8, 19 und 37 die epidemische Keratokonjunktivitis und die Subgruppe A mit den Serotypen 40 und 41 sowie die Subgruppe F mit dem Serotyp 31 eine akute Gastroenteritis.

◘ Tab. 49.1. Unterschiedliche klinische Syndrome durch Adenovirusinfektionen in Abhängigkeit von Alter und Vorerkrankungen der Patienten

Risikogruppe	Erkrankungen, klinische Syndrome
Neugeborene und Kleinkinder	Pharyngitis, grippaler Infekt, Otitis media, Pneumonie, Gastroenteritis, akute hämorrhagische Zystitis (meist nur Jungen)
Kinder und Jugendliche	Infektionen der oberen Atemwege, Pneumonie, Pharyngokonjunktivales Fieber, Gastroenteritis, mesenteriale Lymphadenitis
Erwachsene	Akute respiratorische Infekte, epidemische Keratokonjunktivitis (auch andere Altersgruppen)
Immunsupprimierte Patienten	Pneumonie, Gastroenteritis, Hepatitis, hämorrhagische Zystitis, interstitielle Nephritis, Meningoenzephalitis

49.2 Epidemiologie

Adenoviren sind weltweit verbreitet, und Infektionen treten jahreszeitlich unabhängig sowohl sporadisch als auch epidemisch auf. 5–10% aller febrilen Erkrankungen von Neugeborenen und Kleinkindern werden durch Adenoviren verursacht (Fox et al. 1977). Spätestens mit 10 Jahren lässt sich bei den meisten Menschen serologisch eine vorangegangene Adenovirusinfektion nachweisen, die in der Regel auf Infektionen mit der Subgruppe C zurückzuführen ist. Gastrointestinale Infektionen durch Adenoviren sind auch bei Kindern im Vergleich zu anderen Manifestationen oder auch zu Rota- oder Norwalkvirusinfektionen eine Minderheit. Nosokomiale Infektionen sind nicht selten, wie auch Ausbrüche in anderen Gemeinschaftseinrichtungen. Die Übertragung von Viruspartikeln erfolgt sowohl über Aerosole und fäkal-oral als auch über kontaminierte Gegenstände. Neben diesen üblichen Übertragungswegen sind auch Infektionen über Vaginalsekret bei der Geburt beschrieben (Montone et al. 1995, Osamura et al. 1993, Pinto et al. 1992).

VIII

Adenovirusinfektionen können in persistierende Infektionen übergehen, bei denen es nach der akuten Infektion zu einer monate- und jahrelangen Ausscheidung der Viren über den Stuhl kommen kann (Arnberg et al. 2000). Es gibt serologische Hinweise darauf, dass Adenoviren mit Nieren- und Lebertransplantaten übertragen werden können und dass diese Organe latente Viren beherbergen (Koneru et al. 1990). Unklarheit besteht nach wie vor über die Lokalisation bei persistierenden Infektionen als auch über den Mechanismus, wie es zu einer Viruspersistenz kommt. Die Reaktivierung solcher endogenen Adenoviren ist vermutlich in vielen Fällen für Erkrankungen bei immunsupprimierten Patienten verantwortlich.

Adenoviren können lange auf Oberflächen überleben und sind aufgrund ihrer fehlenden Hülle resistent gegenüber vielen flüssigen Desinfektionsmitteln, sie werden jedoch durch Hitze, Formaldehyd oder Chlor inaktiviert.

Unter den vielen Berichten über epidemische Adenovirusinfektionen nehmen die gastrointestinalen Manifestationen nur einen kleinen Raum ein. Hierbei stehen epidemiologisch die Infektionen von Kleinkindern im Vordergrund, gefolgt von Infektionen bei immunsupprimierten Patienten.

Bei **Kleinkindern** rechnet man damit, dass 5–10% aller Durchfallerkrankungen durch Adenoviren, zumeist der Subgruppe F (Serotyp 40 und 41), ausgelöst werden. In einer Studie mit 400 Fällen von akuter infantiler Gastroenteritis wurden enteritische Adenoviren in 7,2% aller Fälle als alleinige Ursache von Durchfall nachgewiesen, während in 200 Kontrollen kein Virusnachweis gelang (Uhnoo et al. 1984). Im Gegensatz zu z. B. Norovirusinfektionen war die Zeit der Diarrhö länger, zwischen 8 und 12 Tagen. Eine andere Untersuchung von 249 Kindern aus Kindergärten erbrachte nur einen positiven Nachweis bei 38 Patienten, von denen nur die Hälfte überhaupt Symptomträger waren (Van et al. 1992). Da Adenoviren auch noch Monate nach einer akuten Infektion im Stuhl ausgeschieden werden können, beweist ein positiver Nachweis in der Stuhlkultur klinisch nicht signifikant die Ursache einer Diarrhö. Auch nosokomiale Infektionen wurden beschrieben, wie der Bericht über eine 3-monatige Beobachtung von 14 infizierten hospitalisierten Kindern zeigt (Yolken et al. 1982). Neben den bekannten enteritischen Serotypen 40 und 41 gibt es keine klare Korrelation zwischen Gastroenteritiden und anderen Serotypen, jedoch scheint nach Studien der Serotyp 31 öfter Durchfall bei Kleinkindern auslösen zu können (Krajden et al. 1990). Auch wurden andere Serotypen im Zusammenhang mit Invaginationen oder mesenterialer Lymphadenitis gefunden, die wie eine Appendizitis imponierte.

Bei **immunsupprimierten Patienten** mit symptomatischer Gastroenteritis wurde eine Vielzahl unterschiedlicher Serotypen isoliert, auf der anderen Seite können bei diesen Patienten Adenoviren sehr schnell auch disseminierte Erkrankungen mit unterschiedlichsten Organmanifestationen auslösen, die sowohl Folge einer frischen Infektion als auch einer Reaktivierung sein können. Nach Knochenmarktransplantationen sind diese gefürchtet, während nach Transplantation solider Organe auch häufig mit Adenovirusinfektionen zu rechnen ist, diese aber in der Regel selbstlimitierend sind (Flomenberg et al. 1994, Ohori et al. 1995). Selten jedoch steht bei diesen Patienten dann eine gastrointestinale Infektion im Vordergrund. Auch bei AIDS-Patienten, bei denen sehr häufig Durchfallerkrankungen auftreten, ließen sich in mehreren Studien unterschiedliche Serotypen aus Urin oder Stuhl isolieren, wobei bei letzterem die Subgruppe D dominierte (Hierholzer et al 1988). Auch histopathologisch oder elektronenmikroskopisch konnten bei einigen AIDS-Patienten mit chronischer Diarrhö Adenoviren nachgewiesen werden, ohne dass sicher ist, ob dies jeweils das auslösende Agens war. Bei einigen dieser Patienten ließ sich mit Kontrollen über 1 Jahr lang die protrahierte Virusausscheidung ermitteln.

49.3 Pathogenese

Adenoviren sind lytische DNA-Viren, die in der Regel selbstlimitierende Erkrankungen verursachen, bei Säuglingen und immunsupprimierten Patienten aber auch schwere disseminierte Infektionen auslösen können. Adenovirusinfektionen führen zum einen bei der Replikation zu Lyse der empfindlichen Zellen, zum andern können sie auch ohne Replikation Entzündungsreaktionen auslösen.

Die Abheilung einer Adenovirusinfektion ist verbunden mit der Entwicklung von serotypenspezifischen neutralisierenden Antikörpern, die nur gegen diese Serotypen schützen und nicht kreuzreagieren. Bei nahezu allen untersuchten Erwachsenen ergeben sich serologisch Hinweise auf abgelaufene Infektionen mit mehreren Serotypen.

Die wesentliche Abwehr von Adenovirusinfektionen ist jedoch T-Zell-vermittelt, wie u. a. die disseminierten schweren Erkrankungen bei Vorliegen eines entsprechenden Immundefektes zeigen. Sowohl eine adenovirusspezifische proliferative CD4+-Zellantwort als auch eine CD8-zytotoxische T-Lymphozyten-Antwort konnte bei gesunden Erwachsenen nachgewiesen werden (Flomenberg et al. 1995).

Die serotypischen unterschiedlichen klinischen Manifestationen sind weitgehend noch ungeklärt. Möglicherweise führen die bei der rezeptorvermittelten Endozytose erforderlichen unterschiedlichen viralen Proteine zu unterschiedlichen klinischen Manifestationen (Wickham et al. 1993). Auch die Mechanismen und Reservoire, die zu einer nachweislich möglichen Reaktivierung persistierender Infektionen z. B. bei transplantierten Patienten führen, sind noch ungeklärt. Vermutlich mit Hilfe der Synthese mehrerer bereits identifizierter Proteine während der früheren replikativen Phase können Adenoviren die spezifische und unspezifische Immunantwort beeinflussen. Erst nach der Expression von solchen Proteinen kommt es zur Replikation der viralen DNA, gefolgt von der Synthese struktureller viraler Proteine mit einer Inhibition der Synthese von Wirtsproteinen (Shenk 1996). Eine Freisetzung der im Kern dann zusammengesetzten Viren erfolgt mit dem Tod der Zellen. Diese Proteine könnten sowohl bei der akuten Infektion eine entzündliche Antwort verhindern oder aber verantwortlich sein für die Persistenz der Adenovirusinfektion.

49.4 Klinik und Diagnostik

Adenovirusinfektionen treten mit einer vielgestaltigen klinischen Symptomatik auf, und es gelingt selten, diese mit klinischen Kriterien allein zu diagnostizieren. Bei der häufigen selbstlimitierenden Erkrankung auch der anderen infrage kommenden viralen Gastroenteritiden sollte der Nachweis zumindest bei einem schweren Verlauf, bei schwerer Grunderkrankung wie nach Knochenmarktransplantation und bei der Gefahr von epidemischem Auftreten bzw. nosokomialen Infektionen angestrebt werden. Hierzu stehen mehrere Testverfahren zur Verfügung, die meist im Rahmen spezifischer Erkrankungen untersucht und überprüft wurden. Allein auf die Untersuchung von Material bei Gastroenteritiden soll hier eingegangen werden.

Bei der Interpretation positiver Befunde ist immer zu berücksichtigen, dass auch lange nach der Erkrankung es intermittierend immer wieder zu einer Virusausscheidung kommen kann. Geeignetes Material sind Rektalabstriche und Darmbiopsien, die in Viruskulturmedien transportiert werden sollten. Die Viruskultur ist hochsensitiv und spezifisch zum Nachweis von Adenoviren. Der dabei erwartete zytopathische Effekt tritt jedoch bei den für Durchfallerkrankungen am meisten zu erwartenden Serotypen 40 und 41 in humanen Zelllinien nicht auf. Vor allem bei Gastroenteritiden ist deshalb die Untersuchung des Stuhls mit einem adenovirusspezifischen Enzymimmunoassay (EIA) die Methode der Wahl. Im Gegensatz zu anderen Serotypen ist er besonders gut geeignet zum Nachweis der Serotypen 40 und 41 (Herrmann et al. 1987). Dieser direkte Adenovirusantigenassay kann auch für Viruskulturen verwendet werden, um diese so im Screeningverfahren schon vor dem erst nach Tagen bis Wochen eintretenden zytopathischen Effekt nachzuweisen.

In Referenzlaboratorien kann dann eine Serotypisierung entweder mit Hilfe der Hämagglutination oder auch einer Restriktions-Endonuklease-Analyse erfolgen.

Die Polymerasekettenreaktion (PCR) ist ebenfalls eine hochsensitive und spezifische Methode zum Nachweis der Adenovirus-DNA aus unterschiedlichsten Materialien. Da die vielen unterschiedlichen Serotypen auf der DNA-Ebene sehr heterogen sind, können mit unterschiedlichen Primern die Serotypen direkt identifiziert werden (Allard et al. 1992). Nachteilig ist hierbei allerdings die Screeninguntersuchung gegenüber allen Serotypen, da die »universellen« Primer wiederum nicht immer gut auf einzelne Serotypen reagieren (Flomenberg et al. 1997).

Neben der aufwendigen Elektronenmikroskopie mit Nachweis der charakteristischen ikosaedrischen Viren, die sich in großen parakristallinen Aggregaten formieren, kann die definitive Diagnose auch über die Gewebebiopsie histopathologisch gestellt werden (Pinkerton et al. 1971). Adenoviren verursachen charakteristische intranukleäre Einschlüsse, die bei früher Infektion eosinophil und bei länger bestehender Infektion basophil imponieren. Diese sind von den Einschlusskörperchen bei CMV-Infektionen dadurch zu unterscheiden, dass bei Adenoviren im Gegensatz zu CMV keine intrazytoplasmatischen Einschlüsse und keine multinukleären Zellen auftreten (Landry et al. 1987).

Eine Adenovirusinfektion kann auch durch den serologischen Nachweis von adenovirusspezifischen Antikörpern nachgewiesen werden. Hierbei ist jedoch eine wiederholte Untersuchung erforderlich mit der Dokumentation eines mindestens 4fachen Titeranstiegs, da in der gesamten Bevölkerung eine hohe Antikörperprävalenz existiert und es vielzählige Kreuzreaktionen unter den unterschiedlichen Serotypen gibt.

49.5 Therapie und Präventivmaßnahmen

Bei den zumeist selbstlimitierenden Adenovirusinfektionen, v. a. auch den Gastroenteritiden, ist in der Regel nur eine supportive Behandlung erforderlich. Nicht selten kommt es zu bakteriellen Superinfektionen, die dann allerdings eine antibiotische Therapie erforderlich machen. Wegen der Möglichkeit letaler Adenovirusinfektionen bei Säuglingen, Kleinkindern und immunsupprimierten Patienten sowie protrahierter Virusreplikation und dem Nachweis von Reaktivierungen wäre eine antivirale Chemotherapie wünschenswert. Bisher konnte der Nachweis einer Wirksamkeit einer antiviralen Therapie jedoch noch nicht sicher erbracht werden, auch wenn verschiedene Substanzen in vitro und in vivo experimentell eingesetzt wurden und z. T. ein Behandlungserfolg beschrieben wurde. So zeigen Ganciclovir, Ribavirin und Vidarabin in vitro eine antivirale Aktivität, diese konnte jedoch in vivo gegen Adenovirusinfektionen nicht bestätigt werden, auch wenn in Einzelfällen über einen Behandlungserfolg z. T. mit gleichzeitiger Applikation von Immunglobulinen berichtet wird (Sabroe et al. 1995, Taylor et al. 1988). Auch der Einsatz von Cidofovir wird kontrovers diskutiert. In vitro zeigt die Substanz eine bessere Aktivität als Ganciclovir, und einige Patienten wurden dokumentiert mit Erfolg behandelt. Gleichzeitig wurden aber bereits auch cidofovirresistente Virusisolate nachgewiesen (Ribaud et al. 1999).

Bei schweren, bedrohlichen Adenovirusinfektionen erscheint deshalb bis auf weiteres ein Versuch mit Cidofovir gerechtfertigt, welches ggf. um eine Immunglobulintherapie bei vorliegendem schwerem Immundefekt ergänzt werden kann. Die gepoolten Immunglobuline sollten dann hohe neutralisierende Antikörper gegen den Serotyp enthalten, mit dem vermutlich oder nachweislich eine Infektion vorliegt.

Mit Erfolg wurde in den USA bei Militärrekruten eine orale **Vakzinierung** gegen den Serotyp 4 und 7 von Adenovirusinfektionen durchgeführt (Barraza et al. 1999). Nachdem die Impfung dann allerdings wieder eingestellt wurde, kam es dort erneut zu Infektionsausbrüchen, die die Wirksamkeit dieser Impfungen auch nachträglich bewiesen (Barraza et al. 1999, Uhnoo et al. 1984). Das Spektrum der Vakzine war jedoch zu eng, um es in breiteren Bevölkerungsschichten wirksam einsetzen zu können, weshalb auch die Produktion eingestellt wurde.

Zur Vermeidung von Infektionsausbrüchen in Gemeinschaftseinrichtungen sollten akut erkrankte Patienten diese nicht besuchen oder z. B. im Krankenhaus, wenn möglich, isoliert werden. Die vielfältigen Übertragungswege ebenso wie die Möglichkeit einer länger andauernden Virusausscheidung können dennoch auch bei den üblichen hygienischen Vorsichtsmaßnahmen nicht immer Infektionen verhindern, auch weil die Viren gegenüber üblichen Desinfektionsmitteln auf der Basis von Alkohol und Äther unempfindlich sind und auch das normale Händewaschen nicht immer zu einer Elimination der Erreger führt (Jernigan et al. 1993). Die Verwendung von Einmalhandschuhen sollte im Umgang mit möglicherweise kontaminierten Materialien deshalb obligat sein.

Literatur

Allard A, Albinsson B, Wadell G. Detection of adenoviruses in stools from healthy persons and patients with diarrhea by two-step polymerase chain reaction. J Med Virol 1992; 37: 149

Arnberg N, Edlund K, Kidd AH, Wadell G. Adenovirus type 37 uses sialic acid as a cellular receptor. J Virol 2000; 74: 42

Barraza EM, Ludwig SL, Gaydos JC, Brundage JF. Reemergence of adenovirus type 4 acute respiratory disease in military trainees: Report of an outbreak during a lapse in vaccination. J Infect Dis 1999; 179: 1531

Flomenberg P, Babbitt J, Drobyski WR et al. Increasing incidence of adenovirus disease in bone marrow transplant recipients. J Infect Dis 1994; 169: 775

Flomenberg P, Piaskowski V, Truitt RL, Casper JT. Characterization of human proliferative T cell responses to adenovirus. J Infect Dis 1995; 171: 1090

Flomenberg P, Gutierrez E, Piaskowski V, Casper JT. Detection of adenovirus DNA in peripheral blood mononuclear cells by polymerase chain reaction assay. J Med Virol 1997; 51: 182

Fox JP, Hall CE, Cooney MK. The Seattle virus watch. VII. Observations of adenovirus infections. Am J Epidemiol 1977; 105: 362

Herrmann JE, Perron-Henry DM, Blacklow NR. Antigen detection with monoclonal antibodies for the diagnosis of adenovirus gastroenteritis. J Infect Dis 1987; 155: 1167

Hierholzer JC, Wigand R, Anderson LJ et al. Adenovirus from patients with AIDS: A plethora of serotypes and a description of five new serotypes of subgenus D (types 43-47). J Infect Dis 1988; 158: 804

Jernigan JA, Lowry BS, Hayden FG et al. Adenovirus type 8 epidemic keratoconjunctivitis in an eye clinic: Risk factors and control. J Infect Dis 1993; 167: 1307

Koneru B, Atchinson R, Jaffe R et al. Serological studies of adenoviral hepatitis following pediatric liver transplantation. Transplant Proc 1990; 22: 1547

Krajden M, Brown M, Petrasek A, Middleton PJ. Clinical features of adenovirus enteritis: A review of 127 cases. Pediatr Infect Dis 1990; 9: 636

Landry ML, Fong CK, Neddermann K et al. Disseminated adenovirus infection in an immunocompromised host. Pitfalls in diagnosis. Am J Med 1987; 83: 555

Montone KT, Furth EE, Pietra GG, Gupta PK. Neonatal adenovirus infection: A case report with in situ hybridization confirmation of ascending intrauterine infection. Diagn Cytopathol 1995; 12: 314

Ohori NP, Michaels MG, Jaffe R et al. Adenovirus pneumonia in lung transplant recipients. Hum Pathol 1995; 26: 1073

Pinkerton H, Carroll S. Fatal adenovirus pneumonia in infants: Correlation of histologic and electron microscopic observations. Am J Pathol 1971; 65: 543

Ribaud P, Scieux C, Freymuth F et al. Successful treatment of adenovirus disease with intravenous cidofovir in an unrelated stem-cell transplant recipient. Clin Infect Dis 1999; 28: 690

Sabroe I, McHale J, Tait DR et al. Treatment of adenoviral pneumonitis with intravenous ribavirin and immunoglobulin. Thorax 1995; 50: 1219

Shenk T. Adenoviridae: The viruses and their replication. In: Fields BN, Knipe DM, Howley PM (eds) Fields Virology, 3rd ed. Lippincott-Raven, Philadelphia 1996, p 2118

Taylor DL, Jeffries DJ, Taylor-Robinson D et al. The susceptibility of adenovirus infection to the anti-cytomegalovirus drug, ganciclovir (DHPG). FEMS Microbiol Lett 1988; 49: 337

Uhnoo I, Wadell G, Svensson L, Johansson ME. Importance of enteric adenoviruses 40 and 41 in acute gastroenteritis in infants and young children. J Clin Microbiol 1984; 20: 365

Van R, Wun CC, O'Ryan ML et al. Outbreaks of human enteric adenovirus types 40 and 41 in Houston day care centers. J Pediatr 1992; 120: 516

Wickham TJ, Mathias P, Cheresh DA, Nemerow GR. Integrins alpha v beta 3 and alpha v beta 5 promote adenovirus internalization but not virus attachment. Cell 1993; 73: 309

Yolken RH, Lawrence F, Leister F et al. Gastroenteritis associated with enteric type adenovirus in hospitalized infants. J Pediatr 1982; 101: 21

Astroviren und Toroviren

H.R. Brodt

Neben den seit 10 Jahren als Gastroenteritiserreger identifizierten Astroviren und den vorbeschriebenen Noro-, Calici-, Adeno- und Rotaviren gibt es noch eine Reihe anderer Viren, die eher nebenbefundlich gastrointestinale Symptome auslösen können, wie HIV, CMV, Entero- und Herpesviren, von denen bisher noch nicht bekannt ist, ob sie, wie zumeist im Tierreich, vergleichbare Erkrankungen verursachen können. Zu diesen gehören die *Corona-* und *Toroviren, Parvoviren und Picobirnaviren.* Zumindest für Coronaviren und Picobirnaviren wurde in Einzelfällen eine Assoziation von Durchfallerkrankungen bei Neugeborenen und AIDS-Patienten beschrieben (Chang et al. 1982, Grohmann et al. 1993).
Coxsackievirus A1 wurde in Zusammenhang mit Durchfallerkrankungen gebracht, ohne dass dies allerdings bis heute bewiesen werden konnte (Townsend et al. 1982). Gleiches gilt auch für Reoviren und Toroviren (Koopmans et al. 1997).

50.1 Astroviren

50.1.1 Erreger

Astroviren gehören zu der neu definierten Familie der Astroviridae von humanen und animalen Spezies (Monroe et al. 1993). Morphologisch sind Astroviren ikosaedrische Partikel mit einem Durchmesser von 28–30 nm. Entsprechend ihrer Namensgebung erscheinen im Elektronenmikroskop etwa 10% aller Viren sternförmig. Das Virus hat ein Genom aus einer Einzelstrang-RNA mit positiver Polarität und keine Hülle, ähnlich den Caliciviridae (Matsui u. Greenberg 1996). Bis heute können 7 Serotypen unterschieden werden, bei denen sich auch unterschiedliche Genotypen nachweisen ließen (Noel et al. 1995). Die Inzidenz der Serotypen wird aus 2 Untersuchungen in Oxford und Utrecht abgeleitet, nach denen der Serotyp 1 der mit Abstand häufigste, die Serotypen 2–4 wenig häufig und die Typen 5–7 selten sind.

Astroviren können in primären und permanenten Zelllinien kultiviert werden, wenn diesen 10 µg Trypsin pro ml Kulturmedium zugefügt wird (Lee u. Kurtz 1994).

50.1.2 Epidemiologie

Astroviren wurden weltweit beim Menschen, aber auch bei vielen Tierspezies wie Wild, Schweinen, Hunden, Mäusen und Enten gefunden. Es hat sich gezeigt, dass diese Viren sich sehr speziesspezifisch verhalten und mit Ausnahme der Enten (Hepatitis) bei den betreffenden Tieren wie beim Menschen Durchfallerkrankungen auslösen können.

Menschliche Astrovirusinfektionen finden sich vorwiegend bei Kleinkindern und älteren Erwachsenen. Wie bei anderen enteritischen Virusinfektionen sind Infektionen in der Kindheit am häufigsten, wobei vermutlich die meisten Infektionen inapparent oder zumindest unbemerkt verlaufen, da sich bei etwa 75% aller 10-Jährigen Astrovirusantikörper nachweisen lassen. Astroviren wurden auch gelegentlich als Erreger von Diarrhöen nach Lebensmittelintoxikationen identifiziert (Matsui et al. 1994, Mitchell et al. 1995, Oishi et al. 1994).

Die Inzidenz von astrovirusinduzierten Diarrhöen wird im Rahmen von Studien in Krankenhäusern mit weniger als 5% angegeben, wenn auch aus einzelnen Ländern wie Guatemala oder Thailand mit ca. 10% höhere Inzidenzen beschrieben wurden. Aus der Zeit vor der Einführung der hoch aktiven antiretroviralen Therapie wird in einer Studie bei HIV-infizierten Patienten mit Durchfallerkrankungen die Ursache in etwa 15% in Astrovirusinfektionen gesehen (Grohmann et al. 1993). Auch die Astrovirusinfektionen treten in der westlichen Welt gehäuft in den Wintermonaten auf. Die Übertragung wird vorwiegend auf eine fäkal-orale Infektion zurückgeführt, wenn auch diese über infizierte Lebensmittel oder direkt von Mensch zu Mensch möglich ist.

VIII

50.1.3 Klinik und Diagnostik

Die wenigen Erkenntnisse zur Pathogenese der Astrovirusinfektion resultieren aus In-vitro-Studien mit infizierten Zellen und aus Untersuchungen an Versuchstieren. Die Absorption der Viren erfolgt vermutlich über einen zellulären Rezeptor, und die Replikation der Viren findet im Zytoplasma der Zellen statt. Bei experimentell infizierten Tieren (Schafe und Kälber) mit speziesspezifischen Astroviren kommt es 14–38 h nach Virusapplikation zum Nachweis der Infektion in den Enterozyten der Villi des Dünndarms, gefolgt von Durchfällen nach 2–4 Tagen.

Im Vordergrund der klinischen Symptomatik stehen bei Astrovirusinfektionen fast ausschließlich selbstlimitierende Durchfälle. Das klinische Bild entspricht damit weitgehend einer milde verlaufenden Rotavirusinfektion (▶ Kap. 47). Schwere Verlaufsformen sind kaum bekannt und nur bei immunsupprimierten Patienten zu erwarten.

Die **Diagnose** einer Astrovirusinfektion ist grundsätzlich durch eine aufwendige elektronenmikroskopische Untersuchung möglich. Praktisch erfolgt allerdings der Nachweis einer Infektion heute über einen kommerziell verfügbaren Antigentest auf EIA-Basis, der auch alle 7 Serotypen erkennen kann (Herrmann et al. 1990). Auf Genbasis ist auch prinzipiell der Nachweis mit Hilfe einer RT-PCR möglich (Noel et al. 1995).

50.1.4 Therapie und Präventivmaßnahmen

Eine spezifische Behandlung von Astrovirusinfektionen steht nicht zur Verfügung und ist auch bei dem gutartigen Verlauf der zumeist selbstlimitierenden Infektionen nicht notwendig. Auch eine symptomatische Behandlung ist selten erforderlich, nur bei Säuglingen und Kleinkindern kann eine Überwachung bzw. Sicherstellung der Hydratation notwendig sein. Aufmerksamkeit bedürfen immer Hinweise auf das vermehrte Auftreten von Durchfallerkrankungen, v. a. in Gemeinschaftseinrichtungen, die dann neben prophylaktischen Hygienemaßnahmen auch immer mit einem Versuch des Erregernachweises einschließlich Astroviren verbunden sein sollte.

Zur Vermeidung von Infektionsausbrüchen in Gemeinschaftseinrichtungen sollten akut erkrankte Patienten diese nicht besuchen oder z. B. im Krankenhaus, wenn möglich, isoliert werden. Die vielfältigen möglichen Übertragungswege von Astroviren und den oben genannten anderen Virusspezies können dennoch bei den üblichen hygienischen Vorsichtsmaßnahmen nicht immer Infektionen verhindern, auch weil die Viren gegenüber üblichen Desinfektionsmitteln auf der Basis von Alkohol und Äther zumeist unempfindlich sind und auch das normale Händewaschen nicht immer zu einer Elimination der Erreger führt. Die Verwendung von Einmalhandschuhen sollte im Umgang mit möglicherweise kontaminierten Materialien im Krankenhaus obligat sein.

50.2 Toroviren

Toroviren sind einstrangige RNA-Viren mit einer Hülle, die enterale Infektionen bei Tieren hervorrufen (Hamer u. Gorbach 2002). Andere Untersuchungen haben jedoch ergeben, dass Toroviren auch Diarrhö bei Kindern bewirken können (Jamieson et al. 1998, Koopmans et al. 1997). In einer prospektiven Studie über virale Diarrhöen bei Kindern fanden sich zu 3% Toroviren, die damit häufiger vertreten waren als Calici- oder Astroviren (Waters et al. 2000). Die meisten Diarrhöen durch das Torovirus kommen bei Kindern unter dem Alter von 2 Jahren vor.

Das Torovirus vermag sowohl **akute** wie auch **chronische Diarrhöen** (Dauer >14 Tage) zu bewirken (Glass et al. 1996, Jamieson et al. 1998, Koopmans et al. 1997). Bei Kindern mit anhaltender Diarrhö durch das Torovirus fanden sich auch **Koinfektionen**, z. B. mit enteroaggregativen Escherichia coli (EaggEC) (Hamer u. Gorbach 2002).

Klinisch kommt **Erbrechen** seltener als bei der Rotavirusinfektion vor, die Stühle können jedoch auch blutig sein. Das Torovirus ist im Stuhl durch EM oder ELISA nachweisbar.

Die **Therapie** ist symptomatisch und besteht ebenfalls in der oralen oder parenteralen Rehydratation, die oft über eine ganze Woche erfolgen muss (Jamieson et al. 1998).

Literatur

Chang C, Moscovici O, Lebon P et al. (1982) Association of coronavirus infection with neonatal necrotizing enterocolitis. Pediatrics 69: 209–214

Glass RI, Noel J, Mitchell D et al. (1996) The changing epidemiology of astrovirus-associated gastroenteritis: a review. Arch Virol Suppl 12: 287–300

Grohmann GS, Glass RI, Pereira HG et al. (1993) Enteric viruses and diarrhea in HIV-infected patients. N Engl J Med 329: 14–20

Hamer DH, Gorbach SL (2002) Infectious diarrhea and bacterial food poisening. In: Feldman M, Friedman LS Sleisenger MV (eds) Gastrointestinal and liver disease, 7th ed. Saunders, Philadelphia, pp 1864–1913

Herrmann JE, Nowak NA, Perron-Henry DM et al. (1990) Diagnosis of astrovirus gastroenteritis by antigen detection with monoclonal antibodies. J Infect Dis 161: 226–229

Jamieson FB, Wang EEL, Bain C et al. (1998) Human torovirus: a new nosocomial gastrointestinal pathogen. J Infect Dis 178: 1263–1269

Koopmans MPG, Goosen ESM, Lima AM et al. (1997) Association of torovirus with acute and persistent diarrhea in children. Pediatr Infect Dis J 16: 504–507

Lee TW, Kurtz JB (1994) Prevalence of astrovirus serotypes in the Oxford region 1976–92 with evidence for 2 new serotypes. Epidemiol Infect 112: 187–193

Matsui SM, Greenberg HB (1996) Astroviruses. In: Fields BN, Knipe DM, Howley PM et al. (eds) Fields virology 3rd edn. Lippincott-Raven, Philadelphia, pp 811–824

Matsui SM, Lewis TL, Chiu E et al. (1994) An outbreak of astrovirus gastroenteritis in a nursing home and molecular characterization of the virus. Gastroenterology 106: A 730

Melnick JL (1996) Enteroviruses: polioviruses, coxsackieviruses, echoviruses, an newer enteroviruses. In: Fields BN, Knipe DM, Howley PM et al. (eds) Fields virology 3rd edn. Lippincott-Raven, Philadelphia, pp 655–712

Mitchell DK, Monroe SS, Jiang X et al. (1995) Virologic features of an astrovirus diarrhea outbreak in a day care centre revealed by reverse transcription-polymerase chain reaction. J Infect Dis 172: 1437–1444

Monroe SS, Jiang B, Stine SE et al. (1993) Subgenomic RNA sequence of human astrovirus supports classification of Astroviridae as a new family of RNA viruses. J Virol 67: 3611–3614

Noel JS, Lee TW, Kurz JB et al. (1995) Typing of human astroviruses from clinical isolates by enzyme immunoassay and nucleotide sequencing. J Clin Microbiol 33: 797–801

Oishi I, Yamazaki K, Kimoto T et al. (1994) A large outbreak of acute gastroenteritis associated with astrovirus among students and teachers in Osaka, Japan. J Infect Dis 170: 439–443

Townsend TR, Bolyard EA, Yolken RH et al. (1982) Outbreak of Coxsackie A1 gastroenteritis: a complication of bone marrow transplantation. Lancet i 820–823

Waters V, Ford-Jones EL, Petric M et al. (2000) Etiology of community-acquired pediatric viral diarrhea: a prospective longitudinal study in hospitals, emergency departments, pediatric practices, and child care centers during the winter rotavirus outbreak, 1997 to 1998. Pediatr Infect Dis 19: 843–850

Prionenbedingte Erkrankungen

H.F. Rabenau

Prionenbedingte Erkrankungen zählen zum Formenkreis der subakuten spongiformen Enzephalopathien (SSE) – auch transmissible (übertragbare) spongiforme Enzephalopathien (TSE) genannt. Für diese Erkrankungen, die eine besondere Form der Hirnamyloidose darstellen, ist u. a. eine im Allgemeinen langsam voranschreitende Veränderung des Gehirns betroffener Individuen charakteristisch. Als ätiologisches Agens werden Prionen (»proteinaceous infectious particle«) vermutet. Sie vermehren sich im Gehirn sehr stark, ohne zunächst sichtbare Schäden oder Symptome zu verursachen. Das Parenchym bestimmter Hirnareale erleidet im Verlauf eine irreversible und z. T. vakuolige Degeneration. Diese schwammartigen (lat. spongium, Schwamm) Defekte (Abb. 51.1) in den Neuronengeflechten (Neuropil) sind überwiegend durch den Untergang einzelner Neurone bedingt. Daneben sind typische amyloide Ablagerungen zu finden, die sich entweder lichtmikroskopisch als Plaques oder elektronenmikroskopisch als Fibrillen darstellen lassen. Diese bei Mensch und Tier auftretenden – insgesamt sehr seltenen – Erkrankungen (Tab. 51.1) weisen eine Reihe von Gemeinsamkeiten auf. Dazu zählen:

- die neurodegenerative, schwammartige Veränderung des Gehirns (als spezielle Form der Amyloidose),
- die fehlende Demyelation,
- das Fehlen von Entzündungsreaktionen,
- die fehlende Immunantwort sowie die Übertragbarkeit mit sehr langen Inkubationszeiten und einem stets fatalen (tödlichen) Ausgang.

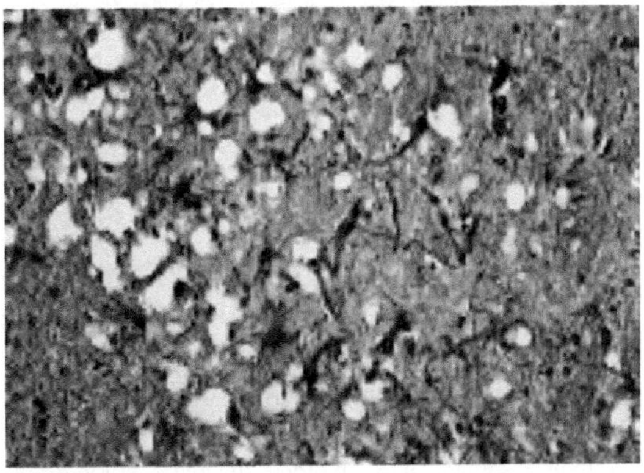

Abb. 51.1. Schwammartige Veränderung des Gehirns im Bereich der Medulla nach Infektion mit BSE. Farbige Wiedergabe ► Farbteil

Tab. 51.1. Erkrankungen aus dem Formenkreis der subakuten spongiformen Enzephalopathien (SSE) bei Tier und Mensch

Krankheit	Wirtsspezies	Erstmaliger Erreger-nachweis	Ursache/Übertragungswege	Verbreitung
Traberkrankheit oder Scrapie	Schaf, Ziege	1936[d]		Weltweites Auftreten (nicht in Deutschland)
Transmissible mink encephalopathy (TME)	Nerz	1969		Selten
Chronic wasting disease (CWD)	Großohrhirsch, Maultierhirsch, Elch	1983		Colorado und Wyoming (USA)
Bovine spongiforme Enzephalopathie (BSE)	Rinder	1986	Ungenügend sterilisiertes, scrapiekontaminiertes Futter	Epidemisch in GB (>184.000 erkrankte Tiere), sporadisch in anderen Staaten
Exotic ungulate encephalopathy	Pumas, Tiger, Ozelot, Kudus, Geparden u. a.	1986 und später	BSE-infiziertes Futter?? Andere?	Sporadisch in GB
Feline spongiforme Enzephalopathie (FSE)	Katze	1990	BSE-infiziertes Futter?? Andere?	Sporadisch in GB (bisher >95 Tiere betroffen)
Kuru[a]	Mensch	1966	Orale Aufnahme (Kannibalismus)	Papua-Neuguinea
Creutzfeldt-Jakob-Krankheit[b] (CJK)	Mensch	1968	Sporadische Form (Ursache unbekannt)	Weltweit; Inzidenz $1:10^6$
			10–15% (familiär) durch Mutation im PrP-Gen bekannt	Etwa 100 betroffene Verwandtschaftskreise
			Iatrogen	Mehr als 320 Fälle bekannt
Variante der CJK (vCJK)	Mensch	1996	BSE-infiziertes Rindfleisch, andere??	160 Fälle in Großbritannien[e], 13 Fälle in Frankreich, 2 Fälle in Irland, 1 Fall in Italien, 1 Fall in China, 1 Fall in USA, 1 Fall in Kanada, 1 Fall in Japan
Gerstmann-Sträussler-Scheinker-Syndrom[c] (GSS)	Mensch	1981	Mutation im PrP-Gen	Etwa 50 betroffene Verwandtschaftskreise bekannt (ca. $1:10^7$)
Fatale familiäre Insomnie (FFI)	Mensch	1992	Mutation im PrP-Gen	10 betroffene Verwandtschaftskreise bekannt

[a] Kuru bedeutet in der einheimischen Sprache (Fore) »zittern« oder »beben«, entsprechend den klinischen Symptomen.
[b] Benannt nach den Neurologen Hans G. Creutzfeldt (1885–1964) und Alfons Jakob (1884–1931). Das Krankheitsbild wurde Anfang der 20er-Jahre erstmals bei einer 22-jährigen Patientin beschrieben.
[c] 1936 erstmals beschrieben. Benannt nach Joseph G. Gerstmann und seinen Mitarbeitern Ernst Sträussler und I. Scheinker.
[d] Das Krankheitsbild wurde erstmals 1732 beschrieben.
[e] Stand 6.3.2006.

51.1 Erreger – das ätiologische Agens der SSE

Die Mehrzahl der Hypothesen zur Natur der SSE-Erreger geht derzeit davon aus, dass es sich bei ihnen um infektiöse Proteine – sog. Prionen – handelt, die keine Nukleinsäure besitzen. Nach dieser »Prionenhypothese« besitzen diese infektiösen Proteine eine zelluläre Isoform [PrP^c; »PrP« für Prionenprotein, »c« für c(z)ellulär], aus der sie nach Konformationsänderung der dreidimentionalen Struktur hervorgehen. Das physiologische Protein ist phylogenetisch sehr alt und bei den meisten bislang untersuchten Tierspezies vorzufinden. Tierexperimente weisen auf einen nichtessentiellen Charakter des PrP^c-Proteins hin. Transgene Mäuse, denen gentechnisch der für PrP^c kodierende Genombereich deletiert wurde, zeigen eine normale Entwicklung. Man vermutet, dass das Protein bei der Schlafregulation und ggf. bei der Regulation des Immunsystems eine wesentliche Rolle spielt. Die Ähnlichkeit des physiologischen und des pathologischen Proteins könnte auch das Fehlen von Immunreaktionen erklären.

Tab. 51.2. Eigenschaften des physiologischen (PrP^c) und des pathologischen (PrP^{Sc}) Proteins

Physiologisches Protein (PrP^c)	Pathologisches Protein (PrP^{Sc})
Proteinstruktur überwiegend α-helikal	Überwiegend β-Faltblattstruktur
Durch Proteasen vollständig hydrolisierbar	Proteinase-K-resistent
Liegt in Membran in monomerer Form vor	Neigung zur Polymerisation (Aggregatbildung)
Thermo- und drucklabil/denaturierbar	Sehr stabil gegenüber äußeren Einflüssen
Ständiger Auf- und Abbau des Proteins (Fließgleichgewicht)	Konzentration in den Zellen
Synthesezeit in der Zelle ($t_{1/2}$) <2 h	Synthesezeit in der Zelle ($t_{1/2}$) ~15 h
Turnover in infizierten Zellen ~5 h	Turnover in infizierten Zellen >24 h

Kodiert wird das physiologische Protein beim Menschen von einem Single-Copy-Gen mit ca. 750 Basenpaaren, das auf dem kurzen Arm des Chromosoms 20 lokalisiert ist. PrP^c wird im Zytoplasma synthetisiert, im Golgi-Apparat modifiziert und zur Zelloberfläche transportiert, an der es über einen Glykophosphoinositolanker gebunden ist. Die höchsten Expressionsraten findet man in Neuronen, wo PrP-mRNA etwa 50-mal mehr vorkommt als in Gliazellen. In anderen Geweben sind deutlich geringere Mengen vorhanden. Das Translationsprodukt der PrP-mRNA führt zu einem Protein, das aus 254 Aminosäuren aufgebaut ist und posttranslational modifiziert wird. Auch nach der Modifikation sind das physiologische und das pathologische Protein, das als PrP^{Sc} (im Tier: »Sc« für Scrapie) bzw. PrP^{CJK} (im Mensch: »CJK« für Creutzfeldt-Jakob-Krankheit) bezeichnet wird, an ihrer Aminosäuresequenz nicht zu unterscheiden. Während das PrP^c nach Behandlung mit Proteasen vollständig hydrolisiert wird, erfolgt bei der PrP^{Sc}-Isoform nur ein Partialabbau. Aus einem größeren PrP^{Sc}-Protein mit einem Molekulargewicht (MG) von 33.000–35.000 geht so, nach Abspaltung von aminoterminalen 67 Aminosäuren, ein stabiles und infektiöses MG-27.000–30.000-großes, Proteinase-K-resistentes Sialoglykoprotein (PrP^{Sc} 27–30) hervor, dessen Konzentration proportional dem Infektiositätstiter ist. Dieses Prionenprotein kann im Gegensatz zur zellulären Isoform polymerisieren und wird in vitro nicht abgebaut (Tab. 51.2).

NMR-(Kernspinresonanz-)spektroskopische Untersuchungen lassen darauf schließen, dass die pathogene Form des PrP durch eine Konformationsänderung der Tertiärstruktur des Proteins zustande kommt und zwar von einer α-Helix in eine β-Faltblattstruktur (Abb. 51.2). Der Anteil der β-Faltblattstruktur ist im pathologischen Protein um das ca. 18fache erhöht im Vergleich zum physiologischen Protein.

Genetische Analysen haben zudem gezeigt, dass diese Modifikation von Punktmutationen und Sequenzrepetitionen im Gen des Prionproteines (PrP-Gen) begünstigt werden, d. h. dass durch einen Aminosäureaustausch die

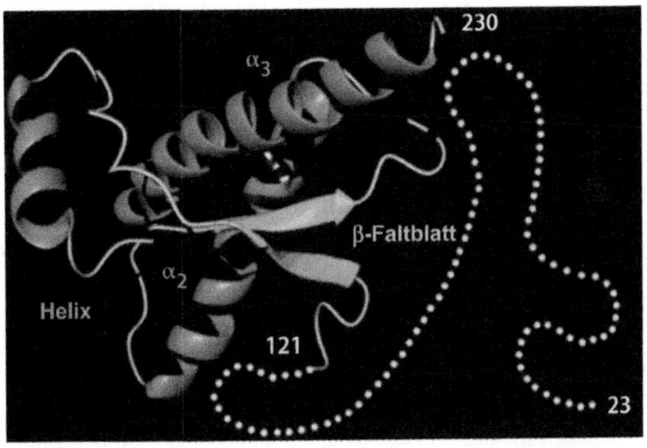

Abb. 51.2. Strukturcharakteristika des humanen Prionproteins (Zahn et al. 2000). α-helikale Strukturen sind orange dargestellt, die β-Faltblattstrukturen zyan. PrP^c weist 42% α-helikale Strukturen und zu 3% β-Faltblattstrukturen auf, während dieses Verhältnis bei PrP^{Sc} 21% zu 54% beträgt. Farbige Wiedergabe ▶ Farbteil

α-Helix destabilisiert und die Transformation in eine β-Faltblattstruktur gefördert werden könnte. Anders ausgedrückt ergeben sich aufgrund der Proteinstrukturen spezifische Stellen im Molekül, an denen ein solcher »Knick« – und damit der Strukturwandel – stattfinden kann.

Durch die erhöhte Neigung der PrP^{Sc} zur Aggregatbildung kommt es zur Bildung sog. scapieassozierter Fibrillen. Der Prozess der Akkumulation wird begleitet von einer Aktivierung von Gliazellen (Gliose), wodurch proinflammatorische Zytokine und neurotoxische Faktoren verstärkt produziert werden. Erreichen solche »verdrehten« Proteine die Zellmembran im Hirn eines Wirtes, können sie als eine Art dreidimensionale Matrize für das physiologische PrP^c dienen und diesem quasi die spezifische Faltung des Proteins aufzwingen (Abb. 51.3). Voraussetzung ist, dass das PrP^c eine ähnliche Aminosäuresequenz aufweist. Verschiedene Spezies von Tieren zeigen Prionenproteine verschiedener Zusammensetzung. Ob bei diesem Umwandlungsprozess von der physiologischen in die pathologische Form auch Chaperone als

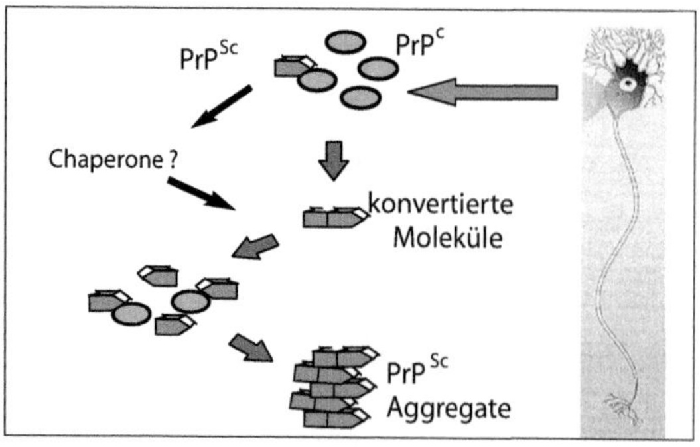

Abb. 51.3. Hypothese zur Entstehung von Prionen in Neuronen: Durch Kontakt des pathologischen Proteins (PrP^{Sc}) mit dem physiologischen Protein (PrP^{c}) erfährt dieses eine Konformationsänderung und entwickelt – als PrP^{Sc} – eine erhöhte Neigung zur Aggregatbildung. Farbige Wiedergabe ▶ Farbteil

VIII

eine Art Helferproteine zur Konformationsänderung der Struktur erforderlich sind, wird spekuliert.

Inwieweit das PrP^{Sc} selbst neurotoxisch wirkt oder ob die mengenmäßige Reduktion des vorhandenen PrP^{c} pathologische Auswirkungen hat oder ob die Zerstörung des neuronalen Gewebes im Gehirn eine Folge der Gliose ist oder ob andere Mechanismen wirksam sind, wird noch immer diskutiert.

In vitro konnten rekombinant hergestellte PrP^{c} in β-faltblattreiche Strukturen mit partieller Proteaseresistenz umgewandelt werden. Bislang war es jedoch nicht möglich, mit diesen synthetisch erzeugten Prionproteinen eine TSE-Erkrankung zu induzieren (Kaneko et al. 2000). Lediglich in einem Labor konnte in Tierversuchen die Infektiosität solcher rekombinanten Proteine im Mausmodell nachgeweisen werden. Das Gehirngewebe der kranken Tiere wurde in einer zweiten Versuchsreihe wiederum Nagern injiziert, die ebenfalls erkrankten (Legname et al. 2004). Eine Bestätigung dieses vermeintlichen Beweises der genannten »Prionen-« oder auch »Nur-Eiweiß-Hypothese« in anderen Laboratorien steht noch aus.

Neben dieser These werden weiterhin verschiedene andere Ursachen der SSE spekuliert, so u. a. ob es sich nicht ggf. um besonders kleine Viren oder Virinos handelt. Sowohl die Vertreter der Virus- als auch der Virinohypothese erklären das Fehlschlagen eines direkten Erreger- und Nukleinsäurenachweises mit der enormen Menge an Amyolidstrukturen, die bei der Präparation der SSE-Erreger auftreten. Dass die Amyloide bzw. die physiologische Proteinform (PrP^{c}) entscheidend und unwidersprochen an dem Infektionsprozess beteiligt ist, wird u. a. durch eingangs erwähnte transgene, PrP^{c}-deletierte Mäuse belegt, die nach diesem Eingriff nicht mehr mit Scrapie infizierbar sind. Doch klärt dieser Befund nicht wirklich die Frage nach der Natur der Erreger, da auch die Virinohypothese das Amyloid als Bestandteil des Erregers postuliert und nach der Virustheorie das PrP^{c} als Rezeptor und das Amyloid als Produkt der Virusinfektion fungieren könnte. Dieses Produkt wäre demnach entweder direkte Folge einer Interaktion mit dem Virus (durch Aggregation der Rezeptorproteine) oder indirekte Folge, indem die Infektion zellmetabolische Veränderungen und damit die Amyloidbildung bedingt.

Die »Nur-Eiweiß«-Theorie erklärt zunächst nur relativ schwer das Phänomen, dass trotz fehlender Nukleinsäure differenzierbare Erreger-Stämme existieren. Diese sind definiert durch unterschiedliche Inkubationszeiten im betroffenen Wirt, aber auch durch das Muster der geschädigten Hirnareale. Während bei Scrapie mehr als 20 Stämme im Mausmodell differenziert werden können, wurde bei BSE nur 1 Stamm beobachtet (Bruce et al. 1994). Diese Stammvariabilität basiert jedoch möglicherwesie auf verschiedenen, individuellen Konformationen des PrP^{Sc}, die konstant erhalten bleiben und weitergegeben werden.

51.2 Epidemiologie

Zur Gruppe der SSE beim Menschen gehören neben Kuru die Gerstmann-Sträussler-Scheinker-Krankheit (GSS), die fatale familiäre Insomnie (FFI), die zu einer unbeherrschbaren Schlaflosigkeit führt, sowie die Creutzfeldt-Jakob-Erkrankung (CJK) und die Variante der CJK (vCJK). SSE sind insgesamt sehr seltene Erkrankungen bei Mensch und Tier.

Kuru

Bei Kuru handelte es sich um eine neurologische Erkrankung bei Eingeborenen im Hochland der Insel Papua-Neuguinea, die durch rituellen Kannibalismus – was den Verzehr des hochinfektiösen Gehirns Verstorbener einschloss – übertragen wurde. Transplazentare oder neonatale Übertragungen wurden nicht beobachtet. Die jährliche Inzidenz sowie Prävalenz betrug bei Kuru ca. 1%. Betroffen waren sowohl männliche als auch weibliche Kinder und erwachsene Frauen, selten jedoch erwachsene Männer. Insgesamt wurden zwischen 1957 und 1982 2.584 Fälle von Kuru beschrieben (1.739 Frauen, 248 Männer, 597 Kinder und Jugendliche). Kuru verschwand nach Unterbindung des Übertragungsweges. Zunächst ging die Inzidenz bei den Kindern und Jugendlichen zurück. 1975 gab es keine Neuerkrankungen bei Patienten unter 20 Jahren, 1985 keine bei Personen unter 35 Jahren.

Gerstmann-Sträussler-Scheinker-Krankheit (GSS) und FFI

Die Prävalenz der GSS beträgt ca. 1 Fall pro 10^7 Einwohner und Jahr, während bei der **fatalen familiären Insomnie (FFI)** insgesamt weltweit nur ca. ein Dutzend betroffene Verwandtschaftskreise beschrieben sind.

Creutzfeldt-Jakob-Krankheit (CJK)

Die **klassische** Creutzfeldt-Jakob-Krankheit (CJK; Prävalenz ca. 1 Fall pro 10^6 Einwohner und Jahr) ist sicherlich die bekannteste SSE-Form. Sie ist sowohl genetisch bedingt (10–15%) als auch iatrogen übertragbar. Der größte Teil der Erkrankungsfälle wird unter dem Begriff der »sporadischen CJK« eingeordnet, bei der man die Ursache nicht genau kennt. Weltweit wurden bisher ca. 5.000 CJK-Fälle beschrieben. Untersuchungen zeigen, dass die CJK-Inzidenz nahezu unverändert ist. Bei der statistischen Erfassung der CJK unterscheidet man definitive und sog. wahrscheinliche Fälle von CJK:

- Als definitive Fälle werden solche eingestuft, die pathologisch bestätigt sind (i. d. R. durch Post-mortem-Untersuchung von Hirnmaterial).
- Als »wahrscheinlich« sind solche Fälle einzustufen, die nicht pathologisch bestätigt wurden, bei denen jedoch folgende Symptomatik auftritt: schnell fortschreitende Demenz, typisches EEG und mindestens 2 der folgenden klinischen Parameter: Myoklonus, visuelle oder zerebelläre Anzeichen, pyramidale/extrapyramidale Störungen oder Akinesen.

Von der **neuen Variante** von CJK, **vCJK**, sind in Großbritannien bislang 160 Fälle (89 Männer und 71 Frauen) amtlich registriert worden. Nachdem im Jahr 2000 mit 28 Fällen von vCJK die höchste Anzahl Erkrankter pro Jahr auftrat, sinkt sie seitdem kontinuierlich (◘ Abb. 51.4). Insgesamt 20 weitere vCJK-Fälle wurden weltweit gemeldet: 13 aus Frankreich, 2 aus Irland, einer aus Italien, einer aus China (Hongkong), einer aus Kanada, einer aus USA und einer aus Japan (Stand: 6.3.2006; www.cjd.ed.ac.uk). In allen Fällen hatten die Erkrankten eine Zeitlang – in einem Fall sogar nur 1 Monat – in Großbritannien verbracht und sich möglicherweise dort infiziert.

Aufgrund verschiedener Faktoren wird als ursächlich für die Erkrankungen die Infektion mit BSE-Erregern (s. u.) angesehen. Maßgeblich für diese Schlussfolgerung ist u. a.

- der zeitliche und geografische Zusammenhang zwischen BSE und vCJK,
- die biochemische Ähnlichkeit der Prionenproteine,
- die effiziente Transmission von BSE- und vCJK-Isolaten auf normale Mäuse und Makaken und
- analoge Resultate nach Infektion transgener Mäuse mit BSE und vCJK.

51.3 SEE-Erkrankungen im Tierreich

Auch in der Veterinärmedizin sind verschiedene SSE bekannt. Von besonderer Relevanz sind jedoch nur Scrapie (auch Traberkrankheit genannt) bei Schafen und Ziegen und die bovine spongiforme Enzephalopathie (BSE) bei Rindern. Während für Scrapie, dessen Krankheitsbild durch einen starken Juckreiz gekennzeichnet und deren Existenz schon mehr als 270 Jahre bekannt ist, keine Übertragbarkeit auf den Menschen festgestellt wurde, wird die Variante von CJK mit dem Verzehr BSE-infizierten Rindfleisches in Zusammenhang gebracht.

An BSE sind bislang über 184.100 Tiere in Großbritannien letal erkrankt (◘ Abb. 51.5). Auch in anderen europäischen und außereuropäischen Ländern wurden in der Zwischenzeit mehr als 3.500 BSE-infizierte Rinder nachgewiesen, davon alleine 662 in Frankreich, 639 in Portugal, 413 in der Schweiz und 321 in Deutschland (Stand: März 2005). Ferner betroffen sind Belgien, Dänemark, Irland, Italien, Kanada, Luxemburg, Niederlande, Österreich, Tschechien, Finnland, Griechenland, Israel, Japan, Lichtenstein, Polen, Slovakei und Slowenien. Es ist anzunehmen, dass die Anzahl der infizierten Tiere

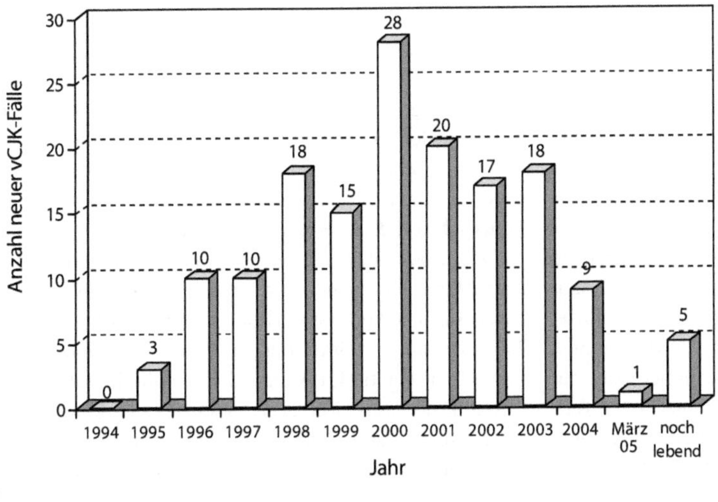

◘ **Abb. 51.4.** vCJK-Fälle in Großbritannien (einschließlich bestätigter und wahrscheinlicher Fälle von vCJK). (Stand: 7.3.2005)

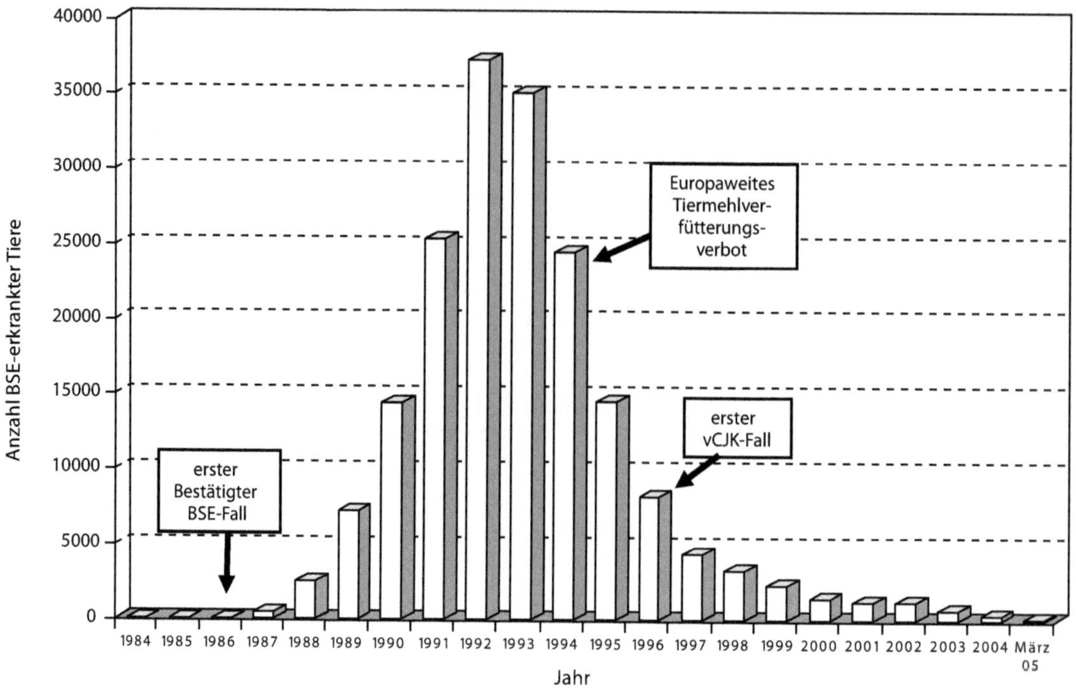

Abb. 51.5. Verlauf der BSE-Epidemie in Großbritannien. Gesamtzahl der erkrankten Tiere: 184.321 (Stand: März 2005). Pro Woche treten noch immer ca. 7 neue BSE-Fälle in GB auf

weit höher liegt als die für Großbritannien genannte Zahl der Erkrankten. Alleine bis 1995 geht man von 800.000–1,2 Mio. infizierten Tieren aus – von denen ca. 730.000 infizierte Tiere in den menschlichen Nahrungsmittelkreislauf eingegangen sind (Anderson et al. 1996).

Als Ursache der BSE-Erkrankung wird die nicht artgemäße Verfütterung von ungenügend sterilisiertem Tierkörpermehl aus Resten geschlachteter Schafe und Ziegen, unter denen sich auch scrapieinfizierte Tiere befunden hatten, an Rinder angesehen. Diese erfolgte überwiegend an Milchvieh, aber auch Kälber, die üblicherweise bereits in sehr frühem Alter Futterkonzentrat erhielten und damit meist während der ersten 6 Lebensmonate infiziert wurden. Der Export von prionenkontaminiertem Tiermehl und infizierten Tieren (z. B. nach Oman, USA, Falkland-Inseln) hat zu der BSE-Verbreitung außerhalb Großbritanniens geführt.

Weitere Erkrankungen aus dem Tierreich sind die »transmissible mink encephalopathy« (TME) bei Nerzen, die »chronic wasting disease« (CWD) bei Hirschartigen (Großohrhirsch, Maultierhirsch, Elch), die »exotic ungulate encephalopathy« und die feline spongiforme Enzephalopathie (FSE; ■ Tab. 51.1). Die beiden letztgenannten Erkrankungen stehen wie BSE im Zusammenhang mit der Verfütterung von Tiermehl oder geschlachteten Rindern an Haus- und Zootiere (betroffen sind u. a. über 90 Hauskatzen sowie Pumas, Tiger und Geparden).

51.4 Ätiologie und Pathogenese

GSS, FFI und ca. 10–15% der CJK-Fälle sind genetisch bedingt. CJK weist zudem die Besonderheit auf, dass sie iatrogen übertragen werden kann und dass sog. sporadische Formen (ca. 85% der CJK-Fälle) auftreten (■ Tab. 51.3).

Bei der genetisch bedingten Prionenkrankheit wurden in betroffenen Familien mehr als ein Dutzend verschiedene Punktmutationen und etwa ebensoviele Insertionsmutationen im prionkodierenden Gen (offene Leserahmen) beschrieben. Die häufigsten Mutationen betreffen das Codon 102 (GSS), 178 (FFI) und 200 (familäre CJK; ■ Abb. 51.6). Während die Insertionsmutationen in einer Oktapeptid-Repeat-Region der N-terminalen Hälfte des Proteins liegen, befinden sich die Punktmutationen in der C-terminalen Hälfte des Proteins. Sobald die genetisch bedingte Erkrankung ausbricht, ist das Gehirn der Betroffenen infektiös und die Erkrankung dann auch auf nicht genetisch vorbelastete Empfänger übertragbar.

Auch bei Fällen iatrogener Übertragungen von CJK begünstigte eine genetische Prädisposition den Krankheitsausbruch. So traten Erkrankungen zunächst nur bei Patienten auf, die im Codon 129 des Prionproteingens eine Homozygotie für Valin oder Methionin aufwiesen. Erst mit jahrelanger Verzögerung kam es zu Erkrankungsfällen unter Codon-129-Heterozygoten. Eine französische Studie zeigte, dass bei 51 von 54 betroffenen Patienten,

Tab. 51.3. Übertragungswege von Prionenerkrankungen

Erkrankung	Sporadisch	Genetisch	Iatrogen	Oral
GSS[a]		×		
FFI[b]		×		
Kuru	×			×
CJK	×	×	×	
vCJK		× (?)	× (?)	×
BSE	× (?)	× (?)		×
Scrapie	×	× (?)		×

[a]Gerstmann-Sträussler-Scheinker-Syndrom.
[b]Fatale familiäre Insomnie.

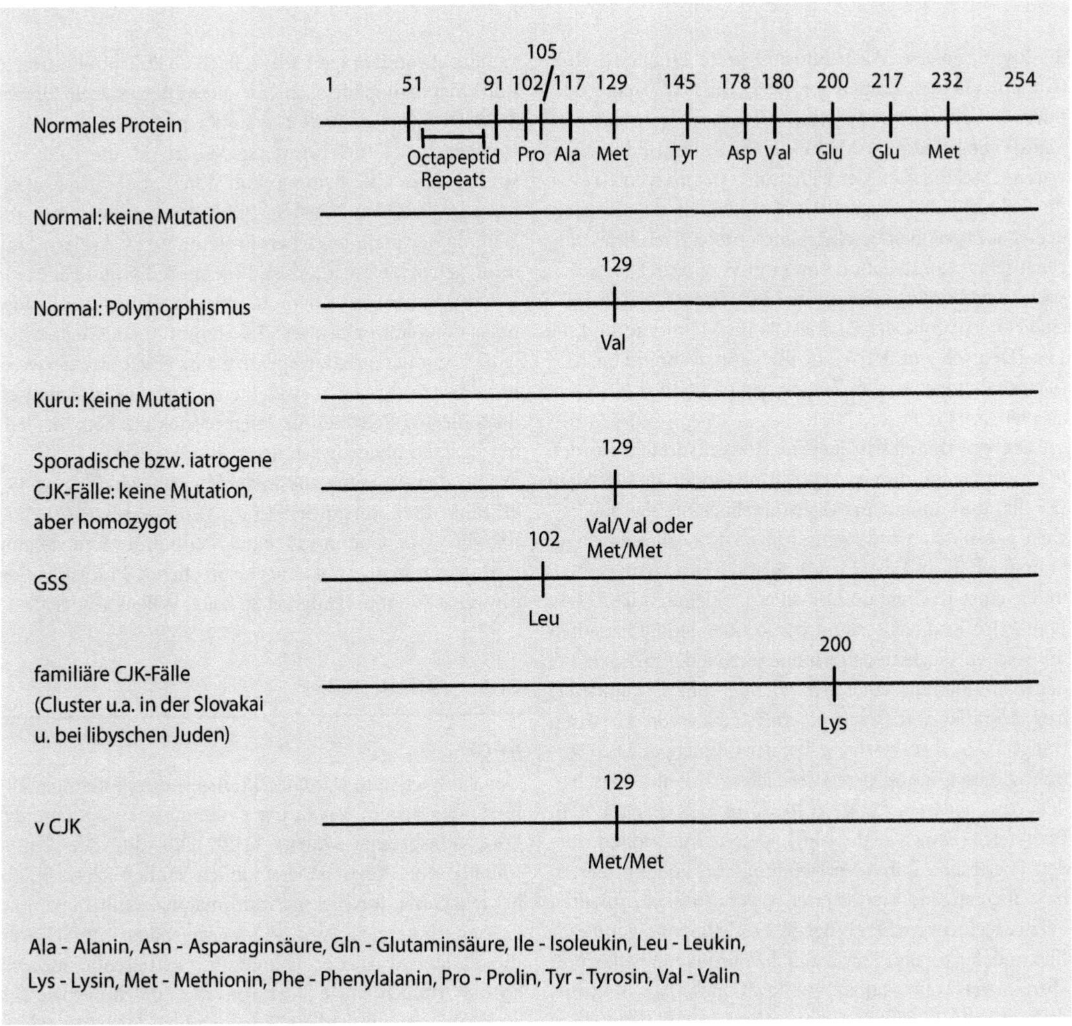

Abb. 51.6. Mutationen im menschlichen PrP-Gen bei familiären und sporadischen SSE-Erkrankungen. *Ala* Alanin, *Asn* Asparaginsäure, *Gln* Glutaminsäure, *Ile* Isoleukin, *Leu* Leukin, *Lys* Lysin, *Met* Methionin, *Phe* Phenylalanin, *Pro* Prolin, *Tyr* Tyrosin, *Val* Valin

Tab. 51.4. Fälle iatrogener Übertragung von CJK (aktualisiert nach Brown 1996, Brown 1999, Brown et al. 2000, Nakamura et al. 2003, Zerr u. Poser 2004)

Übertragungsmodus	Anzahl Fälle	Mittlere Inkubationszeit (range)	Eintrittspforte ins Gehirn	Land des Auftretens
Applikation von aus Leichen gewonnenem Wachstumshormon	139	12 Jahre (5–30)	Hämatogen	Überwiegend in Frankreich, GB und USA
Dura-mater-Transplantate	144	10 Jahre (1,2–23)	Hirnoberfläche	Weltweit, überwiegend in Japan
Applikation von Gonadotropin	5	13 Jahre (12–16)	Hämatogen	Australien
Ungenügend sterilisierte Instrumente bei neurochirurgischen Operationen	5	17 Monate (12–28)	Intrazerebral	Frankreich, GB
EEG-Elektroden	2	18 Monate (16–20)	Intrazerebral	Schweiz
Corneatransplantate	3	17, 18, 320 Monate	Nervus opticus	Deutschland, Japan, USA

die kontaminierte Wachstumspräparate erhalten hatten (Gesamtzahl der Empfänger: 968), nur 12% eine Methionin-/Valin-Heterozygothie aufwiesen, während 25% Valin/Valin- und 63% Methionin/Methionin-homozygot waren. Dass die Zahl der Fälle unter Heterozygoten etwa um Faktor 7,5 niedriger ist als statistisch zu erwarten, deutet auf den oben beschriebenen protektiven Effekt der genetischen Konstellation hin. Zum Vergleich: Die kaukasische Bevölkerung zeigt nur bei 38% (Deutschland: 42%) eine Homozygotie des Codon 129 für Methionin und bei 11% (Deutschland: 13%) eine für Valin, während bei 51% (Deutschland: 45%) eine Heterozygotie vorliegt (Owen et al. 1990, Zerr u. Poser 2004).

Die erwähnten iatrogenen Transmissionen wurden u. a. verursacht durch Applikation von Gonadotropin (5 Fälle) und humanem Wachstumshormon, das aus Leichen gewonnen wurde (mindestens 139 Fälle: davon in Frankreich 74, in USA 23, in England 35, in Neuseeland 5 und je einer in Chile und Brasilien). Alleine in USA, GB, Frankreich und Neuseeland waren über 11.700 Patienten mit solchen Wachstumshormonen behandelt worden, bei denen mindestens einer der Spender mit CJK infiziert bzw. erkrankt war. Nach einem Median von 12 Jahren (range 5–30 Jahre) starb ein Teil der Empfänger. Die Häufigkeit dieser iatrogenen CJK-Fälle schwankt zwischen den verschiedenen Ländern [0,3% in USA bis 4,4 % in Frankreich (Brown et al. 2000)]. Weitere Infektionen wurden übertragen durch Verwendung von kontaminierten bzw. ungenügend sterilisierten Operationsinstrumenten bei neurochirurgischen Eingriffen (5 Fälle) und von EEG-Elektroden (2 Fälle) sowie durch Cornea- (3 Fälle) und Dura-mater-Transplantate (weltweit mehr als 144 Fälle, davon alleine 97 Fälle in Japan – überwiegend handelte es sich um lyophilisierte Dura; Tab. 51.4). In Einzelfällen traten CJK-Erkrankungen auch nach extrakranieller Verwendung von Dura auf – u. a. nach Gefäßembolisationen und einer orthopädischen Operation (Brown 1996, Brown 1999, Brown et al. 2000, Nakamura et al. 2003).

Verschiedentlich wurde spekuliert, ob die Fälle von sporadischer CJK bedingt sind durch spontane Mutationen im PrP-Gen einzelner Zellen, was in der Folge zur Bildung der pathologischen Proteine führt. Andere Theorien gehen davon aus, dass diese sporadischen Fälle eine Umwandlung von einem harmlosen (latent vorhandenen), ubiquitär präsenten CJK-Stamm in eine neurovirulente Form darstellen, respektive dass eine normalerweise harmlose Form bei einer kleineren Anzahl von genetisch disponierten Personen in einen pathologischen, virulenten Zustand übergeht (Collee u. Bradley 1997).

Bei den Patienten, die an der Variante von CJK (vCJK) erkrankt bzw. verstorben sind, wurde – bis auf 1 Ausnahme – an Codon 129 eine Methionin-Homozygotie nachgewiesen, was auf eine entsprechende Prädisposition hinweisen könnte (Peden et al. 2004, Will et al. 1996).

51.5 Klinik

Kuru

Das Krankeitsbild war charakterisiert durch heftiges Zittern oder Beben, was in der einheimischen Sprache der Fore-Volksgruppe »Kuru« heißt. Die klinische Symptomatik von Kuru ist erstaunlich einheitlich und gekennzeichnet durch eine Prodromalphase mit Kopf- und Gelenkschmerzen. Wenige Monate später entwickelten die Patienten Ataxie, Tremor, fortschreitende motorische Störungen sowie Störungen der Sprechmotorik mit nachfolgend komplettem Sprachverlust. Der Tod trat in der Regel nach 3–9 Monaten ein. Im Vergleich zu Kuru, wo rund 75% der Patienten amyloide Plaques im Gehirn

Tab. 51.5. Überblick zur klinischen Symptomatik bei CJK-Patienten

Klinische Symtome zu Beginn der CJK (Häufigkeit des Auftretens in %; nach Mollenhauer et al. 2002)	Am Ende des Leidens stehen u. a. klinische Bilder wie	Pathologisch-anatomisch ist die CJK gekennzeichnet durch
Akinetischer Mutismus (0,1%) Zerebelläre Symptome (55%) Epileptische Anfälle (3%) Extrapyramidalmotorische Symptome (15%) Myoklonien (11%) Pyramidale Zeichen (49%) Pyramidenbahnzeichen (8%) Schnell fortschreitende Demenz (<2 Jahre; bei ca. 61% der Patienten) Sensibilitätsstörungen (13%) Visuelle Störungen (38%)	Hypokinesen Akinesen starke Rigidität Tetraparesen mit Spastik Ataxie Myoklonien Muskelatrophien generalisierte Krampfanfälle Koma Todesursache sind i. d. R. hypostatische Pneumonien oder nicht mehr steuerbare Blutdruckabfälle auf Grund eines autonomen Regulationsversagens	fein-spongiöse Veränderungen der grauen Substanz neuronale Valuolisierung Untergang von Neuronen Hypertrophie der Astroglia und Plaques im zerebralen Kortex, Striatum und Thalamus Degeneration des Kleinhirns (nur gelegentlich) Amyloide Plaques im Gehirn sind nur bei 5% der CJK-Patienten zu finden

aufweisen, sind diese Veränderungen nur bei 5% der CJK-Patienten zu finden.

Gerstmann-Sträussler-Scheinker-Syndrom (GSS)

Charakteristisches Erkrankungsbild des Gerstmann-Sträussler-Scheinker-Syndroms (GSS) ist die Ataxie. Erkrankungsbeginn ist meist in der 5. Lebensdekade (35–50 Jahre). Zu Beginn stehen zerebrale Ausfälle und Funktionsstörungen (u. a. Gang- und Koordinationsschwierigkeiten, zerebelläre Ataxie und Dysarthrie) im Vordergrund. Bei einigen Patienten werden im Krankheitsverlauf vereinzelt Blickparesen, kortikale Blindheit, Myoklonien oder parkinsonartige Ausfälle o. Ä. beschrieben. Eine Demenz tritt entweder spät oder gar nicht auf. Die durchschnittliche Dauer zwischen Ausbruch der Erkrankung und Tod beträgt 2–6 Jahre.

Fatale familiäre Insomnie (FFI)

Die Fatale familiäre Insomnie (FFI) ist charakterisiert durch eine unbehandelbare, progredient verlaufende Insomnie sowie Störungen des autonomen Nervensystems (Hyperthermie, Tachykardie u. a.). Zudem können Ataxie, Hyperreflexie, Tremor und Myoklonien, aber auch Störungen des Gedächtnisses und Verwirrtheitszustände in Erscheinung treten. Der Tod tritt im Allgemeinen nach ca. 1 Jahr ein.

Creutzfeldt-Jakob-Erkrankung (CJK)

Die Creutzfeldt-Jakob-Erkrankung (CJK) ist durch eine rasch fortschreitende Demenz charakterisiert. Pathologisch/anatomisch ist die CJK gekennzeichnet durch spongiöse Veränderungen der grauen Substanz, neuronale Vakuolisierung und den Untergang von Neuronen, ferner durch Hypertrophie der Astroglia und senile Plaques im zerebralen Kortex, Striatum und Thalamus, gelegentlich durch Degeneration des Kleinhirns (Tab. 51.5). Erkrankungsbeginn ist meist in der 6. Lebensdekade (50–75 Jahre – in Deutschland Median 67 Jahre), allerdings können auch jüngere Patienten erkranken (in Deutschland werden jährlich 5–6 CJK-Patienten <50 Jahre registriert). Bei 25% der Patienten ist ein Prodromalstadium zu beobachten mit Asthmie, Angst, Insomnie, Appetitlosigkeit und Gewichtsverlust u. a. Diese Zustände können z. T. für einige Monate anhalten. Der Beginn der Erkrankung ist bei jeweils einem Drittel der Patienten gekennzeichnet durch

- psychiatrische Symptome (u. a. fortschreitende Demenz),
- neurologische Symptome (u. a. Sprachstörungen und Myoklonien, die durch laute Geräusche oder Erschrecken ausgelöst werden können; Störungen der Feinmotorik) oder
- psychiatrische und neurologische Symptome.

Im EEG lassen sich typische Veränderungen feststellen (bi- und triphasische scharfe und Slow-Wave-Komplexe). Hierbei sind allerdings eine Reihe von anderen neurologischen Erkrankungen differenzialdiagnostisch zu unterscheiden (Tab. 51.6). Ferner können visuelle und pyramidale wie extrapyramidale Störungen auftreten. Am Ende der Erkrankung stehen u. a. klinische Bilder wie Hypokinesen, Akinesen, starke Rigidität, Tetraparesen mit Spastik, Ataxie, Myoklonien, Muskelatrophien und generalisierte Krampfanfälle, Dezerebrationsstarre und Koma. Im Allgemeinen tritt 4–7 Monate nach Erkrankungsbeginn der Tod ein. 90% aller Patienten versterben innerhalb eines Jahres. Die Inkubationszeit wird mit weniger als 2 Jahre bis hin zu 30 Jahren angegeben.

Tab. 51.6. Differenzialdiagnose der CJK und CJK-typischer periodischer Komplexe im EEG. (Nach Zerr u. Poser 2002)

Differenzialdiagnosen der CJK	CJK-Differenzialdiagnosen periodischer Komplexe im EEG
Morbus Alzheimer	Subakute sklerosierende Panenzephalitis
Entzündliche ZNS-Erkrankungen	Anoxische Enzephalopathie
Vaskulär/hypoxische Enzephalopathie	Hepatische und Dialyseenzephalopathie
Lewy-Body-Demenz	Spätform der Zeroidlipofuszinose
Morbus Parkinson	Morbus Whipple
Kortikobasale ganglionäre Degeneration	Posttraumatisch
Multisystematrophie	Multiple Hirnabszesse
Frontotemporale Demenz	Normaldruckhydrozephalus
Chorea Huntington	Kraniopharyngeome
Motoneuronerkrankung mit Demenz	Iktual und postiktual bei Epilepsien
Andere neurodegenerative Erkrankungen	Herpes-simplex-Enzephalitis
Hashimoto-Enzephalitis	Hypothermie
Paraneoplastische Enzephalitis, Tumor, Lymphom, Metastasen	Morbus Alzheimer
Metabolische Erkrankungen	Medikamentös (Barbituratüberdosierung, trizyklische Antidepressiva, Baclofen, Lithium, Ketamin, Phencyclidin)
Wernicke-Korsakow-Syndrom	
Hydrozephalus	
Psychiatrische Erkrankungen	

Variante Creutzfeldt-Jakob-Erkrankung (vCJK)

Die **vCJK** weist gegenüber der bekannten CJK-Form deutlich differenzierbare Symptome auf (Tab. 51.7 und 51.8). Ein spezifisches Charakteristikum der vCJK ist das ungewöhnlich junge Alter der Patienten bei Erkrankungsausbruch (der Median liegt bei 27 Jahren – range 14–74 Jahre). Neben der Besonderheit der Altersstruktur ist die vCJK gekennzeichnet durch einige andere Auffälligkeiten:

- Längere Überlebenszeit nach Einsetzen der Erkrankung (Median 14 statt 4–7 Monate bei der klassischen CJK)
- Psychiatrische Auffälligkeiten wie Angst, Depression, Zurückgezogenheit und andere Verhaltensänderungen
- Progression neurologischer Abnormitäten
- Einsetzen progressiver zerebellärer Syndrome innerhalb von Wochen oder Monaten
- Vergesslichkeit und andere Gedächtnisstörungen
- Demenz und Myoklonus (in späten Stadien)
- Keine für die klassische CJK charakteristischen EEG-Veränderungen
- Alle Patienten (bis auf 1 Ausnahme) weisen eine Homozygotie für Methionin (Codon 129) auf.

51.6 Diagnostische Möglichkeiten

Bislang ist es noch immer nicht möglich, eine CJK vor dem Auftreten klinischer Symptome sicher festzustellen, d. h. dass es bisher keine routinemäßig einsetzbaren Testverfahren gibt, mit denen eine eindeutige frühe Diagnose während der Inkubationszeit gestellt werden kann. Standardparameter der Liquordiagnostik (einschließlich Zellzahl und Einweißlevel) sind bei CJK-Patienten meist unauffällig. Allerdings werden einige Methoden eingesetzt, mit denen im Liquor cerebrospinalis der Nachweis verschiedener, zwar nicht SSE-spezifischer, aber dennoch bei Verdachtsfällen oft signifikant erhöhter Eiweiße erfolgen kann. Diese treten durch die astrozytäre Aktivierung bzw. den raschen neuronalen Untergang in den Liquorraum über.

Diagnostisch verwertet werden derzeit die neuronenspezifische Enolase (NSE), die hirnspezifische Kreatinkinase, das G_0-Protein, das Tau-Protein und das Protein 14-3-3 (auch 130/131 genannt). Ein weiterer Test weist S100 B-Protein im Liquor und ebenfalls in erhöhter Konzentration im Serum Betroffener nach. Die verschiedenen Testsysteme weisen unterschiedliche Sensitivitäten und Spezifitäten auf (Tab. 51.9). Dem Nachweis des Proteins 14-3-3 im Liquor wird dabei dieselbe diagnostische Relevanz zugeordnet wie den charakteristischen Veränderungen im EEG. Da es sich bislang jedoch ausnahmslos um den Nachweis von nichtprionenspezifischen Markern handelt, muss die Befundinterpretation im Zusammenhang mit der Klinik, dem EEG und bildgebenden Verfahren erfolgen, um Aussagekraft zu erlangen. Die Kernspintomographie weist in ca. 67% der Fälle den typischen Befund der hyperintensen Signalanhebungen im Thalamus auf. Zur diagnostischen Abschätzung einer wahrscheinlichen oder möglichen CJK hat sich die in Tab. 51.10 aufgeführte Vorgehensweise etabliert.

Differenzialdiagnostisch sind bei der Diagnose der CJK die Alzheimer-Krankheit (insbesondere die schnell verlaufenden Formen), das Parkinson-Syndrom, die zerebrale Sarkoidose sowie weitere neurologische und psychiatrische Krankheitsbilder einzubeziehen (Tab. 51.6). Ferner ist zu berücksichtigen, dass die Überdosierung

Tab. 51.7. Überblick zur klinischen Symptomatik bei vCJK-Patienten

Klinische Symtome zu Beginn der vCJK	Ca. 6–9 Monate nach Erkrankungsbeginn treten auf	Pathologisch - anatomisch ist die vCJK gekennzeichnet durch
Psychiatrische Auffälligkeiten im Vordergrund (Angstzustände, Verhaltensauffälligkeiten, Depression) Einige Patienten entwickeln distal betonte Dysästhesien	Erste Anzeichen einer Demenz Neurologische Ausfälle (Ataxie oder unwillkürliche Bewegungen) Myoklonien oder choreatiforme Bewegungen Nach ca. 1 Jahr zeigen die meisten Patienten einen akinetischen Mutismus	extensive Ablagerungen des Prionproteins in verschiedensten Arealen des Gehirns floride Plaques mit zentraler Prionproteinablagerung (von Vakuolen umgeben)

Tab. 51.8. Charakteristika: vCJK versus »klassische« CJK. (Mod. nach Aguzzi u. Weissmann 1996)

Charakteristikum	vCJK	Sporadische CJK
Typisches Alter bei Ausbruch	14–74 Jahre (Median 27)	55–70 Jahre
Typisches Alter bei Tod	Median 28	55–70 Jahre (Median 67 Jahre)
Überlebenszeit (Median)	14 Monate	4–7 Monate
Erste Symptome	Psychiatrische Auffälligkeiten (Angst, Depression, Zurückgezogenheit u. a.)	Demenz, Myoklonus, Ataxie
Verlauf	Schleichend mit neurologischen Symptomen (zerebelläre Ataxie, Dysästhesien), später Demenz, Myoklonus	Rasch voranschreitend
PrP^{Sc}-Ablagerungen und neuropathologische Charakteristika	Auffallende »floride« Plaques	Synaptisch, selten Plaques, PrP^{Sc}-Ablagerungen, spongiforme Veränderungen, Gliose
Elektroenzephalogramm	Allgemeinverändert, nicht pathognomonisch	Meist pathognomonisch, 66% PSWCs[a]
14-3-3-Protein im Liquor	45%	94%
PrP-Genotyp an Codon 129	Bis auf 1 Ausnahme stets Methionin-homozygot (Met/Met)	Vorwiegend homozygot (Val/Val oder Met/Met)
PrP^{Sc}-Bandenmuster im Western Blot	Typ 4, ähnlich dem Muster von experimenteller BSE-Infektion bei Mäusen, Affen und anderen Spezies	Typ 1 oder 2, bei iatrogenen Fällen mit intramuskulärer Inokulation Typ 3
Kernspintomographie	Hypersensitivitäten im hinteren Thalamus	Hypersensitivitäten in den Basalganglien
Tonsillenbiopsie	Positiv	Negativ

[a] *PSWCs* »periodic sharp and slow wave complexes«

Tab. 51.9. Diagnostische Wertigkeit verschiedenen Verfahren bei der sporadischen CJK. (Nach Zerr u. Poser 2002)

Untersuchung von Liquor mit erhöhtem Nachweis von	Sensitivität [%]	Spezifität[a] [%]
14-3-3	94	93
Tau (>1400 pg/ml)	93	91
S 100 (≥4,2 ng/ml)	84	91
NSE (>35 ng/ml)	81	92
Kernspintomographie	67	92
EEG	66	74
PrP^{Sc}	20	100

[a] Bei für die Differenzialdiagnose relevanten Erkrankungen.

Tab. 15.10. Möglichkeiten der erweiterten klinischen/biochemischen Diagnosestellung einer CJK

Mögliche CJK	Wahrscheinliche CJK
Demenz (progressiv) sowie 2 (oder mehr) der folgenden klinischen Präsentationsformen: – Myoklonien – akinetischer Mutismus – visuelle/zerebelläre Symptome – pyramidale/extrapyramidale Störungen	
Keine PSWCs[a] im EEG oder	PSWCs[a] im EEG
Kein 14-3-3 im Liquor nachweisbar	14-3-3 im Liquor nachweisbar
Krankheitsdauer <24 Monate	Krankheitsdauer >24 Monate

[a] *PSWCs* »periodic sharp and slow wave complexes« (periodische scharfe Wellen).

von Bismut und Lithium sowie Antidepressiva zu CJK-artigen Syndromen führen kann. Nach wie vor ist einer der wichtigsten Untersuchungsparameter zum Nachweis einer CJK das EEG mit den für CJK wegweisenden periodischen bi- und triphasischen Komplexen (»periodic sharp and slow wave complexes«, PSWCs), die allerdings auch mit dem Fortschreiten der Erkrankung wieder verschwinden können. Ein frühes Auftreten der typischen EEG-Veränderungen geht meist mit einer kürzeren Überlebenszeit einher. Während in der Frühphase in der Regel bilaterale Alphaaktivität mit irregulären Einlagerungen von Theta- und Deltawellen auftreten, letztere z. T. auch hochamplitudig und rhythmisch, nimmt im weiteren Verlauf der Erkrankung die Hintergrundaktivität kontinuierlich ab bis hin zur isoelektrischen Linie im Spätstadium.

VIII

Zur Abgrenzung der vCJK von der klassischen CJK eignen sich die oben genannten Methoden nicht bzw. nur bedingt. Die Prae-mortem-Untersuchung von Tonsillar- und Appendixgewebe scheint bei vCJK-Erkrankungen erfolgversprechend, während dies bei Patienten mit der klassischen CJK diagnostisch nicht verwendbar ist.

Ein erst kürzlich entwickeltes neues Verfahren, der sog. »conformation-dependent immuno test« (CDI), verspricht im Vergleich zu den bisherigen immunhistochemischen, labordiagnostischen Nachweisverfahren (an Biopsien und post mortem) eine wesentliche Verbesserung bezüglich Schnelligkeit und Präzision (Safar et al. 2005).

51.7 Therapie und Präventivmaßnahmen

Derzeit steht für die Behandlung von SSE-Erkrankungen **keine wirksame Therapie** zu Verfügung. Amphotericin B, Amantadin und Interferon wurden als unwirksam ermittelt. Dagegen werden Acridin- und Phenothiazinderivative als Kandidaten zur Behandlung der vCJK diskutiert. In vitro (in scrapieinfizierten Neuroblastomzellen) inhibieren beide Stoffe die Bildung des pathologischen PrP-Proteins. Quinacrin und Chlorpromazin erwiesen sich dabei als aussichtsreiche Wirkstoffe (beide Stoffe werden seit Jahren eingesetzt als Antimalariamittel bzw. zur Behandlung von Psychosen). In vivo (Mausmodell) wurde zudem gezeigt, dass Antikörper gegen eine Prioneninfektion schützen können (Heppner et al. 2001). Spezifische, gegen das physiologische PrP^{c} gerichtete Antikörper lagern sich demnach an der Zelloberfläche an und decken das PrP^{c} ab, wodurch dieses für das pathologische PrP^{Sc} nicht mehr als Substrat zur Verfügung steht und damit in der Folge keine Umwandlung des phyisiologischen Proteins mehr möglich ist. Trotz der gegen PrP^{c} gerichteten Antikörper scheinen diese keine Probleme in Form von Autoimmunerkrankung auszulösen, sofern eine gewisse Menge an Antikörpern nicht überschritten wird.

Für die Zukunft bestehen auch Hoffnungen auf gentechnische Therapieansätze. Sie könnten auf verschiedenen Ebenen ansetzen. So z. B. durch den Einsatz von Antisensemolekülen. Da bei transgenen, PrP-Gen-deletierten Mäusen festgestellt wurde, dass sie nicht mit Prionen infizierbar sind, könnten Antisensemoleküle hier wirksam eingreifen. Alternativ könnte eine Art »molekularer Klebstoff« verwendet werden, der die Blut-Hirn-Schranke passiert und an den hydrophoben Teil des PrP^{c} bindet, damit die α-helikalen Strukturen stabilisiert und so die Konformation in PrP^{Sc} verhindert werden. Als weitere Variante wäre die Applikation eines Moleküles (Antikörper? – s.o.) denkbar, das an die interaktive Oberfläche des infektiösen PrP^{Sc} bindet und damit seine Fähigkeit zur Interaktion und Konversion von normalem PrP^{c} unterbindet.

51.7.1 Übertragbarkeit der BSE und (v)CJK

Nach dem Auftreten der BSE-Epidemie wurde sehr schnell die Frage nach einer Übertragbarkeit der Erreger auf den Menschen gestellt. Daran schließt sich die Frage an, wie die Erreger nach der oralen Aufnahme den Weg zum Gehirn zurücklegen, welche Organe und Gewebe infektiös sind und inwieweit möglichweise eine Mensch-zu-Mensch-Transmission (z. B. über Bluttransfusionen oder chirurgische Instrumente) erfolgen kann.

Innerhalb eines BSE-infizierten Rindes ist die Erregerverteilung qualitativ und quantitativ sehr unterschiedlich. Ca. 90% der BSE-Erreger befinden sich in Gehirn und Rückenmark (■ Abb. 51.7).

Es gibt kaum noch Zweifel an einem Zusammenhang zwischen BSE und vCJK. Der anfänglich auf epidemiologische, klinische und pathologische Besonderheiten basierende Verdacht wurde mittlerweile durch weitere Untersuchungen erhärtet. Insbesondere ließ sich zeigen, dass die Prionenstämme beider Erkrankungen höchstwahrscheinlich identisch sind. Dies wurde u. a. in einem physikochemischen Typisierungsverfahren belegt, in welchem verschiedene »Stämme« des PrP^{Sc}-Proteins unterschiedliche Glykosylierungsmuster im Western Blot erbrachten. Die Ergebnisse zeigten deutliche Diskrepanzen zwischen der CJK-Variante (vCJK, Prionentyp 4) und der klassischen CJK-Form (Prionentyp 1, 2 bzw. 3) bei gleichzeitig weitestgehender Übereinstimmungen dieser Eigenschaften zwischen der vCJK und entsprechenden charakteristischen Merkmalen der PrP^{Sc}-Proteine BSE-infizierter Mäuse, Katzen und Makaken (Prionentyp 4; Collinge et al. 1996).

Auch In-vivo-Experimente belegen einen solchen Zusammenhang. In Experimenten mit Makaken entwickelten diese nach intrazerebraler (i.c.) Inokulation mit BSE-haltigem Material ähnliche Symptome wie Patienten mit vCJK. Nach oraler Gabe von 5 g Gehirnhomogenat eines BSE-infizierten Rindes zeigte einer von 2 infizierten

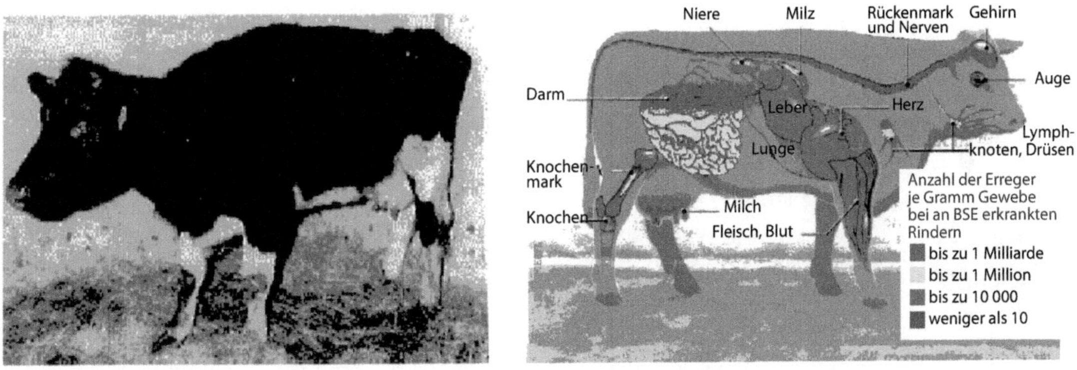

Gewebe	prozentualer Anteil d. Gesamt-infektiositätsmenge pro Tier (in %)
Gehirn	64
Trigeminalganglien	2,6
Rückenmark	25,6
Hinterwurzelganglien	3,8
Ileum	3,3

Abb. 51.7. BSE-infizierte Organe und Gewebe im Rind. Farbige Wiedergabe ▶ Farbteil

Primaten 60 Monate p.i. vCJK-ähnliche Symptome (Lasmezas et al. 2005). Weitere Tierexperimente zeigen, dass das neuropathologische Läsionsprofil sowie die Inkubationszeit von mit vCJK und BSE i.c. inokulierten Mäusen identisch sind (Bruce et al. 1997).

Im Menschen erfolgt die Ausbreitung der BSE-Prionen nach der Aufnahme einer ausreichenden Erregermenge über die Nahrung vermutlich in 2 Schritten, zunächst über die Lymhoinvasion und anschließend über die Neuroinvasion. Beide Prozesse scheinen abhängig von der Präsenz von B-Lymphozyten. So wurden Prionproteine u. a. auf der Membran von B-Lymphozyten nachgewiesen. Da transgene, B-Lymphozyten-deletierte Mäuse per os nicht mehr mit Prionen infizierbar sind, wurde längere Zeit angenommen, dass B-Lymphozyten die Zielzellen für Prionen und die Vehikel zur Neuroinvasion seien.

Inzwischen liegen Daten vor, die zeigen, dass B-Lymphozyten nicht direkt involviert zu sein scheinen, sondern das von ihnen sezernierte Lymphotoxin-β. Dieses stimuliert follikulär dentritische Zellen (FDZ), die die eigentlichen Zielzellen für Prionen darstellen. Durch Blockade der Lymphotoxin-β-Rezeptoren ist eine Infektion der FDZ verhinderbar. Die Erreger gelangen zunächst, vermutlich über M-Zellen, die die Eintrittspforte für enterale Pathogene via transepithelialen Transport darstellen, aus dem Darm in angrenzendes lymphatisches Gewebe und damit in Kontakt mit Makrophagen, Dentritische Zellen und/oder Lymphozyten, die wiederum – zumindest teilweise – am Prozess der Neuroinvasion beteiligt sind. Die weitere Ausbreitung erfolgt u. a. durch Aufsteigen über den Sympathikus (Splanchnicus-) und/oder den Vagusnerv (Abb. 51.8). Gegebenenfalls können Nervenbahnen, die in der Mukosa des Darms enden, auch direkt befallen werden.

Auf Grund tierexperimenteller Daten mit BSE-infizierten Schafen und Makaken erscheint auch ein hämatogener Prionentransport möglich, und zwar sowohl im klinischen als auch im präklinischen Stadium (Hunter et al. 2002; Abb. 51.9). In diesen Studien wurde auch gezeigt, dass die Inkubationszeit innerhalb dieser Spezies deutlich verkürzt sein kann, im Vergleich zu einer Inter-Spezies-Übertragung. Dies wurde dahingehend interpretiert, dass es zu einer raschen Anpassung der Erreger an Primaten kommt (Abb. 51.10).

Übertragung durch Blut und Blutprodukte

Die mögliche Infektiosität von Blut hat ggf. auch Konsequenzen für das Bluttransfusionswesen. Die Grundvoraussetzungen für die Infizierbarkeit von Blutzellen ist gegeben, da PrP^c sowohl auf humanen $CD34^+$-Knochenmarkstammzellen präsentiert wird, als auch während der Differenzierungsphase auf der Zelloberfläche von Lymphozyten und Monozyten, nicht jedoch auf Erythrozyten und Granulozyten. Im Verlaufe deren Ausdifferenzierung findet eine Niederregulation des PrP^c statt (Dodelet u. Cashman 1998).

Bei einem Vergleich zwischen der klassischen CJK und vCJK wird deutlich, dass die Erregerverteilung im Menschen unterschiedlich ist (Tab. 51.11), wobei sich erhebliche quantitative Unterschiede feststellen lassen (Tab. 51.12).

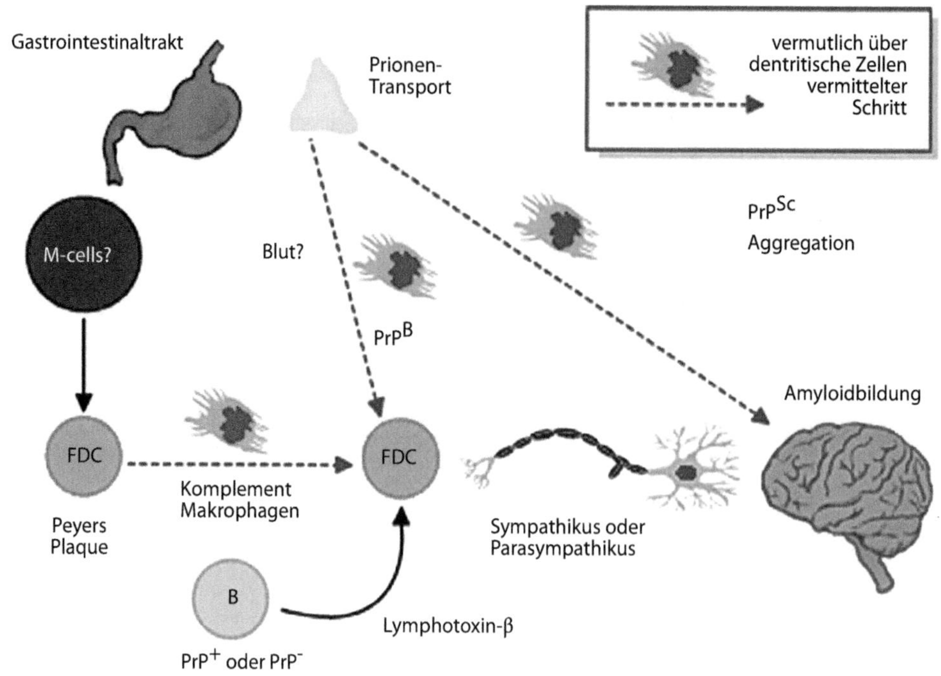

Abb. 51.8. Prionentransport durch den Körper: Im Menschen erfolgt die Ausbreitung der BSE-Prionen nach der Aufnahme einer ausreichenden Erregermenge über die Nahrung vermutlich in 2 Schritten, zunächst über die Lymhoinvasion und anschließend über die Neuroinvasion. (Nach Aguzzi 2001). Farbige Wiedergabe ► Farbteil

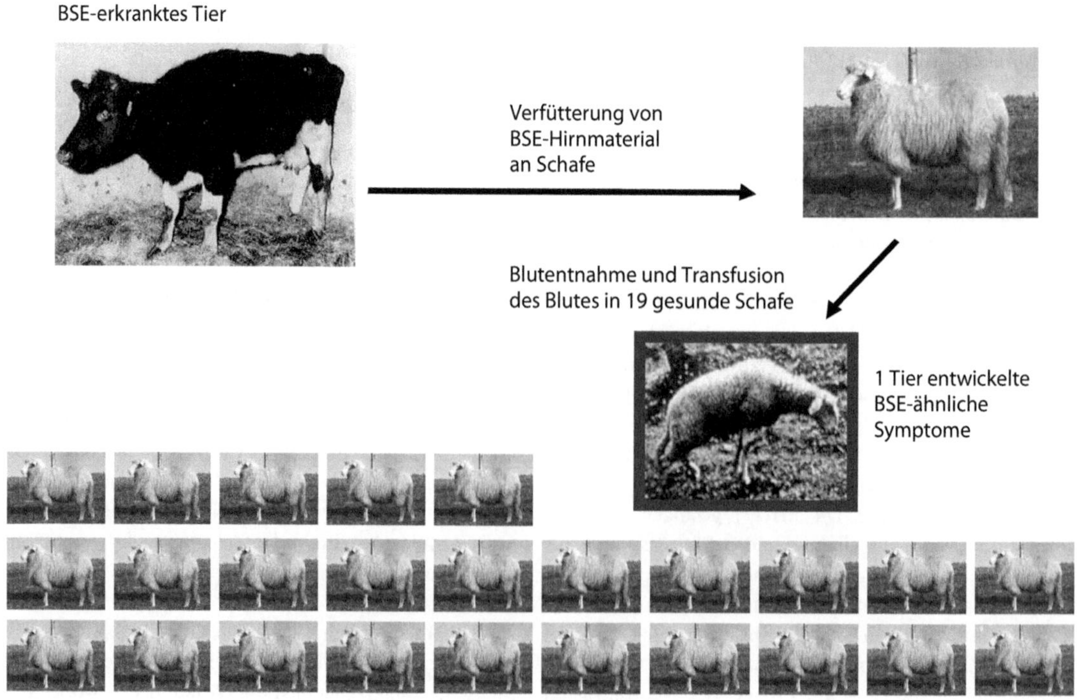

Abb. 51.9. In-vivo-Experimente konnten zeigen, dass das Blut eines auf oralem Wege mit BSE-haltigem Hirnmaterial infizierten Schafes infektiös zu sein scheint. So erkrankte eins von 19 mit diesem Blut transfundierten Tieren (Houston et al. 2000). Farbige Wiedergabe ► Farbteil

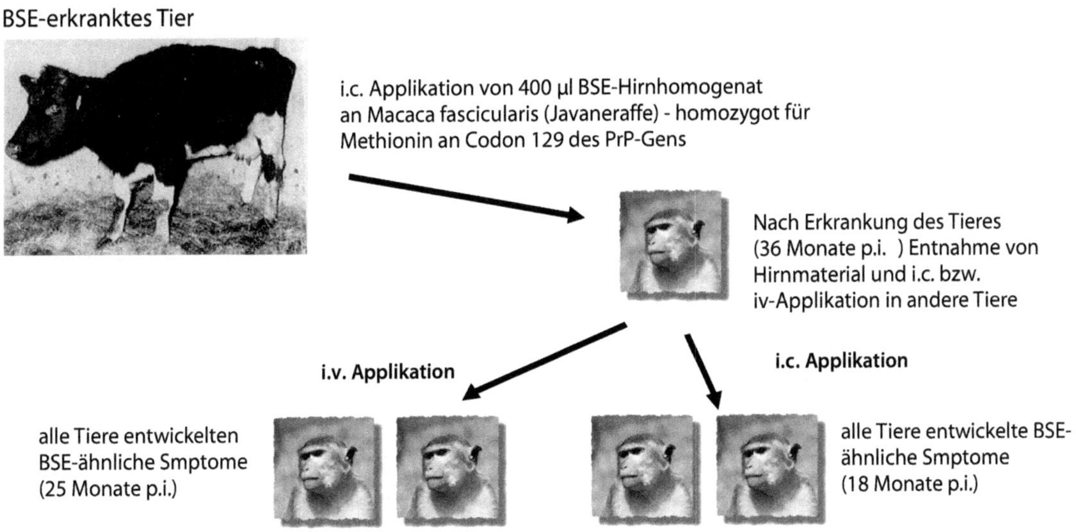

Abb. 51.10. Tierexperimentelle Hinweise auf die schnelle Anpassung der BSE-Erreger an einen neuen Wirt (nach Lasmezas et al. 2001). Die Inkubationszeit zwischen Infektion (mit BSE-haltigem Material) und Erkrankung des ersten Tieres und zwischen Infektion (mit Affenhirnmaterial) und Erkrankung der zweiten Affengruppe war drastisch verkürzt. Farbige Wiedergabe ► Farbteil

Tab. 51.11. Infektiosität bestimmter Gewebe und Organe bei CJK- bzw. vCJK-infizierten Patienten (u. a. nach Brown et al. 1994, Vree 1996)

	Bei Patienten mit »klassischer« CJK	**Bei Patienten mit vCJK**
Infektiosität nachweisbar (in unterschiedlichen Mengen)	Liquor, Gehirnmaterial, Rückenmark, Augen, Dünndarm, Kolon, Dura mater, Zirbeldrüse, Hypophyse, Nebenniere, Ischiasnerv, Leber, Lunge, Bauchspeicheldrüse, Thymus	Liquor, Gehirnmaterial, Rückenmark, Augen, Dünndarm, Kolon, Dura mater, Zirbeldrüse, Hypophyse, *Milz, Lymphknoten, sowie in lymphatischen Geweben (z. B. Tonsillen, Appendix)*
Keine Infektiosität nachweisbar	Fäzes, Serum, Schilddrüse, Herz, Milch, Haut, Skelettmuskulatur, Speichel, Sputum, Hoden, Prostata, Urin, Samen, Vaginalsekret, Amnion, Tränen, Niere, Milchdrüsen, Eierstock, Speicheldrüse, Gebärmutter, Fetalgewebe, Galle, Knochen, Knorpelgewebe	Fäzes, Serum, Schilddrüse, Herz, Milch, Haut, Skelettmuskulatur, Speichel, Sputum, Hoden, Prostata, Urin, Samen, Vaginalsekret, Amnion, Tränen, Niere, Milchdrüsen, Eierstock, Speicheldrüse, Gebärmutter, Fetalgewebe, Galle, Knochen, Knorpelgewebe, Plazenta, Nasenschleimhaut, Knochenmark
	Keine Infektiosität in Primaten nachweisbar (aber in der Maus verschiedentliche Hinweise) Vollblut, Leukozyten, Plazenta, Nasenschleimhaut, Knochenmark	*Keine Infektiosität nachweisbar (aber in Primaten und Schafen verschiedentliche Hinweise)* Vollblut, Leukozyten

Tab. 51.12. Relative Infektiosität spezifischer Gewebe von vCJK-Patienten

Gewebe	**Anteil der Infektiositätsmenge (PrP^{Sc}) im Vergleich zur PrP^{Sc}-Menge im Gehirn [%]**
Nervus opticus	25
Retina	2
Lymphknoten	<15
Milz	<15
Tonsillen	<15
Mastdarm	Sehr geringe Mengen
Nebenniere	Sehr geringe Mengen
Thymus	Sehr geringe Mengen

Ein kausaler Zusammenhang zwischen Bluttransfusionen und »klassischer« CJK besteht nach allen bisher zur Verfügung stehenden Daten nicht (Löwer 1996). Auf Grund der unterschiedlichen Eigenschaften von vCJK- und CJK-Prionen und der nicht vollständig auszuschließenden Möglichkeit einer priämischen vCJK-Infektionsphase im Menschen werden in Großbritannien und verschiedenen anderen Ländern (u. a. auch in Deutschland) nur noch leukozytendepletierte (Leukozyten als mögliche Transportvehikel im Körper) Blutspenden verwendet. Dies soll das Risiko einer Übertragung um etwa 40% senken (Gregori et al. 2004). In Großbritannien sind bislang 17 Blutspender bekannt, die späterhin an vCJK erkrankten. Bei einer Gesamtzahl von 154 vCJK-Fällen entspricht dies 11%. 50 Empfänger solcher potenziell vCJK-infizierter Blutspenden wurden identifiziert, davon sind noch 18 am Leben (Editorial 2005).

Die Veröffentlichung von 2 vCJK-Fällen, als mögliche Folge einer Bluttransfusion, verstärkt die Unsicherheit bezüglich eventueller bluttransfusionsbedingter vCJK-Übertragungsfälle. In einem der Fälle, der 5 Jahre nach Erhalt einer potenziell vCJK-haltigen Bluttransfusion verstarb, waren zu Lebzeiten keine neurologischen Störungen aufgetreten und die vCJK-Diagnose erst post mortem gestellt worden (Peden et al. 2004). Dabei sind 2 Besonderheiten anzumerken: erstens, dass der Patient an Codon 129 des Prionenproteins heterozygot war (bis dahin war man davon ausgegangen, dass nur Methioninhomozygote Personen eine Disposition für vCJK aufweisen) und zweitens, dass bei ihm der Nachweis des Prionproteins auf Milz und Halslymphknoten, nicht jedoch, wie bei den anderen vCJK-Patienten, auf die Tonsillen oder das Lymphgewebe im Darm begrenzt war. Dies wurde dahingehend interpretiert, dass es sich eher um eine intravenöse und nicht um eine orale Infektion durch den Verzehr BSE-haltigen Rindfleisches handelt (Peden et al. 2004). Das erstmalige Auftreten eines Codon-129-heterozygoten vCJK-Patienten weist zudem auf die Möglichkeit hin, dass bei diesen, im Gegensatz zu den homozygoten, lediglich die Inkubationszeit deutlich verlängert ist – ähnlich wie bei den Fällen iatrogener CJK-Übertragungen durch die Applikation von Wachstumshormonen.

Bereits vor dem Auftreten dieser beiden Fälle hatte die Weltgesundheitsorganisation vorsorglich empfohlen, die Blutspenderauswahl dahingehend einzuschränken, dass Personen nach Behandlung mit humanen Hypophysenhormonen (z. B. Wachstumshormon) oder Dura-mater-Implantation oder Corneatransplantation in der Anamnese oder familiärem Vorkommen von CJK, GSS oder FFI auszuschließen sind. Auszuschließen sind auch solche Spender, die in den Jahren 1980–1996 insgesamt länger als ein halbes Jahr in Großbritannien waren. Hierdurch soll das theoretische Risiko einer Übertragung von vCJK um 85% gesenkt werden.

Übertragbarkeit im Rahmen von Endoskopien

Inwieweit eine Übertragung durch die Verwendung von z. B. Endoskopen oder anderen medizinisch-invasiven Instrumentarien stattfinden kann, ist noch nicht eindeutig geklärt. In Primatenversuchen konnte gezeigt werden, dass das BSE-Prionprotein post infectionem sowohl im Nerven- als auch Lymphgewebe (u. a. Milz und Tonsillen) und im kompletten Darm (vom Duodenum bis zum Rektum – u. a. in Peyer-Plaques) nachweisbar ist und zwar in Mengen, die etwa 0,02% bis über 10% derer im Gehirn entsprechen (Herzog et al. 2004).

Andere Daten weisen daraufhin, dass chirurgische Eingriffe in der Anamnese signifikant assoziiert sind mit dem Risiko einer sporadischen CJ-Erkrankung. Dies stützt die Hypothese, dass ein Teil der sporadischen CJK-Fälle Folge einer unerkannten Kontamination während chirurgischer Eingriffe sein könnten (Ward et al. 2002). Dabei kommt nicht nur Blut als Kontaminationsquelle in Betracht, sondern auch potenziell prionkontaminiertes Lymphgewebe und Organe (s. o.). Um ein solches Risko durch wiederverwendbare, potenziell kontaminierte Instrumente zu minimieren, sollten besondere Vorsichtsmaßnahmen und eine Abwägung der Notwendigkeit operativer Eingriffe getroffen werden, insbesondere bei Patienen mit gesichertem oder wahrscheinlichem Verdacht auf eine (v)CJK, aber auch bei solchen Patienten, die Empfänger von humanen Wachstumshormonen und Gonadotropin oder Dura mater-Transplantationen (in den Jahren 1972–1987) waren (Simon u. Pauli 1998).

Ferner wird empfohlen, entsprechend verwendete, wiederverwendbare Instrumente mit 1–2 N NaOH oder 2,5–5% Na-Hypochlorit für 24 h zu desinfizieren (bei 25°C), zu reinigen und anschließend zu autoklavieren (134°C, 1 h; Simon u. Pauli 1998, WHO 1997). Andere Methoden scheinen jedoch ebenfalls effizient, z. B. das Einlegen in NaOH/SDS für 20 min und nachfolgende thermische Inaktivierung (Taylor 1999, Taylor 2000, Taylor 2001) oder die Inaktivierung mittels dampfförmigem Wasserstoffperoxid, die auch empfindliche Geräte schont (Fichet et al. 2004).

Als Desinfektionsverfahren für Gastroskope wurde bislang empfohlen, diese in 4-M-Guanidinumthiocyanat für 2-mal 30 min einzulegen mit dazwischengeschalteter mechanischer Reinigung der Kanäle und anschließender zusätzlicher Reinigung – möglichst in einem Dekontaminationsautomaten. Dabei ist sicherzustellen, dass eine eventuelle Behandlung mit Aldehyden oder Alkohol stets nach der Verwendung von Guanidinumthiocyanat erfolgt, da die Inaktivierung der Erreger ansonsten erheblich erschwert wird (Simon u. Pauli 1998). In experimentellen Studien konnte auch gezeigt werden, dass die Behandlung von prionenkontaminierten Stahloberflächen (als Modell für kontaminierte chirurgische Instrumente) mit Formaldehyd (10%, 1 h, 25°C) nur eine unzureichende Sterilisation bewirkt, während der Einsatz von Natriumhydroxid (1 M, 1 h, 25°C) oder Guanidinumthiocyanat (4 M, 16 h, 25°C) ausreichend ist (Flechsig et al. 2001, Weissmann et al. 2002, Zobeley et al. 1999).

51.7.2 Hygienemaßnahmen

Die unkonventionelle Natur der Erreger zeigt sich u. a. auch in ihrer enormen Stabilität gegenüber den verschiedensten Einflüssen. So sind sie u. a. gegenüber UV- und γ-Strahlen sowie Hitze ebenso unempfindlich wie gegenüber herkömmlichen Desinfektionsmitteln. Ihre enorme Hitzestabilität bedingt, dass sie bei den in der Speisenherstellung üblichen Zubereitungstemperaturen nicht ausreichend abgetötet werden. Verschiedene Untersuchungen der letzten Jahrzehnte zeigen z. T. stark abweichende Resultate zur Stabilität der Erreger bzw. zu den Möglichkeiten einer effektiven Inaktivierung bzw. Desinfektion.

Als Ursache für diese diskrepanten Aussagen wurde u. a. das Ausmaß der Hydratation und Aggregation der Prionenproteine ermittelt. Dies wird auch als Erklärung für die extreme Stabilität gegenüber trockener Hitze angesehen. Feuchte Hitze wird noch immer als die effektivste Methode zur Inaktivierung betrachtet. Der Einfluss von Ameisensäure, Trifluoressigsäure, Harnstoff und Guanidin-Hypochlorid auf die Infektiosität von Prionen steht in direktem Zusammenhang mit dem Grad der Aggregation und Konformation der Prionen, speziell der Tertiärstruktur des Proteins (Wandlung der α-helikalen Struktur in eine β-Faltblattstruktur). In allen Fällen korreliert eine erfolgreiche Inaktivierung mit der irreversiblen Entfaltung des Prionenproteins. Zu beachten ist auch, dass Formaldehyd die Erreger nicht zu inaktivieren vermag.

Die u. a. von der WHO empfohlenen Methoden zur Inaktivierung von potenziell prionenhaltigem Material sind in ◻ Tab. 51.13 aufgeführt.

Aus verschiedenen Arbeiten des letzten Jahrzehntes werden für die Bereiche akzidentelle Verletzungen, Flächendesinfektion und Wäschedesinfektion folgende Maßnahmen empfohlen: Bei akzidentellen Verletzungen ist der Blutfluss anzuregen; jodid- oder phenolhaltige Präparate, 0,1 M NaOH oder 2,5% NaOCl (für 5 min) werden empfohlen (Simon u. Pauli 1998). Antiseptika oder Kaliumpermanganat sind auf Grund der unzureichenden Wirksamkeit nicht geeignet. Wiederholt wurde über eine »spezifische« Postexpositionsprophylaxe z. B. nach Verletzungen im Operationssaal diskutiert; Aguzzi u. Collinge (1997) schlagen hierfür chirurgische Exzision und Kortikosteroidgabe zur Immunsuppression und damit Inhibition der initialen Prionenvermehrung im lymphoretikulären Gewebe vor. Auch der Einsatz von Pentosanpolysulphat wurde für diesen Zweck erwogen.

Für die Händedesinfektion wird normale Seife empfohlen. Das Bürsten der Haut ist zu unterlassen, um Mikroläsionen zu vermeiden. Nach Kontamination intakter Haut ohne Verletzung sollte eine Desinfektion mit 1 mol/l NaOH bzw. 2,5% NaOCl (für 5 min) oder 20% Chloros und nachfolgendem Abwaschen mit Wasser erfolgen (Aguzzi u. Collinge 1997, Simon u. Pauli 1998).

Eine Flächendesinfektion im stationären Bereich ist nicht erforderlich. Bei OPs sollten kontaminationsgefährdete Flächen abgedeckt und das Abdeckmaterial anschließend nach Desinfektion entsorgt werden. In Ausnahmefällen wird eine Behandlung der Oberflächen mit NaOH (1 mol/l), NaOCl (0,5%) oder SDS (5%) angeraten. Für die Wäschedesinfektion gelten die üblichen Routinewaschverfahren. Bei besonders stark kontaminierten Abdecktüchern u. a. ist die Wäsche ggf. in flüssigkeitsdichten Behältern zu sammeln und nachfolgend zu autoklavieren oder zu vernichten.

51.7.3 Lebensmittelhygiene

Um die weitere Ausbreitung von BSE zu verhindern, wurde im Jahr 2000 EU-weit die Verfütterung von Tiermehl bei allen Tierarten verboten. Die im Nachfolgenden genannten spezifizierten Riskiomaterialien müssen seit Oktober 2000 aus der Nahrungskette entfernt werden. Als *Risikomaterialien* gelten beim Rind der Schädel, einschließlich Hirn und Augen, Tonsillen, Wirbelsäule ausschließlich der Schwanzwirbel, aber einschließlich der Spinalganglien und des Rückenmarks von über 12 Monate alten Rindern, sowie der Darm von Duodenum bis Rektum bei Rindern jeden Alters. Risikomaterial bei Schafen und Ziegen, die über 12 Monate alt sind oder bei denen ein bleibender Schneidezahn das Zahnfleisch durchbrochen hat, sind ebenfalls Schädel, einschließlich Hirn und Augen, Tonsillen, Rückenmark, sowie die Milz

◻ **Tab. 51.13.** Stabilität bzw. Inaktivierung von Prionen gegenüber respektive durch verschiedene Noxen. (Nach Taylor 2001, Uysal u. Kaaden 1993, WHO 1992)

(Partiell) wirksam	Ungenügend bzw. nicht befriedigend wirksam
134–138°C, 18 min für programmgesteuerte Autoklaven (mit Vorvakuum) 132°C, 1 h (Autoklav)[a] 121°C, 4,5 h (Autoklav) 1 M NaOH (24 h, 20°C) Na-Hypochloritlösung mit 5% freiem Chlor (24 h, 20°C) Kochen in 1 N NaOH 1 N NaOH in Kombination mit 5% SDS oder 1 N Hypochlorit plus autoklavieren (121°C, 30–90 min) Guanidiniumthiocyanat (3 M: 24 h; 4 M: 1 h; 6 M: 15 min)	360°C, 1 h bei trockener Hitze (lyophilisierte Erreger) 160°C, 24 h bei trockener Hitze Einfaches Kochen in Wasser UV-Bestrahlung Gamma-Bestrahlung β-Propiolacton, Glutaraldehyd, Wasserstoffperoxid Peressigsäure, 2-Chlorethanol, 1% Na-Hypochlorit (1 h), DNasen, RNasen, Ethanol (70 oder 100%), Phenole, Tenside, Ammoniak Proteinasen, Aceton, Diäthylether, Chlordioxid, Säuren, K-Thiocyanat, Ethylenoxidsterilisation Quaternäre Ammoniumverbindungen, Formaldehyd (erhöht sogar die Stabilität)

[a]Nach WHO 1992.

von Schafen und Ziegen jeden Alters. Alle geschlachteten Rinder über 30 Monate müssen seit Dezember 2000 mit einem **Schnelltest auf BSE** untersucht werden. Fleisch nicht getesteter Rinder darf nicht in die Nahrungsmittelkette gelangen.

Diese gesetzlichen Vorsichtsmaßnahmen schützen nicht völlig vor einer Infektion mit vCJK, da 60% der Rinder vor dem 30. Lebensmonat geschlachtet werden, also zu einem Zeitpunkt, zu dem BSE-Schnelltests noch keine aussagekräftigen Ergebnisse liefern (weshalb sie in diesem Alter auch nicht angewendet werden). **Bisher ist nicht bekannt, wie viele Prionen in den Darm gelangen müssen, um beim Menschen eine vCJK hervorzurufen.**

Nach dem derzeitigen Stand gelten Milch und schieres Rindfleisch (Muskelfleisch) nicht als mögliche Infektionsquellen.

Auch Gelatine gilt als risikoarm. 90% der Gelatineprodukte werden in Deutschland ohnehin aus Schweineschwarte hergestellt. Rindergelatine wird hauptsächlich bei der Arzneimittelherstellung verwendet, die strengen Kontrollen unterliegt. Bei der Gelatineherstellung werden sehr niedrige pH-Bereiche und hohe Temperaturen erreicht, die es unwahrscheinlich erscheinen lassen, dass Prionen im Endprodukt zu finden sind.

Erhitzte Fleisch- und Wurstwaren sind dagegen nicht sicherer zu bewerten als rohe Produkte, da die Prionen den Brat- oder Kochprozess unbeschadet überstehen können.

Da bei der Tötung von Rindern mit dem Bolzenschussgerät unter Umständen infektiöses Hirngewebe in Organe, wie z. B. Herz oder Lunge, gelangen könnte, ist ein theoretisches Risiko für Innereien nicht gänzlich auszuschließen. Allgemeine Vorsichtsmaßnahmen, das Risiko einer BSE-Infektionen zu verringern, lauten (nach Angabe der Verbraucherzentrale Hessen):

- Bevorzugung von Schweine- und Geflügelfleisch (hier konnten bisher keine SSE-Infektionen nachgewiesen werden)
- Wahl von Fleischprodukten, bei denen die Zutaten genau bekannt sind (Vorsicht bei »loser Ware«) und die keine Innereien enthalten (z. B. Schinken, Bratenaufschnitt)
- Verzicht auf Rindfleisch, dessen Herkunft unbekannt ist (z. B. in Fertiggerichten). Stattdessen Kauf beim regionalen Metzger des Vertrauens
- Kein Auskochen von Rinderknochen und keine Verwendung von Knochenmark (z. B. für Markklößchen)
- Rindfleisch aus ökologischer Erzeugung ist etwas weniger gefährdet, da hier die Zufütterung von Tiermehl ohnehin verboten war. Verbände wie »Bioland« und »Demeter« vermarkten nur Tiere, die auch in ihren Betrieben geboren wurden
- Das Risiko von Schaffleisch ist bisher nicht einzuschätzen (www.verbraucher.de/download/1_447.rtf).

Literatur

Aguzzi A. Peripheral prion pursuit. J Clin Invest 2001; 108 (5): 661–662

Aguzzi A, Collinge J. Post-exposure prophylaxis after accidental prion inoculation. Lancet 1997; 350: 1519

Aguzzi A, Weissmann C. A suspicious signature. Nature 1996; 383: 666–667

Anderson RM, Donnelly CA, Ferguson NM et al. Transmission dynamics and epidemiology of BSE in British cattle. Nature 1996; 382: 779–788

Brown P. Environmental causes of human spongiform encephalopathy. In: Baker HF, Ridley RM (eds) Prion diseases. Totowa, New Jersey, Humana Press, 1996, pp 139–154

Brown P. Risks posed by human tissue transplants, tissue extracts, and blood. Transmissible Spongiform Encephalopathies conference, 27–28.10.1999, Washington

Brown P, Gibbs CJ, Rodgers-Johnson P, Asher DM, Sulima MP, Bacote A, Goldfrab LG, Gajdusek DC. Human spongiform encephalopathy: the national Institutes of Health series of 300 cases of experimentally transmitted disease. Ann Neurol 1994; 35: 513–529

Brown P, Preece M, Brandel JP et al. Iatrogenic Creutzfeldt-Jakob disease at the millennium. Neurology 2000; 24; 55 (8): 1075–1081

Bruce M, Chree A, McConnell I, Foster J, Pearson G, Fraser H. Transmission of bovine spongiform encephalopathy and scrapie to mice: strain variation and the species barrier. Phil Trans R Soc Lond 1994; B 343: 405–411

Bruce ME, Will RG, Ironside JW et al. Transmissions to mice indicate that 'new variant' CJD is caused by the BSE agent. Nature 1997; 389 (6650): 498–501

Collee JG, Bradley R. BSE: a decade on – part 1. Lancet 1997; 349: 636–641

Collinge J, Sidle KCL, Meads J, Ironside J, Hill AF. Molecular analysis of prion strain variation and the aetiology of 'new variant' CJD. Nature 1996; 388: 685–691

Dodelet VC, Cashman NR. Prion protein exprssion in human leukocyte differentiation. Blood 1998; 91 (5): 1556–1561

Editorial (no aoutor) Appropriateness and safety of blood transfusion. BMJ 2005; 330: 104–105

Fichet G, Comoy E, Duval C et al. Novel methods for disinfection of prion-contaminated medical devices. Lancet 2004; 364 (9433): 521–526

Flechsig E, Hegyi I, Enari M, Schwarz P, Collinge J, Weissmann C. Transmission of scrapie by steel-surface-bound prions. Mol Med 2001; 7 (10): 679–684

Gregori L, McCombie N, Palmer D, Birch P, Sowemimo-Coker SO, Giulivi A, Rohwer RG. Effectiveness of leucoreduction for removal of infectivity of transmissible spongiform encephalopathies from blood. Lancet 2004; 364 (9433): 529–523

Heppner FL, Musahl C, Arrighi I et al. Prevention of scrapie pathogenesis by transgenic expression of anti-prion protein antibodies. Science 2001; 294 (5540): 178–182

Herzog C, Sales N, Etchegaray N et al. Tissue distribution of bovine spongiform encephalopathy agent in primates after intravenous or oral infection. Lancet 2004; 363 (9407): 422–428

Houston F, Foster JD, Chong A, Hunter N, Bostock CJ. Transmission of BSE by blood transfusion in sheep. Lancet 2000; 16; 356 (9234): 999–1000

Hunter N, Foster J, Chong A et al. Transmission of prion diseases by blood transfusion. J Gen Virol 2002; 83 (Pt 11): 2897–2905

Kaneko K, Ball HL, Wille H et al. A synthetic peptide initiates Gerstmann-Straussler-Scheinker (GSS) disease in transgenic mice. J Mol Biol 2000; 28; 295 (4): 997–1007

Lasmezas CI, Fournier JG, Nouvel V et al. Adaptation of the bovine spongiform encephalopathy agent to primates and comparison with Creutzfeldt-Jakob disease: implications for human health. Proc Natl Acad Sci USA 2001; 27; 98 (7): 4142–4147

Lasmezas CI, Comoy E, Hawkins S et al. Risk of oral infection with bovine spongiform encephalopathy agent in primates. Lancet 2005; 365 (9461): 781–3

Legname G, Baskakov IV, Nguyen HOB, Riesner D, Cohen FE, DeArmond SJ, Prusiner S. Synthetic mammalian prions. Science 2004; 305: 673–676

Löwer J. Creutzfeldt-Jakob-Erkrankung: Zur Diskussion um das Risiko einer Übertragung durch Blut und Blutprodukte. Bundesgesundhbl 1996; 8: 284–289

Mollenhauer B, Zerr I, Ruge D, Krause G, Mehnert WH, Kretzschmar HA, Poser S. Epidemiology and clinical symptomatology of Creutzfeldt-Jakob disease. Dtsch Med Wochenschr 2002; 127: 312–317

Nakamura Y, Watanabe M, Nagoshi K. Update: Creutzfeldt-Jakob disease associated with cadaveric dura mater grafts – Japan, 1979–2003. MMWR 2003; 5 (48): 1179–1181

Owen F, Poulter M, Collinge J, Crow TJ. Codon 129 changes in the prion protein gene in Caucasians. Am J Hum Genet 1990; 46: 1215–1216

Peden AH, Head MW, Ritchie DL, Bell JE, Ironside JW. Preclinical vCJD after blood transfusion in a PRNP codon 129 heterozygous patient. Lancet 2004, 364 (9433): 527–529

Safar J, Geschwind MD, Deering C et al. Diagnosis of human prion disease. PNAS 2005; 102: 3501–3506

Simon D, Pauli G. Krankenversorgung und Instrumentensterilsation bei CJK-Patienten und CJK-Verdachtsfällen. Bundesgesundheitsblatt 1998; 7: 279–285

Ricketts MN, Cashman NR, Stratton EE, ElSaadany S. Is Creutzfeldt-Jakob disease transmitted in blood? Emerging Infect Dis 1997; 3: 155–163

Taylor DM. Transmissible degenerative encephalpathies: inactivation of the unconventional transmissible agents. In: Russell AD, Hugo WB, Ayliffe GAJ (eds) Principles and practice of desinfection, preservation and sterilization. London, Blackwell, 1999, pp 222–236

Taylor DM. Inactivation of transmissible degenerative encephalopathy agents: A review. Vet J 2000; 159 (1): 10–17

Taylor DM. Resistance of transmissible spongiform encephalopathy agents to decontamination. In: Rabenau HF, Cinatl J, Doerr HW (eds) Prions – a challenge for science, medicine and public health systeme. Basel, Karger, 2001, pp 58–67

Taylor DM. Resistance of transmissible spongiform encephalopathy agents to decontamination. In: Rabenau HF, Cinatl J, Doerr HW (eds) Prions – a challenge for science, medicine and public health systeme, 2nd ed. Basel, Karger 2004, pp 136–145

Uysal A, Kaaden OR. Zum Umgang mit unkonventionellen Erregern. Pathologe 1993, 14 (6): 351–354

Verbraucher-Zentrale Hessen (2001) Aktuelles zum Thema Rinderwahnsinn BSE. Online: www.verbraucher.de/download/1_447.rtf [Zugriff am 21.11.2001]

Vree PH. Inaktivierung von Prionen. Zentr Steril 1996; 4: 243–245

Ward HJ, Everington D, Croes EA et al. Sporadic Creutzfeldt-Jakob disease and surgery: a case-control study using community controls. Neurology 2002; 27; 59 (4): 488–489

Weissmann C. Molecular biology of transmissible spongiform encephalopathies. Prog Brain Res 1995; 105: 15–22

Weissmann C, Enari M, Klohn PC, Rossi D, Flechsig E. Transmission of prions. Proc Natl Acad Sci USA 2002; 14: 157–165

WHO. Public health issues related to animal and human spongiform encephalopathies: Memorandum from a WHO meeting. Bulletin of the WHO 1992; 70 (2): 183–190

WHO. Report of a WHO consultation on medicinal and other products in relation to human and animal transmissible spongiform encephalopathies with the participation of the office international des epizooties (OIE) Geneva, Switzerland, 24–26 March 1997

Will RG, Ironside JW, Zeidler M et al. A new variant of Creutzfeldt-Jakob disease in the UK. Lancet 1996; 347: 921–925

Zahn R, Liu A, Luhrs T et al. NMR solution structure of the human prion protein. Proc Natl Acad Sci USA 2000; 97 (1): 145–150

Zerr I, Poser S. Epidemiology and risk factors of transmissible spongiform encephalopathies (TSE) in man. In: Rabenau HF, Cinatl J, Doerr HW (eds) Prions – a challenge for science, medicine and public health systeme. Basel, Karger 2001, pp 93–104

Zerr I, Poser S. Clinical diagnosis and differential diagnosis of CJD and vCJD. With special emphasis on laboratory tests. APMIS 2002;110 (1): 88

Zerr I, Poser S. Epidemiology and risk factors of transmissible spongiform encephalopathies in man. In: Rabenau HF, Cinatl J, Doerr HW (eds) Prions – a challenge for science, medicine and public health systeme, 2nd ed. Basel, Karger 2004, 11: pp 98–116

Zobeley E, Flechsig E, Cozzio A, Enari M, Weissmann C. Infectivity of scrapie prions bound to a stainless steel surface. Mol Med 1999; 5 (4): 240

Teil IX Therapie und Prophylaxe

Symptomatische Therapie der Diarrhö

W.F. Caspary

52.1 Orale Rehydratation

Die wichtigste Therapie der Diarrhö besteht in der Rehydratation mit Wasser, Elektrolyten und Zucker (Avery u. Snyder 1990, Carpenter et al. 1988, Santosham et al. 1997, Thillainayagam et al. 1998). Die orale Rehydratation wird in Deutschland sicher zu selten eingesetzt, da insbesondere bei Kindern die teurere intravenöse Rehydratation bevorzugt wird. Die orale Rehydratation wurde entwickelt, da bei vielen akuten Durchfallkrankheiten die Resorption von Glukose über das Natrium-Glukose-Transportsystem trotz erheblich gesteigerter Sekretion völlig intakt bleibt. Durch die optimale Resorption von Glukose und Natrium gelangt auch Wasser aus dem Darmlumen wieder zurück in den Organismus. Die **WHO-Lösung** setzt sich wie folgt zusammen:

- 3,5 g Natriumchlorid
- 2,9 g Trinatriumcitrat oder 2,5 g Natriumbikarbonat
- 1,5 g Kaliumchlorid
- 20 g Glukose oder 40 g Saccharose
- Wasser ad 1.000 ml

Sollte die Lösung nicht verfügbar sein, kann man sich auch mit einer Selbstherstellung behelfen: ½ Teelöffel Kochsalz, ½ Teelöffel Backpulver, 4 Esslöffel Zucker auf 1 l Wasser. Die meisten Elektrolytdrinks enthalten zu wenig Natrium, zu viel Zucker (◘ Tab. 52.1).

52.2 Opioide

Motilitätshemmende Medikamente wie Loperamid (Imodium) oder Diphenoxylat sind wirksam in der symptomatischen Therapie wässriger Diarrhöen. Sie beeinflussen nicht die Ursache der Diarrhö, sondern haben lediglich eine symptomatische Wirkung auf das Stuhlverhalten. Bei der Therapie der Reisediarrhö mit Antibiotika (Ciprofloxacin) hatte die zusätzliche Gabe von Loperamid nur einen minimalen zusätzlichen therapeutischen Effekt nach 24 h, jedoch nicht über den Gesamtverlauf (Taylor et al. 1991). Es wurde die Befürchtung geäußert, dass Loperamid den Verlauf von dysenterischen Darminfektionen verlängern könnte (z. B. Shigellenruhr). Sowohl Loperamid wie auch Diphenoxylat können ein hämolytisch-urämisches Syndrom (HUS) bei der EHEC-Infektion auslösen (Cimolai et al. 1990). Trotz dieser Bedenken können Reisende mit Reisediarrhö unter bestimmten Umständen (lange Bus- oder Autoreisen) Loperamid oder Diphenoxylat einnehmen. Sollte die Diarrhö länger als 2 Tage anhalten und Fieber auftreten, ist die Gabe eines Antibiotikums indiziert (z. B. Ciprofloxacin).

52.3 Somatostatinrezeptorantagonisten

Somatostatin hemmt die endokrine und exokrine Sekretion sowie den Blutfluss, es hemmt die intestinale Motili-

Tab. 52.1. Zusammensetzung oraler Rehydratationslösungen zur Therapie der Diarrhö im Vergleich zu Getränken

Lösung	Na [mmol/l]	K [mmol/l]	Cl [mmol/l]	Citrat [mmol/l]	Bikarbonat [mmol/l]	Glukose [mmol/l][a]
Orale Rehydratationslösungen						
WHO-Lösung	90	20	80	30	30 (alternativ)	111 (20)
D-Iso-ratiopharm	90	20	80	30	-	111 (20)
Elotrans	90	20	80	30	-	111 (20)
isolyt von ct	90	20	80	30	-	111 (20)
Oralpädon 240	60	20	50	30		90 (17,8)
Saltadol	90	20	80	-	30	111 (20)
Santalyt	60	20	60	20	-	90 (17,8)
Getränke						
Gatorade	23,5	<1	17	-		(40)
Coca-Cola	1,6	<1	-	-	13,4	(100)[b]
Apfelsaft	<1	25	??	??	??	(120)
Orangensaft	<1	50	??	50	??	(120)
Hühnerbrühe	250	8	0	0	0	

[a] Zahlen in Klammern geben den Anteil an Kohlenhydraten in g/l an.
[b] Reissirup statt Glukose.

tät und die Kontraktion der Gallenblase und hemmt die Sekretion der meisten gastrointestinalen Hormone.

Eine sekretorische Diarrhö kommt bei zahlreichen infektiösen Durchfällen wie auch hormonell induzierten Diarrhöen (VIPom, Karzinoid) vor. Bei der HIV-Infektion (▶ Kap. 11) kommt es nicht selten zu massiven wässrigen Durchfällen, die in der Regel auf Octreotide ansprechen (Cello et al. 1991, Harris et al. 1995). Durchfälle unterschiedlichster Genese, die auf eine symptomatische Therapie mit Octreotide ansprechen, sind in der ▶ Übersicht angegeben.

Klinischer Einsatz von Somatostatinrezeptorantagonisten zur symptomatischen Therapie von Diarrhöen

- Zollinger-Ellison Syndrom
- Karzinoidsyndrom
- VIPom
- HIV-assoziierte Diarrhö
- Sekretorische Diarrhö
- Chemotherapieinduzierte Diarrhö
- Diabetische Diarrhö
- Strahleninduzierte Diarrhö
- Kurzdarmsyndrom
- Graft-versus-host disease-assoziierte Diarrhö

Am sichersten ist das Ansprechen der wässrigen Durchfälle beim VIPom (pankreatische Cholera) sowie beim Karzinoidsyndrom, wobei es sowohl zur Reduktion der Flushepisoden wie auch der Diarrhö kommt.

Octreotide (Sandostatin). Die Dosierung beträgt in der Regel 100–150 µg s.c. alle 8 h. Dosissteigerung bis 500 µg alle 8 h ist möglich. In der Zwischenzeit stehen Depotpräparate zur Verfügung (Somatostatin LAR und Lanreotide-PR), die nur noch monatlich verabreicht werden müssen.

52.4 Racecadotril (Acetorphan)

Racecadotril (Acetorphan), ein Hemmer der Enkephalinase, hat antisekretorische und antidiarrhöische Wirkungen. In einer Studie an Kindern mit akuter wässriger Diarrhö führte Racecadotril zu einer deutlichen Reduktion der Diarrhö, wenn die Kinder zusätzlich mit oraler Rehydratation behandelt wurden (Salazar-Lindo et al. 2000). Acetorphan ist in Deutschland nicht zugelassen. Auch bei der durch das Chemotherapeutikum *Irinotecan* induzierten Diarrhö reduzierte Acetorphan in der Dosierung von 3-mal 100 mg/Tag die Durchfälle (Goncalves et al. 1995).

IX

52.5 Bismuth

Bismuthsubsalicylat wurde in der Dosis von 4-mal 30 ml oder 2 Tabletten erfolgreich in der Prävention der Reisediarrhö eingesetzt. Es ist auch in der Therapie der akuten Diarrhö wirksam (DuPont u. Ericsson 1993). Die Dosierung beträgt dabei allerdings bis zu 8-mal 60 ml oder 4 Tabletten/Tag. Unter dieser Dosierung sind Salicylatnebenwirkungen zu erwarten, insbesondere dann, wenn der Patient aus einem anderen Grunde Aspirin einnehmen sollte. Die Therapie hat sich nicht durchgesetzt wegen der hohen Mengen, die sowohl für die Prävention wie auch die Therapie notwendig sind.

52.6 Probiotika

Probiotika sind Bakterienpräparate oder Präparate von Bakterienprodukten, die helfen sollen, den Intestinaltrakt mit einer nichtpathogenen Bakterienflora zu besiedeln und auf diese Weise Episoden von Durchfällen abzukürzen. Daten über die Wirksamkeit liegen vor allem für Saccharomyces boulardii bei der Therapie und Prävention der Clostridium-difficile-Diarrhö vor.

Lactobacillus GG. Lactobacillus GG wurde eingesetzt zur Therapie der antibiotikaassoziierten Diarrhö, bei der Pouchitis sowie bei akuter Diarrhö. Die Therapieerfolge waren wechselhaft. Gorbach (Gorbach et al. 1987) beschrieb ein gutes therapeutisches Ansprechen. Eine Studie aus den USA kam zum Schluss, dass Lactobacillus GG die Rezidivrate nach 3-wöchiger Therapie reduziert und dem Patienten symptomatisch hilft [weniger krampfartige Schmerzen, Reduktion der Diarrhöfrequenz (Pochapin 2000)]. Eine randomisierte, plazebokontrollierte Studie aus der Mayo Clinic (Thomas et al. 2001) zeigte jedoch, dass die prophylaktische Gabe von Lactobacillus GG das Auftreten einer antibiotikaassoziierten Diarrhö bei 267 Patienten gegenüber Plazebo nicht verringerte.

Eine plazebokontrollierte Studie aus Italien konnte zeigen, dass ein Probiotikum aus verschiedenen Lactobazillenstämmen Rezidive einer Pouchitis verhindern konnte (Gionchetti et al. 2000). Diese Resultate wurden jedoch noch nicht bestätigt.

Auch bei der Therapie der **bakteriellen Überbesiedlung** ergaben sich mit Lactobazillen widersprüchliche Ergebnisse (Bengmark 1998, Stotzer et al. 1996)

Saccharomyces boulardii. Saccharomyces boulardii (S. boulardii), eine nichtpathogene Hefe, wurde in verschiedenen Studien zur Therapie und Prävention der antibiotikaassoziierten Diarrhö eingesetzt. Tierexperimentelle Studien zeigten, dass S. boulardii gegen die C.-difficile-Toxin-induzierte Kolitis eine Schutzwirkung hatte (Elmer u. McFarland 1987, Elmer et al. 1996, Pothoulakis et al. 1993). Zwei große klinische Studien zeigten, dass S. boulardii eine positive Wirkung auf die primäre und sekundäre Prävention der C.-difficile-Diarrhö hatte:

1. Eine prospektive doppelblinde Studie randomisierte mit Antibiotika behandelte hospitalisierte Patienten mit Plazebo oder oralen Kapseln mit S. boulardii. Nach Ende der Studie über 23 Monate bei 180 Patienten zeigte es sich, dass die mit S. boulardii behandelte Gruppe weniger häufig (10 vs. 22%) eine antibiotikaassoziierte Diarrhö bekam. Bei den 48 Patienten mit C.-difficile-Positivität trat seltener eine Diarrhö auf, wenn sie mit S. boulardii behandelt wurden (9,4 vs. 31% unter Plazebo) (Surawicz et al. 1989).
2. Eine weitere randomisierte, plazebokontrollierte Studie untersuchte den Effekt von S. boulardii (1 g/Tag) in Kombination mit Metronidazol oder Vancomycin bei 124 Patienten mit C.-difficile-Diarrhö. Saccharomyces boulardii verhinderte bei einer ersten Episode einer C.-difficile Diarrhö nicht signifikant ein Rezidiv (19% vs. 24% unter Plazebo). Bei Patienten, die jedoch schon mehrfache Episoden einer C.-difficile-Diarrhö hatten, vermochte S. boulardii Rezidive signifikant zu verhindern (35% vs. 65% unter Plazebo) (McFarland et al. 1994). Saccharomyces boulardii sollte somit therapeutisch eingesetzt werden bei Patienten mit C.-difficile-Diarrhö, die schon mehrfach Rezidive hatten.

Literatur

Avery ME, Snyder JD (1990) Oral therapy for acute diarrhea. New Engl J Med 323: 891–894
Bengmark S (1998) Ecological control of the gastrointestinal tract. The role of probiotic flora. Gut 42: 2–7
Carpenter CC, Greenough WB, Pierce NF (1988) Oral rehydration therapy – the role of polymeric substrates. New Engl J Med 319: 1346–1348
Cello JP, Grendell JH, Basuk P et al. (1991) Effect of octreotide an refractory AIDS-associated diarrhea. A prospective, multicenter clinical trial. Ann Intern Med 115: 705–710
Cimolai N, Carter JE, Morrison BJ, Anderson JD (1990) Risk factors for the progression of Escherichia coli O157: H7 enteritis to hemolytic-uremic syndrome. J Pediatr 116: 589–592
DuPont HL, Ericsson CD (1993) Prevention and treatment of travelers' diarrhea. New Engl J Med 328: 1821–1827
Elmer GW, McFarland LV (1987) Suppression by Saccharomyces boulardii of toxigenic Clostridium difficile overgrowth after vancomycin treatment in hamsters. Antimicrob Agents Chemother 31: 129–131
Elmer GW, Surawicz CM, McFarland LV (1996) Biotherapeutic agents. A neclected modality for the treatment and prevention of selected intestinal and vaginal infections. JAMA 275: 870–876
Gionchetti P, Rizello F Venturi A et al. (2000) Oral bacteriotherapy as maintenance treatment in patients with chronic pouchitis: A double-blind, placebo-controlled trial. Gastroenterology 119: 305–309
Goncalves E, Da Costa L, Abigerges D, Armand JP (1995) A new enkephalinase inhibitor as an alternative to loperamide in the prevention of diarrhea induced by CPT-11. J Clin Oncol 13: 2144–2146

Gorbach SL, Chang TW, Goldin B (1987) Successful treatment of relapsing Clostridium difficile colitis with Lactobacillus GG (letter). Lancet 2 (8574): 1519

Harris AG, O'Dorisio TM, Woltering EA (1995). Consensus statement: Octreotide dose titration in secretory diarrhea. Diarrhea Management Consensus Development Panel. Dig Dis Sci 40: 1464–1473

McFarland LV, Surawicz CM, Greenberg RN et al. (1994) A randomized placebo-controlled trial of Saccharomyces boulardii in combination with standard antibiotics for Clostridium difficile disease. JAMA 271: 1913–1918

Pochapin M (2000) The effect of probiotics on Clostridium difficile diarrhea. Am J Gastroenterol 95 (1 Suppl): S11–13

Pothoulakis C, Kelly CP, Joshi MA et al. (1993) Saccharomyces boulardii inhibits Clostridium difficile toxin A binding and enterotoxicity in rat ileum. Gastroenterology 104: 1108–1115

Salazar-Lindo E, Santisteban-Ponce J, Chea-Woo E, Guiterrez M (2000) Racecadotril in the treatment of acute watery diarrhea in children. New Engl J Med 343: 463–467

Santosham K, Keenan EM, Tulloch J et al. (1997) Oral rehydration therapy for diarrhea: An example of reverse transfer in technology. Pediatrics 100: E10

Stotzer PO, Blömberg L, Conway PL et al. (1996) Probiotic treatment of small intestinal bacterial overgrowth by Lactobacillus KLD. Scand J Infect Dis 28: 615–619

Surawicz CM, Elmer GW, Speelman P et al. (1989) Prevention of antibiotic-associated diarrhea by Saccharomyces boulardii: a prospective study. Gastroenterology 96: 981–988

Taylor DN, Sanchez JL, Candler W et al. (1991) Treatment of travelers' diarrhea: Ciprofloxacin plus loperamide compared with ciprofloxacin alone. A placebo-controlled, randomized trial. Ann Intern Med 114: 731–734

Thillainayagam AV, Hunt JB, Farthing MJG (1998) Enhancing clinical efficacy of oral rehydration therapy: is low osmolality the key? Gastroenterology 114: 197–210

Thomas MR, Litin SC, Osmon DR et al. (2001) Lack of the effect of Lactobacillus GG on antibiotic-associated diarrhea: a randomized, placebo-controlled trial. Mayo Clin Proc 76: 883–889

Impfungen bei gastrointestinalen Infektionen

W. Jilg

Schutzimpfungen sind die effektivsten und kostengünstigsten Maßnahmen im Kampf gegen Infektionskrankheiten; das gilt auch für Infektionen des Gastrointestinaltraktes. Hier stehen uns Impfstoffe gegen Hepatitis A und B, gegen Typhus und gegen Cholera zur Verfügung, demnächst auch wieder ein Impfstoff gegen Rotaviren. Mit den Impfstoffen gegen Hepatitis A und B, die sich als besonders erfolgreich erwiesen haben, verfügen wir über hochwirksame und gut verträgliche Vakzinen, die bei großzügigem Einsatz diese Erkrankungen nicht nur zurückdrängen, sondern unter Umständen auch völlig eliminieren können. Erste Erfolge sind bereits sichtbar.
So hat die Zahl der zum größten Teil im Ausland erworbenen Hepatitis-A-Infektionen in Deutschland, wo die Hepatitis-A-Impfung als wichtigste Reiseimpfung gilt, in den letzten 10 Jahren um zwei Drittel abgenommen. In Taiwan wird die Hepatitis-B-Impfung seit 1986 allen Neugeborenen verabreicht; hier ging die Rate an chronischen Hepatitis-B-Virusträgern unter 6-Jährigen innerhalb von 7 Jahren von 10,5% auf 1,7% zurück, was einer Reduktion um 84% entspricht. Im gleichen Zeitraum sank die Inzidenz des hepatozellulären Karzinoms, das die am schwersten wiegende Folge einer chronischen Hepatitis-B-Infektion darstellt, in der Gruppe der 6- bis 14-Jährigen um die Hälfte [8]. In den Industrienationen, wo die Hepatitis-B-Impfung zunächst nur in bestimmten Risikogruppen zum Einsatz kam, führte sie zu einem deutlichen Rückgang der berufsbedingten Hepatitis-B-Infektionen im medizinischen Bereich.
Diese Erfolge dürfen freilich nicht darüber hinwegtäuschen, dass wir gegen eine Reihe von Erregern des Gastrointestinaltraktes noch keine Möglichkeit einer Impfung haben. Trotz intensiver Bemühungen, Impfstoffe gegen Hepatitis C, enterotoxische Escherichia coli oder Helicobacter pylori zu entwickeln, wird es wohl noch geraume Zeit bis zur Zulassung dieser Vakzinen dauern, und Versuche, Impfstoffe gegen Schistosomiasis oder Wurmerkrankungen zu schaffen, stecken noch in den Anfängen.
Der folgende Artikel soll über die gegen Infektionen im Gastrointestinalbereich verfügbaren Impfstoffe – gegen Hepatitis A, B, Typhus und Cholera – informieren und einen Ausblick auf zukünftige Entwicklungen geben.

53.1 Impfung gegen Hepatitis A

Immunprophylaktische Verfahren sind derzeit die wichtigsten Maßnahmen im Kampf gegen die Hepatitis A. Schon seit geraumer Zeit ist der Einsatz von Immunglobulinen zur Prävention der Hepatitis A üblich; seit 1992 verfügen wir über einen aktiven Hepatitis-A-Impfstoff.

53.1.1 Passive Immunisierung

Eine Immunglobulingabe zur Prophylaxe der Hepatitis A ist postexpositionell und präexpositionell möglich, d. h. nach einem Infektionsereignis bzw. vor einer zu erwartenden Infektion. Zum Einsatz kommt dazu normales Immunglobulin, das einen Gehalt an spezifischen Antikörpern gegen Hepatitis-A-Virus von mindestens 100 IU/l aufweisen muss (bei dem in Deutschland zugelassenen Präparat ist dieser Wert garantiert). Nach einer vermuteten Infektion, etwa durch engen Kontakt zu einem an Hepatitis A Erkrankten oder Genuss von kontaminierten Lebensmitteln, kann eine Immunglobulingabe innerhalb eines Zeitraums von 10 Tagen eine Erkrankung verhindern oder zumindest abschwächen. Die Dosierung beträgt in diesem Fall 0,02 ml/kg KG. Die präexpositionelle Prophylaxe mit Immunglobulin, z. B. vor einer Reise in Gebiete mit hoher Hepatitis-A-Inzidenz, ist heute durch die aktive Impfung weitestgehend ersetzt. Falls sie durchgeführt wird – etwa weil die aktive Impfung ausdrücklich nicht gewünscht wird oder ihre Wirkung aufgrund eines Immundefektes fraglich ist – wird für eine Schutzdauer von bis zu 3 Monaten eine Gabe von 0,02 ml/kg KG empfohlen. Für einen länger anhaltenden Schutz (bis zu 5 Monaten) wird eine Dosierung von 0,06 ml/kg KG eingesetzt.

IX

53.1.2 Hepatitis-A-Impfung

Zusammensetzung und Herstellung

Der Hepatitis-A-Impfstoff ist ein Totimpfstoff, zu dessen Herstellung Hepatitis-A-Virus auf menschlichen Fibroblasten gezüchtet wird. Das Virus wird anschließend gereinigt und mittels Formaldehyd inaktiviert [2]. In 2 der in Deutschland zugelassenen Impfstoffen liegt das inaktivierte Virus an Aluminiumhydroxid adsorbiert vor (Vaqta, Havrix). Ein weiterer Impfstoff (HAVpur) enthält inaktiviertes Hepatitis-A-Virus, das statt an Aluminiumhydroxid an Liposomen adsorbiert ist, die zusätzlich noch das Hämagglutinin des Influenzavirus enthalten [19].

Für eine Grundimmunisierung sind 2 Impfungen zum Zeitpunkt 0 sowie nach 6–12 Monaten erforderlich. Der Impfstoff wird intramuskulär verabreicht.

Wirksamkeit

In 2 großangelegten Doppelblindstudien bei Kindern konnte durch die Impfung bei 95–100% der Probanden eine Hepatitis-A-Erkrankung verhindert werden [25, 54]. Vier Wochen nach der ersten Dosis weisen 95–100% aller Impflinge eine Serokonversion auf, die definiert ist durch Antikörperspiegel über 20 Internationale Einheiten pro Liter (IE/l bzw. IU/l). Tierversuche und Studien während Hepatitis-A-Epidemien belegen, dass eine Schutzwirkung innerhalb von 2 Wochen eintritt [17, 36]. Wegen der vergleichsweise langen Inkubationszeit der Hepatitis A (>2 Wochen) kann damit eine Infektion auch bei einer Gabe unmittelbar vor einer Exposition und sogar innerhalb der ersten Tage nach Erregerkontakt verhindert werden. In der Reisemedizin ist daher auch unmittelbar vor Abreise eine Impfung (mit der ersten Dosis) noch sinnvoll und wirksam. Aus den gleichen Gründen hat sich bei Hepatitis-A-Ausbrüchen der Einsatz der Vakzine zur Riegelungsimpfung bewährt [7, 36]. Nach derzeitigem Kenntnisstand kann zumindest bei jungen, gesunden Probanden von einer Schutzdauer von deutlich über 10 Jahren nach Grundimmunisierung ausgegangen werden [33, 49, 50].

Indikationen

Die Impfung ist in erster Linie für Reisende in Hepatitis-A-Endemiegebiete indiziert, daneben aber auch für einige beruflich exponierte Gruppen zu empfehlen, wie medizinisches Personal in Kinderkliniken, Infektionsabteilungen und Laboratorien für Stuhluntersuchungen, Personal in Kindertagesstätten und Kindergärten, Personal in Einrichtungen für geistig Behinderte sowie Kanalisations- und Klärwerksarbeiter. Geimpft werden sollten auch homosexuell aktive Männer [24]. Kontraindikationen gegen eine Hepatitis-A-Impfung gibt es nicht.

Verträglichkeit und Nebenwirkungen

Der Impfstoff ist ausgezeichnet verträglich. Lokale Nebenwirkungen an der Impfstelle wie vorübergehender leichter Schmerz, Schwellungen oder Rötung kommen gelegentlich vor; Allgemeinsymptome wie leichtes Fieber für 1–2 Tage, Übelkeit oder Abgeschlagenheit wurden selten beschrieben. Ernsthafte Nebenwirkungen wurden bisher nicht beobachtet.

53.1.3 Antikörperbestimmung vor und nach der Impfung

Die Immunität gegen Hepatitis A lässt sich durch die Bestimmung von Anti-HAV feststellen. Ein Schutz wird bei Anti-HAV-Konzentrationen über 10–20 IU/l angenommen [56]. Eine Untersuchung *vor* der Impfung ist aus Kostengründen bei allen Menschen zu empfehlen, die eine Gelbsucht in der Anamnese angeben, die aus Endemiegebieten stammen oder vor 1950 geboren wurden. Eine Impfung bereits Immuner schadet nicht, ist aber unnötig. Die sehr gute Immunogenität des Impfstoffs macht eine Erfolgskontrolle bei jungen gesunden Menschen unnötig; sie kann aber angebracht sein in allen Fällen, in denen mit einer reduzierten Immunantwort gerechnet werden muss, d. h. bei alten Menschen oder Menschen mit Immundefekten wie z. B. Transplantierten oder Dialysepatienten.

53.2 Impfung gegen Hepatitis B

53.2.1 Passive Immunisierung

Sowohl die passive als auch die aktive Immunprophylaxe steht zur Bekämpfung der Hepatitis B zur Verfügung.

Hepatitis-B-Immunglobulin (HBIG) enthält hohe Konzentrationen von spezifischen Antikörpern gegen Hepatitis-B-Oberflächenprotein (Anti-HBs). Es ist als i.m.-Präparat (Anti-HBs-Konzentration 200 IU/l) sowie als i.v.-Präparat (Anti-HBs-Konzentration 50 IU/l) verfügbar. HBIG wird eingesetzt:

- nach einem (vermuteten) Kontakt einer nichtimmunen Person mit Hepatitis-B-Virus etwa durch Verletzung mit einem spitzen oder scharfen Gegenstand, der mit Blut eines Hepatitis-B-Virusträgers kontaminiert ist (»Nadelstichverletzung«),
- zur Immunisierung Neugeborener von Müttern, die Trägerinnen des Hepatitis-B-Virus (also HBsAg-positiv) sind,
- zur Verhütung einer endogenen Reinfektion nach Lebertransplantation bei Hepatitis-B-Virusträgern.

Zur Postexpositionsprophylaxe nach Verletzung gibt man 0,06 ml/kg KG eines i.m. zu applizierenden Präparates (üblicherweise beim Erwachsenen eine Ampulle zu 5 ml); Neugeborene erhalten 1 ml i.m. Die i.v.-Präparation wird mit 6–12 IU/kg KG (üblicherweise 1 Ampulle zu 10 ml) beim Erwachsenen dosiert; Neugeborene erhalten 20 IU/kg KG (üblicherweise 1 Ampulle zu 2 ml). In der Regel erfolgt die passive Immunisierung in diesen Fällen in Verbindung mit der aktiven Impfung gegen Hepatitis B (passiv-aktive Immunisierung, ▶ Abschn. 53.2.2).

Die Gabe von HBIG muss so früh wie möglich nach Erregerkontakt erfolgen, möglichst innerhalb von 4 h, höchstens von 48 h; die Wirkung späterer Gaben ist fraglich. Wird keine aktive Impfung durchgeführt, so ist eine Wiederholung der Immunglobulingabe nach 4–6 Wochen angezeigt.

Zur Prophylaxe der endogenen Reinfektion nach Lebertransplantation muss, in Abhängigkeit von der Viruskonzentration vor der Transplantation, ein Anti-HBs-Spiegel im Serum von >100 bis >500 IU/l lebenslang aufrechterhalten werden [44].

53.2.2 Hepatitis-B-Impfstoff

Zusammensetzung und Herstellung

Der Hepatitis-B-Impfstoff besteht aus dem Hüllprotein des Hepatitis-B-Virus (HBsAg). Die Impfstoffe der ersten Generation werden aus dem Plasma chronischer Virusträger gewonnen. Durch mehrere biochemische und physikalische Reinigungsverfahren werden die sog. 22-nm-Partikel, die nur aus HBsAg bestehen und nicht infektiös sind, isoliert. Das gewonnene Material wird mehreren Inaktivierungsschritten unterworfen und an Aluminiumhydroxid adsorbiert [21]. Diese sog. Plasmaimpfstoffe sind in einigen Teilen der Welt noch in Gebrauch, in den Industrienationen aber durch gentechnisch hergestellte Hepatitis-B-Impfstoffe ersetzt. Diese Impfstoffe bestehen ebenfalls aus HBsAg, das aber in diesem Fall aus gentechnisch veränderten Hefezellen gewonnen wird. Zu ihrer Herstellung wurde das für das HBsAg kodierende Gen zusammen mit genetischen Steuerelementen, die eine Expression des Gens erlauben, in ein Hefeplasmid eingesetzt. Mit diesem modifizierten Plasmid werden Zellen der Bäckerhefe (Saccharomyces cerevisiae) stabil transfiziert; diese gentechnisch veränderten Zellen produzieren nun HBsAg in großer Menge, das ebenfalls in Form von sphärischen Partikeln vorliegt. Morphologisch sind diese in Hefe produzierten Partikel nicht von den aus Plasma gewonnenen zu unterscheiden, weisen allerdings keine Kohlenhydratseitenketten auf [35].

In den letzten Jahren wurden neue rekombinante Hepatitis-B-Impfstoffe entwickelt, die zusätzliche Antigene des Oberflächenproteins, die sog. Prä-S-Proteine, enthalten [20, 43, 57], ebenso wie Impfstoffe mit neuen Adjuvanzien [48]. Erste klinische Studien zeigten eine deutlich höherere Immunogenität dieser Vakzinen gegenüber den herkömmlichen Präparationen; einer dieser Impfstoffe [49] ist bereits EU-weit zugelassen.

Anwendung

Die Grundimmunisierung besteht aus 3 Impfungen, die zu den Zeitpunkten 0, nach 4 Wochen und 6–12 Monaten verabreicht werden. Ein Alternativschema verwendet 4 Impfungen, von denen die ersten 3 jeweils mit 4-wöchigem Abstand gegeben werden, die vierte nach einem Jahr. Damit lässt sich eine etwas höhere Serokonversionsrate in den ersten Monaten der Grundimmunisierung erreichen (s. u.). Eine Schnellimmunisierung mit 3 Impfungen zum Zeitpunkt 0, nach 7 und 21 Tagen führt ebenfalls zu einem schnelleren initialen Antikörperanstieg und damit zu einer besseren Schutzwirkung [6]; für einen Langzeitschutz ist auch hier eine vierte Impfung nach 6–12 Monaten notwendig.

Der Impfstoff wird intramuskulär injiziert. Eine subkutane Injektion, etwa bei Patienten mit Blutungsneigung (Hämophile) ist möglich, ist aber mit etwas stärkeren lokalen Reaktionen verbunden (Granulombildung).

Wirksamkeit

Etwa 95% aller immunologisch gesunden Impflinge bilden auf die Impfung spezifische, schützende Antikörper (Anti-HBs; [14]). Erfolgreich geimpfte Personen sind zu nahezu 100% vor einer Infektion bzw. Erkrankung geschützt; ein sicherer Schutz besteht allerdings erst nach der letzten Injektion der Grundimmunisierung. Nach der ersten Impfung sind lediglich 10–30%, nach der zweiten 50–80% geschützt. Deutlich schlechtere Impfergebnisse werden bei alten Menschen sowie bei Mensch mit Immundefekten (Dialysepatienten, immunsuppressiv behandelte Patienten) erzielt; hier liegen die Serokonversionsraten oft nur um oder sogar unter 50%.

Eine Impfung gegen Hepatitis B schützt auch vor einer Hepatitis Delta, deren Erreger für Infektion und Vermehrung auf die Mithilfe des Hepatitis-B-Virus angewiesen ist.

Schutzdauer und Wiederimpfung

Die Impfung gegen Hepatitis B induziert neben dem Schutz vor Infektion, der an einen Anti-HBs-Wert von wenigstens 10 IU/l gebunden ist, auch ein ausgeprägtes immunologisches Gedächtnis. Auch nach Absinken des Anti-HBs-Wertes unter diese Schutzgrenze wird dadurch im Falle eines Kontakts mit dem Erreger sehr schnell eine Immunreaktion in Gang gesetzt [5], die die beginnende Infektion rasch beendet und eine Erkrankung oder eine chronische Infektion sicher verhindert [3, 4, 55]. Ein Schutz vor Erkrankung kann daher über die Anwesenheit von Anti-HBs hinaus, das bei bis zu 40% der Geimpften im Laufe von 5 Jahren auf nicht messbare Werte absinkt [55], angenommen werden. Ob dieser Schutz lebenslang anhält, wie v. a. von amerikanischen Forschern angenommen wird, ist auf Grund der begrenzten Beobachtungszeiten gegenwärtig nicht zu belegen; neuere Untersuchungen lassen aber den Schluss zu, dass die Schutzdauer wenigstens 10–15 Jahre beträgt [15, 38, 52, 53].

Die deutschen Empfehlungen der Ständigen Impfkommission am Robert-Koch-Institut (STIKO) sehen bei Personen mit erhöhtem Hepatitis-B-Risiko – in erster Linie medizinischem Personal – eine Antikörperbestimmung 4–8 Wochen nach der 3. Impfung vor; bei Anti-HBs-Werten unter 100 IU/l wird eine sofortige Auffrischimpfung mit erneuter postvakzinaler Kontrolle empfohlen, bei Werten von 100 IU/l oder darüber eine Auffrischimpfung nach 10 Jahren (ohne zwischenzeitliche Kontrollen!) [24]. Diese Empfehlung enthält eine hohe Sicherheitsreserve: Nach der Meinung der meisten Experten gilt ein Ansprechen auf die Impfung als gut, wenn der Wert von 10 IU/l überschritten wurde, und man kann in diesen Fällen von der Induktion auch eines guten immunologischen Gedächtnisses ausgehen, das einen Langzeitschutz vor Erkrankung garantiert. Angesichts der Schwankungsbreite der Messergebnisse der verschiedenen am Markt befindlichen Anti-HBs-Tests hat man jedoch in Deutschland (wie in der Schweiz) aus Sicherheitsgründen den Wert von 100 IU/l als Kriterium für gutes Ansprechen gewählt.

Vorgehen bei Nonrespondern

Auch unter gesunden, immunologisch unauffälligen Personen sprechen etwa 5% nicht (»Nonresponder«) oder nur schlecht (Anti-HBs <10 IE/l, »Hyporesponder«) auf die Hepatitis-B-Impfung an. Neben Alter, Geschlecht und Körpergewicht spielen hier wahrscheinlich genetische Faktoren eine Rolle [22, 58]. In diesen Fällen sind weitere Impfungen indiziert, die in einem Mindestabstand von etwa 3 Monaten durchgeführt werden sollten. 60–75% der Non- oder Hyporesponder reagieren auf bis zu 3 zusätzliche Impfungen mit einer Bildung von Anti-HBs [13, 26].

Indikationen

Die Hepatitis-B-Impfung war in Deutschland, wie in den meisten Ländern mit niedriger Hepatitis-B-Inzidenz, eine für Personen mit erhöhtem Risiko empfohlene Impfung. Seit Ende 1995 ist sie, entsprechend den Empfehlungen der Weltgesundheitsorganisation, für alle Kinder vorgesehen; die 3 Impfungen sollten zusammen mit den Impfungen gegen Tetanus, Diphtherie, Pertussis, Poliomyelitis und Hämophilus-influenzae-Typ-b-Infektionen im 3., 5. und 12. Lebensmonat erfolgen. Ein Kombinationsimpfstoff, der alle 6 Impfstoffe enthält, ist verfügbar; dieser Impfstoff wird in der Regel 4-mal (im 3., 4., 5. und 12. Lebensmonat) verabreicht. Nicht als Kleinkinder Geimpfte sollte vor Erreichen der Pubertät geimpft werden. Ziel ist die Durchimpfung der gesamten Bevölkerung, die die Grundlage für die Elimination der Hepatitis B darstellt.

Kontraindikationen

Einzige Kontraindikation gegen eine Hepatitis-B-Impfung ist eine – sehr seltene – Allergie gegen das in manchen Impfstoffen enthaltene Thiomersal.

Verträglichkeit und Nebenwirkungen

Nebenwirkungen nach Hepatitis-B-Impfung sind selten und vorwiegend lokal. Schmerz, Rötung, Schwellung an der Einstichstelle kommen vor, klingen aber in aller Regel nach Stunden oder einigen wenigen Tagen wieder ab. An Allgemeinsymptomen wurde über Übelkeit, Abgeschlagenheit, leichtes Fieber, Kopfschmerzen und Müdigkeit berichtet. Schwere Nebenwirkungen, die mit der Impfung in eindeutigem Zusammenhang stehen, sind nicht beschrieben worden.

53.2.3 Antikörperbestimmung vor und nach der Impfung

Auf eine Antikörperbestimmung vor der Impfung kann in der Regel verzichtet werden; falls der Verdacht auf eine Hepatitis B in der Vorgeschichte des Impflings besteht, sollte ein Anti-HBc-Test durchgeführt werden. Nach der Hepatitis-B-Impfung sollte aber bei Angehörigen von Risikogruppen (medizinisches und zahnmedizinisches Personal, Dialysepatienten, Kontaktpersonen von HBsAg-Trägern) der Impferfolg kontrolliert werden. Bei

Impfversagen (»Nonrespondern«) kann versucht werden, durch weitere Impfungen doch noch eine Serokonversion zu errreichen (▶ Abschn. 53.2.2, Vorgehen bei Nonrespondern). Nonresponder sind nicht gegen Hepatitis B geschützt [58]; im Falle eines Kontaktes mit dem Erreger, z. B. durch Verletzung mit einer kontaminierten Kanüle, muss umgehend eine passive Immunisierung durchgeführt werden (▶ Abschn. 53.2.1).

53.2.4 Kombinationsimpfstoffe

Die Hepatitis-B-Vakzine ist auch Bestandteil mehrerer Kombinationsimpfstoffe. So ist eine Kombination des Hepatitis-B-Impfstoffs mit dem Hepatitis-A-Impfstoff erhältlich; die Anwendung ist die gleiche wie für alle anderen Hepatitis-B-Impfstoffe; neben der Erwachsenendosis gibt es eine Kinderdosis mit jeweils der halben Menge Impfstoff. Für die Impfung von Säuglingen und Kleinkindern ist eine Kombination mit allen anderen im 1. Lebensjahr empfohlenen Impfungen verfügbar; neben der Hepatitis-B-Komponente (in halber Dosierung) enthält die Kombination die Impfstoffe gegen Tetanus, Diphtherie, Pertussis, Haemophilus-influenzae-Typ-b-Infektionen und Poliomyelitis.

53.3 Impfung gegen Typhus

Die Immunprophylaxe des Typhus ist mit Lebend- und Totimpfstoffen möglich.

53.3.1 Typhuslebendimpfstoff

Zusammensetzung und Herstellung

Die Lebendvakzine enthält die Salmonella-typhi-Mutante Ty21a, die mehrere genetische Veränderungen aufweist und dadurch die Fähigkeit verloren hat, das Enzym UDP-Galaktose-4-Epimerase zu synthetisieren. Bei Abwesenheit von Galaktose wächst der Erreger ohne die Bildung der aus Polysacchariden bestehenden sog. O-Antigene, weil er keine Quelle für UDP-Galaktose aufweist. Ist exogene Galaktose, wie im menschlichen Darm, vorhanden, so kann der Erreger die für seine Antigenität essentiellen O-Antigene bilden. Durch die Unfähigkeit, UDP-Galaktose in UDP-Glukose umzuwandeln und weiter zu verstoffwechseln, kommt es aber zu einer Akkumulation dieser Verbindung sowie von Galaktose-1-Phosphat, was nach wenigen Tagen zum Absterben der Bakterienzelle führt [18].

Anwendung

Impfstoffkeime sind in magensaftresistenten Kapseln enthalten; zur Grundimmunisierung werden insgesamt 3 Kapseln mit jeweils 1 Tag Zwischenraum verabreicht. Der Impfstoff darf nicht zusammen mit Laxanzien gegeben werden; Antibiotika, Sulfonamide oder Malariamittel dürfen frühestens 3 Tage nach der letzten Impfstoffdosis eingenommen werden. Auffrischimpfungen werden nach 3 Jahren empfohlen.

Wirksamkeit

Die Wirksamkeit des Lebendimpfstoffs lag bei Studien in Endemiegebieten bei 67% für 3 Jahre [30]; da in diesen Fällen ein häufiger Kontakt mit dem Erreger, der zu Boosterreaktionen führt, angenommen werden muss, sollte sicherheitshalber bei Nichtexponierten von einer kürzeren Schutzdauer ausgegangen werden.

Nebenwirkungen

Der Impfstoff ist gut verträglich; selten können leichte Magen-Darm-Beschwerden auftreten.

53.3.2 Typhustotimpfstoff

Zusammensetzung und Herstellung

Die Totvakzine, die seit 1994 auch in Deutschland zugelassen ist, besteht aus dem gereinigten, nicht denaturierten sog. Vi-Kapselpolysaccharid (Virulenzantigen) von Salmonella typhi [39].

Anwendung

Zur Immunisierung wird eine Dosis mit 0,5 ml i.m. oder s.c. verabreicht.

Wirksamkeit

Eine Injektion induziert bei 85–90% aller Impflinge über 2 Jahren spezifische Antikörper der Klasse IgG im Serum [46]. Die Schutzwirkung der Vakzine liegt bei 64–72%, die Schutzdauer wird mit 36 Monaten angegeben [1, 28, 32].

Nebenwirkungen

Die Impfung wird gut vertragen, Berichte über stärkere Nebenwirkungen liegen nicht vor [46].

53.3.3 Indikationen und Kontraindikationen für Impfstoffe gegen Typhus

Eine Impfung gegen Typhus ist in erster Linie indiziert für Reisende, die sich in Entwicklungsländern aufhalten, in denen Typhus endemisch ist, und die unter hygienisch unzulänglichen Bedingungen reisen (»Rucksacktouristen«, aber auch Entwicklungshelfer). In Typhusendemiegebieten sind v. a. Schulkinder Ziel von Impfkampagnen. Kontraindikationen sind nicht bekannt.

53.3.4 Kombinationsimpfstoff gegen Typhus und Hepatitis A

Der Typhustotimpfstoff existiert auch in einer Kombination mit der Hepatitis-A-Vakzine. Die Menge an Hepatitis-A-Antigen entspricht hier der des monovalenten Impfstoffs. Dieses in erster Linie in der Reisemedizin eingesetzte Präparat führt nach einmaliger Gabe zu einem begrenzten Schutz gegen Hepatitis A und Typhus. Die 2. Hepatitis-A-Impfung erfolgt nach 6–12 Monaten. Zur Aufrechterhaltung eines Schutzes vor Typhus muss alle 3 Jahre mit einem monovalenten Typhusimpfstoff nachgeimpft werden.

53.4 Impfung gegen Cholera

Wichtigste Maßnahme zur Prophylaxe der Cholera ist eine ausreichende Hygiene; erst in zweiter Linie ist die Schutzimpfung angezeigt. Zur Immunprophylaxe der Cholera sind gegenwärtig 2 Impfstoffe vorhanden. Ein oraler Totimpfstoff besteht aus abgetöteten Erregern und der – nichttoxischen – B-Untereinheit des Choleratoxins; nicht in Deutschland, aber in der Schweiz und in einigen anderen europäischen Ländern zugelassen ist schließlich ein oraler Lebendimpfstoff, bei dem mittels rekombinanter Technologie dasjenige Gen eliminiert wurde, das die aktive (toxische) A-Untereinheit des Toxins kodiert.

53.4.1 Choleraimpfstoff: oraler Totimpfstoff

Zusammensetzung und Herstellung

Der Totimpfstoff enthält abgetötete Erreger, und zwar 2 formalinabgetötete Stämme der beiden Serotypen Ogawa und Inaba sowie die gleichen Serotypen, die durch Hitzebehandlung inaktiviert wurden. Die Formalinbehandlung erhält die Proteinantigene der Erregeroberfläche, während die Hitzebehandlung die antigene Struktur der Proteine weitgehend zerstört, aber die Lipopolysaccharide immunologisch intakt lässt. Zusätzlich enthält er die nichttoxische B-Untereinheit des Choleratoxins in gereinigter Form, die von einem gentechnisch modifizierten Stamm von Vibrio cholerae stammt, der die B-Untereinheit verstärkt produziert, aber kein intaktes Toxin bilden kann [41].

Anwendung

Der Impfstoff wird oral appliziert. In bisherigen Studien wurden zur Grundimmunisierung 3 Dosen im Abstand von 6 Wochen verabreicht.

Wirksamkeit

Nach 3-maliger Gabe dieses Impfstoffs im Abstand von 6 Wochen in einer plazebokontrollierten Feldstudie in Bangladesh mit mehr als 60.000 Teilnehmern lag die Wirksamkeit nach 3 Jahren bei 63%, allerdings nur bei Personen, die älter als 5 Jahre waren; bei jüngeren Kindern war die Wirksamkeit auf 1 Jahr beschränkt [12]. Für einige Monate schützte die Vakzine auch gegen Durchfallerkrankungen durch enterotoxische Escherichia-coli-Stämme, die ein dem Choleratoxin ähnliches hitzelabiles Toxin bilden [11].

Nebenwirkungen

Die Verträglichkeit des Impfstoffs ist gut; Berichte über Nebenwirkungen liegen nicht vor.

53.4.2 Choleraimpfstoff: orale Lebendvakzine

Zusammensetzung und Herstellung

Eine gentechnisch hergestellte Mutante von Vibrio cholerae wird als orale Lebendvakzine eingesetzt. Bei diesem Impfstamm, der derzeit allerdings nicht in Deutschland zugelassen ist, wurde das für die A-Kette des Toxins kodierende Gen entfernt, so dass nur noch die nichttoxische, aber immunogene B-Untereinheit gebildet wird.

Anwendung

Der Impfstoff wird in 1 Dosis oral verabreicht.

Wirksamkeit

In ersten Wirksamkeitsstudien lagen die Schutzraten 1 Monat nach einmaliger Gabe des Impfstoffs zwischen 62 und 100% [31]. Über die Dauer des Impfschutzes liegen noch keine Untersuchungen vor; aufgrund von Antikörperstudien wird vom Hersteller eine Schutzdauer von 6 Monaten angegeben.

Nebenwirkungen

Als einzige Nebenwirkung wurde über leichte Diarrhöen bei einigen Impflingen berichtet.

53.4.3 Indikationen und Kontraindikationen für Impfstoffe gegen Cholera

Indiziert sind Impfstoffe gegen Cholera prinzipiell nur bei Personen mit einem stark erhöhten Cholerarisiko; ein solches Risiko ist gegeben, wo in Gebieten mit endemischer Cholera größere Menschenmengen unter sehr schlechten sozialen und hygienischen Bedingungen auf engem Raum zusammenleben, etwa in Slums oder in Flüchtlingslagern, und wenn im Falle des Auftretens von Cholera eine medizinische Grundversorgung nicht gewährleistet ist. Die Impfung von einzelnen, stark gefährdeten Personen in einem derartigen Umfeld, wie Entwicklungshelfern oder medizinischem Personal bei Katastropheneinsätzen, kann gelegentlich angebracht sein. Der Normaltourist gehört mit Sicherheit nicht zu diesem Personenkreis, auch wenn er sich in Ländern aufhält, in denen Cholera endemisch ist.

Die Weltgesundheitsorganisation gibt keine Indikation für die Choleraimpfung an und hat ihren Mitgliedern empfohlen, auf eine Impfpflicht zu verzichten. Trotzdem verlangen gelegentlich manche Länder (v. a. in Afrika), in denen es zu Ausbrüchen von Cholera gekommen ist, bei der Einreise eine Bescheinigung über eine innerhalb der letzten 6 Monate durchgeführte Choleraimpfung, manche Länder auch bei der Einreise aus einem Choleragebiet.

53.5 Impfung gegen Rotaviren

Der erste Impfstoff gegen Rotaviren wurde 1998 in den USA zugelassen. Es handelte sich um eine tetravalente Lebendvakzine auf der Basis eines für den Menschen apathogenen Rhesusrotavirus. Der Impfstoff enthielt das native Rhesusrotavirus vom Serotyp 3, das eine ausgeprägte Kreuzreaktion mit dem menschlichen Rotavirus dieses Serotyps besitzt, sowie 3 »Reassortanten«-Viren, ebenfalls Rhesusrotaviren, bei denen das für das (rhesusspezifische) Oberflächenprotein VP7 kodierende RNA-Segment durch das entsprechende Gensegment humaner Rotaviren vom Serotyp 1, 2 und 4 ersetzt wurde [16]. Damit war dieser Impfstoff gegen die 4 am häufigsten auftretenden Rotavirusserotypen wirksam. Bereits im ersten Jahr nach der Zulassung musste der Impfstoff jedoch wegen mehrerer Fälle von Invagination bei geimpften Kindern vom Markt genommen werden [37].

Gegenwärtig gibt es eine Reihe verschiedener Ansätze zur Schaffung neuer Rotavirusimpfstoffe. Am weitesten entwickelt sind 2 Lebendvakzinen, die in verschiedenen klinischen Studien untersucht wurden: eine pentavalente »Reassortanten«-Vakzine auf der Basis eines bovinen Rotavirusstammes [51] und ein Impfstoff, der einen attenuierten humanen Rotavirusstamm enthält [40]. Beide Impfstoffe befinden sich in mehreren Ländern im Zulassungsverfahren und werden in absehbarer Zeit verfügbar sein [9].

53.6 Impfstoffe in Entwicklung

Hepatitis C, Diarrhöen durch enterotoxische Escherichia coli (ETEC) und Infektionen mit Helicobacter pylori sind wichtige Ziele gegenwärtiger Impfstoffentwicklung.

53.6.1 Impfstoff gegen Hepatitis C

Trotz vielfältiger Ansätze ist gegenwärtig nicht abzusehen, ob bzw. wann ein solcher Impfstoff verfügbar sein wird. Das Fehlen eines Zellkultursystems und die Tatsache, dass als einziges Versuchstier nur der Schimpanse zur Verfügung steht, erschweren die experimentelle Arbeit mit dem Erreger. Als größtes Handicap für die Entwicklung einer Vakzine gilt aber die hohe Variabilität mehrerer Proteine des Erregers, die offenbar wichtige Zielstrukturen der Immunabwehr darstellen. Allerdings erscheinen die Aussichten, einen Impfstoff gegen HCV zu entwickeln, derzeit etwas besser. Es ist nun bekannt, dass bis zu 50% aller akuten Infektionen aufgrund einer spezifischen Immunantwort beendet werden, und es gibt Hinweise auf eine natürliche Immunität bei Menschen und Schimpansen [23].

53.6.2 Impfstoff gegen ETEC

Mehrere experimentelle Lebend- und Totimpfstoffe gegen enterotoxische Escherícha coli wurden in den letzten Jahren entwickelt und auch in Pilotstudien am Menschen getestet [45, 47]. Vielversprechende Ergebnisse liegen aus einer Immunogenitätstudie mit einer inaktivierten Ganzkeimvakzine vor, die zusätzlich noch die B-Untereinheit des Choleratoxins enthält [42]; der Impfstoff induzierte einen mehr als 4fachen Titeranstieg spezifischer IgA-Antikörper in 93% der Teilnehmer, 81% entwickelten einen vergleichbaren Anstieg der Antikörper der Klasse IgG. Wirksamkeitsstudien mit diesem Impfstoff sind im Gange.

53.6.3 Impfstoff gegen Helicobacter pylori

Der erfolgreiche Einsatz experimenteller Impfstoffe gegen Helicobacter pylori im Tiermodell zeigte die prinzipielle Möglichkeit einer Impfung gegen diesen Erreger [34]. In Studien am Menschen konnte eine orale, formalininaktivierte Ganzkeimvakzine eine Immunantwort sowohl systemisch als auch auf der Schleimhaut induzieren, war aber nicht in der Lage, bei infizierten Impflingen den Erreger zu eliminieren [29].

Literatur

1. Acharya VL, Shresta MB, Cadoz M et al. Prevention of typhoid fever in Nepal with the Vi polysaccharide of Salmonella typhi: A preliminary report. N Engl J Med 1987; 317: 1101–1104
2. André FE, Hepburn A, D'Hondt E. Inactivated candidate vaccines for hepatitis A. In: Melnick, JL: Prog Med Virol, Vol 37. Karger, Basel 1990: 72–95
3. Anonymous. Are booster immunisations needed for lifelong hepatitis B immunity? European Consensus Group on Hepatitis B Immunity. Lancet 2000; 355: 561–565

4. Banatvala J, Van Damme P, Oehen S. Lifelong protection against hepatitis B: the role of vaccine immunogenicity in immune memory. Vaccine 2000; 19: 877–885
5. Bauer T, Jilg W. Hepatitis B surface antigen-specific T and B cell memory in individuals who had lost protective antibodies after hepatitis B vaccination. Vaccine 2006; 24: 572–577 (epub Sep 16, 2005)
6. Bock HL, Loscher T, Scheiermann N et al. Accelerated Schedule for Hepatitis B Immunization. J Travel Med 1995; 2 (4): 213–217
7. Bonanni P, Colombai R, Franchi G, Lo Nostro A, Comodo N, Tiscione E. Experience of hepatitis A vaccination during an outbreak in a nursery school of Tuscany, Italy. Epidemiol Infect 1998; 121: 377–380
8. Chang MH, Chen CJ, Lai MS et al. Universal hepatitis B vaccination in Taiwan and the incidence of hepatocellular carcinoma in children. Taiwan Childhood Hepatoma Study Group. N Engl J Med 1997; 336: 1855–9
9. Clark HF, Offit PA. Vaccines for rotavirus gastroenteritis universally needed for infants. Pediatr Ann 2004; 33: 536–543
10. Clark HF, Glass RI, Offit PA. Rotavirus vaccines. In: Plotkin SA, Orenstein WA (eds) Vaccines 3rd ed. WB Saunders, Philadelphia 1999, pp 987–1005
11. Clemens JD, Sack DA, Harris JR et al. Efficacy of oral cholera toxin B subunit as a protective immunogen against diarrhoea associated with heat labile toxin-producing enterotoxigenic Escherichia coli. Results of a large scale field trial. J Infect Dis 1988; 158: 372–377
12. Clemens JD, Sack DA, Harris JR et al. Field trial of oral cholera vaccines in Bangladesh: results from three-year follow-up. Lancet 1990; 335: 270–273
13. Clemens R, Sänger R, Kruppenbacher J, Höbel W, Stanbury W, Bock H, Jilg W. Booster immunization of low- and non-responders after a standard three dose hepatitis B vaccine schedule - results of a postmarketing surveillance. Vaccine 1997; 15: 349–352
14. Coates T, Wilson R, Patrick G, Andre F, Watson V. Hepatitis B vaccines: assessment of the seroprotective efficacy of two recombinant DNA vaccines. Clin Ther 2001; 23: 392–403
15. Da Villa G, Pellicia MG, Peluso F, Ricciardi E, Sepe A. Anti-HBs responses in children vacinated with different schedules of either plasma-derived or HBV DNA recombinant vaccine. Res Virol 1997; 148: 109–114
16. Delem A, Lobmann M, Zygraich N. A bovine rotavirus developed as a candidate vaccine for use in humans. J Biol Stand 1984; 12: 443–445
17. D'Hondt E, Purcell RH, Emerson SU, Wong DC, Shapiro M, Govindarajan S. Efficacy of an inactivated hepatitis A vaccine in pre- and postexposure conditions in marmosets. J Infect Dis 1995 Mar; 171 Suppl 1: S40–43
18. Germanier R, Fürer E. Isolation and characterization of gal-E mutant Ty21a of Salmonella typhi: a candidate strain for a life oral typhoid vaccine. J Inf Dis 1975; 131: 553–558
19. Glück R. Immunopotentiating reconstituted influenza virosomes (IRIVs) and other adjuvants for improved presentation of small antigens. Vaccine 1992; 10: 915–919
20. Heineman TC, Clements-Mann ML, Poland GA, Jacobson RM, Izu AE, Sakamoto D et al. A randomized, controlled study in adults of the immunogenicity of a novel hepatitis B vaccine containing MF59 adjuvant. Vaccine 1999; 17 (22): 2769–2778
21. Hilleman MR, Bunyak EB, McAleer WJ, McLean AA. Human hepatitis B vaccine. In: Krugmann S, Sherlock S (eds) Proceedings of the European Symposium on hepatitis B. Rahway: Merck Sharp and Dohme International, 1981: pp 120–139
22. Hohler T, Meyer CU, Notghi A, Stradmann-Bellinghausen B, Schneider PM, Starke R et al. The influence of major histocompatibility complex class II genes and T-cell Vbeta repertoire on response to immunization with HBsAg. Hum Immunol 1998; 59 (4): 212–218
23. Houghton M, Abrignani S. Prospects for a vaccine against the hepatitis C virus. Nature 2005; 436: 961–966
24. Impfempfehlungen der Ständigen Impfkommission (STIKO) am Robert-Koch-Institut. Epidem Bull 2005; 30: 257–262
25. Innis BL, Snitbhan R, Kunasol P et al. Protection against hepatitis A by an inactivated vaccine. JAMA 1994; 271: 1328–1334
26. Jilg W, Schmidt M, Deinhardt F. Impfversager nach Hepatitis B-Impfung: Effekt zusätzlicher Impfungen. Dtsch Med Wschr 1990; 115: 1545–1548
27. Kapikian AZ, Hoshino Y, Chanock RM, Perez-Schael I. Efficacy of a quadrivalent rhesus rotvirus-based human rotavirus vaccine aimed at preventing severe rotavirus diarrhea in infants and young children. J Inf Dis 1996; 174 (Suppl 1): S65–72
28. Klugman K, Gilbertson IT, Kornhoff HJ et al. Protective activity of Vi polysaccharide vaccine against typhoid fever. Lancet 1987; ii: 1165–1169
29. Kotloff KL, Sztein MB, Wasserman SS, Losonsky GA, DiLorenzo SC, Walker RI. Safety and immunogenicity of oral inactivated whole-cell Helicobacter pylori vaccine with adjuvant among volunteers with or without subclinical infection. Infect Immun 2001; 69 (6): 3581–3590
30. Levine MM, Ferrecio C, Black RE, Chilean Typhoid Committee, Germanier R. Large scale field trial of Ty21a live oral typhoid vaccine in enteric-coated capsule formulation. Lancet 1987; i: 1049–1052
31. Levine MM, Kaper JB, Herrington D et al. Safety, immunogenicity and efficacy of recombinant live cholera vaccine CVD 103 and CVD 103-HgR. Lancet 1988; ii: 467–470
32. Levine MM. Typhoid fever vaccines. In: Plotkin SA, Mortimer EA (eds) Vaccines 2nd ed. Saunders, Philadelphia 1994: p 597–633
33. Maiwald H, Jilg W, Bock HL, Löscher T, von Sonnenburg F. Long term persistence of anti-HAV antibodies following active immunization with hepatitis A vaccine. Vaccine 1997; 15: 346–348
34. Marchetti M, Arico B, Burroni D, Figura N, Rappuoli R, Ghiara P. Development of a mouse model of Helicobacter pylori infection that mimics human disease. Science 1995; 267 (5204): 1655–1658
35. McAleer WJ, Bunyak EB, Maigetter RZ, Wampler DE, Miller WJ, Hilleman MR. Human hepatitis B vaccine from recombinant yeast. Nature 1984; 307: 178–180
36. McMahon BJ, Beller M, Williams J, Schloss M, Tanttila H, Bulkow L. A program to control an outbreak of hepatitis A in Alaska by using an inactivated hepatitis A vaccine. Arch Pediatr Adolesc Med 1996 Jul; 150 (7): 733–739
37. Murphy TV, Gargiullo PM, Massoudi MS, Nelson DB, Jumaan AO, Okoro CA et al. Intussusception among infants given an oral rotavirus vaccine. N Engl J Med 2001; 344 (8): 564–572
38. Resti M, Azzari C, Manelli F, Rossi ME, Lionetti P, Vierucci A. Ten-year follow-up study of neonatal hepatitis B immunization: are booster injections indicated? Vaccine 1997; 12/13: 1338–1340
39. Robbins JD, Robbins JB. Reexamination of the protective role of the capsular polysaccharid Vi antigen of Salmonella typhi. J Infect Dis 1984; 150: 436–449
40. Ruiz-Palacios GM, Perez-Schael I, Velazquez FR, Abate H et al. Safety and efficacy of an attenuated vaccine against severe rotavirus gastroenteritis. N Engl J Med 2006; 354: 11–22
41. Sanchez J, Holmgren J. Recombinant system of overexpression of cholera toxin B subunit in Vibrio cholerae as a basis of vaccine development. Proc Nat Acad Sci USA 1989; 86: 481–485
42. Savarino SJ, Hall ER, Bassily S et al. Oral, inactivated, whole cell enterotoxigenic Escherichia coli plus cholera toxin B subunit vaccine: results of the initial evaluation in children. PRIDE Study Group. J Infect Dis 1999; 179(1): 107–114
43. Shapira MY, Zeira E, Adler R, Shouval D. Rapid seroprotection against hepatitis B following the first dose of a Pre-S1/Pre-S2/S vaccine. J Hepatol 2001; 34 (1): 123–127

44. Shouval D, Samuel D. Hepatitis B immune globulin to prevent hepatitis B virus graft reinfection following liver transplantation: a concise review. Hepatology 2000; 32 (6): 1189–1195
45. Svennerholm AM, Ahren C, Jertborn M. Oral inactivated vaccines against enterotoxigenic Escherichia coli. In: Levine MM, Woodrow GC, Kaper JB, Gabon GS (eds) New generation vaccines, 2nd ed. Marcel Dekker, New York 1997: pp 865–874
46. Tacket CO, Ferrecio C, Robbins JB et al. Safety and characterization of the immune response to two Salmonella typhi Vi capsular polysaccharide vaccine candidates. J Infect Dis 1986; 154: 342–345
47. Tacket CO, Levine MM. Live Oral vaccines against enterotoxigenic Escherichia coli infections. In: Levine MM, Woodrow GC, Kaper JB, Gabon GS (eds) New generation vaccines, 2nd ed. Marcel Dekker, New York 1997: pp 875–883
48. Thoelen S, De Clercq N, Tornieporth N. A prophylactic hepatitis B vaccine with a novel adjuvant system. Vaccine 2001; 19 (17–19): 2400–2403
49. Van Damme P, Banatvala J, Fay O, Iwarson S et al. Hepatitis A booster vaccination: is there a need? Lancet 2003; 362: 1065–1071
50. Van Herck K, Van Damme P. Inactivated hepatitis A vaccine-induced antibodies: follow-up and estimates of long-term persistence. J Med Virol 2001; 63 (1): 1–7
51. Vesikari T, Matson DO, Dennehy P, Van Damme P et al. Safety and efficacy of a pentavalent human-bovine (WC3) reassortant rotavirus vaccine. N Engl J Med 2006; 354: 23–33
52. Wainwright RB, Bulkow LR, Parkinson AJ, Zanis C, McMahon BJ. Protection provided by hepatitis B vaccine in a Yupik escimo population – results of a 10-year study. J Infect Dis 1997; 175: 674–677
53. Watson B, West DJ, Chilkatowsky A, Piercy S, Ioli VA. Persistence of immunologic memory for 13 years in recipients of a recombinant hepatitis B vaccine. Vaccine 2001; 19: 3164–3168
54. Werzberger A, Mensch B, Kuter B et al. Protective efficacy of a single doseof a formalin-inactivated, alum adjuvanted hepatitis A vaccine in healthy children. N Engl J Med 1992; 327: 453–457
55. West DJ, Calandra G. Vaccine induced immunologic memory for hepatitis B surface antigen: implications for policy on booster vaccination. Vaccine 1996; 14: 1019–1027
56. Wiedermann G, Ambrosch F, Kollaritsch H et al. Safety and immunogenicity of an inactivated hepatitis A candidate vaccine in healthy adult volunteers. Vaccine 1990; 8: 581–584
57. Young MD, Schneider DL, Zuckerman AJ, Du W, Dickson B, Maddrey WC. Adult hepatitis B vaccination using a novel triple antigen recombinant vaccine. Hepatology 2001; 34 (2): 372–376
58. Zuckerman JN. Nonresponse to hepatitis B vaccines and the kinetics of anti-HBs production. J Med Virol 1996; 50 (4): 283–288

Antibiotikaprophylaxe bei interventionellen gastroenterologischen Eingriffen

A. Dormann

Der klinische Stellenwert der Antibiotikaprophylaxe ist im Bereich der interventionellen Endoskopie auch heutzutage noch Gegenstand vieler kontroverser Auseinandersetzungen. Im Gegensatz zu den chirurgischen Fachdisziplinen, wo der Zusammenhang zwischen infektiöser Komplikation und Intervention sowie der Stellenwert einer Antibiotikaprophylaxe wesentlich länger untersucht werden und breiter akzeptiert sind, ist die Datenlage in der Gastroenterologie noch eingeschränkt [6, 8]. Obwohl zahlreiche internationale Fachgesellschaften Empfehlungen ausgesprochen haben, sind viele Anwender in der Praxis verunsichert. Dies hat zur Folge, dass in bis zu 90% der periinterventionelle Einsatz von Antibiotika in der Endoskopie nicht entsprechend den Empfehlungen der Fachgesellschaften erfolgt [2, 5, 33, 34].

Das Risiko bakteriell bedingter infektiöser Komplikationen bei endoskopischen Eingriffen ist von dem individuellen Risiko des Patienten und von der Art der Intervention abhängig.

Bakteriämien können bei prädisponierten Patienten zum potenziell tödlichen Krankheitsbild der Endokarditis führen. Endoskopische Untersuchungen und Interventionen führen auch bei Risikopatienten nur selten zur Bakteriämie mit konsekutiver Endokarditis [27, 33, 46]. Eine Antibiotikaprophylaxe kann die Inzidenz von Bakteriämien senken. Eine Reduktion des Risikos einer nachfolgenden Endokarditis ist aber nicht bewiesen, zumal es einige Fälle gibt, bei denen es trotz adäquater Prophylaxe zur nachfolgenden Endokarditis kam [9, 31]. Trotz aller Unsicherheiten besteht derzeit Konsens, dass Patienten bei Eingiffen mit überdurchschnittlich hohen Bakteriämieraten und hohem Endokarditisrisiko in jedem Fall eine Antibiotikaprophylaxe erhalten sollten.

Unabhängig von dem Risiko einer Endokarditis gibt es eine Reihe von weiteren Infektionen in Assoziation mit interventionellen Eingriffen, die eine Antibiotikaprophylaxe notwendig werden lassen. Diese Risiken sind insbesondere lokale und systemische Infektionen nach PEG/PEJ-Anlage, Infektion bzw. Besiedlung von Implantaten (orthopädische, kardiale etc.), Infektionen bei Patienten mit Neutropenie sowie septische Krankheitsbilder nach ERCP/PTC.

Problematisch bleibt auch heute noch die eindeutige Definition, bei welchen endoskopischen Eingriffen es sich um Eingriffe mit hohem Infektionsrisiko handelt und der Patient durch eine Antibiotikaprophylaxe risikominimierend und kosteneffizient versorgt werden muss [33].

54.1 Endokarditisprophylaxe

Die Endokarditis ist ein relativ seltene, aber potenziell lebensbedrohliche Erkrankung des kardialen Endothels unter Beteiligung der Herzklappen. Aufgrund der Schwere der Erkrankung gilt es, ihr Auftreten durch eine Antibiotikaprophylaxe mit Reduktion der Bakteriämieraten bei interventionellen Eingriffen zu reduzieren. Hierzu ist es primär notwendig, Hochrisikopatienten zu definieren, die auch bei Eingriffen mit geringerer Bakteriämierate gefährdet sind. Hierbei sind zu berücksichtigen:

- die Prädisposition des Patienten mit dem Erkennen von Patienten mit hoher Erkrankungsgefährdung (▶ Übersicht »Definition von Risikogruppen«),
- die Risikobeschreibung, d. h. die prospektive Erkennung von Ereignissen, die eine Bakteriämie auslösen können (◻ Tab. 54.1),
- die Prophylaxesicherheit mit Wertung von Effizienz und Kosten-Nutzen-Analyse der verwendeten Chemotherapie (d. h. die Effizienz, Bakteriämien bzw. Infektionen zu verhindern),
- das Nebenwirkungsspektrum (Risiko-Nutzen-Kosten-Analyse).

IX

Definition von Risikogruppen (mod. nach [9, 34])

Endokarditis – Hochrisikopatienten
- Zustand nach Herzklappenersatz aller Art
- Zustand nach Endokarditis
- Komplexes kongenitales Vitium mit Shunt (z. B. Transposition der großen Gefäße, Fallot-Tetralogie)
- Zustand nach OP eines systemischen Pulmonalshunts

Sonstige Hochrisikogruppen
- Zustand nach Gefäßersatz <1 Jahr
- Schwere Neutropenie (<100×10^9 Granulozyten/l)

Endokarditis – Mittleres Risiko
- Kongenitale kardiale Missbildung (außer s. oben)
- Erworbene kardiale Vitien (z. B. rheumatisch)
- Hypertrophe Kardiomyopathie
- Mitralkappenprolaps mit Vitium/Geräusch

Sonstige Gruppen mit mittlerem Risiko
- Ventrikuloperitonealer Shunt
- Mittelschwere Neutropenie (<100–500×10^9 Granulozyten/l)

Kein erhöhtes Risiko
- Alle anderen Patienten

Die größte Anzahl der Endokarditiden entsteht aber nicht kausal im Zusammenhang mit einer Intervention [9]. Das allgemeine Dilemma der Antibiotikaprophylaxe besteht darin, dass diese umso wirkungsvoller ist, je höher die Infektionsfrequenz und je geringer das Erregerspektrum ist. Beides trifft auf die Endokarditisprophylaxe nicht zu und ist nur aufgrund empirischen Datenmaterials zu beurteilen [9, 31]. Die zurzeit gültigen Empfehlungen berücksichtigen dies und sind in den Übersichten »Definition von Risikogruppen«und »Antibiotikaregime« angegeben.

Antibiotikaregime (mod. nach [9, 34])

A
Keine Penicillinallergie und keine Penicillinvormedikation <4 Wochen
Erwachsene:
2 g Amoxicillin i.m. oder i.v. + 1,5 mg/kg KG Gentamcin (max. 120 mg) i.v. oder i.m. 30 min vor Beginn der Untersuchung und1 g Amoxicillin p.o. 6 h danach
Kinder <10 Jahre:
50 mg/kg KG Amoxicillin i.m. oder i.v. + 1,5 mg/kg KG Gentamicin i.v. oder i.m.
25 mg/kg KG Amoxicillin i.v., i.m. oder oral 6 h danach
Bei mittlerem Risiko Verzicht auf Gentamicingabe

B
Penicillinallergie bekannt, Penicillinvormedikation <4 Wochen
Erwachsene:
1 g Vancomycin i.v. (über 100 min) + danach 1,5 mg/kg KG Gentamicin i.v. 30 min vor Untersuchungsbeginn
Kinder <10 Jahre:
20 mg/kg KG Vancomycin langsam i.v. + 1,5 mg/kg KG Gentamicin i.v. 30 min vor Untersuchungsbeginn
Bei mittlerem Risiko Verzicht auf Gentamicingabe

C
Interventionen der Gallenwege
750 mg Ciprofloxacin p.o. 90 min vor Intervention und 6–12 h danach oder
Chinolon, Cephalosporin, Piperacillin, Amoxillin/Calvulansäure i.v. direkt vor Intervention

D
PEG oder PEJ
1-mal 1 g Ceftriaxon i.v. 30 min vor Intervention oder 2,2 g Amoxicillin/Clavulansäure, Cefotaxim 2 g, Piperacillin 4 g/Tazobactam 0,5 g i.v.

E
Patienten mit Neutropenie (<100×10^9/l)
Erwachsene und Kinder:
Zusätzlich 7,5 mg/kg KG Metronidazol zu jedem Regime

Die Einschätzung des Risikos von Eingriffen kann im Einzelfalle schwer sein, die Endokarditisassoziation und Bakteriämierate sind dann bei der Bewertung hilfreich. Von einer gesicherten Wirksamkeit der Endokarditisprophylaxe ist beim Hochrisikopatienten auszugehen (Definition in Übersicht »Definition von Riskikogruppen«). Bei Patienten mit mittlerem Risiko ist die Datenlage nicht ausreichend, um eine sichere Prophylaxeempfehlung auszusprechen. Problematisch bleibt aber weiterhin, dass die per se geringe Inzidenz der Endokarditis auch bei Einsatz einer konsequenten Antibiotikaprophylaxe nicht zuletzt aufgrund eines unbekannten Herzklappenstatus nur um ca. 10–20% zu reduzieren ist [9]. Studien mit adäquaten Fallzahlen sind nicht verfügbar und werden aufgrund der oben beschriebenen Probleme auch sicherlich nicht zu erwarten sein. Somit ist insbesondere in Grenzfällen auch weiterhin der individuelle Untersucher gefordert, die Vorgaben festzulegen.

54.2 Bakteriämien bei diagnostischen Untersuchungen

Die Bakteriämierate kann bei Immunkompetenten schon bei normalen täglichen Aktivitäten (z. B. Zähneputzen), aber auch bei nichtendoskopischen Untersuchungsverfahren (z. B. rektal-digitale Untersuchung) bis 25% betragen [5, 33]. Nach diagnostischen Gastro- bzw. Koloskopien beträgt die Bakteriämierate bis zu 9% (◘ Tab. 54.1). Auch eine gleichzeitig durchgeführte Polypektomie erhöht diese Rate nicht [23]. Dieses gilt auch für immunkompromittierte Patienten (z. B. nach Knochenmarktransplantation) [24].

Bei der oberen Intestinoskopie werden meist koagulasenegative Staphylokokken, Bacillus spp., Propionibakterium spp. als Kontaminationen und selten klinisch relevante Erreger wie nichthämolysierende Streptokokken oder Serratia marcescens nachgewiesen [23].

Bei der unteren Endoskopie gelingt der Nachweis von Escherichia coli, Enterokokken und Bacteroides [39]. Septische Komplikationen oder Endokarditiden wurden nur sehr selten und v. a. bei Patienten mit reduzierter Immunkompetenz, Leberzirrhose, Peritonealdialyse oder chronisch entzündlichen Darmerkrankungen gesehen [34, 35].

Die rein diagnostische ERCP, die heutzutage kaum noch durchgeführt wird, kann zu Bakteriämien führen (◘ Tab. 54.1) [40]. Als Komplikation kann es neben dem Bakteriämierisiko analog der Gastroskopie zusätzlich zur Aszension von Bakterien kommen, deren Ursprung in bis zu 65% das Duodenum ist. Führend sind gramnegative Keime, meist Escherichia coli und Klebsiellen (bis zu 90% der positiven Blutkulturen) [40]. Selten werden Enterobacter und als Anerobier Bacteroides, Clostridien sowie als grampositive Keime Enterokokken gesehen.

◘ Tab. 54.1. Inzidenz einer Bakteriämie bei Immunkompetenten. (Mod nach [5, 40])

Eingriff	Bakteriämierate [%]
Zähne putzen	25
Zahnextraktion	30–60
Rektal-digitale Untersuchung	4
Kolonkontrasteinlauf	11
Endosonographie (inkl. Punktion)	<5
Gastroskopie	4
Proktoskopie	5
Sigmoidoskopie	6–9
Koloskopie	2–4
Ösophagusvarizensklerosierung	10–50
Ösophagusvarizenligatur	6
Ösophagusbougierung/-dilatation/-stent	35–45
Lasertherapie oberer GI-Trakt	34
Lasertherapie unterer GI-Trakt	19
ERCP diagnostisch	8
ERCP therapeutisch	17

Veränderungen der Flora ergeben sich unter laufender Antibiotikatherapie und nach Gallengangsinterventionen zugunsten von Pseudomonas [40]. Neben der Gefahr der Cholangitis (<5%) besteht das theoretische Risiko einer Endokarditis, welches aber in keiner Studie belegt werden konnte [31, 39].

Eine bakterielle Kontamination des Arbeitskanals des Endoskops mit der Gefahr der Bakteriämie kann prinzipiell auch bei submukösen Injektionen (z. B. vor Polypektomien oder Mukosektomien) zu Bakteriämien führen. Auch die Verwendung von sterilen und ggf. geschützten Nadeln, die Desinfektion des Arbeitskanals und der Spülflüssigkeit kann diese Bakteriämien nicht absolut verhindern. Eine Antibiotikaprophylaxe ist aber aufgrund des geringen Risikos dennoch nicht indiziert [41, 42].

Zusammenfassend kann gesagt werden, dass eine periinterventionelle Antibiotikaprophylaxe bei diagnostischen endoskopischen Verfahren mit geringem Infektionsrisiko, aber auch bei Risikopatienten inklusive Patienten mit Gelenkersatz (► Übersicht »Definition von Risikogruppen« und ◘ Tab. 54.2), nicht generell empfohlen werden kann [9].

54.3 Risiken von infektiösen Komplikationen und Prophylaxeindikationen bei Interventionen im Gastrointestinaltrakt

Deutlich höher sind die Bakteriämieraten und infektiösen Komplikationen bei interventionellen Hochrisikoeingriffen (◘ Tab. 54.1). Dies erfordert eine individuelle Beurteilung und Risikoabwägung der einzelnen Interventionen.

54.3.1 Sklerosierungs- und Ligaturtherapie

Bakterielle Infektionen sind bei bis zu 25% der Patienten mit Leberzirrhose die Todesursache [12]. Eine gestörte Abwehrfunktion prädisponiert diese Patienten für bakterielle Infektionen. Diese Funktionseinschränkung kann auf eine reduzierte Phagozytosefunktion von neutrophilen Leukozyten und retikuloendothelialen Zellen sowie auf verminderte Serumkonzentrationen von Komplementproteinen zurückgeführt werden. Zusätzlich fördern aber auch portosystemische Shunts und eine gestörte intestinale Flora bakteriämische Episoden [37].

Bakterielle Infektionen treten bei 20% der Patienten, die mit einer gastrointestinalen Blutung stationär aufgenommen werden, innerhalb der ersten 48 h auf. Die häufigste Infektion stellt mit über 30% die spontane bakterielle Peritonitis dar. Neben dem Schweregrad der Grunderkrankung sind endoskopische Interventionen im Bereich des Ösophagus der Hauptrisikofaktor für eine bakterielle Infektion bei Patienten mit Leberzirrhose [18].

Bei der Sklerosierungstherapie von Ösophagusvarizen können regelhaft hohe Bakteriämieraten (bis zu 50% der Fälle) nachgewiesen werden [39]. Meist werden Bakterien der physiologischen Mund- und Rachenflora nachgewiesen, die sowohl das Endoskop als auch die Injektionsnadel kontaminieren [37]. Wesentliche Faktoren, die die Bakteriämierate beinflussen, sind die Länge der Injektionsnadel, die Kontamination der Injektionsflüssigkeit und das Volumen des verwendeten Sklerosierungsmittels, wobei Notfallendoskopien eine erhöhte Bakteriämierate aufweisen [17]. Möglicherweise kann durch Verwendung einer nur 4 mm langen Nadel und neuerer Katheter mit einer geschützten Spitze die Inzidenz gesenkt werden [41].

Im Vergleich zur Sklerosierung ist die endokopische Ligaturtherapie von Ösophagusvarizen mit einer geringeren Bakterämierate (3–6%) verbunden [27]. Durch zunehmende Verbreitung dieses Verfahrens, v. a. aufgrund der Verbesserung der Applikatoren, kann zusätzlich die Gefahr von Bakteriämien bei der Behandlung von Ösophagusvarizen zukünftig reduziert werden [10, 21, 27].

Es konnte gezeigt werden, dass durch die präinterventionelle Gabe eines Drittgenerationscephalosporins (Cefotaxim) die Bakteriämierate nach Sklerotherapie signifikant gesenkt wird [37]. Ob dieses Vorgehen bei fehlendem klinischem Nachweis von assoziierten Manifestationen und Infektionen, insbesondere auch bei Patienten mit Aszites, generell notwendig ist, kann zurzeit nicht beurteilt werden. Eine Metaanalyse von Studien zur Prävention von bakteriellen Infektionen bei Patienten mit Leberzirrhose und gastrointestinaler Blutung ergab, dass durch die prophylaktische Gabe von Fluorochinolonen und/oder Amoxicillin/Clavulansäure signifikant niedrigere Bakteriämie- und Infektionsraten (insbesondere spontan bakterielle Peritonitis) und ein verlängertes Überleben erreicht werden können [4]. Patienten mit Leberzirrhose und akuter gastrointestinaler Blutung werden nahezu immer endoskopiert und interventionell therapiert. In diesen Fällen sollte aufgrund der neuen Datenlage die prophylaktische Gabe von z. B. Ciprofloxacin 2-mal 500 mg täglich für mehrere Tage erfolgen [18].

Alle Risikopatienten sollten generell entsprechend den Empfehlungen eine Antibiotikaprophylaxe erhalten (► Übersicht »Antibiotikaregime« und ◘ Tab. 54.2).

Sklerosierungs- oder Ligaturmaßnahmen im Bereich des Hämorrhoidalorgans sind prinzipiell mit Eingriffen am Ösophagus vergleichbar. Theoretisch muss von einer ähnlichen Bakteriämierate ausgegangen werden. Daten zur Bakteriämierate oder zu infektiösen Komplikationen nach diesen Interventionen sind nicht verfügbar. Es ist aber in diesem Zusammenhang zu berücksichtigen, dass allein die rektal-digitale Untersuchung zu Bakteriämien führen kann (◘ Tab. 54.1). Ebenso sind keine Empfehlungen internationaler Fachgesellschaften vorhanden. Eine Antibiotikaprophylaxe erscheint bei allen Hochrisikopatienten aufgrund des theoretischen Risikos indiziert. Wünschenswert wären Studien zu dieser Thematik, um zu einer gesicherten Risikoabschätzung zu gelangen.

54.3.2 Bougierung, Ballondilatation und Stentimplantationen

Der Eingriff mit der höchsten Bakteriämierate ist die Bougierung einer Ösophagusstriktur. Es werden Bakteriämieraten bis zu 45% bei Ösophagusbougierungen, Ballondilatationen oder Stentimplantationen erfasst (◘ Tab. 54.1). Durch strikte Desinfektion der Bougies können diese Raten möglicherweise reduziert werden, genaue Daten hierzu fehlen [30, 34, 39, 47]. Handelt es sich um durch den Arbeitskanal geführte Sets, die keinen Kontakt zur oropharyngealen Schleimhaut haben, ist das Risiko als gering einzustufen.

Ein großer Anteil der nachgewiesenen Bakterien (bis zu 50%) bei Bakteriämien besteht aus Viridans Streptokokken, die als die klassischen Endokarditiserreger anzusehen sind [47]. Für Hochrisikopatienten besteht ein

IX

■ Tab. 54.2. Prophylaxeschemata bei gastrointestinalen Interventionen. (Mod. nach [5, 34, 40])

Eingriffe		Patientengruppen	Prophylaxe (► Übersicht »Antibiotikaregime«)
Diagnostik	Alle	Alle	Keine (in Einzelfällen bei Hochrisiko möglich)
Interventionen	Biopsien/Polypektomien	Alle	Keine (in Einzelfällen bei Hochrisiko möglich)
Hochrisikoverfahren Sklerosierung/Ligatur	*Ösophagus* Varizensklerosierung	Hochrisikopatienten	A oder B
		Mittleres Risiko	A oder B möglich
		Leberzirrhose und Aszites	2-mal 500 mg Ciprofloxacin
		Neutropenie	A oder B + E
	Ösophagus Varizenligatur	Hochrisikopatienten	A oder B möglich
		Mittleres Risiko	Nicht empfohlen
		Leberzirrhose und Aszites	2-mal 500 mg Ciprofloxacin
		Neutropenie	A oder B + E möglich
	Rektum Hämorrhoiden-sklerosierung/Ligatur	Hochrisikopatienten	A oder B sinnvoll
Bougierung/ Ballondilatation/ Stentimplantaion	*Ösophagus* Bougierung	Hochrisikopatienten	A oder B
	Ösophagus Ballondilatation	Neutropenie	A oder B + E
	Ösophagus Stentimplantationen	Mittleres Risiko	A oder B möglich
	Rektum/Kolon Bougierung Ballondilatation Stentimplantationen	Hochrisikopatienten	A oder B sinnvoll
Lasertherapie		Hochrisikopatienten	A oder B
		Neutropenie	A oder B + E
		Mittleres Risiko	A oder B möglich
PEG/PEJ		Alle Patienten	D
ERC/PTC	Diagnostik/Intervention	Kardiale Hochrisikopatienten	A + C
		PSC, Immunosuppression	C
		Pankreaspseudozyste	C
		Zustand nach Cholangitis	C
	Biliäre Obstruktion	Alle Patienten	C Bei Persistenz: bis zur definitiven Sanierung 2-mal 750 mg Ciprofloxacin

erhöhtes Endokarditisrisiko, was in jedem Fall eine Antibiotikaprophylaxe erforderlich macht [34]. Ein routinemäßiger Einsatz der Prophylaxe bei allen Patienten sollte aber nicht stattfinden (► Übersicht »Antibiotikaregime« und ■ Tab. 54.2).

Daten zum Risiko bei Eingriffen im Bereich des Kolons sind nicht verfügbar. Eine Antibiotikaprophylaxe erscheint bei allen Hochrisikopatienten aufgrund des theoretischen Risikos indiziert.

54.3.3 Lasertherapie

Abhängig von der gewählten Methode birgt die Lasertherapie ebenfalls die Gefahr der Bakteriämie durch Verletzung speziell von Tumorgewebe mit konsekutiver Invasion von Keimen. Im proximalen Gastrointestinaltrakt sind dies v. a. Streptokokken, Corynebakterien und Bacteroides in bis zu 34% der Fälle, im unteren Gastrointestinaltrakt in bis zu 19% Bacteroides und Escherichia coli

[45]. Da diese Keime, die potenziell eine Endokarditis bedingen können, auch septische Komplikationen verursachen, wird eine Antibiotikaprophylaxe bei Hochrisikopatienten (► Übersicht »Antibiotikaregime« und ◘ Tab. 54.2) empfohlen [45].

54.3.4 Endosonographie

Daten zur Bakteriämierate bei endosonographischen Untersuchungen (inklusive Punktionen) sind kaum vorhanden und beschreiben eine Rate von <5% [3, 34]. Weitere Untersuchungen müssen den Stellenwert der Antibiotikaprophylaxe insbesondere bei Hochrisikogruppen und Interventionen klären, die zurzeit nicht indiziert ist. Ausnahmen können Punktionen von Pankreaspseudozysten darstellen, da hier das Risiko der bakteriellen Kontamination hoch ist.

54.3.5 Perkutane endoskopische Gastrostomie (PEG) und perkutane endoskopische Jejunostomie (PEJ)

Die PEG und die PEJ sind in den meisten Fällen per se kontaminierte Eingriffe. Bei der Pullmethode bzw. Pushmethode werden Keime des Oropharynx und der Kutis in die Wunde gezogen und können so zu peristomalen Komplikationen führen [1]. Alternative Techniken der Direktpunktionstechnik sind deshalb möglicherweise vorteilhafter. Erste Ergebnisse deuten darauf hin, der Beweis steht aber noch aus [14].

Im Vergleich zu allen anderen interventionellen Verfahren besteht, analog einer chirurgischen Intervention, bei der Stomaanlage die Gefahr der peristomalen (bis ca. 40%) und/oder systemischen Infektion (bis ca. 20% der Fälle) [13, 14, 36].

In 2 Metanalysen von 7 validen Studien zur Antibiotikaprophylaxe bei der PEG-Anlage wurde die Notwendigkeit und Kosteneffizienz einer Antibiotikaprophylaxe zur Reduktion von Lokalinfektionen für alle Patienten eindeutig belegt [19, 38]. Bei genereller Antibiotikaprophylaxe beträgt die Reduktion des relativen Risikos 73% und die absolute Risikoreduktion 17,5%. Circa 6 Patienten müssen behandelt werden, um eine Infektion zu verhindern [38].

Die Relevanz von klinisch behandlungsbedürftigen systemischen Komplikationen, insbesondere Aspirationspneumonien, und septischen Verläufen nach PEG wird klinisch häufig unterschätzt. Insbesondere scheinen Patienten mit unterschiedlichen Grunderkrankungen einem anderen Infektionsrisiko nach PEG-Anlage zu unterliegen [15]. In einer prospektiven Studie konnte erstmalig unter standardisierten Bedingungen gezeigt werden, dass durch die Verwendung von 1-mal 1 g Ceftriaxon (CTX) präinterventionell peristomale (lokale), aber auch systemische Infektionen sowie die infektionsabhängige Mortalität bei der Intervention ohne Erhöhung der Antibiotikakosten signifikant reduziert werden [13]. Lokalinfektionen waren an Tag 4 signifikant und an Tag 10 deutlich reduziert (◘ Abb. 54.1). Patienten mit Tumoren des Hypo- und Oropharynx sowie des Ösophagus profitieren durch die Antibiotikaprophylaxe überproportional bei der Reduktion von Lokalinfektionen. Bei neurologischen Patienten konnte zusätzlich zur Reduktion der Lokalinfektionen v. a. eine signifikante Verminderung der Pneumonierate gesehen werden. Die Anzahl der Patienten, die eine klinisch relevante systemische Infektion postinterventionell entwickelten und antibiotisch behandelt werden mussten, wurde im Gesamtkollektiv ebenfalls signifikant reduziert (◘ Tab. 54.3).

Aufgrund dieser Ergebnisse bei gleichzeitig nachgewiesener Kostenökonomie ist eine einmalige Antibiotikaprophylaxe bei PEG-Anlage bei allen Patienten indiziert. Antibiotika mit breitem Spektrum und langer Halbwertszeit sind zu bevorzugen. Das Cephalosporin Cefazolin, welches noch immer in den Empfehlungen der meisten Fachgesellschaften dominiert, ist aufgrund der

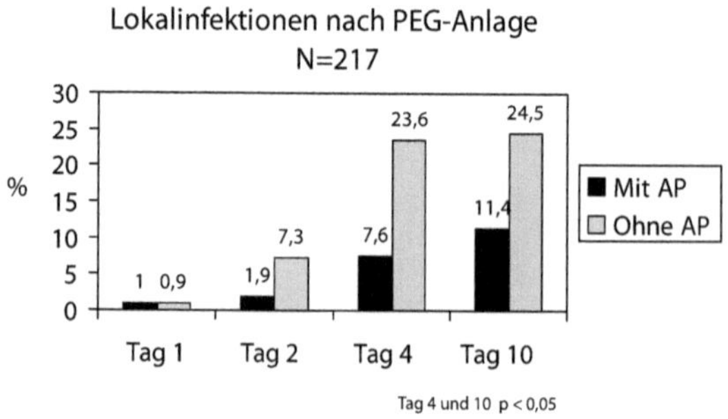

◘ **Abb. 54.1.** Lokalinfektionen nach PEG-Anlage (n=217)

◘ **Tab. 54.3.** Infektionen nach PEG-Anlage und ihre antibiotische Therapie (N = 217) nach [13]

	Lokalinfektionen		Systemische Infektionen	
	Keine systemische Antibiose erforderlich	Systemische Antibiose erforderlich	Keine systemische Antibiose erforderlich	Systemische Antibiose erforderlich
Ohne Prophylaxe	24,5%	5,5%	10,9%	10,9%
Mit Prophylaxe	12,1%	0	1,8%	1,8%

Halbwertszeit und der insuffizienten Datenlage nicht zu präferieren. Sinnvoll ist ein Einsatz der Drittgenerations-cephalosporine (z. B. Ceftriaxon) oder Amoxicillin/Clavulansäure ggf. in höherer Dosierung [38].

Daten zur PEJ-Anlage sind nicht verfügbar. Da es sich um einen nahezu identischen Eingriff handelt, scheint ein analoges Vorgehen indiziert (▶ Übersicht »Antibiotikaregime« und ◘ Tab. 54.2).

54.3.6 ERCP/PTC

Bakterien können entweder hämatogen (Translokation von Darmbakterien) oder retrograd (Duodenalbakterien) in das biliäre System gelangen. Bei Gesunden existieren 2 mechanische Barrieren gegen diese Infektion, die intrahepatisch gelegenen »tight junctions« zwischen den Hepatozyten sowie die Schließfunktion des Sphinkter Oddi. Zusätzlich führt der kontinuierliche Fluss der Galle und insbesondere die Sekretion von IgA dazu, dass die Gallenflüssigkeit normalerweise steril ist [39]. Diese protektiven Mechanismen werden bei Erkrankungen des hepatobiliären Systems gestört mit der Folge der Bakteriobilie und der Gefahr der Bakteriämie. Insbesondere Obstruktionen benigner oder maligner Genese, Interventionen wie Papillotomie und Protheseneinlagen etc. führen zur Reduktion der bakteriellen Abwehrmechanismen mit der Gefahr einer Infektion.

Wesentliche klinische Risikofaktoren für eine akute Infektion sind Alter >70 Jahre, Diabetes mellitus und hepatobiliäre Konkremente bzw. vorangegangene Gallengangsinfektionen [20]. Weitere mögliche Risikofaktoren sind Pankreaspseudozysten, die Verwendung von kontaminierten Endoskopen und die Menge des eingebrachten Kontrastmittels [22, 44]. Eine Bakteriobilie kann bei 85% der benignen Stenosen, 80% bei Gallengangsteinen, 30% bei malignen Stenosen und bei über 90% bei Sphinkterinsuffizienz nachgewiesen werden [40, 44].

Prinzipiell bestehen 2 mögliche Wege, die zur Bakteriämie führen. Zum einen durch die Endoskopie selbst mit sekundärer Keimverschleppung, zum anderen durch Dissemination bei schon bestehender eitriger Cholangitis durch das obstruierte Gallengangssystem oder auch bei peripapillären Läsionen. Da bei Spinkterinsuffizienz, benignen Stenosen und bei Gallengangsteinen die Bakteriobilierate höher ist als bei malignen Stenosen, muss angenommen werden, dass der entscheidende Faktor die Keimaszension ist.

Es ist gesichert, dass bei Patienten mit einer vorbestehenden Bakteriobilie das Risiko von postoperativen Komplikationen (lokal und systemisch) erhöht ist und durch eine Antibiotikaprophylaxe reduziert wird [26]. Im Gegensatz zu postoperativen infektiösen Komplikationen, bei denen häufig eine Wundinfektion vorliegt, sind infektiöse septische Komplikationen nach ERCP meist durch den erhöhten Gallengangsdruck (>25 cm H_2O) bei Interventionen oder Stenosen bedingt. Diese können zu Cholangitis, Bakteriämien (Endokarditis), Infektion von Pankreaspseudozyten und manchmal zu septischen Krankheitsbildern führen.

Die aszendierende Cholangitis mit septischem Verlauf ist mit einer Rate von ca. 1,5% (beschriebene Raten von 0,4–10,0%) sicherlich die folgenreichste Komplikation nach ERCP. Die Sterblichkeit kann bis zu 16% betragen [40]. Entscheidend ist die suffiziente Sanierung/Drainage einer Obstruktion, diese bestimmt nahezu allein (>90%) das nachfolgende Risiko septischer Komplikationen. Ziel jeder Intervention und somit beste Infektionsprävention sollte deshalb die primäre suffiziente Sanierung sein.

Als Rationale für eine Antibiotikaprophylaxe bei interventioneller ERCP lassen sich 3 Gründe formulieren: erstens der Schutz des primär sterilen Gallengangsystems vor einer bakteriellen Kontamination und zweitens der Schutz vor der Bakteriämie bei Obstruktion in den abführenden, infizierten Gallenwegen. Die biliäre Sekretion verschiedener Antibiotika ist gewährleistet, wenn ein freier Abfluss besteht. Bei biliärer Obstruktion, der häufigsten Indikation zur Antibiotikaprophylaxe, ist die Ausscheidung reduziert und die minimale Hemmkonzentration gegen die wesentlichen Erreger kann meist nicht erreicht werden [44]. Die Beseitigung der Obstruktion und das sterile Arbeiten sind primär wesentlichere Faktoren als eine Antibiotikagabe. Bei weiterbestehender Obstruktion, Sepsisgefahr, immunkompromittierten Patienten oder Patienten mit sklerosierender Cholangitis ist aber eine Antibiotikaprophylaxe essentiell. Rein diagnostische Eingriffe sollten auch unter diesem Gesichtspunkt primär vermieden werden. Drittens stellt die Endokarditisprophylaxe eine Indikation zur Antibiotikagabe dar. Sie ist nur bei Hochrisikopatienten sinnvoll (▶ Übersicht »Definition von Risikogruppen«).

Die klinisch wesentlichen Keime biliärer Genese lassen sich in 5 Gruppen aufteilen, wobei die ersten 3 Gruppen entscheidend sind:

1. Gramnegative Darmkeime, z. B Escherichia coli, Klebsiella spec., Enterobacter spec. Proteus spec.,
2. Pseudomonas spec.,
3. Enterokokken,
4. alphahämolysierende Streptokoken,
5. Anaerobier [40].

Bei septischen Patienten werden in bis zu 60% der Fälle sowohl in Blutkulturen wie auch in der Gallenflüssigkeit Escherichia coli und Enterokokken gefunden. Aber auch Klebsiella spp., Streptokokkus viridans, Staphylokokkus aureus, Pseudomonas aeruginosa, Hämophilus influenza, Enterobacter cloacae und Serretia marcescens können nachgewiesen werden. Die klinische Bedeutung von Candida in bis zu 17% der Fälle im Gallensekret ist unklar [22, 32].

Die In-vitro-Testung der nachgewiesenen Bakterien zeigt eine hohe Empfindlichkeit für Imipenem, Trimethoprim/Sulfamethoxazol, Amoxicillin/Clavulansäure, Piperacillin und Cipro- oder Ofloxacin. Aussagen zu Drittgenerationscephalosporinen sind unterschiedlich und reichen von sehr guter Empfindlichkeit bis hin zu ca. 30% resistenter Stämme [25].

Zusätzlich zur In-vitro-Testung muss die klinische Effizienz des verwendeten Antibiotikums nachgewiesen werden. Imipenem ist trotz guter Wirksamkeit aufgrund der Stellung als Reserveantibiotikum und hoher Kosten nicht für Prophylaxemaßnahmen geeignet. Trimethoprim/Sulfamethoxazol kann trotz Wirksamkeit und Kosteneffizienz aufgrund der Kontraindikation bei Leberfunktionsstörungen bei vielen Patienten schwierig in der Anwendung sein. Amoxicillin/Clavulansäure erfasst alle wesentlichen Keime und ist langjährig in der Endokarditisprophylaxe eingesetzt. Prospektive Studien insbesondere als Single-Shot-Regime zum Einsatz bei Interventionen an den Gallenwegen fehlen jedoch.

Gute mikrobiologische Daten existieren für Piperacillin, ggf. auch in Kombination mit Tazobactam. Eine Effizienz ist bei der Anwendung von hohen Dosen (3-mal 4 g) als Therapie (bis zu 7 Tage) nachgewiesen. Aufgrund dieser hohen kumulativen Dosen und der konsekutiven Kosten ist dieses Vorgehen jedoch nicht sinnvoll [7]. Eine Single-Shot-Prophylaxe mit Piperacillin zeigte bei 551 randomisierten Patienten aber keine Effizienz [48]. Die 2-malige Gabe von je 750 mg Ciprofloxacin (90 min vor und 12 h nach der Intervention) ist effizient, kostengünstig und den Cephalosporinen bei der Prophylaxe systemischer Komplikationen nach ERCP überlegen [11]. Resistenzentwicklungen bei den wesentlichen in Frage kommenden Erregern dürften bei zunehmender Verwendung relevant werden [29]. In 2 Metaanalysen der vorhandenen klinischen Studien wird ein kritisches Resümee zur Antibiotikaprophylaxe bei ERCP gezogen. Insbesondere sind die Studienlage und die Empfehlungen der Fachgesellschaften noch sehr uneinheitlich, die Indikation zur Prophylaxe sollte daher immer kritisch geprüft werden [16, 40].

Eine generelle Antibiotikaprophylaxe mit Ciprofloxacin (750 mg p.o. 90 min vor und 6–12 h nach dem Eingriff) ist sicher bei allen Hochrisikopatienten und bei biliärer Sepsis notwendig. Ebenso müssen alle Immunkompromittierten, Patienten mit einer primär sklerosierenden Cholangitis, mit Pankreaspseudozysten und bestehender Obstruktion der Gallenwege eine Prophylaxe erhalten, um infektiöse Komplikationen, insbesondere Cholangitis, Cholezystitis und septische Verläufe, zu reduzieren (▶ Übersicht »Antibiotikaregime« und ◻ Tab. 54.2).

Daten zur Bakteriämierate bei der perkutanen Darstellung der Gallenwege (PTC) sind nicht verfügbar. Da diese Untersuchung in der Regel bei Obstruktion der abführenden Gallenwege Einsatz findet, kann von einem vergleichbar hohen Risiko der Bakteriämie wie bei der ERCP unter gleichen Bedingungen ausgegangen werden. Zusätzlich besteht aber aufgrund des perkutanen Zugangsweges eine vergleichbare Situation wie bei der PEG/PEJ. Dies sollte Anlass zur konsequenten Antibiotikaprophylaxe sein (◻ Tab. 54.1 und 54.2).

54.4 Zusammenfassung

Es bleibt festzustellen, dass Bakteriämien bei gastrointestinalen Interventionen meist asymptomatisch, kurzfristig und ohne Folgen verlaufen Die Datenlage zu infektiösen Komplikationen ist jedoch nicht immer eindeutig. Es fehlen v. a. große Vergleichsstudien im Bereich der interventionellen Endoskopie.

Eine Antibiotikaprophylaxe sollte zur Reduktion eines möglichen Endokarditisrisikos primär bei Hochrisikopatienten, bei denen Eingriffe mit hohem Risiko durchgeführt werden, eingesetzt werden. Die Gefahr von Lokalinfektionen und septischen Komplikationen ist bei einigen Hochrisikoeingriffen wie PEG/PEJ, Bougierungen, Dilatationen, Stentimplantationen, Sklerosierungen, Ligaturen, Lasertherapie und ERC/PTC mit persistierender Obstruktion deutlich erhöht. Hier sollte eine konsequente standardisierte Antibiotikaprophylaxe erfolgen (◻ Tab. 54.1 und 54.3).

Grundvoraussetzung für den Erfolg einer effizienten Antibiotikaprophylaxe ist die Standardisierung des Vorgehens im Bereich der Endoskopieeinheit. Mikrobiologische und ökonomische Aspekte müssen hierbei ebenso wie die Empfehlungen internationaler Fachgesellschaften berücksichtigt werden.

Literatur

Akkerdijk WL, van Bergeijk JD, van Egmond T et al. (1995) Percutaneous endoscopic gastrostomy (PEG): Comparison of push and pull methods and evaluation of antibiotic prophylaxis Endoscopy 27: 313–316

ASGE: Antibiotic prophylaxis for gastrointestinal endoscopy (1995) Gastrointest Endosc 42: 630–635

Barawi M, Gottlieb K, Cunha B, Potis M, Gress F (2001) A prospective evaluation of the incidence of bacteremia associated with EUS-guided fine-needle aspiration. Gastrointest Endosc 53: 189–192

Bernhard B, Grange JD, Khac JD, Amiot X, Opolon D, Poynard T (1999) Antibiotic prophylaxis for the prevention of bacterial infections in cirrhotic patients with gastrointestinal bleeding: meta-analysis. Hepatology 29: 1655–1661

British Society of Gastroenterology Guidelines (1996) Antibiotic prophylaxis in gastrointestinal endoscopy. Regent`s Park: British Society of Gastroenterology

Burke JF (1963) Identification of the sources of staphylococci contaminating the surgical wound during operation. Ann Surg 158: 898–904

Byl B, Deviere J, Struelens MJ, Roucloux I, De Conick A, Thys JP, Cremer M (1995) Antibiotic prophylaxis for infectious complications after therapeutic ERCP: A randomized doubleblind placebo-controlled study. Clin Infect Dis 20: 1236–1240

Classen DC, Evans RS, Pestotnik SL, Horn SD, Menlove RL, Burke JP (1992) The timing of prophylactic administration of antibiotics and the risk of surgical-wound infection. N Engl J Med 326: 281–286

Dajani AS, Taubert KA, Wilson W et al. (1997) Prevention of bacterial endocarditis. Recommendations by the American Heart Association. J Am Med Ass 277: 1794–1801

Da Siveira Rohr M, Siqueira ES, Brant CQ, Morais M, Libera ED, Castro RR, Ferrari AP (1997) Prospective study of bacteremia rate after elastic band ligation and sclerotherapy of esophageal varices in patients with hepatosplenic schistosomiasis. Gastrointest Endosc 46: 321–323

Davis AJ, Kolios G, Alyeyn CG, Robertson DA (1998) Antibiotic prophylaxis for ERCP: a comparison of oral ciprofloxacin with intravenous cephazolin in the prophylaxis of high risk patients. Aliment Pharmcol Ther 12: 207–211

Deschenes M, Villeneuve JP (1999) Risk factors for development of bacterial infections in hospitalized patients with cirrhosis. Am J Gastroenterol 94: 2193–2197

Dormann AJ, Wigginghaus B, Risius H, Kleimann F, Kloppenborg A, Grünewald T, Huchzermeyer H (1999) A single dose of ceftriaxone administered 30 minutes before percutaneous endsoscopic gastrostomy significantly reduces local and systemic infective complications. Am J Gastroenterol 94: 3220–3224

Dormann AJ, Glosemeyer R, Leistner U, Deppe H, Roggel R, Wigginghaus B, Huchzermeyer H. (2000) Modified percutaneous endoscopic gastrostomy (PEG) with gastropexy – early experience with a new introducer technique Z Gastroenterol 38: 933–938

Dormann AJ, Huchzermeyer H, Lippert H (2001) Relevance of systemic complications and different outcome of subgroups after percutaneous endoscopic gastrostomy (PEG). Am J Gastroenterol

Harris A, Chong Hen Chan A, Torres-Viera, Hammett R, Carr-Locke D (1999) Meta-analysis of antibiotic prophylaxis in endoscopic retrograde cholangiopancreatography (ERCP) Endoscopy 31: 718–724

Ho H, Zuckerman M, Wassem C (1991) A prospective controlled study of risk of bacteremia in emergency sclerotherapy of esophageal varices. Gastroenterol 2: 198–200

Jalan R, Hayes PC (2000) UK guidelines on the management of variceal haemorrhage in cirrhotic patients. Gut 46 (Suppl III): iii1–iii15

Külling D, Sonnenberg A, Fried M, Bauerfeind P (2000) Cost analysis of antibiotic prophylaxis for PEG. Gastrointest Endosc 51: 152–156

Landau O, Kott I, Deutsch AA, Stelman E, Reiss R (1992) Mulitfactorial analysis of septic bile and septic complications in biliary surgery. World J surg 16: 962–965

Lo GH, Lai KH, Shen MT, Chang CF (1994) A comparison of the incidence of transient bacteremia and infectious sequelae after sclerotherapy and rubber band ligation of bleeding esophageal varices. Gastrointest Endosc 40: 675–679

Lorenz R, Herrmann M, Kassem AM, Lehn N, Neuhaus H, Classen M (1998) Microbiological examinations and in-vitro testing of different antibiotics in therapeutic endoscopy of the biliary system. Endoscopy 30: 708–712

Low D, Shoenut P, Kennedy J (1987). Prospective assesment of risk of bacteremia with colonoscopy and polypectomy. Dig Dis Sci 32: 1239–1243

Madhukar K, Przepiorka D, Sekas G (1993) Infectious complications in bone marrow transplant recipients. Dig Dis Sci 38: 71–74

Maluenda F, Csendes A, Burdiles P, Diaz J (1989) Bacteriological study of choledochal bile in patients with common bile duct stones, with or without acute suppurative cholangitis. Hepatogastroenterol 36: 132–135

Meijer WS, Schmitz PI, Jeekel J (1990) Meta-analysis of randomized controlled clnical trials of antibiotic prophylaxis in biliary tract surgery. Br J Surg 77: 283–290

Meyer GW (1994) Antibiotic prophylaxis for gastrointestinal procedures: who needs it? Gastointest Endosc 40: 265–267

Meyer GW, Artis AL (1997) Antibiotic prophylaxis for orthopedic prostheses and GI procedures: report of a survey. Am J Gastroenterol 92: 989–991

Mohandas KM, Kelker R. Antibiotic prophylaxis in ERCP with ciprofloxacin (1996) Gastrointest Endosc 43: 175

Nelson DB, Sanderson SJ, Azar MM (1998) Bacteremia with esophageal dilatation. Gastrointest Endosc 48: 563–567

Niebel J, Horstkotte D (1998) Endokarditisprophylaxe 1998 – was ist gesichert? Dtsch Med Wschr 123: 1156–1159

Niederau C, Pohlmann U, Lübke H, Thomas L (1994) Prophylactic antibiotic treatment in therapeutic or complicated diagnostic ERCP: results of a randomized controlled clinical study. Gastrointest Endosc 40: 533–537

O'Connor BJ, Sondhi SS, Mullen KD, McCullogh (1999) A continuous qualitiy improvement initiative reduces inappropriate prescribing of prophylactic anibiotics for endoscopic procedures. Am J Gastroenterol 94: 2115–2121

Rey JR, Axon A, Budzynska A, Kruse A, Nowak A (1998) E.S.G.E. Guidelines. Endoscopy 30: 318–324

Schlaeffer F, Riesenberg K, Mikolich D, Niv Y (1996) Serious bacterial infections after endoscopic procedures. Arch Intern Med 156: 572–574

Schapiro GD, Edmundowicz SA (1996) Complications of percutaneous gastrostomy. Gastrointest Endosc Clin N Am 6: 409–422

Selby WS, Norton ID, Pokorny ChS, Benn RA (1994) Bacteremia and bacteriascites after endoscopic sclerotherapy for bleeding esophageal varices and prevention by intravenous cefotaxime: a randomized trial. Gastrointest Endosc 40: 680–684

Sharma VK, Howden CW (2000) Meta-analysis of randomized controlled trials of antibiotic prophylaxis before percutaneous endoscopic gastrostomy. Am J Gastroenterol 95: 3133–3136

Sontheimer J, Salm R, Friedrich G, van Wahlert J, Peltz K (1991) Bacteremia following operative endoscopy for upper gastrointestinal tract. Endoscopy 23: 67–72

Subhani JM, Kibbler C, Dooley JS (1999) Review article: antibiotic prophylaxis for endoscopic retrograde cholangiopancreatography (ERCP). Aliment Pharmacol Ther 13: 103–116

Uno Y, Munakata A. (1997) New catheters with covered tips for endoscopic injection therapy without bacteremia. Gastrointest Endsoc 45: A 67

Uno Y, Munakata A (1997) Bacteremia after saline-assisted polypectomy. Gastrointest Endosc 46: 279–281

van den Hazel SJ, Speelman P, Dankert J, Huibregtse K, van Leeuwen DJ (1996) Piepracillin to prevent cholangitis after endoscopic retrograde cholangiopancreatography. A randomized, controlled trial. Ann Int Med 125: 442–447

Westphal JF, Brograd JM (1999) Biliary tract infections – a guide to drug treatment. Drugs 57: 81–91

Wolf D, Fleischer D, Sivak MV (1985) Incidence of bacteremia with elective upper gastrointestinal endscopic laser therapy. Gastrointest Endosc 31: 247–50

Yin TP, Dellpiani AW (1983) Bacterial endocarditis after Huerst bouginage in a patient with benign esophageal stricture and mitral valve prolaps. Endoscopy 15: 27–28

Zuccaro G, Richter JE, Rice TW, Achkar E, Easley K, Lewis J, Gordon SM (1998) Viridans streptococcal bacteremia after oesophageal stricture dilatation. Gastrointest Endosc 48: 568–573

Infektionsrisiko und Prophylaxe in der Endoskopie

N. Hoepffner

Diagnostische und therapeutisch-interventionelle endoskopische Prozeduren sind heute fester Bestandteil der modernen Gastroenterologie. Die technischen Entwicklungen zur Visualisierung gastrointestinaler Befunde sowie die eindrucksvollen Möglichkeiten zur gezielten Diagnostik und Therapie von pathologischen Veränderungen sind mittlerweile unverzichtbar geworden.
Wie alle invasiven Untersuchungstechniken weisen auch endoskopische Eingriffe grundsätzlich das Risiko einer Keimübertragung auf. Neben der Möglichkeit der Keimübertragung von Patient zu Patient durch eine endoskopische Untersuchung besteht ebenso eine Infektionsgefahr für das an den endoskopischen Untersuchungen beteiligte medizinische Personal.

Wenngleich man bedenkt, dass pro Jahr beispielsweise in den USA über 10 Mio. gastrointestinale Endoskopien durchgeführt werden, sind die Berichte einer pathogenen Transmission infolge dieser Untersuchungen dennoch rar. Auch wenn von einer relevanten Dunkelziffer nicht publizierter oder aufgrund fehlender Nachuntersuchung nicht entdeckter Transmissionen ausgegangen werden muss, liegt die Inzidenz einer pathogenen Transmission bei etwa 1:1.800.000 (0,000056%) [1].

Nach Analyse der Ursachen der publizierten Transmissionen nach Endoskopie scheint die wichtigste Maßnahme zur Vermeidung solcher Infektionen eine konsequente standardisierte hygienische Aufbereitung aller bei der Endoskopie verwendeten Geräte und Instrumentarien zu sein [2].

Nachfolgend sollen Infektionsrisiken getrennt für Patient und Personal dargestellt, prophylaktische Maßnahmen erörtert und das Vorgehen bei der Aufbereitung von Endoskopen und Material erläutert werden.

55.1 Infektionsübertragung durch endoskopische Untersuchungen

55.1.1 Allgemeines Risiko

Das Risiko einer Infektionsübertragung während der Endoskopie ist im Wesentlichen von 3 Faktoren abhängig:
1. der Kontamination des Endoskops mit Mikroorganismen,
2. den Reinigungs- und Desinfektionsverfahren und
3. der technischen Besonderheit und Konstruktion des Endoskops.

Zu einer Kontamination des Endoskops kann es während der Untersuchung eines infektiösen Patienten kommen, es könnten jedoch auch von der Umgebung (kontaminierte Ablageflächen, Spüllösungen u. v. a. m.) Mikroorganismen in oder auf das Endoskop gelangen und bei der nächsten Untersuchung übertragen werden. Kontaminierte Instrumente und Biopsiezangen stellen ebenso wie kontaminierte Spüllösungen einen Risikofaktor dar. Die sich aus Funktion und technischer Umsetzung ergebenden Besonderheiten flexibler Endoskope mit dünnkalibrigen, nicht mechanisch zu reinigenden Luftinsufflations- und Spülkanälen, blinden Kanälen oder Kanaldefekten mit konsekutiver Keimbesiedelung können eine korrekte Reinigung und Desinfektion erschweren und in solchen Fällen als persistierende Infektionsquelle fungieren.

Spontane Bakteriämien während einer Endoskopie sind abhängig von der durchgeführten Untersuchung und den angewandten Interventionen. Eine diagnostische Ösophagogastroduodenoskopie (ÖGD) beispielsweise weist nur in ca. 2% Bakteriämien auf, hingegen können nach Ösophagusdilatation in bis zu mehr als 45% der Patienten positive Blutkulturen nachgewiesen werden. Zu den verfahrensbedingten Faktoren, die das Infektionsrisiko bei der Endoskopie erhöhen, zählen insbesondere therapeutische Eingriffe wie die Ösophagusvarizensklerosierung, Ballondilatation und Bougierung des Ösophagus. Das Infektionsrisiko durch Verschleppen endogener Keime im Rahmen der Endoskopie ist bei einem gesunden Patienten aber nicht nennenswert erhöht und vergleichbar mit dem Risiko einer Bakteriämie nach Zähneputzen oder Nahrungsaufnahme.

IX

55.1.2 Antibiotikaprophylaxe

Etwa 15% der Patienten, die sich einem endoskopischen Eingriff unterziehen, haben Risikofaktoren für die Entwicklung postinterventioneller infektiöser Komplikationen. Dies verlangt häufig die Entscheidung zur Durchführung einer Antibiotikaprophylaxe (► Übersicht). Bei der im Rahmen von endoskopischen Eingriffen möglichen Bakteriämie handelt es sich in den meisten Fällen um eine autologe Infektion mit einem oft der Rachenflora entsprechenden Keimspektrum, z. B. Streptococcus mitis und Streptococcus viridans [3, 4]. Diese Erreger können bei gefährdeten Patienten Endokarditiden verursachen.

Ziele einer antibiotischen Prophylaxe vor endoskopischen Eingriffen

Verhinderung einer
- infektiösen Endokarditis,
- symptomatischen Bakteriämie,
- SBP (spontan bakterielle Peritonitis),
- Kolonisation orthopädischer und anderer nichtkardialer Prothesen,
- Kolonisation liegender Dauerkatheter (z. B. Hickman-Katheter),
- pankreatobiliären Sepsis nach interventioneller ERCP,
- Wundinfektion nach endoskopisch-perkutaner Gastrostomie (PEG).

Um eine infektiöse Endokarditis in Folge einer endoskopischen Untersuchung zu entwickeln, müssen bei einem Patienten mehrere Umstände gleichzeitig auftreten: einerseits eine prädisponierende Herzklappenläsion sowie andererseits eine endoskopische Untersuchung, die eine anhaltende Bakteriämie mit einem Erreger verursacht, der eine Prädilektion für eine Herzklappenadhärenz aufweist.

Auch Patienten mit einer fortgeschrittenen Leberzirrhose weisen ein erhöhtes Risiko für eine bakterielle Komplikation (z. B. eine bakterielle Translokation mit Peritonitis) nach interventioneller Endoskopie auf. Besonders risikoträchtig ist dabei die Sklerotherapie von Ösophagus- und Magenvarizen, das Risiko steigt noch im Falle einer akuten Blutung und Durchführung einer Notfallendoskopie.

Zur Vermeidung dieser Infektionen wird bei Risikopatienten eine entsprechende Antibiotikaprophylaxe empfohlen. Entscheidend sind hierbei die richtige Identifizierung von Risikopatienten und die Beurteilung des Infektionsrisikos der geplanten endoskopischen Untersuchung (◘ Tab. 55.1 und 55.2). Tatsächlich benötigen nach den heutigen Richtlinien nur 1–3% der Patienten einer Endoskopieabteilung eine Antibiotikaprophylaxe.

Je nach Art der vorbestehenden Klappenschädigung bzw. des individuellen Infektionsrisikos des Patienten und dem Risiko des durchzuführenden endoskopischen Eingriffes wurden daher von verschiedensten Fachgesellschaften Empfehlungen zur Notwendigkeit und Art der Antibiotikaprophylaxe entwickelt [5, 6]. Die entsprechenden Empfehlungen sind den ◘ Tab. 55.3 und 55.4 zu entnehmen.

55.1.3 Bakterielle Infektionsgefährdung

Die bakterielle Infektionsgefährdung durch Endoskope ist substanziell, da in bis zu 10% der übertragenen Infektionen diese einen letalen Ausgang hatten. Bei der Passage der Geräte durch den Gastrointestinaltrakt erfahren diese eine Kontamination durch die patienteneigene gastrointestinale Mischflora. Je nach Qualität der Vorbereitung (z. B. Lavage bei Koloskopie) kann die Keimbelastung erheblich schwanken. Größere Mengen von Stuhlresten im Kolon führen beispielsweise zu einer exzessiven Belastung der Oberfläche und Kanäle der Endoskope mit Fäkalkeimen. Das Keimspektrum umfasst gramnegative und grampositive Keime [7].

Am häufigsten wurde von der Übertragung von Salmonella (S.) berichtet. Im Einzelnen traten Transmissionen von S. agona, S. kedougou, S. newport, S. oranienburg, S. oslo, S. typhi und S. typhimurium auf [2]. In allen berichteten 84 Fällen einer Übertragung von Salmonellen via Endoskop lag mindestens eine schwere Verletzung der allgemein akzeptierten Guidelines zur

Tab. 55.1. Risikofaktoren für die Entstehung einer Endokarditis oder symptomatischen Bakteriämie

Hohes Risiko	Mittleres Risiko	Kein erhöhtes Risiko
Herzklappenprothese Anamnese einer Endokarditis Chirurgischer systemisch-pulmonaler Shunt oder Conduit Synthetisches Gefäßimplantat vor weniger als 12 Monaten Neutropenie < 1Gpt/l	Mitralprolaps mit Reflux Rheumatisches oder kongenitales Vitium Hypertrophe Kardiomyopathie Ventrikuloperitonealer Shunt Zustand nach Herztransplantation Neutropenie <5Gpt/l Dekompensierte Leberzirrhose	Mitralprolaps ohne Insuffizienz Unkomplizierter Septum-secundum-Defekt Zustand nach Herzschrittmacherimplantation Zustand nach koronarer Bypassoperation Zustand nach AICD-Implantation Alle anderen Patienten

Tab. 55.2. Endoskopische Maßnahmen mit hohem und niedrigem Bakteriämierisiko

Hohes Bakteriämierisiko	Niedriges Bakteriämierisiko
Dilatation von Ösophagusstrikturen Sklerosierung von Ösophagusvarizen Lasertherapie im oberen GI-Trakt PEG-Anlage ERCP, insbesondere bei biliärer Obstruktion Pankreaspseudozystendrainage	Diagnostische Ösophagogastroduodenoskopie Diagnostische Koloskopie Ligatur von Ösophagusvarizen

Tab. 55.3. Empfehlungen für eine antibiotische Prophylaxe in Abhängigkeit von der endoskopischen Prozedur. (Mod. nach [5, 6])

Endoskopische Prozedur	Patientenrisikogruppe	Antibiotische Prophylaxe
»High-Risk«-Prozeduren	Hochrisikopatienten	Regime A oder B
	Schwere Neutropenie	Regime A oder B + C
	Mittleres Patientenrisiko	Prophylaxe optional
	Niedriges oder kein Risiko	Nicht erforderlich
»Low-Risk«-Prozeduren	Hochrisikopatienten	Prophylaxe optional
	Niedriges oder kein Risiko	Nicht erforderlich
ERCP	Alle Patienten mit biliärem Verschluss, Cholangitis, Pankreaspseudozyste	Regime D
PEG	Alle Patienten	Regime E

Tab. 55.4. Antibiotikaregimes (Tab. 55.3). (Mod. nach [5, 6])

A	Patienten ohne Penicillinallergie	**Erwachsene:** 1 g Amoxycillin i.v./i.m. plus 120 mg Gentamycin i.v./i.m. unmittelbar vor der Untersuchung; 500 mg Amoxycillin p.o. 6 h nach der Untersuchung
		Kinder <10 Jahre: 50 mg/kg KG Amoxycillin i.v./i.m. sowie 50 mg/kg KG Amoxycillin p.o. 6 h nach der Untersuchung
B	Patienten mit Penicillinallergie	**Erwachsene:** 1 g Vancomycin i.v. über 100 min, anschließend 120 mg Gentamycin i.v./i.m. 15 min. vor der Untersuchung, oder 400 mg Teicoplanin i.v., anschließend 120 mg Gentamycin i.v./i.m. 15 min vor der Untersuchung
		Kinder <10 Jahre: 20 mg Vancomycin/kg KG i.v., anschließend 2 mg Gentamycin/ kg KG i.v., oder 6 mg Teicoplanin i.v., anschließend 2 mg Gentamycin/ kg KG i.v.
C	Patienten mit schwerer Neutropenie (<1Gpt/l)	***Erwachsene:*** Zusätzlich 7,5 mg Metronidazol/kg KG i.v.
		Kinder <10 Jahre: zusätzlich 7,5 mg Metronidazol/kg KG i.v.
D	Vor ERCP	750 mg Ciprofloxacin p.o. 60–90 min vor der Untersuchung oder 120 mg Gentamycin i.v. unmittelbar vor der Untersuchung oder parenterales Quinolon, Cephalosporin oder Ureidopenicillin unmittelbar vor der Untersuchung
E	Vor PEG	2 g Cefotaxim i.v. 30 min vor der Untersuchung oder 4 g Piperacillin/0,5 g Tazobactam i.v. oder 2,2 g Amocycillin/Clavulansäure i.v.

Reinigung und Desinfektion vor. Ein Versagen der mechanischen Reinigung der inneren Kanäle des Endoskops trat im Allgemeinen in Kombination mit dem Gebrauch eines ungeeigneten Desinfektionsmittels oder einer ungenügenden Einwirkzeit auf. Auch eine ungenügend desinfizierte Biopsiezange konnte als Übertragungsursache identifiziert werden. Seit 1987 wurde kein weiterer Fall einer Übertragung von Salmonella im Rahmen einer Endoskopie berichtet.

Am zweithäufigsten treten Infektionen durch Pseudomonas (P.) auf. Die meisten P.-aeruginosa-Infektionen traten nach ERCP auf und resultierten aus einer Umgebungsübertragung auf den Patienten. In 4 von 45 berichteten Bakteriämien starben die Patienten. Die Übertragungen wurden anfänglich aufgrund inadäquater Aufbereitung ermöglicht, in den letzten Jahren ergeben sich zunehmend folgende 3 Hauptquellen [2]:

1. AEWDs (oder Endoskopzubehör mit Wasserreservoir, z. B. die Spülflasche), die mit P. aeruginosa infiziert sind und im abschließenden Spülvorgang zu einer Rekontamination des Endoskops führen,
2. fehlerhafte Desinfektion des Alberan-Kanals der Duodenoskope und
3. fehlerhafte Trocknung der Geräte vor Lagerung im Schrank.

IX

Infektionen durch Mycobacterium (M.) treten v. a. im Rahmen von Bronchoskopien auf, jedoch wurden auch in Gallekulturen nach ERCP M. chelonae nachgewiesen. Auch hier liegt die Ursache der Übertragung in einer ungenügenden Aufbereitung des verwendeten Endoskops – hier scheint das Absaugventil des Bronchoskops der größte Risikofaktor zu sein – sowie des Zubehörs. In 2 dokumentierten epidemischen Fällen lag die Ursache in einem besiedelten automatischen Desinfektor [8, 9].

Die endoskopische Übertragung von Helicobacter pylori (H. pylori) ist möglich und wiederholt beschrieben worden. Neben pH-Metrie-Sonden und Biopsiezangen scheint auch hier die Qualität der Aufbereitung der Endoskope der entscheidende auslösende Faktor zu sein [10]. Von besonderer Bedeutung ist die H.-pylori-Exposition als potenzielle Infektionsquelle für das Endoskopiepersonal (▶ Abschn. 55.1.8).

In Einzelfällen ist auch über die endoskopische Übertragung anderer Keime berichtet worden, wenngleich nicht immer der direkte Nachweis der Übertragungsursache belegt ist. Bis zum Jahre 1990 wurde über eine Übertragung von Staphylococcus epidemidis und Enterobacter aerogenes im Rahmen einer ERCP berichtet, aufgrund einer Koloskopie fand je eine Transmission von Trichosporon beigelli und von Strongyloides stercoralis statt [2]. Zuletzt wurde 2001 von einer endoskopischen Transmission von Trichosporon asahii durch eine nicht sterilisierte Biopsiezange berichtet [11].

Da nicht nur in der Gastroenterologie, sondern auch in anderen Subspezialitäten der Medizin endoskopische Untersuchungen durchgeführt werden, gilt es natürlich auch hier, spezielle Richtlinien für die Aufbereitung der Geräte zu beachten. So wurde 2003 aus Frankreich ein nosokomialer Ausbruch einer epidemischen Infektion mit Legionella pneumophila berichtet, wobei die Infektion bei 3 Patienten durch eine kontaminierte transösophageale Echokardiographiesonde verursacht wurde. Die Kontamination des TEE-Gerätes erfolgte in allen 3 Fällen durch nicht gefiltertes Leitungswasser im letzten Spülgang der Aufbereitung [12].

55.1.4 Virale Infektionsgefährdung

Bislang sind Fälle einer endoskopischen Transmission von HIV in der Literatur nicht beschrieben. Im Gegenzug konnte in verschiedenen Studien belegt werden, dass eine den anerkannten Leitlinien entsprechende Aufbereitung des Endoskops und des Zubehörs zu einer kompletten Elimination des Virus führt. Auf der anderen Seite war es mittels PCR möglich, DNA-Bruchstücke des Virus nach experimenteller Kontamination des Endoskops nachzuweisen. Wichtig scheint auch hier eine gewissenhafte manuelle Reinigung von Endoskopoberfläche und Kanälen zu sein.

Übertragungen von HBV und HCV durch endoskopische Untersuchungen sind in der Literatur in mehreren Einzelfällen berichtet worden. Anhand der Identifizierung des Virusgenoms konnte so beispielsweise in je 2 Fällen nach Koloskopie und ERCP eine Übertragung von HCV vom initial untersuchten Patienten auf die jeweils 2 folgenden Patienten nachgewiesen werden. In einem Falle kam es durch eine Stichverletzung an der Biopsiezange zu einer HCV-Transmission vom Patienten auf den untersuchenden Arzt [10]. Mangelhafte Endoskopaufbereitung war hier ebenso wie in dem Fall einer HBV-Übertragung von Patient auf Patient nach Koloskopie die Ursache der Transmission. In mehreren Studien konnte für HBV und HCV eine verlässliche Elimination des Virus durch die allgemein anerkannten und empfohlenen Leitlinien zur Aufbereitung flexibler Endoskope belegt werden. Mittels mechanischer Bürstenreinigung und Desinfektion bzw. Sterilisation ließen sich vorher nachgewiesenermaßen kontaminierte Instrumentierkanäle und Biopsiezangen einwandfrei desinfizieren, auch in der PCR war keine Virus-DNA mehr nachweisbar.

55.1.5 Infektionsgefährdung durch Prionen

Prionen haben ein spezielles infektiologisches Verhalten und sind gegenüber herkömmlichen Desinfektionsmaßnahmen resistent. Die neue Variante der Creutzfeld-Jakob-Erkrankung wird durch Prionen verursacht (▶ Kap. 51). Eine Übertragung durch medizinische Geräte, insbesondere Endoskope, ist aber bislang nicht berichtet worden. Dennoch liegen Empfehlungen nationaler und internationaler Gesellschaften für den Umgang mit infizierten Patienten vor [13, 14]. Die Indikation zur Endoskopie infizierter Personen sollte so eng wie möglich gestellt werden. Bei zwingender Indikation sollten ein spezieller Leihgeräteservice in Anspruch genommen und ausschließlich Einmalmaterial (Biopsiezangen, Schlingen u. ä.) verwendet werden.

55.1.6 Infektionsgefährdung bei immunkompromittierten Patienten

Zu den immunkompromittierten Patienten zählen alle Patienten, die an einer angeborenen oder erworbenen Immunschwächeerkrankung leiden. Vorübergehende Immuninkompetenz tritt natürlich auch unter immunsuppressiver Therapie und Tumorchemotherapie auf. Auch Patienten mit einer dekompensierten Leberzirrhose haben ein abgeschwächtes Immunsystem und sind gerade z. B. im Falle einer akuten Varizenblutung möglichen Infektionen gegenüber empfänglicher. Alle diese Patienten bedürfen eines speziellen Infektionsschutzes durch eine genaue Überprüfung der Indikation zu endoskopischen Untersuchungen sowie in Abhängigkeit von den geplanten Prozeduren einer entsprechenden Antibiotikaprophylaxe (▶ Kap. 55.1.2).

55.1.7 Infektionsrisiko bei speziellen endoskopischen Eingriffen

Es besteht eine große Spannbreite der Bakteriämierate nach verschiedenen endoskopischen Eingriffen. Im Allgemeinen sind die meisten Prozeduren mit einer niedrigen Bakteriämierate assoziiert, die in der Regel auch nur vorübergehend ist und keine klinischen Symptome verursacht. Akute infektiöse Komplikationen sind für die meisten Prozeduren ungewöhnlich. Wie bereits oben ausgeführt, hängt das Risiko einer postendoskopischen Bakteriämie mit der Gefahr einer klinisch relevanten Infektion im Wesentlichen vom Grad der Invasivität der endoskopischen Untersuchung ab. Rein diagnostische Eingriffe stellen ein anderes Infektionsrisiko als interventionelle endoskopische Eingriffe dar.

Die in der Literatur in den späten 70er-Jahren noch mit bis zu 0,93% angegebene Infektionsrate nach ERCP ist sicher aufgrund technischer Veränderungen an Endoskopen und Aufbereitungsmethoden als historisch überholt anzusehen. Die schweren Pseudomonasinfektionen, auch mit letalem Ausgang, sind im Rahmen der ERCP bzw. der endoskopischen Sphinkterotomie entstanden. Aber auch Escherichia coli, Klebsiella spp. und Staphylococcus aureus konnten nach ERCP-induzierter Bakteriämie isoliert werden. Verbleibt ein distal impaktiertes Konkrement und kann die Ursache der Obstruktion damit nicht behoben werden, ist eine nachfolgende Infektion fast regelhaft zu erwarten. Auch technisches Können des Untersuchers und Art und Volumen der Kontrastierung spielen eine Rolle für das Risiko einer Post-ERCP-Infektion.

Hohes Risiko tragen auch Dilatations- und Bougierungsverfahren sowie Injektionsverfahren zur Blutstillung. Die Dilatation von Ösophagusstenosen stellt die Prozedur mit der höchsten Bakteriämierate überhaupt dar [4].

Die häufigste Komplikation nach PEG-Anlage ist der lokale Wundinfekt. Obwohl auch lokale Durchblutungsstörungen durch die Art der Fixierung der äußeren PEG-Halteplatte eine Rolle spielen, so stellt die Passage der inneren Halteplatte durch den bakteriell besiedelten Oropharynx und die Verschleppung der Standortkeime in die Stomawunde sicher den infektiologisch bedeutenderen ursächlichen Faktor dar [15]. Hieraus ergibt sich die grundsätzliche Empfehlung einer periinterventionellen prophylaktischen Antibiotikagabe für alle Patienten.

Auch wenn nach endosonographischer Punktion zystischer Läsionen bakterielle Besiedelungen der Zysten berichtet wurden, so scheint nach vorliegenden Studiendaten das Risiko einer Bakteriämie nach Endosonographie mit oder ohne Feinnadelaspirationszytologiegewinnung vergleichbar niedrig wie nach rein diagnostischer ÖGD [16].

Einen Überblick über die in der Literatur berichteten Bakteriämieraten und infektiologischen Komplikationen nach endoskopischen Eingriffen geben die ◘ Tabellen 55.5–55.7.

55.1.8 Infektionsrisiko für Untersucher und medizinisches Assistenzpersonal

Neben dem Patienten sind bei der endoskopischen Untersuchung auch Untersucher und Assistenzpersonal dem Risiko einer Infektion ausgesetzt. Diese kann während der endoskopischen Untersuchung durch Verletzung an Biopsiezange, Injektionsnadel oder Kontakt und Kontamination mit Blut, Speichel, Stuhl oder anderen Körpersekreten erfolgen. Andererseits besteht auch während der Geräte- und Instrumentarienaufbereitung die Gefahr der Verletzung oder Kontamination.

Tatsächlich besteht für Endoskopiepersonal ein erhöhtes Infektionsrisiko gegenüber der Allgemeinbevölkerung und möglicherweise auch in anderen Bereichen arbeitendem medizinischem Personal.

Dies erklärt die Bedeutung des Personalschutzes bei Untersuchung und Geräteaufbereitung. Gewissenhaft sollten die Kriterien zum Schutz vor Verletzung beim

Tab. 55.5. Bakteriämierate und infektiöse Komplikationen assoziiert mit endoskopischen Prozeduren im oberen GI-Trakt. (Mod. nach [4])

Prozedur	Bakteriämierate	Mittelwert	Komplikationen (n oder %)
ÖGD und Biopsie	0–8%	4,1%	Endokarditis (7) Meningokokkämie (1)
ÖGD und Sklerosierung	0–52,5%	14,6%	Peritonitis (1,1–60%, mean 2,9%) Endokarditis (2) Meningitis/zerebraler Abszess (7) Ösophagealer Abszess (1) Perirenaler Abszess (1) Meningokokkämie (1) Emphysem (2)
ÖGD und Ligatur	0–25%	8,8%	Peritonitis (0–15,8%, mean 3,7%) Meningitis (1)
Ösophagusdilatation	4,9–62,5%	22,8%	Endokarditis (4) Bakterielle Meningitis(1) Zerebraler Abszess (2)
ÖGD und Tumorlaserablation	31%		Eitrige Arthritis (1)
ÖGD und EMR[a]	5,3%		

[a] *EMR* endoskopische Mukosaresektion.

Tab. 55.6. Bakteriämierate und infektiöse Komplikationen assoziiert mit endoskopischen Prozeduren im unteren GI-Trakt. (Mod. nach [4])

Prozedur	Bakteriämierate	Mittelwert	Komplikationen (n)
Starre Proktosigmoidoskopie	0–12%	7,6%	Endokarditis (4) Sepsis (1)
Flexible Sigmoidoskopie	0–1%	0,5%	Endokarditis (3) Sepsis (1)
Koloskopie	0–25%	4,4%	Peritonitis (4) Meningitis (1) Sepsis (1) Appendizitis (8) Endokarditis (1) Fournier-Gangrän (1)
Koloskopie und Laserablation	19%		Sepsis (1)

Tab. 55.7. Bakteriämierate und infektiöse Komplikationen assoziiert mit invasiveren endoskopischen Prozeduren. (Mod. nach [4])

Prozedur	Bakteriämierate	Mittelwert	Komplikationen (n oder %)
PEG			Lokale Wundinfekte Ohne Antibiose: 7,5–33,3% (mean 22,3%) Mit Antibiose: 0,5–29,4% (mean 6,7 %)
			Candida cellulitis (1) Nekrotisierende Fasziitis (10) Peritonitis (22) Sepsis
ERCP und Sphinkterotomie	0–15,1% (ohne Gangobstruktion)	6,4%	Cholangitis/Sepsis 0,5–3,0% Cholezystitis 0,1–8,6% Leberabszess (2) Infektion von Pseudozysten (0,04–0,3%)
	0–26,5% (mit Gangobstruktion)	18,0%	
EUS und FNA	0–4%		Infektion von Zysten, Sepsis (5)

Umgang mit Injektionsnadeln und Biopsiezangen beachtet werden. Die mechanische Reinigung von Biopsiezangen während der Aufbereitung, v. a. solchen mit Dorn, sollte daher sehr sorgfältig und umsichtig erfolgen.

Bei Patienten mit übertragbaren Krankheiten, wie z. B. Hepatitis B und C oder HIV und Tuberkulose, sollten zusätzlich Mund-Nasen-Schutz und eine Schutzbrille getragen werden. Zusätzlich sollten Patienten mit gesicherter übertragbarer Erkrankung möglichst am Ende des Arbeitsprogramms untersucht werden, um eine gewissenhafte Aufbereitung und Desinfektion von Untersuchungsraum, Liege und Arbeitsflächen zu ermöglichen.

Große Aufmerksamkeit hat in den letzten Jahren das Risiko einer möglichen Übertragung von H. pylori auf das Endoskopiepersonal erfahren. Obwohl die vorliegenden Studiendaten nicht ganz übereinstimmend zu sein scheinen [17, 18], ist das Risiko einer H.-pylori Übertragung für endoskopisch-medizinisches Personal ähnlich wie für anderes medizinisches Personal im Vergleich zur Allgemeinbevölkerung erhöht. Das Risiko steigt offenbar mit der Anzahl der durchgeführten endoskopischen Untersuchungen. Wenngleich der genaue Übertragungsmodus noch unbekannt ist, so kann durch korrekte Beachtung der Schutzmaßnahmen das Übertragungsrisiko sicher minimiert werden.

55.2 Infektionsprävention in der Endoskopie

55.2.1 Infektionsprophylaxe

Aus der erheblichen Infektionsgefährdung ergibt sich zur Sicherheit der Patienten eine entsprechende Infektionsprävention und Infektionsschutz. Alle Maßnahmen zur Reduktion der Keimbelastung und -übertragung dienen einer wirkungsvollen Infektionsprävention.

Prinzipielle Hygienemaßnahmen stellen die Basis der Infektionsprävention in der Endoskopie dar, Händedesinfektion, Handschuhe und Schutzkittel sind obligatorisch. Die Reinigung der Untersuchungs- und Aufbereitungsräume sowie der Untersuchungsliegen stellen Mindestmaßnahmen dar. Infektiöse Patienten mit elektiven Eingriffen sollten am Ende eines Untersuchungsprogrammes geplant werden. Allgemeine Personalschutzmaßnahmen wie die Impfung gegen Hepatitis B sowie das Tragen von Schutzmasken bei Erkrankungen der oberen Atemwege sind selbstverständlich.

Um eine Übertragung von Mikroorganismen via Endoskop mit potenzieller nachfolgender Infektion beim untersuchten Patienten zu vermeiden, ist eine korrekte hygienische Aufbereitung des Endoskops, dessen Funktionszubehör (Ventile und Spülflaschen) und Instrumentarien sowie die Vermeidung der Rekontamination nach Desinfektion nötig.

55.2.2 Aufbereitung endoskopischer Geräte und des Zubehörs

Die Aufbereitung flexibler Endoskope besteht aus mehreren aufeinander folgenden Schritten in einer konsequenten Reihenfolge. Für die Durchführung dieser Maßnahmen bestehen nationale und internationale Leitlinien und Empfehlungen [19–22]. Nur unter strenger Einhaltung der Schritte kann das Aufbereitungsverfahren eine Verhütung von Infektionen durch Endoskop und endoskopisches Zubehör sicherstellen. In Abhängigkeit vom gewählten Verfahren untergliedern sich die Aufbereitungsschritte in manuelle oder maschinelle Teilschritte (◘ Tab. 55.8). Zurzeit gibt es keine bindende Zulassungsvorschrift zum Einsatz der 3 konkurrierenden Aufbereitungsmethoden. Bei Einhaltung der einzelnen Schritte und Beachtung von Desinfektionsmittelzusammensetzung, Konzentration und Einwirkzeiten sind alle Verfahren in der Lage, eine ausreichende Infektionsprävention zu erzielen.

Allerdings unterliegen die einzelnen Schritte der unterschiedlichen Aufbereitungsverfahren einer teilweise ausgeprägten Störanfälligkeit. Die HYGEA-Studie konnte unter Routinebedingungen die Aufbereitung mit automatischen Endoskopwasch- und -desinfektionsautomaten (AEWD) als das sicherste Verfahren belegen [23]. Gründe hierbei sind sicher der standardisierte Ablauf und die nahezu vollständige Ausschaltung von Fehlern der personellen Handhabung. Aufgrund der hohen Investitionskosten ist die Aufbereitung mit AEWD aber insbesondere in endoskopisch tätigen Praxen noch nicht allgemein üblich. Dies trägt sicher zu den unterschiedlichen Ergebnissen

◘ Tab. 55.8. Aufbereitung für flexible Endoskope. Verfahren und Störanfälligkeit

Teilschritt	Verfahrensart	Störanfälligkeit
Vorreinigung	Manuell	Hoch
Reinigung	Manuell	Hoch
Desinfektion	Manuell	Mäßig
	Teilautomatisch	Gering
	AEWD[a]	
Schlussspülung	Manuell	Mäßig
	Teilautomatisch	Mäßig
	AEWD[a]	
Trocknung	Manuell	Gering
	AEWD[a]	Gering
Lagerung/Transport	Manuell	Gering

[a] *AEWD* »automatic endoscope washer-desinfector«.

infektionshygienischer Kontrollen in Krankenhäusern und Praxen bei [24].

Es kann nicht genügend darauf hingewiesen werden, dass eine initiale sorgfältige und gewissenhafte **manuelle Reinigung** die wesentliche Maßnahme bei der hygienischen Aufbereitung der Endoskope darstellt – unabhängig davon, ob die weitere Aufbereitung der Endoskope **manuell, halbautomatisch** oder **vollautomatisch** erfolgt. Die mechanische Reinigung ist der wichtigste Schritt zur Prävention einer Keimübertragung durch die Endoskopie und sollte stets unmittelbar nach Untersuchungsende erfolgen. Damit kann ein Antrocknen von Sekret und die damit verbundene Entwicklung eines Biofilms – der später nur schwer zu entfernen ist – verhindert werden.

Bei der **manuellen Aufbereitung** wird das Endoskop nach der Reinigung der Außenteile und Durchspülen und Bürsten der Kanäle zur Desinfektion in ein Desinfektionsmittelbad gelegt, die Kanäle werden per Hand luftfrei durchgespült. Alle Teilschritte der manuellen Aufbereitung werden per Hand durchgeführt, was einerseits einen hohen Personalaufwand, andererseits aber auch eine erhöhte Exposition des Personals gegenüber Infektion und Desinfektionsmitteldämpfen bedeutet. **Häufigster Fehler** einer inkorrekten Aufbereitung sind eine unzureichende manuelle (Vor-)Reinigung, Verwendung von inaktivierten Desinfektionsmitteln und Nichtbeachtung der empfohlenen Einwirkzeiten.

IX

Bei der **halbautomatischen Aufbereitung** werden die Kanäle an eine Umwälzpumpe angeschlossen, die diese mit Desinfektions- und Spüllösungen durchspült. Schwachstellen dieses Reinigungssystems sind neben einem möglichen unbemerkten Abfall der Desinfektionsmittelkonzentration die Kontamination des Behälters mit Nasskeimen. Die Daten der HYGEA-Studie zeigen keine besseren Ergebnisse gegenüber der manuellen Aufbereitung [23].

Bei der **vollautomatischen Aufbereitung** (AEWD, automatische Endoskop-Wasch-Desinfektionsmaschine) erfolgen Reinigung und Desinfektion sowie Nachspülung und Trocknung der Endoskope in einem geschlossenen System, wobei die Desinfektion je nach Gerätehersteller und -typ sowohl chemisch als auch chemothermisch erfolgen kann. Wenngleich in der HYGEA-Studie mit den AEWDs die besten Ergebnisse erzielt werden konnten, so ist auch bei dieser Aufbereitungsmethode keine absolut sichere Infektionsprävention gegeben. Insbesondere die mögliche Kontamination des Spülflüssigkeitsbehälters mit Nasskeimen stellt ein relevantes Hygieneproblem dar.

Ob nach Abschluss der Desinfektion zusätzlich die Kanäle mit 70%igem Alkohol gespült werden müssen oder ob das hygienische Resultat der Aufbereitung nicht vielmehr von der Qualität des abschließend zur Spülung verwendeten Wassers abhängt, ist letztlich noch nicht abschließend geklärt. Zumindest sollte eine Trocknung der Geräte erfolgen [25]. Nach Aufbereitung sollten die Endoskope in Schränken trocken und hängend aufbewahrt werden.

Endoskopiezubehör, das die Mukosabarriere verletzt (z. B. Biopsiezangen, Schlingen, Papillotome u. a.), ist anhand der Spaulding-Klassifikation als kritisch einzuordnen. Es muss daher nach jeder Benutzung nach mechanischer Reinigung (ggf. im Enzymreiniger und Ultraschallbad) immer sterilisiert werden. Aufgrund der Konstruktion und Funktionalität ist das Zubehör unterschiedlich komplexen Reinigungs- und Aufbereitungsverfahren unterworfen; das Personal sollte entsprechend geschult sein, um Schäden am Instrumentarium zu verhindern und eine sachgerechte Reinigung und Aufbereitung zu gewährleisten. Die Lagerung der sterilisierten Zusatzinstrumentarien sollte in Sterilgutverpackung trocken und in geschlossenen Schränken möglich sein [26]. Alternativ kann Einmalmaterial verwendet werden, wenngleich hier höhere Anschaffungskosten und Entsorgungsprobleme dem Vorteil der garantierten Sterilität gegenüberstehen.

Literatur

1. Kimmey MB, Burnett DA, Carr-Locke DL et al. Transmission of infection by gastrointestinal endoscopy. Gastrointest Endosc 1993; 36: 885–8
2. Spach DH, Silverstein FE, Stamm WE. Transmission of infection by gastrointestinal endoscopy and bronchoscopy. Ann Intern Med 1993; 118: 117–28
3. Schembre DB. Infectious complications associated with gastrointestinal endoscopy. Gastrointest Endosc Clin N Am 2000; 10: 215–32
4. Nelson DB. Infectious disease complications of GI endoscopy: Part I, endogenous infections. Gastrointest Endosc 2003; 57: 546–56
5. Rey R, Axon A, Budzynska A, Kruse A, Nowak A. Guidelines of the European Society of Gastointestinal Endoscopy (E.S.G.E.) Antibiotic Prophylaxis for Gastrointestinal Endoscopy. Endoscopy 1998; 30: 318–24
6. Hirota WK, Petersen K, Baron TH et al. (ASGE). Guidelines for antibiotic prophylaxis for GI endoscopy. Gastrointest Endosc 2003; 58: 475–82
7. Chu NS, McAlister D, Antonopolos PA. Natural bioburden levels detected on flexible gastrointestinale endoscopes after clinical use and manual cleaning. Gastrointest Endosc 1998; 49: 137–42
8. Maloney S, Welbel S, Daves B et al. Mycobacterium abscessus pseudoinfection traced to an automated endoscope washer: utility of epidemiologic and laboratory investigation. J Infect Dis. 1994; 169: 1166–9
9. Fraser VJ, Jones M, Murray PR et al. Contamination of flexible fiberoptic bronchoscopes with Mycobacterium chelonae linked to an automated bronchoscope disinfection machine. Am Rev Respir Dis. 1992; 145: 853–5
10. Nelson DB. Infectious disease complications of GI endoscopy: Part II, exogenous infections. Gastrointest Endosc 2003; 57: 695–711
11. Lo Passo C, Pernice I, Celeste A et al. Transmission of Trichosporum asahii esophagitis by a contaminated endoscope. Mycoses 2001; 44: 13–21
12. Levy PY, Teysseire N, Etienne J, Raoult D. A Nosocomial Outbreak of Legionella pneumophila Caused by Contaminated Transesophageal Echocardiography Probes. Infect Control Hosp Epidemiol. 2003; 24: 619–22

13. Axon ATR, Beilenhoff U, Bramble MG et al. ESGE-Guidelines: Variant Creutzfeldt-Jakob-Disease (vCJD) and Gastrointestinal Endoscopy. Endoscopy 2001;33: 1070–80
14. Robert Koch Institut. Die Variante der Creutzfeldt-Jakob-Krankheit. Bundesgesundheitsbl Gesundheitsforsch Gesundheitsschutz 2002; 45: 376–94
15. Chung R, Schertzer M. Pathogenesis of complications of percutaneous endoscopic gastrostomy: a lession in surgical principles. Am Surg 1990; 56: 134–7
16. Janssen J, König K, Knop-Hammad V, at al. Frequency of bacteremia after linear EUS of the upper GI tract with and without FNA. Gastrointest Endosc 2004; 59: 339–44
17. Kugathasan S, Czinn SJ. Endoscopy personnel and the transmission of Helicobacter pylori infection. Gastrointest Endosc 1998; 48: 317–18
18. Birkenfeld S, Keter D, Dikman R et al. Prevalence of Helicobacter pylori infection in Helth-Care Personnel of Primary Care and Gastroenterology Clinics. J Clin Gastroenterol 2004; 38: 19–23
19. Kommission für Krankenhaushygiene und Infektionsprävention beim Robert Koch Institut. Anforderungen an die Hygiene bei der Aufbereitung flexibler Endoskope und endoskopischen Zusatzinstrumentariums. Bundesgesundheitsbl Gesundheitsforsch Gesundheitsschutz 2002; 45: 395–411
20. Kruse A, Rey J-F. E.S.G.E. Guidelines on Cleaning and Desinfection in GI Endoscopy. Endoscopy 2000; 32: 77–83
21. ASGE, SHEA. Multi-society guideline for reprocessing flexible gastrointestinal endoscopes. Gastrointest Endosc 2003; 58: 1–8
22. Staritz M, Leiss O, Jung M et al. Aufbereitung flexibler Endoskope und endoskopischen Zusatzinstrumentariums. In: Sauerbruch T, Scheurlen Ch (Hrsg.). Empfehlungen der DGVS für die Durchführung endoskopischer Untersuchungen, 3. Auflage. Demeter Verlag 2002. 328–44
23. Bader L, Blumenstock G, Birkner B et al. HYGEA (Hygiene in der Gastroenterologie-Endoskop-Aufbereitung): Studie zur Qualität der Aufbereitung von flexiblen Endoskopen in Klinik und Praxis. Z Gastroenterol 2002; 40: 157–70
24. Heudorf U, Hofmann H, Kutzke G et al. Hygiene beim Endoskopieren in Klinik und Praxis, 2003: Ergebnisse der infektionshygienischen Überwachung der Endoskopieeinrichtungen in Frankfurt a.M. durch das Gesundheitsamt. Z Gastroenterol 2004; 42: 699–76
25. Leiß O, Beilenhoff U, Bader L et al. Leitlinien zur Aufbereitung flexibler Endoskopie und endoskopischen Zusatzinstrumentariums im internationalen Vergleich. Z Gastroenterol 2002; 40: 531–542
26. Alfa MJ. Methodology of reprocessing reusable accessories. Gastrointest Endosc Clin N Amer 2000; 10: 341–348

Teil X Seuchenhygienische und sozialmedizinische Aspekte

Seuchenhygienische Aspekte

R. Gottschalk

Seit Beginn dieses Jahrhunderts sind entscheidende Verbesserungen in Hinsicht auf die Lebenserwartung und Lebensqualität erzielt worden. Maßgeblich daran beteiligt ist das seit dem 19. Jahrhundert zunehmende Wissen über die Bedeutung von Hygienemaßnahmen und deren Umsetzung, die bis heute eine wesentliche Aufgabe des öffentlichen Gesundheitsdienstes darstellt.
Berechnungen des amerikanischen Center for Disease Control and Prevention (CDC) zufolge ist die Lebenserwartung in den USA seit 1900 um 30 Jahre gestiegen. Davon lassen sich nur 5 Jahre auf die Fortschritte der kurativen Medizin, hingegen 25 Jahre auf Erfolge in der Seuchenbekämpfung und durch Präventionsstrategien des öffentlichen Gesundheitsdienstes und der Hygiene zurückführen [4].
In den Nachfolgestaaten der ehemaligen Sowjetunion ist durch den Zusammenbruch der öffentlich zugänglichen Gesundheitssysteme bereits ein teilweise dramatischer Rückgang der Lebenserwartung zu verzeichnen [8]! Dieser Rückgang ist maßgeblich auf die Zunahme von Infektionserkrankungen zurückzuführen. Nach Angaben der WHO fanden sich 1999 unter den 20 häufigsten krankheitsbedingten Todesursachen 15-mal Infektionskrankheiten. Von den 56 Mio. Todesfällen des gleichen Jahres gingen 17,4 Mio (31%) direkt auf Infektionskrankheiten zurück, wobei Durchfallerkrankungen mit 2,2 Mio (4%), nach akuten Infektionen der Atemwege (4,0 Mio., 7,1%) und HIV/AIDS (2,7 Mio., 4,8%), an dritter Stelle dieser traurigen Bilanz stehen. Insbesondere Kinder tragen das größte Risiko: Jährlich erkranken schätzungsweise 1,8 Mrd. (!) Kinder an Durchfallerkrankungen und es versterben weltweit ca. 9 Mio. Kinder an Infektionskrankheiten, wobei ein Viertel durch Impfungen vermeidbar wären. Weltweit muss mit mehr als 2 Mrd. Patienten gerechnet werden, die mit dem Hepatitis-B-Virus infiziert sind, 350 Mio. davon sind chronische Virusträger.

Obwohl wir in der westlichen Welt eine wesentlich günstigere Datenlage haben, stellen Infektionskrankheiten nach wie vor eine große Herausforderung an die Gesundheitssysteme der Länder dar. In Deutschland sind es vornehmlich 4 Wege, die zur Übertragung und Ausbreitung von Infektionskrankheiten führen:

- Import von Infektionskrankheiten durch den zunehmenden Tourismus und Reiseverkehr
- Import durch Einschleppung von Krankheitserregern durch ausländische Touristen, Geschäftsreisende, Asylbewerber etc. [11]
- Unzureichende hygienische Kontrollen bei Trink-, Bade- und Abwasser und bei den Kontrollen der Fleisch- und Lebensmittelindustrie [10]
- Unkontrollierter Einsatz von Antibiotika als Aufwuchszusatz und Leistungsförderer in der Massentierhaltung [14]

Die Seuchenhygiene beinhaltet heute die

- Bearbeitung der Daten meldepflichtiger Infektionskrankheiten im Gesundheitsamt,
- Zusammenführung der gemeldeten Daten zu Fällen,
- geographische und epidemiologische Analyse der Daten in Hinsicht auf ein Ausbruchsgeschehen,
- Einleitung und Überwachung von Maßnahmen zur Verhinderung der Weiterverbreitung und zur Eindämmung des spezifischen Krankheitserregers.

Sie ist somit ein wesentlicher Bestandteil des Gesundheitsschutzes der Bevölkerung. Im weiteren Sinne gehört zu der Seuchenhygiene die

- allgemeine Information der Bevölkerung,
- Beratung aller interessierten Gruppen und Gruppen mit erhöhtem Risiko,
- Schulung und Überwachung von Personen mit Tätigkeiten im Lebensmittelsektor,
- Schulung von Beschäftigten in Gemeinschaftseinrichtungen.

Das ausführende kommunale oder städtische Organ der Seuchenhygiene ist das Gesundheitsamt, dem die entsprechenden Krankheiten durch meldepflichtige Personen und Institute angezeigt werden [1]. Genügen die Meldungen sog. Falldefinitionen der WHO, werden die Daten zeitnah anonymisiert an die obere Landesgesundheitsbehörde übermittelt. Die obere Landesgesundheitsbehörde ihrerseits übermittelt die Fälle an das Robert Koch-Institut, die bundesweite epidemiologische und geographische Analysen vornehmen soll. Gleichzeitig muss das Gesundheitsamt durch eigene Ermittlungstätigkeiten den Schutz der Bevölkerung vor entsprechenden Krankheitserregern sicherstellen.

56.1 Historischer Überblick

Der Begriff Seuche ist auch heute noch in der europäischen Bevölkerung mit Erkrankungen wie Pest, Tuberkulose und Diphtherie verbunden, die vom Mittelalter bis zu den Zeiten der Industrialisierung in großen Zügen auftraten [17]. Bereits in den ältesten Überlieferungen wie den ägyptischen Papyri und der Bibel finden sich Hinweise auf seuchenhaft auftretende Erkrankungen. Erkrankungen des Gastrointestinaltraktes, insbesondere schwere Durchfallerkrankungen, sind erst wesentlich später als eigentliche Seuchen aufgefasst und bekämpft worden, da sie ständige Begleiter des Menschen waren und die vielen Opfer als gegeben hingenommen wurden. Der Arzt Galen (129–201) beschreibt 2 Ursachen für Seuchen: die Miasmen (*το μιασμα*, Befleckung, Schmutz), erstmals erwähnt von Hippokrates von Kos (460–377), und das Kontagium. Diese Anschauung hält sich bis in das 19. Jahrhundert, zuletzt vertreten durch Robert Koch (1843–1910) und Max von Pettenkofer (1818–1901), die einen erbitterten Streit über die Miasmenlehre führten (s. unten) [12].

Die Vermutung, dass Seuchen durch kleinste Infektionserreger ausgelöst werden, und v. a. die Entdeckung der spezifischen Infektionswege ließen es zu, diese Geißeln der Menschheit effizient zu bekämpfen. Francesco Redi (1629–1679) führte ein einfaches, aber geniales Experiment durch: Er verschloss Töpfe, die Fleisch und Fisch enthielten, mit feiner Gaze. Die angelockten Fliegen legten ihre Eier auf der Gaze ab, so dass das Fleisch zwar verdarb, aber keine Maden auftraten. Lazzaro Spallanzani (1729–1799) zeigte, dass Lebensmittel nicht verdarben, sofern sie ausreichend erhitzt wurden [17].

Die Geschichte der modernen Mikrobiologie beginnt mit Louis Pasteur (1822–1895) und Robert Koch. Pasteur, von Beruf Chemiker, nahm sich eines nationalen Problems Frankreichs an: verdorbene Weine. Die Schlussfolgerungen seiner Untersuchungen waren: Nur durch Kleinlebewesen verunreinigte Weine verdarben, und jede Art der Veränderung im Wein und Bier (»sauer«, »verdorben«, »bitter«) ist auf einen bestimmten Erreger zurückzuführen. Die großen Leistungen Kochs waren, neben der Aufklärung der Bedeutung der Milzbranderreger für die Ätiologie des Anthrax und die Einführung der festen Nährböden in die Mikrobiologie, die Entdeckung des Tuberkelbakteriums und der Choleravibrionen. Der Erreger der asiatischen Cholera war das Objekt, an dem der letzte große Streit zwischen Miasmatikern (s. oben), repräsentiert durch von Pettenkofer, und den Kontagionisten, vertreten durch Koch, ausgetragen wurde [12].

Die Cholera war in Mittel- und Westeuropa bis in die 20er-Jahre des 19. Jahrhunderts unbekannt [12, 17]. Erste Nachrichten einer Seuche, die in China, dem Kaukasus und in Persien viele Todesopfer mit sich brachte, beunruhigten zunächst niemanden. Dies änderte sich schnell, als sie 1832 die zur damaligen Zeit zivilisierteste aller europäischen Städte, Paris, erreichte und mit Letalitätszahlen von bis zu 60% zum Synonym für Krankheit und Tod wurde und selbst die Pest in den Hintergrund drängte.

Die erste wissenschaftlich untermauerte Bekämpfung dieser Erkrankung wurde von dem Armenarzt John Snow (1813–1858) durchgeführt, der durch seine Erkenntnisse zum Begründer der Epidemiologie als Wissenschaft wurde, obwohl der eigentliche Erreger zum damaligen Zeitpunkt nicht bekannt war. 1849 fiel Snow anlässlich einer erneuten verheerenden Choleraepidemie in London auf, dass sich die Ausbreitung der Cholerafälle weitgehend mit den Versorgungsleitungen zweier Wasserwerke deckte. Durch graphisches Abtragen der Fälle auf eine Straßenkarte Londons konnte er nachweisen, dass insbesondere an einem Brunnen der Vauxhall Company, aber auch der Southwark Company viel mehr Cholerafälle auftraten als an den öffentlichen Brunnen anderer Wasserwerke. Beide Firmen bezogen das Wasser aus der massiv mit Fäkalien kontaminierten Themse, was bei den Konkurrenzunternehmen, die die »besseren« Wohnviertel versorgten, nicht der Fall war. Seine Idee, die Seuche durch ein Verbot der Wasserentnahme aus diesen Brunnen einzudämmen, funktionierte hervorragend, dennoch glaubte Max von Pettenkofer nicht an die Übertragbarkeit der Cholera durch Trinkwasser, was er durch seinen Selbstversuch mit frisch isolierten Cholerareinkulturen zu beweisen suchte. Erst die Entdeckung des Choleraerregers 1883 durch Robert Koch und der Beweis, dass bei der Hamburger Choleraepidemie von 1892 das Abkochen von Wasser, die Isolierung der Kranken und die Desinfektion der Kleidung die Choleraausbreitung verhindern kann, führten in wissenschaftlichen Kreisen zu einer Überwindung der Miasmatheorie Pettenkofers, an der er bis zu seinem Freitod festhielt [17].

Ähnlich wie bei der Cholera sind Beschreibungen der Ruhr und des Typhus bereits in den ersten Aufzeichnungen menschlicher Kulturen zu finden. Im Mittelalter breitete sich namentlich die Ruhr als Kriegsseuche in Westeuropa rasant aus und es erlagen ihr bis zu einem Drittel der Soldaten und Landser. Die erste sichere Erwähnung findet die Ruhr bei der von Herodot beschriebenen Niederlage des persischen Heeres unter Xerxes in der Schlacht von Salamis 480 v.Chr., da die Reihen seiner Armee durch die Ruhr stark gelichtet wurden. Die Ausbreitung dieser Erkrankung im Mittelalter wurde durch die geradezu unglaublichen Zustände in den Städten gefördert: Fäkalien wurden durch sog. »Wasserspeier« direkt auf die Straße geschüttet, so dass deren kotiger Belag die Benutzung einer Sänfte bzw. von »Stöckelschuhen«, Überschuhen mit hohen Holzsohlen, erforderlich machte. Der Gestank in den Städten muss entsetzlich gewesen sein.

Krankheiten, die sich als Typhus deuten lassen, finden sich bereits bei Hippokrates. Unter diesem Namen wurden aber zumindest 3 verschiedene Erkrankungen verstanden: Typhus abdominalis (»klassischer« Typhus), Typhus exanthematicus (Fleckfieber) und Typhus recurrens (Rückfallfieber). Die Trennung von Typhus abdominalis und Typhus exanthematicus nahm Schoenlein 1839 vor [12]. Das heute in der klinischen Literatur bekannte Phänomen der relativen Bradykardie beim Typhus (Faget-Zeichen) geht nicht auf den Typhus, sondern auf Gelbfieber zurück, wo dieses Zeichen, wie bei einigen anderen Infektionskrankheiten, ebenso auftreten kann.

Nach 1820 findet sich eine deutliche Zunahme des Typhus, da sich die Städte im Zuge der einsetzenden Industrialisierung bemerkenswert ausbreiteten, die Abfallbeseitigung und v. a. die Trinkwasserversorgung jedoch vollends zusammenbrachen. Im Gegensatz zur Cholera, die in Zügen auftrat, waren nun in praktisch allen größeren Städten beständige Typhus- und Ruhrausbrüche mit vielen Toten zu verzeichnen. Die erste Reinkultur des Typhuserregers beschrieb der Robert Koch-Schüler Gaffky 1884; dem japanischen Bakteriologen Shiga gelang es 1897 den Erreger der Ruhr zu isolieren [12].

56.2 Epidemiologische Daten relevanter gastroenterologischer Krankheitserreger

Von den 47 im § 7 Abs. 1 Infektionsschutzgesetz (IfSG) aufgeführten Erregern sind 17 als Verursacher gastrointestinaler Erkrankungen von besonderem Interesse. In ◘ Tab. 56.1 sind einige wesentliche Erreger gastrointestinaler Infektionen aufgelistet:

> In Deutschland besteht seit Jahren eine beständige Enteritisepidemie, die v. a. durch Salmonellen, Campylobacter, aber auch durch Viren und andere Keime bedingt ist. Allein im letzten Jahr wurden knapp 200.000 Fälle von Enteritis infectiosa gemeldet, wobei die Dunkelziffer auf einen um den Faktor 10 höheren Wert geschätzt wird.

Nach der Jahresstatistik 2005 des Robert Koch-Institutes ist mit einer Inzidenz von knapp 300 Fällen pro 100.000 Einwohnern die Enteritis infectiosa die häufigste Diagnose bei den Infektionskrankheiten [13]. Unter den Erregern der Enteritis infectiosa führen in Deutschland die Noroviren mit 62.189 Fällen (Inzidenz: 76 Fälle/100.000), gefolgt von Campylobacter sp. (61.823 Fälle; Inzidenz: 75 Fälle/100.000), Rotavirus (54.001 Fälle; Inzidenz: 66

◘ Tab. 56.1. Wichtige virale, bakterielle und parasitäre Erreger gastrointestinaler Infektionen

Viren	Bakterien	Parasiten
Adenoviren	Campylobacter sp.	Cryptosporidium parvum
Astroviren	Escherichia coli, darmpathogen	Entamöba histolytica
Caliciviren	Non-cholera-Vibrionen	Giardia lamblia
Coronaviren	Salmonella sp.	
Caliciviren (Noroviren)	Shigella sp.	
Rotaviren	Vibrio cholerae	
Sapporo-Viren	Yersinia sp.	
»Small round viruses«	Toxinvermittelte GE	
Toroviren		

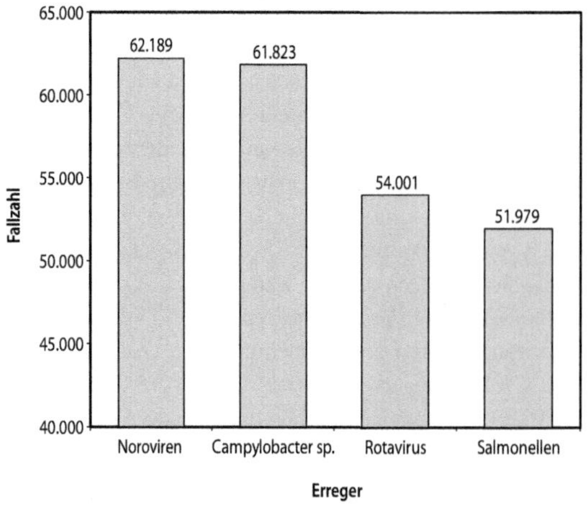

Abb. 56.1. Häufige Erreger von Enteritis infectiosa in Deutschland (2005; nach Daten des RKI)

Fälle/100.000) und Salmonellen (51.979 Fälle; Inzidenz: 63 Fälle/100.000) (Abb. 56.1). Rotaviren werden überwiegend bei Kindern und Jugendlichen als Auslöser der Enteritis infectiosa entdeckt, wohingegen bei Erwachsenen zumeist Noroviren diagnostiziert werden. Neben der unverändert hohen Dunkelziffer, gerade bei akuten Durchfallerkrankungen, bleiben viele Erreger unentdeckt.

Obwohl einige der meldepflichtigen Erkrankungen in Deutschland allenfalls sporadisch auftreten, ist eine epidemiologische Überwachung durch den öffentlichen Gesundheitsdienst sinnvoll, um das Auftreten neuer Erkrankungen und die Änderungen in epidemiologischen Trends der verschiedenen Erreger frühzeitig zu erfassen. Als Beispiel soll Cryptosporidium parvum dienen, das als Erreger von Durchfallerkrankungen bei immunsupprimierten Patienten bekannt ist. 1994 kam es in Milwaukee, USA, zu einer massiven Epidemie, bei der annähernd 500.000 Menschen betroffen waren. Als Ursache konnte massiv mit Keimen kontaminiertes Trinkwasser gefunden werden [7]. Glücklicherweise hat es bislang in Westeuropa keine vergleichbare Epidemie gegeben, was sicherlich mit der aufwändigeren Trinkwasseraufbereitung zusammenhängt. Dennoch zeigt dieses Beispiel, dass ein zuvor unbedeutender Erreger innerhalb weniger Jahre eine Bedrohung für weite Bevölkerungsteile darstellen kann.

56.3 Gesetzliche Bestimmungen

Am 1. Januar 2001 wurde das Bundesseuchengesetz (BseuchG) vom 1.1.1962 vom Seuchenrechtsneuordnungsgesetz (SeuchRNeuG) abgelöst. Das BseuchG fasste erstmals verschiedene Einzelgesetze in einer den neueren Erkenntnissen entsprechenden Form zusammen und stellte den Bekämpfungsmaßnahmen ins Einzelne gehende Regeln der Prävention zur Seite [1, 2]. Als das BSeuchG 1962 in Kraft trat, war die epidemiologische Situation jedoch eine andere als heute. Einerseits gab es noch Pocken und Polio, andererseits waren HIV, Hepatitis C oder viral-hämorrhagische Fieber unbekannt. Durch die neuen Entwicklungen auf dem Gebiet der Infektiologie und durch andere Mängel des BseuchG, wie untaugliche Überwachungsverfahren bei Personen im Lebensmittelgewerbe etc., wurde eine Neuordnung der seuchenrechtlichen Vorschriften notwendig.

Bei dem SeuchRNeuG vom 20. Juli 2000 handelt es sich um ein Artikelgesetz des Bundes, das eine umfassende Modernisierung des deutschen Seuchenrechts verwirklicht. Es fasst eine Reihe von Regelungen, die neben dem BSeuchG, Geschlechtskrankheitengesetz (GeschlKrG) u. a. entstanden waren, zu einem einheitlichen Regelwerk zusammen.

In Artikel 1 des SeuchRNeuG ist das »Gesetz zur Verhütung und Bekämpfung von Infektionskrankheiten beim Menschen (Infektionsschutzgesetz, IfSG)« enthalten, das die eigentliche Rechtsgrundlage der Arbeit des öffentlichen Gesundheitsdienstes und damit der Gesundheitsämter auf dem infektiologischen Gebiet darstellt [2, 5]. Im IfSG sind die Instrumentarien zur notwendigen Zusammenarbeit aller Beteiligten (Einrichtungen des Bundes, der Länder und Kommunen, der Ärzte und Tierärzte, Krankenhäuser, wissenschaftlichen Einrichtungen u. a.) bei der Abwehr von Infektionskrankheiten länderübergreifend strukturiert. Ein Leitgedanke des IfSG ist es, die Eigenverantwortung der Träger und Leiter von Gemeinschaftseinrichtungen, Lebensmittelbetrieben, Gesundheitseinrichtungen sowie des einzelnen Bürgers bei der Prävention übertragbarer Krankheiten zu fördern.

In Artikel 2 des Gesetzes sind im Wesentlichen redaktionelle Anpassungen von Rechtsvorschriften enthalten, die sich auf das BSeuchG und das GeschlKrG, aber auch auf die Gefahrstoff- und die Düngemittelverordnung beziehen. Die Artikel 3–5 sind für die Seuchenhygiene von untergeordneter Bedeutung.

In § 8 IfSG sind die zur Meldung verpflichteten Personen aufgeführt. Danach müssen
- jeder Arzt und Tierarzt,
- die Leiter von Medizinaluntersuchungsämtern oder sonstigen privaten oder öffentlichen Untersuchungsstellen,
- Angehörige eines Heil- und Pflegeberufes mit staatlich geregelter Ausbildung oder Anerkennung und andere Personengruppen

ggf. Krankheitsfälle melden. Entsprechend müssen diese Berufsgruppen den Inhalt des IfSG kennen.

Cave

Das **Unterlassen** einer gesetzlich vorgeschriebenen Meldung durch eine meldepflichtige Person ist ebenso wie die **unvollständige, nicht richtige oder nicht rechtzeitige Meldung** nach §§ 73, 74 IfSG straf- und bußgeldbewehrt. Im Einzelfall kann eine Freiheitsstrafe von bis zu 5 Jahren oder eine Geldbuße bis 25.000 € verhängt werden.

56.3.1 Seuchenhygienisch relevante Vorschriften des IfSG

Aus verständlichen Gründen können in diesem Abschnitt nur wesentliche, für das Verständnis der Seuchenhygiene relevante Gesetzestexte wiedergegeben werden. Der gesamte Wortlaut des Gesetzes muss beispielsweise im Internet auf den Seiten des Bundesministeriums für Gesundheit (www.bmgesundheit.de/rechts/k-bek/gesetze.htm) oder des Robert Koch-Institutes (www.rki.de) nachgelesen werden [2, 5].

56.3.2 Meldewesen (Dritter Abschnitt)

Der Abschnitt 3 des IfSG beinhaltet die gesetzlichen Vorschriften des bereits erwähnten Meldewesens. Er umfasst die Paragraphen 6–15. Die §§ 6 und 7 beschreiben die namentlich meldepflichtigen Krankheiten (§ 6) bzw. Krankheitserreger (§ 7; die nachfolgenden Nummerierungen entsprechen den Ziffern und Buchstaben des Gesetzes).

§ 6 Meldepflichtige Krankheiten

(1) Namentlich ist zu melden:

1. der Krankheitsverdacht, die Erkrankung sowie der Tod an
   a) Botulismus
   b) Cholera
   c) akuter Virushepatitis
   d) enteropathischem hämolytisch-urämischem Syndrom (HUS)
   e) Typhus abdominalis/Paratyphus
2. der Verdacht auf und die Erkrankung an einer mikrobiell bedingten Lebensmittelvergiftung oder an einer akuten infektiösen Gastroenteritis, wenn
   a) eine Person betroffen ist, die eine Tätigkeit im Sinne des § 42 Abs. 1 ausübt,
   b) zwei oder mehr gleichartige Erkrankungen auftreten, bei denen ein epidemischer Zusammenhang wahrscheinlich ist oder vermutet wird
5. soweit nicht nach den Nummern 1 bis 4 meldepflichtig, das Auftreten
   a) einer bedrohlichen Krankheit oder
   b) von zwei oder mehr gleichartigen Erkrankungen, bei denen ein epidemischer Zusammenhang wahrscheinlich ist oder vermutet wird, wenn dies auf eine schwerwiegende Gefahr für die Allgemeinheit hinweist und Krankheitserreger als Ursache in Betracht kommen, die nicht in § 7 genannt sind.

(3) Dem Gesundheitsamt ist unverzüglich das gehäufte Auftreten nosokomialer Infektionen, bei denen ein epidemischer Zusammenhang wahrscheinlich ist oder vermutet wird, als Ausbruch nichtnamentlich zu melden. Die Meldung nach Satz 1 hat gemäß § 8 Abs. 1 Nr. 1, 3 und 5, § 10 Abs. 1 Satz 3, Abs. 3 und 4 Satz 3 zu erfolgen.

§ 7 Meldepflichtige Nachweise von Krankheitserregern

(1) Namentlich ist bei folgenden Krankheitserregern, soweit nicht anders bestimmt, der direkte oder indirekte Nachweis zu melden, soweit die Nachweise auf eine akute Infektion hinweisen:

5. Campylobacter sp., darmpathogen
7. Clostridium botulinum oder Toxinnachweis
10. Cryptosporidium parvum
12. a) Escherichia coli, enterohämorrhagische Stämme (EHEC)
    b) Escherichia coli, sonstige darmpathogene Stämme
16. Giardia lamblia
19. Hepatitis-A-Virus
23. Hepatitis-E-Virus
27. Leptospira interrogans
34. Norwalk-ähnliches Virus; Meldepflicht nur für den direkten Nachweis aus Stuhl
38. Rotavirus
39. Salmonella Paratyphi; Meldepflicht für alle direkten Nachweise
40. Salmonella Typhi; Meldepflicht für alle direkten Nachweise
41. Salmonella, sonstige
42. Shigella sp.
44. Vibrio cholerae O 1 und O 139
45. Yersinia enterocolitica, darmpathogen

(2) Namentlich sind in dieser Vorschrift nicht genannte Krankheitserreger zu melden, soweit deren örtliche und zeitliche Häufung auf eine schwerwiegende Gefahr für die Allgemeinheit hinweist. Die Meldung nach Satz 1 hat gemäß § 8 Abs. 1 Nr. 2, 3 und Abs. 4, § 9 Abs. 2, 3 Satz 1 oder 3 zu erfolgen.

Die namentliche Meldepflicht bei Krankheitsverdacht, Krankheit bzw. Tod ist notwendig, damit die Gesundheitsbehörden im Interesse des Schutzes der Allgemeinheit tätig werden können. Eine wesentliche Änderung zum BSeuchG hat sich bei der Meldepflicht der mikrobiell bedingten Lebensmittelvergiftungen und der akuten infektiösen Gastroenteritiden ergeben (§ 6 Abs. 2): Sie wurde auf die Fälle eingegrenzt, die seuchenhygienisch relevant sind. Zu beachten ist, dass die Meldung von Krankheitserregern (§ 7 Abs. 1, 2) davon unberührt bleibt und somit jeder Erregernachweis meldepflichtig ist! Im Vorgriff auf mögliche neue, bislang unbekannte Krankheitserreger hat der Gesetzgeber in § 7 Abs. 2 die Verpflichtung erlassen, Krankheitserreger zu melden, soweit deren örtliche und zeitliche Häufung auf eine schwerwiegende Gefahr für die Allgemeinheit hinweist. Diese Vorschrift ist analog der Auffangmeldevorschrift für Krankheiten in § 6 Abs. 1 Nr. 5 zu sehen.

56.3.3 Bekämpfung übertragbarer Krankheiten (Fünfter Abschnitt)

Die in den §§ 24–32 enthaltenen Vorschriften zur Verhinderung der Ausbreitung bereits aufgetretener Krankheiten beschreiben die Befugnisse des Gesundheitsamtes und die Duldungspflichten betroffener Bürger. In diesem Rahmen erwähnenswert sind § 30 Quarantäne und § 31 Berufliches Tätigkeitsverbot.

Im Gegensatz zum BSeuchG stehen in der Liste der Krankheiten, die zur zwingenden Absonderung der Erkrankten durch die zuständige Behörde führen müssen (§ 30), nur noch viral-hämorrhagische Fieber und die Lungenpest. Die Absonderung hat unverzüglich auch dann zu erfolgen, wenn lediglich ein Krankheitsverdacht besteht. Bei anderen Erkrankungen (z. B. Cholera) handelt es sich um eine »Kann-Bestimmung«, d. h. die Entscheidung steht im Ermessen der zuständigen Behörde und muss vom entsprechenden Fall abhängig gemacht werden.

Nach § 31 kann die zuständige Behörde »*Kranken, Krankheitsverdächtigen, Ansteckungsverdächtigen und Ausscheidern die Ausübung bestimmter beruflicher Tätigkeiten ganz oder teilweise untersagen*«. Diese Regelung trifft beispielsweise auf Dauerausscheider von Salmonellen im Lebensmittelbereich zu, kann aber ebenso auf einen chirurgisch tätigen Arzt angewendet werden, wenn er chronischer Träger einer Hepatitis B oder C ist. Es muss eine Gefährdung Dritter bestehen, damit ein Tätigkeitsverbot ausgesprochen werden kann. Die Beurteilung liegt im pflichtgemäßen Ermessen der zuständigen Behörde, der jeweilige Einzelfall ist sorgfältig zu prüfen.

56.3.4 Zusätzliche Vorschriften für Schulen und sonstige Gemeinschaftseinrichtungen (Sechster Abschnitt; §§ 33–36)

Unter einer Gemeinschaftseinrichtung im Sinne des Gesetzes versteht man »*Einrichtungen, in denen überwiegend Säuglinge, Kinder oder Jugendliche betreut werden, insbesondere Kinderkrippen, Kindertagesstätten, Kinderhorte, Schulen oder sonstige Ausbildungseinrichtungen, Heime, Ferienlager und ähnliche Einrichtungen*« (§33).

Für die Arbeit des Gesundheitsamts ist es sinnvoll, diese Legaldefinition zu erweitern und die gesetzlichen Bestimmungen des sechsten Abschnitts sinngemäß bei Bedarf auch auf Obdachlosenunterkünfte, Asylbewerberheime, Justizvollzugsanstalten etc. anzuwenden.

§ 34 Abs. 1 nennt die Erkrankungen, bei denen eine Tätigkeit in Gemeinschaftseinrichtungen verboten ist. Neben typischen Kinderkrankheiten (Masern, Windpocken etc.) sind hier aufgeführt (die Nummern entsprechen denen des Gesetzestextes):

1. Cholera
3. Enteritis durch enterohämorrhagische Escherichia coli (EHEC)
17. Shigellose
18. Typhus abdominalis
19. Virushepatitis A und E

In Abs. 2 sind die Einschränkungen für Ausscheider von

1. Vibrio cholerae O 1 und O 139
3. Salmonella typhi
4. Salmonella paratyphi
5. Shigella sp. und
6. enterohämorrhagische Escherichia coli (EHEC)

aufgeführt.

Die erwähnten Einschränkungen gelten auch dann, wenn eine der oben aufgeführten Erkrankungen in der häuslichen Gemeinschaft sowohl der Betreuten als auch der dort Tätigen auftritt (§ 34 Abs. 3).

Die aufgeführten Regelungen tragen dem Umstand Rechnung, dass es in den genannten Einrichtungen zu engen Kontakten zwischen Betreuten und Betreuern kommt und dadurch leicht Epidemien ausgelöst werden können. Dies wird insbesondere dadurch gefördert, dass Kinder einerseits leicht Schmierinfektionen übertragen können, andererseits häufig an diesen Infektionen erkranken.

56.3.5 Gesundheitliche Anforderungen an das Personal beim Umgang mit Lebensmitteln (Achter Abschnitt)

Die §§ 42 und 43 dienen dem Zweck, dass eine Übertragung von Krankheiten durch Lebensmittel als kontaminiertes Zwischenglied einer Infektionskette so weit wie möglich verhindert wird. Die Erfahrungen mit dem Vorgehen nach §§ 17, 18 BSeuchG zeigten, dass die dort beschriebenen Bestimmungen für die im Lebensmittelbereich arbeitenden Personen seuchenhygienisch wertlos sind. Der Gesetzgeber hat entsprechend dem Anspruch Rechnung getragen, die Eigenverantwortlichkeit des Einzelnen in den Vordergrund zu stellen. Danach bedürfen Personen, die gewerbsmäßig im Lebensmittelbereich arbeiten wollen, einer Bescheinigung des Gesundheitsamtes, aus der hervorgeht,

- *»dass sie über die in § 42 Abs. 1 genannten Tätigkeitsverbote und über die Verpflichtungen nach den Absätzen 2, 4 und 5 in mündlicher und schriftlicher Form vom Gesundheitsamt (...) belehrt wurden und*
- *nach der Belehrung im Sinne der Nummer 1 schriftlich erklärt haben, dass ihnen keine Tatsachen für ein Tätigkeitsverbot bei ihnen bekannt sind.«*

Falls nach Aufnahme der Tätigkeit Tatsachen im Sinne § 42 Abs. 1 bekannt werden, müssen die Betroffenen ihren Arbeitgeber unverzüglich unterrichten (§ 42 Abs. 2), der seinerseits unverzüglich die erforderlichen Maßnahmen zur Verhinderung der Weiterverbreitung der Krankheitserreger einzuleiten hat (§ 42 Abs. 3). Im Gesetz ist nicht definiert, um welche Maßnahmen es sich dabei handelt, es bleibt seinem Ermessen überlassen. Ob diese Regelungen zu einer verbesserten Effizienz bei der Bekämpfung von Krankheiten, die durch Lebensmittel übertragen werden, führen werden, bleibt abzuwarten [9, 10].

56.4 Beispiele zur Seuchenbekämpfung

Im Infektionsschutzgesetz wird zwischen Maßnahmen zur **Verhütung** (Vierter Abschnitt, §§ 16–23) und Maßnahmen zur **Bekämpfung** übertragbarer Krankheiten (Fünfter Abschnitt, §§ 24–32) unterschieden. Im § 16 Abs. 1 IfSG findet sich eine Generalklausel für Maßnahmen der zuständigen Behörde, sofern Tatsachen vorliegen, die zu dem Auftreten einer übertragbaren Krankheit (nicht Epidemie!) führen können. Da bereits der bloße Verdacht ausreichend ist, ergeben sich für die Gesundheitsämter weitreichende Eingriffsvoraussetzungen, die, wie bereits erwähnt, mit teilweise erheblichen rechtlichen Einschränkungen betroffener Bürger verbunden sein können. Die von den Gesundheitsbehörden zu treffenden notwendigen Maßnahmen sind gesetzlich nicht weiter geregelt und liegen im Ermessen der jeweiligen Behörde. Zu beachten ist für alle Eingriffe von hoher Hand, dass das Gebot der Verhältnismäßigkeit streng zu beachten ist [1, 2, 5].

> Der Widerspruch und die Anfechtungsklage gegen diese angeordneten Maßnahmen führen nicht zu einer aufschiebenden Wirkung (§ 80 Abs. 1 VwGO), sondern der Betroffene muss die Rückgängigmachung des Vollzugs, entsprechend § 80 Abs. 5 VwGO, beantragen. In der Regel wird der Antrag jedoch abgewiesen, sofern keine offensichtliche Rechtswidrigkeit der seuchenhygienischen Maßnahme der Behörde vorliegt

Die Eingriffsbefugnisse des Gesundheitsamtes sind bei den Maßnahmen zur Bekämpfung übertragbarer Krankheiten wesentlich weitreichender als bei den Verhütungsmaßnahmen. Das gleiche gilt für die Duldungspflichten der Betroffenen.

56.4.1 Definitionen

Bei der Betrachtung epidemiologischer Zusammenhänge von Krankheiten und Krankheitserregern wird die Kenntnis über einige, häufig benutzte Begriffe und mathematische Definitionen vorausgesetzt, die in den nachfolgenden Übersichten kurz erläutert werden sollen [6].

Begriffe

- **Indexfall:** Der erste entdeckte Fall einer Gruppe von Erkrankten, unabhängig davon, ob er die Infektionsquelle darstellt oder nicht. Der Indexfall muss Anlass für weitere seuchenhygienische Ermittlungen geben.
- **Infektionsquelle:** Ausgangspunkt einer Infektkette
- **Infektkette:** Mehrfaktorielles Geschehen mit Erregern, Übertragungsvorgängen, Umwelteinwirkungen und spezifischen Eigenschaften des Wirtes
- **Sporadische Krankheitsfälle:** Innerhalb eines Gebietes, in dem weder der Erreger noch die durch ihn hervorgerufene Krankheit heimisch ist, findet sich keine räumliche und zeitliche Begrenzung der einzelnen Krankheitsfälle.
- **Endemie:** Der Ausbruch mehrerer Krankheitsfälle einer Infektionskrankheit, die ständig in einer Bevölkerung vorkommt, mit räumlicher, aber ohne zeitliche Begrenzung
- **Ausbruch:** Das vermehrte Auftreten von Krankheitsfällen über das zumeist niedrige Niveau von endemischen Krankheiten hinaus
- **Epidemie:** Das gehäufte Auftreten von Infektionskrankheiten mit räumlicher und zeitlicher Begrenzung. Der Begriff »räumlich« ist weit zu fassen: Es kann z. B. um eine Schule oder einen Kindergarten (Kleinepidemie), aber auch ein ganzes Land (Epidemie im engeren Sinne) betroffen sein. Der Anstieg der Krankheitszahlen muss erheblich über den zu erwartenden jahreszeitlichen und/oder säkulären Schwankungen liegen.
- **Tardivepidemie:** Die Kriterien der Epidemie, wobei die Einzelerkrankungen langsam aufeinander folgen (Beispiel: Hepatitis-A-Epidemie)
- **Explosionsepidemie:** Die Kriterien der Epidemie, wobei die Einzelerkrankungen in kürzester Zeit aufeinander folgen (Beispiel: EHEC-Enteritis in einem Säuglingsheim)
- **Komplexe Epidemie:** Explosionsepidemie, verursacht durch verschiedene Erreger
- **Pandemie:** Das gehäufte Auftreten von Infektionskrankheiten mit zeitlicher Begrenzung. Eine räumliche Begrenzung fehlt, die Erreger ziehen über Kontinente hinweg.

Epidemiologische Maßzahlen

- *Kontagionsindex:* Beschreibt die Zahl der Erkrankten (Z) bezogen auf die Zahl der empfänglichen Individuen (n). Der auch als Durchseuchungsquotient (K) bezeichnete Index wird meist als Prozentzahl angegeben.
  $\mathbf{K=Z\times n^{-1}\times 100}$
- *Zu erwartende Zahl der Neuerkrankungen:* Diese Zahl (N) ergibt sich aus der Populationsgröße (P), aus dem Anteil an infektiösen Erkrankten (I) in der Gesamtpopulation, aus dem Anteil der infektionsempfänglichen Individuen (E) und der Zahl der möglichen Kontakte (K).
  $\mathbf{N=P\times I\times E\times K}$
- *Inzidenz (I):* Die Inzidenz gibt die Zahl neuer Krankheitsfälle (X) in einer Bevölkerung (P) bezogen auf einen festgelegten Zeitraum (ΔT), beispielsweise die Dauer einer Epidemie, an. Die Inzidenz misst somit das Neuauftreten einer Krankheit in einer definierten Gruppe.
  $\mathbf{I=X_{\Delta T}/P_{\Delta T}}$
- *Prävalenz (P):* Die Prävalenz beschreibt wieviel Erkrankte (X) zu einem bestimmten Zeitpunkt (T_x), beispielsweise an einem Erhebungstag, in einer bestimmten Bevölkerung (P) vorkommen. Die Prävalenz misst somit das Vorhandensein einer Erkrankung in einer definierten Gruppe. Sowohl die Inzidenz als auch die Prävalenz sind die beiden grundsätzlichen Maßzahlen für eine Krankheit.
  $\mathbf{P=X_{Tx}/P_{Tx}}$
- *Mortalitätsrate (M_r):* Die Mortalitätsrate, besser die rohe Mortalitätsrate ist das Verhältnis aller Verstorbenen (N) einer Stadt, Gemeinde, Land etc. im Kalenderjahr bezogen auf die Bevölkerung (P) des gleichen Raums zur Jahresmitte. Sie wird üblicherweise auf 1.000 Einwohner bezogen.
  $\mathbf{M_r=N/P\times 1.000}$
- *Letalität (L):* Zahl der an einer bestimmten Erkrankung verstorbenen Patienten (N) bezogen auf alle Erkrankten des gleichen Zeitraumes (K). Sie wird üblicherweise auf 100 Erkrankte bezogen und ist ein Maß für die Gefährlichkeit der Erkrankung.
  $\mathbf{L=N/K\times 100}$
- *Odds-Ratio (OR):* Ein für Fall-Kontroll-Studien sinnvolles Effektmaß, das in der epidemiologischen Aussage dem »relativen Risiko« ähnlich ist. Das Odds-Ratio oder Chancenverhältnis ist definiert als die Quote dafür, dass ein Fall exponiert ist, geteilt durch die Quote dafür, dass eine Kontrolle exponiert ist. Die Berechnung ergibt sich aus der Vierfeldertafel zu:
  $\mathbf{(A\times D):(B\times C)}$
- *Relatives Risiko (RR):* Gibt an, um welchen Faktor es für exponierte Personen wahrscheinlicher ist, zu erkranken, als für nicht exponierte Personen. Das RR kann nur in Kohortenstudien berechnet werden. Das RR sagt nichts über die Größe des absoluten Risikos (Inzidenz) aus. Auch bei großen RR kann das absolute Risiko sehr klein sein, sofern die Krankheit selten ist.
  Berechnung (aus Vierfeldertafel): Inzidenz der Krankheit bei Exponierten/Inzidenz der Krankheit bei Nichtexponierten:
  $\mathbf{A/(A+B):C/(C+D)}$
- *Vierfeldertafel:* In der Epidemiologie häufig benutztes Verfahren, um Daten durch dichotome Darstellung (»vorhanden/nicht vorhanden«) zu vereinfachen und statistische Berechnung durchführen zu können (◘ Abb. 56.2).

56.4.2 Untersuchung einer Epidemie

Als Epidemie wird das über dem Erwartungswert für eine Krankheit liegende deutlich vermehrte Auftreten dieser Krankheit für den Ort in einem bestimmten Zeitraum bezeichnet. Zur Analyse einer Epidemie ist es notwendig, dass die aus den Meldungen und Ermittlungen gewonnenen Daten

- zur Zeit,
- zum Ort und
- zu persönlichen Eigenschaften der Erkrankten

ausgewertet werden.

Trägt man die Zahl der Krankheitsfälle nach dem Zeitraum ab, so erhält man die **epidemische Kurve**, an der erste Schlussfolgerungen abgeleitet werden können (◘ Abb. 56.3): Bei Erkrankungen, die eine gemeinsame Quelle haben (z. B. Lebensmittelvergiftungen), entspricht die Zeitspanne der gemeinsamen Exposition bis zum Auftreten der maximalen Zahl an Krankheitsfällen etwa der Inkubationszeit, was das Augenmerk bereits auf bestimmte Krankheitserreger lenkt. Bei dieser epidemischen

	Krank	Gesund	*Summe*
Exponiert	*A*	B	*A+B*
Nicht exponiert	*C*	D	*C+D*
Summe	*A+C*	*B+D*	*A+B+C+D*

◘ **Abb. 56.2.** Aufbau der Vierfeldertafel zur Berechnung epidemiologischer Grundgrößen

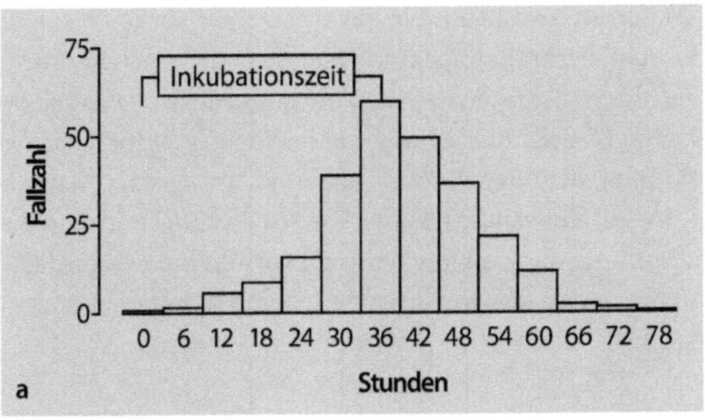

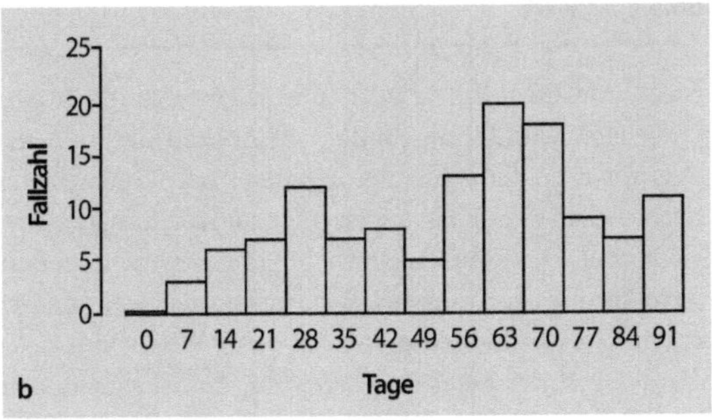

Abb. 56.3a,b. Epidemiologische Kurve. **a** Beispiel eines Krankheitsausbruchs bei einer einzigen Quelle mit kurzer Inkubationszeit, z. B. Lebensmittelintoxikation durch Salmonella enteritidis, **b** Ausbruch bei einem Krankheitserreger mit längerer Inkubationszeit und möglicher Mensch-zu-Mensch-Übertragung, z. B. Hepatitis A

Kurve sollten keine oder allenfalls nur wenige Sekundärfälle auftreten. Dies ist anders bei Erkrankungen, die von Mensch zu Mensch übertragbar sind – die Kurve kann dann sogar eine Wellenzugform annehmen.

Das geographische Eintragen der Fälle in Karten des zugehörigen Bezirkes, also die Analyse nach dem Ort, ist eine wesentliche Maßnahme, die häufig entscheidende Hinweise auf die Infektionsquelle liefern kann. Die Analyse nach der Person durch Kalkulieren von Erkrankungsraten gruppiert nach Alter-, Geschlechts- und Berufsgruppen ist ebenso notwendig, um letztendlich einen erkrankten Überträger, einen Dauerausscheider, ein risikoreiches Herstellungsverfahren von Lebensmitteln usw. zu entdecken.

Häufig werden dem Gesundheitsamt Erkrankungen nicht gemeldet oder die zugeführten Daten sind von unzureichender Qualität, was die Bekämpfung einer Epidemie schwierig gestalten kann. Die wesentlichen Ursachen hierfür sind folgende:

- Patienten, v. a. solche mit leichteren Krankheitsverläufen, stellen sich nicht bei einem Arzt vor.
- Der Arzt seinerseits denkt nicht an das Vorliegen einer meldepflichtigen Erkrankung.
- Der Arzt unterlässt die zur Keim- und Diagnosesicherung notwendigen Laboruntersuchungen (z. B. Stuhlproben).
- Der Arzt stellt die richtige (Verdachts-)Diagnose, meldet diese aber nicht an das zuständige Gesundheitsamt.
- Durch die Wahl falscher Laboruntersuchungen oder eines ungünstigen Zeitpunkts einer Probennahme fällt ein Erregernachweis negativ aus.

Die meldepflichtige Person muss die **Meldung** an das zuständige Gesundheitsamt leiten. Im Fall der meldepflichtigen Krankheiten ist dies das Gesundheitsamt des **Aufenthaltsortes** des Patienten, bei den meldepflichtigen Krankheitserregern muss an das Gesundheitsamt gemeldet werden, in dessen Bezirk die meldende Einrichtung ihren Sitz hat (§ 8 Abs. 3).

»Die namentliche Meldung muss unverzüglich, spätestens innerhalb 24 h nach erlangter Kenntnis (...) erfolgen« (§ 8 Abs. 3).

> Für die Meldungen sind die im Infektionsschutzgesetz vorgeschriebenen Meldeformulare zu verwenden, die vom zuständigen Gesundheitsamt oder vom RKI bezogen werden können.

Die Daten werden im Gesundheitsamt unter Wahrung der ärztlichen Schweigepflicht ausgewertet und mit den von dem Robert Koch-Institut herausgegebenen Falldefinitionen verglichen. Genügen die Angaben diesen Kriterien, so werden die Daten als Einzelfallmeldung nach § 11 IfSG an die obere Landesgesundheitsbehörde übermittelt, die ihrerseits sämtliche Daten des Bundeslandes sammelt und an das RKI übermittelt (für Hessen: Medizinaluntersuchungsamt, Dillenburg).

Wird eine Erkrankung gemeldet, die in § 12 Abs. 1 IfSG aufgeführt ist (Cholera, Diphterie, Fleckfieber, Gelbfieber, virusbedingtes hämorrhagisches Fieber, Pest, Poliomyelitis, Rückfallfieber und Influenzavirusnachweis), so hat das Gesundheitsamt unverzüglich die oberste Landesgesundheitsbehörde zu informieren (für Hessen: Hessisches Sozialministerium).

Unabhängig von den oben beschriebenen Übermittlungspflichten müssen durch das zuständige Gesundheitsamt evtl. Maßnahmen bei dem Verdacht auf das gehäufte Auftreten einer meldepflichtigen Erkrankung eingeleitet werden. Dies kann von der einfachen Befragung betroffener Patienten nach weiteren, bislang nicht bekannten Fällen im familiären Bereich über die Erteilung eines befristeten Verbotes der Ausübung des Berufes bis zu Quarantänemaßnahmen reichen. Dem Gesundheitsamt stehen ggf., wie bereits erwähnt, weitreichende Möglichkeiten zu, die bis zur Einschränkung von Grundrechten (z. B. Artikel 2: *Freiheit der Person und körperliche Unversehrtheit*, Artikel 11: *Freizügigkeit*; Artikel 8: *Versammlungsfreiheit* und Artikel 13: *Unverletzlichkeit der Wohnung* etc.) gehen können.

Fallbeispiel

Bei einer Hochzeitsfeier mit 69 Teilnehmern traten bei 60 Gästen des Festes teilweise bereits 5 h nach dem Essen schwere gastrointestinale Symptome wie Erbrechen, intestinale Krämpfe, Durchfall und teilweise Fieber auf. Die hinzugerufenen Notärzte mussten 17 Patienten in die umliegenden Kliniken einweisen, alle Patienten konnten die Kliniken nach spätestens 3 Tagen wieder verlassen. Das Menü bestand aus einer Hühnerbouillon, einem Salat mit gebratenen Putenstreifen, Schweinefilet mit Kartoffelgratin und einem Mischgemüse sowie Mousse au Chocolat. Alle Speisen wurden durch ein in der Stadt gut bekanntes, großes Cateringunternehmen hergestellt und auch angerichtet. Von allen Speisen konnten Proben gesichert werden, auch das Cateringunternehmen hatte Rückstellproben genommen. Die Analyse der ermittelten epidemiologischen Daten ist in ◘ Tab. 56.2 dargestellt.

Bei Epidemien der oben beschriebenen Art stellt sich zumeist die Frage, warum Patienten erkranken, obwohl sie nicht von der infektionsauslösenden Speise gegessen haben. Diese Frage lässt sich nicht immer mit hinreichender Sicherheit beantworten. Meistens haben die Patienten vergessen, dass sie doch von der Speise aßen, zumindest aber davon gekostet haben. Bei Lebensmittelintoxikationen und -infektionen kann bereits das gemeinsame Benutzen eines Besteckes ausreichen, um sich zu infizieren. Weiterhin sind nicht alle bei einem Fest vorkommenden Durchfallerkrankungen auf die gleiche Ursache zurückzuführen. Unspezifische Nahrungsmittelunverträglichkeiten können nur schwer von leichten symptomatischen Formen der eigentlichen Infektion abgegrenzt werden, was die Notwendigkeit der Keimsicherung und der Bestimmung des exakten Serotyps, sowohl bei der verdächtigten Speise als auch bei den Patienten, unterstreicht [3, 15, 16].

56.5 Fazit

Gastrointestinale Infektionen sind auch heute noch eine große Herausforderung für den öffentlichen Gesundheitsdienst. Neben der epidemiologischen Analyse gemeldeter Krankheiten und Krankheitserreger sind die seuchenhygienischen Maßnahmen ein wichtiges Instrument, um die Bevölkerung vor Krankheitsausbrüchen zu bewahren. Der öffentliche Gesundheitsdienst hat daher insbesondere auf dem Gebiet der Seuchenbekämpfung und Hygiene eine zentrale koordinierende Funktion.

Für die meisten Infektionskrankheiten liegen in Deutschland bislang keine ausreichenden Daten vor, die eine epidemiologische Analyse in Hinsicht auf Häufigkeit, Zuordnung zu bestimmten Bevölkerungsgruppen, Ände-

◘ **Tab. 56.2.** Erweiterte Vierfeldertafel mit Daten einer Nahrungsmittelintoxikation

Speisen	Durchfall		Summe	Relative Häufigkeit	Odds-Ratio
	ja	nein			
Bouillon (+/-)	**42/7**	**9/11**	51	82,4%	7,3
Salat (+/-)	**37/3**	**21/8**	58	63,8%	4,7
Filet (+/-)	**43/5**	**11/10**	54	79,6%	7,8
Mousse (+/-)	**38/4**	5/22	43	**88,4%**	**41,8**
Gesamt	*60*	*9*	*69*	*87,0%*	-

Aus der Tabelle lassen sich folgende Informationen entnehmen: Bei insgesamt 87% aller Gäste der Feier trat die beschriebene Symptomatik auf. Am Beispiel der Suppe sieht man, dass bei 42 Patienten, die die Hühnerboullion aßen, Symptome auftraten, 9 Gäste vertrugen sie symptomlos. Insgesamt 18 Gäste aßen keine Bouillon, davon erkrankten jedoch 7 Gäste ebenfalls. Betrachtet man die absolute Häufigkeit der Patienten, die eine bestimmte Speise aßen und symptomatisch wurden, so wäre das Filet, gefolgt von der Bouillon als Infektionsquelle anzusehen, da hier die meisten Patienten zu verzeichnen sind (43 bzw. 42 Patienten). Ein geeigneteres Maß stellt die relative Häufigkeit dar (RH; Zahl der symptomatischen Patienten, geteilt durch die Gesamtzahl der Personen, bezogen auf die Speise). Diese ist für Mousse au chocolat am höchsten und für den Salat am geringsten, allerdings sind die Unterschiede zwischen den einzelnen Speisen nur gering. (Berechnung: RH_{Mousse}=38/43×100%=88,4%). Eine sichere Zuordnung, welche Speise der Auslöser war, ist allein mit der absoluten und der relativen Häufigkeit nicht möglich. Erst die Berechnung des Odds-Ratio, das auch den Anteil der Personen mit erfasst, die die Speise aßen und keinen Durchfall bekamen, bzw. die die Speise nicht aßen und trotzdem symptomatisch wurden, beweist, dass der Nachtisch der Auslöser der Infektion war [Berechnung: (38×22)/(4×5)=41,8].

In diesem beschriebenen Fall ließ sich als Ursache ein Enterotoxin von Staphylokokkus aureus nachweisen. Ein Angestellter des Cateringunternehmens, der für die Reinigung der Aufbewahrungsbehälter der Speisen zuständig war, litt an einem Panaritium des linken Zeigefingers, das unzureichend behandelt worden war. Offensichtlich hat die Kontamination nach der Reinigung der Gefäße stattgefunden. Durch eine Sequenzanalyse konnte der gleiche Staphylokokkenstamm bei dem Keimträger und in den Rückstellproben des Nachtischs gesichert werden. Durch das zuständige Gesundheitsamt wurde ein befristetes Berufsverbot ausgesprochen, das nach dem Abheilen wieder aufgehoben werden konnte.

rung des Ausbruchsverhaltens etc. erlauben würden. Mit Einführung des Infektionsschutzgesetzes wurde erstmals die rechtliche Grundlage geschaffen, eine statistisch belastbare Datenlage zu schaffen. Erst diese Daten ermöglichen eine vernünftige gesundheitspolitische Planung, die auch ökonomischen Gesichtspunkten standhält. Gleichzeitig führen sie zu einer effizienteren Organisation von Bekämpfungsmaßnahmen insbesondere der Landesbehörden und Gesundheitsämter. Es bleibt zu hoffen, dass der Anspruch des Gesetzes in der nahen Zukunft erfüllt wird.

Literatur

1. Bachmann W (2000) Das grüne Gehirn. Sammlung von medizinisch fachlichen Erläuterungen und Rechtsgrundlagen mit Kommentaren zu den Aufgaben des öffentlichen Gesundheitswesen. Loseblattsammlung, Stand: 54. Ergänzungslieferung, Starnberg
2. Bales S, Baumann HG, Schnitzler N (2003) Infektionsschutzgesetz. Kommentar und Vorschriftensammlung. 2. überarbeitete Auflage W. Kohlhammer Stuttgart Berlin Köln
3. Bender JB, Hedberg CW, Boxrud DJ et al. (2001) Use of molecular subtyping in surveillance for Salmonella enterica serotype typhimurium. N Engl J Med 344 (3): 189–195
4. CDC (1999) Achievements in Public Health, 1900–1999: Changes in the public health system. MMWR 48 (50): 1141–1147
5. Erdle H (2000) Infektionsschutzgesetz. Ecomed, Landsberg/Lech
6. Fletcher RH, Fletcher SW, Wagner EH (1996) Clinical epidemiology. The essentials, 3rd ed. Williams & Wilkens, New York
7. Franzen C, Müller A (1999) Cryptosporidia and microsporidia-waterborne diseases in the immunocomprimised host. Diagn Microbiol Infect Dis 34: 245–262
8. Garrett L (2000) Betrayal of trust. The collapse of global public health. Hyperion, New York
9. Gerst T (2000) Infektionsschutzgesetz. Schnelle Reaktion auf Verbreitung gefährlicher Infektionen. DÄBl 48: 3326–3327
10. Hutin YJF, Pool V, Cramer EH et al. (1999) A multistate, foodborne outbreak of Hepatitis A. N Engl J Med 340 (8): 595–602
11. Jänisch T, Junghanss T (2000) Importierte Virusinfektionen im internationalen Reiseverkehr. Von der virtuellen zur realen Epidemiologie von Seuchen. Med Klin 95: 392–399
12. Köhler W, Mochmann H (1968) Grundriß der Medizinischen Mikrobiologie. Gustav Fischer, Jena
13. RKI (2006) Jahresstatistik 2005: Enteritis infectiosa nach wichtigen Erregern. Epidemiologisches Bulletin 3: 26-28
14. Salzberger B, Franzen C, Fätkenheuer G (2000) Update Infektiologie. Teil I: Epidemiologie. Med Klin 6: 314–320
15. Salzberger B, Franzen C, Fätkenheuer G (2000) Update Infektiologie. Teil II: Diagnostik und Therapie. Med Klin 10: 568–577
16. Von Eiff C, Becker K, Machka K et al. (2001) Nasal carriage as a source of Staphylococcus aureus bacteremia. N Engl J Med 344 (1): 11–6
17. Winkle S (1997) Kulturgeschichte der Seuchen. Artemis & Winkler, Düsseldorf Zürich

Sozialmedizinische Aspekte

E. Zillessen

Die Infektionen des Magen-Darm-Traktes spielen heute in Mitteleuropa sozialmedizinisch keine große Rolle mehr. Allerdings werden durch Migration, Fernreisen und die zunehmende Globalisierung des Warenaustauschs häufiger und schneller Probleme aus anderen Erdteilen importiert. Die Verminderung der Sterblichkeit im Vergleich zur Mitte des 19. Jahrhunderts wird zu 74% durch den Rückgang der Infektionskrankheiten erklärt: »Die bedeutsamsten Einflüsse, die in den letzten drei Jahrhunderten zur Gesundheitsverbesserung führten, waren ernährungsbedingt, umweltbedingt (vor allem durch die Kontrolle von Wasser und Nahrung) und verhaltensbedingt« (McKeown 1982). BSE ist – trotz aller noch gegebenen Unklarheiten – ein Beispiel für das frühe Ansprechen unserer Warnsysteme. Insofern stehen seuchenhygienische Maßnahmen im Vordergrund, die im vorangehenden Kapitel (► Kap. 56) ausgeführt worden sind.

57.1 Arbeitsunfähigkleit und Invalidität

Für kurzfristige Erkrankungen, die Arbeits-, Dienst- oder Schulunfähigkeit bedingen, spielen Magen-Darm-Infektionen unverändert eine Rolle: In einer schottischen Stadtbevölkerung hatten binnen 3 Monaten 16% der Kinder und 10% der Erwachsenen unter Durchfall gelitten, ohne Unterschied bezüglich des sozialen Status. Die Kinder versäumten pro Durchfallperiode durchschnittlich 2,9 Schulstunden (11,6 h/Jahr), die Erwachsenen durchschnittlich 2,6 Arbeitsstunden (10,4 h/Jahr; Stone et al. 1994).

In Deutschland wurden 1999 den Gesundheitsämtern ca. 200.000 erregerbedingte Durchfallerkrankungen gemeldet (Salmonellosen, übrige Formen der Enteritis infectiosa, Typhus, Paratyphus, Shigellose; Epidemiologisches Bulletin 23/2000). Der Trend ist insgesamt seit 1992 rückläufig. Diese akuten Infektionen sind entweder selbstlimitiert oder medikamentös behandelbar.

Bei gesetzlichen **Renten** wegen **verminderter Erwerbsfähigkeit** lagen 1999 in Deutschland nur noch zu 1,4% Infektionskrankheiten zugrunde. Magen-Darm-Infektionen spielten eine nachrangige Rolle. Als durch Einzelerreger verursachte Krankheiten führten die HIV-Infektion (21%), die Tuberkulose (13%) und Poliomyelitis (3%). Die Tuberkuloseinfektionen waren lediglich zu 8,3% an Darm, Bauchfell oder Mesenterialdrüsen lokalisiert (VDR 2000).

57.2 Reisediarrhö, importierte Krankheiten

Reisen in (sub)tropische Länder sind häufig von Durchfall infolge Darminfektionen oder Lebensmittelintoxikationen begleitet (► Kap. 5 und 19ff.). Je nach Reiseziel, Reisestil und Jahreszeit sind die häufigen und wahrscheinlichen Infektionen unterschiedlich. Die Beachtung der Hygieneregeln und prophylaktische Impfungen können vorbeugen. In der Regel geben bereits die Reiseveranstalter entsprechende Hinweise. Außerdem stehen die Gesundheitsämter und Tropeninstitute für aktuelle Auskünfte bereit. Die Aktualität derartiger Empfehlungen ist erforderlich, da Epidemien und Resistenzentwicklungen gegenüber Impstoffen und Antibiotika rasch wechseln können.

Im Jahr 1999 wurden die in ◘ Tab. 57.1 aufgeführten importierten Infektionskrankheiten gemeldet und durch Einzelfallerhebungen ermittelt.

◘ Tab. 57.1. 1999 nach Deutschland importierte Infektionskrankheiten († tödlicher Verlauf). Quelle: Robert Koch-Institut (Epidemiologisches Bulletin 23 und 29/2000)

Importierte Infektion	[n]
Malaria	918 (davon 20 †)
Bruzellosen	20
Cholera	3
Gelbfieber	1 (†)
Lepra	6
Shigellose	1377
Trichinellose	20
Typhus/Paratyphus	167
Enteritis infectiosa	Keine Angaben
Virushepatitiden	Keine Angaben (Hepatitis A >50% importiert!)
FSME	Keine Angaben
HIV	Keine Angaben (ca. 18% importiert)

Die Mehrzahl der im Ausland erworbenen Infektionen ist in ◘ Tab. 57.1 nicht erfasst, da die Krankheit selbstlimitiert war oder im Ausland ausheilte, der Erreger nicht nachgewiesen wurde, die Infektion nicht dem Auslandsaufenthalt zugeordnet wurde und/oder keine Meldepflicht besteht. Während enterotoxigene Escherichia coli, Samonellen, Shigellen, Campylobacter, Clostridien und Virusinfektionen oft schwere akute Krankheitsbilder verursachen, die auch noch nach der Rückkehr ausbrechen können, sind Entamoeba histolytica, Giardia lamblia, Mycobacterium tuberculosis und Malariaplasmodien oft Erreger chronischer oder komplizierter Krankheitsverläufe erst in Deutschland. Bei der Anamnese ist nach Auslandsaufenthalten zu fragen.

57.3 Berufskrankheiten

Reisen in tropische Länder werden oft beruflich unternommen. Schwere, länger dauernde oder komplizierte Infektionen sind dann Berufskrankheiten im Sinne der Berufskrankheiten-Verordnung (BKVO) vom 22.03.1988. Diese berücksichtigt Tropenkrankheiten und Fleckfieber in der Anlage 1 zur BKVO unter Nr. 3104 (◘ Tab. 57.2).

57.4 Prophylaxe

Risikoinformationen, Impfungen, Expositionsprophylaxe und vorsorgliche Medikation bei Einreise in Gefahrengebiete stehen zur Verfügung.

Den empfohlenen Impfschutz nehmen Fernreisende zwar häufiger wahr als Nichtreisende – Tetanus 76% vs. 59%, Poliomyelitis 51% vs. 27%, Hepatitis A 38% –, aber selbst bei Reisen in Endemiegebiete verfügen z. B. nur 31% über einen Impfschutz gegen Gelbfieber (Epidemiologisches Bulletin 6/2000). 1999 hatten bei Reisen in

◘ Tab. 57.2. Als Berufskrankheiten anerkannte Infektionskrankheiten

Nr. der Anlage 1 (BKVO)	Krankheiten	Beispiele
3101	Infektionskrankheiten, wenn der Versicherte im Gesundheitsdienst, in der Wohlfahrtspflege oder in einem Laboratorium tätig oder durch eine andere Tätigkeit der Infektionsgefahr in ähnlicher Weise besonders ausgesetzt war	Nachgewiesene Salmonelleninfektionen, Tuberkulose, nachgewiesene HIV-Infektionen, Hepatitis B und C
3102	Von Tieren auf den Menschen übertragbare Krankheiten	Campylobacter, Leptospirosen, Listeriosen, Morbus Bang, Maul- und Klauenseuche, Psittakose, Toxoplasmose, Trichinose
3103	Wurmkrankheiten der Bergleute, verursacht durch Ankylostoma duodenale oder Strongyloides stercoralis	
3104	Tropenkrankheiten und Fleckfieber	◘ Tab. 57.1

Malariaendemiegebiete 61% der deutschen Urlauber vor, während und nach der Reise keinerlei Medikamente zur Chemoprophylaxe eingenommen, 1998 nahmen nur 14% diese Medikamente regelmäßig ein und nur 7% aller Erkrankten hatten ein Moskitonetz zur Expositionsprophylaxe benutzt (Epidemiologisches Bulletin 29/2000).

Die unbefriedigende Situation der Prophylaxe gegenüber Risikosituationen im Inland wie bei Auslandsreisen ist eklatant. Auch die hohe Zahl von gefährlichen Malaria-tropica-Erkrankungsfällen und Todesfälle an Gelb- und Lassafieber haben 1999 im Vergleich zu früheren Jahren keine Wende im Prophylaxeverhalten bewirkt. Informationen stehen über die Gesundheitsämter, Tropeninstitute, viele Reiseveranstalter und das Robert Koch-Institut (auch per Internet: www.rki.de) zur Verfügung.

57.5 Prävention

Zur Prävention gegenüber Magen-Darm-Infektionen und Nahrungsmittelintoxikationen wird auf das vorangehende ► Kapitel 56 verwiesen.

Offensichtlich haben präventive Maßnahmen wie Aufklärungskampagnen, Kondomwerbung und soziale Angebote in den vergangenen Jahren dazu geführt, dass sich die HIV-Infektionen in Deutschland langsamer als erwartet ausgebreitet haben.

Unbeantwortet ist zurzeit die Frage, ob durch die verbreitete Behandlung asymptomatischer Personen, die mit Helicobacter pylori infiziert sind, eine Prävention des Magenkarzinoms erfolgen kann. Entsprechende prospektive Studien laufen. Eine Nutzen-Risiko-Abwägung ist erst nach Kenntnis dieser Ergebnisse möglich.

Literatur

Epidemiologisches Bulletin, Nr. 6, 23 und 29, 2000, Robert Koch-Institut, Berlin

McKeown T: Die Bedeutung der Medizin. Suhrkamp, Frankfurt/M., 1982

Ott M, Lembcke B: Dünndarmveränderungen bei AIDS. In: Caspary WF, Stein J (Hrsg): Darmkrankheiten. Klinik, Diagnostik und Therapie. Springer, Berlin, Heidelberg, New York, 1999, S. 337–346

Stone DH, Mitchell S, Packham B, Williams J (1994) Prevalence and first-line treatment of diarrhoeal symptoma in the community. Public Health 108: 61–68

Verband Deutscher Rentenversicherungsträger (VDR): Statistik Rentenzugang des Jahres 1999, Band 133, VDR, Frankfurt, 2000

Anhang

Antiinfektiva*

Spektrum – Dosierung – Nebenwirkungen

M. Eichel, J. Stein

In alphabetischer Reihenfolge

Aciclovir, Zovirax®, Acic®, Aciclovir® u.a.				
Spektrum Therapie und Prophylaxe von Herpes-simplex- und Varicella-zoster-Infektionen				
Dosierung				
Erwachsene/Neugeborene und Säuglinge bis 3 Monate/Kinder ab 12 Jahre	i.v.: 5–10 mg/kg alle 8 h über mind. 10 Tage (bei schweren Infektionen, z. B. Herpes-Enzephalitis oder -pneumonie, oder bei immunsupprimierten Patienten Wahl der höheren Dosierung)			
Erwachsene/Kinder ab 3 Jahre	oral: 5× 0,2–0,4–0,8 g/Tag Prophylaxe: 2–4× 0,4 g/Tag (bei immunsupprimierten Patienten)			
Kinder von 3–12 Jahre	i.v.: 3× 250–500 mg/m² über 5–10 Tage			
Kinder in den ersten 2 Jahren	oral: 5× 0,1 g/Tag			
Bei Niereninsuffizienz				
Erwachsene i.v.	*GFR (ml/min)*	*Krea*	*Max. Dos. (mg/kg)*	*DI (h)*
	25–50	1,8–2,8	5	12
	10–25	2,8–5,5	5	24
	<10	<5,5	2,5	24
Kinder	*GFR (ml/min)*		*Dosis (mg/m²)*	*DI (h)*
	25–50		250–500	12
	10–25		250–500	24
	<10		125–250	24
Nebenwirkungen In <3% gastrointestinale Störungen, Kopfschmerzen, Schwindel, Exanthem, Blutbildveränderungen, bei i.v.-Gabe passagere Nierenfunktionsverschlechterung, Transaminasenanstieg Bei höherer Dosierung gelegentl. zentralnervöse Störungen (Schläfrigkeit, Tremor, Verwirrtheit, Krämpfe)				
Kontraindikation Anwendung in der Schwangerschaft nur bei vitaler Indikation				
Bemerkungen Verstärkung der Nephrotoxizität bei gleichzeitiger CSA-Gabe. *Cave:* bei AIDS-Patienten und Transplantatempfängern häufiger resistente Stämme				

* Mod. und ergänzt nach Daschner 2006 und Stille 2005

Adefovir, Hepsera®

Spektrum
Nukleotid mit positiver Wirkung gegen Hepatitis B-Virus, bislang geringe Resistenzentwicklung. Ungenügende Wirksamkeit gegen HIV

Dosierung

Erwachsene	10 mg/Tag p.o.			
Bei Niereninsuffizienz (Erwachsene)	*GFR (ml/min)*	*Krea*	*Max. Dos. (mg)*	*DI (h)*
	20–49	1,8–3,5	10	48
	10–19	3,5–5,5	10	72
	Hämodialyse		10	1×/Wo n. HD

Nebenwirkungen
Übelkeit, Diarrhö, Transaminasenanstieg, Nephrotoxizität, Risiko einer Lactatazidose

Kontraindikation
Keine Erfahrungen bei Kindern/Jugendlichen <18 Jahre oder Patienten >65 Jahre
Schwangerschaft und Stillzeit
Kombination mit Tenofovir oder Cidofovir

Bemerkungen
Wirkung auch auf Lamivudin-resistente Hepatitis B-Viren, sekundäre Resistenzentwicklung möglich

Amikacin, Biklin®

Spektrum
Grampositiv (Staphylokokken; *nicht:* Pneumokokken, Streptokokken, Enterokokken), gramnegative Keime, insbesondere gentamicin-resistente Erreger; nur schwach wirksam gegen H. influenzae; bei Enterobakterien synergetische Wirkung mit β-Laktamantibiotika

Dosierung

Erwachsene	10–15 mg/kg/Tag verteilt auf 1–3 Dosen i.m.; i.v. vorzugsweise 30–60 min Kurzinfusion Harnweginfektionen: 7,5 mg/kg/Tag i.m. verteilt auf 1–2 Dosen
Kinder >1. Lebensjahr	15 mg/kg/Tag i.m., i.v. verteilt auf 1–3 Dosen; Inf. über 1–2 h
Neugeborene >1. Lebenswoche	Initial 1× 10 mg/kg/ i.v.; i.m. verteilt auf 3 Dosen, ab 4. Lebenswoche Einmaldosierung möglich; Inf. über 1–2 h
Neugeborene <1. Lebenswoche	Initial 1× 10 mg/kg i.m. i.v., dann 15 mg/kg/Tag i.v., i.m. verteilt auf 2 Dosen (auch bei Körpergewicht unter 1200 g); Inf. über 1–2 h

Bei Niereninsuffizienz

Erwachsene	*GFR (ml/min)*	*Krea*	*Max. Dos. (g)*	*DI (h)*
	120	0,8	0,25	6
	45	2,0	0,125	8
	18	3,5	0,125	12
	8	6,0	0,1	12
	2	15,5	0,125[1]	24
	0,5		0,125[1]	24–48[2]

[1] in lebensbedrohlichen Fällen Initialdosis von 0,5 g
[2] 2–3 Hämodialysen/Woche werden in diesen Fällen für erforderlich gehalten. 1 Normaldosis initial

Kinder	*GFR (ml/min)*	*Dosis (% der Normaldosis)*
	40	40 (2 Einzeldosen)
	20	25 (1 Einzeldosis); LD 10 mg/kg
	10	20 (2 Einzeldosen); LD 7,5 mg/kg
	Anurie	10 (1 Einzeldosis); LD 5 mg/kg bzw. 33% n. HD LD=Loading Dose

Nebenwirkungen
Nephrotoxizität und Ototoxizität insbesondere bei langer Therapiedauer (>10 Tage), hoher Dosierung (mehr als 15 g, >32 µg/ml Talspiegel), vorangegangener Aminoglykosidtherapie und gleichzeitiger Gabe von Furosemid, Etacrynsäure oder anderen nephro- oder ototoxischen Substanzen. Blutbildveränderungen, Arthralgie, Fieber, Überempfindlichkeitsreaktionen, neuromuskuläre Blockade

Kontraindikation
Parenterale Gabe im 1.Trimenon der Schwangerschaft, ab 4. Schwangerschaftsmonat nur bei vitaler Indikation; Myasthenia gravis; vorbestehende Nieren- oder Gehörschäden

Bemerkungen
Aminoglykosid der Wahl bei gentamicinresistenten Keimen und Serratia. Aminoglykosidlösungen *nicht* mit Penicillinen oder Cephalosporinen mischen (Inaktivierung der Aminoglykoside)

Amoxicillin, Amoxypen®, Clamoxyl®

Spektrum
Grampositiv (*nicht* S. aureus) und gramnegative Keime (H. influenzae ca. 10% Resistenz)

Dosierung

Erwachsene, Kinder >6 Jahre	1,5–3 g (max. 4–5 g)/Tag in 3–4 Dosen	
Kinder <6 Jahre	40–50(–100) mg/kg/Tag verteilt auf 3–4 Dosen	
Bei Niereninsuffizienz		
Erwachsene	Bei GFR <30 ml/min Reduktion auf 2/3 der Normaldosis; Bei GFR <20 ml/min auf 1/3 der Normaldosis	
Kinder	*GFR (ml/min)*	*Dosis (% der Normaldosis)*
	40	100
	20	60 (2 Einzeldosen)
	10	30 (2 Einzeldosen)
	Anurie	15 (1 Einzeldosis) bzw. 30 n. HD

Nebenwirkungen
Gastrointestinale Symptome, Durchfall, Exanthem (durchschnitl. 8%, speziell bei Patienten mit infektiöser Mononukleose und anderen Viruserkrankungen, lymph. Leukämie), Fieber, *selten* Transaminasenerhöhung, interstitielle Nephritis

Kontraindikation
Penicillinallergie, infektiöse Mononukleose und chronische lymphatische Leukämie (in >50% Exantheme)

Bemerkungen
2–3-fach besser resorbiert als Ampicillin

Amoxicillin/Clavulansäure, Augmentan®

Spektrum
Grampositive (*nicht:* E. faecium), gramnegative Bakterien, besonders H. influenzae, β-Laktamasebilder; Anaerobier

Dosierung

Erwachsene und Kinder >12 Jahre	3× 625–1250 mg bzw. 2× 1000 mg p.o. 3× 1,2–2,2 g i.v.	
Kinder >1. Lebensjahr	37,5–75 mg/kg/Tag p.o. verteilt auf 3 Dosen 80 mg/kg/Tag p.o. verteilt auf 2 Dosen bei Otitis media 60–96 mg/kg/Tag i.v. verteilt auf 3 Dosen	
Säuglinge >3. Lebensmonat	60–96 mg/kg/Tag i.v. verteilt 2–3 Dosen 30–50 mg/kg/Tag p.o. verteilt auf 3 Dosen	
Säuglinge <3. Lebensmonat	88 mg/kg/Tag i.v. verteilt auf 2 Dosen	
Bei Niereninsuffizienz		
Erwachsene	Bei einer Kreatininclearance von 10–30 ml/min 1,2 g i.v. initial, dann 600 mg i.v. alle 12 h Bei einer Kreatininclearance <10 ml/min initial 1,2 g i.v., dann 600 mg i.v. alle 24 h Bei Hämodialyse initial 1,2 g i.v., am Ende der Hämodialyse zusätzlich 600 mg i.v.	
Kinder	*GFR (ml/min)*	*Dosis (% der Normaldosis)*
	40	100
	20	25 (2 Einzeldosen)
	10	25 (2 Einzeldosen)
	Anurie	15 (1 Einzeldosis) bzw. 30 n. HD

Nebenwirkungen
Gastrointestinale Symptome, Durchfall, Exanthem durchschnittlich 1–2% (bei Patienten mit infektiöser Mononukleose, anderen Viruserkrankungen und lymph. Leukämie häufiger), Fieber, *selten* Transaminasenerhöhung, interstitielle Nephritis; pos. Coombs-Test, Hepatitis/cholestatische Gelbsucht (*selten*)

Kontraindikation
Penicillinallergie, infektiöse Mononukleose und lymphatische Leukämie (Exanthembildung), schwere Leberfunktionsstörung; Anwendung in der Schwangerschaft nur unter sorgfältiger Nutzen-Risiko-Abwägung

Amphotericin B, Amphotericin®, AmBisome®

Spektrum
Gut wirksam bei vielen Candidaarten, Aspergillose, Mucormykose, Histoplasmose, Sporotrichose, Kryptokokkose, Blastomykose u. a., weniger wirksam bei Dermatophyten

Dosierung

Erwachsene und Kinder	Konventionelles Amphotericin B: 0,5–1,5 mg/kg/Tag i.v. über 2–4 h, je nach Art der Infektion und Immunstatus des Patienten, z. B. 0,8 mg/kg/Tag bei Kryptokokkose, oder 1–1,5 mg/kg/Tag bei invasiver Aspergillose Liposomales Amphotericin B (AmBisome®): 3–6 mg/kg/Tag bei invasiver Pilzinfektion Bei lebensbedrohlichen Infektionen ggf. Kombination mit Flucytosin 100 mg/kg/Tag, auf 3–4 Einzelgaben verteilt
Bei Niereninsuffizienz (Erwachsene und Kinder)	s. unten

▼

Nebenwirkungen
Fieber, Schüttelfrost, Erbrechen, Thrombophlebitis, Nephrotoxizität (mit Hämaturie, Proteinurie, Azotämie, Hyperkaliurie, Hypokaliämie u. a.), *selten* Arrhythmien (bis zum Herzstillstand), Blutbildstörungen, Hepatotoxizität, periphere und zentrale Neurotoxizität, Rückenschmerzen (bei liposomalem Amphotericin B)

Kontraindikation
Drohendes Nierenversagen und Kombination mit anderen nephrotoxischen Medikamenten, schwere Leberfunktionsstörungen (bei AmBisome® allerdings keine Dosisanpassung notwendig), in der Schwangerschaft und Stillperiode nur bei vitaler Indikation

Bemerkungen
Laufende Kontrolle von Nierenfunktion und Serumelektrolyten, Blutbild und Leberfunktion nötig, Hyponatriämieausgleich vermindert die Nephrotoxizität, Heparin (1000 IE) zur Infusionslösung verringert die Thrombophlebitisgefahr, bei Fieberreaktionen Gabe von Kortikosteroiden, bei beginnender Nierenschädigung (Serum-Kreatinin >3 mg/dl) Therapieunterbrechung bis zur Normalisierung des Serum-Kreatinins. Die kontinuierliche Infusion von Amphotericin B verringert die Toxizität und erlaubt eine Dosierung bis zu 2 mg/kg/Tag. Die Wirksamkeit der kontinuierlichen Infusion ist jedoch nicht belegt.

Ampicillin, Binotal®

Spektrum
Wie Amoxicillin; Mittel der Wahl bei Listerien

Dosierung

Erwachsene und Kinder >6 Jahre	3–4× (0,5–)1 g p.o. 1,5–6(–15) g/Tag i.v. in 2–4 Dosen	
Kinder >1. Lebensjahr	2–4 Dosen 100–400 mg/kg/Tag i.v. verteilt auf 2–4 Dosen	
Neugeborene >1. Lebenswoche	25–50 mg/kg/Tag p.o. verteilt auf 3–4 Dosen (bei Körpergewicht unter 1200 g: 25–50 mg/kg/Tag verteilt auf 2 Dosen) 100 mg/kg/Tag i.m. verteilt auf 3 Dosen Bei Meningitis: 200–400 mg/kg/Tag i.v. verteilt auf 4 Dosen	
Neugeborene <1. Lebenswoche	25–50 mg/kg/Tag p.o. verteilt auf 2–4 Dosen (bei Körpergewicht unter 1200 g: 25–50 mg/kg/Tag verteilt auf 2–4 Dosen) 50 mg/kg/Tag i.m. verteilt auf 2–4 Dosen Bei Meningitis: 150 mg/kg/Tag i.v. verteilt auf 3 Dosen	
Bei Niereninsuffizienz		
Erwachsene	Bei GFR <30 ml/min Reduktion auf 2/3 der Normaldosis Bei GFR <20 ml/min auf 1/3 der Normaldosis	
Kinder	*GFR (ml/min)*	*Dosis (% Normaldosis)*
	40	100
	20	50 (3 Einzeldosen)
	10	25 (3 Einzeldosen)
	Anurie	15 (1–2 Einzeldosen) bzw. 30 n. HD

Nebenwirkungen
Gastrointestinale Symptome, Durchfall, Exanthem (durchschnittlich 8%, speziell bei Patienten mit infektiöser Mononukleose und anderen Viruserkrankungen, lymph. Leukämie), Fieber, *selten* Transaminasenerhöhung, interstitielle Nephritis

Kontraindikation
Penicillinallergie, infektiöse Mononukleose und chronische lymphatische Leukämie (in >50% Exantheme)

Bemerkungen
Eine Alternative zur oralen Therapie ist Bacampicillin (Ambacamp 800®), das 2–3-fach besser resorbiert wird als Ampicillin und daher weniger gastrointestinale Nebenwirkungen hat
Erwachsene 2–3× 800 mg p.o.
Kinder 30–50 mg/kg/ Tag p.o. verteilt auf 2–3 Dosen

Ampicillin/Sulbactam, Unacid®

Spektrum
Grampositive, gramnegative Bakterien, besonders H. influenzae und Acinetobacter, β-Laktamasebilder, Anaerobier

Dosierung

Erwachsene	3–4× 0,75–3 g i.v., i.m.			
Kinder ab 2. Lebenswoche	150 mg/kg/Tag i.v. verteilt auf 3–4 Dosen			
Frühgeborene und Neugeborene in der 1. Lebenswoche	75 mg/kg/Tag i.v. verteilt auf 2 Dosen			
Bei Niereninsuffizienz				
Erwachsene	*GFR (ml/min)*	*Krea*	*Max. Dos. (g)*	*DI (h)*
	120	0,8	3	6–8
	45	2,0	3	6–8
	18	3,5	3	12
	8	6,0	3	24
	2	15,5	3	48
Kinder	*GFR (ml/min)*		*Dosis (% der Normaldosis)*	
	40		75 (3 Einzeldosen)	
	20		50 (2 Einzeldosen)	
	10		30 (2 Einzeldosen)	
	Anurie		10 (1 Einzeldosis)	

Nebenwirkungen
Gastrointestinale Symptome, Durchfall, Exanthem (durchschnittlich 8%, speziell bei Patienten mit infektiöser Mononukleose und anderen Viruserkrankungen, lymph. Leukämie), Fieber, *selten* Transaminasenerhöhung, interstitielle Nephritis

Kontraindikation
Penicillinallergie, infektiöse Mononukleose und lymph. Leukämie (Exanthembildung); Anwendung in der Schwangerschaft und Stillzeit nur unter sorgfältiger Nutzen-Risiko-Abwägung

Bemerkungen
Das orale Mittel ist als Sultamicillin (Unacid PD®) im Handel. Erwachsene 2× 375–750 mg.p.o. Kinder <30 kg 50 mg/kg/Tag verteilt auf 2 Dosen

Azithromycin, Zithromax®

Spektrum
Staphylokokken, Streptokokken, Pneumokokken, C. diphtheriae, Mykoplasmen, B. pertussis, Legionellen, Chlamydien, H. influenzae, Moraxella catarrhalis, Gonokokken, Borrelia burgdorferi, Campylobacter, Mykobacterium avium, kansasii und xenopi. Relativ häufig resistente Staphylokkoken sowie Resistenz bei Enterococcus faecalis

Dosierung

Erwachsene	1× 500 mg/kg p.o. 3 Tage lang Die Gesamtdosis von 1,5 g (Kinder 30 mg/kg) kann auch über 5 Tage gegeben werden
Kinder	1× 10 mg/kg/p.o. 3 Tage lang
Bei Niereninsuffizienz (Erwachsene und Kinder)	Keine Dosisreduktion erforderlich

Nebenwirkungen
3–6% gastrointestinale Nebenwirkungen; Arrhythmien, *selten* Anstieg von Leberfunktionsparametern, bei hohen Dosen Hörstörungen, Schwindel, Ohrgeräusche

Kontraindikation
Stark eingeschränkte Leberfunktion, Überempfindlichkeit gegen Makrolide

Bemerkungen
Bei urogenitalen Chlamydien- oder Gonokokkeninfektionen einmalig 1 g Azithromycin in einer Einzeldosis

Aztreonam, Azactam®

Spektrum
Fast alle gramnegativen Erreger, z. T. resistente Pseudomonas-, Enterobacter- und Citrobacterstämme. Unwirksam gegen alle grampositiven Erreger

Dosierung

Erwachsene	2–3× 0,5–2 g i.v., i.m. nur bis 3× 1 g	
Kinder >2. Lebensjahr	150–200 mg/kg/Tag i.v. in 3–4 Dosen	
Neugeborene >1. Lebenswoche	90–120 mg/kg/Tag i.v. in 3–4 Dosen	
Bei Niereninsuffizienz		
Erwachsene	Bei GFR <30 ml/min Reduktion auf 1/2 der Normdosis Bei GFR <10 ml/min auf ¼ der Normdosis	
Kinder	*GFR (ml/min)*	*Dosis (% Normaldosis)*
	40	75 (3 Einzeldosen)
	20	50 (2 Einzeldosen)
	10	25 (2 Einzeldosen)
	Anurie	15 (1 Einzeldosis)

Nebenwirkungen
Allergische Reaktionen, gastrointestinale Beschwerden, Nierenfunktionsstörungen, Transaminasenanstieg, *selten* Blutbildveränderungen, peripher- und zentralnervöse Störungen

Kontraindikation
Strenge Indikationsstellung während Schwangerschaft und Stillperiode

Bemerkungen
Bei schweren Lebererkankungen Dosisreduktion auf 1/4–1/5 der Normaldosis
Selten Kreuzallergie mit Penicillinen oder Cephalosporinen
Synergismus mit Gentamicin gegen Pseudomonas aeruginosa und K. pneumoniae

Brivudin, Helpin®

Spektrum
Varicella zoster, HSV 1. Unwirksam gegen HSV 2. Kreuzresistenzen mit Aciclovir-resistenten Virusstämmen

Dosierung

Erwachsene	4× 0,125 g für 5–7 Tage
Kinder	3× 5 mg/kg/Tag

Nebenwirkungen
Gelegentlich gastrointestinale Beschwerden, Kopfschmerzen, Schwindel, Müdigkeit, allergische Hautreaktionen. Gelegentlich Proteinurie und Glukosurie, Erhöhung von Serumkreatinin, Transaminasen und alkalischer Phosphatase, reversible Blutbildveränderungen

Kontraindikation
Schwangerschaft, Stillzeit, gleichzeitige Gabe von Fluorouracil und fluorierten Pyrimidinen (Verlängerung der Halbwertszeit dieser Substanzen), fortgeschrittenene Virusinfektion. Keine ausreichenden Daten für Patienten mit Nierenfunktionseinschränkung

Bemerkungen
Bei Zoster und Varicellen Alternative zu Aciclovir in der Frühbehandlung bei immungesunden Patienten

Caspofungin, Cancidas®	
Spektrum Candida species einschl. der Azol- und Amphotericin B-resistenten Species, Aspergillus species. Inaktiv gegen Tr. asahii, Cryptococcus neoformans, Fusarium species, Mucor, Dermatophyten Wegen der noch ausstehenden Etablierung der In-vitro-Testung und der Festlegung von Grenzwerten ist eine Bewertung der Empfindlichkeit anderer pathogener Pilze aufgrund der bisher publizierten In-vitro-Daten noch nicht möglich.	
Dosierung	
Erwachsene	1× 70 mg i.v. am 1. Tag <80 kg: 1× 50 mg i.v. ab dem 2. Tag >80 kg: 1× 70 mg i.v. ab dem 2. Tag
Bei Niereninsuffizienz	Keine Dosisanpassung erforderlich
Bei Leberinsuffizienz	CHILD B/C: 1×35 mg i.v. ab Tag 2
Nebenwirkungen Fieber, Phlebitis, Kopfschmerzen, Diarrhö, Übelkeit, Erbechen, Schüttelfrost, Transaminasenanstieg	
Kontraindikation Nur nach Nutzen-Risiko-Abwägung in der Schwangerschaft und Stillzeit; zur Unbedenklichkeit und Wirksamkeit bei Kindern liegen keine Erkenntnisse vor	
Bemerkungen Erster Vertreter der neuen Antimykotikaklasse der Echinocandine mit breitem Wirkspektrum und guter Verträglichkeit	

Cefaclor, Panoral®	
Spektrum Grampositive (*nicht:* Enterokokken), gramnegative Bakterien (besonders E. coli, Proteus mirabilis, Klebsiella, Haemophilus), *nicht* bei Pseudomonas, Serratia, indol.-pos. Proteus, Enterobacter, Acinetobacter	
Dosierung	
Erwachsene	3× 0,5 g p.o. (Streptokokken, Pneumokokken) 3× 1 g p.o. (gramnegative Erreger und S. aureus)
Kinder >1. Lebensjahr	(29–)40 mg/kg/Tag p.o. verteilt auf 3 Dosen
Bei Niereninsuffizienz (Erwachsene und Kinder)	Cefaclor kann bei eingeschränkter Nierenfunktion ohne Dosisanpassung verabreicht werden. Bei Hämodialysepatienten muss die Normaldosis von Cefaclor nicht verändert werden
Nebenwirkungen Übelkeit, Erbechen, Durchfall, Allergien. *Selten*: Leukopenie, Transaminasenanstieg, interstitielle Nephritis	
Kontraindikation Cephalosporinallergie	
Bemerkungen Bei bekannter anaphylaktischer Reaktion auf Penicilline *nicht* anwenden	

Cefadroxil, Grüncef®	
Spektrum Grampositive (*nicht:* Enterokokken), gramnegative Bakterien (besonderes E. coli, Proteus, Klebsiella), *nicht:* bei Pseudomonas, Serratia, indol.-pos. Proteus, Enterobacter, Acinetobacter	
Dosierung	
Erwachsene	2× 1 g p.o. (Pneumokken, Streptokokken, S. aureus) 2× 1(–2) g p.o. (gramnegative Erreger) 1× 1 g p.o. (Tonsillitis)
Kinder >1. Lebensjahr	50(–100) mg/kg/Tag p.o. verteilt auf 2 Dosen Bei Tonsillitis ½ Dosis 1× tgl.
Neugeborene <1. Lebensmonat	50 mg/kg/Tag p.o. verteilt auf 2 Dosen

Bei Niereninsuffizienz		
Erwachsene	*GFR (ml/min)*	*DI (h)Max. Dos.* (g)
	>50	121,0
	25–50	120,5
	10–25	240,5
	0–10	360,5
Kinder	*GFR (ml/min)*	*Dosis (% der Normaldosis)*
	40	50 (2 Einzeldosen)
	20	35 (1 Einzeldosis)
	10	25 (1 Einzeldosis)
	Anurie	15 (1 Einzeldosis)
Nebenwirkungen Übelkeit, Erbrechen, Durchfall, Allergien. *Selten:* Eosinophilie, Leukopenie, Transaminasenanstieg, interstitielle Nephritis, Kopfschmerzen		
Kontraindikation Cephalosporinallergie		
Bemerkungen Bei bekannter anaphylaktischer Reaktion auf Penicilline *nicht* anwenden Resorption durch gleichzeitige Nahrungsaufnahme nicht beeinflusst		

Cefalexin, Ceproexin®, Oracef®			
Spektrum Grampositive (*nicht:* Enterokokken), gramnegative Bakterien (besonders E. Coli, Proteus mirabilis, Klebsiella, Haemophilus), *nicht* bei Pseudomonas, Serratia, indol.-pos. Proteus, Enterobacter, Acinetobacter			
Dosierung			
Erwachsene	3× 0,5–1 g p.o.		
Kinder >1. Lebensjahr	50(–100) mg/kg/Tag p.o. verteilt auf 2–4 Dosen		
Neugeborene	40–60 mg/kg/Tag p.o. verteilt auf 3 Dosen		
Bei Niereninsuffizienz			
Erwachsene	*GFR (ml/min)*	*Max. Dos. (g)*	*DI (h)*
	>30	0,5	4–6
	15–30	0,5	8–12
	4–15	0,5	24
Kinder	*GFR (ml/min)*		*Dosis (% der Normaldosis)*
	40		100
	20		50 (2 Einzeldosen)
	10		25 (1 Einzeldosis)
	Anurie		20 (1 Einzeldosis)
Nebenwirkungen Übelkeit, Erbrechen, Durchfall, Allergien. *Selten:* Transaminasenanstieg, Leukopenie, interstitielle Nephritis, Eosinophilie, Kopfschmerzen			
Kontraindikation Cephalosporinallergie			
Bemerkungen Bei bekannter anaphylaktischer Reaktion auf Penicilline *nicht* anwenden Wegen schlechter Wirksamkeit gegen H. influenzae und Moraxella catarrhalis unzureichende Wirksamkeit bei Otitis media und Sinusitis. Resorption durch gleichzeitige Nahrungsaufnahme wenig beeinflusst			

Cefazolin, Elzogram®

Spektrum
Grampositive (*nicht:* Enterokokken), gramnegative Bakterien (besonders E. Coli, Proteus mirabilis, Klebsiella), *nicht* bei Pseudomonas, Serratia, indol.-pos. Proteus, Enterobacter, Acinetobacter. Gute Staphylokokken-Aktivität

Dosierung

Erwachsene	3× 0,5 g– 2× 1,0 g i.m., i.v. (grampositive Erreger) 3× 1,0 g–2× 2,0 g i.m., i.v. (gramnegative Erreger)		
Kinder >1. Lebensjahr	50 (–100) mg/kg/Tag i.v. verteilt auf 2–3 Dosen		
Kinder <1. Lebensjahr	25–50 mg/kg/Tag i.v. verteilt auf 3–4 Dosen		
Bei Niereninsuffizienz			
Erwachsene	*GFR (ml/min)*	*Max. Dos. (g)*	*DI (h)*
	34–54	1	8
	10–34	0,5	12
	<10	0,5	18–24
Kinder	*GFR (ml/min)*		*Dosis (% der Normaldosis)*
	40		75 (3 Einzeldosen)
	20		50 (3 Einzeldosen)
	10		30 (2 Einzeldosen)
	Anurie		10 (1 Einzeldosis)

Nebenwirkungen
Übelkeit, Erbrechen, Durchfall, Allergien. *Selten*: Eosinophilie, Leukopenie, Transaminasenanstieg, interstitielle Nephritis, Kopfschmerzen, Thrombophlebitis

Kontraindikation
Cephalosporinallergie

Bemerkungen
Bei bekannter anaphylaktischer Reaktion auf Penicilline *nicht* anwenden

Cefepim, Maxipime®

Spektrum
Sehr gute Wirksamkeit gegen grampositive und gramnegative Keime, v. a. Pseudomonas aeruginosa, indol.-pos. Proteus, Serratia, Enterobacter, Citrobacter. Sehr gute Wirksamkeit gegen Staphylokokken, wirksam auch gegen ceftazidimresistente grampositive und gramnegative Keime

Dosierung

Erwachsene und Jugendliche >12 Jahre	2(–3)× 2 g i.v.
Bei Niereninsuffizienz	Bei einer Kreatininclearance von 10–30 ml/min 1–2 g i.v. alle 24 h, bei einer Kreatininclearance unter 10 ml/min 0,5 g i.v. alle 24 h Nach Hämodialyse 1 g i.v.

Nebenwirkungen
Durchfall, Thrombophlebitis, allergische Reaktionen, Fieber, Blutbildveränderungen, Transaminasenanstieg, pos. Coombs-Test, Nierenfunktionsstörungen, besonders in Kombination mit Aminoglykosiden und stark wirksamen Diuretika, Kopfschmerzen, Parästhesien

Kontraindikation
Cephalosporinallergie und Überempfindlichkeit gegen Arginin

Bemerkungen
Bei bekannter anaphylaktischer Reaktion auf Penicilline *nicht* anwenden

Cefixim, Cephoral®

Spektrum
Sehr gut wirksam gegen Streptokokken, H. influenzae, Klebsiella pneumoniae, Proteus mirabilis u. a. gramnegative Keime; *nicht*: S. aureus, Pseudomonas, Enterokokken

Dosierung

Erwachsene	1× 400 mg p.o. oder 2× 200 mg p.o.	
Kinder <12 Jahre	2× 4 mg/kg oder 8 mg/kg/Tag p.o. in einer Dosis	
Bei Niereninsuffizienz		
Erwachsene	Bei Kreatininclearance >20 ml/min keine Dosierungsanpassung erforderlich Bei Kreatinincleareance <20 ml/min Hälfte der Normaldosis	
Kinder	*GFR (ml/min)*	*Dosis (% der Normaldosis)*
	40	100
	20	50 (1 Einzeldosis)
	10	50 (1 Einzeldosis)
	Anurie	50 (1 Einzeldosis)

Nebenwirkungen
Übelkeit, Erbrechen, Durchfall, Allergien. *Selten:* Eosinophilie, Leukopenie, Transaminasenanstieg, Nephrotoxizität, Kopfschmerzen

Kontraindikation
Cephalosporinallergie

Bemerkungen
Bei bekannter anaphylaktischer Reaktion auf Penicillin *nicht* anwenden. Nur 40–50% Resorption.
Zur oralen Therapie der Gonorrhö einsetzbar

Cefotaxim, Cloforan®

Spektrum
Sehr gut wirksam gegen Streptokokken, H. influenzae u. a. gramnegative Keime; *nicht*: Staphylokokken, Pseudomonas, Enterokokken, Acinetobacter, Enterobacter clocae

Dosierung

Erwachsene	2–3× 1(–2) g i.v.	
Kinder >1. Lebensjahr	50(–100) mg/kg/Tag i.v. verteilt auf 2–3 Dosen	
Neugeborene	50–100 mg/kg/Tag i.v. verteilt 2 Dosen (auch bei Körpergewicht unter 1200 g)	
Bei Niereninsuffizienz		
Erwachsene	Bei Kreatininclearance 5–10 ml/min Halbierung der Normaldosis; bei Kreatininclearance <5 ml/min max. 1 g in 2 Dosen	
Kinder	*GFR (ml/min)*	*Dosis (% der Normaldosis)*
	40	100
	20	60 (2 Einzeldosen)
	10	60 (2 Einzeldosen)
	Anurie	60 (2 Einzeldosen)

Nebenwirkungen
Gastrointestinale Störungen, Thrombophlebitis, Exanthem, Fieber, Eosinophilie, Transaminasenanstieg, Leuko-, Thrombopenie, Anaphylaxie, pos. Coombs-Test, Nephrotoxizität, besonders in Kombination mit Aminoglykosiden

Kontraindikation
Cephalosporinallergie

Bemerkungen
Bei bekannter anaphylaktischer Reaktion auf Penicilline *nicht* anwenden. Metabolit weniger wirksam. Bei schwerer Lebererkrankung sollten andere Antibiotika eingesetzt werden. 1 g Cefotaxim entspr. 2,1 mmol Natrium

Cefotiam, Spizef®

Spektrum
Im grampositiven Bereich wirksamer als Cefoxitin und etwa wirkungsgleich mit Cefuroxim; gegen E. coli, Klebsiella, Shigella, Proteus mirabilis, Salmonella und Enterobacter aktiver als Cefuroxim, Cefoxitin und Cefazolin; hoch wirksam gegen β-laktamasebildende Stämme von H. Influenzae, N. gonorhoeae und S. aureus

Dosierung

Erwachsene und Kinder >12 Jahre	2–3× 1 g i.v., i.m. (grampositive Erreger) 2–3× 1–2 g i.v., i.m. (gramnegative Erreger)			
Kinder >3 Monate	50 (–100) mg/kg/Tag i.v. verteilt auf 2 Dosen			
Neugeborene >4 Tage	60–80 mg/kg/Tag i.v. verteilt auf 3–4 Dosen			
Neugeborene 0–3 Tage	40–60 mg/kg/Tag i.v. verteilt auf 2–3 Dosen			
Bei Niereninsuffizienz				
Erwachsene	*GFR (ml/min)*	*Krea*	*Max. Dos. (g)*	*DI (h)*
	120	0,8	2	12
	45	2,0	2	12
	18	3,5	1,5	12
	8	6,0	1	12
	0,5		0,5 1	24
Kinder	*GFR (ml/min)*		*Dosis (% der Normaldosis)*	
	40		100 (2 Einzeldosen)	
	20		75 (2 Einzeldosen)	
	10		50 (2 Einzeldosen)	
	Anurie		20 (1 Einzeldosis)	

Nebenwirkungen
Gastrointestinale Störungen, Thrombophlebitis, Exanthem, Fieber, Eosinophilie, Transaminasenanstieg, Leuko-,Thrombopenie, Anaphylaxie, pos. Coombs-Test, Nephrotoxizität, besonders in Kombination mit Aminoglykosiden

Kontraindikation
Cephalosporinallergie

Bemerkungen
Bei bekannter anaphylaktischer Reaktion auf Penicilline *nicht* anwenden

Cefoxitin, Mefoxitin®

Spektrum
Besonders wirksam bei E. coli, Klebsiella, indol.-pos. und -neg. Proteus, Bacteroides fragilis (teilweise Resistenz bis 20%), H. influenzae, Acinetobacter; unwirksam gegen Enterokokken und Pseudomonas aeruginosa

Dosierung

Erwachsene	3–4× 1 g i.v. (grampositive Erreger bzw. unkomplizierte Infektion)
Säuglinge und Kinder	80–160 mg/kg/Tag i.v. verteilt auf 3–4 Dosen
Neugeborene >1. Lebenswoche	60–120 mg/kg/Tag i.v. verteilt auf 3 Dosen
Neugeborene <1. Lebenswoche	40–80 mg/kg/Tag i.v. verteilt auf 2 Dosen

▼

Bei Niereninsuffizienz			
Erwachsene	*GFR (ml/min)*	*Max. Dos. (g)*	*DI (h)*
	30–50	2	8
	10–30	2	12
	5–10	1	24
	<5	1	48
Kinder	*GFR (ml/min)*		*Dosis (% der Normaldosis)*
	40		100
	20		60 (2 Einzeldosen)
	10		20 (1 Einzeldosis)
	Anurie		15 (1 Einzeldosis) bzw. 50 nach HD

Nebenwirkungen
Gastrointestinale Störungen, Thrombophlebitis, Exanthem, Fieber, Eosinophilie, Transaminasenanstieg, Leuko-, Thrombopenie, Anaphylaxie, pos. Coombs-Test, Nephrotoxizität, besonders in Kombination mit Aminoglykosiden und schnell wirkenden Diuretika, *selten* Blutgerinnungsstörungen

Kontraindikation
Cephalosporinallergie

Bemerkungen
Bei bekannter anaphylaktischer Reaktion auf Penicilline *nicht* anweden. Gegen Staphylokokken weniger (!) wirksam als Cefalotin, Cefazolin.

Cefpodoximproxetil, Orelox®, Podomexel®

Spektrum
Sehr gute In-vitro-Aktivität gegen grampositive u. gramnegative Erreger, auch H. influenzae; *nicht:* Pseudomonas aeruginosa, Serratia, Enterokokken, Staphylokokken

Dosierung

Erwachsene	2× 100–200 mg p.o.
Kinder	5–12 mg/kg/Tag p.o. verteilt auf 2 Dosen

Bei Niereninsuffizienz			
Erwachsene	*GFR (ml/min)*	*Max. Dos. (g)*	*DI (h)*
	10–40	0,1–0,2	24
	<10	0,1–0,2	48
	Bei Hämodialyse initial 100–200 mg, dann 100–200 mg nach jeder Dialyse		
Kinder	*GFR (ml/min)*		*Dosis (% der Normaldosis)*
	40		75 (2 Einzeldosen)
	20		50 (1 Einzeldosis)
	10		25 (1 Einzeldosis)
	Anurie		50 nach HD

Nebenwirkungen
Übelkeit, Erbrechen, Durchfall, Allergien. *Selten*: Eosinophilie, Leukopenie, Transaminasenanstieg, Kopfschmerzen

Kontraindikation
Cephalosporinallergie

Bemerkungen
Bei bekannter anaphylaktischer Reaktion auf Penicilline *nicht* anwenden. Resorptionsrate 40–59% (mit Nahrungsaufnahme erhöht). *Nicht* bei Neugeborenen <4 Wochen und bei Säuglingen bis 3 Monate mit Niereninsuffizienz

Ceftazidim, Fortum®			
Spektrum Sehr gute Wirksamkeit gegen gramnegative Keime, vor allen Pseudomonas aeruginosa, indol.-pos. Proteus und Serratia, in vitro geringere Wirksamkeit gegen Staphylokokken			
Dosierung			
Erwachsene	2–3× 1–2 g i.v.		
Kinder	10–30 mg/kg/Tag i.v. verteilt auf 2–3 Dosen		
Neugeborene	25–60 mg/kg/Tag i.v. verteilt auf 2 Dosen (auch bei Körpergewicht unter 1200 g)		
Bei Niereninsuffizienz			
Erwachsene	*GFR (ml/min)*	*Max. Dos. (g)*	*DI (h)*
	31–50	1	12
	16–30	1	24
	6–15	0,5	24
	≤5	0,5	48
Kinder	*GFR (ml/min)*		*Dosis (% der Normaldosis)*
	40		50 (2 Einzeldosen)
	20		25 (1 Einzeldosis)
	10		15 (1 Einzeldosis)
	Anurie		10 (1 Einzeldosis) bzw. 30 n. HD
Nebenwirkungen Gastrointestinale Störungen, Thrombophlebitis, Exanthem, Fieber, Eosinophilie, Transaminasenanstieg, Leuko-, Thrombopenie, Anaphylaxie, pos. Coombs-Test, Nephrotoxizität, besonders in Kombination mit Aminoglykosiden und stark wirkenden Diuretika			
Kontraindikation Cephalosporinallergie			
Bemerkungen Bei bekannter anaphylaktischer Reaktion auf Penicilline *nicht* anwenden. Metabolisch stabil, sehr β-laktamasestabil			

Ceftibuten, Keimax®			
Spektrum Grampositive (*nicht:* Staphylokokken und Enterokokken) und gramnegative Erreger (bes. H. influenzae, E. coli, Proteus, Klebsiella); *nicht:* Pseudomonas aeruginosa			
Dosierung			
Erwachsene	400 mg/kg/Tag p.o. in einer Dosis		
Kinder >3. Lebensmonat	9 mg/kg/Tag p.o.i. in einer Dosis		
Bei Niereninsuffizienz			
Erwachsene	*GFR (ml/min)*	*Max. Dos. (g)*	*DI (h)*
	≥50	0,4	12
	30–49	0,2	24
	5–29	0,1	24

▼

Kinder	GFR (ml/min)	Dosis (% der Normaldosis)
	40	75 (1 Einzeldosis)
	20	40 (1 Einzeldosis)
	10	20 (1 Einzeldosis)
	Anurie	20 (1 Einzeldosis)

Nebenwirkungen
Übelkeit, Erbrechen, Durchfall, Allergien. *Selten*: Eosinophilie, Leukopenie, Transaminasenanstieg, Nephrotoxizität

Kontraindikation
Cephalosporinallergie

Bemerkungen
Ceftibuten zeichnet sich durch eine hohe Bioverfügbarkeit und eine gute Gewebepenetration aus. Bei bekannter anaphylaktischer Reaktion auf Penicilline *nicht* anwenden; Resorption durch Nahrungsaufnahme vermindert

Cefuroxim, Zinacef®, Cefuroxim-Lilly®

Spektrum
Wie Cefotiam

Dosierung

Erwachsene	2–3× 0,75–1,5 g i.v. (grampositive Erreger)
Kinder >1. Lebensjahr	30–100 mg/kg/Tag i.v. verteilt auf 3–4 Dosen
Früh- und Neugeborene	30–100 mg/kg/Tag i.v. verteilt auf 2 Dosen

Bei Niereninsuffizienz

Erwachsene	GFR (ml/min)	Krea	Max. Dos. (g)	DI (h)
	120	0,8	1,5	8
	45	2,0	1,5	8
	18	3,5	0,75	12
	8	6,0	0,75	12
	2	15,5	0,75	12
	0,5		0,5	24

Kinder	GFR (ml/min)	Dosis (% der Normaldosis)
	40	100
	20	60 (2 Einzeldosen)
	10	50 (3 Einzeldosen)
	Anurie	15 (1 Einzeldosis) bzw. 30 n. HD

Nebenwirkungen
Gastrointestinale Störungen, Thrombophlebitis, Exanthem, Fieber, Eosinophilie, Transaminasenanstieg, Leuko-, Thrombopenie, Anaphylaxie, pos. Coombs-Test, Nephrotoxizität, besonders in Kombination mit Aminoglykosiden

Kontraindikation
Cephalosporinallergie

Bemerkungen
Bei bekannter anaphylaktischer Reaktion auf Penicilline *nicht* anwenden.*Cave!* Gleichzeitig Furosemidgabe erhöht die Nephrotoxizität. Gegen Staphylokokken weniger wirksam als Cefazolin.

Cefuroximaxetil, Elobact®, Zinnat®

Spektrum
Grampositiv (*nicht:* Enterokokken!), gramnegative Bakterien (besonders E. coli, Proteus mirabilis, Klebsiella, Borrelia burgdorferi); *nicht:* bei Pseudomonas, Serratia, indol.-pos. Proteus, Enterobacter, Acinetobacter; sehr gut wirksam gegen H. influenzae und Moraxella catarrhalis

Dosierung

Erwachsene und Kinder >12 Jahre	2× 125–500 mg p.o.
Kinder ab dem 3. Lebensmonat	20–30 mg/kg/Tag p.o. verteilt auf 2 Dosen
Bei Niereninsuffizienz (Erwachsene und Kinder)	Kann bei allen Graden der Nierenfunktionseinschränkung ohne Dosierungsanpassung gegeben werden, sofern die Tagesdosis von 1 g nicht überschritten wird

Nebenwirkungen
Übelkeit, Erbrechen, Durchfall, Allergien. *Selten:* Eosinophilie, Leukopenie, Transaminasenanstieg, Kopfschmerzen

Kontraindikation
Cephalosporinallergie

Bemerkungen
Bei bekannter anaphylaktischer Reaktion auf Penicilline *nicht* anwenden. Resorption nach Mahlzeiten am besten (50–60%)

Chloramphenicol, Paraxin®

Spektrum
Grampositive, gramnegative Erreger, Chlamydien, Mykoplasmen, Leptospiren, Rickettsien, Anaerobier. *Keine* Wirkung gegen Mykobakterien, Noccardien, Pseudomonas

Dosierung

Erwachsene und Kinder >12 Jahre	40–80 mg/kg/Tag i.v. in 3–4 Dosen
Kinder 7–12 Jahre	50–80 mg/kg/Tag i.v. 3–4 Dosen
Kinder 2–6 Jahre	50–100 mg/kg/Tag i.v. in 3–4 Dosen
Säuglinge >4 Wochen	50–100 mg/kg/Tag i.v. in 4 Dosen
Früh- und Neugeborene <4 Wochen	25–50 mg/kg/Tag i.v. in 1–2 Dosen
Bei Niereninsuffizienz (Erwachsene und Kinder)	Keine Dosisanpasssung erforderlich

Nebenwirkungen
Gastrointestinale Nebenwirkungen, Leukopenie, Thrombopenie, Anämie, aplastische Anämie (1:10–20.000), Grey-Syndrom, Fieber, Exanthem, Transaminasenanstieg, Ikterus. N.-opticus-Neuritis

Kontraindikation
Aplastische Bluterkrankungen, schwere Leberinsuffizienz mit Ikterus, Schwangerschaft, Stillperiode, Perinatalperiode

Bemerkungen
Nur noch indiziert bei Typhus abdominalis, Paratyphus A und B, lebensbedrohlichen Infektionen (z. B. Salmonellensepsis oder -meningitis), H.-influenzae-Meningitis (bei Ampicillinresistenz), Meningitis unklarer Genese, Hirnabszess, Rickettsiosen; einmal wöchentlich Plasmaspiegelbestimmung; Blutbildkontrollen

Cidofovir, Vistide®

Spektrum
Wirkung gegen Cytomegalievirus (>5-fach als Ganciclovir) und andere Herpes-Viren. Möglicherweise auch wirksam gegen Papova-Viren (Therapie der PML bei AIDS-Patienten).
Wirkung auch bei Aciclovir-resistenten Virusstämmen, in der Regel Kreuzresistenz mit Foscavir und Ganciclovir-resistenten CMV-Stämmen

Dosierung (Erwachsene)	Initial 5 mg/kg/Woche i.v. Woche 1 u. 2, danach 5 mg/kg i.v. alle 14 Tage

Nebenwirkungen
Erhebliche Nephrotoxizität (*Cave:* Proteinurie, Glukosurie, Kreatinin↑ i.S.), akutes Nierenversagen möglich
Gastrointestinale Beschwerden, Fieber, Exanthem durch Probenecid-Comedikation. Erniedrigter Augeninnendruck
Im Tierversuch karzinogen und teratogen, Verminderung der Fertilität

Kontraindikation
Schwangerschaft, Stillzeit, Probenecid-Unverträglichleit, Niereninsuffizienz (Proteinurie >2 g oder Kreatinin >1,5 mg/dl). Keine Anwendung bei Neugeborenen und Kindern

Bemerkungen
Dosisreduktion auf 3 mg/kg bei Kreatininanstieg >0,3 md/dl, Therapieabbruch bei Anstieg >0,5 mg/dl.
Ausreichende Flüssigkeitszufuhr (mind. 3 l) vor/während der Cidofovirgabe, Gabe von Probenecid 2 g p.o. 3 h vor Cidofovirgabe sowie 1 g p.o. 2 h und 8 h nach Cidofovirgabe, ggf. Novamin- und Steroidprämedikation
Engmaschige Kontrollen von Urinstatus und Kreatinin im Serum

Ciprofloxacin, Ciprobay®

Spektrum
Nahezu alle grampositiven und gramnegativen Erreger einschließlich H. influenzae, Salmonellen, Shigellen, Yersinia, Campylobacter, Neisserien, Legionellen, Pseudomonas aeruginosa, Mykobakterien; *nicht:* Anaerobier. Nur mäßige Wirksamkeit gegen Enterokokken, Streptokokken, Pneumokokken, Staphylokokken

Dosierung

Erwachsene	2× 0,25–0,75 g p.o. 2× 200 mg bis 3× 400 mg i.v.
Kinder >5. Lebensjahr	30 mg/kg/Tag i.v. verteilt auf 3 Dosen (max. 1,2 g/Tag) 30–40 mg/kg/Tag p.o. verteilt auf 2 Dosen (max. 1,5 g/Tag)
Bei Niereninsuffizienz	
Erwachsene	Bei Kreatininclearance 60 ml/min max. 1 g/Tag p.o. bzw. 800 mg/Tag i.v.; bei Clearance 30 ml/min max. 500 mg/Tag p.o. bzw. 400 mg/Tag i.v.
Kinder	Zum Einfluss einer eingeschränkten Nierenfunktion auf die Dosierung bei Kindern und Jugendlichen liegen keine Erkenntnisse vor

Nebenwirkungen
Gastrointestinale Beschwerden, Störungen des ZNS (z. B. Sehstörungen, Schwindel, Krämpfe, Schlaflosigkeit, psychotische Störungen), Allergien, Gelenkschmerzen, Veränderungen von Blutbild und Laborwerten, interstitielle Nephritis

Kontraindikation
Schwangerschaft und Stillperiode, Kinder und Jugendliche in der Wachstumsphase (Ausnahme: Mukoviszidose)

Bemerkungen
Resistenzzunahme v. a. gegen S. aureus und Pseudomonas aeruginosa. Einzige Indikation bei Kindern und Jugendlichen: Atemweginfektionen bei Mukoviszidose.
Bei Leberinsuffizienz keine Dosisanspassung erforderlich. Bei Patienten mit Epilepsie und anderen Vorschädigungen des ZNS sorgfältige Nutzen-Risiko-Abwägung; orale Bioverfügbarkeit 70–80%

Clarithromycin, Klacid®, Cyllind®, Mavid®

Spektrum

Grampositive und gramnegative Erreger, u. a. Streptokokken, Helicobacter pylori, H. influenzae, Pneumokokken,C. diphteriae, Mykoplasmen, B. pertussis, Legionellen, Chlamydien, Campylobacter, Mycobacterium avium, unterschiedliche Resistenz gegen Staphylokokken, H. influenzae und Moraxella catarrhalis. In vitro bessere Wirksamkeit als Erythromycin

Dosierung

Erwachsene	2× 250–500 mg p.o.	
Kinder	15 mg/kg/Tag p.o. verteilt auf 2 Dosen	
Bei Niereninsuffizienz		
Erwachsene	Bei mäßig eingeschränkter Nierenfunktion ist keine Dosisreduktion erforderlich. Erst bei einer Kreatininclearance von <30 ml/min soll die Dosis um die Hälfte reduziert werden. Die Gesamttherapie sollte 2 Wochen nicht überschreiten. Die Gesamtdosis sollte 250 mg/Tag (Einzeldosis) nicht überschreiten	
Kinder	*GFR (ml/min)*	*Dosis (% der Normaldosis)*
	40	100
	20	50 (2 Einzeldosen)
	10	50 (2 Einzeldosen)
	Anurie	Keine Angaben

Nebenwirkungen

Gelegentlich gastrointestinale Beschwerden, *selten* Überempfindlichkeitsreaktionen, *sehr selten* Leberfunktionsstörungen und Herzrhythmusstörungen bei verlängertem QT-Intervall

Kontraindikation

Stark eingeschränkte Leberfunktion, Überempfindlichkeit gegen Makrolide, gleichzeitige Gabe von Cisaprid, Pimozid, Terfenadin oder Astemizol

Bemerkungen

Mavid® ist nur bei AIDS-Patienten mit disseminierten oder lokalen Mykobakterieninfektionen indiziert

Clindamycin, Sobelin®

Spektrum

Streptokokken, Pneumokokken, Staphylokokken, Bacteroides fragilis (ca. 9% Resistenz!) u. a. Anaerobier

Dosierung

Erwachsene	3–4× 150– 450 mg p.o. 3–4× 200–600 mg i.v.
Kinder >4 Wochen	8–25 mg/kg/Tag p.o. verteilt auf 3–4 Dosen 15–40 mg/kg/Tag i.v. verteilt auf 3–4 Dosen
Bei Niereninsuffizienz (Erwachsene und Kinder)	Clindamycin hat bei eingeschränkter Nierenfunktion keine verlängerte Halbwertzeit und kann in Normdosierung unabhängig von der Nierenfunktion gegeben werden. Bei einer GFR <10 ml/min wird auf eine mögliche Kumulation von Clindamycin hingewiesen

Nebenwirkungen

Pseudomembranöse Enterokolitis, Exanthem, Leukopenie, Transaminasenanstieg, bis 20% Diarrhö, Thrombophlebitis, *selten* allergische Reaktionen

Kontraindikation

Überempfindlichkeit gegen Lincosamide, parenteral bei jungen Säuglingen (viel Benzylalkohol als Konservierungsmittel)

Bemerkungen

Ein Mittel der Wahl bei Anaerobierinfektion bzw. Knochen- und Gewebeinfektionen. Nicht unverdünnt injizieren!

Colistin, Colistin®

Spektrum
Gramnegative Keime, insbes. Pseudomonas aeruginosa (*nicht:* Proteus species und Serratia)

Dosierung

Erwachsene	4× 4 Tbl. z 500.00 I.E: p.o.		
Kinder >1. Lebensjahr	3–4 Tbl. p.o.		
Bei Niereninsuffizienz			
Erwachsene	*GFR (ml/min)*	*Max. Dos. (mg/kg)*	*DI (h)*
	50–80	2,0–3,8	24
	10–50	1,5–2,5	24–36
	<10	0,6	24
Kinder	*GFR (ml/min)*		*Dosis (% der Normaldosis)*
	40		75 (2 Einzeldosen)
	20		50 (2 Einzeldosen)
	10		25 (1 Einzeldosis
	Anurie		25 (1 Einzeldosis)

Nebenwirkungen
Übelkeit, Erbrechen, Exantheme, Urtikaria; neuro- bzw. nephrotoxische Reaktionen bei Patienten mit Niereninsuffizienz möglich

Kontraindikation
Überempfindlichkeit gegen Colistin, Früh- und Neugeborene

Bemerkungen
Vorsicht bei der Gabe von Substanzen mit Curarewirkung

Cotrimoxazol, Eusaprim®, Supracombin®

Kombination des Chemotherapeutikums Trimethoprim (TPM) mit dem Sulfonamid Sulfamethoxal (SMZ).
Spektrum
Pneumokokken, Staphylokokken, Gonokokken, E. coli, Salmonellen, Shigellen, Klebsiellen, Proteus, Pneumocystis-jiroveci- (früher: carinii-) Pneumonie; *nicht*: Enterokokken, Streptokokken und Pseudomonas

Dosierung

Erwachsene	2× 160 mg TMP/800 mg SMZ p.o. 2× 80 mg TMP/400 mg SMZ i.v.	
Kinder >1. Lebensjahr	8 mg/kg TMP/40 mg/kg SMZ/Tag p.o. verteilt auf 2 Dosen	
Bei Niereninsuffizienz		
Erwachsene	*GFR (ml/min)*	*Dosis*
	>30	Standarddosis
	15–30	½ Standardtagesdosis, Kontrollanalyse[1]
	<15	Kontraindiziert

[1] Kontrollanalyse: Die totale Plasmakonzentration an SMZ sollte 12 h nach Einnahme am 3. Behandlungstag kontrolliert werden. Die Behandlung ist abzubrechen, wenn die Plasmakonzentration des totalen Sulfamethoxazols auf über 150 µg/ml ansteigt

▼

Kinder	*GFR (ml/min)*	*Dosis (% der Normaldosis)*
	40	100
	20	100 für 3 Tage (dann 1 Einzeldosis)
	10	10 (1 Einzeldosis)
	Anurie	10 (1 Einzeldosis)

Nebenwirkungen
Steven-Johnson-Syndrom, *selten* Allergie, gastrointestinale Symptome, Thrombopenie, Leukopenie, Agranulozytose; ernste Nebenwirkungen häufiger bei Patienten >60 Jahre

Kontraindikation
Sulfonamidüberempfindlichkeit, 1. Lebensmonat, akute Hepatitis, einige Hämoglobinopathien, megaloblastäre Anämie durch Folsäuremangel, Blutdyskrasien, hochgradige Niereninsuffizienz, schwere Leberschäden

Bemerkungen
Gehört zu den Mitteln der ersten Wahl bei Harnweginfektionen, Shigellose, Nokardiose, Thyphus-, Parathyphus-Dauerauscheidern, Thyphus abdominalis, Parathyphus A u. B. Dosisreduktion bei schweren Lebererkrankungen. Bei i.v.-Gabe Anweisungen der Hersteller beachten. Neue TMP/Sulfonamid-Kombinationen bringen keine nennenswerte Vorteile.
Bei Pneumocystis-jiroveci- (früher: carinii-)-Pneumonie behandelt man schwere Verläufe i.v. (3-mal tgl. 5 Amp. à 480 mg in 500 ml 0,9%iger NaCl-Lösung) für 3 Wochen. Eine orale Therapie kommt nur bei leichten Erkrankungen in Frage (4-mal tgl. 2 Tabl. à 960 mg).

Dicloxacillin, InfectoStaph®

Spektrum
Staphylokokken

Dosierung

Erwachsene	4–6× 0,5 g p.o. (–4 g/Tag)	
Kinder 1–6 Jahre	4–6× 0,25 g p.o. (–2 g/Tag)	
Säuglinge >3 Monate	4× 0,125–0,25 g p.o. (–1 g/Tag)	
Säuglinge <3 Monate	3× 30–50 mg/kg p.o.	
Bei Niereninsuffizienz		
Erwachsene	Bei GFR <30 ml/min Dosisreduktion. Bei terminaler Niereninsuffizienz sollte eine Tagesdosis von 3× 1 g nicht überschritten werden	
Kinder	*GFR (ml/min)*	*Dosis (% der Normaldosis)*
	40	100 (4 Einzeldosen)
	20	75 (4 Einzeldosen
	10	60 (3 Einzeldosen)
	Anurie	30 (1 Einzeldosis)

Nebenwirkungen
Durchfall, Fieber, Exanthem, Transaminasenanstieg, Leukopenie. *Selten* interstitielle Nephritis (Hämaturie), Eosinophilie

Kontraindikation
Penicillinallergie

Doxycyclin, Vibramycin®, Vibravenös®, Supracyclin®	
Spektrum Grampositive, gramnegative Erreger, v. a. intrazellulär wie z. B. Mykoplasmen, Chlamydien, Borrelien, Coxiella burnetii. Ca. 50% der Bacteroides-Stämme; *nicht*: u.a. Proteus species, Pseudomonas aeruginosa, relativ häufig Resistenzen bei Pneumokokken, Streptokokken, Staphylokokken und gramnegativen Keimen	
Dosierung	
Erwachsene	2× 100 mg oder 1× 200 mg p.o., i.v. (nur bei leichten Infektionen ab 2. Tag: 1× 100 mg)
Kinder >8.Lebensjahr	4 mg/kg/Tag p.o., i.v. verteilt auf 2 Dosen, am 1. Tag 2 mg/kg/Tag
Bei Niereninsuffizienz (Erwachsene und Kinder)	Doxycyclin kann in seltenen Fällen, in denen einTetracyclin indiziert ist, verwendet werden. Bei der üblichen Dosierung von 200 mg am 1. Tag und 100 mg täglich kommt es auch bei Niereninsuffizienz zu keiner Kumulation an aktiver Substanz. Wenn irgend möglich, ist die Behandlung bei i.v.-Applikation auf etwa 2 Wochen zu beschränken
Nebenwirkungen Gastrointestinale Nebenwirkungen, Exantheme; *selten* Anaphylaxie, Hepatotoxizität, Pseudotumor cerebri, Nephrotoxizität, weniger Zahnverfärbung und Photosensibilität als bei Tetracyclin	
Kontraindikation Schwangerschaft, bei Kindern <8 Jahre nur bei vitaler Bedrohung, schwere Leberfunktionsstörungen	

Enoxacin, Enoxor®	
Spektrum Nahezu alle grampositiven und gramnegativen Erreger einschließlich H. influenzae, Salmonellen, Shigellen, Yersinia, Campylobacter, Neisserien, Legionellen, *nicht:* Anaerobier. Nur geringe Wirksamkeit gegen Pseudomonas aeruginosa, Enterokokken, Streptokokken, Pneumokokken	
Dosierung	
Erwachsene	2× 400 mg p.o. (2× 200 mg bei unkompl. HWI)
Bei Niereninsuffizienz (Erwachsene)	Bei einer Kreatininclearance von weniger als 30 ml/min entsprechend Serum-Kreatininwerten zwischen 2,5 und 5 mg% beträgt die Dosis 400 mg 1× täglich
Nebenwirkungen Gatrointestinale Nebenwirkungen, vereinzelt Kopfschmerzen, Schwindel, Schlafstörungen, Exantheme, Geschmacksstörungen, Krämpfe, Tendinitis, Phototoxizität	
Kontraindikation Schwangerschaft und Stillperiode, Epilepsie und Vorerkrankungen des ZNS, schwere Nieren- und Leberinsuffizienz, Kinder und Jugendliche in der Wachstumsphase	
Bemerkungen *Cave!* Resistenzentwicklung besonders bei Pseudomonas und Staphylokokken	

Ertapenem, Invanz®	
Spektrum Fast alle grampositiven und gramnegativen Keime und Anaerobier; nicht oder schwach wirksam gegen Acinetobacter, Stenotrophomonas maltophilia, Pseudomonas aeruginosa, MRSA, MRSE und Enterokokken	
Dosierung	
Erwachsene	1× 1 g i.v. (Inf. über 30 min)
Bei Niereninsuffizienz (Erwachsene)	Kontraindikation bei GFR <30 ml/min (keine ausreichenden Daten)
Nebenwirkungen Gastrointestinale Störungen, zentralnervöse Störungen (bes. Kopfschmerz und Schwindel), Dyspnoe, Exanthem, Pruritus, Transaminasenanstieg, Thrombozytose; Thrombophlebitis	
Kontraindikation Überempfindlichkeit gegen Carbepeneme und andere β-Laktamantibiotika, Kinder und Jugendliche <18 Jahre (keine Daten)	
Bemerkungen Bessere In-vitro-Aktivität gegen Enterobakterien als Imipenem und Meropenem, aber praktisch keine Wirksamkeit gegen Pseudomonas aeruginosa	

Erythromycin, Erythrocin®, Paediathrocin®, Monomycin®

Spektrum
Grampositive Erreger, insbesondere Staphylokokken, Streptokokken, Pneumokokken, Corynebacterium diphtheriae, Mykoplasmen, B. pertussis, Legionellen, Chlamydien, Campylobacter, teilweise resistente Staphylokokken, Enterococcus faecalis, Neisserien und H. Influenzae

Dosierung

Erwachsene	3–4× 250–500 mg p.o., i.v. (max. 4 g/Tag)	
Kinder >1. Lebensjahr	20–50 mg/kg/Tag p.o. bzw. 15–20 mg/kg/Tag i.v. verteilt auf 2–4 Dosen	
Bei Niereninsuffizienz		
Erwachsene	Bei mäßig eingeschränkter Nierenfunktion ist keine Dosierungsreduktion nötig. *Neu:* Bei Anurie sollten die Dosierungsintervalle auf das 2–3-fache vergrößert werden. Die Gesamttherapiedauer sollte 2–3 Wochen nicht überschreiten	
Kinder	*GFR (ml/min)*	*Dosis (% der Normaldosis)*
	40	100
	20	75 (1 Einzeldosis)
	10	50 (1 Einzeldosis)
	Anurie	25 (1 Einzeldosis) bzw. 25 nach HD

Nebenwirkungen
Gastrointestinale Störungen, intrahepatische Cholestase, Leberfunktionsstörungen und Transaminasenerhöhung, reversible Hörstörungen. Mögliche Rhabdomyolyse bei gleichzeitiger Therapie mit Cholesterinsenkern.
Cave: Gefahr von ventrikulären Arrhythmien bei Patienten mit bekannter QT-Verlängerung oder gleichzeitiger Gabe arrhythmogener Substanzen (z. B. Terfenadin, Astemizol)

Kontraindikation
Schwere Leberschädigung
Gleichzeitige Gabe von Terfenadin oder Astemizol

Bemerkungen
Vorsicht bei Patienten unter gleichzeitiger Therapie mit Antiarrhythmika. Insgesamt sollten aufgrund des ungünstigen pharmakokinetischen Profils von Erythromycin (mit Ausnahme der Campylobacter-Infektion) überwiegend die neueren Substanzen aus der Gruppe der Makrolide (z. B. Clarithromycin, Roxithromycin oder Azithromycin) angewendet werden

Ethambutol, EMB®, Myambutol®

Spektrum
M. tuberculosis, z. T. auch M. kansasii, M. marinum, M. avium intracellulare.

Dosierung

Erwachsene und Kinder >10 Jahre	1× 15 mg/kg/Tag (kurzfristig bis 25 mg/kg/Tag) p.o./i.v.
Bei Niereninsuffizienz (Erwachsene und Kinder >10 J.)	Kreatininclearance 10–15 ml/min, Dosierungsintervall alle 36 h Kreatininclearance <10 ml/min, Dosierungsintervall alle 48 h

Nebenwirkungen
Optikusneuritis, zentrale Skotome, periphere Neuropathie, Kopfschmerzen, anaphylaktoide Reaktionen

Kontraindikation
Vorschädigung des N. opticus, Kleinkinder

Bemerkungen
1× monatl. augenärztliche Untersuchung, v. a. Rot-grün-Unterscheidung und Gesichtsfeldeinengung; bei Kindern unter 10 Jahre wird empfohlen, Ethambutol *nicht* einzusetzen, da hier die Visuskontrolle nicht zuverlässig durchzuführen ist; intermittierende Gabe von 45–50 mg/kg 2-mal wöchentlich ist ebenfalls möglich; bei Kombination mit Rifampicin kann nach initialer Voll-Dosis für die Langzeitapplikation eine Dosis von 15 mg/kg/Tag erwogen werden

Famciclovir, Famvir®

Spektrum
Varizella zoster, Herpes simplex 1+2

Dosierung	3× 250 mg/Tag p.o. über 5–7 Tage, gelegentl. 10 Tage			
Bei Niereninsuffizienz	*GFR (ml/min)*	*Krea*	*Max. Dos (mg)*	*DI (h)*
	40-60		250	12
	<40		250	24

Nebenwirkungen
Kopfschmerzen, Übelkeit, *selten* Erbrechen, zentralnervöse Störungen, Urtikaria, Pruritus, Verschlechterung von Nieren- und Leberfunktion und Blutbildveränderungen

Kontraindikation
Schwangerschaft und Stillzeit, Kinder und Jugendliche

Bemerkungen
Anwendung nur bei immungesunden Patienten und lokalisierten Zoster- bzw. Herpes-Infektionen in der Frühbehandlung. Bei disseminierter Erkrankung inkl. Augenbeteiligung, Immunsuppression oder Spätstadium Aciclovir p.o. oder i.v. indiziert

Flucloxacillin, Staphylex®

Spektrum
Penicillinasebildende Staphylokokken

Dosierung

Erwachsene	3–4× 0,5–1 g p.o., i.m., i.v. (–12 g/Tag), bei p.o. Gabe ca. 1 h vor dem Essen
Kinder 10–14 Jahre	1,5–2 g/Tag p.o., i.v., i.m., in 3–4 Dosen
Kinder 6–10 Jahre	0,75–1,5 g/Tag p.o., i.v., i.m., in 3–4 Dosen
Früh- und Neugeborene, Kleinkinder	40–50 (–100) mg/kg/Tag p.o., i.v., i.m. in 3 Dosen

Bei Niereninsuffizienz

Erwachsene	*GFR (ml/min)*	*Krea*	*Max. Dos. (g)*	*DI (h)*
	120	0,8	2,0	6
	45	2,0	2,0	6
	18	3,5	1,5	6
	8	6,0	1,5	8
	2	15,6	1,0	8
	0,5	39,5	2,0	24[1]

[1] 2–3 Hämodialysen/Woche werden in diesen Fällen als erforderlich vorausgesetzt. 1 Normaldosis initial

Kinder	*GFR (ml/min)*	*Dosis (% der Normaldosis)*
	40	100
	20	75 (3 Einzeldosen)
	10	50 (3 Einzeldosen)
	Anurie	25 (1 Einzeldosis)

Nebenwirkungen
Durchfall, Fieber, Exanthem, Hb-Abfall, Leukopenie, Transaminasenanstieg. *Selten:* interstitielle Nephritis (Hämaturie), Eosinophilie

Kontraindikation
Penicillinallergie

Bemerkungen
Zusammen mit Dicloxacillin penicillinasefestes Penicillin der Wahl. Bei Kindern sollte die i.m.-Einzelgabe 33 mg/kg KG, bei Erwachsenen 2 g nicht überschreiten

Fluconazol, Diflucan®, Fungata®

Spektrum
Candida species (Ausnahme: C. krusei), Cryptoccoccus neoformans, Trichosporon asahii, Microsporum canis u. a.
Keine Wirkung gegen Aspergillus species, Zygomyceten, Dermatophyten

Dosierung

Erwachsene	Initialdosis von 1× 400–800 mg, bei schweren Infektionen, Neutropenie bis1200 mg p.o., i.v., in der prophylaktischen Therapie 1× 200–400 mg/Tag p.o., i.v., bei C. glabrata: 1× 800 mg/Tag (Resistenztestung!) Bei schweren parenchymatösen Infektionen (z. B. Pneumonie): 800 mg/Tag i.v. die ersten 3 Tage Schleimhautbehandlung, Prophylaxe: 50–100 mg/Tag p.o., bei Hochrisikopatienten (Neutropenie, Organtransplantation etc.) 400 mg/Tag p.o. Vaginaler Soor: einmalige Gabe von 150 mg p.o.
Kinder	3–6 mg/kg/Tag p.o. oder als Kurzinfusion; bei lebensbedrohlicher Infektion bis 12 mg/kg/Tag i.v. Dosierungsintervalle (nach Alter): <2 Wochen 72 h; 2–4 Wochen 48 h; >4 Wochen tgl. Gabe

Bei Niereninsuffizienz

Erwachsene	*GFR (ml/min)*	*DI (h)Max. Dos.* (mg)
	>50	24200–400
	11–50	24100–200
	Dialyse	200–400 nach jeder Dialyse
Kinder	*GFR (ml/min)*	Dosis (% der Normaldosis)
	40	50 (1 Einzeldosis)
	20	20 alle 48 h
	10	100 alle 72 h
	Anurie	100 nach HD

Nebenwirkungen
Gastrointestinale Symptome, Exantheme, ZNS-Symtome (Schwindel, Krämpfe u. a.); *selten* Leberfunktionsstörungen, Leukozytopenie, Thrombozytopenie

Kontraindikation
Schwangerschaft und Stillzeit, schwere Leberfunktionsstörungen, Therapie mit Terfenadin und Cisaprid, Statinen (Cave: QT-Zeit Verlängerung)

Bemerkungen
Bei Kindern unter 16 Jahre soll Fluconazol nur angewendet werden, wenn der behandelnde Arzt dies für erforderlich hält. Selektion resistenter Candida species vorzugsweise bei AIDS-Patienten unter kontinuierlicher Langzeitanwendung. Gute Resorption bei oraler Gabe (Magensaft-pH unabhängig). Sehr gute Liquorgängigkeit, daher gut geeignet zur Suppressionstherapie der Kryptokokkose bei AIDS-Patienten (für die Primärtherapie der Kryptokokkenmeningitis ist Amphotericin B in Kombination mit Flucytosin besser)

Flucytosin, Ancotil®

Spektrum
Gute bis sehr gute Wirksamkeit bei den meisten Candidaarten, Cryptococcus neoformans, gut wirksam bei einem Teil der Aspergillusarten (besonders Aspergillus fumigatus) und auf Erreger der Chromoblastomykose, nicht wirksam u. a. bei Histoplasma und Blastomyces

Dosierung

Erwachsene	150–200(–300) mg/kg/Tag i.v. in 4 Dosen als Infusion in 1%-Konzentation 50 mg/l als Peritonealspülung
Früh- und Neugeborene	60–80 mg/kg KG/Tag i.v. verteilt auf 2 Dosen

Bei Niereninsuffizienz

Erwachsene	*GFR (ml/min)*	*Max. Dosis (g)*	*DI (h)*
	>40	(25–)50	6
	20–40	(25–)50	12
	10–20	(25–)50	24
	<10	50	>24
	Bei Anurie Initialdosis von 50 mg/kg erst nach nächster Dialyse wiederholen. Die durchschnittliche Serumkonzentration soll 25–40 µg/ml betragen		

Kinder	*GFR (ml/min)*	*Dosis (% der Normaldosis)*
	40	50 (2 Einzeldosen)
	20	25 (1 Einzeldosis)
	10	20 (1 Einzeldosis)
	Anurie	100 nach HD

Nebenwirkungen
Reversible Blutbildstörungen (Leukopenie, Thrombopenie, Anämie), irreversible Knochenmarkschädigung (in Verbindung mit Immunsuppressiva), vorübergehend Transaminasenanstieg; *selten*: gastrointestinale Symptome, ZNS-Symptome (z. B. Schwindel, Halluzinationen u. a.), Photosensibilisierung

Kontraindikation
Schwangerschaft, Neugeborene

Bemerkungen
Primäre Resistenzen sind mit weniger als 5% bei Candida species sehr selten anzutreffen mit Ausnahme von Candida krusei. Die Kombination Flucytosin/Amphotericin B wirkt synergetisch und reduziert Resistenzentwickungen. Flucytosin nicht prophylaktisch anwenden (Resistenzentwicklung!). *Vorsicht* bei Niereninsuffizienz, Leberschäden sowie bei schon bestehenden Knochenmarkdepressionen

Foscarnet, Foscavir®

Spektrum
Wirkung gegen Cytomegalievirus, Herpes simplex 1 u. 2, Humanes Herpes Virus 6, Varizella-zoster-Virus und Epstein-Barr-Virus. Wirkung auch bei Aciclovir- bzw. Ganciclovir-resistenten Virusstämmen

Dosierung	Initial 2× 90 mg/kg/Tag i.v. über 2 h später 1× 90 mg/kg/Tag i.v. über 2 h			
Bei Niereninsuffizienz	*GFR (ml/min/kg)*	*Krea*	*Dos. (mg)*	*DI (h)*
Initialdosis	>1,4		90	12
	>1,0–≥1,4		70	12
	>0,8–≥1,0		50	12
	>0,6–≥0,8		80	24
	>0,5–≥0,6		60	24
	>0,4–≥0,5		50	24
Erhaltung	>1,4		90	24
	>1,0–≥1,4		70	24
	>0,8–≥1,0		50	24
	>0,6–≥0,8		80	48
	>0,5–≥0,6		60	48
	>0,4–≥0,5		50	48

Nebenwirkungen
Nephrotoxizität (Kreatinin ↑, Proteinurie, metab. Azidose) bis zu 4 Wochen nach Therapieende möglich. Hämatotoxizität, Elektrolytstörung (v. a. Hypokalziämie, Hypokaliämie, Hypophosphatämie), Krämpfe, Kopfschmerzen, Übelkeit, Erbrechen, Thrombophlebitis, Fieber/Schüttelfrost, Penis- bzw. Vulva-Ulzerationen (Prophylaxe durch sorgfältiges Waschen nach jeder Miktion!)

Kontraindikation
Schwangerschaft und Stillzeit, Kinder und Jugendliche. Konzeptionsschutz beachten.
Schwere Niereninsuffizienz, keine gleichzeitige Therapie mit Pentamidin i.v., Amphotericin B oder anderen nephrotoxischen Substanzen

Bemerkungen
Langsame Infusion über zentralen Venenkatheter empfohlen. Gute Hydratation nötig (mind. 2,5 l/Tag). 1 Amp. Kalzium 10% vor Foscarnetgabe. Parallel 1000 ml G5%-Lsg. Nur in G5% auflösen. Engmaschige Kreatinin- und Kalziumkontrollen im Serum

Fosfomycin, Infectofos®

Spektrum

Staphylokokken, Streptokokken, Gonokokken, E. faecalis, H. influenzae, E. coli, Proteus mirabilis, Salmonellen, Shigellen, z. T. Pseudomonas aeruginosa und Serratia marcescens

Dosierung

Erwachsene und Jugendliche	6–15 g i.v. verteilt auf 2–3 Dosen
Kinder 1–12 Jahre	100–200(–300) mg/kg/Tag i.v. in 3 Dosen
Säuglinge <1 Jahr	200–250 mg/kg/Tag i.v. in 3 Dosen
Früh- und Neugeborene <4 Wochen	100 mg/kg/Tag i.v. in 2 Dosen

Bei Niereninsuffizienz

Erwachsene, beabsichtigte Normdosis 3× 5 g	*GFR (ml/min)*	*Krea*	*Max. Dos. (g)*	*DI (h)*
	45	2,0	3	6
	18	3,5	3	8
	8	6,0	3	12
	2	15,5	1,5	12
	0,5		1,5	24
Erwachsene, beabsichtigte Normdosis 3× 3 g	*GFR (ml/min)*	*Krea*	*Max. Dos. (g)*	*DI (h)*
	45	2,0	3	12
	18	3,5	1,5	8
	8	6,0	1,5	12
	2	15,5	1,5	24
	0,5		1,0	24
Erwachsene, beabsichtigte Normdosis 3× 2 g	*GFR (ml/min)*	*Krea*	*Max. Dos. (g)*	*DI (h)*
	45	2,0	2	12
	18	3,5	1	8
	8	6,0	1	12
	2	15,5	1	24
	0,5		1	36

Nebenwirkungen

Gastrointestinale Beschwerden, passagere Erhöhung der Leberenzyme, Exanthem, Phlebitis, Dyspnoe, Kopfschmerz und Geschmacksirritationen

Kontraindikation

Übermpfindlichkeit gegen Fosfomycin oder Bernsteinsäure

Bemerkungen

Wirkmechanismus mit keinem anderen Antibiotikum verwandt. Wegen einer möglichen Resistenzentwicklung unter Therapie sollte Fosfomycin nur in Kombination eingesetzt werden.

Serumelektrolyte kontrollieren, da relativ hohe Natriumbelastung (1 g Fosfomycin entspricht 14,5 mmol Natrium). Die orale Darreichungsform des Fosfomycins (Fosfomycin-Trometamol; Monuril®) ist ausschließlich für die Therapie der unkomplizierten Zystitis zugelassen, zur Behandlung systemischer Infektionen werden keine ausreichenden Gewebespiegel erreicht

Ganciclovir, Cymeven®

Spektrum
Wirkung v. a. gegen Cytomegalievirus, daneben Epstein-Barr-Virus, Herpes- und Varicella zoster (i. Vgl. zu Aciclovir 8–20-fach stärkere Wirksamkeit gegen CMV, weniger wirksam gegen Herpes simplex und Varicella zoster)
Selten primär Ganciclovir-resistente CMV-Stämme, Resistenzentwicklung unter Therapie möglich

Dosierung

Erwachsene	2× 5 mg/kg i.v. alle 12 h über 14–21 Tage Erhaltungsdosis: 5 mg/kg/Tag i.v. über 7 Tage oder 6 mg/kg/Tag i.v. über 5 Tage CMV-Prävention bei organtransplantierten Patienten: 5 mg/kg/Tag i.v. über 7 Tage oder 6 mg/kg/Tag i.v. über 5 Tage			
Kinder	Keine ausreichenden Daten vorhanden, bei immunsupprimierten Patienten analog zur Dosierung bei Erwachsenen			
Bei Niereninsuffizienz Erwachsene	*GFR (ml/min)*	*Krea*	*Max. Dos. (mg/kg)*	*DI (h)*
	25–50		2,5	12
	10–25		2,5	24
	<10		1,25	24

Nebenwirkungen
Knochenmarkdepression (häufig), Fieber, Magen-Darm-Störungen, Krämpfe (in Verbindung mit hochdosierter ß-Lactam-Therapie), Kopfschmerzen, Denkstörungen und Psychosen. Beeinträchtigung der Nierenfunktion mit Kreatininanstieg. Erhöhung von Transaminasen, alkal. Phosphatase, Amylase, Lipase. Im Tierversuch karzinogen und teratogen, Hemmung der Spermatogenese bzw. Fertilität
Cave: gleichzeitige Gabe von Probenecid (verzögerte Ganciclovir-Spiegel ↑) und Zidovudin (Neutropenie ↑)

Kontraindikation
Überempfindlichkeit gegen Ganciclovir oder Aciclovir, ausgeprägte Neutropenie (<500/µl) und Thrombopenie (<25000/µl), Schwangerschaft und Stillzeit. Konzeptionsschutz beachten

Bemerkungen
Mittel der 1. Wahl bei CMV-Infektionen, orale Form durch Einführung von Valganciclovir abgelöst, intraokuläre Therapie (Vitravene ®) bei CMV-Retinitis möglich

Gatifloxacin, Bonoq®

Spektrum
Nahezu alle grampositiven (einschl. penicillinresistente Pneumokokken und Enterokokken) und gramnegativen Erreger und Anaerobier; in vitro Resistenz gegen die meisten Pseudomonas- und Serratia-Stämme

Dosierung

Erwachsene	1× 400 mg p.o. 1× 200 mg p.o.für 3 Tage bei Zystitis der Frau
Bei Niereninsuffizienz (Erwachsene)	GFR <30 ml/min: Dosisanpassung bei Patienten mit Mehrfachgabe 400 mg empfohlen. Patienten, die mit geringeren Dosierungen behandelt werden, benötigen keine Dosisanpassung

Nebenwirkungen
Gastrointestinale Beschwerden, Kopfschmerzen; Rash, Pruritus, Schwindel, Geschmacksstörungen, Transaminasenanstieg, Hypo- oder Hyperglykämie

Kontraindikation
Schwangerschaft und Stillperiode, Diabetes mellitus, Kinder und Jugendliche in der Wachstumsphase, QT-Intervallverlängerung, Hypokaliämie, Bradykardie, Herzinsuffizienz, Herzrhythmusstörungen, gleichzeitige Gabe von QT-intervallverlängernden Medikamenten

Gentamicin, Refobacin®

Spektrum

Grampositive Keime (Staphylokokken, *nicht:* Pneumokokken, Streptokokken, Enterokokken), gramnegative Keime

Dosierung

Erwachsene	3–4 mg/kg/Tag i.m., i.v. verteilt auf 1–3 Dosen (30–60 min Kurzinfusion) Harnwegsinfektion: 2 mg/kg/Tag i.m. verteilt auf 1–2 Dosen
Kinder >1. Lebensmonat	4,5–7,5 mg/kg/Tag i.m., i.v. verteilt auf 3 Dosen
Neugeborene <3 Wochen	4–7 mg/kg/Tag i.m., i.v. verteilt auf 1(–2) Dosen (auch bei Körpergewicht unter 1200 g)

Bei Niereninsuffizienz

Erwachsene

GFR (ml/min)	*Krea*	*Max. Dos. (g)*	*DI (h)*
120	0,8	0,12	8
45	2,0	0,12	12
18	3,5	0,04	12
8	6,0	0,04	24
2	15,5	00,2	24[1]
0,5		0,02	24[1,2]

[1] Langsame i.v. Injektion (bei Einzeldosen bis 80 mg) oder i.v. Kurzinfusion (bei höheren Dosen), notfalls auch i.m. Injektion

[2] 2–3 Hämodialysen/Woche werden in diesen Fällen für erforderlich gehalten.

1 Normdosis initial

Kinder

GFR (ml/min)	*Dosis (% der Normdosis)*
40	60 (2 Einzeldosen)
20	20 (2 Einzeldosen); LD 2–3 mg/kg
10	10 (1 Einzeldosis); LD 2 mg/kg
Anurie	5 (1 Einzeldosis) bzw. 15 n. HD; LD 1–2 mg/kg LD=Loading Dose

Nebenwirkungen

Ototoxizität und Nephrotoxizität, besonders wenn Spitzenspiegel >10 μg/ml bzw. Talspiegel > 2 μg/ml, bei vorangegangener Aminoglykosidtherapie und gleichzeitiger Gabe von Furosemid oder Etacrynsäure. Neuromuskuläre Blockade, Exanthem

Kontraindikation

Parenterale Gabe im 1. Trimenon der Schwangerschaft, ab 4. Schwangerschaftsmonat nur bei vitaler Indikation

Bemerkungen

Aminoglykosidlösungen *nicht* mit Penicillinen oder Cephalosporinen mischen (Inaktivierung der Aminoglykoside)

Imipenem/Cilastatin, Zienam®

Spektrum

Sehr gute In-vitro-Aktivität gegen grampositive (*nicht:* oxacillinresistente S. aureus und E. faecium) und gramnegative Keime (mäßig gegen Pseudomonas species), einschließlich Anaerobier, *nicht:* Stenotrophomonas maltophilia

Dosierung

Erwachsene	3–4× 0,5–1,0 g i.v.		
Kinder >3. Lebenmonat	3(–4) Dosen (max. 2 g/Tag)		
Bei Niereninsuffizienz			
Erwachsene	*GFR (ml/min)*	*Einzeldosis (g)*	*DI (h)*
	>70	0,5–1	6–8
	41–70	0,25–0,75	6–8
	21–40	0,25–0,5	6–8
	6–20	0,25–0,5	12
	<6	Wie 6–20, falls Hämodialyse innerhalb 48 h möglich	
Kinder	*GFR (ml/min)*		*Dosis (% der Normaldosis)*
	40		75 (3 Einzeldosen)
	20		50 (2 Einzeldosen)
	10		25 (2 Einzeldosen)
	Anurie		15 (1 Einzeldosis)

Nebenwirkungen

Blutbildveränderungen, Exantheme, Thrombozytose, Eosinophilie, Leukopenie, Anstieg der Transaminasen u. alk. Phosphatase, gastrointestinale Beschwerden, Schwindel, Krämpfe (!),Verlängerung der Prothrombinzeit, pos. Coombs-Test

Kontraindikation

Imipenem-/Cilastatinallergie; *Vorsicht* bei Allergie gegen andere β-Lactam-Antibiotika

Bemerkungen

Bei schweren Infektionen Kombination mit einem Aminoglykosid. In-vitro-Antagonismus bei Kombination mit Cephalosporinen oder Breitspektrum-Penicillinen. Für Säuglinge <3. Lebensmonat nicht zugelassen, bei Versagen anderer Antibiotika Versuch mit 40 mg/kg/Tag i.v., verteilt auf 2 Dosen möglich

Isoniazid (INH), Isozid®, Tebesium®

Spektrum

M. tuberculosis, z. T. M. kansasii

Dosierung

Erwachsene	5 mg/kg/Tag, max. 300 mg/Tag in einer Dosis p.o. bzw. i.v.
Kinder >1. Lebensjahr	10–80 mg/kg/Tag p.o., i.v. in einer Dosis, max. 300 mg/Tag
Bei Niereninsuffizienz (Erwachsene und Kinder)	INH wird unabhängig von der Nierenfuntkion aus dem Serum eliminiert, d. h. die biologische Halbwertzeit ist auch bei anurischen Patienten nicht verlängert. Auch bei Einschränkungen der Nierenfunktion wird eine Tagesdosis von 5 mg/kg/KG verabreicht

Nebenwirkungen

Periphere Neurophatie: *selten:* Krämpfe, Neuritis nervi optici, Enzephalopathie, Psychosen, häufig Hepatitis (mit zunehmendem Lebensalter häufiger, durchschnittlich ca. 1–2%), Fieber, allergische Hauterscheinungen, Leukopenie

Kontraindikation

Akute Hepatitis, Psychosen, Epilepsie, Alkoholanhängigkeit, Gerinnungsstörungen, periphere Neuritis

Bemerkungen

Überwachung der Leberfunktion (Transaminasen), Anstieg bei 20–30% der Patienten. Absetzen von INH, wenn Transaminasen >100–150 U/l

Itraconazol, Sempera®	
Spektrum Breites Wirkspektrum gegen viele Pilzarten (Ausnahme: C. krusei), sehr gut wirksam gegen Aspergillusarten	
Dosierung	
Erwachsene	Dermatomykosen: 100–400 mg/Tag p.o. Soorösophagitis: 200–400 mg/Tag p.o. Schwere invasive Infektion: Loading dose 600–800mg/Tag p.o. über 3–5 Tage, dann 400–800 mg/Tag (Spiegelbestimmung!); i.v.: 2× 200 mg/Tag i.v. über 2 Tage, dann 1×200 mg/Tag
Bei Niereninsuffizienz (Erwachsene)	Eine Dosisreduzierung ist bei verschiedenen Graden der Niereninsuffizienz nicht erforderlich. Auch bei Dialysepatienten keine Dosisänderung nötig
Nebenwirkungen Übelkeit, Erbechen, Schmerzen, Schwindel, Exanthem, Allergien, Transaminasenanstieg, Hypokäliämie. Bei hoher Dosierung (600 mg/Tag) Hypertension, schwere Hypokaliämie, Nebennierenrindeninsuffizienz	
Kontraindikation Schwangerschaft und Stillperiode, Kinder und Jugendliche <18 Jahre, schwere Leberfunktionsstörungen. Keine gleichzeitige Gabe von Terfenadin, Astemizol, Cisaprid, Statine	
Bemerkungen Gut verträgliches Azolderivat mit breitem antimykotischem Wirkspektrum. Schlechte Penetration in den Liquor. Itraconazol verlangsamt die Ausscheidung von Cyclosporin, Digoxin, Phenytoin und Warfarin; die Metabolisierung durch INH, Rifampicin, Phenobarbital, Carbamazepin und Phenytoin wird dagegen beschleunigt	

Ketoconazol, Nizoral®	
Spektrum Breites Wirkspektrum gegen viele Pilzarten, *nicht* gegen Schimmelpilze und Cryptococccus	
Dosierung	
Erwachsene	1× 200–400 mg p.o. mit einer Mahlzeit
Kinder >2. Lebensjahr	Bis 20 kg:1× 2,5–5 mg/kg/Tag p.o. mit einer Mahlzeit Bis 30 kg: 1× 100 mg p.o. mit einer Mahlzeit
Bei Niereninsuffizienz (Erwachsene und Kinder)	Eine Dosisreduzierung ist bei verschiedenen Graden der Niereninsuffizienz nicht erforderlich. Auch bei Dialysepatienten braucht keine Dosisänderung zu erfolgen
Nebenwirkungen Schwere Leberschädigung (1:10.000 tödlich), gastrointestinale Symptome, allergische Symptome, Fieber, Kopfschmerzen, Oligospermie, Gynäkomastie, *selten* Blutbildungsstörungen, Reizerscheinungen bei lokaler Anwendung	
Kontraindikation Schwangerschaft und Stillperiode, Kinder <2 Jahre, schwere Leberfunktionsstörung. Keine gleichzeitige Gabe von Terfenadin, Astemizol, Cisaprid, Statine, sowie Midazolam (p.o.)	
Bemerkungen Vor und während der Behandlung ständige Leberfunktionskontrolle, bei stärkerem Transaminasenanstieg sofortiges Absetzen von Ketoconazol. Resistenzentwicklung bei Candidaarten unter der Therapie. Bei erhöhtem Magensaft-pH schlechte bis keine Resorption	

Lamivudin, Zeffix®, Epivir®

Spektrum
Wirkung gegen HIV und Hepatitis B-Virus

Dosierung	Hepatitis B: 1×100 mg/Tag p.o. HIV: 2×150 mg/Tag p.o.			
Bei Niereninsuffizienz	*GFR (ml/min/kg)*	*Krea*	*Dos. (mg)*	*DI (h)*
Initialdosis (Tag1)	<30–50		100	
	<15–30		100	
	<5–15		35	
	<5		35	
Erhaltung (abTag2)	<30–50		50	
	<15–30		25	
	<5–15		15	
	<5		10	

Nebenwirkungen
Relativ gute Verträglichkeit, gelegentlich Exanthem, Magen-Darm-Störungen, Fieber, Kopfschmerzen, *selten* Neuropathie, Neutropenie, Alopezie, Hepatomegalie, Pankreatitis. Lactatazidose

Kontraindikation
Schwangerschaft und Stillzeit, schwere Anämie und Neutropenie. *Cave:* Pankreatitis in der Vorgeschichte. Keine suffizienten Daten zur Anwendung bei Kindern und Jugendlichen

Bemerkungen
Standardtherapeutikum in der HIV- und Hepatitis B-Therapie. *Cave:* Resistenzentwicklung

Levofloxacin, Tavanic®

Spektrum
Nahezu alle grampositiven und gramnegativen Erreger, einschließlich Pneumokokken, Streptokokken, E. faecalis, Staphylokokken, Chlamydien, Mycoplasma pneumoniae, Legionellen, H. influenzae, Pseudomonas aeruginosa; nur mäßig wirksam gegen Anaerobier

Dosierung

Erwachsene	1–2× 250–500 mg p.o., i.v.
Bei Niereninsuffizienz (Erwachsene)	GFR 20–50 ml/min: Normaldosis am 1. Tag, danach halbierte Einzeldosis GFR <20 ml/min: Normaldosis am 1. Tag, dann ¼ der Erstdosis als Erhaltungsdosis

Nebenwirkungen
Gastrointestinale Beschwerden, Kopfschmerzen, Benommenheit, Schwindel, Schläfrigkeit, Photosensibilisierung, Tendinitis, Transaminasenanstieg

Kontraindikation
Schwangerschaft und Stillperiode, Epilepsie, Sehnenbeschwerden nach früherer Anwendung von Fluorochinolonen, Kinder und Jugendliche in der Wachstumsphase

Bemerkungen
Keine klinisch relevanten Wechselwirkungen mit Theophyllin; *Vorsicht* bei gleichzeitiger Einnahme von Medikamenten, die Krampfschwelle herabsetzen

Linezolid, Zyvoxid®	
Spektrum Staphylokokken (einschl. MRSA, MRSE und GISA), Streptokokken (einschl. penicillinresistenten Pneumokokken) Enterokokken (einschl. VRE) u. a. grampositive Erreger	
Dosierung	
Erwachsene	2× 600 mg p.o., i.v.
Kinder <12 Jahre	3× 10 mg/kg
Neugeborene <7 Tage	3× 10 mg/kg
Frühgeborene <34. SSW	2× 10 mg/kg
Nebenwirkungen Vorwiegend gastrointestinale Nebenwirkungen (Übelkeit, Diarrhö) und Kopfschmerzen in schwacher bis mittelgradiger Ausprägung, Candidiasis, Pilzinfektionen, Geschmacksstörungen (metallischer Geschmack); in einzelnen Fällen reversible Anämie, Thrombozytopenie	
Kontraindikation Überempfindlichkeit gegen Linezolid oder einen der Inhaltsstoffe, Einnahme von MAO-Hemmern A oder B bzw. innerhalb von 2 Wochen nach Einnahme entsprechender Präparate; unkontrollierte Hypertonie, Phäochromozytom, Karzinoid, Thyreotoxikose, biolare Depression, schizoaffektive Störung, akute Verwirrtheitszustände; Einnahme von Serotoninwiederaufnahmehemmern, trizyklischen Antidepressiva, Sympathomimetika	
Bemerkungen Neuartiger Wirkmechanismus, vollständige Bioverfügbarkeit nach oraler Applikation, wöchentliche Blutbildkontrollen v. a. bei prädisponierten Patienten für Anämie und Thrombozytopenie. Keine Kreuzresistenz zu anderen Antibiotika, Resistenzinduktion in vitro selten und langsam; bislang wenig Erfahrung bei Langzeittherapie >4 Wochen	

Loracarbef, Lorafem®		
Spektrum Grampositiv (*nicht:* Enterokokken), gramnegative Bakterien (besonders E coli, Proteus mirabilis, Klebsiella, Moraxella catarrhalis, H. Influenzae), *nicht:* bei Pseudomonas, Serratia, indol-pos. Proteus, Enterobacter, Acinetobacter		
Dosierung		
Erwachsene und Kinder >12 Jahre	2× 200–400 mg p.o. 1× 200 mg p.o. (bei unkomplizierter HWI der Frau)	
Kinder >6 Monate	15–30 mg/kg/Tag p.o. verteilt auf 2 Dosen (Höchstdosis 800 mg/Tag)	
Bei Niereninsuffizienz		
Erwachsene	Bei einer Kreatininclearance von 10–49 ml/min 200–400 mg 1× täglich Bei einer Kreatininclearance <10 ml/min 200–400 mg jeden 3. Tag	
Kinder	*GFR (ml/min)*	*Dosis (% der Normaldosis)*
	40	50 (1 Einzeldosis)
	20	50 (1 Einzeldosis)
	10	15 (1 Einzeldosis)
	Anurie	15 (1Einzeldosis)
Nebenwirkungen Übelkeit, Erbechen, Durchfall, Allergien. *Selten:* Eosinophilie, Leukopenie, Transaminasenanstieg, Nephrotoxizität, Kopfschmerzen		
Kontraindikation Cephalosporinallergie		
Bemerkungen Bei bekannter anaphylaktischer Reaktion auf Penicilline *nicht* anwenden. Bisher keine Erfahrung in der Schwangerschaft und Stillzeit, Behandlung nur nach sorgfältiger Nutzen-Risiko-Abwägung		

Meropenem, Meronem®

Spektrum
Sehr gute In-vitro-Aktivität gegen grampositive (*nicht:* oxacillinresistente S. aureus und E. faecium) und gramnegative Keime einschl. Pseudomonas species (*nicht:* Stenotrophomonas maltophilia); bessere In-vitro-Aktivität gegen Pseudomonas species als Imipenem/Cilastatin

Dosierung

Erwachsene und Kinder >12 Jahre	3× 0,5–1 g i.v. Bei Meningitis: 3× 2 g	
Kinder >3 Monate bis 12 Jahre	3 Dosen Bei Meningitis: 3× 40 mg/kg	
Bei Niereninsuffizienz		
Erwachsene	Bei einer Kreatininclearance von 26–50 ml/min 0,5–1 g alle 12 h Bei einer Kreatininclearance von 10–25 ml/min 0,25–0,5 alle 12 h, Bei einer Kreatininclearance <10 ml/min 0,25–0,5 g alle 24 h	
Kinder	*GFR (ml/min)*	*Dosis(% der Normaldosis)*
	40	70 (2 Einzeldosen)
	20	40 (2 Einzeldosen)
	10	20 (1 Einzeldosis)
	Anurie	15 (1 Einzeldosis)

Nebenwirkungen
Gastrointestinale Beschwerden, Allergien, lokale Reaktionen, Exanthem, Transaminasenanstieg, Blutbildveränderungen, Kopfschmerzen

Kontraindikation
Überempfindlichkeit

Bemerkungen
Monosubstanz, zusätzliche Verwendung von Cilastatin nicht notwendig. Bei bekannter anaphylaktischer Reaktion auf Penicilline *nicht* anwenden

Metronidazol, Clont®, Flagyl®

Spektrum
Anaerobier (Bacteroides fragilis, Clostridien und aerobe Kokken), H. pylori, Trichomonaden, Lamblien, Amöben

Dosierung

Erwachsene	2–3× 400 mg p.o. 2–3× 500 mg i.v.
Kinder <12 Jahre	20–30 mg/kg/Tag i.v. verteilt auf 2 Dosen 20–30 mg/kg/Tag p.o. verteilt auf 2–3 Dosen
Bei Niereninsuffizienz	
Erwachsene	Es kommt zu einer signifikanten Verlängerung der Halbwertzeit. Bei Serumkreatinin 10 mg% und bei Kreatininclearance <10 ml/min sollte jedoch nur 1 Einzeldosis (400 mg p.o.; 500 mg i.v.) alle 12 h gegeben werden. Die Behandlungsdauer sollte 10 Tage nicht überschreiten
Kinder	Keine Daten

Nebenwirkungen
Gastrointestinale Nebenwirkungen, Geschmackssensationen, Neuropathie, Leukopenie, Kopfschmerzen, Ataxie; Transaminasenerhöhung, Alkoholunverträglichkeit

Kontraindikation
Überempfindlichkeit gegen Metronidazol; 1. Trimenon der Schwangerschaft nur bei vitaler Indikation (2. und 3. Trimenon nach Nutzen-Risiko-Abwägung)

Bemerkungen
Bei schwerer Leberinsuffizienz: Nutzen-Risiko-Abwägung hoher Na-Gehalt der i.v. Lösung

Mezlocillin, Baypen®

Spektrum
Gramnegative (*nicht:* β-Laktamase bildende Staphylokokken, Enterokokken, Listerien) und gramnegative Keime einschl. Pseudomonas aeruginosa; einige Anaerobier (Bacteroides, Peptostreptokokken)

Dosierung

Erwachsene	3× 2–5 g i.v. 2–3× 2–3 g i.v. bei Gallenwegs- oder Harnweginfektionen
Kinder 1–14 Jahre	3× 75 mg/kg i.v.
Säuglinge >3 kg	3× 75 mg/kg i.v.
Säuglinge <3 kg und Frühgeborene	2× 75 mg/kg i.v.
Bei Niereninsuffizienz	
Erwachsene	Ab Kreatininclearance <10 ml/min max. 2x 5 g/Tag
Kinder	Ab Kreatininclearance <30 ml/min Dosisanpassung Bei Kreatininclearance <10 ml/min max. ½ Normdosis

Nebenwirkungen
Überempfindlichkeitsreaktionen, gastrointestinale Symptome, vorübergehender Transaminasenanstieg, Eosinophilie, Geschmacksirritation, Leukozytendepression, Hypokaliämie, Thromozytopenie, Blutbildveränderungen, Krämpfe (bei hoher Dosierung)

Kontraindikation
Penicillinallergie

Bemerkungen
Zusammen mit Piperacillin Mittel der Wahl bei lebensbedrohlicher Infektion, bis der Erreger bekannt ist. Bei schweren Lebererkrankungen Dosisreduktion

Minocyclin, Klinomycin®

Spektrum
Grampositive und gramnegative Erreger, Mykoplasmen, Chlamydien, Borrelien, Coxiella burnetii; *nicht:* Proteus species, Pseudomonas aeruginosa, Nocardia asteroides; relativ häufig Resistenzen bei Pneumokokken, Streptokokken, Staphylokokken und gramnegativen Keimen

Dosierung

Erwachsene	Inital 200 mg, dann 12stdl. 100 mg p.o.
Kinder >8. Lebensjahr	Initial 4 mg/kg, dann 12stdl. 2 mg/kg p.o.
Bei Niereninsuffizienz (Erwachsene und Kinder >8. Lj.)	Bei Minocyclin ist eine Dosisreduktion bei Patienten mit Niereninsuffizienz nicht erforderlich. Eine Herabsetzung der Dosis von Minocyclin sollte höchstens bei extremer Niereninsuffizienz in Betracht gezogen werden

Nebenwirkungen
Gastrointestinale Nebenwirkungen, Exantheme, phototoxische Reaktionen, *selten* Anaphylaxie, Zahnverfärbung, Hepatoxizität, Pseudotumor cerebri, negative Stickstoffbilanz (Harnstoff-N-Anstieg), relativ häufig vestibuläre Nebenerscheinungen (Schwindel, Ataxie 5–7%, häufiger bei Frauen, höhere Blutspiegel als bei Männern)

Kontraindikation
Schwangerschaft, bei Kindern <8 Jahre nur bei vitaler Bedrohung

Moxifloxaxin, Avalox®

Spektrum
Nahezu alle grampositiven und gramnegativen Erreger und Anaerobier; besonders hohe Wirksamkeit gegen Atemwegserreger (Pneumokokken, H. influenzae, Moraxellen, Chlamydien, Mykoplasmen, Legionellen); schwache Wirksamkeit gegen Pseudomonas aeruginosa

Dosierung

Erwachsene	1× 400 mg p.o., i.v.
Bei Niereninsuffizienz (Erwachsene)	Keine Dosisanpassung notwendig

Nebenwirkungen
Gastrointestinale Beschwerden, Benommenheit, QT-Streckenverlängerung bei Patienten mit bestehender Hypokaliämie oder Hypokalzämie, Geschmacksstörungen, Anstieg von Leberwerten

Kontraindikation
Schwangerschaft und Stillperiode, Kinder und Jugendliche in der Wachstumsphase, QT-Intervallverlängerung, Symptomaische Herzrhythmusstörungen in der Vorgeschichte; mangels pharmakokinetischer Daten kontraindiziert bei eingeschränkter Leberfunktion

Bemerkungen
Keine Wechselwirkungen mit Theophyllin, keine Photosensibilisierung, geringes Resistenzrisiko

Netilmicin, Certomycin®

Spektrum
Grampositive Keime (Staphylokokken, *nicht:* Pneumokokken, Streptokokken, Enterokokken), gramnegative Keime, einschließlich der meisten gentamicin- und tobramycinresistenten Erreger

Dosierung

Erwachsene	4–6 mg/kg/Tag i.m., i.v. Vereinfachtes Dosierungsschema: 2× 200 mg/Tag oder Gesamtdosis 1× pro Tag (gleiche Wirksamkeit!) Bei lebensbedrohlichen Infektionen: bis 7,5 mg/kg/Tag
Kinder >1. Lebensjahr	6–7,5 mg/kg/Tag i.m., i.v. verteilt auf 3 Dosen
Neugeborene >1 Lebenswoche	7,5–9 mg/kg/Tag i.m., i.v. verteilt auf 3 Dosen
Neugeborene <1 Lebenswoche	6 mg/kg/Tag, i.v. verteilt auf 2 Dosen

Bei Niereninsuffizienz

Erwachsene	*GFR (ml/min)*	*Krea*	*Max. Dos. (g)*	*DI (h)*
	120	0,8	0,15	12
	45	2,0	0,1	12
	18	3,5	0,1	24
	8	6,0	0,05	24
	2	15,5	0,025	24
	0,5		0,025	24
Kinder	*GFR (ml/min)*		*Dosis (% der Normaldosis)*	
	40		60 (1 Einzeldosis); LD 5 mg/kg	
	20		30 (1 Einzeldosis) LD 4 mg/kg	
	10		15 (1 Einzeldosis) LD 3 mg/kg	
	Anurie		10 (1 Einzeldosis) 20 n.HD; LD 2 mg/kg LD= Loading Dose	

Nebenwirkungen
Nephrotoxizität und Ototoxizität besonders, wenn Spitzenspiegel >10µg/ml (nur bei Mehrfachdosierung) bzw. Talspiegel >10 µg/ml (Einmal- und Mehrfachdosierung), bei vorangegangener Aminoglykosidtherapie und gleichzeitiger Gabe von Furosemid oder Etacrynsäure. Eosinophilie, Arthralgie, Exantheme, Fieber, neuromuskuläre Blockade

Kontraindikation
Parentarale Gabe im 1. Trimenon der Schwangerschaft, ab 4. Schwangerschaftsmonat nur bei vitaler Indikation

Bemerkungen
Aminoglykosidlösungen *nicht* mit Penicillinen oder Cephalosporinen mischen (Inaktivierung der Aminoglykoide). Weniger ototoxisch als andere Aminoglykoside

Nitrofurantoin, Furadantin®

Spektrum
Staphylokokken, Streptokokken, Enterokokken, E. coli, Klebsiellen, Enterobacter

Dosierung

Erwachsene	2–3× 100 mg p.o.
Bei Niereninsuffizienz (Erwachsene)	Kontraindikation

Nebenwirkungen
Übelkeit, Erbrechen, Lungeninfiltrationen, allergisches Lungenödem, Photosensibilisierung, Neuropathie, Kopfschmerzen, Schwindel, *selten* Leukopenie, Anämie, Allergie

Kontraindikation
Eingeschränkte Nierenfunktion (GFR <50ml/min), Schwangerschaft und Neugeborene bis zum 2. Lebensmonat

Bemerkungen
Aufgrund ungenügender Spiegel in Serum und Gewebe sowie kritischem Nebenwirkungsprofil nur Reservetherapeutikum bei therapieresistenten Harnwegsinfektionen. Bei schweren Lebererkrankungen sollten andere Antibiotika eingesetzt werden.

Norfloxacin, Barazan®

Nahezu alle grampositiven und gramnegativen Erreger von Harnwegsinfektionen und akuter bakterieller Gastroenteritis. Unwirksam gegen A- und B-Streptokokken, Anaerobier, Mykoplasmen, Chlamydien

Dosierung

Erwachsene	2× 400 mg p.o.
Bei Niereninsuffizienz (Erwachsene)	Bei einer Kreatininclearance von <30 ml/min entsprechend den Serum-Kreatininwerten zwischen 2,5 und 5 mg% beträgt die Dosis 400 mg 1× täglich

Nebenwirkungen
Appetitlosigkeit, Übelkeit, Durchfall, Allergie, Schwindel, Kopfschmerzen, Tendinitis, Verschlechterung einer Myasthenia gravis; *sehr selten* Leukopenie, Eosinophilie, Anstieg von Transaminasen, alkl. Phosphatase und Kreatinin

Kontraindikation
Schwangerschaft und Stillperiode, Epilepsie, Kinder und Jugendliche in der Wachstumsphase

Bemerkungen
Im Vergleich zu anderen Antibiotika überdurchschnittlich hohe Resistenzentwicklung bei Pseudomonas und Staphylokokken. Dosisreduktion bei schweren Lebererkrankungen

Nystatin, Moronal®

Spektrum
Candidaarten, Blastomycesarten, Coccidioides immitis, Cryptococcus neoformans, Histoplasma capsulatum und Aspergillusarten, *unwirksam* bei Dermatophyten und Aktinomyceten

Dosierung

Erwachsene und Kinder	1,5–3 Mio. I.E./Tag p.o. verteilt auf 3 Dosen
Säuglinge	0,5–1 Mio I.E./Tag p.o. verteilt auf 3 Dosen
Bei Niereninsuffizienz (Erwachsene und Kinder)	Keine Dosisreduktion erforderlich

Bemerkungen
Antimykotikum zur Therapie und Prophylaxe intestinaler Hefemykosen; praktisch keine Resorption

Ofloxacin, Tarivid®

Spektrum
Nahezu alle grampositiven und gramnegativen Erreger einschl. H. influenzae, Salmonellen, Shigellen, Yersinia, Campylobacter, Neisserien, Legionellen; *nicht:* Anaerobier. Nur geringe Wirksamkeit gegen Pseudomonas aeruginosa, Acinetobacter, Serratien, Enterokokken, Streptokokken, Pneumokokken

Dosierung

Erwachsene	2× 100–200 mg p.o., i.v.			
Bei Niereninsuffizienz (Erwachsene)	*GFR (ml/min)*	*Krea*	*Max. Dos. (g)*	*DI (h)*
	120	0,8	0,2	12
	45	2,0	0,2	24
	18	3,5	0,2	24
	8	6,0	0,1	24
	2	15,5	0,1	24
	0,5		0,1	24

Nebenwirkungen
Appetitlosigkeit, Übelkeit, Durchfall, Allergie, Schwindel, Kopfschmerzen, Hautveränderungen, ZNS-Störungen, Psychosen, Arthralgien und Tendopathien, sehr selten Leukopenie, Eosinophilie, Anstieg von Transaminasen, alkl. Phosphatase und Kreatinin

Kontraindikation
Schwangerschaft und Stillperiode, ZNS-Erkrankung (v. a. Epilepsie), Kinder und Jugendliche in der Wachstumsphase

Bemerkungen
Bei Kindern und Jugendlichen nur mit vitaler Indikation. *Cave!* Resistenzentwicklung besonders bei Pseudomonas und Staphylokokken. Dosisreduktion bei schweren Leberfunktionsstörungen

Oseltamivir, Tamiflu®

Spektrum
Neuraminidaseinhibitor bei Influenza A u. B

Dosierung

Erwachsene und Kinder ab dem 13. Lebensjahr	2× 75 mg/Tag p.o. über 5 Tage Prophylaxe 1×75 mg/Tag über 7 Tage, Beginn innerhalb von 48 h nach Influenza-Kontakt
Kinder bis 12 Jahre	KG-adaptiert 2×30–75 mg/Tag über 5 Tage

Nebenwirkungen
Gelegentlich Übelkeit/Erbrechen. Dosisanpassung bei Kreatininclearance <30 ml/min auf 1×75 mg/Tag Kapsel oder 2×30 mg/Tag Suspension

Bemerkungen
Anwendung innerhalb von 36 h nach Krankheitsbeginn
Kein Ersatz für Grippeschutzimpfung

Oxacillin, InfectoStaph®

Spektrum
Staphylokokken

Dosierung

Erwachsene	4× 1(–2) g i.v. (–12 g/Tag)	
Kinder 1–6 Jahre	1–2 g/Tag i.v. verteilt auf 4 Dosen	
Säuglinge >3 Monate	80 mg/kg/Tag i.v. verteilt auf 4 Dosen	
Säuglinge <3 Monate	60 mg/kg/Tag i.v. verteilt auf 3 Dosen	
Neu- und Frühgeborene	40 mg/kg/Tag i.v. verteilt auf 2 Dosen	
Bei Niereninsuffizienz		
Erwachsene	Bei einer GFR <10 ml/min sollte eine Tagesdosis von 4× 1 g (bzw. 6× 1 g bei Endokarditis) nicht überschritten werden	
Kinder	*GFR (ml/min)*	*Dosis (% der Normaldosis)*
	40	100 (4 Einzeldosen)
	20	75 (4 Einzeldosen)
	10	60 (3 Einzeldosen)
	Anurie	30 (1 Einzeldosis)

Nebenwirkungen
Durchfall, Fieber, Exanthem, Transaminasenanstieg, Hb-Abfall, Leukopenie. *Selten* interstitielle Nephritis (Hämaturie), Eosinophilie, zerebrale Krämpfe bei sehr hoher Dosierung

Kontraindikation
Penicillinallergie

Bemerkungen
Dosisreduktion bei eingeschränkter Leberfunktion

Penicillin G, diverse Präparate

Spektrum
Insbesondere Meningokokken, Pneumokokken, Streptokokken, Gonokokken (Penicillinresistenz bei Pneumokokken)

Dosierung

Erwachsene und Kinder <12 Jahre	Niedrige Dosis: 4× 0,6–1,2 Mio I.E. i.v. Hohe Dosis: 6× 4 Mio I.E. i.v. (max. 60 Mio I.E./Tag) (z. B. Meningitis)			
Kinder >1. Lebensjahr	50.000–500.000 I.E./kg/Tag i.m., i.v. verteilt auf 4–6 Dosen			
Neugeborene >4. Lebenswoche	50.000–1 Mio I.E./kg/Tag i.m., i.v. verteilt auf 3–4 Dosen			
Neugeborene <4. Lebenswoche	50.000–100.000 I.E./kg/Tag i.m., i.v. verteilt auf 2 Dosen			
Bei Niereninsuffizienz				
Erwachsene	*GFR (ml/min)*	*Krea*	*Max. Dos. (Mio. I.E.)*	*DI (h)*
	120	0,8	5	6
	45	2,0	5	8
	18	3,5	4	8
	8	6,0	5	12
	2	15,5	3	12
	0,5		2	12[1]
	[1] 2–3 Hämodialysen/Woche werden in diesen Fällen als erforderlich vorausgesetzt. 1 Normaldosis initial			

Kinder	*GFR (ml/min)*	*Dosis (% der Normaldosis)*
	40	75 (3 Einzeldosen)
	20	60 (3 Einzeldosen)
	10	50 (2 Einzeldosen)
	Anurie	20 (2 Einzeldosen) bzw. 30 n. HD

Nebenwirkungen
Medikamentenfieber, Exantheme, hämolytische Anämie, Blutbildveränderungen, Anaphylaxie (0,004–0,015%), Krämpfe (nur bei hohen Dosen und schneller i.v.-Injektion, z. B. 5 Mio. I.E. pro 5 min), *selten* interstitielle Nephritis

Kontraindikation
Penicillinallergie

Bemerkungen
Der Natrium- und Kaliumgehalt von Penicillin G ist bei schweren Herz- oder Niereninsuffizienz zu beachten. Aktuelle Pneumokokkenresistenz in Deutschland ca. 5%
Zur Umrechnung: 1 Mio I.E. = 600 mg

Penicillin V, Isocillin (R9, Megacillin oral®, u.a.)

Spektrum
Insbesondere gegen Meningokokken, Pneumokokken, Streptokokken, Gonokokken (teilweise Penicillinresistenz bei Pneumokokken)

Dosierung

Erwachsene u. Kinder >12 Jahre	3(–4)× 0,5–1,5 Mio I.E. p.o.	
Kinder >4 Monate	40.000–60.000 (–160.000) I.E./kg/Tag p.o. verteilt auf 3–4 Dosen	
Kinder <4 Monate	40.000–60.000 I.E./kg/Tag p.o. verteilt auf 3 Dosen	
Bei Niereninsuffizienz		
Erwachsene	Bis zu einer Kreatininclearance von 15–30 ml/min keine Dosisreduktion bei einem Dosierungsintervall 8 h; bei Anurie Verlängerung des Intervalls auf 12 h	
Kinder	*GFR (ml/min)*	*Dosis (% der Normaldosis)*
	40	100 (3 Einzeldosen)
	20	100 (3 Einzeldosen)
	10	50 (2 Einzeldosen)
	Anurie	50 n. HD

Nebenwirkungen
Medikamentenfieber, Exanthem, gastrointestinale Beschwerden, hämolytische Anämie, Anaphylaxie (0,004–0,015%)

Kontraindikation
Penicillinallergie

Bemerkungen
Cave: Teilweise Pneumokokkenresistenz in Deutschland. Ein weiteres Phenoxypenicillinderivat im Handel ist Propicillin (Baycillin®).
Umrechnung: 0,7 g Propicillin = 1 Mio. I.E.

Piperacillin, Piperacillin-ratiopharm®

Spektrum
Nicht S. aureus(!), speziell Pseudomonas, Proteus, E. coli. Wirksamkeit z. T. gegen Klebsiella, Enterobacter, Citrobacter, Bacteroides

Dosierung

Erwachsene	3–4× 2–4 g i.v.
Kinder >1. Monat	100–300 mg/kg/Tag i.v. verteilt auf 2–4 Dosen
Neugeborene <1 Monat	150–300 mg/kg/Tag i.v. verteilt auf 3 Dosen

▼

Bei Niereninsuffizienz

Erwachsene	*GFR (ml/min)*	*Krea*	*Max. Dos. (g)*	*DI (h)*
	120	0,8	4	6
	45	2,0	4	8
	18	3,5	4	8
	8	6,0	4	12
	2	15,5	4	12
	0,5		2	8[1]
	[1] 2–3 Hämodialysen/Woche werden in diesen Fällen als erforderlich vorausgesetzt. 1 Normaldosis initial			
Kinder	*GFR (ml/min)*		*Dosis (% der Normaldosis)*	
	40		60 (3 Einzeldosen)	
	20		40 (3 Einzeldosen)	
	10		25 (2 Einzeldoen)	
	Anurie		15 (1 Einzeldosis)	

Nebenwirkungen
Gastrointestinale Symptome; Exanthem, Fieber, *selten* Transaminasenerhöhung, interstitielle Nephritis, Blutbildveränderungen

Kontraindikation
Penicillinallergie

Bemerkungen
Penicillin der Wahl bei Pseudomonasinfektionen. Piperacillin enthält 2,09 mmol/g Natrium

Piperacillin/Tazobactam, Tazobac®

Spektrum
Grampositive (*nicht:* oxacillinresistente Staphylokokken u. E. faecium) und gramnegative Keime, speziell Pseudomonas, Proteus, E. coli, vor allem β-Laktamasebildner und Anaerobier

Dosierung

Erwachsene u. Kinder >12 Jahre	3× 4,5 g i.v.
Kinder 2–12 Jahre	<40 kg: 3× 112,5 mg/kg >40 kg: wie Erwachsene

Bei Niereninsuffizienz

Erwachsene	*GFR (ml/min)*	*Krea*	*Max. Dos (g)*	*DI (h)*
	120	0,8	4,5	8
	45	2,0	4,5	8
	18	3,5	4,5	12
	8	6,0	4,5	12
	2	15,5	4,5	12
	0,5		2,25	12
Kinder	Dosisreduktion bei Kreatininclearance <50 ml/min auf 3× 78,75 mg/kg			

Nebenwirkungen
Gastrointestinale Symptome, Exanthem, Fieber, *selten* Transaminasenerhöhung, interstitielle Nephritis, zerebrale Krampfneigung bei sehr hohen Spiegeln

Kontraindikation
Penicillinallergie, Schwangerschaft und Stillzeit, Kinder <2 Jahre

Bemerkungen
Piperacillinpräperate enthalten 2,09 mmol/g Natrium

Protionamid, Ektebin®, Peteha®	
Spektrum M. tuberculosis, M. leprae und M. kansasii	
Dosierung	
Erwachsene	10–15 mg/kg/Tag p.o. max. 1000 mg/Tag in 1–2 Dosen
Kinder ab 9 Jahre	15 mg/kg/Tag p.o. verteilt auf 2–3 Dosen
Kinder 4–8 Jahre	20 mg/kg/ Tag p.o. verteilt auf 2–3 Dosen
Kinder bis 4 Jahre	25 mg/kg/Tag p.o. verteilt auf 2–3 Dosen
Bei Niereninsuffizienz	Es liegen noch keine Daten vor. Eine intermittierende Therapie (2–3× 1000 mg/Woche) ist zu erwägen
Nebenwirkungen Magen-Darm-Störungen (bis zu 50%), Hepatotoxizität, Neutropenie, Hypothermie, Hypoglykämie (bei Diabetikern). Hypothyreose. *Selten*: periphere Neuropathie, Krämpfe, Exantheme, Purpura, Stomatitis, Menstruationsstörungen	
Kontraindikation Schwangerschaft 1. Trimenon, schwerer Leberschaden, Epilepsie, Psychosen, Alkoholabhängigkeit	
Bemerkungen Monatlich Transaminasen bestimmen	

Pyrazinamid, Pyrafat®, Pyrazinamid Lederle®		
Spektrum M. tuberculosis		
Dosierung		
Erwachsene und Kinder	30–40 mg/kg/Tag p.o. in 1 Dosis max. 1,5 g bei <50 kg max. 2 g bei 51–75 kg max. 2,5 g bei >75 kg	
Säuglinge und Kleinkinder	35–40 mg/kg/Tag	
Bei Niereninsuffizienz		
Erwachsene	Gewicht <50 kg: 2× wöchentlich 3 g oder 3× wöchentlich 2 g Gewicht >50 kg: 2× wöchentlich 3,5 g oder 3× wöchentlich 2,5 g	
Kinder	*GFR (ml/min)*	*Dosis (% der Normaldosis)*
	40	100
	20	75 (1 Einzeldosis)
	10	50 (1 Einzeldosis)
	Anurie	100 nach HD 3×/Wo
Nebenwirkungen Arthralgie, Harnsäureanstieg (*Cave!* Gichtanfall), Leberschäden, gastrointestinale Beschwerden, *selten* Photosensibilität		
Kontraindikation Schwerer Leberschaden, Gicht		
Bemerkungen Überwachung der Leberfunktion, vor allem auch vor der Therapie; bei schweren Lebererkrankungen sollten andere Antibiotika eingesetzt werden.		

Quinupristin/Dalfopristin, Synercid®	
Spektrum Fast alle grampositiven Kokken, u.a. S. aureus (inkl. MRSA, GISA), koagulase-negative Staphylokokken, S. pneumoniae (inkl. penicillinresistente Stämme), S. pyogenes, M. catarrhalis, E. faecium (inkl. VRE; *nicht:* E. faecalis), C. jeikeium, N. gonorrhoeae, L. monocytogenes	
Dosierung	
Erwachsene	3× 5 mg/kg/Tag oder 2× 7,5 mg/kg/Tag i.v. (nosokomiale Pneumonien, klinisch relevante Infektionen durch VRE, Haut- und Weichteilinfektionen)
Bei Niereninsuffizienz (Erwachsene)	Keine Dosisanpassung erforderlich
Nebenwirkungen Entzündung, Schmerz, Thrombophlebitis bei peripher-venösem Zugang (nicht bei ZVK), Myalgie, Arthralgien, gastrointestinale Störungen, Anstieg von Bilirubin (gesamt und konjugiert) und Transaminasen	
Kontraindikation Unverträglichkeit gegenüber Streptogramin-Antibiotika, schwere Leberinsuffizienz	
Bemerkungen Dosisreduktion bei Leberinsuffizienz, keine ausreichende Datenlage zur Dosierung bei Kindern und Neugeborenen; Applikation über ZVK in 5%iger Glukoselösung über 60 min, Inkompatibilität mit NaCl-Lösung; Inhibition des CYP-P450-3A4-Enzymsystems	

Ribavirin, Rebetol®, Virazole®, Copegus®	
Spektrum Aktivität gegen Hepatitis C-Virus, Pocken-, RS-, Arenavirus (Lassafieber!)	
Dosierung	
Erwachsene	Hepatitis C: in Kombination mit Interferon KG <65 kg 800 mg/Tag p.o. KG 65–85 kg 1000 mg/Tag p.o. KG >85 kg 1200 mg/Tag p.o. Therapiedauer abhängig von Genotyp und Therapieansprechen Hämorrhagisches Fieber durch Arenaviren, z.B. Lassa: Initial 4× 1 g/Tag i.v. über 4 Tage, danach 3× 0,5g/Tag i.v. über 6 Tage
Kinder und Jugendliche unter 18 Jahre	Keine Empfehlung vorliegend, im Rahmen von Studien bei Kindern mit Hepatitis C 15 mg/kg/Tag über 6–12 Monate
Bei Niereninsuffizienz	Keine Ribaviringabe bei GFR <50 ml/min
Nebenwirkungen u.a. Knochenmarktoxizität, v. a. Anämie. Fieber, Myalgien, Kopfschmerzen, Magen-Darm-Störungen, Exanthem, Alopezie, Konzentrationsschwäche, Depression Im Tierversuch karzinogen und teratogen	
Kontraindikation Schwere Herzerkrankung, Niereninsuffizienz, dekompensierte Leberzirrhose, Hämoglobinopathie, Schwangerschaft und Stillzeit. Konzeptionsschutz beachten	
Bemerkungen Bei Hb-Abfall Dosisreduktion bzw. bei Hb-Werten <8,5 g/dl Therapiepause Nukleosid mit breitem Wirkungsspektrum. Systemische Gabe bei Hepatitis C- und Arenavirusinfektionen	

Rifabutin, Alfacid®, Mycobutin	
Spektrum M. tuberculosis (in über 30% auch gegen rifampicinresistente Stämme), M. leprae, M. avium-intracellulare, M. fortuitum, M. kansasii, M. marinum, M. ulcerans	
Dosierung	
Erwachsene	Prophylaxe einer MAC-Infektion: 0,3 g/Tag p.o. Therapie einer MAC-Infektion: 0,45–0,6 g/Tag p.o. (bei Kombination mit Clarithromycin: 0,3 g/Tag p.o.) Therapie einer (multiresistenten) TB: 0,15 g/Tag p.o. (stets Kombinationstherapie; bei vorbehandelten Patienten 0,3–0,45 g/Tag p.o.) MAC-Infektion=Infektion mit M.-avium-/intracellulare-Komplex
Bei Niereninsuffizienz (Erwachsene)	Bei Kreatininclearance <30 ml/min Dosisreduktion 50%
Nebenwirkungen Gastrointestinale Symptome, Transaminasenanstieg, Leukopenie, Thrombozytopenie, Anämie, Gelenk- und Muskelschmerzen, Fieber, Hautrötungen, *selten* Hautverfärbungen, Orangefärbung des Urins, Überempfindlichkeitreaktionen (Eosinophilie, Bronchospasmen, Schock), leichte bis schwere Uveitis (reversiblel); erhöhtes Risko für Uveitis bei Kombination mit Clarithromycin oder Fluconcazol	
Kontraindikation Überempfindlichkeit gegen Rifabutin oder Rifampicin, Schwangerschaft, Stillzeit, schwere Lebererkrankungen, keine Kombination mit Rifampicin	
Bemerkungen Regelmäßige Überwachung der Leukozyten- und Thrombozytenzahlen sowie der Leberenzyme während der Therapie	

Rifampicin, Rifa®, Eremfat®	
Spektrum M. tuberculosis, M. bovis, M. avium-intracellulare, M. leprae, M. kansasii, M. marinum; grampositive-Kokken, Legionellen, Chlamydien, Meningokokken, Gonokokken, H. influenzae; *nicht:* M. fortuitum	
Dosierung	
Erwachsene	1× 600 mg p.o., i.v. über 50 kg 1× 450 mg p.o., i.v. bis 50 kg
Kinder	10–15 mg/kg/ Tag p.o., i.v. verteilt auf 1(–2) Dosen
Bei Niereninsuffizienz (Erwachsene und Kinder)	Rifampicin ist nicht nephrotoxisch und kann bei Patienten mit verschiedenen Graden der Niereninsuffizienz in normaler Dosierung 10 mg/kg KG, Maximaldosis 600 mg/Tag, gegeben werden
Nebenwirkungen Gastrointestinale Symtome, Medikamenten-Fieber, Juckreiz mit oder ohne Hautausschlag, Anstieg von Transaminasen und alkal. Phosphatase; *selten* Ikterus, Eosinophilie, ZNS-Symtome, Thrombozytopenie, Leukopenie	
Kontraindikation Schwerer Leberschaden, Ikterus; Überempfindlichkeit gegen Rifamycine	
Bemerkungen Überwachung der Leberfunktion, des Blutbildes und des Serumkreatinins vor und während der Therapie; keine Monotherapie wegen Resistenzentwicklung	

Roxithromycin, Rulid®, Roxigrün®	
Spektrum Grampositive Erreger, insbesondere Staphylokokken, Streptokokken, Pneumokokken, Corynebacterium diphtheriae, Mykoplasmen, B. pertussis, Legionellen, Chlamydien, Campylobacter, relativ häufig resistente Staphylokokken, unterschiedliche Resistenz bei M. catarrhalis und H. influenzae	
Dosierung	
Erwachsene	2× 150 g oder 1× 300 mg p.o.
Kinder	5–7,5 mg/kg/Tag p.o. verteilt auf 2 Dosen
Bei Niereninsuffizienz (Erwachsene und Kinder)	Bei eingeschränkter Nierenfunktion ist keine Dosisreduktion nötig
Nebenwirkungen Gastrointestinale Symptome, *selten* Exantheme, Transaminasenanstieg	
Kontraindikation Überempfindlichkeit gegen Makrolide; strenge Indikationsstellung bei QT-Intervallverlängerung, Hypokaliämie, Hypomagnesiämie, Bradykardie, Herzinsuffizienz, Herzrhythmusstörung, gleichzeitige Gabe von QT-Intervall-verlängernden Medikamenten	
Bemerkungen Roxithromycin hat gegenüber Erythromycin eine verbesserte Pharmakokinetik, bei schwerer Leberfunktionsstörung Halbierung der Tagesdosis, einsetzbar in der Stillzeit	

Spectinomycin, Stanilo®	
Spektrum Gonokokken (insbesondere penicillinresistente Keime)	
Dosierung	
Erwachsene	Einmalige Gabe von 2–4 g i.m.
Kinder	Einmalige Gabe von 40 mg/kg i.m.
Bei Niereninsuffizienz (Erwachsene und Kinder)	Keine Dosisreduktion erforderlich
Nebenwirkungen Kopfschmerzen, Schwindel, Übelkeit, Erbrechen, Fieber, Schmerzen bei i.m.-Injektion.	
Kontraindikation Schwangerschaft und Stillzeit, Neugeborene	

Streptomycin, Strepto-Fatol®			
Spektrum M. tuberculosis, Brucellen, Yersinia pestis, Francisella tularensis, Staphylokokken, Enterokokken, Streptokokken, *nicht*: atypische Mykobakterien			
Dosierung			
Erwachsene	15 mg/kg/Tag i.v., i.m.		
Kinder >6 Monate	20–30 mg/kg/Tag i.v., i.m. verteilt auf 2 Dosen		
Kinder <6 Monate	10–25 mg/kg/Tag i.v., i.m		
Bei Niereninsuffizienz:			
Erwachsene	*GFR (ml/min)*	*Max. Dos (mg/kg)*	*DI (h)*
	50–80	7,5	24
	10–50	7,5	48
	<10	7,5	72
	Initialdosis von 15 mg/kg. Zusatzdosis nach Hämodialyse: 5 mg/kg		

Kinder	GFR (ml/min)	Dosis (% der Normaldosis)
	40	80 (DI verl.)
	20	40 (DI verl.)
	10	30 (DI verl.)
	Anurie	25 (DI verl.)

Nebenwirkungen
Schwindel, Parästhesien, Übelkeit, Erbrechen, Atemdepression, Sehstörungen, Nephrotoxizität, Ototoxizität, periphere Neuropathie, allergische Hauterscheinungen (ca. 5%), Medikamenten-Fieber, Leukopenie, Ototoxizität insg. ca. 8%

Kontraindikation
Schwangerschaft und Stillzeit, Früh- und Neugeborene; bei fortgeschrittener Niereninsuffizienz nur bei vitaler Indikation

Bemerkungen
Monatl. Audiogramm. Keine Kombination von Streptomoycin mit anderen Aminoglykosiden, auch nicht mit rasch wirkenden Diuretika wie Etacrynsäure oder Furosemid. In der Behandlung der TB werden die Tagesdosen in einer einmaligen Gabe verabreicht.

Sulbactam, Combactam®

Spektrum
Hemmung der β-Laktamasen verschiedener grampositiver und gramnegativer Erreger; Eigenaktivität gegen Acinetobacter baumannii

Dosierung

Erwachsene	0,5–1 g i.v., i.m. zum Zeitpunkt der Antibiotikagabe (max. 4 g/Tag)
Kinder	50 mg/kg/Tag, aufgeteilt auf die Dosierungsintervalle des kombinierten Antibiotikums (max. 80 mg/kg/Tag)

Bei Niereninsuffizienz

Erwachsene	GFR (ml/min)	Max. Dos (g)	DI (h)
	15–30	12	2
	5–15	24	
	<5	48	
	Nach HD zusätzlich 1 g		

Kinder	GFR (ml/min)	Dosis (% der Normaldosis)
	40	60 (3 Einzeldosen)
	20	30 (2 Einzeldosen)
	10	20 (1 Einzeldosis)
	Anurie	15 (1 Einzeldosis)

Nebenwirkungen
Allergische Reaktionen bis zum anaphylaktischen Schock, Blutbildveränderungen, gastrointestinale Beschwerden, *selten* Kreatinin- und Transaminasenanstieg, *sehr selten* Krampfanfälle, Schwindel, Kopfschmerzen

Kontraindikation
Allergien gegen β-Laktamantibiotikum, Schwangerschaft und Stillzeit (sorgfältige Nutzen-Risiko-Abwägung)

Bemerkungen
In Kombination mit Mezlocillin, Piperacillin, Penicillin G und Cefotaxim zugelassen. Sehr guter Synergismus bei Acinetobacter baumannii, Citrobacter, Staphylokokken und Anaerobiern, mäßig bei E. coli und Klebsiellen, sehr gering bei Pseudomonas aeruginosa; bei GFR <40 ml/min *nicht* mit Piperacillin kombinieren

Teicoplanin, Targocid®

Spektrum
Vor allem oxacillinresistente Staphylokokken (MRSA), Enterokokken, Streptokokken, Clostridium difficile, Corynebacterium jeikeium. Keine Wirkung auf gramnegative Bakterien

Dosierung

Erwachsene	1× 400 mg i.m. oder i.v. als Kurzinfusion oder Injektion; bei schweren Infektionen: 2× 400 mg initial Bei lebensbedrohlichen Infektionen 3 Dosen von je 800 mg im Abstand von 12 h, dann weiter 400 mg täglich	
Kinder <12Jahre	Die ersten 3 Dosen im Abstand von 12 h je 10 mg/kg i.v., dann 6–10 mg/kg/Tag i.v. als Einmaldosis	
Neugeborene bis 2 Monate	Dosis 16 mg/kg/Tag i.v., dann 8 mg kg/Tag i.v. als Einmaldosis	
Bei Niereninsuffizienz		
Erwachsene	Ab dem 4. Behandlungstag ist wie folgt zu dosieren: Bei Kreatininclearance 40–60 ml (min: ½ Tagesdosis) Bei Kreatininclearance <40 ml/min: $\frac{\text{Krea-Clear}}{\text{Norm. KreaClear}} \times$ norm. Tagesdosis; Bei Hämodialyse 800 mg 1. Woche, dann 400 mg am 8., 15. Tag usw.	
Kinder	*GFR (ml/min)*	*Dosis (% der Normaldosis)*
	40	40 (1 Einzeldosis)
	20	20 (1 Einzeldosis)
	10	10 (1 Einzeldosis)
	Anurie	LD 15 mg/kg, dann nach Spiegel

Nebenwirkungen
Weniger Nephrotoxizität und Flush als bei Vancomycin, Anstieg von Transaminasen, alkalischer Phosphatase und Serumkreatinin, gastrointestinale Störungen

Kontraindikation
Überempfindlichkeit gegen Glykopeptide

Bemerkungen
Die Glykopeptidresistenz von Enterokokken ist genetisch vermittelt und erscheint in drei phänotypisch unterschiedlichen Formen:
- VanA: Resistenz gegen Vancomycin und Teicoplanin
- VanB: Vancomycinresistenz, empfindlich gegenüber Teicoplanin
- VanC: Low-levelVancomycinresistenz (MHK 8–16 µg/ml) empfindlich gegenüber Teicoplanin.

Telithromycin, Ketek®

Spektrum
S. aureus, Streptokokken, S. pneumoniae (inkl. Makrolid- und Penicillin-resistente Stämme), Enterokokken, M. catarrhalis, B. pertussis, Mykoplasmen, Chlamydien, Legionellen; schwach wirksam gegen H. influenzae; *nicht* wirksam gegen Enterobakterien, Pseudomonas, Acinetobacter

Dosierung

Erwachsene und Kinder >12 Jahre	1× 800 mg p.o.
Bei Niereninsuffizienz *(*Erwachsene u. Kinder >12 J.)	Bei leichter oder mäßig eingeschränkter Nierenfunktion keine Dosisanpassung erforderlich; bei Kreatininclearance <30 ml/min: Dosis halbieren

Nebenwirkungen
Gastrointestinale Symtome, *selten* Allergien, Eosinophilie, Vorhofarrhythmie, Hypotonie, Bradykardie

Kontraindikation
Überempfindlichkeit gegen Telithromycin, Patienten mit angeborenem QT-Syndrom; Statine sind während der Behandlung mit Telithromycin abzusetzen; Patienten mit Myasthenia gravis sind sorgfältig zu überwachen

Bemerkungen
Erster Vertreter einer neuen Substanzgruppe (Ketolide) mit einem neuartigen Wirkmechanismus mit möglicherweise geringerer Resistenzentwicklung

Tetracyclin, Achromycin®

Spektrum
Grampositive, gramnegative Erreger, Mykoplasmen, Chlamydien, *nicht*: Proteus species, Pseudomonas aeruginosa, relativ häufig Resistenzen bei Pneumokokken, Streptokoken, Staphylokokken und gramnegativen Keimen

Dosierung

Erwachsene	2–4× 0,5 g p.o.
Kinder >8. Lebensjahr	25–50 mg/kg/Tag p.o. verteilt auf 2–4 Dosen
Bei Niereninsuffizienz	Die klassichen Tetracycline sollten bei Niereninsuffizienz nicht mehr angewandt werden, da sie zur Steigerung des Harnstoffspiegels, Erbrechen und Diarrhö führen können

Nebenwirkungen
Gastrointestinale Nebenwirkungen, Photosensibilität, Exantheme, *selten* Anaphylaxie, Zahnverfärbung, Hepatotoxizität, Pseudotumor cerebri, neg. Stickstoffbilanz (Harnstoff-N-Anstieg)

Kontraindikation
Schwangerschaft und Stillzeit, bei Kindern <8 Lebensjahre nur bei vitaler Bedrohung, Niereninsuffizienz, bei schweren Lebererkrankungen sollten andere Antibiotika eingesetzt werden

Tobramycin, Gernebcin®

Spektrum
Grampositive Keime (Staphylokokken; *nicht:* Pneumokokken, Streptokokken, Enterokokken, Neisserien), gramnegative Keime, besonders wirksam bei Pseudomonas aeruginosa

Dosierung

Erwachsene	3–6 mg/kg/Tag i.m., i.v. verteilt auf 1–3 Dosen (30–60 min Kurzinfusion)
Kinder >1. Lebensjahr	6–7,5 mg/kg/Tag i.m., i.v. verteilt auf 3 (– 4) Dosen
Neugeborene <4. Lebenswoche	5 mg/kg/Tag i.m., i.v. verteilt auf 2 Dosen (auch bei Körpergewicht unter 1200 g)
Neugeborene >4. Lebenswoche	4,5–7,5 mg/kg/Tag i.m., i.v. verteilt auf 3 Dosen

Bei Niereninsuffizienz

Erwachsene

GFR (ml/min)	*Krea*	*Max. Dos (g)*	*DI (h)*
120	0,8	0,12	8
45	2,0	0,12	12
18	3,5	1,04	12
8	6,0	0,04	24
2	15,2	0,02	24[1]
0,5		0,02	24[1,2]

[1] in lebensbedrohlichen Fällen Initialdosis von 100 mg
[2] 2–3 Hämodialysen/Woche werden in diesen Fällen für erforderlich gehalten. 1 Normaldosis initial

Kinder

GFR (ml/min)	*Dosis (% der Normaldosis)*
40	60 (1Einzeldosis); LD 4 mg/kg
20	20 (1 Einzeldosis), LD 4 mg/kg
10	10 (1 Einzeldosis); LD 3 mg/kg
Anurie	5 (1 Einzeldosis); 15 n. HD; initiale LD 2 mg/kg LD=Loading Dose

Nebenwirkungen
Ototoxizität und Nephrotoxizität, besonders, wenn Spitzenspiegel >10 µg/ml bzw. Talspiegel >2µg/ml, bei vorangegangener Aminoglykosidtherapie und gleichzeitiger Gabe von Furosemid oder Etacrynsäure. Eosinophilie, Arthralgie, Fieber, Exanthem; Transaminasenerhöhung

Kontraindikation
Schwangerschaft und Stillzeit; fortgeschrittene Niereninsuffizienz und vorbestehende Innenohrschwerhörigkeit

Bemerkungen
Aminoglykosid der Wahl bei Infektionen durch Pseudomonas aeruginosa. Aminoglykosidlösungen *nicht* mit Penicillinen oder Cephalosporinen mischen (Inaktivierung der Aminoglykoside); bei Patienten mit Mukoviszidose können 8–10 mg/kg/Tag notwendig sein.

Valaciclovir, Valtrex®, Zelitrex®

Spektrum
Herpes-Infektionen, Varicella zoster

Dosierung	3×1 g p.o.			
Bei Niereninsuffizienz	*GFR (ml/min)*	*Krea*	*Max. Dos (g)*	*DI (h)*
	15–30	2,5–4	1,0	12
	<15	4	1,0	24

Nebenwirkungen
Kopfschmerzen, Übelkeit, gelegentl. Diarrhö, abdominale Schmerzen, Erbrechen. *Selten* Verschlechterung von Nieren- und Leberfunktion sowie Blutbildveränderungen und zentralnervöse Nebenwirkungen

Kontraindikation
Schwangerschaft, Patient mit eingeschränkter Leberfunktion, Kinder/Jugendliche <18 Jahre

Bemerkungen
Besser geeignet zur oralen Herpes-zoster-Therapie als Aciclovir (3fach verbesserte Bioverfügbarkeit)

Valganciclovir, Valcyte®

Spektrum
Prodrug von Ganciclovir, gleiches Wirkungsspektrum

Dosierung

Erwachsene	Initial: 2× 900 mg/Tag p.o. über 3 Wochen Erhaltung: 1× 900 mg/Tag p.o.			
Bei Niereninsuffizienz	*GFR (ml/min)*	*Krea*	*Dos. (mg)*	*DI (h)*
Initialdosis	≥60	<1,4	900	12
	40–59	1,4–2,4	450	12
	25–39	1,9–3,8	450	24
	10–24	3,8–5,5	450	48
Erhaltung	≥60	<1,4	900	24
	40–59	1,4–2,4	450	24
	25–39	1,9–3,8	450	48
	10–24	3,8–5,5	450	2×/Wo

Nebenwirkungen
Wie Ganciclovir, jedoch häufiger gastrointestinale Beschwerden

Kontraindikation
Überempfindlichkeit gegen Ganciclovir oder Aciclovir, ausgeprägte Neutropenie (<500/µl) und Thrombopenie (<25.000/µl), Hämodialyse
Schwangerschaft und Stillzeit. Konzeptionsschutz beachten
Keine Erfahrungen bei Kindern

Bemerkungen
Zur oralen Therapie schwerer CMV-Infektionen geeignet. *Cave:* hohe Therapiekosten

Vancomycin, Vancomycin® CP Killy

Spektrum
Vor allem oxacillinresistente Staphylokokken, Enterokokken, Clostridium difficile, Corynebacterium jeikeium

Dosierung

Erwachsene	2× 1 g i.v. oder 4× 0,5 g (nie mehr als 10 mg/min, mindestens über 60 min)
Kinder >1. Lebensjahr	40 mg/kg/Tag i.v. verteilt auf 2–4 Dosen
Neugeborene >1. Lebenswoche	30 mg/kg/Tag i.v. verteilt auf 3 Dosen
Neugeborene <1. Lebenswoche	20 mg/kg/Tag i.v. verteilt auf 2 Dosen (auch bei Körpergewicht unter 1200 g)

Bei Niereninsuffizienz

	GFR (ml/min)	*Max.Dos (g)*	*DI (H)*
Erwachsene	45	0,66	24
	18	0,2	24
	8	0,1	24
	Bei anurischen Patienten beträgt die Initialdosis 15 mg/kg KG, die Erhaltungsdosis 1,9 mg/kg KG täglich. Bei regelmäßiger Hämodialyse beträgt im Normalfall die Initialdosis 1 g, die Erhaltungsdosis 1 g wöchentlich. Regelmäßige Serumspiegelbestimmungen werden dringend empfohlen		

	GFR (ml/min)	*Dosis (% der Normaldosis)*
Kinder	40	30
	20	10 (1 Einzeldosis)
	10	5 (1 Einzeldosis)
	Anurie	LD 15 mg/kg (weiter nach Spiegel)

Nebenwirkungen
Exanthem, anaphylaktoide Reaktionen, Phlebitis, Nephro- und Ototoxizität, Leukopenie, Eosinophilie, Thrombozytopenie, gastrointestinale Störungen

Kontraindikation
Überempfindlichkeit gegen Glykopeptide; bei akuter Anurie oder Vorschädigung des Cochleaapparates nur bei vitaler Indikation

Bemerkungen
Spitzenspiegel sollte 40 mg/l nicht überschreiten, Talspiegel sollte zwischen 5–10 mg/l liegen. Erhöhte *Vorsicht* bei gleichzeitiger Gabe von Aminoglykosiden und anderen potentiell oto- und nephrotoxischen Substanzen. Die Glykopeptidresistenz von Enterokokken ist genetisch vermittelt und erscheint in drei phänotypisch unterschiedlichen Formen:
- VanA: Resistenz gegen Vancomycin und Teicoplanin
- VanB: Vancomycinresistenz, empfindlich gegenüber Teicoplanin
- VanC: Low-level-Vancomycinresistenz (MHK 8–16 µg/ml), empfindlich gegenüber Teicoplanin

Voriconazol, VFEND®

Spektrum
Aspergillus species, zahlreiche weitere Fadenpilze; Candida species, teilweise auch bei itraconazol- und fluconazolresistenten Stämmen; Fusarium, Scedosporium; keine Wirkung bei Mucormykosen

Dosierung

i.v.-Dosierung Erwachsene und Kinder >2 Jahre	Tag 2× 6 mg/kg i.v. Ab dem 2. Tag 2× 4 mg/kg i.v.
p.o.-Dosierung Erwachsene >40 kg	Tag 2× 400 mg p.o. Ab dem 2. Tag 2× 200 mg p.o.
Erwachsene <40 kg	Tag 2× 200 mg p.o. Ab 2. Tag 2× 100 mg p.o.
Kinder >2 Jahre	Wie i.v.-Dosierung

▼

Bei Niereninsuffizienz	Bei einer GFR <50 ml/min kommt es zu einer Kumulation des Lösungsvermittlers β-Cyclodextrin; deshalb sollte oral therapiert werden; bei weiterer i.v.-Therapie engmaschige Kontrolle des Serumkreatinins

Nebenwirkungen
Gastrointestinale Störungen, reversible Anstiege der Leberenzyme, Hautausschlag; häufiger kurzfristige und reversible funktionelle Sehstörungen (Verschwommensehen, vermehrte Lichtempfindlichkeit), *selten* Anaphylaxie

Interaktionen
Substrat und Inhibitor von CYP2C19, CYP2C und CYP3A4 → erhöht u.a. die Konzentrationen von Cyclosporin, Sirolimus, Tacrolimus, Benzodiazepinen, Vinca-Alkaloiden, Statinen, Warfarin, Sulfonylharnstoffen, Phenytoin und Proteaseinhibitoren. Eine Dosis Anpassung von Voriconazol ist erforderlich bei gleichzeitiger Gabe von Phenytoin oder Rifabutin.

Kontraindikation
Schwangerschaft und Stillzeit, Kinder < 2 Jahre, Schwere Leberfunktionsstörungen (→ regelmäßige Kontrollen der Leberfunktion)

Bemerkungen
Bioverfügbarkeit >90%; gute Liquorgängigkeit, Anwendungen bei zerebralen Aspergillosen möglich; gute Liquorgängikeit und zerebrale Anreicherung; max. Infusionsgeschwindigkeit von 3 mg/kg/h beachten.

Zanamivir, Relenza®

Spektrum
Neuraminidaseinhibitor bei Influenza A u. B

Dosierung

Erwachsene und Kinder ab dem 12. Lebensjahr	2× 10 mg/Tag per inhalationem über 5 Tage

Nebenwirkungen
Cave bei Patienten mit schwerem Asthma (Bronchialobstruktion!)

Kontraindikation
Schwangerschaft und Stillzeit, Kinder <12 Jahre

Bemerkungen
Anwendung innerhalb von 24 h nach Krankheitsbeginn

Beratung und spezielle Diagnostik

Ohne Anspruch auf Vollständigkeit

Konsiliarlaboratorium für Gastrointestinale Infektionen

Abt. Mikrobiologie und Hygiene
Prof. Dr. Manfred Kist
Klinikum der Universität Freiburg
Hermann-Herder-Str. 11
79104 Freiburg
Telefon: 0761/203-6590
Telefax: 0761/203-6562
E-Mail: manfred.kist@uniklinik-freiburg.de

Nationales Referenzzentrum für Salmonellosen und andere bakterielle Enteritiserreger

Robert-Koch-Institut Berlin - Außenstelle Wernigerode
Burgstraße 37
38855 Wernigerode
Ansprechpartner: Prof. Dr. Helmut Tschäpe
Telefon: 01888/754-0
Telefax: 01888/754-2328
E-Mail: tschaepeh@rki.de

Konsiliarlaboratorium für Listerien

Institut für Mikrobiologie und Hygiene
Klinikum Mannheim gGmbH
Theodor-Kutzer-Ufer
68167 Mannheim
Ansprechpartner: Prof. Dr. Herbert Hof
Telefon: 0621/383-2224
Telefax: 0621/383-3816
E-Mail: herbert.hof@imh.ma.uni-heidelberg.de

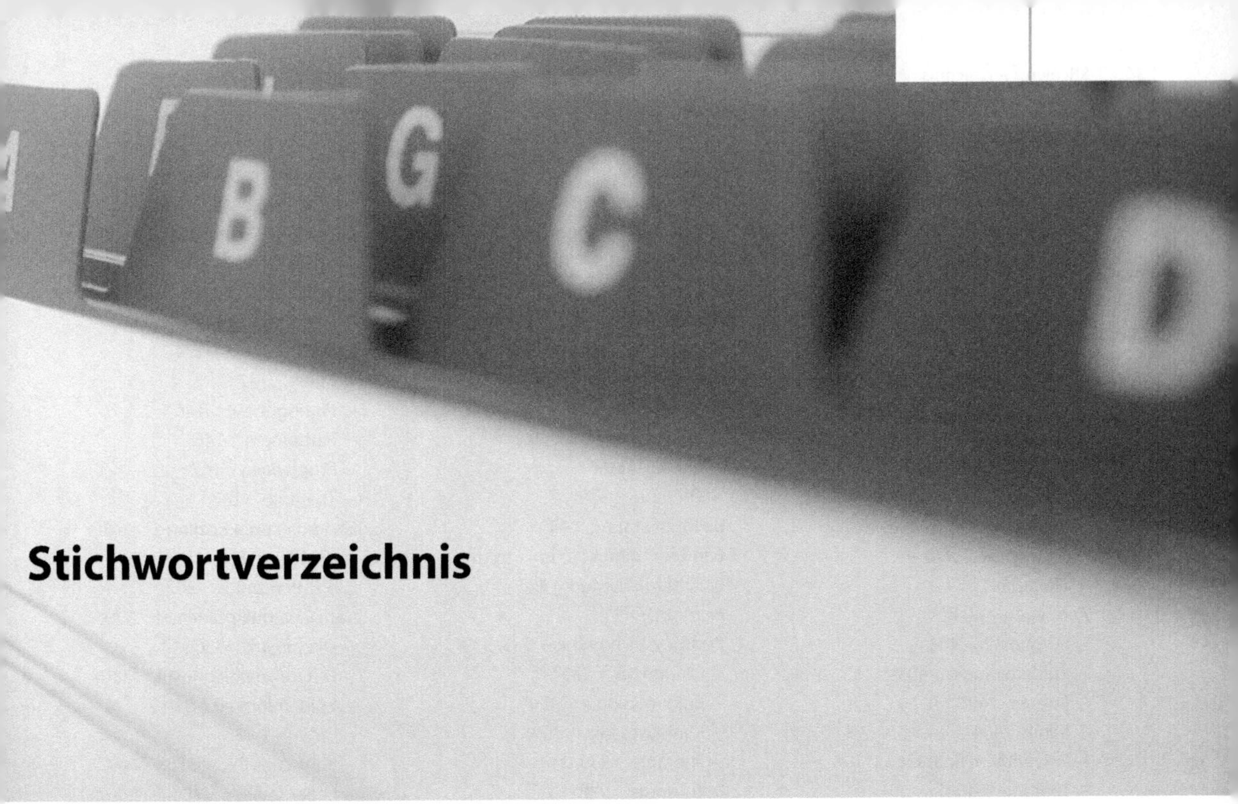

Stichwortverzeichnis

A

B

C

D

E

F

G

H

I

K

O

P

R

S

T

U

V

W

Y

Z

Farbteil

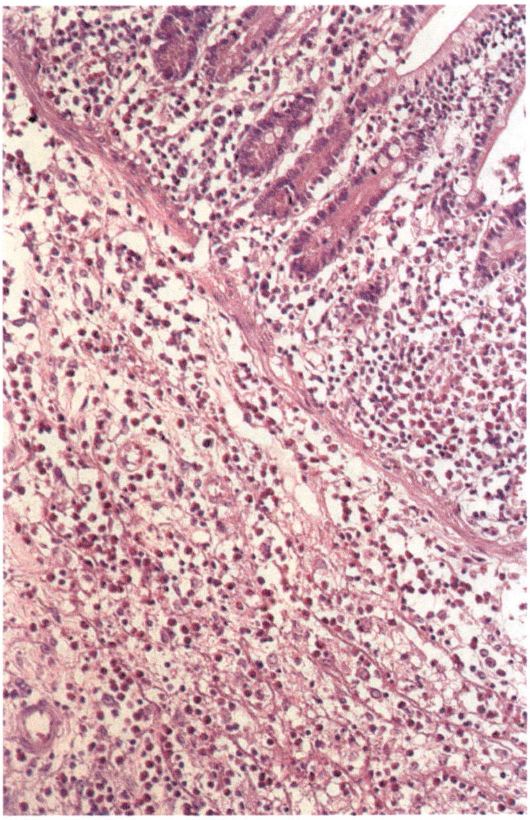

Abb. 7.1. Anisakidose. Massive Eosinophilie in der Mukosa und Submukosa des terminalen Ileums (OP-Präparat eines 30-jährigen Mannes mit Heringsmadenwurminfektion; Präparat zur Verfügung gestellt von Prof. H. Watanabe, Universität Niigata, Japan)

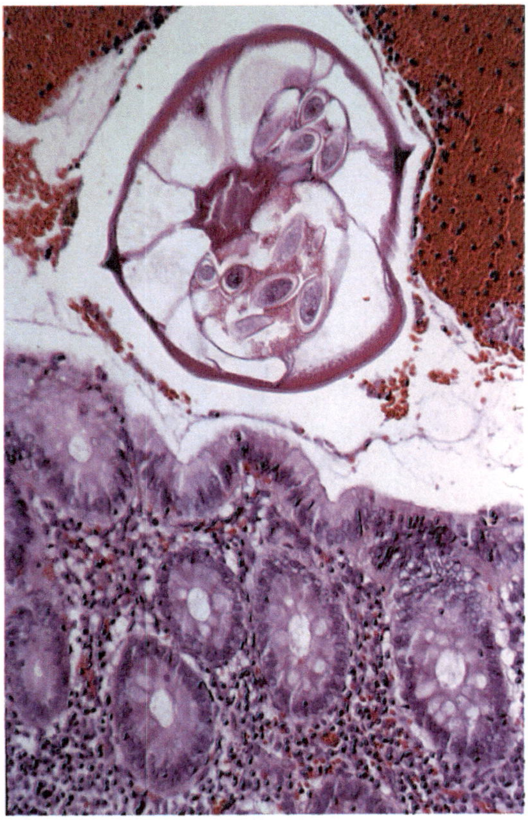

Abb. 7.2. Enterobiasis (10-jähriges Mädchen). Im Lumen des Wurmfortsatzes ist ein weiblicher Madenwurm vorhanden; dessen gravider Uterus enthält mehrere Eier

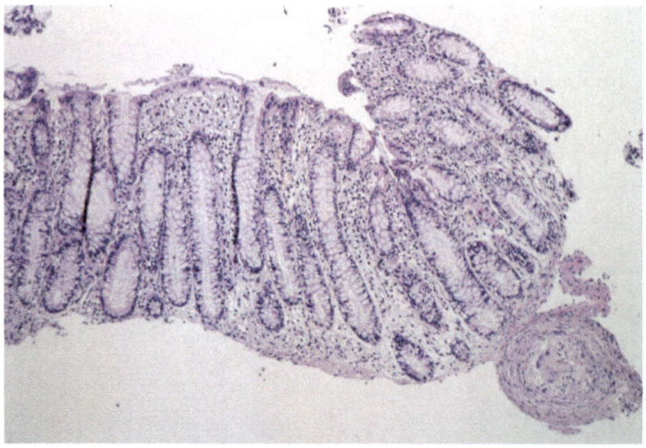

Abb. 7.3. Schistosomiasis: Rektumschleimhaut ohne Entzündung, aber mit einem Granulom in der Submukosa. Anteile eines Eies stellen sich hier nicht dar

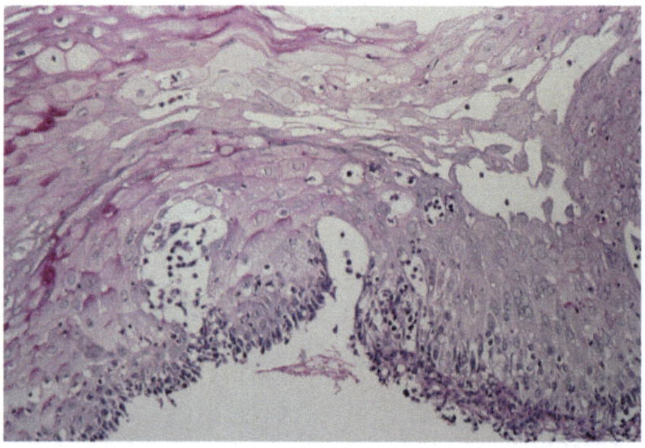

Abb. 7.5. Herpesvirusinfektion (86-jähriger Mann). Das Plattenepithel des Ösophagus ist von der Basalmebram abgelöst. Die Kerne der basalen Epithelzellen haben ein abnormal angefärbtes Chromatin (»milchglasähnliche Kerne«)

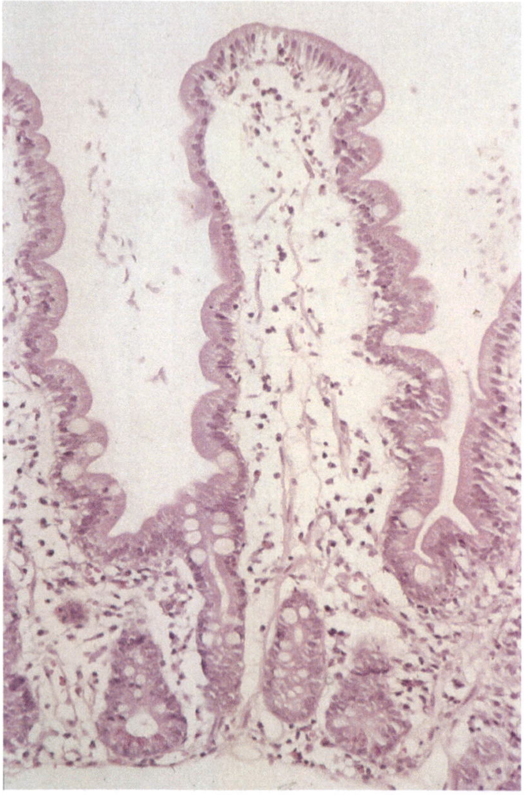

Abb. 7.4. Giardiasis (52-jähriger Mann mit HIV-Infektion). Am intakten Zottenepithel des Duodenum lagern zahlreiche Trophozoiten von Giardia lamblia an. Sie erscheinen im histologischen Präparat meist sichelförmig

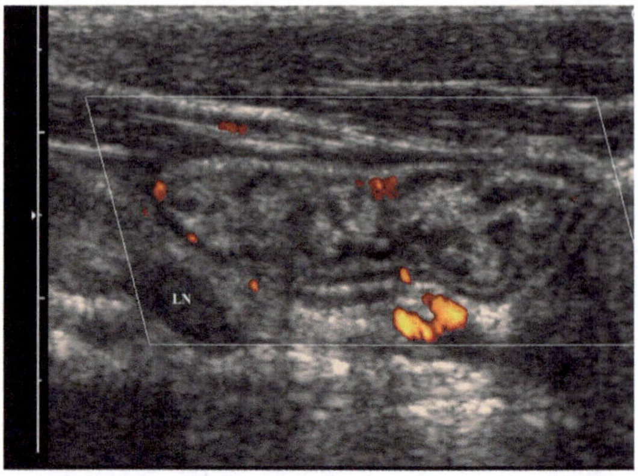

Abb. 8.1. Farbduplexsonographische Darstellung einer rechtsseitig gelegenen Darmwandverdickung bei einem Patienten mit einer bakteriellen Kolitis. Morphologisch im Vordergrund steht das »gyriforme« Bild, das an Gehirnfurchen erinnert und Ausdruck der ödematösen Infiltration der Darmwand zwischen den Haustren ist. Ein Lymphknoten ist ebenfalls markiert *(LN)*.

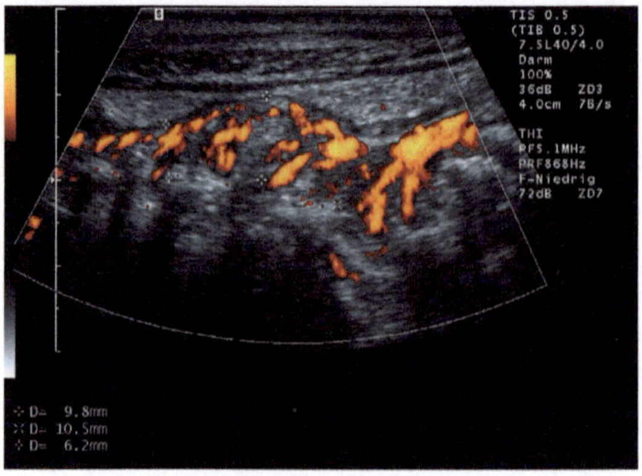

Abb. 8.2. Farbduplexsonographische Darstellung einer rechtsseitig gelegenen Darmwandverdickung bei einem Patienten mit einer bakteriellen Kolitis und deutlicher Mehrvaskularisation. Zwischen den Markern ist die ventrale Darmwand markiert.

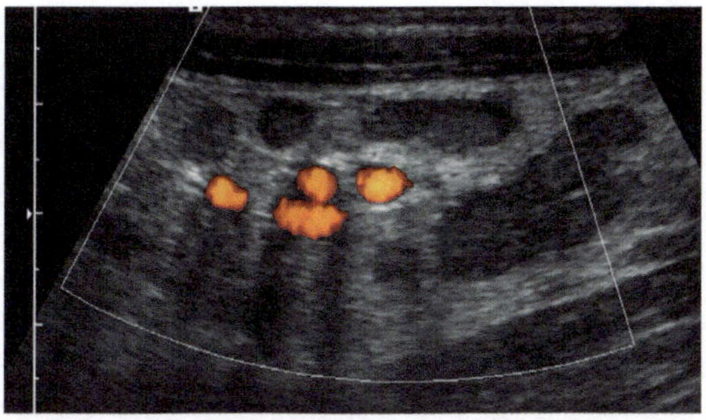

Abb. 8.3. Farbduplexsonographische Darstellung von mesenterialen Lymphknoten. Eine ausgeprägte mesenteriale Lymphadenopathie findet sich insbesondere bei der Yersiniose, Darmtuberkulose sowie bei *jungen* Patienten mit entzündlichen Darmerkrankungen unterschiedlicher Echogenität und stellt somit einen relativ unspezifischen Befund dar.

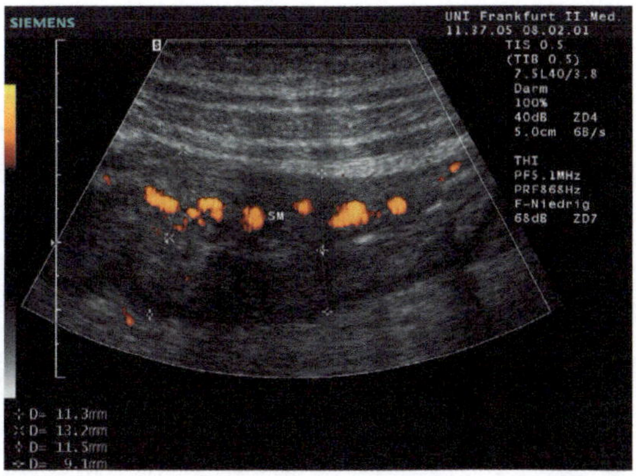

Abb. 8.5. Sonographische Darstellung einer neutropenen Kolitis mit hypervaskularisierter pseudotumoröser Auftreibung der Ileozökalregion und Aufweitung der prästenotisch gelegenen Dünndarmschlingen. Diagnostisch von Bedeutung ist der umschriebene Druckschmerz und die tastbare Resistenz. Differenzialdiagnostisch muss eine abszedierende Appendizitis ausgeschlossen werden. *SM* Submukosa

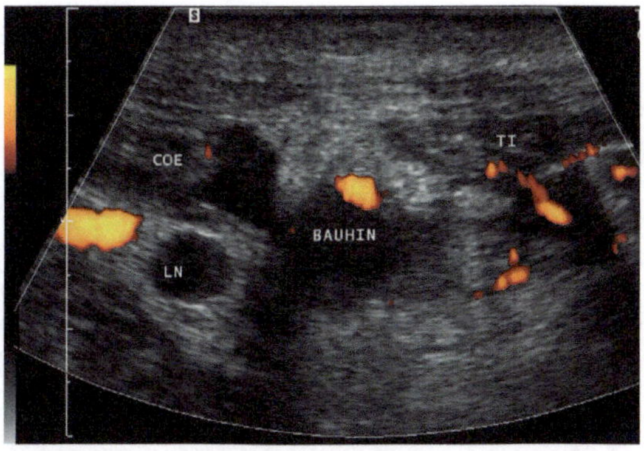

Abb. 8.6. Farbduplesonographische Darstellung einer Ileozökaltuberkulose mit Befall von beiden Seiten der Bauhin-Klappe *(Bauhin)* und vergrößerten mesenterialen Lymphknoten *(LN)*, die schwächer echogen im stärker echogenen Mesenterium imponieren (Umgebungsreaktion). *TI* terminales Ileum; *Coe* Zökum

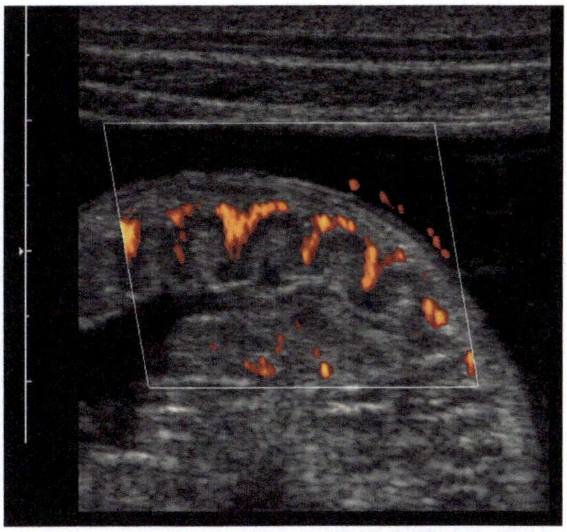

Abb. 8.8. Ödematöse Darmwandverdickung mit flüssigkeitsgefülltem, lebhaftem Dünndarm und in der Umgebung freier Flüssigkeit. Das morphologische Bild ist typisch für Patienten mit HIV-assoziierter Enteropathie (Differenzialdiagnose einheimische Sprue)

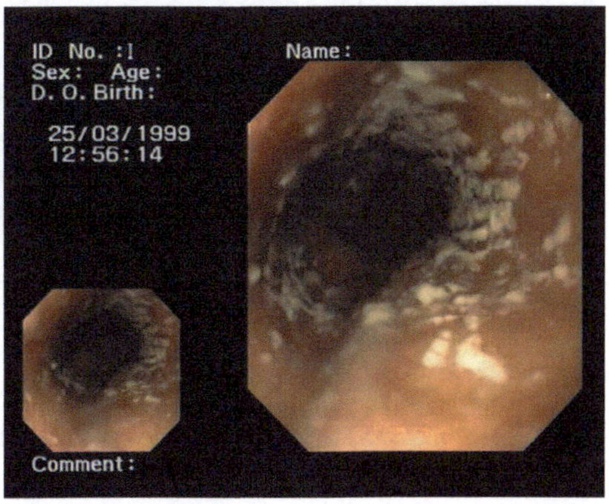

Abb. 10.2. Soorösophagitis.

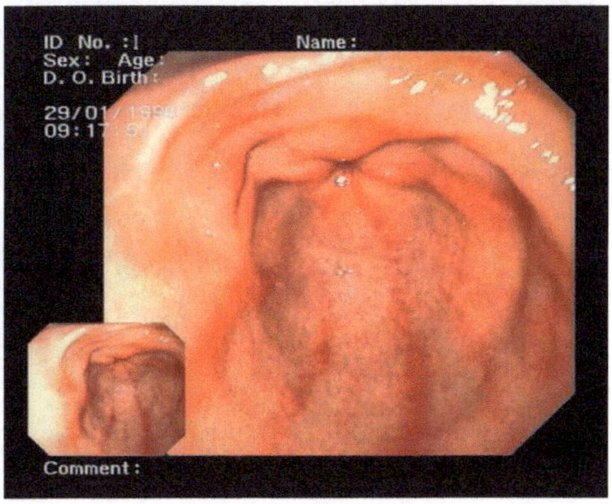

Abb. 10.3. Helicobacter-pylori-Gastritis.

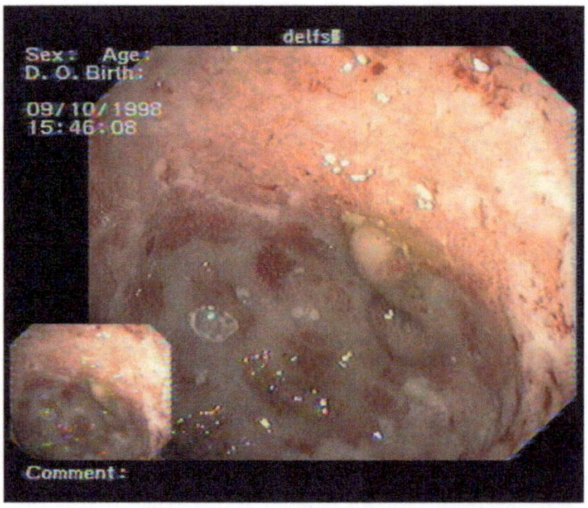

Abb. 10.4. Morbus Crohn.

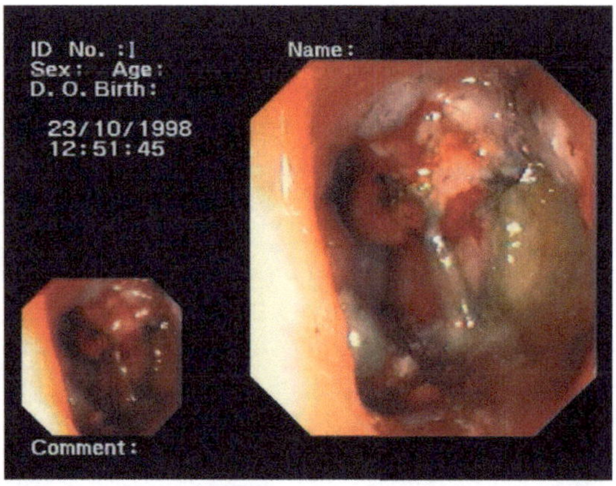

Abb. 10.5. Yersinienenteritis.

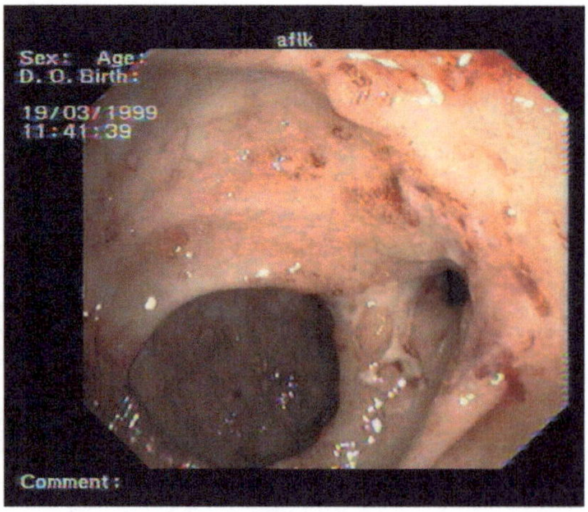

Abb. 10.6. Tuberkulose im Bereich des Ileozökums.

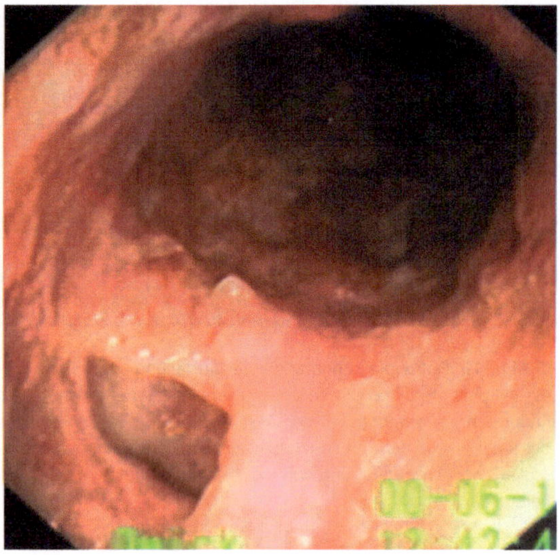

Abb. 10.7. Darmfistel bei Zytomegaliekolitis.

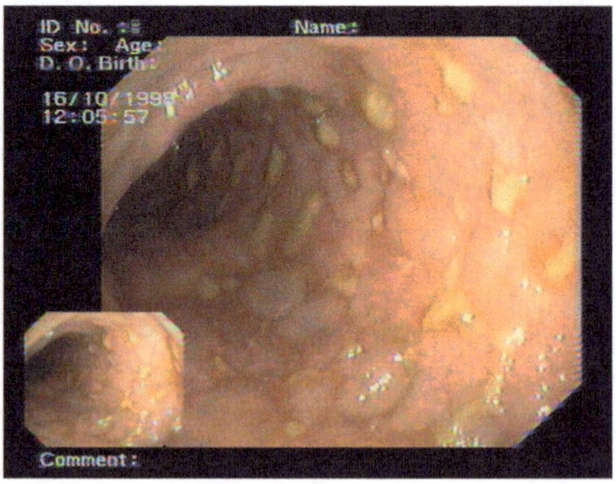

Abb. 10.8. Pseudomembranöse Kolitis.

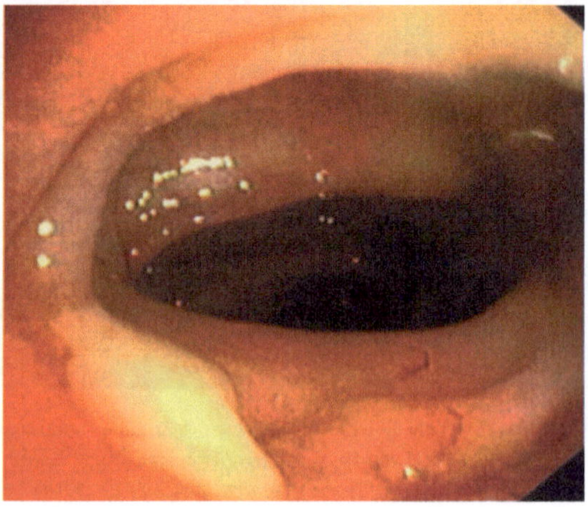

Abb. 10.9. Akute Sigmadivertikulitis.

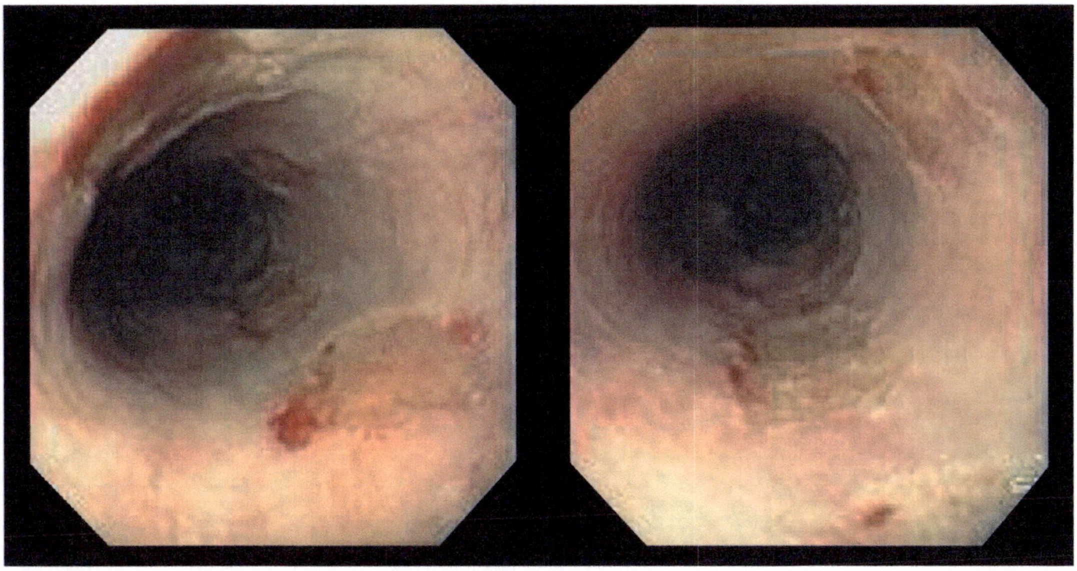

Abb. 11.1. Multiple Ulzerationen bei einem Patienten mit AIDS und Ösophagitis mit histologischem Nachweis von CMV und Herpes-simplex-Virus (intranukleär). Leitsymptom: Odynophagie.

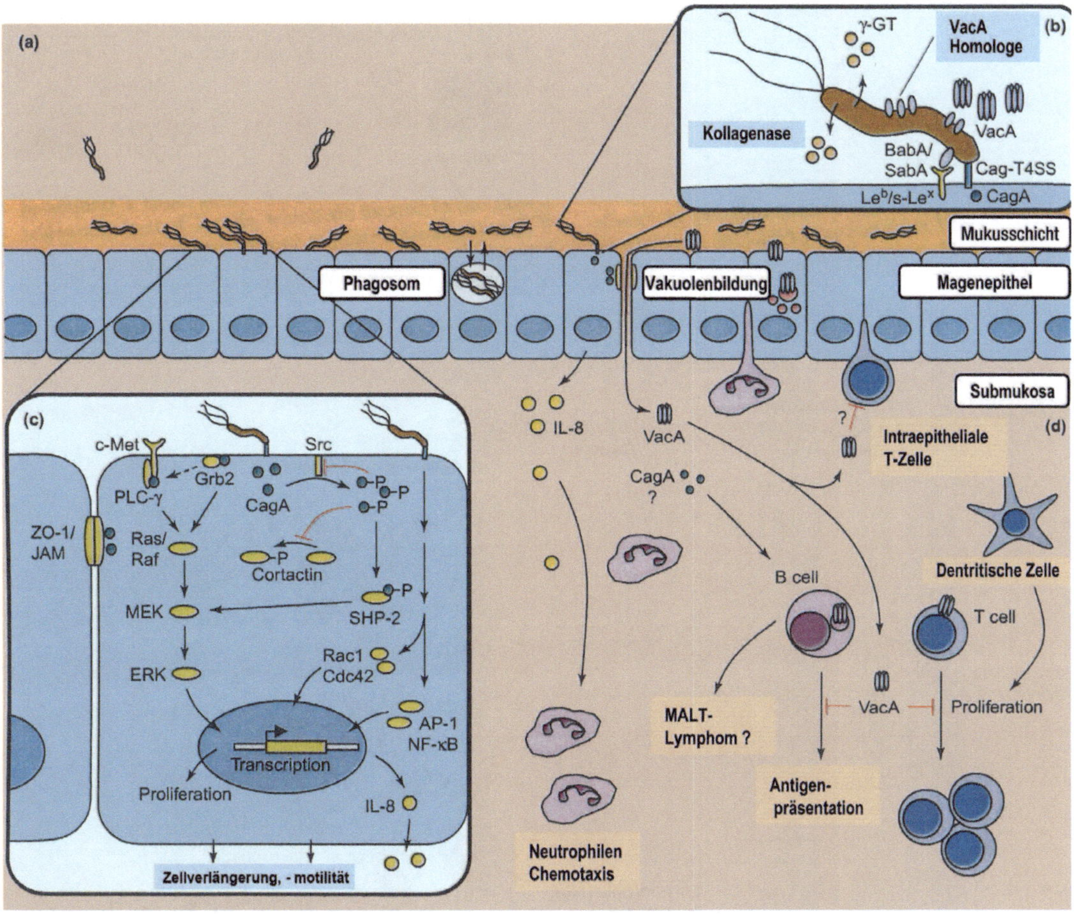

Abb. 15.2. Interaktion bisher bekannter Virulenzfaktoren von H. pylori (► Text) bei der Infektion der Magenschleimhaut. (Mod. nach Rieder et al. 2005).

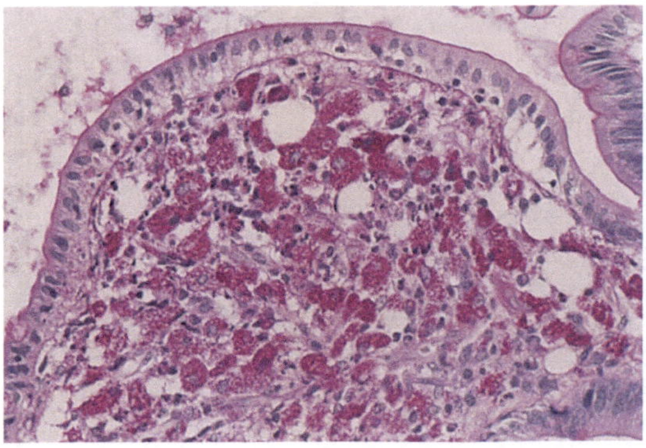

Abb. 21.1. Massive Ablagerung PAS-positiver Makrophagen in der Jejunalmukosa bei M. Whipple. (Aus Caspary u. Stein 1999).

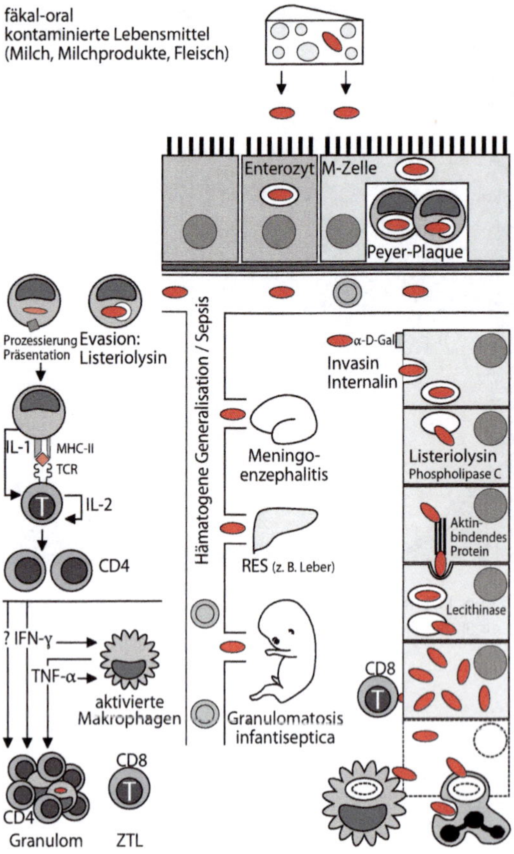

Abb. 27.1. Pathogenese und Rolle der Virulenzfaktoren bei Listeriose. (Aus Mielcke u. Hahn 2004)

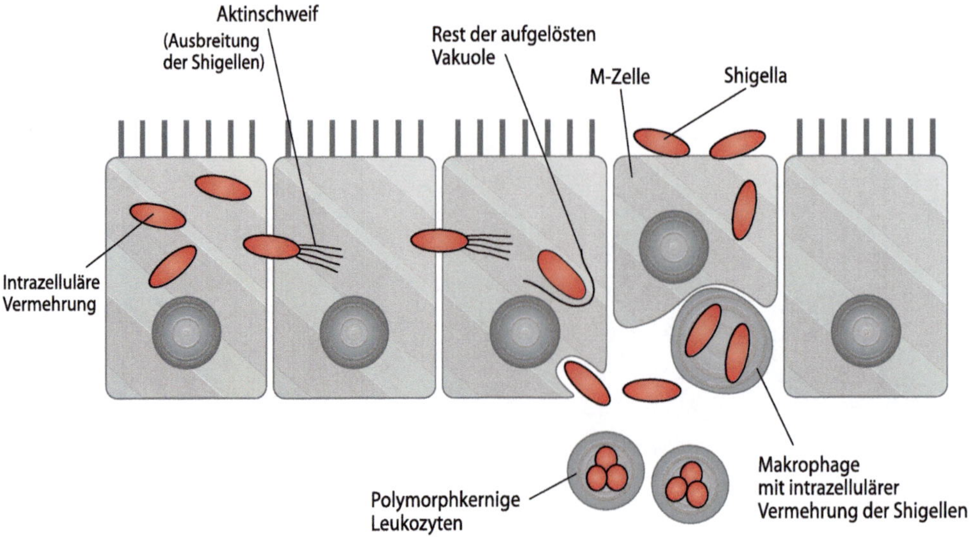

Abb. 28.1. Pathogenese der Shigellenruhr (nach Hahn u. Bockemühl 2005)

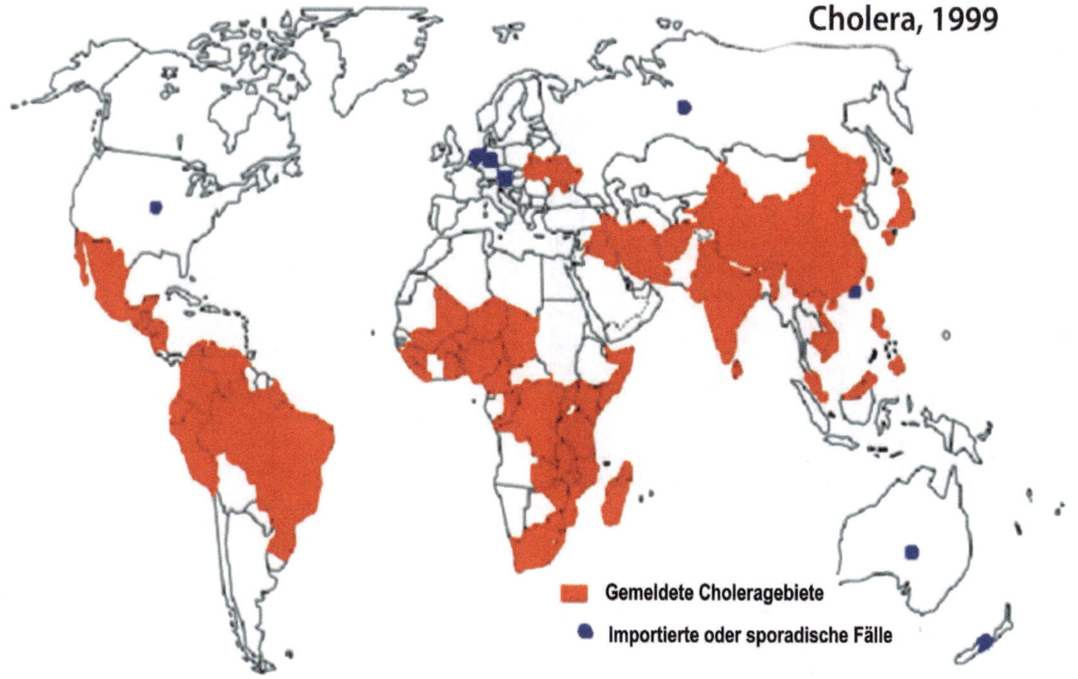

Abb. 26.2. Weltweite Verbreitung der Cholera 1999. (Nach WHO Report on Global Surveillance of Epidemic-prone Infectious Diseases 2000).

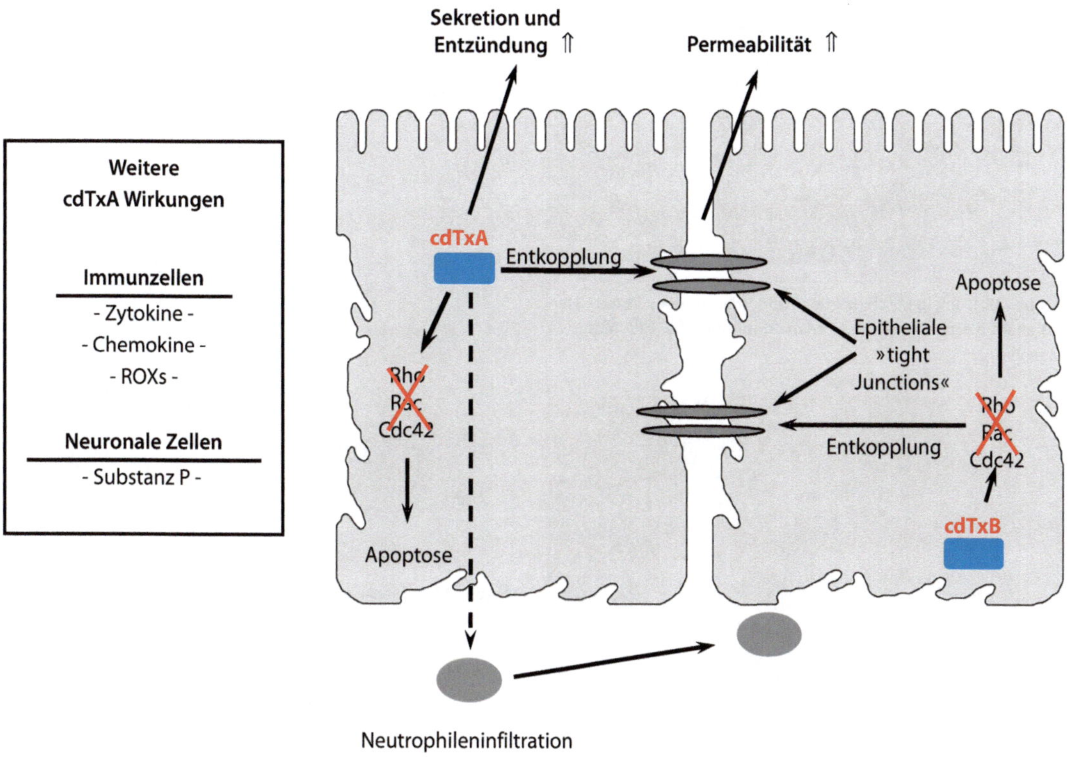

Abb. 34.2. Subzelluläre Signaltransduktionswege, die zur C.-difficile-induzierten Diarrhö/Kolitis führen: Beide Toxine modifizieren und inaktivieren Rho, Rac und Cdc42 mittels Glukosylierung mit konsekutiver Aktinkondensation und Apoptose der Epithelzellen (cdTB → cdTA). cdTA führt zudem zu einer IL-8-vermittelten Neutrophileninfiltration (»Kolitis«), zur Synthese von Substanz P in subepithelial gelegenen Neuronen und zur Bildung von Zytokinen und reaktiven Sauerstoffradikalen (ROS) in subepithelialen Immunzellen. (Mod. nach Voth u. Ballard 2005)

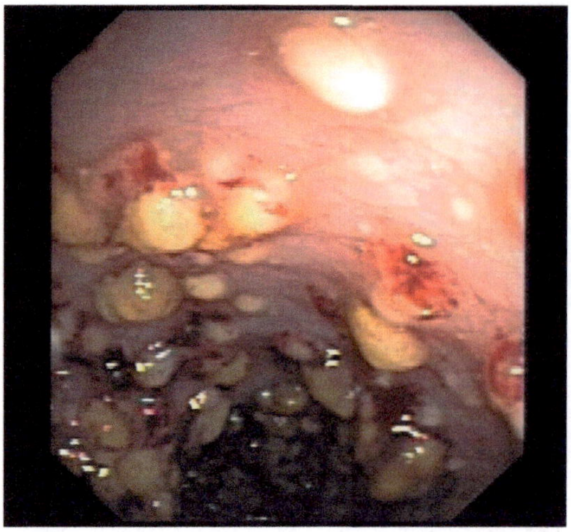

Abb. 34.3. Endoskopisches Bild einer pseudomembranösen Kolitis.

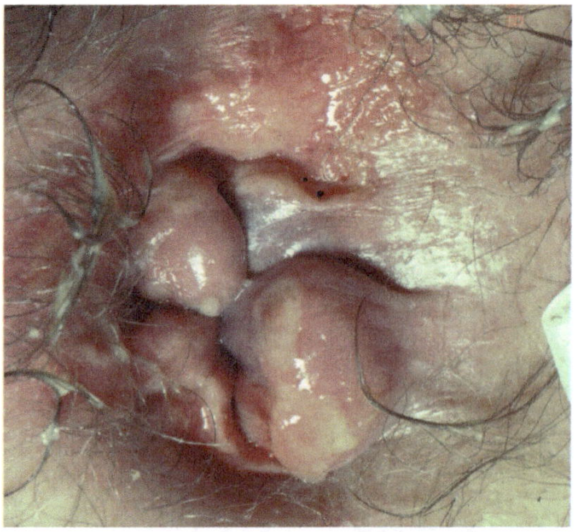

Abb. 39.1. Anale Mischinfektion: Gonorrhö (eitriges Sekret), Herpes analis (flache Ulzera) und Perianalthrombose bei HIV-infizierten Patienten.

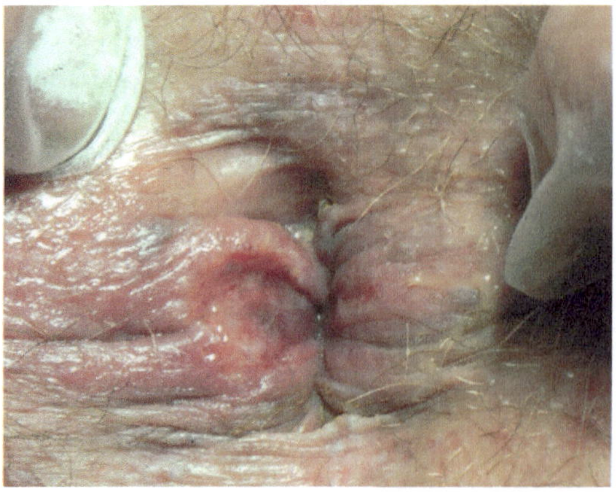

Abb. 39.2. Perianaler Primäraffekt (Ulcus durum) bei einem homosexuellen Patienten.

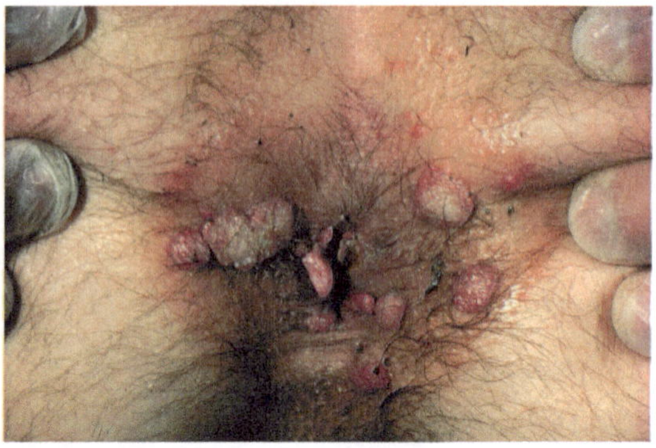

Abb. 39.3. Condylomata lata: sekundäre Syphilis perianal (hochinfektiöses Stadium!).

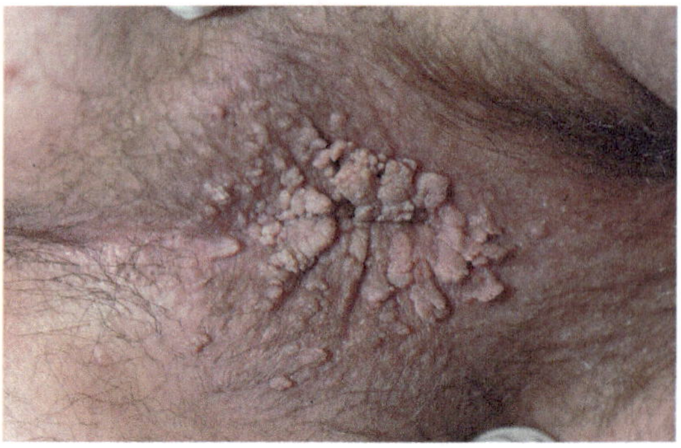

Abb. 39.4. Perianale Condylomata acuminata.

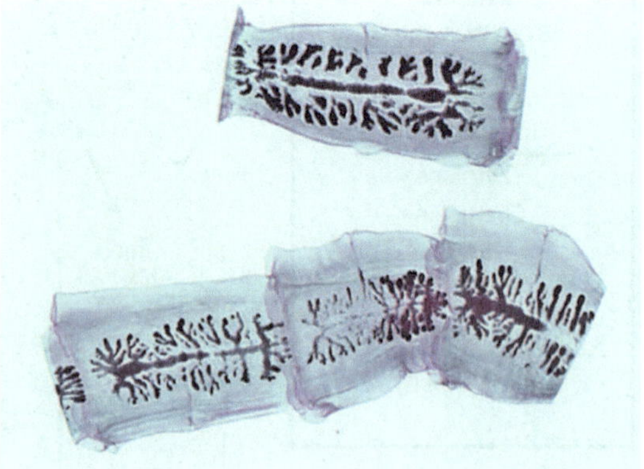

Abb. 43.2. Taenia saginata. Proglottiden, Anfärbung der Uterusschläuche. (Unvergrößert; aus Caspary u. Stein 1999).

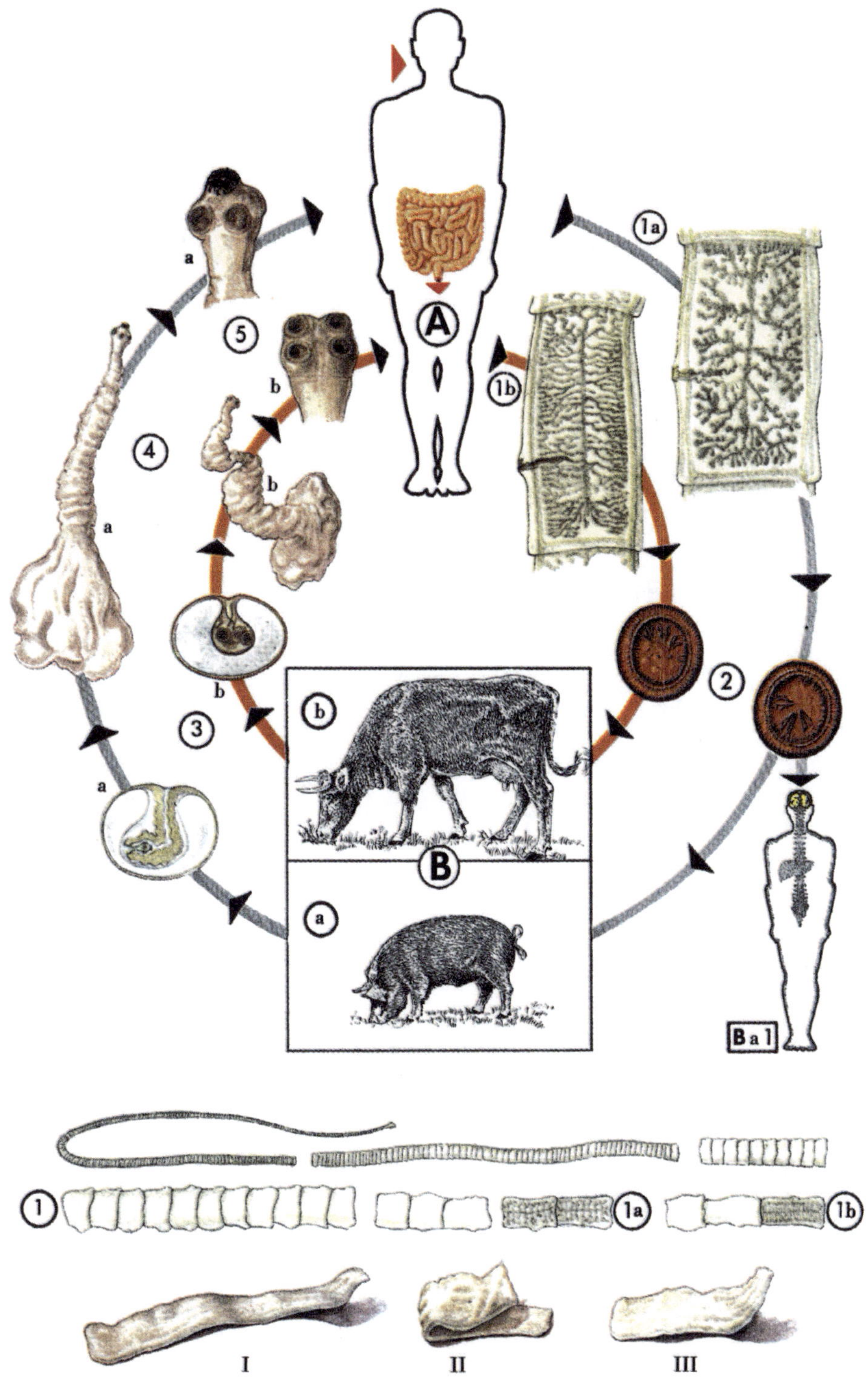

Abb. 43.3. Lebenszyklus von Rinderbandwurm (Taenia saginata) und Schweinebandwurm (Taenia solium): *1a* Schweinebandwurm, *1b* Rinderbandwurm. **A** Endwirt (nur Mensch! Bandwurm im Dünndarm): *1* Bandwurm, *1a* reife Proglottide von T. solium, *1b* reife Proglottide von T. saginata; *2* Bandwurmei (Embryophore mit 6-Haken-Larve) (Arten morphologisch schwer differenzierbar). **B** Zwischenwirte: *a* Schwein, ausnahmsweise auch Mensch (Cysticercose!); *b* Rind; *b3-4* Finnen in verschiedenen Stadien der Umstülpung des Scolex: *3a* Cysticercus cellulosae von T. solium (mit Hakenkranz und 4 Saugnäpfen), beginnende Umstülpung; *3b* Cysticercus bovis von T. saginata (nur mit 4 Saugnäpfen); *4* ausgestülpte Finnenstadien von T. solium (*a*) und T. saginata (b); *5* Kopf, *a* des Schweinebandwurms (mit Hakenkranz), *b* des Rinderbandwurms (ohne Hakenkranz). *I-III* Bewegungsphasen frisch abgetrennter Proglottiden. (Aus Piekarski 1987).

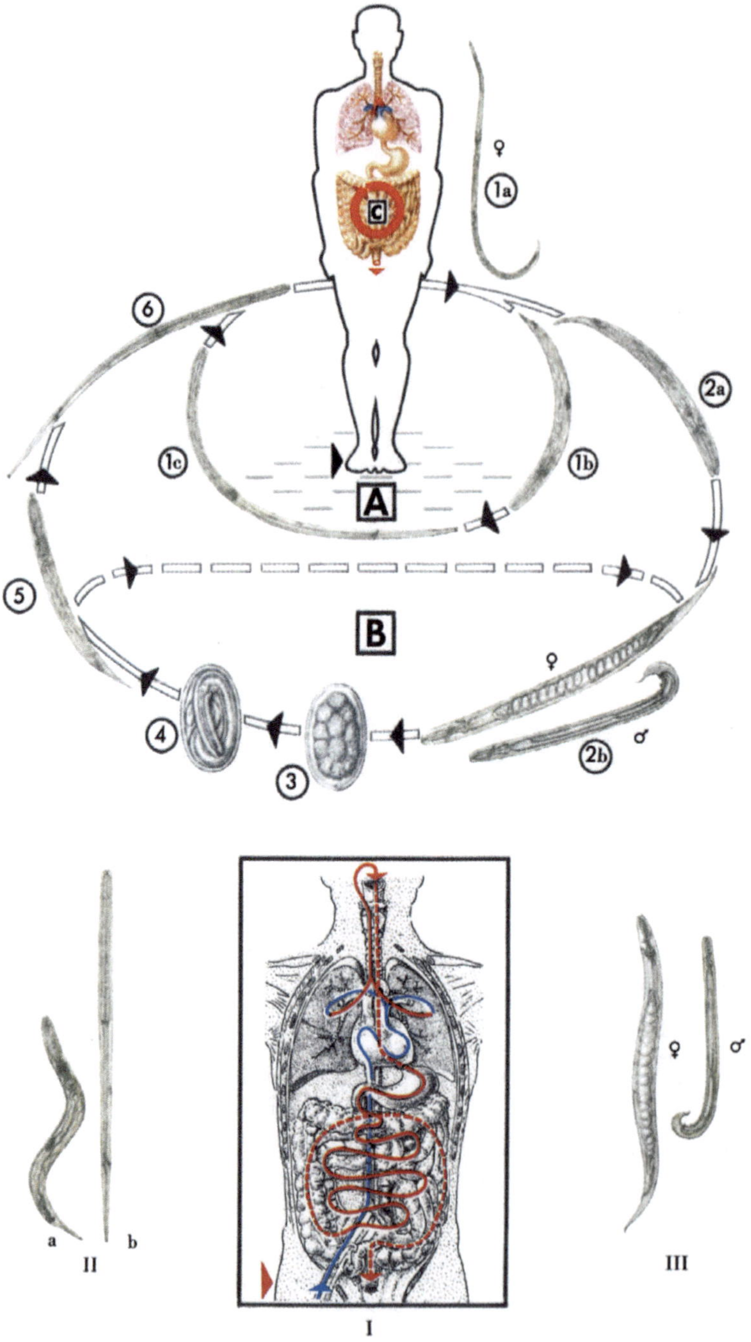

Abb. 45.3. Lebenszyklus des Zwergfadenwurms (Strongyloides stercoralis). *1a* Parasitisches Weibchen, parthenogenetische Generation. **A** Direkte Entwicklung im Freien: *1b* Rhabditiforme Larve aus frischer Kotprobe; *1c* filariforme Larve (invasionsfähiges Stadium). **B** Indirekte Entwicklung im Freien: *2a* Rhabditiforme Larve aus frischer Kotprobe; *2b* getrenntgeschlechtliche Generation: Männchen – Weibchen; *3* Ei aus getrenntgeschlechtlicher Generation; *4* Ei mit Larve; *5* rhabditiforme Larve; *6* filariforme Larve. **C** Endo-Autoinvasion (*roter Kreis*): Rhabditiforme Larven der parthenogenetischen Generation werden schon im Darmlumen zu filariformen Larven, die wiederum in die Venen der Darmwand einwandern. *I* Wanderungsweg der Larven im Menschen: *Blau* Nach perkutaner Einwanderung der filariformen Larven in den Wirt gelangen diese über die Venen zum Herzen und von hier in die Lungen, wo sie in die Alveolen eindringen. *Rot* Aus den Alveolen wandern die Larven über die Luftwege aufwärts zum Schlund, werden abgeschluckt und erreichen über den Magen den Dünndarm (Sitz der geschlechtsreifen Würmer). *IIa* Rhabditiforme, *IIb* filariforme Larve (Vergr. ca. 50:1). *III* Geschlechtsreife Formen der freilebenden Generation. (Aus Piekarski 1987).

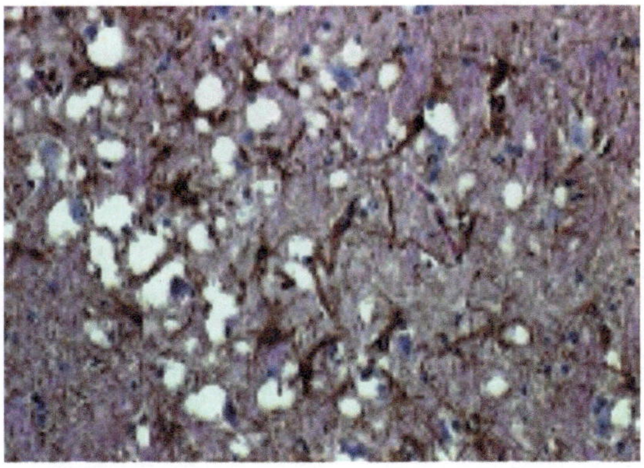

Abb. 51.1. Schwammartige Veränderung des Gehirns im Bereich der Medulla nach Infektion mit BSE.

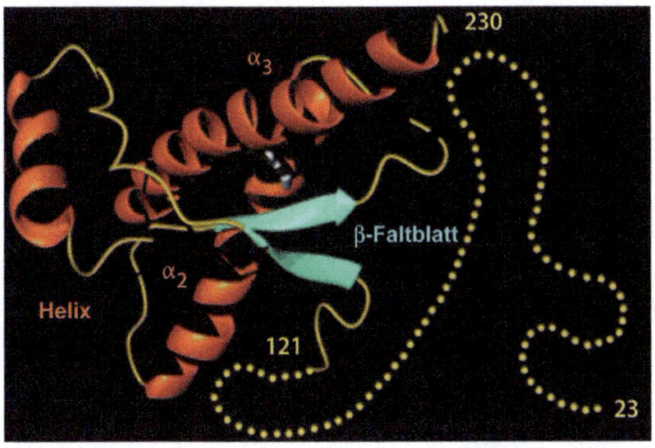

Abb. 51.2. Strukturcharakteristika des humanen Prionproteins (Zahn et al. 2000). α-helikale Strukturen sind orange dargestellt, die β-Faltblattstrukturen zyan. PrP^{c} weist 42% α-helikale Strukturen und zu 3% β-Faltblattstrukturen auf, während dieses Verhältnis bei PrP^{Sc} 21% zu 54% beträgt.

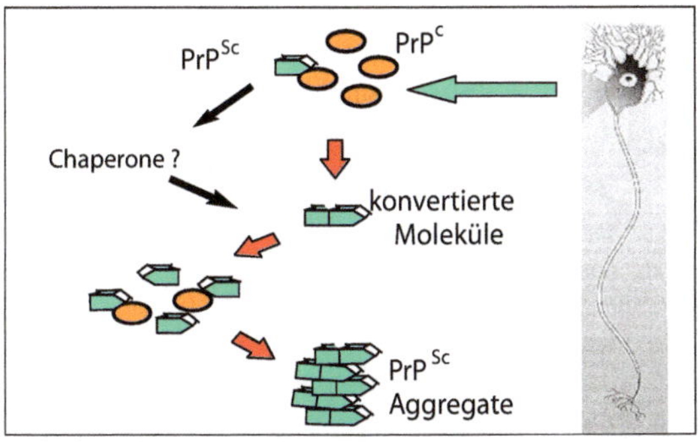

Abb. 51.3. Hypothese zur Entstehung von Prionen in Neuronen: Durch Kontakt des pathologischen Proteins (PrP^{Sc}) mit dem physiologischen Protein (PrP^{c}) erfährt dieses eine Konformationsänderung und entwickelt – als PrP^{Sc} – eine erhöhte Neigung zur Aggregatbildung.

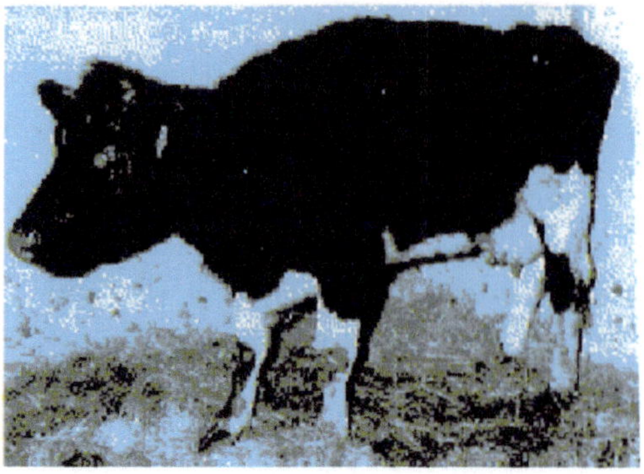

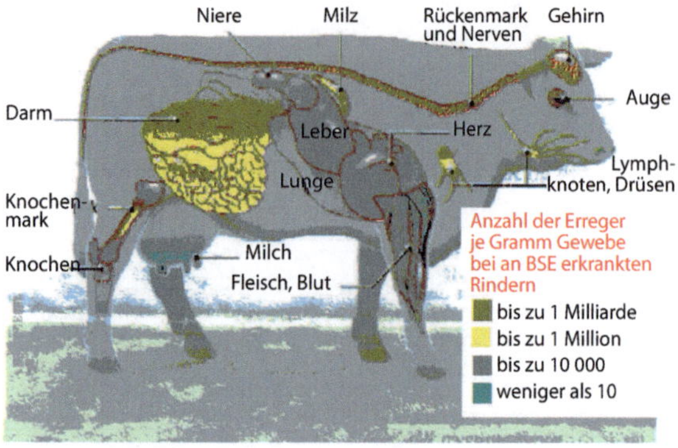

Gewebe	prozentualer Anteil d. Gesamt-infektiositätsmenge pro Tier (in %)
Gehirn	64
Trigeminalganglien	2,6
Rückenmark	25,6
Hinterwurzelganglien	3,8
Ileum	3,3

Abb. 51.7. BSE-infizierte Organe und Gewebe im Rind.

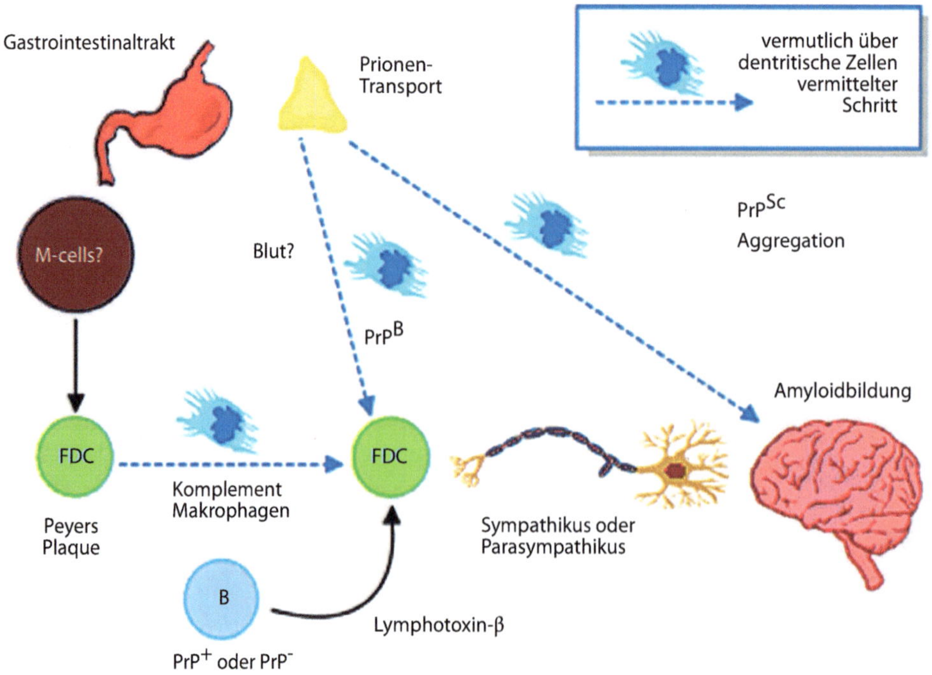

Abb. 51.8. Prionentransport durch den Körper: Im Menschen erfolgt die Ausbreitung der BSE-Prionen nach der Aufnahme einer ausreichenden Erregermenge über die Nahrung vermutlich in 2 Schritten, zunächst über die Lymhoinvasion und anschließend über die Neuroinvasion. (Nach Aguzzi 2001).

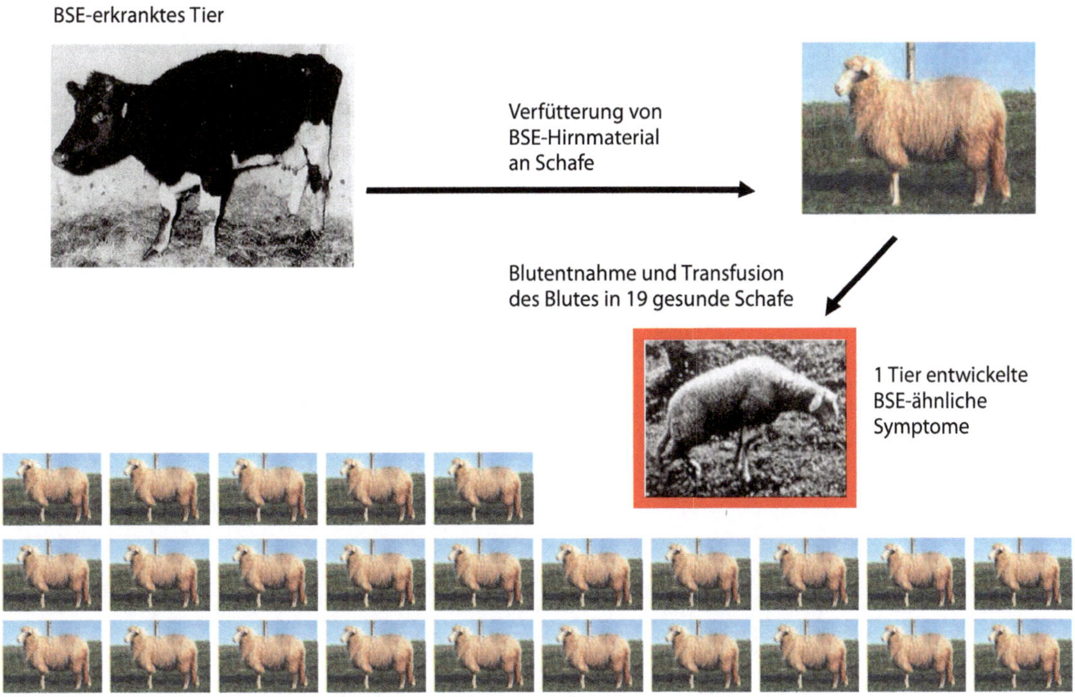

Abb. 51.9. In-vivo-Experimente konnten zeigen, dass das Blut eines auf oralem Wege mit BSE-haltigem Hirnmaterial infizierten Schafes infektiös zu sein scheint. So erkrankte eins von 19 mit diesem Blut transfundierten Tieren (Houston et al. 2000).

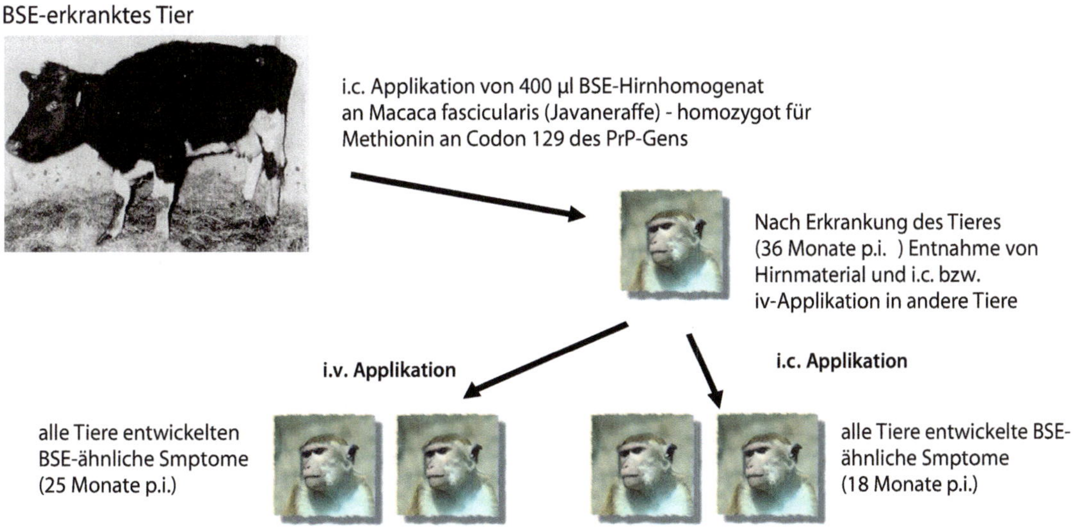

Abb. 51.10. Tierexperimentelle Hinweise auf die schnelle Anpassung der BSE-Erreger an einen neuen Wirt (nach Lasmezas et al. 2001). Die Inkubationszeit zwischen Infektion (mit BSE-haltigem Material) und Erkrankung des ersten Tieres und zwischen Infektion (mit Affenhirnmaterial) und Erkrankung der zweiten Affengruppe war drastisch verkürzt.

GPSR Compliance

The European Union's (EU) General Product Safety Regulation (GPSR) is a set of rules that requires consumer products to be safe and our obligations to ensure this.

If you have any concerns about our products, you can contact us on ProductSafety@springernature.com

In case Publisher is established outside the EU, the EU authorized representative is:

Springer Nature Customer Service Center GmbH
Europaplatz 3
69115 Heidelberg, Germany

Batch number: 10106109

Printed by Printforce, the Netherlands